臨床活用

黃帝內經讀誦本

陳柱杓 編註

法仁文化社

黃帝內經素問 篇目次

黃帝內經靈樞 篇目次

주석자 서문

93년에 경희대 한의대에 입학하자마자 7개월간 비상대책위원회 일을 하면서 '국민 건강'과 '한의학에 대한 열정'을 시험받았다. 그 와중에 동양학의 기초를 닦기 위해 『한단고기』, 『서화담문집』, 『皇極經世書』 같은 책들을 접하였고, 이어서 『孟子』 및 94년에 『醫學漢文』을 공부하면서는 口訣과 聲讀에 심취하였다.

95년에도 비상대책위원회 일을 하면서 본초학 교재의 性味·歸經·主治를 입력해서 파일본을 만들었고, 96년에는 조광래 선배의 『內經』 파일을 접하면서 교정을 시작하였다(96.7.14. 『영추』 편집교정본, 96.11.25. 『소문』 편집본). 여러 번 계절학기를 들으면서 2주라도 시간이 남기만 하면 교정을 더 해야 한다는 아쉬움으로, 『章句索引』 등으로 구두점 교정을 하거나 편명 해제를 달거나, 黃以周本으로 교정을 하기도 하였는데, 그러다 보니 편집에 욕심이 생겼다. 그래서 여러 번 배열을 바꾸며 읽기 좋게 바꾼 결과, 2005년 3월에 편집을 완성하였는데, 학생 시절에 『東醫寶鑑』에 인용된 부분의 제목을 삽입했던 것을 비로소 완료했다.

이전의 파일본은 계속 공개해 왔으나, 2005년에 완성된 것은 개인적으로 보기로 했다. 이후에 프로그램의 업그레이드에 맞추어 다시 손질하는 등, 이루어졌어야 할 일들이 후배들에게서는 볼 수 없었기 때문에 그리 결정하였다.

그러다가 법인문화사의 요청으로 다시 『黃帝內經』에 손을 대게 되었는데, 이제는 완벽한 판본을 만들어야겠다는 욕심에 여러 가지로 궁리한 바, 本書가 만들어지게 되었다. 지금 선보이는 本書는 版本상 손색없는 『四部備要』의 것으로 법인문화사에서 입력하고, 배열은 본인이 수년간 손질한 것으로 하였으며, 『類經』과 『寶鑑』의 제목을 삽입하고, 법인문화사의 도움으로 『신대역 동의보감』의 해석을 첨가한 것이다. 본인 10년의 노력도 있었지만, 출판사에서 제대로 된 판본을 입력한 바에 힘입어 이러한 결실을 보게 된 것이다.

『黃帝內經』은 韓醫學 最古의 原典이다. 출판사에서는 讀誦本을 기조로 하였는데, 原文만 보는 것보다는 훨씬 편하게 느껴질 것이다. 聲讀은 漢文을 뜻에 따라 간결하고 빠르게 읽는 방법이다. 5~6개의 글을 다듬어가며 외워야만 자기 자신만의 聲讀法이 만들어지는데, 이를 거치지 않으면 漢文은 평생 더듬거리게 된다. 暗誦은 골수에 박히도록 외우는 것으로, 眞言과 같이 經穴歌는 暗誦하여 정신적인 도구로 삼아야 한다.

原典을 읽을 때 本流와 특성을 이해하는 것은 매우 중요한데, 그 시대 언어와 사상적 배경에 입각해서 접근해야 본질에 도달할 수 있다. 『黃帝內經』은 본디 오래된 것이지만 唐·王冰에 와서 재편집되었다는 것을 명심하고 봐야 하는데, 편집자의 사상이 내용에 고스란히 반영되기 때문이다. 王冰의 책 중 『天元玉冊』은 奇門遁甲에 입각한 내용이 많이 나온다는 것에 유의하기 바란다. '韓醫學은 陰陽五行'이라고 규정하고 읽으면 이해가 안되는 것투성이지만, 본인이 그렇다고 규정하고 보면 五行

에 맞지 않는 것들은 王冰의 오류로 귀결시키게 된다. 東洋學에는 無極·太極·皇極의 界를 구분하는 바가 있고, 陰陽·三才·四象·五行·六氣·七曜·八卦·九宮·十神에 이르는 變化에 있어 빠지는 바가 없다. 이들을 모두 염두에 두고 열린 마음으로 임해야 한다.

그래서, 본인의 주석 중에는 의사학적 내용도 있지만, 原典의 해석에 있어서 기존의 설명과는 다른 방향의 주석이 들어있다. 인도의학과 티벳의학에 관련된 내용을 접하고서, 命門에 관한 개념을『黃帝內經』에서 '원문에 입각해서' 주석을 단 것이다. 이는 인도를 거쳐 구마라습의 佛經의 漢譯이 이루어진 후에 王冰의『黃帝內經』편집이 이루어졌다는 사실에 입각하여 새로운 분석을 시도한 것이다. 이러한 시도는 道家의 입장에서『黃帝內經』을 이해하려고 시도하는 방식처럼 연구의 일환으로 이해하기 바란다. 원래 帛書『道德經』에는 章節의 구분이 없으나, 후대에 어떤 사상을 가지고 81章으로 구분한 것처럼,『黃帝內經』에도 그러한 방식이 없다고 볼 수는 없다.

여러 가지 방식으로 이해를 시도할 때도 반드시 명심해야 하는 바가 있는데, 이를 벗어나면 본뜻을 이해하지 못하게 된다. 醫學은 '生生'의 '法'과 '術'이다. 사람의 실수를 만회시켜 再活케 하는 바, 天地의 生育하는 바와 통한다. 사람의 본성, 즉 자아각성, 행복추구, 자아실현의 측면에서 스스로의 생각을 바르게 세우지 않으면, 原典을 해석할 때 샛길로 빠지는 오류를 면하기 어렵다. 사람을 자유롭게 하고, 사람을 만족시키며, 사람의 의욕을 북돋우는 바가 없으면 醫學의 본질에서 벗어나기 때문이다.

본 讀誦本의 특징은 다음과 같다.

- 편집상 글의 문맥에 맞게 문장을 배열하고, 篇·章·節로 구분하면서『類經』의 주제별 분류 제목을 삽입하여 문맥을 이해하는 데에 도움이 되도록 하였다. 아울러 글자의 독음을 원문에 달아주어, 읽고 외우는 데에 편의를 도모하였다.
- 『內經』이 인용된 부분과 그에 연관된 처방명을『신대역 동의보감』에서 골라 삽입함으로써,『內經』에 대한 醫家들의 해석을 통해 임상에 운용되는 방식을 이해하는 데 편의를 도모하였다.
- 주석에 있어서, 篇들간에 참고가 되는 것들을 연결시켜주고, 의사학적으로 중요한 구절들을 언급하였으며, 그 외에 命門 관련 구절의 해설, 三陰三陽의 開闔樞 임·독맥상 배열, 顏面望診의 재해석에 중점을 두었다.

本書의 목적은『黃帝內經』을 줄줄 외라는 것이 절대 아니다. 本書를 통해『黃帝內經』과 가까워지도록 도우려는 것이다. 醫學書의 내용을 모르고서 외운다는 것은 어불성설에 불과하다. 여러 해석서나 주석을 참고하면서도 한 곳에 정리할 수 있는 공간으로 활용할 수도 있고, 자주 보면서 생각을 정리할 수도 있다. 의학에 있어서 창의적인 시각은 대개『黃帝內經』의 재해석에서 시작되었다.『素問·熱論』에서『傷寒論』이 나왔고,『靈樞·通天』에서『東醫壽世保元』이 나왔음을 상기하기 바란다.

끝으로 원문에 독음을 붙이고 교감·편집 작업을 해주신 장재석 선생님과, 어려운 여건 하에서도 각고의 노력을 기울여 주신 법인문화사 김근중 사장님께 감사드린다.

2009.7.31.
주석자 진 주표 씀.

일러두기

1. 이 책의 『素問』은 上海中華書局에서 明·顧氏가 影印한 宋本에 의거하여 校刊한 '四部備要本' 『內經素問』을 底本으로 하고, '四庫全書本', 『黃帝內經章句索引』(任應秋 主編, 人民衛生出版社, 1986年)(章句索引本), 『黃帝內經素問校釋』(山東中醫學院·河北醫學院 校釋, 人民衛生出版社, 1982年)(校釋本)을 對校本으로 하여 원문을 정리한 후 독음을 붙였으며, 『靈樞』는 上海中華書局에서 醫統本에 의거하여 校刊한 '四部備要本' 『靈樞經』을 底本으로 하고, '四庫全書本', 『黃帝內經章句索引』(任應秋 主編, 人民衛生出版社, 1986年)(章句索引本), 『靈樞經校釋』(河北醫學院 校釋, 人民衛生出版社, 1982年)(校釋本)을 對校本으로 하여 원문을 정리한 후 독음을 붙였다.

2. 『黃帝內經章句索引』에 따라 章·節로 구분하고, 해당하는 원문에 『類經』의 제목을 붙여주었다. 『類經』의 제목을 붙여줌으로써 『內經』의 내용이 어떻게 분류되고 파악되는가를 알 수 있도록 하였으며, 『懸吐·註釋 類經』(李南九 懸吐·註釋, 法仁文化社, 2006年)의 쪽수까지 표시해줌으로써 해당부분을 바로 찾아가 『類經』의 해석을 접해볼 수 있도록 하였다.

3. 『內經』 원문 속의 '『 』'기호는 『東醫寶鑑』에 직접 인용된 『內經』의 문장을 표시한 것이고, '「 」'기호는 『東醫寶鑑』에 인용된 다른 원전 속에서 인용한 『內經』의 문장을 표시한 것이다. 『內經』을 인용한 『東醫寶鑑』의 내용과 『신편·대역 동의보감』(법인문화사, 2005년), 『신대역 동의보감(수정증보판)』(법인문화사, 2009년)의 쪽수를 표시해줌으로써 『東醫寶鑑』의 해당부분을 찾아가 『內經』의 내용이 어떻게 임상적으로 해석되고 활용되는가를 확인할 수 있도록 하였다. 그리고 『東醫寶鑑』에 인용된 『內經』의 문장에 '① ② ③' 등으로 번호를 붙이고, 그에 해당하는 『東醫寶鑑』의 번역문에도 번호를 붙여줌으로써 해당 번역문을 쉽게 찾아보고 참고할 수 있도록 하였다. 아울러 '◉'기호를 붙이고 『東醫寶鑑』에 소개된 관련 처방명을 실어줌으로써 임상적 활용도를 더욱 높이도록 하였다.

4. 『類經二卷·陰陽類』의 '陰陽應象', 『類經十九卷·鍼刺類』의 '候氣' 같은 경우는 각각 『素問·陰陽應象大論』과 『靈樞·九鍼十二原』의 내용을 인용하고 있는데, 그 내용이 연속하여 인용된 것이 아니다. 이런 경우에는 '陰陽應象Ⅰ'·'陰陽應象Ⅱ', '候氣Ⅰ'·'候氣Ⅱ'와 같이 『類經』의 제목을 붙여주어 전체 인용된 문단 중에서 첫 번째인 것과 두 번째인 것을 표시해주었다.

5. 四部備要本의 한자 중 통용자로 바꾼 글자는 다음과 같다.
   卻→却, 腳→脚, 朞→期, 寗→寧, 溼→濕, 燄→焰, 鬬→鬪, 閇→閉, 脅→脇, 胷→胸

※ '於'와 '于'는 혼용하였다.

四部備要本에서 '太衝', '太淵' 등 '太'로 써야 할 것을 '大'로 쓴 경우는 교감 표시 없이 '太'로 표기하였다.

四部備要本의 '胻'을 四庫全書本, 章句索引本, 校釋本에서는 모두 '骱'으로 쓰고 있는데, 이

경우에는 교감 표시 없이 '肵'으로 표기하였다.

6. 『內經』에 쓰인 同形異音字는 다음과 같다.

更 다시갱/ 고칠경
見 볼견/ 나타날현
內 안내/ 들일납
能 능할능/ 견딜내/ 모양태
溺 빠질닉/ 오줌뇨
度 법도도/ 헤아릴탁
洞 골동/ 뚫을통
便 똥(오줌)변/ 편할편
復 돌아올복/ 다시부
否 아닐부/ 막힐비
邪 간사할사/ 어조사야
洗 씻을세/ 신선할선
屬 속할속/ 이을촉
數 헤아릴수/ 자주삭
惡 나쁠악/ 미워할오
噫 트림할애/ 탄식할희
易 바꿀역/ 쉬울이
著 드러날저/ 붙을착
諸 모두제/ 어조사저
徵 부를징/ 음이름치
行 다닐행/ 줄항

黃帝內經素問讀誦本

目次

重廣補注黃帝內經素問序

啓玄子王冰撰

夫釋縛脫艱，全眞導氣，拯黎元於仁壽，濟羸劣以獲安者，非三聖道則不能致之矣. 孔安國序尙書曰，伏羲·神農·黃帝之書，謂之三墳，言大道也. 班固漢書藝文志曰，黃帝內經十八卷. 素問卽其經之九卷也，兼靈樞九卷，迺其數焉.

雖復年移代革，而授學猶存，懼非其人，而時有所隱，故第七一卷，師氏藏之，今之奉行，惟八卷爾. 然而其文簡，其意博，其理奧，其趣深，天地之象分，陰陽之候列，變化之由表，死生之兆彰，不謀而遐邇自同，勿約而幽明斯契，稽其言有徵，驗之事不忒，誠可謂至道之宗，奉生之始矣.

假若天機迅發，妙識玄通，蕆謀雖屬乎生知，標格亦資於詁訓，未嘗有行不由逕，出不由戶者也. 然刻意研精，探微索隱，或識契眞要，則目牛無全. 故動則有成，猶鬼神幽贊，而命世奇傑，時時間出焉. 則周有秦公，漢有淳于公，魏有張公·華公，皆得斯妙道者也. 咸日新其用，大濟蒸人，華葉遞榮，聲實相副，蓋教之著矣，亦天之假也.

冰弱齡慕道，夙好養生，幸遇眞經，式爲龜鏡. 而世本紕繆，篇目重疊，前後不倫，文義懸隔；施行不易，披會亦難. 歲月旣淹，襲以成弊，或一篇重出，而別立二名，或兩論倂吞，而都爲一目；或問答未已，別樹篇題；或脫簡不書，而云世闕. 重合經㉠而冠鍼服，倂方宜而爲欬篇，隔虛實而爲逆從，合經絡而爲論要，節皮部爲經絡，退至教以先鍼. 諸如此流，不可勝數. 且將升岱嶽，非逕奚爲？欲詣扶桑，無舟莫適. 乃精勤博訪，而幷有其人. 歷十二年，方臻理要，詢謀得失，深遂夙心. 時於先生郭子齋堂，受得先師張公秘本，文字昭晣，義理環周，一以參詳，羣疑冰釋. 恐散於末學，絶彼師資，因而撰註，用傳不朽，兼舊藏之卷，合八十一篇，二十四卷，勒成一部. 冀乎究尾明首，尋註會經，開發童蒙，宣揚至理而已.

其中簡脫文斷，義不相接者，搜求㉡經論所有，遷移以補其處. 篇目墜缺，指事不明者，量其意趣，加字以昭其義. 篇論呑并，義不相涉，闕漏名目者，區分事類，別目以冠篇首. 君臣請問，禮儀乖失者，考校尊卑，增益以光其意. 錯簡碎文，前後重疊者，詳其指趣，削去繁雜，以存其要. 辭理秘密，難粗論述者，別撰玄珠，以陳其道. 凡所加字，皆朱書其文，使今古必分，字不雜糅. 庶厥昭彰聖旨，敷暢玄言，有如列宿高懸，奎張不亂，深泉淨瀅，鱗介咸分，君臣無夭枉之期，夷夏有延齡之望. 俾工徒勿誤，學者惟明，至道流行，徽音累屬，千載之後，方知大聖之慈惠無窮.

時大唐寶應元年歲次壬寅序.

㉠ 合經 : 校釋本에는 '經合'으로 고쳤다.
㉡ 求 : 校釋本에는 '其'로 되어 있다.

將仕郎守殿中丞孫兆重改誤
朝奉郎守國子博士同校正醫書上騎都尉賜緋魚袋高保衡
朝奉郎守尙書屯田郎中同校正醫書騎都尉賜緋魚袋孫奇
朝散大夫守光祿卿直秘閣判登聞檢院上護軍林億

➡ '寶應 元年 壬寅'은 762년으로 王冰이 서문을 쓴 때이다. 『素問』은 宋·仁宗, 嘉祐 2년(1057년)에 校正醫書局의 林億, 高保衡 등이 교정한 校勘本을 대대로 翻刻하는데, 그중에 嘉靖 29년(1550년)에 顧從德이 翻刻한 明刊本이 民國 때에 中華書局에서 만든 『四部備要』(1924-36년)에 실려 있다. 『靈樞』는 『鍼經』이라 불리워오다가 南宋·紹興 25년(1155년) 史崧이 家藏本을 刊行하였고, 이것이 대대로 翻刻되는데, 萬曆 29년(1601년) 吳勉學의 『古今醫統正脈全書』에 실린 明刊本이 『四部備要』에 실려 있다. (『內經』, 王洪圖 主編, 人民衛生出版社, 2000, p.60-64를 참고)

上古天眞論篇 第一

上古之人春秋百歲 今時之人半百而衰 (『類經一卷·攝生類』, p.29)

第一章

昔在黃帝, 生而神靈, 弱而能言, 幼而徇齊, 長而敦敏, 成而登天.

迺問於天師曰, 『余聞上古之人, 春秋皆度百歲, 而動作不衰;

今時之人, 年半百而動作皆衰者, 時世異邪㉠, 人將㉡失之邪㉢?

歧伯對曰, 上古之人, 其知道者, 法於陰陽, 和於術數, 食飮有節, 起居有常, 不妄作勞,

故能形與神俱, 而盡終其天年, 度百歲乃去.

今時之人不然也, 以酒爲漿, 以妄爲常, 醉以入房, 以欲竭其精, 以耗散其眞,

不知持滿, 不時御神, 務快其心, 逆於生樂, 起居無節, 故半百而衰也.』①

(「壽夭之異」)

➡ 壽命의 長短과 氣의 盛衰가 생기는 원인을 제시하였다. 수명의 장단은 『靈樞·天年 54』에 "五藏堅固, 血脈和調, 肌肉解利, 皮膚緻密, 營衛之行, 不失其常, 呼吸微徐, 氣以度行, 六府化穀, 津液布揚, 各如其常故, 能長久."라 하였다. 形神을 잘 갖추어야 백세까지 산다고 하였는데, 그 기전은 『靈樞·天年 54』에 "使道隧以長, 基墻高以方, 通調營衛, 三部三里起, 骨高肉滿, 百歲乃得終."이라 하였다. 이 章에서는 養生의 필요성을 강조하였다.

■ 壽夭之異 ○ 素問曰, 黃帝曰, 余聞上古之人, 春秋皆度百歲, 而動作不衰. 今時之人, 年半百而動作皆衰者, 時世異耶, 人將失之耶. 岐伯對曰, 上古之人, 其知道者, 法於陰陽, 和於術數, 飮食有節, 起居有常, 不妄作勞, 故能形與神俱, 而盡終其天年, 度百歲乃去. 今時之人則不然, 以酒爲漿, 以妄爲常, 醉以入房, 以慾竭其精, 以耗散其眞, 不知持滿, 不時御神, 務快其心, 逆於生樂, 起居無節, 故半百而衰也.

① 수요의 차이[壽夭之異] ○ 『소문(素問)』(「上古天眞論 01」)에서는 "황제(黃帝)가 '내가 듣기에는 상고시대 사람들은 대부분 100살까지 살아도 동작이 쇠약해지지 않았다고 합니다. 그런데 지금 사람들은 50살만 넘어도 동작이 모두 쇠약해지는데, 이것은 시대 환경적 차이입니까, 아니면 사람들이 양생(養生)의 도를 위반해서 그런 것입니까?'라고 물었다. 이에 기백(岐伯)이 '상고시대 사람들은 양생(養生)의 도를 알았기 때문에 천지음양의 자연변화에 따르고, 양생하는 각종 방법을 적당히 이용하면서 음식은 절도 있게 먹고 일상생활도 규칙적으로 하였으며, 분별없이 몸을 괴롭히지 않았기 때문에 몸과 정신을 다 건강하게 할 수 있어 천수(天壽)를 다 누려 100살을 살 수 있었습니다. 그러나 지금 사람들은 그렇지 못하여, 술을 장(漿) 마시듯 하고, 분별없는 짓을 일삼으며, 취한 상태에서 방사(房事)를

㉠ 邪 : 四庫全書本, 章句索引本, 校釋本에는 '耶'로 되어 있다.
㉡ 人將 : 校釋本에는 '將人'으로 고쳤다.
㉢ 邪 : 四庫全書本, 章句索引本, 校釋本에는 '耶'로 되어 있다.

행하고, 욕정으로 정기(精氣)를 고갈시켜 진원(眞元)을 소모함으로써 진원을 충만하게 유지할 줄 모르고 때로 정신을 가다듬을 줄 모르며, 다만 일시적 쾌락에 힘쓰고 정상적인 생활의 즐거움을 위반하여 생활에 절도가 없기 때문에 50살만 되어도 쇠약해집니다'라고 대답하였다"라고 하였다. (『寶鑑·內景一·身形·壽夭之異』) (신편p.201 /신p.203)

◉ 『寶鑑』에서는 「身形門」 '養性延年藥餌' 조문에 '瓊玉膏, 三精丸, 延年益壽不老丹, 五老還童丹, 延齡固本丹, 斑龍丸, 二黃元, 玄菟固本丸, 固本酒'를 예시하였다.

上古聖人之教下 (『類經一卷·攝生類』, p.31)

第二章

『夫上古聖人之教下也, 皆謂之,

"虛邪賊風避之有時, 恬惔虛无, 眞氣從之, 精神內守, 病安從來?"

是以志閑而少欲, 心安而不懼, 形勞而不倦, 氣從以順, 各從其欲, 皆得所願.

故美其食, 任其服, 樂其俗, 高下不相慕, 其民故曰朴.

是以嗜欲不能勞其目, 淫邪不能惑其心, 愚智賢不肖, 不懼於物, 故合於道.

所以能年皆度百歲, 而動作不衰者, 以其德全不危也.』① (「論上古天眞」)

➡ 앞 章을 참조하여 보면, '快心'과 '恬淡虛無'가 대립되고, '御神'하면 '情神內守'가 됨을 알 수 있다. '志閑而少欲'은 下에서 上으로의 旣濟이고, '心安而不懼'는 上에서 下로의 旣濟이며, '形勞而不倦'은 中의 旣濟로서, 水火旣濟의 핵심적인 내용을 담고 있다. 이렇게 되면 기운이 원활하게 돌게 된다. 이 내용은 命門의 개념에 해당한다. 이 章에서 '道'와 '德'이 동시에 언급되는 것은 특이한데, '志閑而少欲, 心安而不懼, 形勞而不倦'의 水火旣濟로서 '德全'이 되면 '合道'한다는 뜻이 된다.

➡ '恬惔虛無'와 '故合於道'를 보면 『寶鑑·內景篇·身形』의 '虛心合道'라는 제목은 이 章에서 나왔음을 유추할 수 있다.

◆ 論上古天眞 ○ 夫上古聖人之敎下也, 皆謂之虛邪賊風, 避之有時, 恬憺虛無, 眞氣從之, 精神內守, 病安從來. 是以志閑而少慾, 心安而不懼, 形勞而不倦, 氣從以順, 各從其欲, 皆得所願. 故美其食, 任其服, 樂其俗, 高下不相慕, 其民故曰朴. 是以嗜慾不能勞其目, 淫邪不能惑其心, 愚智賢不肖, 不懼於物, 故合於道, 所以能年皆度百歲, 而動作不衰者, 以其德全不危也. 『內經』

① 상고시대의 천진의 기를 논한다[論上古天眞] ○ 상고시대 성인의 가르침은 대개 이러하였다. 허사적풍(虛邪賊風)은 때에 맞추어 피해야 한다. 동시에 마음을 청정하게 하고 허욕을 없애면 진기(眞氣)가 안에 생겨나서 정신이 안에서 지킬 것이니 병이 어디서 생기겠는가? 그러므로 마음이 한가로우면 욕심이 적어지고 마음이 안정되어 두려워하지 않게 되며, 또 힘든 일을 해도 피곤함을 느끼지 않고 진기(眞氣)가 고르게 되어 순조로우므로 각기 하고자 하는 바를 하여 모두 만족하게 된다. 따라서 자기의 수입에 만족하고 하는 일을 책임지고 하면서 습속에 편안하고 즐거우므로 직위가 높고 낮음을 서로 부러워하지 않는다. 그래서 사람들은 자연히 소박해지는 것이다. 이렇게 되면 바르지 못한 기욕(嗜慾)이 눈을 괴롭히지 못하고, 음사(淫邪)가 마음을 유혹할 수 없으며, 어리석은 사람이나 영리한 사람이나 현명한 사람이나 미련한 사람이나 할 것 없이 두려워하지 않기 때문에 양생의 도에 부합한다. 그래서 100살을 넘게 살아도 동작이 느려지지 않는데, 이것은 그들이 양생의 도를 온전히 행하여 치우치지 않기 때문이다. 『내경』(『素問·上古天眞論 01』) (『寶鑑·內景一·身形·論上古天眞』) (신편p.208 /신p.208)

有子無子 女盡七七 男盡八八 (『類經三卷·藏象類』, p.101)

第三章

제왈 인년로이무자자 재력진야 장천수연야
『帝曰, 人年老而無子者, 材力盡邪, 將天數然也?

기백왈 여자칠세 신기성 치경발장
岐伯曰, 「女子七歲, 腎氣盛, 齒更髮長;

이칠이천계지 임맥통 태충맥성 월사이시하 고유자
二七而天癸至, 任脈通, 太衝脈盛, 月事以時下, 故有子;」① (「胞爲血室」)

삼칠 신기평균 고진아생이장극
三七, 腎氣平均, 故眞牙生而長極;

사칠 근골견 발장극 신체성장
四七, 筋骨堅, 髮長極, 身體盛壯;

오칠 양명맥쇠 면시초 발시타
五七, 陽明脈衰, 面始焦, 髮始墮;

육칠 삼양맥쇠어상 면개초 발시백
六七, 三陽脈衰於上, 面皆焦, 髮始白;② (「鬢髮榮枯」)

칠칠 임맥허 태충맥쇠소 천계갈 지도불통 고형괴이무자야
七七, 任脈虛, 太衝脈衰少, 天癸竭, 地道不通, 故形壞而無子也.

장부팔세 신기실 발장치경
丈夫八歲, 腎氣實, 髮長齒更;

이팔 신기성 천계지 정기일사 음양화 고능유자
二八, 腎氣盛, 天癸至, 精氣溢寫, 陰陽和, 故能有子;

삼팔 신기평균 근골경강 고진아생이장극
三八, 腎氣平均, 筋骨勁强, 故眞牙生而長極;

사팔 근골융성 기육만장
四八, 筋骨隆盛, 肌肉滿壯;

오팔 신기쇠 발타치고
五八, 腎氣衰, 髮墮齒槁;

육팔 양기쇠갈어상 면초 발빈반백
六八, 陽氣衰竭於上, 面焦, 髮鬢頒白;③ (「鬢髮榮枯」)

칠팔 간기쇠 근불능동 천계갈 정소 신장쇠 형체개극
七八, 肝氣衰, 筋不能動, 天癸竭, 精少, 腎藏衰, 形體皆極;㉠

팔팔 즉치발거
八八, 則齒髮去.④ (「牙齒盛衰」)

신자주수 수오장육부지정이장지 고오장성 내능사
腎者主水, 受五藏六府之精而藏之,⑤ (「五藏皆有精」) 故五藏盛, 乃能寫.

금오장개쇠 근골해타 천계진의
今五藏皆衰, 筋骨解墮, 天癸盡矣.

고발빈백 신체중 행보부정 이무자이
故髮鬢白, 身體重, 行步不正, 而無子耳.』⑥ (「年老無子」)

제왈 유기년이로이유자자 하야
帝曰, 有其年已老而有子者, 何也?

기백왈 차기천수과도 기맥상통 이신기유여야
岐伯曰, 此其天壽過度, 氣脈常通, 而腎氣有餘也.

㉠ 天癸竭, 精少, 腎藏衰, 形體皆極. : 校釋本에는 이 문장을 뒤의 구절로 옮겨 '八八, 天癸竭, 精少, 腎藏衰, 形體皆極, 則齒髮去.'로 하였다.

차수유자 남불과진팔팔 여불과진칠칠 이천지지정기개갈의
此雖有子, 男不過盡八八, 女不過盡七七, 而天地之精氣皆竭矣.

제왈 부도자년개백수 능유자호
帝曰, 夫道者年皆百數, 能有子乎?

기백왈 부도자능각로이전형 신년수수 능생자야
岐伯曰, 夫道者能却老而全形, 身年雖壽, 能生子也.

➡ 이 章에서는 男女에 따라 七八의 배수로 단계를 구분하였는데, 이는 天癸, 생식능력을 중심으로 구분한 것이다. 머리카락과 치아가 언급되는 것은, 精과 관련되기 때문이다. 이와 달리, 『靈樞·天年 54』에서는 10의 배수로 단계를 구분하며, 肝·心·脾·肺·腎의 순서로 衰한다고 하였다.

➡ 늙어도 자식을 둘 수 있는 경우를 설명하고 있는데, 『靈樞·天年 54』의 마지막에서는 요절하는 이유를 설명하고 있다.

■ **胞爲血室** ○ 內經曰, 女子二七, 天癸至, 任脈通, 太衝脈盛, 月事以時下, 故有子. 註曰, 癸謂壬癸, 北方水干名也. 任脈·衝脈皆奇經脈也. 衝任流通, 經血漸盈, 應時而下, 天眞之氣降, 與之從事, 故云天癸也. 然衝爲血海, 任主胞胎, 二者相資, 故能有子. 所以謂之月事者, 平和之氣, 常以三旬而一見也. 故愆期者, 謂之有病. 『良方』

① 포는 혈실이다[**胞爲血室**] ○ 『내경(內經)』(『素問·上古天眞論 01』)에서는 "여자는 14세가 되면 천계(天癸)가 이르러 임맥이 통하고, 태충맥(太衝脈)이 왕성해지면서 월경이 때맞추어 나오므로 자식을 낳을 수 있게 된다"라고 하였다. 왕빙(王冰)의 주해에서는 "계(癸)라는 것은 임계(壬癸)를 말하는 것으로서, 북방수(北方水)에 해당하는 천간(天干)의 이름이다. 임맥과 충맥은 다 기경맥(奇經脈)이다. 신기(腎氣)가 왕성하면 충맥과 임맥이 통하여 경혈(經血)이 점차 채워져서 때에 따라 흘러내리고, 이때 천진(天眞)의 기가 내려와 더불어 성생활에 종사할 수 있으므로 '천계(天癸)'라고 한다. 그런데 충맥은 피가 모이는 곳이고, 임맥은 자궁과 태를 주관하여 이 두 가지가 서로 의지하므로 자식을 가질 수 있는 것이다. 월사(月事)라고 하는 것은 화평한 기운이 포에 있으면 항상 30일에 한 번씩 나타나기 때문이다. 그러므로 월경 날짜가 맞지 않는 것은 병이 있다고 한다"라고 하였다. 『양방』(『寶鑑·內景三·胞·胞爲血室』) (신편p.635 /신p.444)

◘ **鬚髮榮枯** ○ 內經曰, 女子七歲, 齒更髮長. 五七, 面始焦, 髮始墮. 六七, 面焦, 髮白.

② 수염과 머리털이 자라고 빠지는 것[**鬚髮榮枯**] ○ 『내경(內經)』(『素問·上古天眞論 01』)에서는 "여자는 7세가 되면 이를 갈고 머리털이 길어진다. 35세가 되면 얼굴이 시들기 시작하고 머리칼이 빠지기 시작한다. 42세가 되면 얼굴이 시들고 머리가 희어진다"라고 하였다. (『寶鑑·外形四·毛髮·鬚髮榮枯』) (신편p.1458 /신p.863)

◘ **鬚髮榮枯** ○ 內經曰, 丈夫八歲, 齒更髮長. 五八, 髮墮, 齒枯. 六八, 面焦, 髮白.

③ 수염과 머리털이 자라고 빠지는 것[**鬚髮榮枯**] ○ 『내경(內經)』(『素問·上古天眞論 01』)에서는 "남자는 8세가 되면 이를 갈고 머리털이 길어진다. 40세가 되면 머리칼이 빠지고 이가 마른다. 48세가 되면 얼굴이 시들고 머리가 희어진다"라고 하였다. (『寶鑑·外形四·毛髮·鬚髮榮枯』) (신편p.1458 /신p.863)

◉ 『寶鑑』에서는 '鬚髮榮枯' 조문에 '張天師草還丹, 延年益壽不老丹, 四物坎离丸, 秤金丹, 還元秋石丸, 神仙烏雲丹, 却老烏鬚健陽丹, 七仙丹, 五老還童丹, 加味蒼朮膏, 一醉不老丹, 中山還童酒, 烏鬚酒'를 예시하였다.

◘ **牙齒盛衰** ○ 內經曰, 女子七歲, 腎氣盛, 齒更髮長. 三七, 腎氣平均, 故眞牙生而長極. 丈夫八歲, 腎氣實, 髮長齒更. 三八, 腎氣平均, 故眞牙生而長極. 五八, 腎氣衰, 髮墮齒枯. 八八, 則齒髮去. 去, 謂落也.

④ 치아가 튼튼해지고 약해지는 것[**牙齒盛衰**] ○ 『내경(內經)』(『素問·上古天眞論 01』)에서는 "여자는 7세가 되면 신기(腎氣)가 왕성해지면서 유치(乳齒)를 갈고 머리털이 길게 자란다. 21세가 되면 신기가 충만해지므로 진아(眞牙, 智齒)가 나와 자라고 모든 치아가 완전히 발육된다. 남자는 8세가 되면 신기가 충실해지면서 머리털이 길게 자라고 유치를 갈게 된다. 24세가 되면 신기가 충만해지므로 진아(眞牙)가 나와서 자라고 모든 치아가 완전히 발육된다. 40세가 되면 신기가 쇠약해지기 시작하므로 머리

털도 빠지기 시작하고 치아가 마른다. 64세가 되면 치아와 머리털이 거(去)한다"라고 하였다. '거(去)'란 빠진다는 말이다. (『寶鑑·外形二·牙齒·牙齒盛衰』) (신편p.1117 /신p.694)

■ **五藏皆有精** ○ 內經曰, 腎者主水, 受五藏六府之精而藏之.

⑤ 오장에는 모두 정이 있다[**五藏皆有精**] ○ 『내경(內經)』(『素問·上古天眞論 01』)에서는 "신(腎)은 수(水)를 주관하는 장기로서 오장육부의 정(精)을 받아서 저장한다"라고 하였다. (『寶鑑·內景一·精·五藏皆有精』) (신편p.246 /신p.231)

➡ 五臟에 모두 精이 있기에 藏神이 가능하다.

■ **年老無子** ○ 素問曰, 黃帝曰, 人年老而無子者, 材力盡耶, 將天數然也. 岐伯對曰, 女子七歲, 腎氣盛, 齒更髮長. 二七, 而天癸至, 任脈通, 大[太]衝脈盛, 月事以時下, 故有子. 三七, 腎氣平均, 故眞牙生而長極. 四七, 筋骨堅, 髮長極, 身體盛壯. 五七, 陽明脈衰, 面始焦, 髮始墮. 六七, 三陽脈衰於上, 面皆焦, 髮始白. 七七, 任脈虛, 太衝脈衰少, 天癸竭, 地道不通, 故形壞而無子也. 丈夫八歲, 腎氣實, 髮長齒更. 二八, 腎氣盛, 天癸至, 精氣溢瀉, 陰陽和, 故能有子. 三八, 腎氣平均, 筋骨勁强, 故眞牙生而長極. 四八, 筋骨隆盛, 肌肉滿壯. 五八, 腎氣衰, 髮墮齒枯. 六八, 陽氣衰竭於上, 面焦髮鬢斑白. 七八, 肝氣衰, 筋不能動, 天癸竭, 精少, 腎藏衰, 形體皆極. 八八, 則齒髮去. 腎者主水, 受五藏六府之精而藏之, 故五藏盛乃能瀉. 今五藏皆衰, 筋骨解墮, 天癸盡矣, 故髮鬢白, 身體重, 行步不正, 而無子耳.

⑥ 늙으면 자식을 낳지 못한다[**年老無子**] ○ 『소문(素問)』(「上古天眞論 01」)에서는 "황제(黃帝)가 '사람이 늙으면 자식을 낳지 못하는 것은 정력(精力)이 다 떨어져서 그런 것입니까, 아니면 자연의 이치가 그래서 그러한 것입니까?'라고 물었다. 이에 기백(岐伯)이 대답했다. '여자는 7세가 되면 신기(腎氣)가 차오르기 시작하여 유치(乳齒)를 갈고 머리털도 길게 자랍니다. 14세가 되면 천계(天癸)가 이르러 임맥(任脈)이 통하며 태충맥(太衝脈)이 성해져서 월경이 때에 맞추어 나오기 때문에 아이를 낳을 수 있습니다. 21세가 되면 신기(腎氣)가 충만해지므로 진아(眞牙, 사랑니)가 나오고 모든 치아가 완전하게 발육됩니다. 28세가 되면 뼈와 근육이 단단해지고 머리털의 생장이 극에 달하며 신체가 강성해집니다. 35세가 되면 양명맥(陽明脈)의 기혈(氣血)이 점차 쇠하여 얼굴이 시들고 머리털이 빠지기 시작합니다. 42세가 되면 상부(上部)로 순행하는 삼양맥(三陽脈)의 기혈이 쇠약해져서 얼굴이 완전히 시들고 머리털이 세기 시작합니다. 49세가 되면 임맥(任脈)이 허해지고 태충맥(太衝脈)의 기혈도 쇠약해져 천계가 고갈되면서 월경이 없어지므로 몸이 쇠약해지고 늙어 아이를 낳지 못하게 됩니다. 남자는 8세가 되면 신기(腎氣)가 차오르기 시작하여 머리털이 길게 자라고 유치도 갈게 됩니다. 16세가 되면 신기가 왕성해지고 천계가 이르러 정기(精氣)가 넘치고 사정할 수 있으므로 남녀가 교합하면 아이를 낳을 수 있습니다. 24세가 되면 신기가 충만해져서 뼈와 근육이 강해지기 때문에 사랑니가 나오고 모든 치아가 완전하게 발육됩니다. 32세가 되면 전신의 발육이 정점에 달하여 뼈와 근육이 더욱 단단해지고 기육(肌肉, 살)이 풍만하고 견실해집니다. 40세가 되면 신기가 쇠약해지기 시작하여 머리털이 빠지고 치아가 약해집니다. 48세가 되면 양기(陽氣)가 상부에서 쇠갈(衰竭)되어 안색이 나빠지고 수염과 머리털이 세기 시작합니다. 56세가 되면 간기(肝氣)가 쇠약해져서 근육을 제대로 움직이지 못하고, 천계가 고갈되어 정기(精氣) 또한 줄어들고 신장(腎臟)의 기운이 떨어져서 형체가 모두 시듭니다. 64세가 되면 모든 신체 기능이 떨어져서 치아와 머리털이 다 빠집니다. 신(腎)은 수(水)를 주관하여 오장육부의 정기(精氣)를 받아서 저장하므로 오장의 기능이 왕성해야 정기가 충만해지고 사정도 할 수 있습니다. 그런데 이때가 되면 오장이 모두 쇠약해지고 뼈와 힘줄이 늘어지며, 천계도 고갈되었기 때문에 머리털과 수염이 다 세고 몸이 무거우며, 똑바로 걷지도 못하고 아이를 낳지도 못하게 되는 것입니다'"라고 하였다. (『寶鑑·內景一·身形·年老無子』) (신편p.200 /신p.203)

◉ 『寶鑑』에서는 「身形門」 '養性延年藥餌' 조문에 '瓊玉膏, 三精丸, 延年益壽不老丹, 五老還童丹, 延齡固本丹, 斑龍丸, 二黃元, 玄菟固本丸, 固本酒'를 예시하였다.

古有眞人至人聖人賢人 (『類經一卷·攝生類』, p.32)

第四章

『黃帝曰, 余聞上古有眞人者, 提挈天地, 把握陰陽, 呼吸精氣, 獨立守神, 肌肉若一.
故能壽敝天地, 无有終時, 此其道生.
中古之時有至人者, 淳德全道, 和於陰陽, 調於四時, 去世離俗, 積精全神,
游行天地之間, 視聽八達之外. 此蓋益其壽命而强者也, 亦歸於眞人.
其次有聖人者, 處天地之和, 從八風之理,
適嗜欲於世俗之間, 无恚嗔之心, 行不欲離於世, 被服章, 擧不欲觀於俗,
外不勞形於事, 內无思想之患, 以恬愉爲務, 以自得爲功,
形體不敝, 精神不散, 亦可以百數.
其次有賢人者, 法則天地, 象似日月, 辯列星辰, 逆從陰陽, 分別四時.
將從上古, 合同於道, 亦可使益壽, 而有極時.』① (「古有眞人至人聖人賢人」)

➡ 이 章에서 養生의 요체를 찾을 수 있는데, 至人의 '淳德全道, 和於陰陽, 調於四時, 去世離俗, 積精全神.' 등 중요한 원칙들이 많이 언급되어 있다.

◆ 古有眞人至人聖人賢人 ○ 黃帝曰, 余聞上古有眞人者, 提挈天地, 把握陰陽, 呼吸精氣, 獨立守神, 肌肉若一, 故能壽弊天地, 無有終時, 此其道生. 中古之時, 有至人者, 淳德全道, 和於陰陽, 調於四時, 去世離俗, 積精全神, 游行天地之間, 視聽八遠之外, 此盖益其壽命而强者也, 亦歸於眞人. 其次有聖人者, 處天地之和, 從八風之理, 適嗜慾於世俗之間, 無恚嗔之心, 行不欲離於世, 擧不欲觀於俗, 外不勞形於事, 內無思想之患, 以恬愉爲務, 以自得爲功, 形體不弊, 精神不散, 亦可以百數. 其次有賢人者, 法則天地, 象似日月, 辨列星辰, 逆從陰陽, 分別四時. 將從上古, 合同於道, 亦可使益壽而有極時. 『內經』

① 상고시대에 진인·지인·성인·현인이 있었다[古有眞人至人聖人賢人] ○ 황제(黃帝)가 말하기를, "내가 듣기에 상고시대(上古時代)에는 진인(眞人)이 있었는데, 그는 천지간의 법칙을 장악하여 운용하고 음양(陰陽)의 변화를 파악하여 천지(天地)의 정기(精氣)를 호흡하고, 보통 사람과 달리 홀로 정신(精神)을 지켜서 피부의 살결이 한결같았다. 그래서 수명은 천지와 같이 끝이 없었는데, 이것은 양생의 도를 장악했기 때문이다. 중고시대(中古時代)에는 지인(至人)이 있었는데, 순박한 덕과 온전한 양생의 도를 지녀 음양(陰陽)과 사시(四時)에 조화되어 세속의 번잡함을 떠나서 정(精)을 간직하고 신(神)을 온전히 하여 천지 사이에서 노닐며 팔방(八方)의 먼 곳까지 보고들을 수 있었다. 이것은 대개 수명을 연장하고 신체를 강하게 했던 방법인데, 역시 진인(眞人)과 같이 되어가는 과정이다. 그 다음으로 성인(聖人)이 있었는데, 천지조화에 따라 지냈으며, 팔풍(八風)의 변화규율에 순종하였다. 또 세속의 생활방식과 습관에 적응하되 성내는 일이 없었고, 풍속에 벗어나는 행동을 하지 않으려 하였으나 거동은 속세에서 평가받으려 하지 않았다. 그리고 겉으로는 일로 몸을 피로하게 하지 않았으며, 속으로는 지나친 생각을 않고 마음을 편안히 하여 만족하는 데 힘을 썼다. 이렇게 몸이 상하지 않고 정신이 흩어지지 않았기 때문에 100살을 살 수 있었다. 그 다음으로 현인(賢人)이 있었는데, 천지(天

地)를 본받고 일월(日月)을 본받으며, 성신(星辰)의 위치를 분별(分別)하여 기(氣)의 변화를 알고 음양의 변화에 순응하며, 사시를 분별하였다. 힘써 상고시대 사람을 따라 양생의 도에 부합하면 수명을 연장시켜 좋은 세상이 올 것이다"라고 하였다. 『내경』(『素問·上古天眞論 01』) (『寶鑑·內景一·身形·古有眞人至人聖人賢人』) (신편p.207 /신p.207)

➡ 『素問·上古天眞論 01』의 내용은 『寶鑑·內景篇·身形』에 주로 언급되는데, 形神一體이니 精神內守로서 養生하라는 뜻이 담겨있다.

四氣調神大論篇 第二

四氣調神 (『類經一卷·攝生類』, p.36)

第一章

춘삼월 차위발진 천지구생 만물이영
『春三月, 此謂發陳, 天地俱生, 萬物以榮,

야와조기 광보어정 피발완형 이사지생
夜臥早起, 廣步於庭, 被髮緩形, 以使志生,

생이물살 여이물탈 상이물벌 차춘기지응 양생지도야
生而勿殺, 予而勿奪, 賞而勿罰, 此春氣之應, 養生之道也.

역지즉상간 하위한변 봉장자소
逆之則傷肝, 夏爲寒變, 奉長者少.

하삼월 차위번수 천지기교 만물화실
夏三月, 此謂蕃秀, 天地氣交, 萬物華實,

야와조기 무염어일 사지무노 사화영성수
夜臥早起, 無厭於日, 使志無怒, 使華英成秀,

사기득설 약소애재외 차하기지응 양장지도야
使氣得泄, 若所愛在外, 此夏氣之應, 養長之道也.

역지즉상심 추위해학 봉수자소 동지중병
逆之則傷心, 秋爲痎瘧, 奉收者少, 冬至重病.

추삼월 차위용평 천기이급 지기이명
秋三月, 此謂容平, 天氣以急, 地氣以明,

조와조기 여계구흥 사지안녕 이완추형
早臥早起, 與雞俱興, 使志安寧, 以緩秋刑,

수렴신기 사추기평 무외기지 사폐기청 차추기지응 양수지도야
收斂神氣, 使秋氣平, 無外其志, 使肺氣清, 此秋氣之應, 養收之道也.

역지즉상폐 동위손설 봉장자소
逆之則傷肺, 冬爲飧泄, 奉藏者少.

동삼월 차위폐장 수빙지탁 무요호양
冬三月, 此謂閉藏, 水冰地坼, 無擾乎陽,

조와만기 필대일광 사지약복약닉 약유사의 약이유득
早臥晚起, 必待日光, 使志若伏若匿, 若有私意, 若已有得,

거한취온 무설피부사기극탈 차동기지응 양장지도야
去寒就溫, 無泄皮膚使氣亟奪, 此冬氣之應, 養藏之道也.

역지즉상신 춘위위궐 봉생자소
逆之則傷腎, 春爲痿厥, 奉生者少.』① (「四氣調神」)

➡ 四時는 常道이니, 二十四節氣의 특성에 관하여 늘 정리하여 두어야 物性이나 氣의 변화를 판단하기 쉽다.

➡ 萬物이 四時에 따라 변하니, 形과 神을 그에 따라 맞추는 것이 '四氣調神'의 뜻이다.

◆ **四氣調神** ○ 春三月, 此謂發陳. 天地俱生, 萬物以榮. 夜臥早起, 廣步於庭, 被髮緩形, 以使志生, 生而勿殺, 予而勿奪, 賞而勿罰. 此春氣之應, 養生之道也. 逆之則傷肝, 夏爲寒變, 奉長者少. 夏三月, 此謂蕃秀.

天地氣交, 萬物華實. 夜臥早起, 無厭於日, 使志無怒, 使華英成秀, 使氣得泄, 若所愛在外. 此夏氣之應, 養長之道也. 逆之則傷心, 秋爲痎瘧, 奉收者少, 冬至重病. 秋三月, 此謂容平. 天氣以急, 地氣以明. 早臥早起, 與雞俱興, 使志安寧, 以緩秋刑, 收斂神氣, 使秋氣平, 無外其志, 使肺氣淸. 此秋氣之應, 養收之道也. 逆之則傷肺, 冬爲飧泄, 奉藏者少. 冬三月, 此謂閉藏. 水氷地坼, 無擾乎陽. 早臥晩起, 必待日光, 使志若伏若匿, 若有私意, 若已有得. 去寒就溫, 無泄皮膚, 使氣亟奪. 此冬氣之應, 養藏之道也. 逆之則傷腎, 春爲痿厥, 奉生者少. 『內經』

① 사계절의 기후에 맞게 정신을 조절한다[四氣調神] ○ 봄 석 달을 발진(發陳)이라고 한다. 이때는 천지간에 생기가 일어나서 만물이 소생하고 번영한다. 따라서 밤에 자고 아침에 일찍 일어나서 뜰을 거닐며, 머리를 풀고 몸을 편안하게 풀어 주어 마음을 유쾌하게 하여, 봄철의 기운에 따라 생겨나게 하고 죽이지는 말며, 주기는 하면서 빼앗지는 말며, 북돋아주기는 하되 억눌러서는 안된다. 이것이 봄철에 적응하여 소생하는 기운을 길러주는 방법이다. 이것을 거스르면 간(肝)을 상하게 되고, 여름철에 이르러 한(寒)이 변해서 생기는 병을 얻게 되는데, 그것은 여름의 성장에 공급되어야 할 것이 부족하기 때문이다. 여름 석 달을 번수(蕃秀)라고 한다. 이때는 천지음양의 기가 서로 교차하여 만물이 개화하고 열매가 맺힌다. 따라서 밤에 자고 아침 일찍 일어나되, 해가 긴 것을 싫어하지 말고 노하는 일이 없도록 하여 꽃이 피듯 안색이 피어나게 하며, 하기(夏氣)가 빠져나가게 하되 좋아하는 것이 밖에 있는 듯이 한다. 이것이 여름에 적응하여 뻗어나가는 기운을 길러주는 방법이다. 만일 이것을 거역하면 심(心)을 상하게 되고 가을에 가서 학질(瘧疾)이 되는데, 가을의 거두는 작용에 공급되어야 할 것이 부족하기 때문으로 겨울이 되면 중병을 앓는다. 가을 석 달을 용평(容平)이라고 한다. 이때는 천기(天氣)는 쌀쌀해지고 지기(地氣)는 맑아진다. 따라서 일찍 자고 아침에는 일찍 일어나되, 닭 울음소리와 함께 일어나서 마음을 안정되게 하여 가을의 숙살지기(肅殺之氣)를 부드럽게 하며, 신기(神氣)를 거두어 가을철의 기후에 적응하게 하고, 마음속에 다른 생각이 없게 함으로써 폐기(肺氣)를 맑게 해준다. 이것이 가을에 적응하여 거두는 기운을 길러주는 방법이다. 이것을 거역하면 폐를 상하게 되고 겨울에 가서 손설(飧泄)을 하게 되는데, 겨울의 감추는 작용에 공급되어야 할 것이 부족하기 때문이다. 겨울 석 달을 폐장(閉藏)이라고 한다. 이때는 물이 얼고 땅이 얼어 터지는데, 양기(陽氣)를 요동하게 하지 말아야 한다. 따라서 일찍 자고 늦게 일어나되 반드시 해가 뜬 뒤에 일어나서 마음을 굽힌 듯 숨긴 듯이 하여 사의(私意)가 있는 듯이 또는 이미 얻은 것이 있는 듯이 해야 한다. 그리고 추운 데를 피해 따스한 곳으로 가고, 살갗으로 땀을 흘려 갑자기 기가 빠져나가지 못하게 해야 한다. 이것이 겨울철에 적응하여 감추어 들이는 기운을 길러주는 방법이다. 이것을 거역하면 신(腎)을 상하게 되고 봄에 위궐(痿厥)에 걸리는데, 봄의 소생하는 작용에 공급되어야 할 것이 부족하기 때문이다. 『내경』(『素問·四氣調神大論 02』) (『寶鑑·內景一·身形·四氣調神』) (신편p.208 /신p.208)

天氣淸靜 藏德不止 聖人從之 故無奇病 (『類經一卷·攝生類』, p.38)

第二章

천기 청정광명자야 장덕부지 고불하야
天氣, 淸淨光明者也, 藏德不止, 故不下也.

천명즉일월불명 사해공규 양기자폐색 지기자모명 운무불정 즉상응백로불하
天明則日月不明, 邪害空竅, 陽氣者閉塞, 地氣者冒明, 雲霧不精, 則上應白露不下.

교통불표 만물명고불시 불시즉명목다사
交通不表, 萬物命故不施, 不施則名木多死.

악기불발 풍우부절 백로불하 즉울고 불영
惡氣不發㉠, 風雨不節, 白露不下, 則菀槀㉡不榮.

㉠ 惡氣不發 : 校釋本에는 不을 삭제하고 '惡氣發'로 하였다.
㉡ 槀 : 四庫全書本에는 '藁', 章句索引本에는 '槀'로 되어 있다.

적풍삭지 폭우삭기 천지사시불상보 여도상실 즉미앙절멸
賊風數至, 暴雨數起, 天地四時不相保, 與道相失, 則未央絶滅.

유성인종지 고신무기병 만물불실 생기불갈
唯聖人從之, 故身無奇病, 萬物不失, 生氣不竭.

➡ 본 章은 天地上下不交로 인해 만물에 재앙이 닥치는 것을 설명한다. 『太素·順養』에서는 '止'가 '上'자로 되어 있는데, 이는 地氣가 藏德하여 상승하지 않으면 天氣가 不下한다고 해석해야 한다. 또한 '天明'은 '上下'라고 되어 있는데, 주석자는 '不下'라고 본다. 天氣가 내려오지 않으면 해와 달이 밝음을 잃고 地氣도 탁해진다는 식으로 해석해야 문의상 적합하다.

四時陰陽 從之則生 逆之則死 (『類經一卷·攝生類』, p.40)

역춘기 즉소양불생 간기내변
逆春氣, 則少陽不生, 肝氣內變;

역하기 즉태양부장 심기내동
逆夏氣, 則太陽不長, 心氣內洞;

역추기 즉태음불수 폐기초만
逆秋氣, 則太陰不收, 肺氣焦滿;

역동기 즉소음부장 신기독침
逆冬氣, 則少陰不藏, 腎氣獨沈.

부사시음양자 만물지근본야
『夫四時陰陽者, 萬物之根本也.

소이성인춘하양양 추동양음 이종기근 고여만물침부어생장지문
所以聖人春夏養陽, 秋冬養陰, 以從其根, 故與萬物沈浮於生長之門.

역기근 즉벌기본 괴기진의
逆其根, 則伐其本, 壞其眞矣.

第三章

고음양사시자 만물지종시야 사생지본야
故陰陽四時者, 萬物之終始也, 死生之本也.

역지즉재해생 종지즉가질불기 시위득도
逆之則災害生, 從之則苛疾不起, 是謂得道.』① (「四氣調神」)

도자 성인행지 우자패지
道者, 聖人行之, 愚者佩之.

종음양즉생 역지즉사 종지즉치 역지즉란 반순위역 시위내격
從陰陽則生, 逆之則死; 從之則治, 逆之則亂. 反順爲逆, 是謂內格.

➡ 『신대역동의보감』, p.211의 주석에 소개한 바, 內丹術에 있어서 하루 12時辰 동안 원기가 인체의 해당 부위를 운행한다. 따라서, 해당 時辰에 해당 부위가 통한다. 그렇기에 병이 '저절로 낫는' 것이다. 진단에 있어서 어느 地支에 해당하는 부위가 원기가 통하지 않는지 살펴서 치료하면 병을 미리 예방하는 바가 되니, 고질병이 생기지 않는다.

◆ **四氣調神** ○ 夫四時陰陽者, 萬物之根本也. 所以聖人春夏養陽, 秋冬養陰, 以從其根, 故與萬物沈浮於生長之門. 逆其根則伐其本, 壞其眞矣. 故陰陽四時者, 萬物之終始也, 死生之本也. 逆之則災害生, 從之則苛疾不起. 是謂得道. 『內經』

① 사계절의 기후에 맞게 정신을 조절한다[**四氣調神**] ○ 무릇 사계절의 음양 변화는 만물의 근본이다.

그렇기 때문에 성인은 봄과 여름에 양기(陽氣, 心·肝)를 보양하고, 가을과 겨울에는 음기(陰氣, 肺·腎)를 보양하여 그 근본에 순응하므로 생장의 문에서 만물의 부침과 함께 한다. 만일 근본에 어긋나면 생명의 근원을 상하게 하는 것과 같아서 진원(眞元)이 파괴된다. 그러므로 사계절의 음양 변화는 만물의 시작과 끝이며, 죽고 사는 근본이다. 이것을 거역하면 재해가 생기고, 이에 순종하면 큰 병이 생기지 않는다. 이렇게 되면 양생의 도를 알았다고 할 것이다. 『내경』(『素問·四氣調神大論 02』) (『寶鑑·內景一·身形·四氣調神』) (신편p.208 /신p.208)

不治已病 治未病 (『類經一卷·攝生類』, p.41)

시 고 성 인 불 치 이 병 　치 미 병 　불 치 이 란 　치 미 란 　차 지 위 야
是故聖人不治已病，治未病；不治已亂，治未亂，此之謂也.

부 병 이 성 이 후 약 지 　란 이 성 이 후 치 지 　비 유 갈 이 천 정 　투 이 주 추 　불 역 만 호
夫病已成而後藥之，亂已成而後治之，譬猶渴而穿井，鬪而鑄錐，不亦晩乎!

➡ '不治已病, 治未病'은 養生의 의의에 해당한다.

生氣通天論篇 第三

生氣邪氣 皆本於陰陽 (『類經十三卷·疾病類』, p.464)

第一章

黃帝曰, 夫自古通天者, 生之本, 本於陰陽.

天地之間, 六合之內, 其氣九州九竅五藏十二節, 皆通乎天氣.

其生五, 其氣三, 數犯此者, 則邪氣傷人, 此壽命之本也.

蒼天之氣, 淸淨則志意治, 順之則陽氣固, 雖有賊邪, 弗能害也. 此因時之序.

故聖人傳㉠精神, 服天氣, 而通神明.

失之則內閉九竅, 外壅肌肉, 衛氣散解, 此謂自傷, 氣之削也.

➡ "夫自古通天者, 生之本, 本於陰陽. 天地之間, 六合之內, 其氣九州九竅五藏十二節, 皆通乎天氣. 其生五, 其氣三, 數犯此者, 則邪氣傷人, 此壽命之本也."는 命門이 九竅·五藏·十二節을 모두 지배한다는 것을 뜻한다. 通天은 곧 通神明이다. 이를 잃으면 어떻다는 것은 命門이 병든 바가 된다. 『素問·六節藏象論 09』의 3장 1절과 내용이 비슷하므로 참고하라.

第二章

第一節

『陽氣者, 若天與日, 失其所則折壽而不彰. 故天運當以日光明.

是故陽因而上, 衛外者也.』① (「氣爲衛衛於外」)

因於寒, 欲如運樞, 起居如驚, 神氣乃浮.

因於暑, 汗煩則喘喝, 靜則多言, 『體若燔炭, 汗出而散.』② (「可汗不可汗證」)

『因於濕, 首如裹, 濕熱不攘, 大筋緛短, 小筋弛長,

緛短爲拘, 弛長爲痿.』③ (「濕熱」)(「背傴僂」)(「筋急筋緩」)

㉠ 傳 : 校釋本에는 '摶'으로 고쳤다.

因於氣, 爲腫, 四維相代, 陽氣乃竭.
(인어기 위종 사유상대 양기내갈)

🔲 앞서 「四氣調神大論 02」에 '天氣, 淸淨光明者也'라 하고, '(不下)則日月不明, 邪害空竅, 陽氣者閉塞'이라고 하였는데, '蒼天之氣, 淸淨則志意治, 順之則陽氣固, 雖有賊邪, 弗能害也.'라는 문장과 내용상 부합한다.

🔲 '傳'자는 '專'자로 고쳐 보는 것이 문의상 좋다. 命門에 있어서는 精神을 順理에 맡김으로써 天氣를 흡수하여 神明이 通하게 하는 것이 요점이다.

🔲 通天하면 陽氣가 견고해져서 寒·暑·濕·氣에 적응하여 병이 나지 않는데, 그렇지 못하여 생긴 병증을 예시하였다.

■ 氣爲衛衛於外 ○ 又曰, 陽氣若天與日, 失其所則折壽而不彰. 故天運當以日光明, 是故陽因而上衛外者也.

① 기는 위기로서 밖을 호위한다[氣爲衛衛於外] ○ 또한 『내경(內經)』(『素問·生氣通天論 03』)에서는 "인체의 양기는 하늘의 태양과 같아서 그 운행을 잃으면 수명이 끊어지고 성장하지 못하게 된다. 그러므로 하늘의 운행이 태양의 광명에 말미암듯 인체의 양기는 위로 향하고 겉으로 향하여 사기(邪氣)로부터 겉을 보위하는 작용을 한다"라고 하였다. (『寶鑑·內景一·氣·氣爲衛衛於外』) (신편p.276 /신p.245)

◘ 可汗不可汗證 ○ 內經曰, 體若燔炭, 汗出而解.

② 땀을 내야 할 증과 내서는 안될 증[可汗不可汗證] ○ 『내경(內經)』(『素問·生氣通天論 03』)에서는 "몸이 불덩이 같은 경우는 땀을 내면 풀린다"라고 하였다. (『寶鑑·雜病三·寒(下)·可汗不可汗證』) (신편p.1938 /신p.1128)

◆ 濕熱 ○ 內經曰, 因於濕, 首如裹, 濕熱不攘, 大筋緛短, 小筋弛長. 緛短爲拘, 弛長爲痿.

③ 습열(濕熱) ○ 『내경(內經)』(『素問·生氣通天論 03』)에서는 "습사(濕邪)로 인하여 병이 되면 머리를 싸맨 듯이 무겁고, 만약 습열(濕熱)이 제때에 없어지지 않으면 큰 힘줄은 수축되어 펴지지 않고, 작은 힘줄은 늘어져서 수축되지 않는 증상이 나타나는데, 수축되어 펴지지 않는 것은 근맥(筋脈)이 오그라들어서 그런 것이고, 늘어져서 수축되지 않는 것은 근맥이 위약(萎弱)해져서 그런 것이다"라고 하였다. (『寶鑑·雜病三·濕·濕熱』) (신편p.2007 /신p.1161)

◉ 『寶鑑』에서는 '濕熱' 조문에 '三花神祐丸, 淸燥湯, 二妙丸, 加味二妙丸, 單蒼朮丸, 單蒼朮膏'를 예시하였다.

◘ 背傴僂 ○ 腰脊間骨節突出, 亦是中濕. 內經曰, 濕熱不攘, 大筋緛短, 小筋弛長. 緛短爲拘, 弛長爲痿. 註曰, 大筋受熱則縮而短, 小筋得濕則引而長. 是故背傴僂而骨節突出也. 依上法治之. 『綱目』

③ 등이 휜 것[背傴僂] ○ 허리등뼈 사이의 뼈마디가 튀어 나오는 것도 습사의 침습을 받은 것이다. 『내경(內經)』(『素問·生氣通天論 03』)에서는 "습열(濕熱)이 때에 맞추어 사라지지 않으면 큰 힘줄은 오그라들어 펴지지 않고, 작은 힘줄은 늘어져서 줄어들지 않는다. 오그라들어 펴지지 않는 것은 근맥(筋脈)이 당겨서 그런 것이고, 늘어져서 줄어들지 않는 것은 근맥이 약해져서 그런 것이다"라고 하였다. 왕빙(王冰)의 주에서는 "큰 힘줄이 열(熱)을 받으면 오그라들어 짧아지고, 작은 힘줄이 습(濕)을 받으면 늘어나서 길어진다"라고 하였다. 그러므로 곱사등이가 되면서 뼈마디가 튀어 나오는 것이다. 위와 같은 방법으로 치료한다. 『강목』(『寶鑑·外形二·背·背傴僂』) (신편p.1190 /신p.733)

◉ 『寶鑑』에서는 '背傴僂' 조문에 '煨腎散'을 예시하였다.

◘ 筋急筋緩 ○ 內經曰, 濕熱不攘, 大筋緛短, 小筋弛長, 緛短爲拘, 弛長爲痿.

③ 힘줄이 땅기거나 늘어지는 것[筋急筋緩] ○ 『내경(內經)』(『素問·生氣通天論 03』)에서는 "습열(濕熱)이 제때에 없어지지 않으면 큰 힘줄은 수축되어 펴지지 않고, 작은 힘줄은 늘어져서 줄어들지 않는 증상이 나타난다. 수축되어 펴지지 않는 것은 힘줄이 오그라들기 때문이고, 늘어져서 줄어들지 않는 것은 힘줄이 약해졌기 때문이다"라고 하였다. (『寶鑑·外形三·筋·筋急筋緩』) (신편p.1396 /신p.829)

◉ 『寶鑑』에서는 '筋急筋緩' 조문에 '四物湯 加減, 養血地黃元, 金絲膏'를 예시하였다.

第二節

『陽氣者, 煩勞則張, 精絶辟積, 於夏使人煎厥.

目盲不可以視, 耳閉不可以聽, 潰潰乎若壞都, 汩汩乎不可止.』① (「煎厥證」)

陽氣者, 『大怒則形氣絶而血菀於上, 使人薄厥.』② (「怒」)(「七情動血」)

『有傷於筋, 縱其若不容;』③ (「筋傷證」)

『汗出偏沮, 使人偏枯;』④ (「自汗」)

「汗出見濕, 乃生痤疿.」⑤ (「痓痤疿」)

『高梁之變, 足生大丁, 受如持虛.』⑥ (「癰疽發病之原」)(「疔疽」)(「脫疽疔」)

「勞汗當風, 寒薄爲皶, 鬱乃痤.」⑤ (「痓痤疿」)

"有傷於筋, ……鬱乃痤."는 陽氣가 잘 돌지 못하여 생긴 병들이다.

煎厥證 ○ 內經曰, 陽氣者, 煩勞則張, 精絶, 辟積於夏, 使人煎厥. 目盲不可以視, 耳閉不可以聽, 潰潰乎若壞都, 汩汩乎不可止.

① 전궐증(煎厥證) ○ 『내경(內經)』(『素問·生氣通天論 03』)에서는 "양기(陽氣)는 번로(煩勞, 過勞)하여 기세가 올라 외부로 퍼져서 음정(陰精)이 고갈되게 하는데, 이와 같은 현상이 여러 차례 반복되면 여름철에 가서 전궐증(煎厥證)을 일으킨다. 그 증상은 눈이 어두워 사물이 보이지 않고, 귀가 어두워 소리가 들리지 않는 것인데, 병세는 제방이 무너져 내려 물이 세차게 흐르는 듯하여 수습할 수가 없다"라고 하였다. (『寶鑑·雜病四·虛勞·煎厥證』) (신편p.2214 /신p.1265)

◉ 『寶鑑』에서는 '煎厥證' 조문에 '陰虛火動과 같은 치료법'을 예시하였다.

怒 ○ 又曰, 大怒則形氣絶, 而血菀於上, 使人薄厥. 菀, 鬱也. 薄厥, 謂氣絶也.

② 성내는 것[怒] ○ 또한 『내경(內經)』(『素問·生氣通天論 03』)에서는 "몹시 성내면 형기(形氣)가 끊어지고, 피가 상초(上焦)에 몰려서 기가 끊어지게 된다" 완(菀)은 맺히거나 울체된다는 뜻이고, 박궐(薄闕)은 기가 끊어진다[氣絶]는 뜻이다. 라고 하였다. (『寶鑑·內景一·神·怒』) (신편p.324 /신p.274)

◉ 『寶鑑』에서는 '怒' 조문에 '향부자 가루와 감초 가루를 각각 1냥씩 고루 섞어서 매번 3돈씩 끓인 물에 타 먹는 치료법'을 예시하였다.

七情動血 ○ 又曰, 大怒則形氣絶, 而血菀於上, 使人薄厥.

② 칠정은 혈을 동하게 한다[七情動血] ○ 『내경(內經)』(『素問·生氣通天論 03』)에서는 "크게 노했을 때 형기(形氣)가 끊어지게 되어 혈(血)이 곧 두부(頭部)에 몰리게 되므로 박궐(薄厥)이 생기게 한다"라고 하였다. (『寶鑑·內景二·血·七情動血』) (신편p.376 /신p.301)

◉ 『寶鑑』에서는 '七情動血' 조문에 '保命生地黃散, 解鬱湯, 保命散'을 예시하였다.

筋傷證 ○ 有傷於筋, 縱, 其若不容. 『內經』

③ 근육이 상한 것[筋傷證] ○ 근육이 손상되면 늘어져서 지체를 뜻대로 움직일 수 없다. 『내경』(『素問·生氣通天論 03』) (『寶鑑·外形三·筋·筋傷證』) (신편p.1400 /신p.831)

◉ 『寶鑑』에서는 '筋傷證' 조문에 '찜질과 도인법'을 예시하였다.

◘ 自汗 ○ 內經曰, 汗出偏沮, 使人偏枯.

④ 자한(自汗) ○ 『내경(內經)』(『素問·生氣通天論 03』)에서는 "땀이 몸 한쪽에서만 나오면 한쪽 몸이 시들어 쓰지 못하게 된 것이다"라고 하였다. (『寶鑑·內景二·津液·自汗』) (신편p.469 /신p.351)

◉ 『寶鑑』에서는 '自汗' 조문에 '調衛湯, 玉屛風散, 二甘湯, 補中益氣湯, 桂枝湯, 黃芪建中湯, 黃芪湯, 黃芪六一湯, 參歸腰子, 牡蠣散, 小建中湯, 參芪湯, 雙和湯, 桂附湯, 朮苓湯, 鎭液丹, 參附湯, 芪附湯'을 예시하였다.

◘ 皶痤疿 ○ 內經曰, 勞汗當風, 寒薄爲皶, 鬱乃痤. 此勞汗出於玄府, 脂液所凝. 防風通聖散去芒硝, 倍加芍藥·當歸, 發散玄府之風, 調其榮衛. 俗云風刺. 『綱目』 ○ 內經曰, 汗出見濕, 乃生痤疿. 痤者, 小癤也, 大如酸棗, 或如豆, 色赤而內有膿血也. 『綱目』

⑤ 부스럼·종기·땀띠[皶痤疿] ○ 『내경(內經)』(『素問·生氣通天論 03』)에서는 "일을 하고 난 뒤에 땀이 났을 때 바람을 쐬면 한사(寒邪)가 기부(肌膚)로 스며들어가 부스럼이 되고, 그것이 오래되면 종기가 된다"라고 하였다. 이것은 일을 했을 때 땀구멍에서 땀이 나와 기름기와 엉겨서 생긴 것이다. 이런 경우에는 방풍통성산(防風通聖散)(➡方藥合編·下4)에서 망초를 빼고 작약과 당귀를 배로 넣어 땀구멍에 들어 있는 풍사(風邪)를 발산시키고 영위기(榮衛氣)를 조화시켜야 한다. 이것을 속칭 '풍자(風刺, 뾰루지)'라고 한다. 『강목』 ○ 『내경(內經)』(『素問·生氣通天論 03』)에서는 "땀을 흘리면서 습사(濕邪)의 침범을 받으면 좌(痤, 종기)와 비(疿, 땀띠)가 생긴다"라고 하였다. '좌(痤)'라는 것은 종기인데, 크기가 멧대추씨나 콩알만하며 색깔이 붉으면서 속에 농혈(膿血)이 찬 것이다. 『강목』 (『寶鑑·外形三·皮·皶痤疿』) (신편p.1352 /신p.803)

◉ 『寶鑑』에서는 '皶痤疿' 조문에 '防風通聖散, 玉女英, 玉粉散'을 예시하였다.

■ 癰疽發病之原 ○ 膏粱之變, 足生大丁, 受如持虛. 『內經』

⑥ 옹저의 원인[癰疽發病之原] ○ 빈 그릇이 쉽게 물건을 받아들이는 것처럼 평소에 기름진 음식을 즐겨 먹는 사람은 (체내에 滯熱을 많이 발생하기 때문에) 큰 종기가 잘 발생된다. 『내경』(『素問·生氣通天論 03』) (『寶鑑·雜病七·癰疽(上)·癰疽發病之原』) (신편p.2625 /신p.1471)

◘ 疔疽 ○ 膏粱之變, 足生大丁. 『內經』

⑥ 정저(疔疽) ○ 평소 기름진 음식을 지나치게 먹었을 때의 해(害)는 정창(疔瘡) 같은 외증(外症)이 생길 수 있다는 것이다. 『내경』(『素問·生氣通天論 03』) (『寶鑑·雜病八·癰疽(下)·疔疽』) (신편p.2696 /신p.1508)

◉ 『寶鑑』에서는 '疔疽' 조문에 '廻瘡錠子, 碧霞錠子, 廻瘡蟾酥錠子, 五香連翹湯, 千金漏蘆湯, 飛龍奪命丹, 雄黃丸, 化毒丸, 二活散, 賽命丹, 保生錠子, 紫金錠, 返魂丹, 一捻金, 神效奪命丹, 蟾酥丸, 獨蟾丸, 五聖湯, 還魂散, 千金消毒散'을 예시하였다.

◇ 脫疽疔 ○ 內經曰, 膏粱之變, 足生大疔. 蓋因膏粱酒色, 蘊積惡毒, 或久患消渴之餘, 多有此瘡. 靈樞經所謂, 發於足傍名曰厲疽, 發於足指名曰脫疽, 其狀赤黑者, 死不治, 治不衰, 急斬之, 否則死. 正謂此也. 謂之脫疽, 以其指節潰爛脫去也. 『入門』

⑥ 탈저정(脫疽疔) ○ 『내경(內經)』(『素問·生氣通天論 03』)에서 "평소 기름진 음식을 지나치게 먹었을 때는 정창(疔瘡) 같은 외증이 생길 수 있다"라고 하였듯이 이것은 대개 기름진 음식과 주색으로 말미암아 나쁜 독기가 몰리고 뭉쳤을 때나 소갈(消渴)을 오래 앓은 뒤에 흔히 이런 정창(疔瘡)이 생긴다. 『영추(靈樞)』(「癰疽 81」)에서 이른 바, "발의 옆에 난 것을 여저(厲疽)라고 하고, 발가락에 난 것을 탈저(脫疽)라고 하는데, 그 생김새가 검붉은 것은 치료하기 어렵다. 치료하여도 낫지 않으면 급히 잘라버려야 하지 그렇지 않으면 죽는다"라고 한 것이 바로 이것을 두고 한 말이다. '탈저(脫疽)'라는 것은 발가락 마디가 터져 문드러져 떨어져 나가기 때문에 붙은 이름이다. 『입문』(「外科·足膝部·脚背發」) (『寶鑑·雜病八·癰疽(下)·脫疽疔』) (신편p.2699 /신p.1510)

◉ 『寶鑑』에서는 '脫疽疔' 조문에 '仙方活命飮, 還魂散, 賽命丹'을 예시하였다.

第三節

양기자 정즉양신 유즉양근
陽氣者, 精則養神, 柔則養筋.

개합부득 한기종지 내생대루
開闔不得, 寒氣從之, 乃生大僂;

함맥위루 유연육주
「陷脈爲瘻, 留連肉腠;」① (「疳瘻」)

수기화박 전위선외 급위경해
兪氣化薄, 傳爲善畏, 及爲驚駭;

영기부종 역어육리 내생옹종
『營氣不從, 逆於肉理, 乃生癰腫.』② (「癰疽發病之原」)

백한미진 형약이기삭 혈수이폐 발위풍학
『魄汗未盡, 形弱而氣爍, 穴兪以閉, 發爲風瘧.』③ (「瘧病之源」)

고풍자 백병지시야 청정즉육주폐거 수유대풍가독 불지능해 차인시지서야
故風者, 百病之始也. 淸靜則肉腠閉拒, 雖有大風苛毒, 弗之能害, 此因時之序也.

고병구즉전화 상하불병 양의불위
故病久則傳化, 上下不幷, 良醫弗爲.

고양축적병사 이양기당격 격자당사 불극정치 조내패지
故陽畜積病死, 而陽氣當隔, 隔者當寫, 不亟正治, 粗乃敗之.

➡ "淸靜則肉腠閉拒, 雖有大風苛毒, 弗之能害, 此因時之序也."는 1장의 문장과 흡사하다.

◆ **疳瘻** ○ 內經曰, 陷脈爲瘻, 留連肉腠者, 是也. 可用附子灸法·蒜餠灸法 二方見鍼灸. 灸之, 瘡口紝翠霞散, 或翠霞錠子紝之, 外貼膏藥. 『精義』

① 감루(疳瘻) ○ 『내경(內經)』(『素問·生氣通天論 03』)에서 "사기(邪氣)가 경맥(經脈)에 들어가서 기육(肌肉)과 주리(腠理) 사이에 머물러 오래 있게 되면 루관(瘻管)이 생긴다"라고 한 것이 이것을 말한 것이다. 부자뜸법[附子灸法]·마늘뜸법[蒜餠灸法](두 가지 처방은 鍼灸門을 보라.)을 써서 뜸을 뜨고, 구멍이 생기면 취하산(翠霞散)이나 취하정자(翠霞錠子)를 꽂아 넣고 고약을 붙여준다. 『정의』(『寶鑑·雜病八·諸瘡·疳瘻』) (신편p.2778 /신p.1548)

◉ 『寶鑑』에서는 '疳瘻' 조문에 '附子灸法, 蒜餠灸法, 翠霞散, 翠霞錠子, 溫解散, 內塞散, 牽牛酒, 平肌散, 人牙散, 蜂房散, 加味蠟礬丸, 內生肌丸, 乳麝雲母膏, 溫經丸, 截疳散, 雄黃膏, 黑靈散'을 예시하였다.

■ **癰疽發病之原** ○ 榮氣不從, 逆於肉理, 乃生癰腫. 『內經』

② 옹저의 원인[癰疽發病之原] ○ 영기(榮氣)가 경맥(經脈)의 순행을 따르지 않고 기육(肌肉)과 주리(腠理)로 역행하여 (鬱滯化熱하면) 옹종(癰腫)이 생긴다. 『내경』(『素問·生氣通天論 03』) (『寶鑑·雜病七·癰疽(上)·癰疽發病之原』) (신편p.2625 /신p.1471)

■ **瘧病之源** ○ 又曰, 魄汗未盡, 形弱而氣爍, 穴兪以閉, 發爲風瘧. 『內經』

③ 학질의 원인[瘧病之源] ○ 또한 "백한(魄汗)이 다 나오지 않아 계속 흐르면 형체와 정기(正氣)가 날로 쇠약해지는데, 이때 풍사(風邪)가 침입하면 수혈(兪穴)이 막혀 풍학(風瘧)이 발생한다"라고 하였다. 『내경』(『素問·生氣通天論 03』) (『寶鑑·雜病七·痎瘧·瘧病之源』) (신편p.2539 /신p.1426)

第四節

고 양기자 일일이주외 평단인기생 일중이양기륭 일서이양기이허 기문내폐
故『陽氣者, 一日而主外. 平旦人氣生, 日中而陽氣隆, 日西而陽氣已虛, 氣門乃閉.

시고모이수거 무요근골 무견무로 반차삼시 형내곤박
是故暮而收拒, 無擾筋骨, 無見霧露, 反此三時, 形乃困薄.』① (「氣爲衛衛於外」)

➡ 밤에는 뛰고 달리거나 힘든 운동을 하지 않아야 한다는 것을 알 수 있다. 陽氣에 관한 설명이 平旦·日中·日西이므로, 이후에 陰氣·陽氣는 잠이나 밤낮에 의해 구분되고 있음을 알 수 있다.

■ 氣爲衛衛於外 ○ 又曰, 陽氣者一日而主外. 平旦人氣生, 日中而陽氣隆, 日西而陽氣虛, 氣門乃閉. 是故暮而收拒, 無擾筋骨, 無見霧露. 反此三時, 形乃困薄.

① 기는 위기로서 밖을 호위한다[氣爲衛衛於外] ○ 또한『내경(內經)』(『素問·生氣通天論 03』)에서는 "인체의 양기(陽氣)는 종일 체표를 주관하여 날이 밝을 때[平旦] 양기가 처음 생겨나 정오[日中]에는 양기가 가장 왕성해졌다가 해가 떨어질 때[日西]에는 양기도 쇠퇴하여 기문(氣門) 또한 그에 따라 막힌다. 그러므로 저물면 휴식을 취하여 양기를 거두어 사기(邪氣)를 막아야 하며, 근골을 움직이지 말고 안개와 이슬을 맞지 말아야 한다. 이 세 시기[平旦, 日中, 日西]의 동정(動靜) 규율을 위반하면 병이 생겨 형체가 초췌해진다"라고 하였다. (『寶鑑·內景一·氣·氣爲衛衛於外』) (신편p.276 /신p.245)

第三章

第一節

기백왈 음자 장정이기극야 양자 위외이위고야
歧伯曰, 陰者, 藏精而起亟也; 陽者, 衛外而爲固也.

음불승기양 즉맥류박질 병내광
『陰不勝其陽, 則脈流薄疾, 幷乃狂;』① (「癲狂」)

양불승기음 즉오장기쟁 구규불통
陽不勝其陰, 則五藏氣爭, 九竅不通.

시이성인진음양 근맥화동 골수견고 기혈개종
是以聖人陳陰陽, 筋脈和同, 骨髓堅固, 氣血皆從.

여시즉내외조화 사불능해 이목총명 기립여고
如是則內外調和, 邪不能害, 耳目聰明, 氣立如故.

➡ "陰不勝其陽則, 脈流薄疾, 幷乃狂."을 쉽게 풀이하면 잠을 안자고 일을 하면 맥박이 빨라지고 짜증을 부리게 된다는 뜻이다. "陽不勝其陰則, 五藏氣爭, 九竅不通."은 늦잠을 자거나 자꾸 자면 멍해진다는 뜻이다. 따라서, 적절한 수면과 규칙적인 생활은 養生에 중요하다.

◘ 癲狂 ○ 又曰, 陰不勝其陽, 則脈流薄疾, 幷乃狂.

① 전광(癲狂) ○ 또한『내경(內經)』(『素問·生氣通天論 03』)에서는 "음이 양을 제약하지 못하면 맥의 흐름이 빨라지고 힘이 있으며 발광하게 된다"라고 하였다. (『寶鑑·內景一·神·癲狂』) (신편p.349 /신p.288)

◉『寶鑑』에서는 '癲狂' 조문에 '當歸承氣湯, 三黃瀉心湯, 黃連瀉心湯, 牛黃瀉心湯, 牛黃淸心元, 淸心滾痰丸, 鐵粉散, 鬱金丸, 通泄散, 鎭心丹, 抱膽丸, 葉氏雄朱丸, 一醉膏, 辰砂寧志丸, 寧志化痰湯, 養血淸心湯, 牛車肉, 寧志膏, 辰砂散'을 예시하였다.

第二節

풍객음기 정내망 사상간야
風客淫氣, 精乃亡, 邪傷肝也.

인이포식 근맥횡해 장벽위치
『因而飽食, 筋脈橫解, 「腸澼爲痔;」』① (「痔病之因」)(「痔者峙也」)(「食傷證」)

인이대음 즉기역
『因而大飮, 則氣逆;』② (「酒傷」)

인이강력 신기내상 고골내괴
因而强力, 腎氣乃傷, 高骨乃壞.

범음양지요 양밀내고 양자불화 약춘무추 약동무하 인이화지 시위성도
『凡陰陽之要, 陽密乃固, 兩者不和, 若春無秋, 若冬無夏, 因而和之, 是謂聖度.

고양강불능밀 음기내절
故陽强不能密, 陰氣乃絶;

음평양비 정신내치
陰平陽秘, 精神乃治;

음양이결 정기내절
陰陽離決, 精氣乃絶.』③ (「精宜秘密」)

인어노풍 내생한열
『因於露風, 乃生寒熱.』④ (「瘧病之源」)

➡ "因而强力, 腎氣乃傷, 高骨乃壞."에서, 높이 솟았다가 기력이 허탈해지면 내려앉는 것은 '척추'라고 이해한다.

■ 痔病之因 ○ 內經曰, 因而飽食, 筋脈橫解, 腸澼爲痔.

① 치질의 원인[痔病之因] ○『내경(內經)』(『素問·生氣通天論 03』)에서는 "음식을 너무 배부르게 먹으면 장위(腸胃)의 근맥(筋脈)이 늘어나기 때문에 장벽(腸澼)이 되거나 치질이 생긴다"라고 하였다. (『寶鑑·外形四·後陰·痔病之因』) (신편p.1527 /신p.898)

■ 痔者峙也 ○ 內經曰, 腸澼爲痔. 如大澤中有小山突出爲峙. 人於九竅中, 凡有小肉突出皆曰痔, 不特於肛門邊者. 有鼻痔·眼痔·牙痔等類, 其狀不一. 『三因』

① 치라는 것은 솟았다는 뜻이다[痔者峙也] ○『내경(內經)』(『素問·生氣通天論 03』)에서 "장벽(腸澼)이나 치질(痔疾)이 된다"라고 하였는데, '치(痔)'라는 것은 큰 못 가운데 작은 산이 솟아 난 것과 같다는 것이다. 사람의 구규(九竅) 가운데 작은 군살이 나온 것을 다 '치(痔)'라고 하지, 특별히 항문 둘레에 나온 것만을 가리키는 것은 아니다. 즉, 비치(鼻痔)·안치(眼痔)·아치(牙痔) 등의 종류가 있으되, 그 증상은 일정치 않다. 『삼인』 (『寶鑑·外形四·後陰·痔者峙也』) (신편p.1527 /신p.899)

◘ 食傷證 ○ 因而飽食, 筋脈橫解, 腸澼爲痔. 『內經』

① 식상증(食傷證) ○ 음식을 지나치게 먹으면 근맥(筋脈)이 이완(弛緩)되고 장벽(腸澼)과 치질이 생긴다. 『내경』(『素問·生氣通天論 03』) (『寶鑑·雜病四·內傷·食傷證』) (신편p.2085 /신p.1199)

◉ 『寶鑑』에서는 '食傷證' 조문에 '丁香爛飯丸, 枳朮丸, 三稜消積丸, 木香見晛丸, 備急丸, 煮黃丸,二陳湯'을 예시하였다.

◘ 酒傷 ○ 因而大飮則氣逆. 『內經』

② 술에 상한 것[酒傷] ○ 술을 많이 마시면 기(氣)가 술기운을 따라 거슬러 올라간다. 『내경』(『素問·生氣通天論 03』) (『寶鑑·雜病四·內傷·酒傷』) (신편p.2098 /신p.1206)

◉ 『寶鑑』에서는 '酒傷' 조문에 '葛花解酲湯, 酒蒸黃連丸, 百杯丸, 對金飮子, 解酒化毒散, 葛黃丸, 升麻葛根湯, 補中益氣湯, 防風通聖散, 五豆湯, 小調中湯, 人參散, 大調中湯, 八物湯'을 예시하였다.

◘ 精宜秘密 ○ 內經曰, 凡陰陽之要, 陽密乃固. 故曰陽强不能密, 陰氣乃絶. 陰平陽秘, 精神乃治. 陰陽離決, 精氣乃絶.

③ 정은 잘 간직해야 한다[精宜秘密] ○『내경(內經)』(『素問·生氣通天論 03』)에서는 "무릇 음양(陰陽)의 관건은 양기(陽氣)를 잘 간직하여 굳건히 하는 것이다. 그러므로 양기가 강하기만 하고 잘 간직되지

못하면 음기(陰氣)가 결국 끊어진다. 음기가 고르고 양기가 잘 간직되어야 정신(精神)이 온전해진다. 음과 양이 서로 갈라지면 정기(精氣)도 끊어진다"라고 하였다. (『寶鑑·內景一·精·精宜秘密』) (신편p.247 /신 p.232)

◉ 『寶鑑』에서는 '精宜秘密' 조문에 '金鎖思仙丹, 大鳳髓丹, 秘眞丸, 玉露丸, 金鎖丹'을 예시하였다.

■ 瘧病之源 ○ 又曰, 因於露風, 乃生寒熱. 『內經』

④ 학질의 원인[瘧病之源] ○ 또한 "풍사(風邪)를 받으면 오한과 신열이 난다"라고 하였다. 『내경』(『素問·生氣通天論 03』) (『寶鑑·雜病七·痎瘧·瘧病之源』) (신편p.2539 /신p.1426)

第三節

是以『春傷於風, 邪氣留連, 乃爲洞泄;① (「大便病因」)

夏傷於暑, 秋爲痎瘧;② (「瘧病之源」)

秋傷於濕, 上逆而欬, 發爲痿厥;③ (「咳嗽病因」)

冬傷於寒, 春必溫病.』④ (「瘟疫之因」) ⑤ (「四時生病」)

四時之氣, 更傷五藏.

➡ 本節은 六氣에 상하고서 卽發하지 않고 몸에 축적되었다가 몇 달이 지나 발병하는 경우를 말하였다. 이들이 제때 풀려나가면 나중에 병이 생기지 않는다. 張子和는 『儒門事親·立諸時氣解利禁忌式』에서 이 부분을 인용하면서 汗·吐·下·溫의 방식으로 풀어낸다고 하였고, 『儒門事親·五積六聚治同鬱斷』에 가서는 六氣가 鬱하면 병이 생기고 심하면 積聚가 생긴다고 하였는데, 종기도 이에 해당한다. 즉, 병을 앓고서 후유증이 없는 경우는 없다.

➡ 『素問·生氣通天論 03』에 "夏傷於暑, 秋爲痎瘧"이라 하였고, 『素問·瘧論 35』에서 이를 설명하였다.

➡ '秋傷於濕, 上逆而欬, 發爲痿厥'에 관해 喩昌은 『醫門法律』에서 '秋傷於燥'라야 한다고 하고 秋燥論을 제창하였으며, 淸燥救肺湯을 만들었다.

■ 大便病因 ○ 春傷於風, 邪氣留連, 乃爲洞泄. 『內經』

① 대변병의 원인[大便病因] ○ 봄철에 풍사(風邪)에 손상되면 그 사기(邪氣)가 오랫동안 머물러 떠나지 않고 있다가 통설(洞泄)이 된다. (『素問·生氣通天論 03』) (『寶鑑·內景四·大便·大便病因』) (신편p.775 /신p.515)

■ 瘧病之源 ○ 內經曰, 夏傷於暑, 秋爲痎瘧.

② 학질의 원인[瘧病之源] ○ 『내경(內經)』(『素問·生氣通天論 03』)에서는 "여름철에 서사(暑邪)에 상하면 가을철에 가서 학질(瘧疾) 같은 병을 앓는다"라고 하였다. (『寶鑑·雜病七·痎瘧·瘧病之源』) (신편p.2539 /신 p.1426)

■ 咳嗽病因 ○ 又曰, 秋傷於濕, 上逆而咳, 發爲痿厥. 『內經』

③ 해수병의 원인[咳嗽病因] ○ 또한 『내경』(『素問·生氣通天論 03』)에서는 "가을철에 습사(濕邪)에 상하면 습기(濕氣)가 위로 거슬러 올라가 기침을 나게 하고, 오랫동안 낫지 않으면 위궐(痿厥)로 발전될 수 있다"라고 하였다. 『내경』 (『寶鑑·雜病五·咳嗽·咳嗽病因』) (신편p.2283 /신p.1299)

■ 瘟疫之因 ○ 內經曰, 冬傷於寒, 春必溫病.

④ 온역의 원인[瘟疫之因] ○ 『내경(內經)』(『素問·生氣通天論 03』)에서는 "겨울철에 한사(寒邪)에 상하면 봄에 가서 반드시 온병(溫病)이 생긴다"라고 하였다. (『寶鑑·雜病七·瘟疫·瘟疫之因』) (신편p.2583 /신p.1448)

■ 四時生病 ○ 又曰, 春傷於風, 邪氣留連, 乃爲洞泄. 夏傷於暑, 秋爲痎瘧. 秋傷於濕, 上逆而咳, 發爲痿厥. 冬傷寒, 春必病溫. 『內經』

⑤ 사시에 따라 발생하는 병[四時生病] ○ 또한 봄에 풍사에 손상되어 그 사기(邪氣)가 오랫동안 머물고 떠나지 않으면 설사를 하게 된다. 여름에 서사에 손상되면 가을에 가서 학질을 앓는다. 가을에 습사에 손상되어 습기가 위로 거슬러 올라가면 기침이 나고, 오래도록 낫지 않게 되면 위궐(痿厥)로 발전한다. 겨울에 한사에 손상되면 봄에 가서 반드시 온병(溫病)을 앓는다. 『내경』(『素問·生氣通天論 03』) (『寶鑑·雜病一·辨證·四時生病』) (신편p.1627 /신p.962)

第四節

음지소생 본재오미 음지오궁 상재오미
『陰之所生, 本在五味. 陰之五宮, 傷在五味.』① (「食傷證」)(「五味藥性」)

시고 미과어산 간기이진 비기내절
是故『味過於酸, 肝氣以津, 脾氣乃絶;

미과어함 대골기로 단기 심기억
味過於鹹, 大骨氣勞, 短肌, 心氣抑;

미과어감 심기천만 색흑신기불형
味過於甘, 心氣喘滿, 色黑腎氣不衡;

미과어고 비기불유 위기내후
味過於苦, 脾氣不濡, 胃氣乃厚;

미과어신 근맥저이 정신내앙
味過於辛, 筋脈沮弛, 精神乃央.

시고근화오미 골정근유 기혈이류 주 리이밀
是故謹和五味, 骨正筋柔, 氣血以流, 湊㉠理以密.

여시즉골기이정 근도여법 장유천명
如是則骨氣以精, 謹道如法, 長有天命.』② (「五味藥性」)

➡ 陰氣의 생성은 五味를 취하여 채우는데, 中和의 도리에 맞추어 먹어야 骨·肌肉·筋·脈·腠理가 상하지 않는다. 처방에 있어서도 長服이 가능한 약들은 잘 체하지 않고 맛도 극렬하지 않다. 병을 치료하는 약들은 五味가 치우치게 되는데, 長服하면 탈이 난다는 것을 염두에 두어야 한다.

◘ 食傷證 ○ 陰之所生, 本在五味, 陰之五宮, 傷在五味. 『內經』

① 식상증(食傷證) ○ 음정(陰精)은 본래 오미(五味)에서 생기고, 음정을 저장하는 오장(五臟)은 또한 오미에 상한다. 『내경』(『素問·生氣通天論 03』) (『寶鑑·雜病四·內傷·食傷證』) (신편p.2085 /신p.1199)

◉ 『寶鑑』에서는 '食傷證' 조문에 '丁香爛飯丸, 枳朮丸, 三稜消積丸, 木香見晛丸, 備急丸, 煮黃丸,二陳湯'을 예시하였다.

◘ 五味藥性 ○ 陰之所生, 陰爲五藏. 本在五味. 陰之五宮, 傷在五味. 『內經』

① 오미의 약성[五味藥性] ○ 음(陰) 오장(五臟)을 말한다. 은 오미(五味)에서 생기를 받지만 음(陰)인 오궁(五宮, 五臟)은 또한 이 오미에 상할 수도 있다. (『素問·生氣通天論 03』) (『寶鑑·湯液一·湯液序例·五味藥性』) (신편p.3289 /신p.1817)

◘ 五味藥性 ○ 陰之所生, 陰爲五藏. 本在五味. 陰之五宮, 傷在五味. 『內經』 ○ 味過於酸, 肝氣以津, 脾氣乃絶. 味過於鹹, 大骨氣勞, 短肌, 心氣抑. 味過於甘, 心氣喘滿, 色黑, 腎氣不衡. 味過於苦, 脾氣不濡, 胃氣乃厚. 味過於辛, 筋脈沮弛, 精神乃殃. 是故謹和五味, 骨正筋柔, 氣血以流, 腠理以密. 如是則長有天命. 『內經』

㉠ 湊 : 章句索引本, 校釋本에는 '腠'로 되어 있다.

② 오미의 약성[五味藥性] ○ 음(陰) 오장(五臟)을 말한다. 은 오미(五味)에서 생기를 받지만 음(陰)인 오궁(五宮, 五臟)은 또한 이 오미에 상할 수도 있다. 『내경』(『素問·生氣通天論 03』) ○ 신맛이 지나치면 간기(肝氣)가 넘쳐나고, 비기(脾氣)가 끊어진다. 짠맛이 지나치면 굵은 뼈의 기운이 약해지고, 근육이 땅기며 심기(心氣)가 억눌린다. 단맛이 지나치면 심기(心氣)로 숨이 차게 되고 가슴이 그득해지며, 몸이 검게 되고 신기(腎氣)가 고르지 못하게 된다. 쓴맛이 지나치면 비기(脾氣)가 습윤하지 못하고 위기(胃氣)가 강해진다. 매운맛이 지나치면 힘줄과 혈맥이 상하거나 늘어지고 정신에 해가 온다. 그러므로 오미를 고르게 섭취하면 뼈가 튼튼해지고 힘줄이 부드러워지며, 기혈이 잘 돌고 주리(腠理)가 치밀해진다. 이렇게 되면 오래 살아 천수를 누릴 수 있다. 『내경』(『素問·生氣通天論 03』) (『寶鑑·湯液一·湯液序例·五味藥性』) (신편p.3289 /신p.1817)

金匱眞言論篇 第四

八風五風四時之病 (『類經十五卷·疾病類』, p.553)

第一章

황제문왈 천유팔풍 경유오풍 하위
黃帝問曰, 天有八風, 經有五風, 何謂?

기백대왈 팔풍발사 이위경풍 촉오장 사기발병
岐伯對曰, 八風發邪, 以爲經風, 觸五藏, 邪氣發病.

소위득사시지승자 춘승장하 장하승동 동승하 하승추 추승춘
所謂得四時之勝者, 春勝長夏, 長夏勝冬, 冬勝夏, 夏勝秋, 秋勝春,

소위사시지승야
所謂四時之勝也.

동풍생어춘 병재간 수재경항
東風生於春, 病在肝, 兪在頸項;

남풍생어하 병재심 수재흉협
南風生於夏, 病在心, 兪在胸脇;

서풍생어추 병재폐 수재견배
「西風生於秋, 病在肺, 兪在肩背;」① (「背痛」)

북풍생어동 병재신 수재요고
北風生於冬, 病在腎, 兪在腰股;

중앙위토 병재비 수재척
中央爲土, 病在脾, 兪在脊.

고춘기자병재두 하기자병재장 추기자병재견배 동기자병재사지
故春氣者病在頭, 夏氣者病在藏, 「秋氣者病在肩背,」① (「背痛」) 冬氣者病在四支.

고춘선병구뉵
故『春善病鼽衄,』② (「衄血」)

중하선병흉협
仲夏善病胸脇,

장하선병통설한중
長夏善病洞泄寒中,

추선병풍학
『秋善病風瘧,』④ (「瘧病之源」)

동선병비궐
冬善病痺厥.

고동불안교 춘불구뉵
故冬不按蹻, 春不鼽衄.

춘불병경항 중하불병흉협 장하불병통설한중
春不病頸項, 仲夏不病胸脇, 長夏不病洞泄寒中,

추불병풍학 동불병비궐손설이한출야
秋不病風瘧, 冬不病痺厥飧泄而汗出也.

부 정자신지본야
夫『精者身之本也.』③ (「精爲身本」)

고장어정자 춘불병온 하서한불출자 추성풍학 차평인맥법야
故藏於精者, 春不病溫. 『夏暑汗不出者, 秋成風瘧,』④ (「瘧病之源」) 此平人脈法也.

➡ 「異法方宜論 12」에 "中央者, 其地平以濕, ……其病多痿厥寒熱, 其治宜導引按蹻."라 하여 濕으로 인한 痿厥을 다스릴 때 按蹻를 한다고 하였다. 즉, '冬不按蹻'는 바로 앞의 '冬善病痹厥.'에 이어 생각해야 한다. 本章은 '四時之勝'에 따른 五行相剋에 의한 병을 설명하기 때문이다. 따라서, 겨울에 濕病이 들면 痹厥이 생기는데, 이 때 按蹻를 해주면 濕을 이기게 된다. 봄의 코피는 燥氣에 의해, 여름의 흉협부 통증은 寒氣에 의해, 長夏의 洞泄·寒中은 風氣에 의해, 가을의 風瘧은 熱氣에 의해, 겨울의 痹厥은 濕氣에 의해 생긴 것이다. 겨울에 按蹻를 해서 濕氣를 풀어주니, 按蹻의 뜻은 木이다. 木을 북돋아 치료하였으니, 봄에 金氣에 상하지 않는 것은 당연하다. 따라서, '故冬不按蹻, 春不鼽衄.'은 '冬能按蹻, 春不鼽衄. 故.'로 바꾸어 뒤의 문장에 '故'를 붙여야 한다. 그러면 '병'이 按蹻 하나로 인해서 '예방'이 된다는 식의 구조가 된다. 按蹻와 같이 養生을 하면 藏精하는 것이 되니 병을 예방할 수 있고, 여름에 땀이 자연히 흐르게 하여 열기를 방출시키면 계절에 순응하는 것이 되어, 가을에 열의 축적으로 인한 학질을 피할 수 있다는 식으로 2가지 양생 방법을 제시하였다. 또한, 코피는 頸項에 金氣가 들어 생긴다는 것을 알 수 있는데, 川芎을 쓰거나 香附子·川芎, 즉 莎芎散을 쓰면 된다. '平人脈法'이라고 한 것은, '病在肝, 兪在頸項'처럼 부위만 보면 어디에 탈이 난 것인지 알 수 있기에 진단법으로 쓰라는 뜻이다. 八風이 경맥으로 들어와 五臟에 邪氣로 작용하면 五邪가 되니, 『靈樞·五邪 20』와 비교하여 보라.

◘ **背痛** ○ 肩背痛, 屬肺分野. 內經曰, 西風生於秋, 病在肺, 兪在肩背. 故秋氣者, 病在肩背. 又曰, 秋脈太過, 則令人逆氣背痛慍慍然. 『綱目』

① 등이 아픈 것[背痛] ○ 어깨와 등이 아픈 것은 폐(肺)와 연관된다. 『내경(內經)』(『素問·金匱眞言論 04』)에서는 "서풍은 가을철에 불고, 병은 흔히 폐에 발생하며, 폐의 경기(經氣)는 어깨와 등에 주입된다. 그러므로 가을철의 사기(邪氣)가 사람을 상하게 하는 것은 그 병이 흔히 어깨와 등에 나타난다"라고 하였다. 또한 『내경(內經)』(『素問·玉機眞藏論 19』)에서는 "가을철의 맥상(脈象)이 너무 지나치면 폐기(肺氣)가 치밀어 올라 등에 통증이 일어나고 가슴이 답답하며 편안치 않게 한다"라고 하였다. 『강목』(『寶鑑·外形二·背·背痛』) (신편p.1186 /신p.732)

◉ 『寶鑑』에서는 '背痛' 조문에 '通氣防風湯, 羌活勝濕湯, 三合湯, 蒼朮復煎湯, 四物湯 가감, 二陳湯 가감, 龍薈丸'을 예시하였다.

◆ **衄血** ○ 又曰, 春善病鼽衄.

② 코피[衄血] ○ 『내경(內經)』(『素問·金匱眞言論 04』)에서는 "봄에는 코가 막히고 코피가 나는 병에 잘 걸린다"라고 하였다. (『寶鑑·內景二·血·衄血』) (신편p.382 /신p.305)

◉ 『寶鑑』에서는 '衄血' 조문에 '莎芎散, 三黃補血湯, 雞蘇散, 陶氏生地芩連湯, 保命生地黃散, 淸衄湯, 解鬱湯, 犀角地黃湯 가감, 麻黃升麻湯, 麻黃桂枝湯, 滑石丸, 犀角地黃湯'을 예시하였다.

■ **精爲身本** ○ 精者, 身之本也.

③ 정은 몸의 근본이다[精爲身本] ○ "정(精)은 몸의 근본이 된다."(『素問·金匱眞言論 04』) (『寶鑑·內景一·精·精爲身本』) (신편p.245 /신p.230)

■ **瘧病之源** ○ 夏暑汗不出者, 秋成風瘧. 『內經』 ○ 秋善病風瘧. 『內經』

④ 학질의 원인[瘧病之源] ○ 여름철 더울 때 땀을 내어 열을 흩어주지 않으면 가을철에 가서 풍학(風瘧)이 생긴다. 『내경』(『素問·金匱眞言論 04』) ○ "가을철에는 풍학(風瘧)에 잘 걸린다"(『素問·金匱眞言論 04』)라고 하였다. (『寶鑑·雜病七·痎瘧·瘧病之源』) (신편p.2539 /신p.1426)

陰陽之中 復有陰陽 (『類經二卷·陰陽類』, p.58)

第二章

故曰, 陰中有陰, 陽中有陽.

「平旦至日中, 天之陽, 陽中之陽也;」① (「取吐法」)

日中至黃昏, 天之陽, 陽中之陰也;

合夜至雞鳴, 天之陰, 陰中之陰也;

雞鳴至平旦, 天之陰, 陰中之陽也. 故人亦應之.

夫言人之陰陽, 則外爲陽, 內爲陰.

言人身之陰陽, 則背爲陽, 腹爲陰.

『言人身之藏府中陰陽, 則藏者爲陰, 府者爲陽.

肝心脾肺腎五藏, 皆爲陰; 膽胃大腸小腸膀胱三焦六府, 皆爲陽.』② (「臟腑陰陽」)

所以欲知陰中之陰, 陽中之陽者, 何也?

爲冬病在陰, 夏病在陽, 春病在陰, 秋病在陽, 皆視其所在, 爲施鍼石也.

故背爲陽, 陽中之陽, 心也;

背爲陽, 陽中之陰, 肺也;

腹爲陰, 陰中之陰, 腎也;

腹爲陰, 陰中之陽, 肝也;

腹爲陰, 陰中之至陰, 脾也.

此皆陰陽表裏, 內外雌雄, 相輸應也. 故以應天之陰陽也.

➡ 平旦은 寅時, 日中은 午時, 合夜와 黃昏은 둘 다 戌時, 鷄鳴은 丑時이다. 時辰의 명칭은 「金匱眞言論」·「營衛生會」·「藏氣法時論」·「順氣一日分爲四時」에 등장하니 합쳐서 보기 바란다.

◆ 取吐法 ○ 須天氣淸明行之, 病急則不拘此法. 吐時宜辰卯二時. 內經曰, 平旦至日中, 天之陽, 陽中之陽也. 仲景大法, 春宜吐, 是天氣在上, 人氣亦在上. 一日之氣, 辰卯是其候也. 故宜早不宜夜. 先令病人隔夜不食. 『丹心』

① 토하게 하는 방법[取吐法] ○ 토법(吐法)은 날씨가 맑을 때 행해야 하지만 병이 급하면 이에 구애받지 않는다. 토하는 것은 진시(辰時, 7~9시)나 묘시(卯時, 5~7시)에 하는 것이 좋다. 『내경(內經)』(『素問·金匱眞言論 04』)에서는 "이른 아침부터 한낮까지는 천기(天氣)가 양(陽)에 속하는데, 이때는 양중

지양(陽中之陽)이다"라고 하였다. 중경(仲景)의 대법(大法)에 '봄에는 토하게 하는 것이 좋다'라고 하였는데, 그것은 이때는 자연의 기(氣)도 위에 있고, 사람의 기(氣)도 위에 있기 때문이다. 하루 중의 기로서는 진시(辰時)와 묘시(卯時)가 바로 그때이다. 따라서 이른 아침에 토하게 하는 것이 좋고, 밤에는 좋지 않다. 또한 먼저 환자가 전날 저녁부터 음식을 먹지 않게 해야 한다.『단심』(『寶鑑·雜病一·吐·取吐法』) (신편p.1697 /신p.1002)

■ **臟腑陰陽** ○ 內經曰, 言人身之藏府中陰陽, 則藏者爲陰, 府者爲陽. 肝心脾肺腎五藏皆爲陰, 膽胃大腸小腸膀胱三焦六府皆爲陽.

② 장부의 음양[臟腑陰陽] ○ 『내경(內經)』(『素問·金匱眞言論 04』)에서는 "인신(人身)의 장부(臟腑)를 음(陰)과 양(陽)으로 나누어 말하자면, 장(臟)은 음에 속하고, 부(腑)는 양에 속하여, 간(肝)·심(心)·비(脾)·폐(肺)·신(腎) 등 오장(五臟)은 다 음이 되고, 담(膽)·위(胃)·대장(大腸)·소장(小腸)·방광(膀胱)·삼초(三焦) 등 육부(六腑)는 다 양이 된다"라고 하였다. (『寶鑑·內景三·五臟六腑·臟腑陰陽』) (신편p.543 /신p.388)

五藏之應 各有收受 (『類經三卷·藏象類』, p.67)

第三章

帝曰, 五藏應四時, 各有收受乎?

岐伯曰, 有.

『東方靑色, 入通於肝, 開竅於目, 藏精於肝,』① (「目者肝之竅」) 其病發驚駭.

其味酸, 其類草木, 其畜雞, 其穀麥, 其應四時, 上爲歲星.

是以春氣在頭也.

其音角, 其數八, 是以知病之在筋也. 其臭臊.

南方赤色, 入通於心, 開竅於耳, 藏精於心, 故病在五藏.

其味苦, 其類火, 其畜羊, 其穀黍, 其應四時, 上爲熒惑星.

是以知病之在脈也.

其音徵, 其數七, 其臭焦.

『中央黃色㉠, 入通於脾, 開竅於口, 藏精於脾, 故病在舌本.』② (「口脣屬脾」)

其味甘, 其類土, 其畜牛, 其穀稷, 其應四時, 上爲鎭星.

是以知病之在肉也.

其音宮, 其數五, 其臭香.

㉠ 黃色 : 四庫全書本에는 '色黃'으로 되어 있다.

서방백색 입통어폐 개규어비 장정어폐 고병재배
『西方白色, 入通於肺, 開竅於鼻,』③ (「鼻爲肺之竅」) 藏精於肺, 故病在背.

기미신 기류금 기축마 기곡도 기응사시 상위태백성
其味辛, 其類金, 其畜馬, 其穀稻, 其應四時, 上爲太白星.

시이지병지재피모야
是以知病之在皮毛也.

기음상 기수구 기취성
其音商, 其數九, 其臭腥.

북방흑색 입통어신 개규어이음 장정어신 고병재계
『北方黑色, 入通於腎,』④ (「黑藥止血」) 開竅於二陰, 藏精於腎, 故病在谿.

기미함 기류수 기축체 기곡두 기응사시 상위진성
其味鹹, 其類水, 其畜彘, 其穀豆, 其應四時, 上爲辰星.

시이지병지재골야
是以知病之在骨也.

기음우 기수육 기취부
其音羽, 其數六, 其臭腐.

고선위맥자 근찰오장육부 일역일종 음양표리 자웅지기
故善爲脈者, 謹察五藏六府, 一逆一從, 陰陽表裏, 雌雄之紀,

장지심의 합심 어정
藏之心意, 合心㉠於精.

비기인물교 비기진물수 시위득도
非其人勿敎, 非其眞勿授, 是謂得道.

➡ 歲星은 木星, 熒惑星은 火星, 鎭星은 土星, 太白星은 金星, 辰星은 水星이다.

■ **目者肝之竅** ○ 東方靑色, 入通於肝, 開竅於目, 藏精於肝. 『內經』

① 눈은 간의 상태가 나타나는 구멍이다[目者肝之竅] ○ 동방의 청색은 간과 통하고, 간의 구멍은 눈으로 열렸는데, 그 정기(精氣)는 간에 저장되어 있다. 『내경』(『素問·金匱眞言論04』) (『寶鑑·外形一·眼·目者肝之竅』) (신편p.948 /신p.606)

◉ 『寶鑑』에서는 '目者肝之竅' 조문에 '地黃粥'을 예시하였다.

■ **口脣屬脾** ○ 內經曰, 中央黃色, 入通於脾, 開竅於口, 故病在舌本.

② 입술은 비에 속한다[口脣屬脾] ○ 『내경(內經)』(『素問·金匱眞言論 04』)에서는 "중앙의 황색은 비(脾)와 상통하고, 비는 입으로 구멍이 뚫려 있기 때문에 그 질병은 흔히 혀뿌리에 나타난다"라고 하였다. (『寶鑑·外形二·口舌·口脣屬脾』) (신편p.1084 /신p.677)

■ **鼻爲肺之竅** ○ 內經曰, 西方白色, 入通於肺, 開竅於鼻.

③ 코는 폐의 구멍이다[鼻爲肺之竅] ○ 『내경(內經)』(『素問·金匱眞言論 04』)에서는 "서방은 백색을 상징하고 폐(肺)와 상통하는데, 폐는 코로 구멍이 열려 있다"라고 하였다. (『寶鑑·外形二·鼻·鼻爲肺之竅』) (신편p.1065 /신p.668)

◆ **黑藥止血** ○ 經曰, 北方黑色, 入通於腎.

④ 검은 약은 피를 멎게 한다[黑藥止血] ○ 『내경(內經)』(『素問·金匱眞言論 04』)에 이르길 "북방(北方)은 검은 빛이고, 신(腎)과 상응한다"고 하였다. (『寶鑑·內景二·血·黑藥止血』) (신편p.412 /신p.320)

◉ 『寶鑑』에서는 '黑藥止血' 조문에 '五灰散, 十灰散, 十灰丸'을 예시하였다.

㉠ 心 : 『太素』에는 '之'로 되어 있다.

陰陽應象大論篇 第五

陰陽應象 Ⅰ (『類經二卷·陰陽類』, p.43)

[治病必求於本] (『類經十二卷·論治類』, p.399)

第一章

황제왈, 음양자, 천지지도야,
[黃帝曰, 陰陽者, 天地之道也,

만물지강기, 변화지부모, 생살지본시, 신명지부야. 치병필구어본.
萬物之綱紀, 變化之父母, 生殺之本始, 神明之府也. 治病必求於本.]

고적양위천, 적음위지. 음정양조, 양생음장, 양살음장. 양화기, 음성형.
故積陽爲天, 積陰爲地. 陰靜陽躁, 陽生陰長, 陽殺陰藏. 陽化氣, 陰成形.

한극생열, 열극생한. 한기생탁, 열기생청.
寒極生熱, 熱極生寒. 寒氣生濁, 熱氣生清.

청기재하, 즉생손설; 탁기재상, 즉생진창.
『清氣在下, 則生飧泄;① (「大便病因」)(「飧泄」) 濁氣在上, 則生䐜脹.』② (「濁氣在上則生䐜脹」)

차음양반작, 병지역종야.
此陰陽反作, 病之逆從也.

■ 大便病因 ○ 清氣在下, 則生飧泄. 『內經』

① 대변병의 원인[大便病因] ○ 청양(淸陽)의 기(氣)가 하초(下焦)에 머물러 오르지 못하면 손설(飧泄)이 생긴다. (『素問·陰陽應象大論 05』) (『寶鑑·內景四·大便·大便病因』) (신편p.775 /신p.515)

◆ 飧泄 ○ 內經曰, 清氣在下, 則生飧泄. 『衛生』

① 손설(飧泄) ○ 『내경(內經)』(『素問·陰陽應象大論 05』)에서는 "청기(淸氣)가 하초에 머물러 오르지 못하면 손설이 생긴다"라고 하였다. 『위생』 (『寶鑑·內景四·大便·飧泄』) (신편p.793 /신p.524)

◉ 『寶鑑』에서는 '飧泄' 조문에 '加減木香散, 養元散, 八仙糕, 防風芍藥湯, 蒼朮防風湯, 桂枝麻黃湯, 薑棗煎'을 예시하였다.

◘ 濁氣在上則生䐜脹 ○ 內經曰, 清氣在下則生飧泄, 濁氣在上則生䐜脹.

② 탁기가 상초에 있으면 진창이 생긴다[濁氣在上則生䐜脹] ○ 『내경(內經)』(『素問·陰陽應象大論 05』)에서는 "청기(淸氣)가 하초(下焦)에 있으면 손설병(飧泄病)이 생기고, 탁기(濁氣)가 상초(上焦)에 있으면 진창병(䐜脹病)이 생긴다"라고 하였다. (『寶鑑·雜病六·脹滿·濁氣在上則生䐜脹』) (신편p.2477 /신p.1394)

◉ 『寶鑑』에서는 '濁氣在上則生䐜脹' 조문에 '木香順氣湯, 吳茱萸湯, 沈香交泰丸'을 예시하였다.

第二章

第一節

고청양위천 탁음위지 지기상위운 천기하위우 우출지기 운출천기
故淸陽爲天, 濁陰爲地. 地氣上爲雲, 天氣下爲雨; 雨出地氣, 雲出天氣.

第二節

고 청양출상규 탁음출하규
故『淸陽出上竅, 濁陰出下竅;

청양발주리 탁음주오장 청양실사지 탁음귀육부
淸陽發腠理, 濁陰走五藏; 淸陽實四支, 濁陰歸六府.』① (「氣味升降」)

◘ 氣味升降 ○ 淸陽出上竅, 濁陰出下竅. 淸陽發腠理, 濁陰走五藏. 淸陽實四肢, 濁陰歸六府. 『內經』

① 약의 기미와 승강[氣味升降] ○ 맑은 양기(陽氣)는 위에 있는 칠규(七竅)로 나가고, 탁한 음기(陰氣)는 아래에 있는 이규(二竅)로 나간다. 맑은 양기는 주리(腠理)로 발산되고, 탁한 음기는 오장(五臟)으로 간다. 맑은 양기는 사지(四肢)를 건실하게 하고, 탁한 음기는 육부(六腑)로 간다. 『내경』(『素問·陰陽應象大論 05』) (『寶鑑·湯液一·湯液序例·氣味升降』) (신편p.3291 /신p.1818)

第三節

수위음 화위양 양위기 음위미 미귀형 형귀기 기귀정 정귀화
水爲陰, 火爲陽, 『陽爲氣, 陰爲味. 味歸形, 形歸氣, 氣歸精, 精歸化.

정식기 형식미 화생정 기생형 미상형 기상정 정화위기 기상어미
精食氣, 形食味, 化生精, 氣生形. 味傷形, 氣傷精, 精化爲氣, 氣傷於味.

음미출하규 양기출상규
陰味出下竅, 陽氣出上竅.

미후자위음 박위음지양 기후자위양 박위양지음
味厚者爲陰, 薄爲陰之陽; 氣厚者爲陽, 薄爲陽之陰.

미후즉설 박즉통 기박즉발설 후즉발열
味厚則泄, 薄則通; 氣薄則發泄, 厚則發熱.』① (「氣味升降」)

장화지기쇠 소화지기장 장화식기 기식소화 장화산기 소화생기
壯火之氣衰, 少火之氣壯; 壯火食氣, 氣食少火; 壯火散氣, 少火生氣.

기미 신감발산위양 산고용설위음
氣味, 「辛甘發散爲陽,」② (「桂枝」) 酸苦涌泄爲陰.

◘ 氣味升降 ○ 陽爲氣, 陰爲味. 陰味出下竅, 陽氣出上竅. 『內經』 ○ 味厚者爲陰, 薄爲陰之陽. 氣厚者爲陽, 薄爲陽之陰. 味厚則泄, 薄則通. 氣薄則發泄, 厚則發熱. 『內經』

① 약의 기미와 승강[氣味升降] ○ 하늘에서 나온 양(陽)은 기(氣, 냄새)가 되고, 땅에서 나온 음(陰)은 미(味, 맛)가 되니, 음인 맛은 아래에 있는 구멍으로 나가고, 양인 냄새는 위에 있는 구멍으로 나간다. 『내경』(『素問·陰陽應象大論 05』) ○ 맛이 진한 것은 음에 속하고, 연한 것은 음 가운데 양에 속한다. 냄새가 짙은 것은 양에 속하고, 옅은 것은 양 가운데 음에 속한다. 맛이 진한 것은 설사가 나게 하고, 맛이 연한 것은 잘 통하게 한다. 냄새가 옅은 것은 발산시켜 나가게 하고, 짙은 것은 열이 나게 한다. 『내경』(『素問·陰陽應象大論 05』) (『寶鑑·湯液一·湯液序例·氣味升降』) (신편p.3291 /신p.1818)

• **桂枝** ○ 枝者枝條, 非身幹也. 盖取其枝上皮, 取其輕薄而能發散, 正合內經辛甘發散爲陽之義. ○ 入足太陽經, 能散血分寒邪. 『本草』

② **계지(桂枝)** ○ 지(枝)라는 것은 가는 가지[枝條]이고 굵은 줄기[身幹]가 아니다. 대체로 가지에 붙은 껍질의 기운을 취하는 것인데, 이것은 가벼워 뜨는 성질이 있어 발산(發散)하는 작용을 취하는 것으로서, 『내경(內經)』(『素問·陰陽應象大論 05』)의 "맵고 단 것은 발산하는 작용을 가진 것으로서 양(陽)에 속한다"라는 뜻과 부합되는 것이다. ○ 족태양경(足太陽經)에 들어가며, 혈분(血分)의 한사(寒邪)를 흩어준다. 『본초』(『寶鑑·湯液三·木部·桂枝』) (신편p.3573 /신p.2003)

第四節

陰勝則陽病(음승즉양병), 陽勝則陰病(양승즉음병); 陽勝則熱(양승즉열), 陰勝則寒(음승즉한); 重寒則熱(중한즉열), 重熱則寒(중열즉한).

『寒傷形(한상형),① (「傷寒變熱」) **熱傷氣(열상기), 氣傷痛(기상통), 形傷腫(형상종).**

故先痛而後腫者(고선통이후종자), 氣傷形也(기상형야);

先腫而後痛者(선종이후통자), 形傷氣也(형상기야).』② (「寒熱傷形氣」)

風勝則動(풍승즉동),

『熱勝則腫(열승즉종),』③ (「癰疽腫痛痒之因」)(「眼無火不病」)

『燥勝則乾(조승즉건),』④ (「燥者肺金之病」)

寒勝則浮(한승즉부),

濕勝則濡寫(습승즉유사).

◘ **傷寒變熱** ○ 內經曰, 寒傷形.

① 상한은 열병으로 변한다[**傷寒變熱**] ○ 『내경(內經)』(『素問·陰陽應象大論 05』)에서는 "한사(寒邪)는 형체를 손상시킨다"라고 하였다. (『寶鑑·雜病二·寒(上)·傷寒變熱』) (신편p.1820 /신p.1070)

■ **寒熱傷形氣** ○ 內經曰, 寒傷形, 熱傷氣. 氣傷痛, 形傷腫. 故先痛而後腫者, 氣傷形也. 先腫而後痛者, 形傷氣也.

② 한열에 형체와 기가 상한다[**寒熱傷形氣**] ○ 『내경(內經)』(『素問·陰陽應象大論 05』)에서는 "한사(寒邪)는 형체(形體)를 손상시키고, 열사(熱邪)는 기(氣)를 손상시킨다. 기(氣)가 손상되면 통증이 나타나고, 형체가 손상되면 붓는다. 그러므로 먼저 통증이 있다가 부어오르는 것은 기가 먼저 상하고 후에 형체에 영향을 준 것이고, 먼저 붓고 나중에 통증이 나타나는 것은 형체가 먼저 병들고 후에 기에 영향을 준 것이다"라고 하였다. (『寶鑑·雜病一·辨證·寒熱傷形氣』) (신편p.1625 /신p.961)

■ **癰疽腫痛痒之因** ○ 熱勝則腫. 『內經』

③ 옹저 때 붓고 아프면서 가렵게 되는 원인[**癰疽腫痛痒之因**] ○ 열이 심[偏勝]하면 붓는다. 『내경』(『素問·陰陽應象大論 05』) (『寶鑑·雜病七·癰疽(上)·癰疽腫痛痒之因』) (신편p.2627 /신p.1472)

◘ **眼無火不病** ○ 目不因火則不病, 何以言之. 白輪變赤, 火乘肺也. 肉輪赤腫, 火乘脾也. 黑水神光被瞖, 火乘肝與腎也. 赤脈貫目, 火自甚也. 能治火者, 一句了. 故內經曰, 熱勝則腫. 凡目暴赤腫起, 羞明隱澁,淚出不止, 暴寒目瞞, 皆火熱之所爲也. 治火之法, 在藥則鹹寒, 吐之, 下之, 在鍼則神庭·上星·顖會·前頂·百會血之, 瞖者, 可使立退. 痛者, 可使立已. 昧者, 可使立明. 腫者, 可使立消矣. 子和

③ 눈병은 화가 없이는 생기지 않는다[眼無火不病] ○ 눈은 화(火)가 아니면 병이 생기지 않는다고 하는 것은 무슨 말인가? 흰자위가 붉게 변한 것은 화(火)가 폐(肺)를 타오른 것이고, 눈꺼풀이 붉게 부은 것은 화가 비(脾)를 타오른 것이며, 검은자위와 눈동자에 예막(瞖膜)이 낀 것은 화가 간(肝)과 신(腎)을 타오른 것이고, 붉은 핏줄이 눈알을 지나간 것은 화가 저절로 심해진 것이다. 화(火)를 치료할 줄 아는 사람은 한마디로 족하다. 그러므로 『내경(內經)』(『素問·陰陽應象大論 05』)에서는 "열(熱)이 승(勝)하면 붓는다"라고 하였다. 눈이 갑자기 붉어지고 부어오르며, 눈이 부시고 깔깔하며, 눈물이 멎지 않고, 갑자기 춥고 눈이 어렴풋해지는 것은 다 화열(火熱)로 생긴 것이다. 화(火)를 치료하는 방법은, 약으로는 맛이 짜고 성질이 찬 것을 써서 토하게 하고 설사시키며, 침으로는 신정(神庭)·상성(上星)·신회(顖會)·전정(前頂)·백회혈(百會穴)에 침을 놓아 피를 빼내면 예막은 곧 없어지고, 아픈 것은 곧 멎으며, 눈이 어두워졌던 것은 즉시 밝아지고, 부은 것은 곧 가라앉게 한다. 자화 (『寶鑑·外形一·眼·眼無火不病』) (신편p.949 /신p.607)

◘ 燥者肺金之病 ○ 內經曰, 燥勝則乾.

④ 조병은 폐금의 병이다[燥者肺金之病] ○ 『내경(內經)』(『素問·陰陽應象大論 05』)에서는 "조기(燥氣)가 지나치면 마른다"라고 하였다. (『寶鑑·雜病三·燥·燥者肺金之病』) (신편p.2020 /신p.1167)

◉ 『寶鑑』에서는 '燥者肺金之病' 조문에 '當歸承氣湯'을 예시하였다.

第五節

천 유 사 시 오 행 　이 생 장 수 장 　이 생 한 서 조 습 풍
天有四時五行, 以生長收藏, 以生寒暑燥濕風;

인 유 오 장 　화 오 기 　이 생 희 노 비 우 공
人有五藏, 化五氣, 以生喜怒悲憂恐.

고 희 노 상 기 　한 서 상 형
故『喜怒傷氣, 寒暑傷形.』① (「寒熱傷形氣」)

폭 노 상 음 　폭 희 상 양
『暴怒傷陰,』② (「怒」) 『暴喜傷陽.』③ (「喜」)

궐 기 상 행 　만 맥 거 형 　희 노 부 절 　한 서 과 도 　생 내 불 고
厥氣上行, 滿脈去形; 『喜怒不節, 寒暑過度, 生乃不固.』③ (「喜」)

고 중 음 필 양 　중 양 필 음
故重陰必陽, 重陽必陰.

■ 寒熱傷形氣 ○ 喜怒傷氣, 寒暑傷形. 『內經』

① 한열에 형체와 기가 상한다[寒熱傷形氣] ○ 지나치게 기뻐하거나 성내는 것은 기를 상하게 하고, 한사(寒邪)와 열사(熱邪)는 형체를 상하게 한다. 『내경』(『素問·陰陽應象大論 05』) (『寶鑑·雜病一·辨證·寒熱傷形氣』) (신편p.1625 /신p.961)

◆ 怒 ○ 又曰, 暴怒傷陰.

② 성내는 것[怒] ○ 『내경(內經)』(『素問·陰陽應象大論 05』)에서는 "갑자기 너무 성내면 음(陰)을 상하게 한다"라고 하였다. (『寶鑑·內景一·神·怒』) (신편p.324 /신p.274)

◉ 『寶鑑』에서는 '怒' 조문에 '향부자 가루와 감초 가루를 각각 1냥씩 고루 섞어서 매번 3돈씩 끓인 물에 타 먹는 것'을 예시하였다.

◆ 喜 ○ 又曰, 暴喜傷陽. 又曰, 喜怒傷氣. 又曰, 喜怒不節, 寒暑過度, 生乃不固.

③ 기뻐하는 것[喜] ○ 또한 『내경(內經)』(『素問·陰陽應象大論 05』)에서는 "갑자기 너무 기뻐하면 양기를

상하게 한다." "기뻐하고 성내는 것은 기를 상하게 한다." "기뻐하고 성내는 것이 절제되지 않으면 추위나 더위가 지나친 것과 같아서 생명이 위태롭다"라고 하였다. (『寶鑑·內景一·神·喜』) (신편p.324 /신p.274)

第六節

고왈 동상어한 춘필온병
故曰, 『冬傷於寒, 春必溫病;

춘상어풍 하생손설
春傷於風, 夏生飧泄;① (「大便病因」)

하상어서 추필해학
夏傷於暑, 秋必痎瘧;② (「咳嗽病因」)

추상어습 동생해수
秋傷於濕, 冬生欬嗽.』③ (「四時生病」)

➡ 「生氣通天論」 3章 3節의 내용과 거의 같은 부분이다.

■ 大便病因 ○ 春傷於風, 夏必飧泄. 『內經』

① 대변병의 원인[大便病因] ○ 봄철에 풍사(風邪)에 손상되면 그 사기(邪氣)가 오랫동안 머물러 떠나지 않고 있다가 통설(洞泄)이 된다. (『素問·生氣通天論 03』) (『寶鑑·內景四·大便·大便病因』) (신편p.775 /신p.515)

■ 咳嗽病因 ○ 秋傷於濕, 冬生咳嗽. 『內經』

② 해수병의 원인[咳嗽病因] ○ 『내경』(『素問·陰陽應象大論 05』)에서는 "가을철에 습사(濕邪)에 상하면 겨울철에 기침을 한다"라고 하였다. (『寶鑑·雜病五·咳嗽·咳嗽病因』) (신편p.2283 /신p.1299)

■ 四時生病 ○ 內經曰, 春傷於風, 夏生飧泄. 夏傷於暑, 秋爲痎瘧. 秋傷於濕, 冬生咳嗽. 冬傷於寒, 春必病溫.

③ 사시에 따라 발생하는 병[四時生病] ○ 『내경(內經)』(『素問·陰陽應象大論 05』)에서는 "봄에 풍사에 손상되면 여름에 가서 손설(飧泄)이 생기고, 여름에 서사에 손상되면 가을에 가서 학질이 생기고, 가을에 습사에 손상되면 겨울에 가서 기침이 나고, 겨울에 한사에 손상되면 봄에 가서 반드시 온병(溫病)이 생긴다"라고 하였다. (『寶鑑·雜病一·辨證·四時生病』) (신편p.1627 /신p.962)

四時陰陽 外內之應 Ⅰ (『類經三卷·藏象類』, p.72)

第三章

제왈 여문상고성인 논리인형 열별장부 단락경맥
帝曰, 余聞上古聖人, 論理人形, 列別藏府, 端絡經脈,

회통육합 각종기경 기혈소발 각유처명 계곡속골 개유소기
會通六合, 各從其經; 氣穴所發, 各有處名; 谿谷屬骨, 皆有所起;

분부역종 각유조리 사시음양 진유경기 외내지응 개유표리 기신연호
分部逆從, 各有條理; 四時陰陽, 盡有經紀; 外內之應, 皆有表裏, 其信然乎?

기백대왈 동방생풍 풍생목 목생산 산생간 간생근 근생심 간주목
岐伯對曰, 『東方生風, 風生木, 木生酸, 酸生肝,』① (「肝主時日」) 肝生筋, 筋生心, 肝主目.

其在天爲玄, 在人爲道, 在地爲化, 化生五味, 道生智, 玄生神,

神『在天爲風, 在地爲木, 在體爲筋,② (「筋屬肝」) 在藏爲肝,

在色爲蒼, 在音爲角, 在聲爲呼,③ (「呼」) 在變動爲握,

在竅爲目,④ (「目者肝之竅」) 在味爲酸, 在志爲怒.⑤ (「怒」)』 ⑥ (「肝屬物類」)

『怒傷肝, 悲勝怒.』⑦ (「五志相勝爲治」) 風傷筋, 燥勝風. 酸傷筋, 辛勝酸.

➡ 肝은 뒤에서 '髓生肝'이라 하고, 여기서 '肝生筋, '筋生心'이라 하였는데, 이러한 것들은 生成에 관한 설명이니 반드시 숙지해야 한다. 이를 정리하자면, 肝生筋, 筋生心, 心生血, 血生脾, 脾生肉, 肉生肺, 肺生皮毛, 皮毛生腎, 腎生骨髓, 髓生肝이 된다. 『素問·痿論 44』에서도 "肺主身之皮毛, 心主身之血脈, 肝主身之筋膜, 脾主身之肌肉, 腎主身之骨髓."라 하였다.

■ 肝主時日 ○ 東方生風, 風生木, 木生酸, 酸生肝. 『內經』

① 간이 왕성한 날[肝主時日] ○ 동방(東方)은 봄에 속하는데 양기(陽氣)가 상승하여 풍(風)을 생기게 하고, 풍은 목기(木氣)를 자양(滋養)하며, 목기는 신맛을 생기게 하고, 신맛은 간을 기른다. 『내경』(『素問·陰陽應象大論 05』) (『寶鑑·內景三·肝臟·肝主時日』) (신편p.553 /신p.394)

■ 筋屬肝 ○ 肝在體爲筋, 筋者肝之合也.

② 근육은 간에 속한다[筋屬肝] ○ 간은 몸에 있어서는 근육이 되어(『素問·陰陽應象大論 05』) 근육은 간과 배합된다. (『素問·五藏生成 10』) (『寶鑑·外形三·筋·筋屬肝』) (신편p.1392 /신p.827)

◘ 呼 ○ 內經曰, 肝在聲爲呼.

③ 고함소리[呼] ○ 『내경(內經)』(『素問·陰陽應象大論 05』)에서는 "간(肝)은 오성(五聲) 중에서 고함소리가 된다"라고 하였다. (『寶鑑·內景二·言語·呼』) (신편p.459 /신p.346)

■ 目者肝之竅 ○ 肝在竅爲目. 『內經』

④ 눈은 간의 상태가 나타나는 구멍이다[目者肝之竅] ○ 간은 구규(九竅)에 있어서는 눈으로 통한다. 『내경』(『素問·陰陽應象大論05』) (『寶鑑·外形一·眼·目者肝之竅』) (신편p.948 /신p.606)

◉ 『寶鑑』에서는 '目者肝之竅' 조문에 '地黃粥'을 예시하였다.

◆ 怒 ○ 內經曰, 肝在志爲怒.

⑤ 성내는 것[怒] ○ 『내경(內經)』(『素問·陰陽應象大論 05』)에서는 "간(肝)은 지(志)에 있어서는 분노가 된다"라고 하였다. (『寶鑑·內景一·神·怒』) (신편p.324 /신p.274)

◉ 『寶鑑』에서는 '怒' 조문에 '향부자 가루와 감초 가루를 각각 1냥씩 고루 섞어서 매번 3돈씩 끓인 물에 타 먹는 것'을 예시하였다.

■ 肝屬物類 ○ 在天爲風, 在地爲木, 在體爲筋, 在藏爲肝, 在色爲蒼, 在音爲角, 在聲爲呼, 在變動爲握, 在竅爲目, 在味爲酸, 在志爲怒. 『內經』

⑥ 간에 배속되는 것들[肝屬物類] ○ 하늘에서는 바람[風]이 되고, 땅에서는 나무[木]이 되며, 몸에서는 힘줄[筋]이 되고, 오장에서는 간(肝)이 되며, 오색(五色)에서는 푸른색이 되고, 오음(五音)에서는 각음(角音)이 되며, 사람 소리에서는 부르짖는 소리가 되고, 인체의 동작에서는 쥐는 것이 되며, 구규(九竅)에서는 눈이 되고, 오미(五味)에서는 신맛이 되며, 정지(情志)에서는 성내는 것이 된다. 『내경』(『素問·陰陽應象大論 05』) (『寶鑑·內景三·肝臟·肝屬物類』) (신편p.554 /신p.395)

◘ 五志相勝爲治 ○ 內經曰, 肝在志爲怒, 怒傷肝, 悲勝怒.

⑦ 오지상승으로 치료한다[五志相勝爲治] ○『내경(內經)』(『素問·陰陽應象大論 05』)에서는 "간(肝)은 지(志)에 있어서는 성내는 것이 되므로 너무 성내면 간을 상하게 하는데, 슬픔은 성내는 것을 억누른다"라고 하였다. (『寶鑑·內景一·神·五志相勝爲治』) (신편p.359 /신p.293)

남방생열 열생화 화생고 고생심 심생혈 혈생비 심주설
『南方生熱, 熱生火, 火生苦, 苦生心,』① (「心主時日」) 心生血, 血生脾, 心主舌.

기 재천위열 재지위화 재체위맥 재장위심
其『在天爲熱, 在地爲火, 在體爲脈, 在藏爲心,

재색위적 재음위치 재성위소 재변동위우
在色爲赤, 在音爲徵, 在聲爲笑,② (「笑」) 在變動爲憂,

재규위설 재미위고 재지위희
在竅爲舌,③ (「舌屬心」) 在味爲苦, 在志爲喜.④ (「喜」)』 ⑤ (「心屬物類」)

희상심 공승희 열상기 한승열 고상기 함승고
『喜傷心, 恐勝喜.』⑥ (「五志相勝爲治」) 熱傷氣, 寒勝熱. 苦傷氣, 鹹勝苦.

■ 心主時日 ○ 南方生熱, 熱生火, 火生苦, 苦生心.『內經』

① 심이 왕성한 날[心主時日] ○ 남방은 열기(熱氣)를 생기게 하고, 열은 화기(火氣)를 왕성하게 하며, 화기는 쓴맛을 생기게 하고, 쓴맛은 심장을 자양한다. (『素問·陰陽應象大論 05』) (『寶鑑·內景三·心臟·心主時日』) (신편p.563 /신p.400)

◘ 笑 ○ 內經曰, 心在聲爲笑.

② 웃음소리[笑] ○『내경(內經)』(『素問·陰陽應象大論 05』)에서는 "심(心)은 오성(五聲) 중에서 웃음소리가 된다"라고 하였다. (『寶鑑·內景二·言語·笑』) (신편p.460 /신p.346)

◉ 『寶鑑』에서는 '笑' 조문에 '黃連解毒湯 가감'을 예시하였다.

■ 舌屬心 ○ 內經曰, 心在竅爲舌.

③ 혀는 심에 속한다[舌屬心] ○『내경(內經)』(『素問·陰陽應象大論 05』)에서는 "심(心)은 구규(九竅)로는 혀로 통한다"라고 하였다. (『寶鑑·外形二·口舌·舌屬心』) (신편p.1083 /신p.677)

◆ 喜 ○ 內經曰, 心在志爲喜.

④ 기뻐하는 것[喜] ○『내경(內經)』(『素問·陰陽應象大論 05』)에서는 "심(心)은 지(志)에 있어서는 기쁨이 된다"라고 하였다. (『寶鑑·內景一·神·喜』) (신편p.324 /신p.274)

■ 心屬物類 ○ 在天爲熱, 在地爲火, 在卦爲离, 在體爲脈, 在藏爲心, 在色爲赤, 在音爲徵, 在聲爲笑, 在變動爲憂, 在竅爲舌, 在味爲苦, 在志爲喜.『內經』

⑤ 심에 배속되는 것들[心屬物類] ○ 하늘에서는 열기(熱氣)가 되고, 땅에서는 화기(火氣)가 되며, 괘(卦)에서는 리괘(离卦)가 되고, 몸에서는 맥(脈)이 되며, 오장에서는 심(心)이 되고, 색에서는 적색(赤色)이 되며, 음(音)에서는 치음(徵音)이 되고, 사람 소리에서는 웃음소리가 되고, 병변(病變)의 표현에서는 근심이 되고, 구규(九竅)에서는 혀가 되며, 맛에서는 쓴맛이 되고, 지(志)에서는 기쁨이 된다. (『素問·陰陽應象大論 05』) (『寶鑑·內景三·心臟·心屬物類』) (신편p.563 /신p.401)

◘ 五志相勝爲治 ○ 內經曰, 心在志爲喜, 喜傷心, 恐勝喜.

⑥ 오지상승으로 치료한다[五志相勝爲治] ○『내경(內經)』(『素問·陰陽應象大論 05』)에서는 "심(心)은 지(志)에 있어서는 기쁨이 되므로 너무 기뻐하면 심을 상하게 하는데, 두려움은 기뻐하는 것을 억누른다"라고 하였다. (『寶鑑·內景一·神·五志相勝爲治』) (신편p.359 /신p.293)

중앙생습 습생토 토생감 감생비 비생육 육생폐 비주구
『中央生濕, 濕生土, 土生甘, 甘生脾,』①(「脾主時日」) 脾生肉, 肉生肺, 『脾主口.』
②(「口唇屬脾」)

기 재천위습 재지위토 재체위육 재장위비
其『在天爲濕, 在地爲土, 在體爲肉,③(「肉屬脾胃」) 在藏爲脾,

재색위황 재음위궁 재성위가 재변동위얼
在色爲黃, 在音爲宮, 在聲爲歌,④(「歌」) 在變動爲噦,

재규위구 재미위감 재지위사
在竅爲口, 在味爲甘, 在志爲思.⑤(「思」)』 ⑥(「脾屬物類」)

사상비 노승사 습상육 풍승습 감상육 산승감
『思傷脾, 怒勝思.』⑦(「五志相勝爲治」) 濕傷肉, 風勝濕. 甘傷肉, 酸勝甘.

■ **脾主時日** ○ 中央生濕, 濕生土, 土生甘, 甘生脾. 『內經』

① 비가 왕성한 날[**脾主時日**] ○ 중앙(中央)은 습기(濕氣)를 생하고, 습기는 토기(土氣)를 왕성하게 하며, 토기는 단맛을 생기하고, 단맛은 비기(脾氣)를 자양(滋養)한다. (『素問·陰陽應象大論 05』) (『寶鑑·內景三·脾臟·脾主時日』) (신편p.573 /신p.406)

■ **口脣屬脾** ○ 又曰, 脾主口. 又曰, 脾在竅爲口.

② 입술은 비에 속한다[**口唇屬脾**] ○ 또한 『내경(內經)』(『素問·陰陽應象大論 05』)에서는 "비는 입을 주관한다"라고 하였고, "비(脾)는 구규로는 입으로 통한다"라고 하였다. (『寶鑑·外形二·口舌·口脣屬脾』) (신편p.1084 /신p.677)

■ **肉屬脾胃** ○ 又曰, 脾在體爲肉.

③ 살은 비위에 속한다[**肉屬脾胃**] ○ 또한 『내경(內經)』(『素問·陰陽應象大論 05』)에서는 "비장은 몸에 있어서는 살과 연관된다"라고 하였다. (『寶鑑·外形三·肉·肉屬脾胃』) (신편p.1367 /신p.811)

◘ **歌** ○ 內經曰, 脾在聲爲歌.

④ 노래소리[**歌**] ○ 『내경(內經)』(『素問·陰陽應象大論 05』)에서는 "비(脾)는 오성(五聲) 중에서 노랫소리가 된다"라고 하였다. (『寶鑑·內景二·言語·歌』) (신편p.461 /신p.347)

◆ **思** ○ 內經曰, 脾在志爲思.

⑤ 생각하는 것[**思**] ○ 『내경(內經)』(『素問·陰陽應象大論 05』)에서는 "비(脾)는 지(志)에 있어서는 생각이 된다"라고 하였다. (『寶鑑·內景一·神·思』) (신편p.326 /신p.275)

■ **脾屬物類** ○ 在天爲濕, 在地爲土, 在卦爲坤, 在體爲肉, 在藏爲脾, 在色爲黃, 在音爲宮, 在聲爲歌, 在變動爲噦, 在竅爲口, 在味爲甘, 在志爲思. 『內經』

⑥ 비에 배속되는 것들[**脾屬物類**] ○ 하늘에서는 습기(濕氣)가 되고, 땅에서는 토기(土氣)가 되며, 괘(卦)에서는 곤괘(坤卦)가 되고, 몸에서는 육(肉)이 되며, 오장에서는 비장(脾臟)이 되고, 색에서는 황색(黃色)이 되며, 음(音)에서는 궁음(宮音)이 되고, 사람 소리에서는 노래 소리가 되며, 병변(病變)의 표현에서는 딸꾹질이 되고, 구규(九竅)에서는 입이 되며, 맛에서는 단맛이 되고, 지(志)에서는 생각이 된다. (『素問·陰陽應象大論 05』) (『寶鑑·內景三·脾臟·脾屬物類』) (신편p.573 /신p.407)

◘ **五志相勝爲治** ○ 內經曰, 脾在志爲思, 思傷脾, 怒勝思.

⑦ 오지상승으로 치료한다[**五志相勝爲治**] ○ 『내경(內經)』(『素問·陰陽應象大論 05』)에서는 "비(脾)는 지에 있어서는 생각하는 것이 되므로 너무 생각하면 비를 상하게 하는데, 성내는 것은 생각하는 것을 억누른다"라고 하였다. (『寶鑑·內景一·神·五志相勝爲治』) (신편p.359 /신p.293)

『西方生燥, 燥生金, 金生辛, 辛生肺,』①(「肺主時日」) 肺生皮毛, 皮毛生腎, 肺主鼻.

其『在天爲燥, 在地爲金, 在體爲皮毛, 在藏爲肺,②(「皮毛屬肺」)

在色爲白, 在音爲商, 在聲爲哭,③(「哭」) 在變動爲欬,

在竅爲鼻, 在味爲辛, 在志爲憂.④(「憂」)』 ⑤(「肺屬物類」)

『憂傷肺, 喜勝憂.』⑥(「五志相勝爲治」) 熱傷皮毛, 寒勝熱. 辛傷皮毛, 苦勝辛.

➡ '寒勝熱'은 '熱勝燥'로 고쳐야 하고, 다음에 나오는 '燥勝寒'도 '濕勝寒'으로 고쳐야 한다. 『素問·六元正紀大論 71』에 "歧伯曰 夫六氣之用, 各歸不勝而爲化, 故太陰雨化, 施於太陽; 太陽寒化, 施於少陰; 少陰熱化, 施於陽明; 陽明燥化, 施於厥陰; 厥陰風化, 施於太陰. 各命其所在以徵之也."라고 하여 勝氣를 언급하되, '熱勝燥'와 '濕勝寒'의 이치가 있음을 보여주고 있기 때문이다.

■ 肺主時日 ○ 西方生燥, 燥生金, 金生辛, 辛生肺. 『內經』

① 폐가 왕성한 날[肺主時日] ○ 서방(西方)은 조기(燥氣)를 생하고, 조기는 금기(金氣)를 왕성하게 하며, 금기는 매운맛을 생하고, 매운맛은 폐기(肺氣)를 자양한다. (『素問·陰陽應象大論 05』) (『寶鑑·內景三·肺臟·肺主時日』) (신편p.581 /신p.412)

■ 皮毛屬肺 ○ 又云, 在藏爲肺, 在體爲皮毛.

② 피부와 털은 폐에 속한다[皮毛屬肺] ○ 『내경(內經)』(『素問·陰陽應象大論 05』)에서는 "장(臟)에 있어서는 폐가 되고, 형체에 있어서는 피부와 털이 된다"라고 하였다. (『寶鑑·外形三·皮·皮毛屬肺』) (신편p.1339 /신p.797)

◘ 哭 ○ 內經曰, 肺在聲爲哭. 哭者, 肺之本聲也.

③ 울음소리[哭] ○ 『내경(內經)』(『素問·陰陽應象大論 05』)에서는 "폐(肺)는 오성(五聲) 중에서 울음소리가 된다. 울음소리는 폐의 본래 소리이다"라고 하였다. (『寶鑑·內景二·言語·哭』) (신편p.461 /신p.347)

◆ 憂 ○ 內經曰, 肺在志爲憂.

④ 근심하는 것[憂] ○ 『내경(內經)』(『素問·陰陽應象大論 05』)에서는 "폐(肺)는 지(志)에 있어서는 근심이 된다"라고 하였다. (『寶鑑·內景一·神·憂』) (신편p.325 /신p.274)

■ 肺屬物類 ○ 肺在天爲燥, 在地爲金, 在卦爲兌, 在體爲皮毛, 在藏爲肺, 在色爲白, 在音爲商, 在聲爲哭, 在變動爲咳, 在竅爲鼻, 在味爲辛, 在志爲憂. 『內經』

⑤ 폐에 배속되는 것들[肺屬物類] ○ 하늘에서는 조기(燥氣)가 되고, 땅에서는 금기(金氣)가 되며, 괘(卦)에서는 태괘(兌卦)가 되고, 몸에서는 피모(皮毛)가 되며, 오장에서는 폐(肺)가 되고, 색에서는 백색(白色)이 되며, 음(音)에서는 상음(商音)이 되고, 사람 소리에서는 울음소리가 되며, 병변(病變)의 표현에서는 기침이 되고, 구규(九竅)에서는 코가 되며, 맛에서는 매운맛이 되고, 지(志)에서는 근심이 된다. (『素問·陰陽應象大論 05』) (『寶鑑·內景三·肺臟·肺屬物類』) (신편p.582 /신p.412)

◘ 五志相勝爲治 ○ 內經曰, 肺在志爲憂, 憂傷肺, 喜勝憂.

⑥ 오지상승으로 치료한다[五志相勝爲治] ○ 『내경(內經)』(『素問·陰陽應象大論 05』)에서는 "폐(肺)는 지에 있어서는 근심이 되므로 너무 근심하면 폐를 상하게 하는데, 기쁨은 근심하는 것을 억누른다"라고 하였다. (『寶鑑·內景一·神·五志相勝爲治』) (신편p.359 /신p.293)

『北方生寒, 寒生水, 水生鹹, 鹹生腎,』①(「腎主時日」) 腎生骨髓, 髓生肝, 『腎主耳.』 ②(「耳者腎之竅」)

其『在天爲寒, 在地爲水, 在體爲骨, 在藏爲腎,

在色爲黑, 在音爲羽, 在聲爲呻,③(「呻」) 在變動爲慄,

在竅爲耳,②(「耳者腎之竅」) 在味爲鹹, 在志爲恐.④(「恐」)』 ⑤(「腎屬物類」)

『恐傷腎, 思勝恐.』⑥(「五志相勝爲治」) 寒傷血, 燥勝寒. 鹹傷血, 甘勝鹹.

➡ 앞에 설명한 것과 같이, '燥勝寒'은 '濕勝寒'으로 고쳐야 한다.

➡ 전체적으로 五味에 관한 내용인 '酸傷筋', '苦傷氣', '甘傷肉', '辛傷皮毛', '鹹傷血'은 物理에 맞다고 보기 어렵다. 왜냐하면 '酸生肝', '苦生心', '甘生脾', '辛生肺', '鹹生腎'이기 때문이다. 酸傷筋이면 芍藥의 酸味로 腹結을 풀어주는 작용을 설명할 수 없다. 風傷筋, 熱傷氣, 濕傷肉, 燥傷皮毛, 寒傷血이라고 하는 것이 훨씬 조리있다. 여기서는 '燥傷皮毛'가 아니라 '熱傷皮毛'라 되어 있어 문제가 있다고 본다. 『素問·五藏生成 10』 2장에서는 相剋에 의해 苦味를 많이 먹으면 皮毛가 상한다는 내용이 나와 있으니, 참고하라.

■ 腎主時日 ○ 北方生寒, 寒生水, 水生鹹, 鹹生腎. 『內經』

① 신장이 왕성한 날[腎主時日] ○ 북방(北方)은 한기(寒氣)를 생하고, 한기는 수기(水氣)를 왕성하게 하며, 수기는 짠맛을 생하고, 짠맛은 신기(腎氣)를 자양한다. (『素問·陰陽應象大論 05』) (『寶鑑·內景三·腎臟·腎主時日』) (신편p.590 /신p.418)

■ 耳者腎之竅 ○ 內經曰, 腎主耳. 又曰, 腎在竅爲耳.

② 귀는 신의 구멍이다[耳者腎之竅] ○ 『내경(內經)』(『素問·陰陽應象大論 05』)에서는 "신(腎)은 귀를 주관한다"라고 하였다. 또한 "신(腎)은 구규(九竅)에 있어서는 귀가 된다"라고 하였다. (『寶鑑·外形二·耳·耳者腎之竅』) (신편p.1035 /신p.654)

◘ 呻 ○ 內經曰, 腎在聲爲呻.

③ 신음소리[呻] ○ 『내경(內經)』(『素問·陰陽應象大論 05』)에서는 "신(腎)은 오성(五聲) 중에서 신음소리가 된다"라고 하였다. (『寶鑑·內景二·言語·呻』) (신편p.461 /신p.347)

◆ 恐 ○ 內經曰, 腎在志爲恐.

④ 무서워하는 것[恐] ○ 『내경(內經)』(『素問·陰陽應象大論 05』)에서는 "신(腎)은 지(志)에 있어서는 무서움이 된다"라고 하였다. (『寶鑑·內景一·神·恐』) (신편p.326 /신p.275)

■ 腎屬物類 ○ 腎在天爲寒, 在地爲水, 在卦爲坎, 在體爲骨, 在藏爲腎, 在色爲黑, 在音爲羽, 在聲爲呻, 在變動爲慄, 在竅爲耳, 在味爲鹹, 在志爲恐. 『內經』

⑤ 신장에 배속되는 것들[腎屬物類] ○ 신(腎)은 하늘에서는 한기(寒氣)가 되고, 땅에서는 수기(水氣)가 되며, 괘(卦)에서는 감괘(坎卦)가 되고, 몸에서는 골(骨)이 되며, 오장에서는 신(腎)이 되고, 색에서는 흑색(黑色)이 되며, 음(音)에서는 우음(羽音)이 되고, 사람 소리에서는 신음소리가 되며, 병변(病變)의 표현에서는 떨리는 것이 되고, 구규(九竅)에서는 귀가 되며, 맛에서는 짠맛이 되고, 지(志)에서는 두려움이 된다. (『素問·陰陽應象大論 05』) (『寶鑑·內景三·腎臟·腎屬物類』) (신편p.590 /신p.418)

◘ 五志相勝爲治 ○ 內經曰, 腎在志爲恐, 恐傷腎, 思勝恐.

⑥ 오지상승으로 치료한다[五志相勝爲治] ○ 『내경(內經)』(『素問·陰陽應象大論 05』)에서는 "신(腎)은 지에 있어서는 두려움이 되므로 너무 두려워하면 신을 상하게 하는데, 생각은 두려워하는 것을 억누른다"라고 하였다. (『寶鑑·內景一·神·五志相勝爲治』) (신편p.359 /신p.293)

四時陰陽 外內之應 Ⅱ (『類經三卷·藏象類』, p.72)

陰陽應象 Ⅱ (『類經二卷·陰陽類』, p.43)

고왈 천지자 만물지상하야
故曰, 天地者, 萬物之上下也;

음양자 혈기지남녀야
陰陽者, 血氣之男女也;

좌우자 음양지도로야
左右者, 陰陽之道路也;

수화자 음양지징조야
水火者, 陰陽之徵兆也;

음양자 만물지능시야
陰陽者, 萬物之能始也.

고왈 음재내 양지수야 양재외 음지사야
故曰, 陰在內, 陽之守也; 陽在外, 陰之使也.

法陰陽 (『類經二卷·陰陽類』, p.51)

第四章

第一節

제왈 법음양내하
帝曰, 法陰陽奈何?

기백왈 양승즉신열 주리폐 천추위지면앙 한불출이열 치건이번원
岐伯曰, 『陽勝則身熱, 腠理閉, 喘麤爲之俛仰, 汗不出而熱, 齒乾以煩寃,

복만사 능동불능하
腹滿死, 能冬不能夏.

음승즉신한 한출 신상청 삭율이한 한즉궐
陰勝則身寒, 汗出, 身常清, 數慄而寒, 寒則厥,

궐즉복만사 능하불능동
厥則腹滿死, 能夏不能冬.』① (「辨陰陽二證」)

차음양경승지변 병지형태야
此陰陽更勝之變, 病之形能也.

■ 辨陰陽二證 ○ 陽勝則身熱, 腠理閉, 喘麤爲之俛仰, 汗不出而熱, 齒乾以煩寃, 腹滿, 死. 能冬不能夏. 能與耐同. 陰勝則身寒, 汗出, 身常凊, 數慄而寒, 寒則厥, 厥則腹滿, 死. 能夏不能冬. 『內經』

① 음증과 양증을 구별한다[辨陰陽二證] ○ 양(陽)이 지나치게 성하면 몸에 열이 나는데, 주리(腠理)가 닫힌다면 숨이 거칠어지고 호흡이 곤란하여 앞으로 구부렸다 뒤로 젖혔다 하며, 땀이 나지 않는다면 열이 더욱 심해져서 치아가 마르고 가슴이 답답해지며, 심지어 복부가 불러 오르는데, 이것은 죽을 증상이다. 이런 경우 겨울철에는 견딜 수 있으나 여름철에는 견딜 수가 없다. 능(能)은 내(耐)와 같은 뜻이다. 음(陰)이 지나치게 성하면 오한을 느끼는데, 땀이 난다면 추위를 느끼고 오슬오슬 떨며, 심할 때는 사지가 싸늘해지기도 하는데, 사지가 싸늘하고 복부가 불러 오르는 것은 죽을 증상이다. 이런

경우 여름철에는 견딜 수 있으나 겨울철에는 견딜 수가 없다. 『내경』(『素問·陰陽應象大論 05』) (『寶鑑·雜病一·辨證·辨陰陽二證』) (신편p.1639 /신p.970)

第二節

제왈 조차이자 내하
帝曰, 調此二者, 奈何?

기백왈 능지 칠손팔익 즉이자가조 부지용차 즉조쇠지절야
歧伯曰, 能知「七損八益」,①(「當歸散」) 則二者可調; 不知用此, 則早衰之節也.

년사십 이음기자반야 기거쇠의
『年四十, 而陰氣自半也, 起居衰矣.

년오십 체중 이목불총명의
年五十, 體重, 耳目不聰明矣.

년육십 음위 기대쇠 구규불리 하허상실 체읍구출의
年六十, 陰痿, 氣大衰, 九竅不利, 下虛上實, 涕泣俱出矣.』②(「人氣盛衰」)

고왈 지지즉강 부지즉로 고동출이명이이
故曰, 知之則强, 不知則老, 故同出而名異耳.

지자찰동 우자찰이
智者察同, 愚者察異;

우자부족 지자유여
愚者不足, 智者有餘,

유여즉이목총명 신체경강 노자부장 장자익치
有餘則耳目聰明, 身體輕强, 老者復壯, 壯者益治.

시이성인위무위지사 락념담지능 종욕쾌지어허무지수
是以聖人爲無爲之事, 樂恬憺之能, 從欲快志於虛无之守.

고수명무궁 여천지종 차성인지치신야
故壽命无窮, 與天地終, 此聖人之治身也.

➡ 40세, 50세, 60세로 구분하였으므로 『靈樞·天年 54』의 내용과 참고하여 보아야 한다. "四十歲, 五藏六府十二經脈, 皆大盛以平定, 腠理始疏, 榮華頹落, 髮頗斑白, 平盛不搖故, 好坐. 五十歲, 肝氣始衰, 肝葉始薄, 膽汁始滅, 目始不明. 六十歲, 心氣始衰, 苦憂悲, 血氣懈惰故, 好臥."라 하였다.

➡ '從欲快志於虛无之守'는 「上古天眞論」 제2장에서 추구하는 모습이다.

- **當歸散** ○ 治婦人天癸已過期, 經脈不勻, 或三四月不行, 或一月再至, 腰腹疼痛. 內經云, 七損八益. 謂女子七數盡, 而經不依時者, 血有餘也, 不可止之, 但令得依時, 不腰痛爲善. 當歸·川芎·白芍藥炒·條黃芩炒, 各一兩, 白朮五錢. 右爲末, 每服二錢, 空心, 酒調下, 日二. 『本事』

① 당귀산(當歸散) ○ 부인이 월경이 이미 없어질 나이가 지났으나 월경이 있으면서 고르지 못하여 3~4개월 동안 없기도 하고, 1개월에 두 번씩 있기도 하며, 허리와 배가 아픈 것을 치료한다. 『내경(內經)』(『素問·陰陽應象大論 05』)에는 "칠손팔익(七損八益)"이라 하였다. 이것은 여자가 7수(數)가 다한 다음에도 월경이 때에 따르지 않고 나오는 것은 혈(血)이 남음이 있어 그런 것이니, 그것을 멎게 해서는 안되고 오직 제때에 하도록 하여 요통이 생기지 않게 하는 것이 좋다는 것을 이른다. ○ 당귀·천궁·백작약(볶은것)·황금(볶은것) 각각 1냥, 백출 5돈. ○ 위의 약들을 가루내어 매번 2돈씩 빈속에 술에 타서 하루 두 번 먹는다. 『본사』(『寶鑑·內景三·胞·當歸散』) (신편p.670 /신p.462)

■ **人氣盛衰** ○ 素問曰, 人年四十, 陰氣自半也, 起居衰矣. 年五十, 體重, 耳目不聰明矣. 年六十, 陰痿, 氣太衰, 九竅不利, 下虛上實, 涕泣俱出矣.

② 기의 성쇠[人氣盛衰] ○ 『소문(素問)』(「陰陽應象大論 05」)에서는 "사람 나이 40이 되면 음기(陰氣, 腎

氣)가 절반으로 줄어들어 활동력이 줄어든다. 50세가 되면 몸이 무거워지고 청력과 시력이 떨어진다. 60세가 되면 성기능이 약해지고 신체의 전반적인 기운이 몹시 떨어지며, 구규(九竅)의 기능이 순조롭지 못하고, 하초(下焦)는 허(虛)해지는데 상초(上焦)는 기의 상역(上逆)으로 실(實)해져서 콧물과 눈물이 함께 나온다"라고 하였다. (『寶鑑·內景一·身形·人氣盛衰』) (신편p.199 /신p.202)

◉ 『寶鑑』에서는 「身形門」 '養性延年藥餌' 조문에 '瓊玉膏, 三精丸, 延年益壽不老丹, 五老還童丹, 延齡固本丹, 斑龍丸, 二黃元, 玄菟固本丸, 固本酒'를 예시하였다.

天不足西北 地不滿東南 (『類經二卷·陰陽類』, p.55)

第三節

천부족서북 고서북방음야 이인우이목불여좌명야
天不足西北, 故西北方陰也, 而人右耳目不如左明也.

지불만동남 고동남방양야 이인좌수족불여우강야
地不滿東南, 故東南方陽也, 而人左手足不如右强也.

제왈 하이연
帝曰, 何以然?

기백왈 동방양야 양자기정병어상 병어상 즉상명이하허 고사이목총명 이수족불편야
歧伯曰, 東方陽也. 陽者其精幷於上, 幷於上, 則上明而下虛. 故使耳目聰明, 而手足不便也.

서방음야 음자기정병어하 병어하 즉하성이상허 고기이목불총명 이수족편야
西方陰也, 陰者其精幷於下, 幷於下, 則下盛而上虛. 故其耳目不聰明, 而手足便也.

고구감어사 기재상즉우심 재하즉좌심 차천지음양소불능전야 고사거지
故俱感於邪, 其在上則右甚, 在下則左甚, 此天地陰陽所不能全也. 故邪居之.

➡ "天不足西北故, 西北方陰也, 而人右耳目不如左明也."은 사람이 南面을 향해 보고 있는 상태를 기준으로 설명한 것이다. 양기는 東南에서 盛하고 西北에서 衰하기 때문이다.

➡ '天不足西北, 地不滿東南'은 『素問·陰陽應象大論 05』 4장 3절, 『素問·五常政大論 70』 2장 1절, 『素問·六元正紀大論 71』 2장 2절 끝부분을 참고하라.

天精地形 氣通於人 (『類經二卷·陰陽類』, p.55)

고천유정 지유형 천유팔기 지유오리 고능위만물지부모
故天有精, 地有形; 天有八紀, 地有五里㉠, 故能爲萬物之父母.

청양상천 탁음귀지 시고천지지동정 신명위지강기 고능이생장수장 종이부시
淸陽上天, 濁陰歸地. 是故天地之動靜, 神明爲之綱紀. 故能以生長收藏, 終而復始.

유현인상배천이양두 하상지이양족 중방인사이양오장
惟賢人上配天以養頭, 下象地以養足, 中傍人事以養五藏.

천기통어폐 지기통어익
天氣通於肺, 『地氣通於嗌,』① (「咽與喉各異」)

풍기통어간 뇌기통어심
風氣通於肝, 雷氣通於心,

곡기통어비 우기통어신
谷氣通於脾, 雨氣通於腎.

㉠ 里 : 校釋本에는 '理'로 고쳤다.

육경위천 장위위해 구규위수주지기
六經爲川，腸胃爲海，九竅爲水注之氣.

이천지위지음양 양지한 이천지지우명지
以天地爲之陰陽，『陽之汗，以天地之雨名之;』② (「汗因濕熱」)

양지기 이천지지질풍명지
陽之氣，以天地之疾風名之.

폭기상뢰 역기상양
暴氣象雷，逆氣象陽.

고치불법천지기 불용지지리 즉재해지의
故治不法天之紀，不用地之理，則災害至矣.

➡ "天地之動靜，神明爲之綱紀故，能以生長收藏，終而復始."는 天地의 動靜도 神明을 綱紀로 삼기에 生·長·收·藏의 변화를 계속할 수 있다는 말이다. 그래서, "惟賢人上配天以養頭，下象地以養足，中傍人事以養五藏."이라 하였으니，天地人으로 구분하여 神明을 기르는 데에 힘쓴다는 것이다.

■ 咽與喉各異 ○ 又曰，地氣通於嗌.

① 인과 후는 각기 다르다[咽與喉各異] ○ 또한『내경(內經)』(『素問·陰陽應象大論 05』)에서는 "지기(地氣)는 익(嗌)과 통한다"라고 하였다. (『寶鑑·外形二·咽喉·咽與喉各異』) (신편p.1142 /신p.708)

◘ 汗因濕熱 ○ 又曰，陽之汗，而天地之雨名之.

② 땀은 습열로 인해 나온다[汗因濕熱] ○ 또한『내경(內經)』(『素問·陰陽應象大論 05』)에서는 "사람의 땀은 천지간의 비와 같은 것이다"라고 하였다. (『寶鑑·內景二·津液·汗因濕熱』) (신편p.468 /신p.351)

➡『素問』에 의거하여『寶鑑』의 '而'는 '以'자로 고쳐야 한다.

◉『寶鑑』에서는 '汗因濕熱' 조문에 '芎夏湯，凉膈散'을 예시하였다.

邪風之至 治之宜早 諸變不同 治法亦異 (『類經十二卷·論治類』, p.412)

第四節

고 사풍지지 질여풍우
故『邪風之至，疾如風雨.

고선치자 치피모 기차치기부 기차치근맥 기차치육부 기차치오장
故善治者，治皮毛，其次治肌膚，其次治筋脈，其次治六府，其次治五藏.

치오장자 반사반생야
治五藏者，半死半生也.』① (「臟腑病治有難易」)(「賊風虛邪中人」)

고천지사기 감즉해인오장
故天之邪氣，感則害人五藏;

수곡지한열 감즉해어육부
『水穀之寒熱，感則害於六府;』② (「食傷證」)

지지습기 감즉해피육근맥
『地之濕氣，感則害皮肉筋脈.』③ (「濕多身痛暑無身痛」)

고선용침자 종음인양 종양인음 이우치좌 이좌치우 이아지피 이표지리
故善用鍼者，從陰引陽，從陽引陰; 以右治左，以左治右; 以我知彼，以表知裏，

이관과여불급지리 견미득과 용지불태
以觀過與不及之理，見微得過，用之不殆.

『善診者, 察色按脈, 先別陰陽;

審淸濁, 而知部分;

視喘息, 聽音聲㉠, 而知所苦;』④ (「診病之道」)(「聽聲音辨病證」)

觀權衡規矩, 而知病所主;

按尺寸, 觀浮沈滑濇, 而知病所生, 以治無過, 以診則不失矣.

故曰, 『病之始起也, 可刺而已; 其盛, 可待衰而已.

故因其輕而揚之, 因其重而減之, 因其衰而彰之.』⑤ (「用藥大體」)

「形不足者, 溫之以氣;」⑥ (「溫之以氣」)(「勞倦傷治法」)

精不足者, 補之以味.⑦ (「補精以味」)

『其高者, 因而越之;⑧ (「病在上宜吐」)

「其下者, 引而竭之.」⑨ (「泄瀉宜用升陽之藥」)

中滿者, 寫之於內.⑩ (「脹滿治法」)

其有邪者, 漬形以爲汗.

其在皮者, 汗而發之;⑪ (「可汗證」)

其慓悍者, 按而收之;

其實者, 散而寫之.』⑫ (「用藥大體」)

審其陰陽, 以別柔剛. 陽病治陰, 陰病治陽. 定其血氣, 各守其鄕.

「血實宜決之,」⑬ (「當歸拈痛湯」) 氣虛宜掣㉡引之.

■ 邪氣의 순차적인 침입 경로는 『素問·陰陽應象大論 05』 4장 4절, 『素問·皮部論 56』, 『素問·繆刺論 63』, 『靈樞·百病始生 66』, 『靈樞·刺節眞邪 75』에 나온다.

◘ **臟腑病治有難易** ○ 內經曰, 邪風之至, 疾如風雨. 故善治者治皮毛, 其次治肌膚, 其次治筋脈, 其次治六府, 其次治五藏. 治五藏者, 半死半生也.

① 오장의 병은 치료하기 어렵고 육부의 병은 치료하기 쉽다[**臟腑病治有難易**] ○ 『내경(內經)』(『素問·陰陽應象大論 05』)에서는 "풍사(風邪)가 인체에 침범하면 그 기세가 질풍·폭우처럼 빠르다. 따라서 병을 잘 다스리는 사람은 사기(邪氣)가 피모(皮毛)에 침입했을 때 치료하고, 그 다음은 사기가 기부(肌膚)에 침입했을 때 치료하고, 그 다음은 사기가 근맥(筋脈)에 침입했을 때 치료하고, 그 다음은 사기

㉠ 音聲 : 校釋本에는 '聲音'으로 되어 있다.

㉡ 掣 : 四部備要本, 四庫全書本, 章句索引本에는 '[illegible] '로 되어 있는데, 이 글자는 '[illegible](쇠뿔 치솟을 서)'와 同字로 '당긴다'는 뜻은 없다. 따라서 의미상 '掣'자가 맞으므로 校釋本에 따라 '掣'자로 고쳤다.

가 육부(六腑)에 침입했을 때 치료하고, 또 그 다음은 오장(五臟)에 침입했을 때 치료한다. 만약 오장에 침입했을 때 치료한다면 반은 죽고 반은 산다"라고 하였다. (『寶鑑·內景三·五臟六腑·臟腑病治有難易』) (신편 p.547 /신p.391)

■ 賊風虛邪中人 ○ 邪風之至, 疾如風雨. 故善治者治皮毛, 其次治肌膚, 其次治筋脈, 其次治六府, 其次治五藏. 治五藏者, 半死半生也. 『內經』

① 허사적풍이 침범하는 것[賊風虛邪中人] ○ 허사적풍(虛邪賊風)이 침범하는 기세는 비바람이 몰아치듯이 빠르다. 그러므로 병을 잘 다스리는 의사는 피모(皮毛)에 있을 때 치료하고, 그 다음은 기부(肌膚)에 있을 때 치료하고, 그 다음은 근맥(筋脈)에 있을 때 치료하고, 그 다음은 육부(六腑)에 있을 때 치료하고, 그 다음은 오장(五臟)에 들어갔을 때 치료한다. 오장에 들어간 다음에 치료하는 경우는 반은 죽고 반은 산다. 『내경』(『素問·陰陽應象大論 05』) (『寶鑑·雜病二·風·賊風虛邪中人』) (신편p.1730 /신p.1019)

◘ 食傷證 ○ 水穀之寒熱, 感則害人六府. 『內經』

② 식상증(食傷證) ○ 음식물의 한열(寒熱)에 감촉되면 육부(六腑)를 상한다. 『내경』(『素問·陰陽應象大論 05』) (『寶鑑·雜病四·內傷·食傷證』) (신편p.2085 /신p.1199)

◉ 『寶鑑』에서는 '食傷證' 조문에 '丁香爛飯丸, 枳朮丸, 三稜消積丸, 木香見睍丸, 備急丸, 煮黃丸, 二陳湯'을 예시하였다.

◘ 濕多身痛暑無身痛 ○ 地之濕氣, 感則害人皮肉筋脈. 盖濕傷形, 形傷故痛. 『內經』

③ 습병은 아프고 서병은 아프지 않다[濕多身痛暑無身痛] ○ 땅의 습기에 감촉되면 피육(皮肉)과 근맥(筋脈)을 상하게 한다. 대개 습사(濕邪)는 형체를 상하게 하는데, 형체가 상하므로 아픈 것이다. 『내경』(『素問·陰陽應象大論 05』) (『寶鑑·雜病三·濕·濕多身痛暑無身痛』) (신편p.2011 /신p.1163)

■ 診病之道 ○ 內經曰, 善診者, 察色按脈, 先別陰陽, 審淸濁, 而知部分, 視喘息, 聽音聲, 而知所苦.

④ 병을 진찰하는 방법[診病之道] ○ 『내경(內經)』(『素問·陰陽應象大論 05』)에서는 "질병을 진단하는 데 뛰어난 의사는 환자의 안색(顏色)과 맥상(脈象)을 진찰할 때에 반드시 먼저 병증(病證)의 음양(陰陽)을 판별하고, 안색이 밝고 어두운 점을 살펴 병변(病變)이 일어난 부위를 알아내며, 환자의 호흡과 음성을 들어보고 아픈 부위를 알아낸다"라고 하였다. (『寶鑑·雜病一·審病·診病之道』) (신편p.1608 /신p.949)

◘ 聽聲音辨病證 ○ 內經曰, 視喘息聽音聲而知所苦.

④ 목소리를 듣고 병증을 판단한다[聽聲音辨病證] ○ 『내경(內經)』(『素問·陰陽應象大論 05』)에서는 "천식(喘息)하는 상태를 보고, 그 목소리를 들어보아 환자의 고통이 어디에 있는지 안다"라고 하였다. (『寶鑑·內景二·聲音·聽聲音辨病證』) (신편p.442 /신p.337)

■ 用藥大體 ○ 內經曰, 病之始起也, 可刺而已, 其盛, 可待衰而已. 故因其輕而揚之, 因其重而減之, 因其衰而彰之.

⑤ 약을 쓰는 대체적인 방법[用藥大體] ○ 『내경(內經)』(『素問·陰陽應象大論 05』)에서는 "병이 처음 생겼을 때에는 침을 놓으면 낫고, 병세가 한창 성할 때는 병세가 줄어들 때를 기다렸다가 침을 놓아야 효험을 본다. 병세가 가벼우면 발산시키는 방법으로 치료하고, 병세가 무거우면 점차 삭감시키는 방법으로 치료하고, 기혈(氣血)이 허쇠(虛衰)하면 보익(補益)해주는 방법으로 강하게 해준다"라고 하였다. (『寶鑑·雜病一·用藥·用藥大體』) (신편p.1663 /신p.985)

◘ 溫之以氣 ○ 內經曰, 形不足者, 溫之以氣. 溫者, 養也. 溫之者, 所以調其飮食, 適其起居, 澄心息慮, 從容以待其眞氣之復常也. 『丹心』

⑥ 기를 온하게 한다[溫之以氣] ○ 『내경(內經)』(『素問·陰陽應象大論 05』)에서는 "몸이 허약하면 기(氣)를 온(溫)하게 해준다"라고 하였다. '온(溫)'은 양(養)의 뜻이다. 온(溫)하게 한다는 것은 음식을 조절하고 일상생활을 알맞게 하여 마음을 추스려 맑게 하고 생각을 줄여서 조용히 진기(眞氣)가 정상으로 회복되기를 기다린다는 것이다. 『단심』(『寶鑑·雜病一·用藥·溫之以氣』) (신편p.1679 /신p.995)

◘ 勞倦傷治法 ○ 又, 經曰, 形不足者, 溫之以氣. 其溫字亦是滋養之義, 非指溫藥也. 『沂洄』

⑥ 노권상의 치료법[勞倦傷治法] ○ 또한 『내경』(『素問·陰陽應象大論 05』)에서는 "형체가 허약한 사람은 기

분(氣分)에 작용하는 약을 써서 온보(溫補)하여 준다"라고 하였는데, 이 '온(溫)'자 역시 자양(滋養)한다는 뜻이지 온약(溫藥)을 가리키는 것은 아니다. 『소회』(『寶鑑·雜病四·內傷·勞倦傷治法』) (신편p.2111 /신p.1212)

◘ 補精以味 ○ 又曰, 精不足者, 補之以味. 然醴郁之味, 不能生精, 惟恬憺之味, 乃能補精. 『眞詮』

⑦ 정을 음식물로 보한다[補精以味] ○ 또한 『소문(素問)』(「陰陽應象大論 05」)에서는 "정이 부족한 경우에는 음식물로 보한다"라고 하였다. 그러나 달고 향기로운 맛을 가진 음식물은 정을 생기게 할 수 없고, 오직 담담한 맛을 가진 음식물이라야 정을 보할 수 있다. 『진전』(『寶鑑·內景一·精·補精以味』) (신편p.251 /신p.234)

■ 病在上宜吐 ○ 內經曰, 其高者, 因而越之. 越, 謂吐也.

⑧ 병사가 상부에 있을 때는 토하게 한다[病在上宜吐] ○ 『내경(內經)』(『素問·陰陽應象大論 05』)에서는 "병사(病邪)가 상부(上部)에 있는 경우는 월(越)하게 한다"라고 하였다. 월(越)이란 토(吐)하게 한다는 것이다. (『寶鑑·雜病一·吐·病在上宜吐』) (신편p.1693 /신p.1000)

◘ 泄瀉宜用升陽之藥 ○ 暑月霖雨時, 人多病泄瀉, 乃濕多成五泄故也. 內經曰, 在下者, 引而竭之. 又曰, 治濕不利小便, 非其治也. 法當以淡滲之劑利之, 然客邪寒濕之勝, 自外入裏而甚暴, 若用利小便之藥, 則是降之又降, 復益其陰, 而重竭其陽也. 玆以升陽之藥是爲宜耳. 羌活·獨活·升麻, 各一錢半, 防風·甘草炙, 各一錢. 右剉, 水煎服, 卽愈. 大法曰, 寒濕之勝, 助風以平之. 又曰, 下者擧之. 正謂此也. 東垣

⑨ 설사에는 양기를 끌어올리는 약을 쓴다[泄瀉宜用升陽之藥] ○ 여름철 장맛비가 내리면 그때 사람들이 흔히 설사병을 앓았는데, 이것은 습기가 대개 오설(五泄)을 만들기 때문이다. 『내경(內經)』(『素問·陰陽應象大論 05』)에서는 "병사(病邪)가 하부에 있으면 소통시키는 방법으로 제거한다"라고 하였다. 또한 "습을 치료할 때 소변을 잘 나오게 하지 못하면 치료를 잘 하는 것이 아니다"라고 하였으니, 치료법은 마땅히 담담하고 잘 스며드는 약으로 소변을 잘 나오게 해야 하겠지만 침입한 사기(邪氣)가 한습(寒濕)이 심하고 밖에서 안으로 침범해 들어오는 속도도 매우 빠른데도 소변을 잘 나오게 하는 약을 쓴다면 이것은 내려가는 것을 더욱 내려가게 하여 그 음기(陰氣)를 더욱 보태주고 그 양기(陽氣)를 거듭 고갈되게 하는 격이다. 이때는 양기를 끌어올리는 약을 써야 마땅하다. 따라서 강활·독활·승마 각각 1돈 반과 방풍·감초(볶은 것) 각각 1돈을 썰어서 물에 달여 먹으면 곧 낫는다. 대법(大法)에서는 "한사와 습사가 성할 때는 풍기(風氣)를 도와주어서 균형을 이루게 한다"라고 하고, 또한 "병사가 하부에 있는 것은 들어 올려준다"라고 하였는데, 바로 이것을 두고 한 말이다. 동원 (『寶鑑·內景四·大便·泄瀉宜用升陽之藥』) (신편p.807 /신p.530)

◉ 『寶鑑』에서는 '泄瀉宜用升陽之藥' 조문에 '강활·독활·승마 각각 1돈 반과 방풍·감초(볶은 것) 각각 1돈을 썰어서 물에 달여 먹는 법'을 예시하였다.

◘ 脹滿治法 ○ 中滿者, 瀉之于內. 『內經』

⑩ 창만을 치료하는 방법[脹滿治法] ○ 뱃속이 그득할 때에는 설사시켜서 속에 있는 것을 내보내야 한다. 『내경』(『素問·陰陽應象大論 05』) (『寶鑑·雜病六·脹滿·脹滿治法』) (신편p.2467 /신p.1388)

◉ 『寶鑑』에서는 '脹滿治法' 조문에 '穀脹에는 雞矢醴散, 大異香散/ 水脹에는 防己椒藶丸, 木香散, 椒豉元/ 氣脹에는 三和湯, 分心氣飮, 氣鍼元, 金蟾散/ 血脹에는 人參芎歸湯, 散血消腫湯, 桃奴丸/ 寒脹에는 中滿分消湯, 溫胃湯, 順氣木香散, 厚朴橘皮煎/ 熱脹에는 七物厚朴湯, 枳殼剉散, 中滿分消丸/ 蠱脹에는 消蠱湯, 消脹飮子, 諸蠱保命丹/ 脹滿通治藥에는 半夏厚朴湯, 廣朮潰堅湯, 濟生紫蘇子湯, 大正氣散, 四香散, 撞關飮子, 沈香飮, 分消湯, 四聖丸, 木香檳榔丸, 四炒枳殼丸, 木香分氣丸, 消脹元, 木香消脹元, 蕐澄茄元'을 예시하였다.

◘ 可汗證 ○ 內經曰, 其在皮者, 汗而發之. 又曰, 其在表者, 漬形以爲汗.

⑪ 땀을 내어도 되는 증[可汗證] ○ 『내경(內經)』(『素問·陰陽應象大論 05』)에서는 "병사(病邪)가 피부에 있는 경우는 땀을 내서 발산시킨다"라고 하였다. 또한 "병사가 표(表)에 있는 경우는 몸이 젖도록 땀을 내야 한다"라고 하였다. (『寶鑑·雜病一·汗·可汗證』) (신편p.1710 /신p.1010)

◉ 『寶鑑』에서는 '可汗證' 조문에 '麻黃湯, 桂枝湯, 小續命湯, 通氣驅風湯, 葛根解肌湯, 升麻葛根湯, 羌活冲和湯'을 예시하였다.

■ **用藥大體** ○ 內經曰, 其高者因而越之, 其下者引而竭之, 中滿者瀉之於內. 其有邪者漬形以爲汗, 其在皮者汗而發之. 其慓悍者按而收之, 其實者散而瀉之.

⑫ 약을 쓰는 대체적인 방법[**用藥大體**] ○『내경(內經)』(『素問·陰陽應象大論 05』)에서는 "병사(病邪)가 상부(上部)에 있으면 토법(吐法)을 써서 위로 넘쳐 나오게 하고, 하부(下部)에 있으면 사하(瀉下)시키는 방법을 써서 병사를 제거하고, 중부(中部)에 있어서 창만(脹滿)하면 소도(消導)시키는 법으로 창만한 것을 내보낸다. 병사가 겉에 있으면 탕약(湯藥)에 몸을 담구어 땀을 내어 사기를 없애고, 병사가 피부에 있으면 한법(汗法)을 써서 사기를 배출시킨다. 병세가 날래고 급하면 안마법을 써서 병세를 가라앉힌 다음 치료하고, 병사가 실(實)한 경우 사기가 겉에 있는지 속에 있는지를 살펴서 산법(散法)이나 사법(瀉法)을 쓴다"라고 하였다. (『寶鑑·雜病一·用藥·用藥大體』) (신편p.1663 /신p.985)

• **當歸拈痛湯** ○ 一相公領兵至南方, 忽得脚氣, 遍身微腫, 其痛手不可近, 足脛尤甚. 內經云, 飮發於中, 胕腫於下. 又云, 諸痛爲實. 血實宜決之. 以三稜鍼數刺腫上, 血突出高二尺餘, 漸漸如線, 其色黑紫. 頃時腫消痛減. 以當歸拈痛湯服之, 是夜得睡, 明日再服而愈. 『寶鑑』

⑬ 당귀염통탕(**當歸拈痛湯**) ○ 어떤 상공(相公, 재상)이 군대를 거느리고 남방으로 출전하였다가 갑자기 각기병에 걸려 온몸이 약간 붓고 손도 대지 못하게 아파하였는데, 발과 정강이가 더욱 심하였다. ○『내경(內經)』(『素問·至眞要大論 74』)에서는 "음사(飮邪)가 속에서 퍼지면 하체가 붓는다"라고 하였다. 또한『영추(靈樞)』(「終始 09」)에서는 "모든 통증은 다 실증(實證)이다"라고 하였고,『내경(內經)』(『素問·陰陽應象大論 05』)에서는 "혈(血)이 실(實)한 것은 피를 빼주어야 한다"라고 하였다. 그리하여 삼릉침(三稜鍼)으로 부은 곳을 여러 번 찔렀더니 피가 두어 자 남짓하게 솟구쳐 오르다가 점차 실같이 가늘어지면서 멎었는데, 그 빛은 검은 자주색이었다. 그 후 조금 지나서 부은 것이 내리고 통증도 덜해졌다. 그리하여 다시 당귀염통탕을 먹였더니 그날 밤에는 잠을 잘 자고, 그 이튿날에 다시 달여 먹였더니 병이 나았다.『보감』(『寶鑑·外形四·足·當歸拈痛湯』) (신편p.1433 /신p.850)

陰陽離合論篇 第六

陰陽離合 (『類經九卷·經絡類』, p.360)

第一章

황제문왈 여문천위양 지위음 일위양 월위음 대소월삼백육십일성일세 인역응지
黃帝問曰, 余聞天爲陽, 地爲陰, 日爲陽, 月爲陰, 大小月三百六十日成一歲, 人亦應之.

금삼음삼양 불응음양 기고하야
今三陰三陽, 不應陰陽, 其故何也?

기백대왈 음양자 수지가십 추지가백 수지가천 추지가만 만지대불가승수 연기요일야
岐伯對曰, 陰陽者, 數之可十, 推之可百, 數之可千, 推之可萬. 萬之大不可勝數, 然其要一也.

천복지재 만물방생 미출지자 명왈음처 명왈음중지음
天覆地載, 萬物方生, 未出地者, 命曰陰處, 名曰陰中之陰;

즉출지자 명왈음중지양
則出地者, 命曰陰中之陽.

양여지정 음위지주
陽予之正, 陰爲之主.

고생인춘 장인하 수인추 장인동 실상즉천지사색
故生因春, 長因夏, 收因秋, 藏因冬, 失常則天地四塞.

음양지변 기재인자 역수지가수
陰陽之變, 其在人者, 亦數之可數.

第二章

제왈 원문삼음삼양지이합야
帝曰, 願聞三陰三陽之離合也.

기백왈 성인남면이립 전왈광명 후왈태충
岐伯曰, 聖人南面而立, 前曰廣明, 後曰太衝,

태충지지 명왈소음
太衝之地, 名曰少陰,

소음지상 명왈태양 태양근기어지음 결어명문 명왈음중지양
少陰之上, 名曰太陽, 太陽根起於至陰, 結於命門, 名曰陰中之陽.

중신이상 명왈광명
中身而上, 名曰廣明,

광명지하 명왈태음
廣明之下, 名曰太陰,

태음지전 명왈양명 양명근기어려태 명왈음중지양
太陰之前, 名曰陽明, 陽明根起於厲兌, 名曰陰中之陽.

궐음지표 명왈소양 소양근기어규음 명왈음중지소양
厥陰之表, 名曰少陽, 少陽根起於竅陰, 名曰陰中之少陽.

시고삼양지이합야 태양위개 양명위합 소양위추
是故三陽之離合也, 太陽爲開, 陽明爲闔, 少陽爲樞.

삼경자 부득상실야 박이물부 명왈일양
三經者, 不得相失也, 搏而勿浮, 命曰一陽.

第三章

제왈 원문삼음
帝曰, 願聞三陰.

기백왈 외자위양 내자위음 연즉중위음
岐伯曰, 外者爲陽, 內者爲陰, 然則中爲陰,

기충재하 명왈태음 태음근기어은백 명왈음중지음
其衝在下, 名曰太陰, 太陰根起於隱白, 名曰陰中之陰.

태음지후 명왈소음 소음근기어용천 명왈음중지소음
太陰之後, 名曰少陰, 少陰根起於涌泉, 名曰陰中之少陰.

소음지전 명왈궐음 궐음근기어대돈 음지절양 명왈음지절음
少陰之前, 名曰厥陰, 厥陰根起於大敦, 陰之絶陽, 名曰陰之絶陰.

시고삼음지이합야 태음위개 궐음위합 소음위추
是故三陰之離合也, 太陰爲開, 厥陰爲闔, 少陰爲樞.

삼경자 부득상실야 박이물침 명왈일음
三經者, 不得相失也, 搏而勿沈, 名曰一陰.

음양종종 적전위일주 기리형표이위상성야
陰陽𩅦𩅦, 積傳爲一周, 氣裏形表而爲相成也.

➡ '太陽爲開, 陽明爲闔, 少陽爲樞.'와 '太陰爲開, 厥陰爲闔, 少陰爲樞.'는 『靈樞·根結 05』에도 나온다. 根에 해당하는 命門(睛明)·厲兌·竅陰·隱白·涌泉·大敦은 『靈樞·根結』의 내용과 같고, 『靈樞·根結』에서 結에 해당하는 부위가 나오지만 해석은 쉽지 않다. 그 외에도 『靈樞·根結』에는 '開闔樞'에 이상이 생기면 어떤 병이 난다고 쓰여 있으니 반드시 참고해서 보아야 한다.

陰陽別論篇 第七

脈有陰陽眞藏 (『類經六卷·脈色類』, p.234)

第一章

황제문왈, 인유사경십이종, 하위
黃帝問曰, 人有四經十二從, 何謂?

기백대왈, 사경응사시, 십이종응십이월, 십이월응십이맥
岐伯對曰, 四經應四時, 十二從應十二月, 十二月應十二脈.

맥유음양, 지양자지음, 지음자지양. 범양유오, 오오이십오양
脈有陰陽, 知陽者知陰, 知陰者知陽. 凡陽有五, 五五二十五陽.

소위음자, 진장야, 현즉위패, 패필사야; 소위양자, 위완지양야
所謂陰者, 眞藏也, 見則爲敗, 敗必死也; 所謂陽者, 胃脘之陽也.

별어양자, 지병처야; 별어음자, 지사생지기
別於陽者, 知病處也; 別於陰者, 知死生之期.

삼양재두, 삼음재수, 소위일야
三陽在頭, 三陰在手, 所謂一也.

별어양자, 지병기시; 별어음자, 지사생지기. 근숙음양, 무여중모
別於陽者, 知病忌時; 別於陰者, 知死生之期. 謹熟陰陽, 無與衆謀.

소위음양자, 거자위음, 지자위양; 정자위음, 동자위양; 지자위음, 삭자위양
所謂陰陽者, 去者爲陰, 至者爲陽; 靜者爲陰, 動者爲陽; 遲者爲陰, 數者爲陽.

眞藏脈死期 (『類經六卷·脈色類』, p.239)

범지진맥지장맥자
凡持眞脈之藏脈者㉠,

간지현절급, 십팔일사
肝至懸絶急㉡, 十八日死;

심지현절, 구일사
心至懸絶, 九日死;

폐지현절, 십이일사
肺至懸絶, 十二日死;

신지현절, 칠일사
腎至懸絶, 七日死;

비지현절, 사일사
脾至懸絶, 四日死.

㉠ 凡持眞脈之藏脈者 : 校釋本에는 '凡持眞藏之脈者'로 고쳤다.
㉡ 急 : 校釋本에는 '急'자를 삭제하였다.

陰陽發病 (『類經十三卷·疾病類』, p.473)

第二章

왈　이양지병　발심비　유부득은곡　여자불월
曰, 『「二陽之病, 發心脾㉠, 有不得隱曲, 女子不月.① (「血閉」)

기전위풍소　기전위식분자　사불치
其傳爲風消, 其傳爲息賁者, 死不治.」』② (「二陽病」)

왈　삼양위병　발한열　하위옹종　급위위궐　천연
曰, 『三陽爲病, 發寒熱, 下爲癰腫,③ (「癰疽發病之原」) 及爲痿厥, 腨痛;

기전위삭택　기전위퇴산
其傳爲索澤,』④ (「索澤證」) 其傳爲頹疝.

왈　일양발병　소기　선해　선설
曰, 一陽發病, 少氣, 善欬, 善泄,

기전위심철　기전위격
其傳爲心掣, 其傳爲隔.

이양일음발병　주경해　배통　선애　선흠　명왈풍궐
『二陽一陰發病, 主驚駭, 背痛, 善噫, 善欠,』⑤ (「欠」) 名曰風厥.

이음일양발병　선창　심만　선기
二陰一陽發病, 善脹, 心滿, 善氣.

삼양삼음발병　위편고위역　사지불거
三陽三陰發病, 爲偏枯痿易, 四支不擧.

➡ '隱曲'을 『太素』에서는 '大小便'이라 보았다. '陰部' 또는 '房事'라는 뜻도 있지만, 浮腫과 동반되는 문장이 있으므로 '大小便'으로 해석하는 것이 좋다.

◆ 血閉 ○ 內經曰, 二陽之病發心脾[痹], 有不得隱曲, 女子不月. 蓋衝任爲經絡之海, 與手太陽小腸·手少陰心爲表裏. 衝任氣盛, 則血依時下, 若憂思傷心, 則不能生血. 脾者心之子, 脾失所養則食少, 絶生化之源, 經閉不調矣. 須知心爲氣血之主, 脾胃爲氣血之本也. 『入門』

① 월경이 중단된 것[血閉] ○ 『내경(內經)』(『素問·陰陽別論 07』)에서는 "이양(二陽, 胃·大腸)에 병이 있으면 심비(心痹)가 생겨 은곡(隱曲)하지 못하므로 여자인 경우에는 월경이 나오지 않을 수도 있다"라고 하였다. 충맥(衝脈)과 임맥(任脈)은 경락이 모이는 곳으로서, 수태양소장경(手太陽小腸經)이나 수소음심경(手少陰心經)과 표리(表裏)관계에 있다. 충맥과 임맥의 기가 왕성하면 월경이 제때에 오지만, 만일 지나치게 근심하거나 생각하여 심(心)을 상하게 되면 피를 생산하지 못한다. 비(脾)는 심(心)의 아들격으로서 비가 영양을 받지 못하면 식사량이 줄고, 생화(生化)의 근원이 끊겨서 월경이 중단되거나 고르지 않게 된다. 따라서 심은 기혈의 주가 되고 비위는 기혈의 본이 된다는 것을 알아야 한다. 『입문』(「婦人門·經候」) (『寶鑑·內景三·胞·血閉』) (신편p.643 /신p.448)

➡ '脾''를 '痹'로 고친 것은 '『太素』를 따른 것이다.

◉ 『寶鑑』에서는 '血閉' 조문에 '通血治法으로 三和湯, 玉燭散, 五補元, 衛生湯, 通經湯, 四物湯, 調胃承氣湯, 玉燭散, 補中益氣湯 가감, 十全大補湯, 導痰湯 가감, 柏子仁丸, 澤蘭湯, 萬痛丸, 血極膏, 烏藥湯, 增味四物湯, 導經丸, 瑞金散, 六合湯, 歸脾湯, 加味歸脾湯'을 예시하였다.

◘ 二陽病 ○ 內經曰, 二陽之病發心脾, 有不得隱曲, 女子不月. 其傳爲風消, 其傳爲息賁者, 死不治. 註曰, 二陽, 謂陽明大腸及胃之脈也. 隱曲, 謂隱蔽委曲之事也. 夫腸胃發病, 心脾受之, 心受之則血不流, 脾受之則味不化. 血不流, 故女子不月. 味不化, 故男子少精. 是以隱蔽委曲之事, 不能爲也. 由血虛精少證屬虛勞. 『綱目』

㉠ 脾 : 『太素』에는 '痹'로 되어 있다.

② 이양병(二陽病) ○ 『내경(內經)』(『素問·陰陽別論 07』)에서는 "이양(二陽)이 병들면 심(心)과 비(脾)에 영향을 미쳐 남몰래 은근히 해야 할 일을 하지 못하고 여자는 월경을 하지 못한다. 이것이 풍소(風消)로 전변(傳變)되거나 식분(息賁)으로 전변되면 치료하지 못한다"라고 하였다. 주해에서는 "이양(二陽)이란 족양명위경(足陽明胃經)과 수양명대장경(手陽明大腸經)을 가리킨다. 은곡(隱曲)이란 남모르게 은근히 하는 일을 말한다"라고 하였다. 무릇 장위(腸胃)가 병들면 심(心)·비(脾)가 그 영향을 받는데, 심(心)이 받으면 혈(血)이 흐르지 못하고, 비(脾)가 받으면 음식이 소화되지 않는다. 이렇게 혈이 흐르지 못하기 때문에 여자는 월경을 하지 못하고, 음식이 소화되지 않기 때문에 남자는 정(精)이 적어지는 것이다. 따라서 남모르게 은근히 해야 할 일을 하지 못한다. 혈(血)이 허(虛)하고 정(精)이 적은 증상은 허로(虛勞)에 속한다. 『강목』 (『寶鑑·雜病四·虛勞·二陽病』) (신편p.2215 /신p.1266)

■ 癰疽發病之原 ○ 又云, 三陽發病, 下爲癰腫. 三陽乃足太陽膀胱經, 卽腦疽背癰臀癰之類是也. 『內經』

③ 옹저의 원인[癰疽發病之原] ○ 또한 삼양(三陽)에 병이 생기면 아래에서는 옹종이 된다. 삼양(三陽)이란 족태양방광경(足太陽膀胱經)으로, 곧 뇌저(腦疽)·배옹(背癰)·둔옹(臀癰)이 생기는 곳이다. 『내경』 (『素問·陰陽別論 07』) (『寶鑑·雜病七·癰疽(上)·癰疽發病之原』) (신편p.2625 /신p.1471)

◘ 索澤證 ○ 內經曰, 三陽爲病, 發寒熱, 其傳爲索澤.

④ 삭택증(索澤證) ○ 『내경(內經)』(『素問·陰陽別論 07』)에서는 "삼양경(三陽經, 太陽經)에 병이 들면 오한(惡寒)과 발열(發熱) 증상을 보이다가 전변되어 삭택(索澤)이 된다"라고 하였다. (『寶鑑·外形三·皮·索澤證』) (신편p.1358 /신p.806)

◉ 『寶鑑』에서는 '索澤證' 조문에 '四君子湯, 八物湯'을 예시하였다.

◘ 欠 ○ 又曰, 二陽 胃也. 一陰 心包. 發病, 善噫善欠. 『內經』

⑤ 하품[欠] ○ 또한 "이양(二陽) 위경이다. 일음(一陰) 심포경이다. 에 병이 생기면 트림을 자주 하고 하품을 잘 한다"(『素問·陰陽別論 07』)라고 하였다. 『내경』 (『寶鑑·內景二·言語·欠』) (신편p.461 /신p.347)

第三章

고일양왈구 고일음왈모 고양승급왈현 고양지이절왈석 음양상과왈류
鼓一陽曰鉤, 鼓一陰曰毛, 鼓陽勝急曰絃, 鼓陽至而絶曰石, 陰陽相過曰溜.

음쟁어내 양요어외 백한미장 사역이기 기즉훈폐 사인천명
陰爭於內, 陽擾於外, 魄汗未藏, 四逆而起, 起則熏肺, 使人喘鳴.

음지소생 화본왈화 시고강여강 양기파산 음기내소망
陰之所生, 和本曰和. 是故剛與剛, 陽氣破散, 陰氣乃消亡.

뇨즉강유불화 경기내절
淖則剛柔不和, 經氣乃絶.

사음지속 불과삼일이사 생양지속 불과사일이사
死陰之屬, 不過三日而死; 生陽之屬, 不過四日而死㉠.

소위생양사음자 간지심 위지생양
所謂生陽死陰者, 肝之心, 謂之生陽;

심지폐 위지사음
心之肺, 謂之死陰;

폐지신 위지중음
肺之腎, 謂之重陰;

신지비 위지벽음 사불치
腎之脾, 謂之辟陰, 死不治.

㉠ 死 : 校釋本에는 '已'로 고쳤다.

「結陽者, 腫四支;」① (「結陽證」) 『結陰者, 便血一升, 再結二升, 三結三升.』② (「便血」)

陰陽結斜, 多陰少陽曰石水, 少腹腫.

『二陽結謂之消,』③ (「消渴之源」)

「三陽結謂之隔,」④ (「噎膈反胃病因」)

『三陰結謂之水,』⑤ (「浮腫之因」)

『一陰一陽結謂之喉痹.』⑥ (「咽喉之病皆屬火」)

◘ **結陽證** ○ 內經曰, 結陽者, 腫四肢. 註曰, 素嘗氣疾, 濕熱加之, 氣濕熱爭, 故爲腫也. 邪氣漸盛, 正氣漸微, 陽氣衰少, 致邪代正, 氣不宣通, 故四維發腫. 諸陽受氣於四肢也. 今人見手足關節腫痛, 全以爲風治者, 誤矣. 犀角湯主之. 『正傳』

① **결양증(結陽證)** ○ 『내경(內經)』(『素問·陰陽別論 07』)에서는 "사기(邪氣)가 양경(陽經)에서 맺히면 사지가 붓는다"라고 하였다. 주해에서는 "본래 기(氣)에 병이 있었는데 습열(濕熱)까지 겹치면 기와 습열이 부딪치게 되므로 부종(浮腫)이 생기는 것이다"라고 하였다. 사기(邪氣)가 점차 성해지면 정기(正氣)가 점점 약해지고 양기(陽氣)가 쇠약해져서 사기가 정기를 대신하여 작용하므로 기가 잘 펴지지 못하므로 사지가 붓는 것이다. 모든 양은 사지에서 기를 받는데, 요즘 사람들이 사지의 뼈마디가 붓고 아픈 것을 보면 오직 풍(風)으로만 보고 치료하는 것은 잘못이다. 이런 경우에는 서각탕(犀角湯)을 주로 쓴다. 『정전』 (『寶鑑·雜病六·浮腫·結陽證』) (신편p.2448 /신p.1379)

◉ 『寶鑑』에서는 '結陽證' 조문에 '犀角湯'을 예시하였다.

◘ **便血** ○ 內經曰, 結陰者, 便血一升, 再結二升, 三結三升. 釋曰, 結陰之病, 陰氣內結, 不得外行, 血無所稟, 滲入腸間, 故便血也. 其脈虛澁者是也, 因血結不行故下也. 平胃地楡湯·結陰丹主之. 『綱目』

② **변혈(便血)** ○ 『내경(內經)』(『素問·陰陽別論 07』)에서는 "사기(邪氣)가 음(陰)에 울결(鬱結)되면 변혈이 1되나 나오고, 재차 울결되면 2되나 나오고, 삼차 울결되면 3되나 나온다"라고 하였다. 주석에서는 "음이 울결되어 생긴 병은 음기가 속에 맺혀서 겉으로 나가지 못하고 피가 갈곳이 없어져 장으로 스며들기 때문에 변혈이 나온다. 그 맥이 허(虛)하고 삽(澁)한 것이 이것인데, 피가 맺혀서 돌지 못하기 때문에 아래로 나오는 것이다. 그러므로 평위지유탕(平胃地楡湯)(➡方藥合編·下64)·결음단(結陰丹)으로 주로 치료한다"라고 하였다. 『강목』 (『寶鑑·內景二·血·便血』) (신편p.401 /신p.315)

◉ 『寶鑑』에서는 '便血' 조문에 '平胃地楡湯, 結陰丹, 黃土湯, 赤小豆當歸散, 胃風湯, 淸臟湯, 楡砂湯, 地楡散, 連殼丸, 加減四物湯, 槐花散, 當歸承氣湯, 厚朴煎, 補中益氣湯, 平胃散 가감, 酒蒸黃連丸'을 예시하였다.

■ **消渴之源** ○ 內經曰, 二陽結謂之消.

③ **소갈의 원인[消渴之源]** ○ 『내경(內經)』(『素問·陰陽別論 07』)에서는 "사기(邪氣)가 이양(二陽)에 울결(鬱結)되면 소갈병(消渴病)이 생긴다"라고 하였다. (『寶鑑·雜病六·消渴·消渴之源』) (신편p.2486 /신p.1398)

◘ **噎膈反胃病因** ○ 內經曰, 三陽結謂之膈. 註曰, 三陽者, 大小腸俱熱結也. 蓋小腸熱結則血脈燥, 大腸熱結則不能便, 膀胱熱結則津液涸, 三陽熱結, 脈必洪數有力, 前後閉塞, 下旣不通, 必反而上行, 所以噎食不下, 縱下復出, 乃陽火上行而不下降也. 『入門』

④ **열격과 반위의 원인[噎膈反胃病因]** ○ 『내경(內經)』(『素問·陰陽別論 07』)에서는 "사기(邪氣)가 삼양(三陽)에 몰린 것을 격(膈)이라 한다"라고 하였다. 왕빙(王冰)의 주해에서는 "삼양(三陽)에 몰렸다는 것은 대소장(大小腸)에 다 열이 몰린 것이다"라고 하였다. 대체로 소장(小腸)에 열(熱)이 몰리면 혈맥(血脈)이 마르고, 대장(大腸)에 열이 몰리면 대변을 보지 못하고, 방광(膀胱)에 열이 몰리면 진액(津液)이 줄어든다. 삼양에 열이 몰리면 맥(脈)이 반드시 홍삭(洪數)하면서 힘이 있고, 대소변이 막

히는 바, 아래로 나가지 못한다면 반드시 위로 올라오게 되므로 음식물이 목에 걸려 내려가지 못하고, 내려갔다가도 도로 올라오는 것인데, 이것은 양화(陽火)가 위로 올라오기만 하고 아래로 내려가지 못하기 때문이다. 『입문』(「雜病分類·痰類·膈噎」) (『寶鑑·雜病五·嘔吐·噎膈反胃病因』) (신편p.2260 /신p.1287)

■ 浮腫之因 ○ 三陰結, 謂之水. 『內經』

⑤ 부종의 원인[浮腫之因] ○ 사기(邪氣)가 삼음경(三陰經, 太陰經)에 울결되면 수종(水腫)이 된다. 『내경』(『素問·陰陽別論 07』) (『寶鑑·雜病六·浮腫·浮腫之因』) (신편p.2434 /신p.1372)

◘ 咽喉之病皆屬火 ○ 內經曰, 一陰一陽結, 謂之喉痹. 痹與閉同.

⑥ 인후병은 다 화에 속한다[咽喉之病皆屬火] ○ 『내경(內經)』(『素問·陰陽別論 07』)에서는 "사기(邪氣)가 일음(一陰, 厥陰)과 일양(一陽, 少陽)의 두 경맥(經脈)에 맺힌 것을 '후비(喉痹)'라 한다"라고 하였다. 痹는 閉와 같다. (『寶鑑·外形二·咽喉·咽喉之病皆屬火』) (신편p.1143 /신p.709)

孕脈 (『類經六卷·脈色類』, p.223)

『陰搏陽別, 謂之有子.』① (「姙娠脈」)

◘ 姙娠脈 ○ 陰搏陽別, 謂之有子. 『內經』

① 임신맥(姙娠脈) ○ 음맥(陰脈)이 양맥(陽脈)보다 더 박동하는 것은 임신한 맥상(脈象)이다. 『내경』(『素問·陰陽別論 07』) (『寶鑑·雜病十·婦人·姙娠脈』) (신편p.2959 /신p.1646)

陰陽虛搏 病候死期 (『類經六卷·脈色類』, p.240)

陰陽虛, 腸辟死. 『陽加於陰謂之汗;』① (「汗因濕熱」) 『陰虛陽搏謂之崩.』② (「血崩血漏」)

三陰俱搏, 二十㉠日夜半死;

二陰俱搏, 十三日夕時死;

一陰俱搏, 十日死㉡;

三陽俱搏且鼓, 三日死;

三陰三陽俱搏, 心腹滿發盡, 不得隱曲, 五日死;

二陽俱搏, 其病溫, 死不治, 不過十日死.

◘ 汗因濕熱 ○ 又曰, 陽加於陰, 謂之汗.

① 땀은 습열로 인해 나온다[汗因濕熱] ○ 『내경(內經)』(『素問·陰陽別論 07』)에서는 "양기(陽氣)가 음(陰)에 가해지면 땀이 난다"라고 하였다. (『寶鑑·內景二·津液·汗因濕熱』) (신편p.468 /신p.351)

㉠ 二十 : 四庫全書本에는 '十三'으로 되어 있다.

㉡ 十日死 : 校釋本에는 '十日平旦死'로 고쳤다.

◉ 『寶鑑』에서는 '汗因濕熱' 조문에 '芎夏湯, 凉膈散'을 예시하였다.

◘ 血崩血漏 ○ 內經曰, 陰虛陽搏, 謂之崩.

② 혈붕·혈루[血崩血漏] ○ 『내경(內經)』(『素問·陰陽別論 07』)에서는 "음맥(陰脈)이 허하고 양맥(陽脈)이 크게 뛸 때 혈붕(血崩)을 볼 수 있다"라고 하였다. (『寶鑑·內景三·胞·血崩血漏』) (신편p.654 /신p.454)

◉ 『寶鑑』에서는 '崩漏治法' 조문에 '獨行散, 五積散 가감, 五靈脂散, 五灰丸, 十灰丸, 五灰散, 十灰散, 備金散, 四製香附丸, 溫經湯, 解毒四物湯, 凉血地黃湯, 固經丸, 開鬱四物湯, 升陽調經湯, 益胃升陽湯, 升陽除濕湯, 柴胡調經湯, 白芷湯 가감, 四物湯 가감, 黃連解毒湯, 三和湯, 加味逍遙散, 伏龍肝散, 丁香膠艾湯, 凉血地黃湯, 解毒四物湯, 當歸芍藥湯, 奇效四物湯, 煮附丸, 如聖散, 立效散, 生地芩連湯, 全生活血湯'을 예시하였다.

靈蘭秘典論篇 第八

十二官 (『類經三卷·藏象類』, p.61)

第一章

황제문왈 원문십이장지상사귀천 하여
黃帝問曰, 願聞十二藏之相使貴賤, 何如?

기백대왈 실호재 문야 청수언지
岐伯對曰, 悉乎哉, 問也! 請遂言之.

심자 군주지관야 신명출언
『心者, 君主之官也, 神明出焉.① (「神爲一身之主」)

폐자 상부지관 치절출언
肺者, 相傅之官, 治節出焉.

간자 장군지관 모려출언
肝者, 將軍之官, 謀慮出焉.

담자 중정지관 결단출언
膽者, 中正之官, 決斷出焉.

단중자 신사지관 희락출언
膻中者, 臣使之官, 喜樂出焉.

비위자 창름지관 오미출언
脾胃者, 倉廩之官, 五味出焉.

대장자 전도지관 변화출언
大腸者, 傳道之官, 變化出焉.② (「大便原委」)

소장자 수성지관 화물출언
小腸者, 受盛之官, 化物出焉.

신자 작강지관 기교출언
腎者, 作强之官, 伎巧出焉.③ (「夢泄亦屬鬱」)

삼초자 결독지관 수도출언
三焦者, 決瀆之官, 水道出焉.④ (「三焦病治法」)

방광자 주도지관 진액장언 기화즉능출의
「膀胱者, 州都之官, 津液藏焉, 氣化則能出矣.」⑤ (「小便原委」)

➡ 『素問·刺法論 72』에 비슷한 내용이 나오므로, 참고해서 보아야 한다. "脾爲諫議之官, 知周出焉", "胃爲倉廩之官, 五味出焉", "膀胱者, 州都之官, 精液藏焉, 氣化則能出矣"에서 차이가 난다.

■ 神爲一身之主 ○ 內經曰, 心者, 君主之官, 神明出焉.

① 신은 일신을 주재한다[神爲一身之主] ○ 『내경(內經)』(『素問·靈蘭秘典論 08』)에서는 "심(心)은 군주지관(君主之官)으로서 신명(神明)이 여기에서 나온다"라고 하였다. (『寶鑑·內景一·神·神爲一身之主』) (신편p.317 /신p.269)

■ 大便原委 ○ 內經曰, 大腸者, 傳導之官, 化物出焉.

② 대변의 형성 경위[大便原委] ○ 『내경(內經)』(『素問·靈蘭秘典論 08』)에서는 "대장은 전하여 인도하는 기관으로 물질을 동화(同化)시키는 작용이 이에서 나온다"라고 하였다. (『寶鑑·內景四·大便·大便原委』) (신편p.775 /신p.515)

◘ 夢泄亦屬鬱 ○ 素問曰, 腎者, 作强之官, 伎巧出焉.

③ 몽설은 또한 울증에 속한다[夢泄亦屬鬱] ○ 『소문(素問)』(「靈蘭秘典論 08」)에서는 "신(腎)은 작강지관(作强之官)으로 기교가 여기서 나온다"라고 하였다. (『寶鑑·內景一·精·夢泄亦屬鬱』) (신편p.256 /신p.237)

◉ 『寶鑑』에서는 '夢泄亦屬鬱' 조문에 '猪苓丸, 沈香和中丸, 加減八味湯, 滋腎丸, 導赤散, 神芎丸'을 예시하였다.

◘ 三焦病治法 ○ 內經曰, 三焦者, 決瀆之官, 水道出焉.

④ 삼초병 치료법[三焦病治法] ○ 『내경(內經)』(『素問·靈蘭秘典論 08』)에서는 "삼초(三焦)는 결독지관(決瀆之官)으로, 전신의 수도(水道)가 통하게 하는 것을 주관한다"라고 하였다. (『寶鑑·內景三·三焦腑·三焦病治法』) (신편p.631 /신p.442)

◉ 『寶鑑』에서는 '三焦病治法' 조문에 '枳殼丸, 木香檳榔丸, 三和散'을 예시하였다.

■ 小便原委 ○ 內經曰, 膀胱者, 津液藏焉, 氣化則能出矣. 且水者氣之子, 氣者水之母, 氣行則水行, 氣滯則水滯. 或者謂小便純由泌別, 不由運化. 盖不明此理故也. 東垣

⑤ 소변의 형성 경위[小便原委] ○ 『내경(內經)』(『素問·靈蘭秘典論 08』)에서는 "방광은 오줌이 저장되는 곳인데, 기화의 과정을 거쳐 오줌을 체외로 배출시킨다"라고 하였다. 또한 물은 기(氣)의 자(子)이고, 기는 물의 모(母)이므로 기가 돌면 물도 돌고, 기가 막히면 물도 막힌다. 혹자는 "오줌이란 순전히 수액의 청탁이 분별된 데 따른 것이지 기의 운화에 따른 것은 아니다"라고 하는데, 대개 이러한 원리를 명확히 모르기 때문에 하는 말이다. 동원 (『寶鑑·內景四·小便·小便原委』) (신편p.711 /신p.484)

第二章

범차십이관자 부득상실야
凡此十二官者, 不得相失也.

고주명즉하안 이차양생즉수 몰세불태 이위천하즉대창
故主明則下安, 以此養生則壽, 歿世不殆, 以爲天下則大昌.

주불명즉십이관위 사도폐색이불통 형내대상
主不明則十二官危, 使道閉塞而不通, 形乃大傷,

이차양생즉앙 이위천하자 기종대위 계지계지
以此養生則殃, 以爲天下者, 其宗大危. 戒之戒之!』① (「人身猶一國」)

➡ '主明則下安', '主不明則十二官危'는 心, 君主에 해당하는 내용이 아니라 命門에 해당하는 내용이다.

■ 人身猶一國 ○ 素問曰, 心者君主之官, 神明出焉. 肺者相傅之官, 治節出焉. 肝者將軍之官, 謀慮出焉. 膽者中正之官, 決斷出焉. 膻中者臣使之官, 喜樂出焉. 脾胃者倉廩之官, 五味出焉. 大腸者傳導之官, 變化出焉. 小腸者受盛之官, 化物出焉. 腎者作强之官, 伎巧出焉. 三焦者決瀆之官, 水道出焉. 膀胱者州都之官, 津液藏焉, 氣化則能出矣. 凡此十二官者, 不得相失也. 故主明則下安, 以此養生則壽, 沒世不殆, 以爲天下則大昌. 主不明則十二官危, 使道閉塞而不通, 形乃大傷, 以此養生則殃, 以爲天下者其宗大危. 戒之戒之.

① 인체는 한 나라와 같다[人身猶一國] ○ 『소문(素問)』(「靈蘭秘典論 08」)에서는 "심(心)은 군주지관(君主之官)으로서, 신명(神明)이 여기서 나온다. 폐(肺)는 상부지관(相傅之官)으로서, 치절(治節)하는 작용이 여기서 나온다. 간(肝)은 장군지관(將軍之官)으로서, 모려(謀慮)가 여기서 나온다. 담(膽)은 중정지관(中正之官)으로서, 결단(決斷)하는 기능이 여기서 나온다. 단중(膻中)은 신사지관(臣使之官)으로서, 기쁨과 즐거움이 여기서 나온다. 비위(脾胃)는 창름지관(倉廩之官)으로서, 오미(五味)가 여기서 나온다. 대장(大腸)은 전도지관(傳導之官)으로서, 변화(變化)가 여기서 나온다. 소장(小腸)은 수성지관(受盛之官)으로서, 음식물의 변화작용이 여기서 나온다. 신(腎)은 작강지관(作强之官)으로

서, 기교(伎巧)가 여기서 나온다. 삼초(三焦)는 결독지관(決瀆之官)으로서, 수액을 소통시키는 기능이 여기서 나온다. 방광(膀胱)은 주도지관(州都之官)으로서, 진액을 여기에 저장하였다가 기화(氣化) 작용을 통해 내보낸다. 이 12가지 기관은 서로 협조 관계를 잃어서는 안 된다. 그렇기 때문에 군주가 밝다면 아래 기관도 편안한 것이니, 이에 따라 양생(養生)하면 오래 살면서 죽을 때까지 위험한 일이 없게 되고, 이렇게 나라를 다스리면 크게 번영하게 된다. 군주가 밝지 못하면 12가지 기관이 위태롭게 되고, 길을 막아 잘 통하지 못하게 하므로 형체가 몹시 상하게 되는데, 이렇게 양생하면 재앙을 입고, 나라도 이런 식으로 다스리면 종묘사직이 아주 위태롭게 된다. 따라서 경계하고 또 경계해야 할 것이다"라고 하였다. (『寶鑑·內景一·身形·人身猶一國』) (신편p.203 /신p.205)

◉『寶鑑』에서는「身形門」'養性延年藥餌' 조문에 '瓊玉膏, 三精丸, 延年益壽不老丹, 五老還童丹, 延齡固本丹, 斑龍丸, 二黃元, 玄菟固本丸, 固本酒'를 예시하였다.

第三章

지도재미 변화무궁 숙지기원
至道在微, 變化無窮, 孰知其原?

군호재 소 자구구 숙지기요
窘乎哉, 消㉠者瞿瞿, 孰知其要?

민민지당 숙자위량
閔閔之當, 孰者爲良?

황홀지수 생어호리 호리 지수 기어도량
恍惚之數, 生於毫氂㉡, 毫氂㉢之數, 起於度量,

천지만지 가이익대 추지대지 기형내제
千之萬之, 可以益大, 推之大之, 其形乃制.

황제왈 선재 여문정광지도 대성지업 이선명대도 비재계택길일 불감수야
黃帝曰, 善哉! 余聞精光之道, 大聖之業, 而宣明大道, 非齋戒擇吉日, 不敢受也.

황제내택길일량조 이장영란지실 이전보언
黃帝乃擇吉日良兆, 而藏靈蘭之室, 以傳保焉.

㉠ 消 : 校釋本에는 '肖'로 고쳤다.
㉡ 氂 : 四庫全書本, 章句索引本, 校釋本에는 '釐'로 되어 있다.
㉢ 氂 : 四庫全書本, 章句索引本, 校釋本에는 '釐'로 되어 있다.

六節藏象論篇 第九

六六九九 以正天度而歲氣立 (『類經二十三卷·運氣類』, p.916)

第一章

황제문왈 여문천이육육지절 이성일세
黃帝問曰, 余聞天以六六之節, 以成一歲,

인이구구제회 계인역유삼백육십오절 이위천지구의 부지기소위야
人以九九制會, 計人亦有三百六十五節, 以爲天地久矣. 不知其所謂也?

기백대왈 소호재 문야 청수언지
岐伯對曰, 昭乎哉, 問也! 請遂言之.

부육육지절 구구제회자 소이정천지도 기지수야
夫六六之節, 九九制會者, 所以正天之度, 氣之數也.

천도자 소이제일월지행야 기수자 소이기화생지용야
天度者, 所以制日月之行也. 氣數者, 所以紀化生之用也.

➡ 『素問·生氣通天論 03』 1장과 비슷한 구절이니, 참고해서 보아야 한다.

第二章

천위양 지위음 일위양 월위음
天爲陽, 地爲陰; 日爲陽, 月爲陰.

행유분기 주유도리 일행일도 월행십삼도이유기언
行有分紀, 周有道理, 日行一度, 月行十三度而有奇焉.

고대소월삼백육십오일이성세 적기여이영윤의
故大小月三百六十五日而成歲, 積氣餘而盈閏矣.

입단어시 표정어중 추여어종 이천도필의
立端於始, 表正於中, 推餘於終, 而天度畢矣.

第三章

第一節

제왈 여이문천도의 원문기수하이합지
帝曰, 余已聞天度矣, 願聞氣數何以合之.

기백왈 천이육육위절 지이구구제회 천유십일 일육경이주갑
岐伯曰, 天以六六爲節, 地以九九制會, 天有十日, 日六竟而周甲,

갑육복이종세 삼백육십일법야
甲六復而終歲, 三百六十日法也.

부자고통천자 생지본 본어음양 기기구주구규 개통호천기
夫自古通天者, 生之本, 本於陰陽, 其氣九州九竅, 皆通乎天氣.

고기생오 기기삼 삼이성천 삼이성지 삼이성인 삼이삼지 합즉위구
故其生五, 其氣三, 三而成天, 三而成地, 三而成人, 三而三之, 合則爲九.
구분위구야 구야위구장 고형장사 신장오 합위구장이응지야
九分爲九野, 九野爲九藏. 故形藏四, 神藏五, 合爲九藏以應之也.

第二節

제왈 여이문육육구구지회야 부자언적기영윤 원문하위기 청부자발몽해혹언
帝曰, 余已聞六六九九之會也. 夫子言積氣盈閏, 願聞何謂氣. 請夫子發蒙解惑焉.

기백왈 차상제소비 선사전지야
岐伯曰, 此上帝所秘, 先師傳之也.

제왈 청수문지
帝曰, 請遂聞之.

기백왈 오일위지후 삼후위지기 육기위지시 사시위지세 이각종기주치언
岐伯曰, 五日謂之候, 三候謂之氣, 六氣謂之時, 四時謂之歲, 而各從其主治焉.
오운상습 이개치지 종기지일 주이부시
五運相襲, 而皆治之, 終期之日, 周而復始;
시립기포 여환무단 후역동법
時立氣布, 如環無端, 候亦同法.
고왈 부지년지소가 기지성쇠 허실지소기 불가이위공의
故曰, 『不知年之所加, 氣之盛衰, 虛實之所起, 不可以爲工矣.』① (「醫當識天地間運氣」)(「毋伐天和」)

➡ "五日謂之候, 三候謂之氣, 六氣謂之時, 四時謂之歲"에서 3후가 1氣로서 24절기의 단위가 된다. 결국 보름 정도에 절기 하나씩 해당된다.

■ 醫當識天地間運氣 ○ 內經曰, 不知年之所加, 氣之盛衰, 虛實之所起, 不可以爲工矣.

① 의사는 천지간의 운기를 알아야 한다[醫當識天地間運氣] ○ 『내경(內經)』(『素問·六節藏象論 09』)에서는 "그 해의 객주가림(客主加臨)과 절기(節氣)의 성쇠(盛衰)·허실(虛實)이 발생되는 원인을 모르고서는 진정한 의사라 할 수 없다"라고 하였다. (『寶鑑·雜病一·天地運氣·醫當識天地間運氣』) (신편p.1571 /신p.923)

◘ 毋伐天和 ○ 又曰, 不知年之所加, 氣之盛衰, 虛實之所起, 不可以爲工矣.

① 천화를 상하게 해서는 안된다[毋伐天和] ○ 또한 『내경(內經)』(『素問·六節藏象論 09』)에서는 "그 해의 주·객기(主客氣)가 가림(加臨)하는 상황과 절기의 성쇠(盛衰)·허실(虛實)이 생성되는 원인을 알지 못하면 유능한 의사가 될 수 없다"라고 하였다. (『寶鑑·雜病一·用藥·毋伐天和』) (신편p.1668 /신p.988)

氣淫氣迫 求其至也 (『類經二十三卷·運氣類』, p.925)

第三節

제왈 오운지시 여환무단 기태과불급하여
帝曰, 五運之始, 如環無端, 其太過不及何如?

기백왈 오기경립 각유소승 성허지변 차기상야
岐伯曰, 五氣更立, 各有所勝, 盛虛之變, 此其常也.

제왈 평기하여
帝曰, 平氣何如?

기백왈 무과자야
岐伯曰, 無過者也.

제왈 태과불급내하
帝曰, 太過不及奈何?

기백왈 재경유야
岐伯曰, 在經有也.

제왈 하위소승
帝曰, 何謂所勝?

기백왈 춘승장하 장하승동 동승하 하승추 추승춘 소위득오행시지승 각이기명기장
岐伯曰, 春勝長夏, 長夏勝冬, 冬勝夏, 夏勝秋, 秋勝春, 所謂得五行時之勝, 各以氣命其藏.

제왈 하이지기승
帝曰, 何以知其勝?

기백왈 구기지야 개귀시춘
岐伯曰, 求其至也, 皆歸始春.

미지이지 차위태과 즉박소불승 이승소승야 명왈기음
未至而至, 此謂太過, 則薄所不勝, 而乘所勝也, 命曰氣淫.

불분사벽내생 공불능금
不分邪僻內生, 工不能禁.㉠

지이부지 차위불급 즉소승망행 이소생수병 소불승박지야 명왈기박
至而不至, 此謂不及, 則所勝妄行, 而所生受病, 所不勝薄之也, 命曰氣迫.

소위구기지자 기지지시야
所謂求其至者, 氣至之時也.

근후기시 기가여기 실시반후 오치불분 사벽내생 공불능금야
謹候其時, 氣可與期. 失時反候, 五治不分, 邪僻內生, 工不能禁也.

제왈 유불습호
帝曰, 有不襲乎?

기백왈 창천지기 부득무상야 기지불습 시위비상 비상즉변의
岐伯曰, 蒼天之氣, 不得無常也. 氣之不襲, 是謂非常, 非常則變矣.

제왈 비상이변내하
帝曰, 非常而變奈何?

기백왈 변지즉병 소승즉미 소불승즉심 인이중감어사즉사의
岐伯曰, 變至則病, 所勝則微, 所不勝則甚, 因而重感於邪則死矣.

고비기시즉미 당기시즉심야
故非其時則微, 當其時則甚也.

➡ "至而不至, 此謂不及, 則所勝妄行, 而所生受病, 所不勝薄之也."는 李東垣의 『脾胃論』에서 五行方의 주축이 되는 구절로 쓰인다.

天食人以五氣 地食人以五味 (『類經十一卷·氣味類』, p.391)

第四章

제왈 선 여문기합이유형 인변이정명
帝曰, 善! 余聞氣合而有形, 因變以正名.

㉠ 不分, 邪僻內生, 工不能禁. : 校釋本에는 王冰의 注에 근거하여 아래의 '五治' 다음에 있는 것과 중복되는 연문이라 보고 삭제하였다.

천지지운 음양지화 기어만물 숙소숙다 가득문호
天地之運, 陰陽之化, 其於萬物, 孰少孰多, 可得聞乎?

기백왈 실재문야 천지광불가도 지지대불가량 대신령문 청진기방
岐伯曰, 悉哉問也!㉠ 天至廣不可度, 地至大不可量, 大神靈問, 請陳其方.

초생오색 오색지변 불가승시
草生五色, 五色之變, 不可勝視;

초생오미 오미지미 불가승극
草生五味, 五味之美, 不可勝極.

기욕부동 각유소통
嗜欲不同, 各有所通.

천식인이오기 지식인이오미
『天食人以五氣, 地食人以五味.

오기입비 장어심폐 상사오색수명 음성능창
五氣入鼻, 藏於心肺, 上使五色脩明, 音聲能彰;

오미입구 장어장위 미유소장 이양오기
五味入口, 藏於腸胃. 味有所藏, 以養五氣,

기화이생 진액상성 신내자생
氣和而生, 津液相成, 神乃自生.』① (「五味生神」)

➡ '氣合而有形'은 중요한 말이다. 氣가 모여서 形을 이룬다는 뜻이다. 그러므로, 同氣相求로서 五氣가 五臟으로 들게 된다.

■ 五味生神 ○ 內經曰, 天食人以五氣, 地食人以五味. 五氣入鼻, 藏於心肺, 上使五色修明, 音聲能彰. 五味入口, 藏於腸胃, 味有所藏, 以養五氣, 氣和而生, 津液相成, 神乃自生.

① 오미는 신기를 낳는다[五味生神] ○ 『내경(內經)』(『素問·六節藏象論 09』)에서는 "하늘은 사람에게 오기(五氣)를 공급해주고, 땅은 사람에게 오미(五味)를 공급해준다. 오기는 코로 들어가 심폐(心肺)에 저장되어 위로 안색이 밝고 음성이 명랑하게 해준다. 오미는 입으로 들어가서 위(胃) 속에 저장되는데, 그 정미로운 것이 오장의 기를 길러준다. 오장의 기가 조화를 이루어 생기가 돌면, 다시 진액(津液)의 작용을 받아 신기(神氣)는 자연히 왕성해진다"라고 하였다. (『寶鑑·內景一·神·五味生神』) (신편p.317 /신p.269)

藏象 (『類經三卷·藏象類』, p.64)

第五章

제왈 장상하여
帝曰, 藏象何如?

기백왈 심자 생지본 신지변 야
岐伯曰, 『心者, 生之本, 神之變㉡也.

기화재면 기충재혈맥 위양중지태양 통어하기
其華在面, 其充在血脈, 爲陽中之太陽, 通於夏氣.』① (「心主時日」)

폐자 기지본 백지처야
『肺者, 氣之本, 魄之處也.

기화재모 기충재피 위양중지태음 통어추기
其華在毛, 其充在皮, 爲陽中之太陰, 通於秋氣.』② (「肺主時日」)

㉠ 悉哉問也 : 校釋本에는 '悉乎哉問也'로 고쳤다.
㉡ 變 : 校釋本에는 '處'로 고쳤다.

신자 주칩봉장지본 정지처야
『腎者, 主蟄封藏之本, 精之處也.

기화재발 기충재골 위음중지소음 통어동기
其華在髮, 其充在骨, 爲陰中之少陰, 通於冬氣.』③ (「腎主時日」)

간자 파극지본 혼지거야
『肝者, 罷極之本, 魂之居也.

기화재조 기충재근 이생혈기
其華在爪, 其充在筋, 以生血氣,

기미산 기색창 차위양중지소양 통어춘기
其味酸, 其色蒼, 此爲陽中之少陽, 通於春氣.』④ (「肝主時日」)

비위대장소장삼초방광자 창름지본 영지거야 명왈기
『脾胃大腸小腸三焦膀胱者, 倉廩之本, 營之居也, 名曰器,

능화조박 전미이입출자야
能化糟粕, 轉味而入出者也.』⑤ (「臟腑異用」)

기화재순사백 기충재기 기미감 기색황
『其華在脣四白,』⑥ (「口唇屬脾」) 其充在肌, 其味甘, 其色黃,

차지음지류 통어토기
此至陰之類, 通於土氣.

범십일장 취결어담야
凡十一藏, 取決於膽也.

➡ "凡十一藏, 取決於膽也."에 근거하여, 李東垣은 內傷을 치료할 때 風藥을 많이 썼는데, 이로써 中氣를 돌리는 데에 썼다.

■ 心主時日 ○ 心者, 生之本也, 神之變也. 爲陽中之太陽, 通於夏氣. 『內經』

① 심이 왕성한 날[心主時日] ○ 심장은 생명의 근본[生之本]이고, 정신이 작용하는 곳이다. 심장은 양(陽) 중의 태양(太陽)으로, 여름철의 기후와 응한다. 『내경』(『素問·六節藏象論 09』) (『寶鑑·內景三·心臟·心主時日』) (신편p.563 /신p.400)

■ 肺主時日 ○ 肺爲陽中之太陰, 通於秋氣. 『內經』

② 폐가 왕성한 날[肺主時日] ○ 폐는 양중(陽中)의 태음(太陰)에 속하고, 가을철의 기운과 통한다. 『내경』(『素問·六節藏象論 09』) (『寶鑑·內景三·肺臟·肺主時日』) (신편p.581 /신p.412)

■ 腎主時日 ○ 腎爲陰中之少陰, 通於冬氣. 『內經』

③ 신장이 왕성한 날[腎主時日] ○ 신은 음(陰) 중의 소음(少陰)으로 겨울철의 기운에 통한다. 『내경』(『素問·六節藏象論 09』) (『寶鑑·內景三·腎臟·腎主時日』) (신편p.590 /신p.418)

■ 肝主時日 ○ 肝爲陰中之少陽, 通於春氣. 『內經』

④ 간이 왕성한 날[肝主時日] ○ 간은 음(陰) 중의 소양(少陽)으로 봄철과 통한다. 『내경』(『素問·六節藏象論 09』) (『寶鑑·內景三·肝臟·肝主時日』) (신편p.553 /신p.394)

■ 臟腑異用 ○ 脾胃大腸小腸三焦膀胱者, 倉廩之本, 營之居也, 名曰器, 能化糟粕, 轉味而出入者也.

⑤ 장과 부의 다른 작용[臟腑異用] ○ 비·위·대장·소장·삼초·방광은 음식물이 저장되는 근본이고 영기(營氣)가 생성되는 곳이므로 '기(器)'라고 일컫는데, 이들은 능히 음식물의 조박(糟粕)한 것을 소화시키고, 오미(五味)를 전화시켜 흡수하고 배설하는 작용을 한다. (『素問·六節藏象論 09』) (『寶鑑·內景三·五臟六腑·臟腑異用』) (신편p.543 /신p.388)

■ 口脣屬脾 ○ 六府之華在脣四白. 『內經』

⑥ 입술은 비에 속한다[口唇屬脾] ○ 육부(六腑)의 정화(精華)는 입술 둘레에 뚜렷하게 나타난다. 『내경』(『素問·六節藏象論09』) (『寶鑑·外形二·口舌·口脣屬脾』) (신편p.1084 /신p.677)

關格 (『類經六卷·脈色類』, p.220)

第六章

고 인 영 일 성 병 재 소 양 이 성 병 재 태 양 삼 성 병 재 양 명 사 성 이 상 위 격 양
故人迎一盛病在少陽, 二盛病在太陽, 三盛病在陽明, 四盛已上爲格陽.

촌 구 일 성 병 재 궐 음 이 성 병 재 소 음 삼 성 병 재 태 음 사 성 이 상 위 관 음
寸口一盛病在厥陰, 二盛病在少陰, 三盛病在太陰, 四盛已上爲關陰.

인 영 여 촌 구 구 성 사 배 이 상 위 관 격
『人迎與寸口俱盛, 四倍已上爲關格.』① (「關格證」)

관 격 지 맥 영 불 능 극 어 천 지 지 정 기 즉 사 의
關格之脈贏, 不能極於天地之精氣, 則死矣.

◆ **關格證** ○ 內經曰, 人迎脈大於氣口四倍, 名曰格. 氣口脈大於人迎四倍, 名曰關.

① 관격증(**關格證**) ○ 『내경(內經)』(『素問·六節藏象論 09』, 『靈樞·終始 09』)에서는 "인영맥(人迎脈)이 기구맥(氣口脈)보다 4배나 큰 것을 격이라고 한다. 기구맥이 인영맥보다 4배나 큰 것을 관이라고 한다"라고 하였다. (『寶鑑·內景四·小便·關格證』) (신편p.726 /신p.492)

◉ 『寶鑑』에서는 '關格證' 조문에 '八正散, 芒硝湯, 大承氣湯, 補中益氣湯, 枳縮二陳湯'을 예시하였다.

五藏生成篇 第十

五藏所合所榮所主 五味所宜所傷之病 (『類經三卷·藏象類』, p.89)

第一章

『心之合脈也,』① (「諸脈屬目」) 其榮色也, 其主腎也.

『肺之合皮也, 其榮毛也,』② (「皮毛屬肺」) 其主心也.

『肝之合筋也, 其榮爪也,』③ (「手爪占病」) 其主肺也.

脾之合肉也, 其榮脣也, 其主肝也.

『腎之合骨也, 其榮髮也,』④ (「髮屬腎」)(「骨屬腎」) 其主脾也.

■ **諸脈屬目** ○ 心合脈, 諸脈者皆屬於目. 『內經』

① 모든 맥은 눈에 주입된다[**諸脈屬目**] ○ 심(心)은 맥(脈)과 배합되고, 모든 12경맥(經脈)의 정기(精氣)는 다 눈에 주입된다. 『내경』(『素問·五藏生成 10』) (『寶鑑·外形一·眼·諸脈屬目』) (신편p.947 /신p.606)

■ **皮毛屬肺** ○ 內經曰, 肺之合皮也, 其榮毛也.

② 피부와 털은 폐에 속한다[**皮毛屬肺**] ○ 『내경(內經)』(『素問·五藏生成 10』)에서는 "폐는 피부와 배합되어 폐의 상태는 털에 표현된다"라고 하였다. (『寶鑑·外形三·皮·皮毛屬肺』) (신편p.1339 /신p.797)

◘ **手爪占病** ○ 內經曰, 肝之合筋也, 其榮爪也.

③ 손톱을 보고 병을 헤아린다[**手爪占病**] ○ 『내경(內經)』(『素問·五藏生成 10』)에서는 "간(肝)은 근육과 서로 배합되고, 그 상태는 손톱에 나타난다"라고 하였다. (『寶鑑·外形四·手·手爪占病』) (신편p.1418 /신p.841)

■ **髮屬腎** ○ 又曰, 腎之合骨也, 其榮髮也.

④ 머리털은 신에 속한다[**髮屬腎**] ○ 또한 『내경(內經)』(『素問·五藏生成 10』)에서는 "신(腎)은 뼈와 서로 배합되는데, 그 상태는 머리털에 나타난다"라고 하였다. (『寶鑑·外形四·毛髮·髮屬腎』) (신편p.1456 /신p.862)

■ **骨屬腎** ○ 又曰, 腎之合骨也.

④ 뼈는 신에 속한다[**骨屬腎**] ○ 또한 『내경(內經)』(『素問·五藏生成 10』)에서는 "신(腎)은 뼈와 서로 배합된다"라고 하였다. (『寶鑑·外形三·骨·骨屬腎』) (신편p.1403 /신p.833)

第二章

是故『多食鹹, 則脈凝泣而變色;

다식고 즉피고이모발
多食苦, 則皮槁而毛拔;

다식신 즉근급이조고
多食辛, 則筋急而爪枯;

다식산 즉육지추이순게
多食酸, 則肉胝䐢而脣揭;

다식감 즉골통이발락 차오미지소상야
多食甘, 則骨痛而髮落.』① (「五味過傷爲病」)(「骨傷證」) 此五味之所傷也.

고심욕고 폐욕신 간욕산 비욕감 신욕함 차오미지소합야 오장지기
故心欲苦, 肺欲辛, 肝欲酸, 脾欲甘, 腎欲鹹. 此五味之所合也, 『五藏之氣㉠.

➡ 『素問·生氣通天論 03』의 3장 4절을 참고하여 보아야 한다. 여기서는 五行相剋이 쓰이고 있다.

◘ 五味過傷爲病 ○ 多食鹹, 則脈凝澁而變色. 多食苦, 則皮槁而毛拔. 多食辛, 則筋急而爪枯. 多食酸, 則肉胝䐢而脣揭, 多食甘, 則骨痛而髮落. 『內經』

① 오미가 지나치면 병이 된다[五味過傷爲病] ○ 짠맛을 과다하게 섭취하면 혈맥이 엉기고 막혀서 피부색이 변한다. 쓴맛을 과다하게 섭취하면 피부가 말라서 털이 빠진다. 매운맛을 과다하게 섭취하면 힘줄이 땅기면서 손발톱이 마른다. 신맛을 과다하게 섭취하면 살이 두꺼워지고 주름지며 입술이 뒤집어진다. 단맛을 과다하게 섭취하면 뼈가 아프고 머리털이 빠진다. 『내경』(『素問·五藏生成 10』) (『寶鑑·雜病四·內傷·五味過傷爲病』) (신편p.2140 /신p.1227)

◘ 骨傷證 ○ 又曰, 多食甘, 則骨痛而髮落.

① 뼈가 상한 증[骨傷證] ○ 또한 『내경(內經)』(『素問·五藏生成 10』)에서는 "단 것을 너무 많이 먹으면 뼈가 아프고 머리털이 빠진다"라고 하였다. (『寶鑑·外形三·骨·骨傷證』) (신편p.1405 /신p.834)

五藏五色死生 (『類經六卷·脈色類』, p.257)

고색현청여초자자사
故色見青如草茲者死,

황여지실자사
黃如枳實者死,

흑여태자사
黑如炲者死,

적여배혈자사
赤如衃血者死,

백여고골자사 차오색지현사야
白如枯骨者死. 此五色之見死也.

청여취우자생
青如翠羽者生,

적여계관자생
赤如雞冠者生,

황여해복자생
黃如蟹腹者生,

백여시고자생
白如豕膏者生,

㉠ 此五味之所合也, 五藏之氣 : 校釋本에는 '此五味之合五藏之氣也'로 고쳤다.

흑 여 오 우 자 생　차 오 색 지 현 생 야
黑如烏羽者生. 此五色之見生也.

생 어 심　여 이 호 과 주
生於心, 如以縞裹朱;

생 어 폐　여 이 호 과 홍
生於肺, 如以縞裹紅;

생 어 간　여 이 호 과 감
生於肝, 如以縞裹紺;

생 어 비　여 이 호 과 괄 루 실
生於脾, 如以縞裹栝樓實;

생 어 신　여 이 호 과 자　차 오 장 소 생 지 외 영 야
生於腎, 如以縞裹紫. 此五藏所生之外榮也.』① (「五色占吉凶」)

색 미 당 오 장　백 당 폐 신　적 당 심 고　청 당 간 산　황 당 비 감　흑 당 신 함
色味當五藏, 白當肺辛, 赤當心苦, 青當肝酸, 黃當脾甘, 黑當腎鹹.

고 백 당 피　적 당 맥　청 당 근　황 당 육　흑 당 골
故白當皮, 赤當脈, 青當筋, 黃當肉, 黑當骨.

■ 五色占吉凶 ○ 五藏之氣, 色見青如草滋者死, 黃如枳實者死, 黑如炲者死, 赤如衃血者死, 白如枯骨者死. 此五色之見死也.『內經』○ 青如翠羽者生, 赤如鷄冠者生, 黃如蟹腹者生, 白如豕膏者生, 黑如烏羽者生. 此五色之見生也.『內經』○ 生於心, 如以縞裹朱. 生於肺, 如以縞裹紅. 生於肝, 如以縞裹紺. 生於脾, 如以縞裹瓜蔞實. 生於腎, 如以縞裹紫. 此五藏所生之外榮也.『內經』

① 오색으로 길흉을 판단한다[五色占吉凶] ○ 오장(五臟)의 기(氣)가 안색으로 표현될 적에 푸른빛이 마른 풀빛을 띠는 경우는 죽고, 누런빛이 탱자 빛을 띠는 경우는 죽고, 검은 빛이 그을음 빛을 띠는 경우는 죽고, 붉은 빛이 어혈 빛을 띠는 경우는 죽고, 흰빛이 마른 뼈다귀 빛을 띠는 경우는 죽는다. 이런 다섯 가지 색깔은 죽을 증상을 보여주는 것이다.『내경』(『素問·五藏生成 10』) ○ 푸른빛이 취조(翠鳥, 물총새)의 깃과 같은 빛을 띠는 경우는 살고, 붉은빛이 닭의 벼슬과 같은 빛을 띠는 경우는 살고, 누런빛이 게의 배와 같은 빛을 띠는 경우는 살고, 흰빛이 돼지기름(저지) 같은 빛을 띠는 경우는 살고, 검은빛이 까마귀의 깃과 같은 빛을 띠는 경우는 산다. 이런 다섯 가지 색깔은 살아날 증상을 보여주는 것이다.『내경』(『素問·五藏生成 10』) ○ 심장(心臟)에 생기(生氣)가 있을 적에 드러나는 색깔은 흰 비단에 주사(朱砂)를 싸 놓은 것 같고, 폐(肺)에 생기가 있을 적에 드러나는 색깔은 흰 비단에 붉은 물건을 싸 놓은 것 같고, 간(肝)에 생기가 있을 적에 드러나는 색깔은 흰 비단에 감색 물건을 싸 놓은 것 같고, 비장(脾臟)에 생기가 있을 적에 드러나는 색깔은 흰 비단에 익은 과루실(瓜蔞實)을 싸 놓은 것 같고, 신장(腎臟)에 생기가 있을 적에 드러나는 색깔은 흰 비단에 자색 물건을 싸 놓은 것 같다. 이러한 색깔은 모두 오장의 생기가 겉으로 표현된 것이다.『내경』(『素問·五藏生成 10』) (『寶鑑·雜病一·審病·五色占吉凶』) (신편p.1610 /신p.951)

諸脈髓筋血氣 谿谷所屬 (『類經八卷·經絡類』, p.336)

第三章

제 맥 자 개 속 어 목
『諸脈者皆屬於目,』① (「諸脈屬目」)

諸髓者皆屬於腦,

『諸筋者皆屬於節,』② (「膝爲筋府」)

『諸血者皆屬於心,』③ (「七情動血」)

『諸氣者皆屬於肺.』④ (「肺主氣」) 此四支八谿之朝夕也.

故『人臥, 血歸於肝, 「肝受血而能視,」⑤ (「目者肝之竅」)(「讀書損目」)

足受血而能步,

掌受血而能握,

指受血而能攝.』⑥ (「血爲榮」)

『臥出而風吹之, 血凝於膚者爲痹,』⑦ (「風痹之始」)

凝於脈者爲泣,

凝於足者爲厥. 此三者, 血行而不得反其空, 故爲痹厥也.

人有大谷十二分, 小谿三百五十四名, 少十二兪.

此皆衛氣之所留止, 邪氣之所客也, 鍼石緣而去之.

■ 諸脈屬目 ○ 心合脈, 諸脈者皆屬於目. 『內經』

① 모든 맥은 눈에 주입된다[諸脈屬目] ○ 심(心)은 맥(脈)과 배합되고, 모든 12경맥(經脈)의 정기(精氣)는 다 눈에 주입된다. 『내경』(『素問·五藏生成 10』) (『寶鑑·外形一·眼·諸脈屬目』) (신편p.947 /신p.606)

◘ 膝爲筋府 ○ 諸筋者, 皆屬於節. 『靈樞』

② 무릎은 힘줄이 모이는 곳이다[膝爲筋府] ○ 모든 힘줄은 다 뼈마디에 붙어 있다. 『영추』(『素問·五藏生成 10』에 나옴.) (『寶鑑·外形三·筋·膝爲筋府』) (신편p.1396 /신p.829)

◘ 七情動血 ○ 內經曰, 諸血者, 皆屬於心.

③ 칠정은 혈을 동하게 한다[七情動血] ○ 『내경(內經)』(『素問·五藏生成 10』)에서는 "모든 혈은 다 심에 속한다"라고 하였다. (『寶鑑·內景二·血·七情動血』) (신편p.376 /신p.301)

◉ 『寶鑑』에서는 '七情動血' 조문에 '保命生地黃散, 解鬱湯, 保命散'을 예시하였다.

■ 肺主氣 ○ 又曰, 諸氣者, 皆屬於肺.

④ 폐는 기를 주관한다[肺主氣] ○ 『내경(內經)』(『素問·五藏生成 10』)에서는 "모든 기는 다 폐에 속한다"라고 하였다. (『寶鑑·內景一·氣·肺主氣』) (신편p.282 /신p.250)

■ 目者肝之竅 ○ 人臥則血歸於肝, 肝受血而能視. 『內經』

⑤ 눈은 간의 상태가 나타나는 구멍이다[目者肝之竅] ○ 사람이 잠잘 때는 혈이 간으로 돌아가고, 간이 혈을 받고 눈이 혈의 자양을 받으면 능히 볼 수 있게 된다. 『내경』(『素問·五藏生成10』) (『寶鑑·外形一·眼·目者肝之竅』) (신편p.948 /신p.606)

◉ 『寶鑑』에서는 '目者肝之竅' 조문에 '地黃粥'을 예시하였다.

讀書損目 ○ 內經曰, 目得血而能視. 然久視傷血. 亦能損目. 『綱目』

⑤ 독서로 눈이 손상되는 것[**讀書損目**] ○ 『내경(內經)』(『素問·五藏生成 10』)에서는 "눈은 혈(血)을 받아야 볼 수 있다"라고 하였으며, 『내경(內經)』(『素問·宣明五氣 23』)에서는 "(그러나) 오랫동안 보면 혈을 상하게 된다"라고 하였으니, 또한 (혈이 상함에 따라) 눈도 상할 수 있는 것이다. 『강목』 (『寶鑑·外形一·眼·讀書損目』) (신편p.1005 /신p.638)

◉ 『**寶鑑**』에서는 '**讀書損目**' 조문에 '**地黃元**'을 예시하였다.

血爲榮 ○ 內經曰, 血爲榮, 榮於內. 目得血而能視, 足得血而能步, 掌得血而能握, 指得血而能攝.

⑥ 혈은 영기가 된다[**血爲榮**] ○ 『내경(內經)』(『素問·五藏生成 10』)에서는 "혈(血)은 영기(榮氣)가 되어 맥내(脈內)를 돌아다닌다. 눈은 혈을 얻어야 볼 수 있고, 발은 혈을 얻어야 걸을 수 있으며, 손바닥은 혈을 얻어야 쥘 수 있고, 손가락은 혈을 얻어야 잡을 수 있다"라고 하였다. (『寶鑑·內景二·血·血爲榮』) (신편 p.373 /신p.300)

風痹之始 ○ 內經曰, 汗出而風吹之, 血凝於膚者, 則爲痹.

⑦ 풍비증의 시초[**風痹之始**] ○ 『내경(內經)』(『素問·五藏生成 10』)에서는 "땀을 흘린 다음에 바람을 맞으면 혈액이 피부에서 뭉쳐서 비증(痹證)이 된다"라고 하였다. (『寶鑑·雜病二·風·風痹之始』) (신편p.1777 /신 p.1046)

五決十經 (『類經十四卷·疾病類』, p.510)

第四章

第一節

진병지시 오결위기 욕지기시 선건기모 소위오결자 오맥야
診病之始, 五決爲紀, 欲知其始, 先建其母. 所謂五決者, 五脈也.

시이 두통전 질 하허상실 과재족소음거양 심즉입신
是以『「頭痛巓㉠疾, 下虛上實, 過在足少陰巨陽, 甚則入腎.」① (「玉眞丸」)

순몽초우 목명이롱 하실상허 과재족소양궐음 심즉입간
徇蒙招尤, 目冥耳聾, 下實上虛, 過在足少陽厥陰, 甚則入肝.』② (「眩暈」)

복만진창 지격거협 하궐상모 과재족태음양명
『腹滿䐜脹, 支鬲胠脇, 下厥上冒, 過在足太陰陽明.』③ (「脹滿形證」)

해수상기 궐재흉중 과재수양명태음
『欬嗽上氣, 厥在胸中, 過在手陽明太陰.』④ (「咳嗽雖屬肺亦有臟腑之異」)

심번두통 병재격중 과재수거양소음
心煩頭痛, 病在鬲中, 過在手巨陽少陰.

• **玉眞丸** ○ 內經曰, 頭痛巓疾, 下虛上實, 過在足少陰·巨陽, 甚則入腎. 許學士曰, 腎厥頭痛也, 此藥主之. 硫黃二兩, 石膏煆·半夏製·硝石, 各一兩. 右爲末, 薑汁糊和丸梧子大, 陰乾. 每二三十丸, 薑湯或米飮下. 『綱目』

① 옥진환(**玉眞丸**) ○ 『내경(內經)』(『素問·五藏生成 10』)에서는 "두통 등 정수리의 질병은 하초(下焦)는 허하고 상초(上焦)는 실한 것으로 병인(病因)은 족소음(足少陰)과 족태양(足太陽) 두 경맥(經脈)에 있는 것인데, 병세가 심해지면 신장(腎臟)에 영향을 미칠 수 있다"라고 하였다. 허학사(許學士)는 "신궐두통(腎厥頭痛)은 이 약으로 주로 치료한다"라고 하였다. ○ 유황 2냥, 석고(달군 것)·반하(법제한

㉠ 巓 : 四庫全書本, 章句索引本, 校釋本에는 '巔'으로 되어 있다.

것)·초석 각각 1냥. ○ 위의 약들을 가루내어 생강즙에 쑨 밀가루풀에 반죽해서 벽오동씨만하게 환을 만들어 그늘에서 말린다. 매번 20~30환씩 생강을 달인 물이나 미음으로 먹는다.『강목』(『寶鑑·外形一·頭·玉眞丸』) (신편p.900 /신p.580)

◘ **眩暈** ○ 內經曰, 頭痛巓疾, 下虛上實, 過在足少陰·巨陽, 甚則入腎. ○ 徇蒙招尤, 目眩耳聾, 下實上虛, 過在足少傷[陽]·厥陰, 甚則入肝.

② 현훈(**眩暈**) ○『내경(內經)』(『素問·五藏生成 10』)에서는 "두통 등 정수리의 질병이 하초(下焦)는 허하고 상초(上焦)는 실한 질병에 속한다면 병은 족소음(足少陰)과 족태양(足太陽) 두 경맥(經脈)에 있는 것인데, 병세가 심해지면 신장(腎臟)에 영향을 미칠 수 있다"라고 하였다. ○ 또한 "눈앞에 별꽃이 어른거리고 머리에 무엇을 뒤집어 쓴 듯 어지러우며, 눈이 어두워지고 귀가 안들리는 등 하초(下焦)가 실하고 상초(上焦)가 허한 경우는 병이 족소양(足少陽)과 족궐음(足厥陰) 두 경맥에 있는 것인데, 병세가 심해진다면 간(肝)에 영향을 미칠 수 있다"라고 하였다. (『寶鑑·外形一·頭·眩暈』) (신편p.885 /신p.573)

◉『寶鑑』에서는 '眩暈' 조문에 '四君子湯 가감, 二陳湯과 四物湯의 합방에 가감하는 것, 二陳湯'을 예시하였다.

■ **脹滿形證** ○ 腹滿䐜脹, 支鬲胠脇, 下厥上冒, 過在足太陰陽明.『內經』

③ 창만의 형태와 증상[**脹滿形證**] ○ 배가 그득하고 불러 오르면서 가슴과 옆구리 아래를 치받치며, 하체가 싸늘하고 갑자기 정신이 혼미해지는 것은 족태음경(足太陰經)과 족양명경(足陽明經)에 병이 생긴 것이다.『내경』(『素問·五藏生成 10』) (『寶鑑·雜病六·脹滿·脹滿形證』) (신편p.2464 /신p.1387)

◘ **咳嗽雖屬肺亦有臟腑之異** ○ 內經曰, 咳嗽上氣, 厥在胸中, 過在手陽明 大腸 ·太陰. 肺.

④ 해수는 폐에 속하는 것이지만 장부에 따른 차이가 있다[**咳嗽雖屬肺亦有臟腑之異**] ○『내경(內經)』(『素問·五藏生成 10』)에서는 "기침이 나고 기가 치밀어 오르는 것은 병이 가슴속에 있기 때문인데, 그 원인은 수양명대장경(手陽明大腸經)과 수태음폐경(手太陰肺經)에 있다"라고 하였다. (『寶鑑·雜病五·咳嗽·咳嗽雖屬肺亦有臟腑之異』) (신편p.2286 /신p.1301)

◉『寶鑑』에서는 '臟腑治咳藥' 조문에 '肺咳에는 麻黃湯, 心咳에는 桔梗湯, 肝咳에는 小柴胡湯, 脾咳에는 升麻湯, 腎咳에는 麻黃附子細辛湯, 胃咳에는 烏梅丸, 膽咳에는 黃芩湯 가감, 大腸咳에는 赤石脂禹餘粮湯, 小腸咳에는 芍藥甘草湯, 膀胱咳에는 茯苓甘草湯, 三焦咳에는 錢氏異功散'을 예시하였다.

能合脈色 可以萬全 (『類經六卷·脈色類』, p.253)

第二節

부맥지소대활색부침 가이지별
夫脈之小大滑濇浮沈, 可以指別;

오장지상 가이유추
『五藏之象, 可以類推;

오장상음 가이의식
五藏相音, 可以意識;

오색미진 가이목찰
五色微診, 可以目察;

능합맥색 가이만전
能合脈色, 可以萬全.』① (「診病之道」)

적맥지지야 천이견 진왈유적기재중 시해어식 명왈심비
赤脈之至也, 喘而堅, 診曰有積氣在中, 時害於食, 名曰心痺,

득지외질 사려이심허 고사종지
得之外疾, 思慮而心虛, 故邪從之.

백맥지지야 천이부 상허하실 경 유적기재흉중 천이허 명왈폐비한열
白脈之至也, 喘而浮, 上虛下實, 驚, 有積氣在胸中, 喘而虛, 名曰肺痹寒熱,

득지취이사내야
得之醉而使內也.

청맥지지야 장이좌우탄 유적기재심하지거 명왈간비
青脈之至也, 長而左右彈, 有積氣在心下支胠, 名曰肝痹,

득지한습 여산동법 요통족청두통
得之寒濕, 與疝同法, 腰痛足淸頭痛.

황맥지지야 대이허 유적기재복중 유궐기 명왈궐산 여자동법
黃脈之至也, 大而虛, 有積氣在腹中, 有厥氣, 名曰厥疝, 女子同法,

득지질사사지한출당풍
得之疾使四支汗出當風.

흑맥지지야 상견이대 유적기재소복여음 명왈신비 득지목욕청수이와
黑脈之至也, 上堅而大, 有積氣在小腹與陰, 名曰腎痹, 得之沐浴淸水而臥.

■ **診病之道** ○ 五藏之象, 可以類推. 五藏相音, 可以意識. 五色微診, 可以目察. 能合脈色, 可以萬全. 『內經』

① 병을 진찰하는 방법[診病之道] ○ 오장(五臟)의 생리기능과 병리변화의 정황은 여러 가지로 유추해 볼 수 있다. 즉, 오장에서 반영되어 나오는 음성을 들어보고 그 상태를 마음속으로 알아낼 수 있고, 안색으로 드러나는 오색(五色)의 변화가 비록 미묘하다 하더라도 눈으로 관찰하여 알 수 있는 것이다. 그리고 진찰할 적에 안색(顔色)과 맥상(脈象)을 참고하여 살필 수 있다면 진단에 만전을 기할 수 있을 것이다. 『내경』(『素問·五藏生成 10』) (『寶鑑·雜病一·審病·診病之道』) (신편p.1608 /신p.949)

第三節

범상오색지기맥
凡相五色之奇脈㉠,

면황목청 면황목적 면황목백 면황목흑자 개불사야
『面黃目青, 面黃目赤, 面黃目白, 面黃目黑者, 皆不死也.

면청목적 면적목백 면청목흑 면흑목백 면적목청 개사야
面青目赤, 面赤目白, 面青目黑, 面黑目白, 面赤目青, 皆死也.』①

(「五色占吉凶」)

■ **五色占吉凶** ○ 面黃目青, 面黃目赤, 面黃目白, 面黃目黑, 皆不死也. 面青目赤, 面赤目白, 面青目黑, 面黑目白, 面赤目青, 皆死也. 『內經』

① 오색으로 길흉을 판단한다[五色占吉凶] ○ 얼굴이 누런빛을 띠고 눈이 푸른빛을 띠는 경우, 얼굴이 누런빛을 띠고 눈이 붉은빛을 띠는 경우, 얼굴이 누런빛을 띠고 눈이 흰빛을 띠는 경우, 얼굴이 누런빛을 띠고 눈이 검은빛을 띠는 경우는 다 죽지 않을 증상이다. 얼굴이 푸른빛을 띠고 눈이 붉은빛을 띠는 경우, 얼굴이 붉은빛을 띠고 눈이 흰빛을 띠는 경우, 얼굴이 푸른빛을 띠고 눈이 검은빛을 띠는 경우, 얼굴이 검은빛을 띠고 눈이 흰빛을 띠는 경우, 얼굴이 붉은빛을 띠고 눈이 푸른빛을 띠는 경우는 다 죽을 증상이다. 『내경』(『素問·五藏生成 10』) (『寶鑑·雜病一·審病·五色占吉凶』) (신편p.1610 /신p.951)

㉠ 凡相五色之奇脈 : 校釋本에는 '之奇脈'을 삭제하고 '凡相五色'으로 고쳤다.

五藏別論篇 第十一

奇恒藏府 藏寫不同 (『類經四卷·藏象類』, p.127)

第一章

황제문왈 여문방사 혹이뇌수위장 혹이장위위장 혹이위부 감문경상반 개자위시
黃帝問曰, 余聞方士, 或以腦髓爲藏, 或以腸胃爲藏, 或以爲府, 敢問更相反, 皆自謂是,

부지기도 원문기설
不知其道, 願聞其說.

기백대왈 뇌수골맥담여자포 차육자 지기지소생야
歧伯對曰, 『腦髓骨脈膽女子胞, 此六者, 地氣之所生也,

개장어음이상어지 고장이불사 명왈기항지부
皆藏於陰而象於地, 故藏而不寫, 名曰奇恒之府.』① (「腑又有六」) (「胞形象」)

부위대장소장삼초방광 차오자 천기지소생야 기기상천
夫胃大腸小腸三焦膀胱, 此五者, 天氣之所生也, 其氣象天,

고사이불장 차수오장탁기 명왈전화지부 차불능구류 수사자야
故寫而不藏, 此受五藏濁氣, 名曰傳化之府. 此不能久留, 輸寫者也.

백문역위오장사 수곡부득구장
『魄門亦爲五藏使, 水穀不得久藏.』② (「肛門別名」)

소위 오장자 장정기이불사야 고만이불능실
所謂『五藏者, 藏精氣而不寫也, 故滿而不能實.

육부자 전화물이불장 고실이불능만야
六府者, 傳化物而不藏, 故實而不能滿也.

소이연자 수곡입구즉위실이장허 식하즉장실이위허
所以然者, 水穀入口則胃實而腸虛, 食下則腸實而胃虛.』③ (「臟腑異用」)(「胃爲水穀之海」)

고왈 실이불만 만이불실야
故曰, 實而不滿, 滿而不實也.

■ **腑又有六** ○ 內經曰, 腦髓骨脈膽女子胞, 此六者, 地氣之所生, 名曰奇恒之府.

① 부에는 또 다른 여섯 가지가 있다[腑又有六] ○ 『내경(內經)』(『素問·五藏別論 11』)에서는 "뇌(腦)·수(髓)·골(骨)·맥(脈)·담(膽)·여자포(女子胞) 등 이 여섯 가지는 지기(地氣)를 받아 생겨났는데, 그 이름을 기항지부(奇恒之府)라고 한다"라고 하였다. (『寶鑑·內景三·五臟六腑·腑又有六』) (신편p.545 /신p.389)

■ **胞形象** ○ 內經曰, 胞者; 藏於陰而象於地, 名曰奇恒之府.

① 포의 형상[胞形象] ○ 『내경(內經)』(『素問·五藏別論 11』)에서는 "포는 보이지 않는 곳에 숨어 있어서 땅을 본떴으며, 기항지부(奇恒之府)의 하나이다"라고 하였다. (『寶鑑·內景三·胞·胞形象』) (신편p.634 /신p.444)

■ **肛門別名** ○ 內經曰, 魄門亦爲五藏使, 水穀不得久留.

② 항문의 별명[肛門別名] ○ 『내경(內經)』(『素問·五藏別論 11』)에서는 "백문(魄門)은 오장(五臟)의 지배를 받아 대변을 배설하므로 음식물의 찌꺼기를 오랫동안 머물러 있지 못하게 한다"라고 하였다. (『寶鑑·外形四·後陰·肛門別名』) (신편p.1526 /신p.898)

■ **臟腑異用** ○ 內經曰, 五藏者, 藏精氣而不瀉也, 故滿而不實. 六府者, 傳化物而不藏, 故實而不滿. 所以

然者, 水穀入口, 則胃實而腸虛, 食下則腸實而胃虛.

③ 장과 부의 다른 작용[**臟腑異用**] ○『내경(內經)』(『素問·五藏別論 11』)에서는 "오장(五臟)은 정기(精氣)를 저장하고 쏟지 않으므로 정기로 충만되어 있기는 하지만 넘치지는 않는다. 육부(六腑)는 음식물을 흡수·소화·배출하는 것이지 오장처럼 기를 저장해 두는 것은 아니므로 기가 차 있기는 하지만 충만되어 있지는 않다. 육부가 그러한 까닭은 음식물이 입으로 들어가면 위(胃)는 기가 실해지고 장(腸)은 허하다가 음식물이 아래로 내려가면 장은 기가 실해지고 위는 기가 허해지기 때문이다"라고 하였다. (『寶鑑·內景三·五臟六腑·臟腑異用』) (신편p.543 /신p.388)

■ **胃爲水穀之海** ○ 飮食入胃, 則胃實而腸虛. 食下, 則腸實而胃虛. 『靈樞』

③ 위는 음식물이 주입되는 곳이다[**胃爲水穀之海**] ○ 음식물이 위에 들어가면 위는 가득 차고, 장(腸)은 비어 있다. 그러다가 음식물이 내려가면 장은 가득 차고, 위는 비게 된다. (『素問·五藏別論 11』) (『寶鑑·內景三·胃腑·胃爲水穀之海』) (신편p.604 /신p.427)

氣口獨爲五藏主 (『類經三卷·藏象類』, p.97)

第二章

제 왈 기 구 하 이 독 위 오 장 주
帝曰, 氣口何以獨爲五藏主?

기 백 왈 위 자 수 곡 지 해 육 부 지 대 원 야
岐伯曰, 胃者水穀之海, 六府之大源也.

오 미 입 구 장 어 위 이 양 오 장 기 기 구 역 태 음 야
『五味入口, 藏於胃以養五藏氣, 氣口亦太陰也.

시 이 오 장 육 부 지 기 미 개 출 어 위 변 현 어 기 구
是以五藏六府之氣味, 皆出於胃, 變見於氣口.』① (「寸口者脈之大要會」)

고 오 기 입 비 장 어 심 폐 심 폐 유 병 이 비 위 지 불 리 야
故五氣入鼻, 藏於心肺, 心肺有病, 而鼻爲之不利也.

◆ **寸口者脈之大要會** ○ 五味入口藏於胃, 以養五藏氣. 氣口亦太陰也, 是以五藏六府之氣味, 皆出於胃, 變見於氣口. 氣口一名寸口也. 故獨取寸口, 以決人之生死吉凶也. 『內經』

① 촌구는 맥이 모이는 중요한 곳이다[**寸口者脈之大要會**] ○ 음식물이 입으로 들어가면 우선 위(胃)에 머물고 비(脾)의 운화(運化)를 거쳐 오장(五臟)의 기(氣)를 자양(滋養)한다. 그런데 기구(氣口)는 수태음폐경(手太陰肺經)이 지나는 곳으로서 족태음비경(足太陰脾經)과 서로 연계되므로 오장육부로 가는 기미(氣味)는 다 위(胃)에서 나와 변화되어 기구(氣口)에 반영된다. 기구(氣口)를 촌구(寸口)라고도 한다. 그래서 촌구만을 보고도 사람의 생사길흉을 알 수 있다. 『내경』(『素問·五臟別論 11』) (『寶鑑·外形三·脈·寸口者脈之大要會』) (신편p.1378 /신p.818)

第三章

범 치 병 필 찰 기 하 적 기 맥 관 기 지 의 여 기 병 야
凡治病必察其下, 適其脈, 觀其志意, 與其病也㉠.

구 어 귀 신 자 불 가 여 언 지 덕
拘於鬼神者, 不可與言至德;

㉠ 必察其下, 適其脈, 觀其志意, 與其病也. : 校釋本에는 '必察其上下, 適其脈候, 觀其志意, 與其病能.'로 고쳤다.

오어침석자 불가여언지교
惡於鍼石者, 不可與言至巧;

병불허치자 병필불치 치지무공의
病不許治者, 病必不治, 治之無功矣.

➡ 병자가 의사의 말을 따르지 않는 경우에는 치료할 바가 없다는 것을 제시하고 있다. 의사가 修養을 많이 할수록 끈덕지게 설득하는 것이 아니라 미련을 끊는 식으로 가게 된다. 침이든 약이든 의사가 환자의 신뢰를 얻지 못하면 결국 놓치는 바가 생기니, 책임감을 갖고 치료에 임할 수 없기 때문이다.

異法方宜論篇 第十二

五方病治不同 (『類經十二卷·論治類』, p.417)

第一節

황제문왈 의지치병야 일병이치각부동 개유하야
黃帝問曰, 醫之治病也, 一病而治各不同, 皆愈何也?

기백대왈 지세사연야
岐伯對曰, 地勢使然也.

고 동방지역 천지지소시생야 어염지지 해빈방수
故『東方之域, 天地之所始生也, 魚鹽之地, 海濱傍水,

기민식어이기함 개안기처 미기식
其民食魚而嗜鹹, 皆安其處, 美其食.』① (「四方異宜」)

어자사인열중 염자승혈 고기민개흑색소리 기병개위옹양
魚者使人熱中, 鹽者勝血. 故其民皆黑色疏理, 其病皆爲癰瘍,

기치의폄석
其治宜砭石.

고폄석자 역종동방래
故砭石者, 亦從東方來.

第二節

서방자 금옥지역 사석지처 천지지소수인야 기민릉거이다풍 수토강강
『西方者, 金玉之域, 沙石之處, 天地之所收引也, 其民陵居而多風, 水土剛强.

기민불의이갈천
其民不衣而褐薦,

기민화식이지비 고사불능상기형체 기병생어내
其民華食而脂肥.』① (「四方異宜」) 故邪不能傷其形體, 其病生於內,

기치의독약
其治宜毒藥.

고독약자 역종서방래
故毒藥者, 亦從西方來.

第三節

북방자 천지소폐장지역야 기지고릉거 풍한빙렬
『北方者, 天地所閉藏之域也, 其地高陵居, 風寒冰冽.

기민락야처이유식 장한생만병
其民樂野處而乳食,』① (「四方異宜」) 藏寒生滿病,

기치의구설
「其治宜灸焫.」② (「灸法」)

고구설자 역종북방래
故灸焫者, 亦從北方來.

第四節

남방자 천지소장양 양지소성처야 기지하 수토약 무로지소취야
『南方者, 天地所長養, 陽之所盛處也, 其地下, 水土弱, 霧露之所聚也.

기민기산이식부
其民嗜酸而食胕,』① (「四方異宜」)

고기민개치리이적색 기병련비
故其民皆緻理而赤色, 其病攣痺,

기치의미침
其治宜微鍼.

고구침자 역종남방래
故九鍼者, 亦從南方來.

第五節

중앙자 기지평이습 천지소이생만물야중
『中央者, 其地平以濕, 天地所以生萬物也衆.

기민식잡이불로 고기병다위궐한열
其民食雜而不勞. 故其病多痿厥寒熱,

기치의도인안교
其治宜導引按蹻.

고도인안교자 역종중앙출야
故導引按蹻者, 亦從中央出也.

고성인잡합이치 각득기소의
故聖人雜合以治, 各得其所宜.』① (「四方異宜」)

고치소이이이병개유자 득병지정 지치지대체야
故治所以異而病皆愈者, 得病之情, 知治之大體也.

➡ 五方의 풍토에 따른 주거와 주식으로 인한 특징적인 질병을 치료하는 방법을 제시하였다. 다음 편 「移精變氣論 13」에 '毒藥治其內, 鍼石治其外', '微鍼治其外, 湯液治其內'가 나오고, 「湯液醪醴論 14」에는 '毒藥攻其中, 鑱石鍼艾治其外也.'가 나온다.

■ 四方異宜 ○ 內經曰, 東方之域, 天地之所始生, 魚鹽之地, 海濱傍水. 其民食魚而嗜鹹, 安其處, 美其食. 西方者, 金玉之域, 沙石之處, 天地之所收引. 其民陵居而多風, 水土剛强, 其民不衣而褐薦, 其民華食而脂肥. 北方者, 天地所閉藏之域, 其地高陵居, 風寒氷冽. 其民樂野處而乳食. 南方者, 天地所長養, 陽之所盛處, 其地下, 水土弱, 霧露之所聚. 其民嗜酸而食胕. 中央者, 其地平以濕, 天地所以生萬物也衆. 其民食雜而不勞. 故聖人雜合以治, 各得其宜也.

① 지역에 따라 치료법을 달리 한다[四方異宜] ○ 『내경(內經)』(『素問·異法方宜論 12』)에서는 "동쪽 지방은 천지의 기(氣)가 발생되는 곳으로서, 생선과 소금이 많이 나는 바다에 접해 있다. 그곳 사람들은 생선을 많이 먹고 짠 것을 좋아하며, 그 지역에 정착하게 되면서 그런 음식물을 맛있다고 여기게 되었다. 서쪽 지방은 산이 많은 고원지대로서, 금과 옥이 풍부하고 모래와 돌이 많으며, 자연환경은 가을 날씨처럼 수렴하는 기상조건을 보인다. 그곳 사람들은 산지에 거처하는데, 바람이 심하고 수토(水土)가 거칠어 면사로 된 의복이 아닌 모포로 된 의복을 입고 풀로 엮은 자리를 깔며, 음식은 유제품이나 육류를 주로 섭취하여 몸이 비교적 뚱뚱하다. 북쪽 지방은 천지의 기가 폐장(閉藏)되는 곳으로서, 그 지세는 험준하고 사람들은 산릉에 의지하여 사는데, 늘 찬바람이 불고 얼음이 어는 환경에 처해 있다.

그곳 사람들은 유목생활에 익숙하고 유제품을 주로 먹고 산다. 남쪽 지방은 천기의 기가 만물을 길러 주는 양기(陽氣)가 왕성한 곳으로서, 지대는 낮고 수토(水土)는 박약(薄弱)하며 안개와 이슬이 심하다. 그곳 사람들은 신 것이나 발효시킨 음식물을 즐겨 먹는다. 중앙 지방은 지세가 평탄하고 습윤(濕潤)하여 천지의 기가 만물을 생장시키기에 적당하므로 산물이 풍부하다. 그곳 사람들은 먹을 것이 많고 생활은 수고롭지 않다. 성인(聖人)은 여러 가지 방법을 응용하여 치료하는데, 그것은 각기 처한 상황에 따라 적절하게 써야 하기 때문이다"라고 하였다. (『寶鑑·雜病一·天地運氣·四方異宜』) (신편p.1576 /신p.927)

◘ 灸法 ○ 內經云, 北方之人宜灸焫. 爲冬寒大旺, 伏陽在內, 皆宜灸之. 東垣

② 뜸뜨는 방법[灸法] ○『내경(內經)』(『素問·異法方宜論 12』)에서 "북쪽지방의 사람들은 뜸을 뜨는 것이 좋다"라고 하였는데, 그것은 겨울에 몹시 추운 곳이므로 양기가 속에 잠복되어 있기 때문에 뜸을 뜨는 것이다. 동원 (『寶鑑·鍼灸篇·灸法』) (신편p.3653 /신p.2056)

移精變氣論篇 第十三

祝由 (『類經十二卷·論治類』, p.429)

황제문왈 여문고지치병 유기이정변기 가축유이이
黃帝問曰, 余聞古之治病, 惟其移精變氣, 可祝由而已.

금세치병 독약치기내 침석치기외 혹유혹불유 하야
今世治病, 毒藥治其內, 鍼石治其外, 或愈或不愈, 何也?

기백대왈 왕고인거금수지간 동작이피한 음거이피서
岐伯對曰, 往古人居禽獸之間, 動作以避寒, 陰居以避暑,

내무권모지루 외무신관지형 차염담지세 사불능심입야
內無眷慕之累, 外無伸官之形, 此恬憺之世, 邪不能深入也.

고독약불능치기내 침석불능치기외 고가이정축유이이
故毒藥不能治其內, 鍼石不能治其外, 故可移精祝由而已.

당금지세불연 우환연기내 고형상기외
當今之世不然, 憂患緣其內, 苦形傷其外,

우실사시지종 역한서지의 적풍삭지 허사조석
又失四時之從, 逆寒暑之宜, 賊風數至, 虛邪朝夕,

내지오장골수 외상공규기부 소이소병필심 대병필사
內至五藏骨髓, 外傷空竅肌膚, 所以小病必甚, 大病必死,

고축유불능이야
故祝由不能已也.

治之要極 無失色脈 治之極於一 (『類經十二卷·論治類』, p.433)

제왈 선 여욕임병인 관사생 결혐의 욕지기요 여일월광 가득문호
帝曰, 善! 余欲臨病人, 觀死生, 決嫌疑, 欲知其要, 如日月光, 可得聞乎?

기백왈 색맥자 상제지소귀야 선사지소전야
岐伯曰, 色脈者, 上帝之所貴也, 先師之所傳也.

상고사추대계 리색맥이통신명 합지금목수화토 사시팔풍육합
上古使僦貸季, 理色脈而通神明, 合之金木水火土, 四時八風六合,

불리기상 변화상이 이관기묘 이지기요
不離其常, 變化相移, 以觀其妙, 以知其要.

욕지기요 즉색맥시의 색이응일 맥이응월 상구기요 즉기요야
欲知其要, 則色脈是矣. 色以應日, 脈以應月, 常求其要, 則其要也.

부색지변화 이응사시지맥
夫色之變化, 以應四時之脈.

차상제지소귀 이합어신명야 소이원사이근생 생도이장 명왈성왕
此上帝之所貴, 以合於神明也. 所以遠死而近生, 生道以長, 命曰聖王.

중고지치병 지이치지 탕액십일 이거팔풍오비지병 십일불이
中古之治病, 至而治之, 湯液十日, 以去八風五痺之病, 十日不已,

치이초소초해지지 본말위조 표본이득 사기내복
治以草蘇草荄之枝, 本末爲助, 標本已得, 邪氣乃服.

모세지치병야즉불연 치불본사시 부지일월 불심역종
暮世之治病也則不然, 治不本四時, 不知日月, 不審逆從,

병형이성 내욕미침치기외 탕액치기내
病形已成, 乃欲微鍼治其外, 湯液治其內,

추공흉흉 이위가공 고병미이 신병부기
麤工兇兇, 以爲可攻, 故病未已, 新病復起.

제왈 원문요도
帝曰, 願聞要道.

기백왈 치지요극 무실색맥 용지불혹 치지대칙 역종도 행 표본부득 망신실국
岐伯曰, 治之要極, 無失色脈, 用之不惑, 治之大則. 逆從到㉠行, 標本不得, 亡神失國.

거고취신 내득진인
去故就新, 乃得眞人.

제왈 여문기요어부자의 부자언불리색맥 차여지소지야
帝曰, 余聞其要於夫子矣. 夫子言不離色脈, 此余之所知也.

기백왈 치지극어일
岐伯曰, 治之極於一.

제왈 하위일
帝曰, 何謂一?

기백왈 일자 인득지
岐伯曰, 一者, 因得之.

제왈 내하
帝曰, 奈何?

기백왈 폐호색유 계지병자 삭문기정 이종기의 득신자창 실신자망
岐伯曰, 閉戶塞牖, 繫之病者, 數問其情, 以從其意, 『得神者昌, 失神者亡.』① (「神病不治證」)

제왈 선
帝曰, 善!

➡ 僦貸季는 黃帝의 신하이다.

◆ 神病不治證 ○ 內經曰, 得神者昌, 失神者亡. 失神者, 謂失精神而昏亂者也.

① 신병의 불치증[神病不治證] ○ 『내경(內經)』(『素問·移精變氣論 13』)에서는 "신(神)이 있으면 살고, 신(神)을 잃으면 죽는다"라고 하였는데, 실신(失神)이란 정신을 잃어서 혼란한 것을 말한다. (『寶鑑·內景一·神·神病不治證』) (신편p.360 /신p.294)

㉠ 到 : 校釋本에는 '倒'로 되어 있다.

湯液醪醴論篇 第十四

湯液醪醴 病爲本 工爲標 (『類經十二卷·論治類』, p.426)

第一章

황제문왈 위오곡탕액급료례 내하
黃帝問曰, 爲五穀湯液及醪醴, 奈何?

기백대왈 필이도미 취지도신 도미자완 도신자견
岐伯對曰, 必以稻米, 炊之稻薪, 稻米者完, 稻薪者堅.

제왈 하이연
帝曰, 何以然?

기백왈 차득천지지화 고하지의 고능지완 벌취득시 고능지견야
岐伯曰, 此得天地之和, 高下之宜, 故能至完. 伐取得時, 故能至堅也.

제왈 상고성인작탕액료례 위이불용 하야
帝曰, 上古聖人作湯液醪醴, 爲而不用, 何也?

기백왈 자고성인지작탕액료례자 이위비이 부상고작탕액 고위이불복야
岐伯曰, 自古聖人之作湯液醪醴者, 以爲備耳. 夫上古作湯液, 故爲而弗服也.

중고지세 도덕초쇠 사기시지 복지만전
中古之世, 道德稍衰, 邪氣時至, 服之萬全.

제왈 금지세불필이 하야
帝曰, 今之世不必已, 何也?

기백왈 당금지세 필제독약공기중 참석침애치기외야
岐伯曰, 當今之世, 必齊毒藥攻其中, 鑱石鍼艾治其外也.

第二章

제왈 형폐혈진이공불립자하
帝曰, 形弊血盡而功不立者何?

기백왈 신불사야
岐伯曰, 神不使也.

제왈 하위신불사
帝曰, 何謂神不使?

기백왈 침석 도야 정신부진 지의불치 고병불가유 금정괴신거 영위불가부수
岐伯曰, 鍼石, 道也. 精神不進, 志意不治, 故病不可愈. 今精壞神去, 榮衛不可復收.

하자 기욕무궁 이우환부지 정기이괴 영읍위제 고신거지이병불유야
何者? 嗜欲無窮, 而憂患不止, 精氣弛壞, 榮泣衛除, 故神去之而病不愈也.

第三章

제왈 부병지시생야 극미극정 필선입결어피부
帝曰, 夫病之始生也, 極微極精, 必先入結於皮膚.

금양공개칭왈 병성명왈역 즉침석불능치 양약불능급야
今良工皆稱曰, 病成名曰逆, 則鍼石不能治, 良藥不能及也.

금양공개득기법 수기수
今良工皆得其法, 守其數,

친척형제원근음성일문어이 오색일견어목이병불유자 역하가불조호
親戚兄弟遠近音聲日聞於耳, 五色日見於目而病不愈者, 亦何暇不早乎?

기백왈 병위본 공위표 표본부득 사기불복 차지위야
岐伯曰, 病爲本, 工爲標, 標本不得, 邪氣不服, 此之謂也.

第四章

제왈 기유부종호모이생 오장양이갈야 진액충곽 기백독거 고정 어내 기모어외
帝曰, 其有不從毫毛而生, 五藏陽以竭也, 津液充郭, 其魄獨居, 孤精㉠於內, 氣耗於外,

형불가여의상보 차사극급이동중 시기거어내 이형시어외 치지내하
形不可與衣相保, 此四極急而動中, 是氣拒於內, 而形施於外, 治之奈何?

기백왈 평치어권형 거완진좌 미동사극 온의 무자기처 이복기형
岐伯曰, 平治於權衡, 去宛陳莝, 微動四極, 溫衣, 繆刺其處, 以復其形.

개귀문 결정부 정이시복 오양이포 소척오장
開鬼門, 潔淨府, 精以時服, 五陽已布, 疏滌五藏.

고정자생 형자성 골육상보 거기내평
故精自生, 形自盛, 骨肉相保, 巨氣乃平.

제왈 선
帝曰, 善!

➡ '開鬼門, 潔淨府'는 劉完素가 浮腫·脹滿을 다스리는 治法으로 꼽아 『保命集·腫脹論』에서 '發汗·利小便'이라 풀이하였다.

㉠ 孤精 : 校釋本에는 '精孤'로 되어 있다.

玉版論要篇 第十五

揆度奇恒 脈色主治 (『類經十二卷·論治類』, p.423)

第一章

황 제 문 왈 여 문 규 탁 기 항 소 지 부 동 용 지 내 하
黃帝問曰, 余聞揆度奇恒, 所指不同, 用之奈何?

기 백 대 왈 규 탁 자 탁 병 지 천 심 야 기 항 자 언 기 병 야
岐伯對曰, 揆度者, 度病之淺深也. 奇恒者, 言奇病也.

청 언 도 지 지 수 오 색 맥 변 규 도 기 항 도 재 어 일
請言道之至數, 五色脈變揆度奇恒, 道在於一.

신 전 불 회 회 즉 부 전 내 실 기 기
神轉不回, 回則不轉, 乃失其機.

지 수 지 요 박 근 이 미 저 지 옥 판 명 왈 합 옥 기
至數之要, 迫近以微, 著之玉版, 命曰合玉機.

第二章

용 색 현 상 하 좌 우 각 재 기 요
容色見上下左右, 各在其要.

기 색 현 천 자 탕 액 주 치 십 일 이
其色見淺者, 湯液主治, 十日已;

기 현 심 자 필 제 주 치 이 십 일 일 이
其見深者, 必齊主治, 二十一日已;

기 현 대 심 자 료 주 주 치 백 일 이
其見大深者, 醪酒主治, 百日已;

색 요 면 탈 불 치 백 일 진 이 맥 단 기 절 사 병 온 허 심 사
色夭面脫, 不治, 百日盡已, 脈短氣絶死, 病溫虛甚死.

색 현 상 하 좌 우 각 재 기 요
色見上下左右, 各在其要.

상 위 역 하 위 종
上爲逆, 下爲從.

여 자 우 위 역 좌 위 종 남 자 좌 위 역 우 위 종
女子右爲逆, 左爲從; 男子左爲逆, 右爲從.

역 중 양 사 중 음 사
易, 重陽死, 重陰死.

第三章

음 양 반 타 치 재 권 형 상 탈 기 항 사 야 규 탁 사 야
陰陽反他, 治在權衡相奪, 奇恒事也, 揆度事也.

박맥비벽 한열지교
搏脈痹躄, 寒熱之交.

맥고위소기 허설위탈혈 고위역 허위종
脈孤爲消氣, 虛泄爲奪血. 孤爲逆, 虛爲從.

행기항지법 이태음시
行奇恒之法, 以太陰始.

행소불승왈역 역즉사 행소승왈종 종즉활
行所不勝曰逆, 逆則死; 行所勝曰從, 從則活.

팔풍사시지승 종이부시 역행일과 불부가수 론요필의
八風四時之勝, 終而復始, 逆行一過, 不復可數, 論要畢矣.

診要經終論篇 第十六

刺分四時 逆則爲害 (『類經二十卷·鍼刺類』, p.783)

第一章

황제문왈 진요하여
黃帝問曰, 診要何如?

기백대왈 정월이월 천기시방 지기시발 인기재간
岐伯對曰, 正月二月, 天氣始方, 地氣始發, 人氣在肝.

삼월사월 천기정방 지기정발 인기재비
三月四月, 天氣正方, 地氣定發, 人氣在脾.

오월유월 천기성 지기고 인기재두
五月六月, 天氣盛, 地氣高, 人氣在頭.

칠월팔월 음기시살 인기재폐
七月八月, 陰氣始殺, 人氣在肺.

구월시월 음기시빙 지기시폐 인기재심
九月十月, 陰氣始冰, 地氣始閉, 人氣在心.

십일월십이월 빙복 지기합 인기재신
十一月十二月, 冰復, 地氣合, 人氣在腎.

'人氣在'와 같은 표현은 『素問·診要經終論 16』 1장, 『靈樞·陰陽繫日月 41』 5장에 나온다.

第二章

고춘자산수 급여분리 혈출이지 심자전기 간자환야
故春刺散兪, 及與分理, 血出而止, 甚者傳氣, 間者環也.

하자락수 견혈이지 진기폐환 통병필하
夏刺絡兪, 見血而止, 盡氣閉環, 痛病必下.

추자피부 순리 상하동법 신변이지
秋刺皮膚, 循理, 上下同法, 神變而止.

동자수규어분리 심자직하 간자산하
冬刺兪竅於分理, 甚者直下, 間者散下.

춘하추동 각유소자 법기소재
春夏秋冬, 各有所刺, 法其所在.

第三章

춘자하분 맥란기미 입음골수 병불능유 령인불기식 우차소기
春刺夏分, 脈亂氣微, 入淫骨髓, 病不能愈, 令人不嗜食, 又且少氣.

춘자추분 근련 역기환위해수 병불유 령인시경 우차곡
春刺秋分, 筋㉠攣, 逆氣環爲欬嗽, 病不愈, 令人時驚, 又且哭.

춘자동분 사기착장 령인창 병불유 우차욕언어
春刺冬分, 邪氣著藏, 令人脹, 病不愈, 又且欲言語.

하자춘분 병불유 령인해타
夏刺春分, 病不愈, 令人解墮.

하자추분 병불유 령인심중욕무언 척척여인장포지
夏刺秋分, 病不愈, 令人心中欲無言, 惕惕如人將捕之.

하자동분 병불유 령인소기 시욕노
夏刺冬分, 病不愈, 令人少氣, 時欲怒.

추자춘분 병불이 령인척연 욕유소위 기이망지
秋刺春分, 病不已, 令人惕然, 欲有所爲, 起而忘之.

추자하분 병불이 령인익기와 우차선몽
秋刺夏分, 病不已, 令人益嗜臥, 又且善夢.

추자동분 병불이 령인쇄쇄시한
秋刺冬分, 病不已, 令人洒洒時寒.

동자춘분 병불이 령인욕와불능면 면이유견
冬刺春分, 病不已, 令人欲臥不能眠, 眠而有見.

동자하분 병불유 기상 발위제비
冬刺夏分, 病不愈, 氣上, 發爲諸痺.

동자추분 병불이 령인선갈
冬刺秋分, 病不已, 令人善渴.

第四章

범자흉복자 필피오장
凡刺胸腹者, 必避五藏.

중심자환사 중비자오일사 중신자칠일사 중폐자오일사
中心者環死,㉡ 中脾者五日死, 中腎者七日死, 中肺者五日死,

중격자개위상중 기병수유 불과일세필사
『中鬲者皆爲傷中, 其病雖愈, 不過一歲必死.』① (「刺中五臟死候」)

자피오장자 지역종야 소위종자 격여비신지처 부지자반지
刺避五藏者, 知逆從也. 所謂從者, 鬲與脾腎之處, 不知者反之.

자흉복자 필이포교 착지 내종단포상자 자지불유 부자
刺胸腹者, 必以布憿㉢著之, 乃從單布上刺, 刺之不愈, 復刺.

자침필숙 자종요침 경자물요 차자지도야
刺鍼必肅, 刺腫搖鍼, 經刺勿搖, 此刺之道也.

➡ 오장을 찔러 생기가 끊어지는 내용은 『素問·診要經終論 16』 4장, 『素問·刺禁論 52』 2장, 『素問·四時刺逆從論 64』 4장에 나온다.

◆ 刺中五臟死候 ○ 刺中膈, 爲傷中, 其病雖愈, 不過一歲必死. 『內經』

① 오장을 찔러 죽는 경우[刺中五臟死候] ○ 횡격막(橫膈膜)을 바로 찔러 중초(中焦)를 상하게 하면

㉠ 筋 : 四庫全書本에는 '節'로 되어 있다.
㉡ 中心者環死 : 校釋本에는 이 뒤에 '刺中肝, 五日死,'가 보충되어 있다.
㉢ 憿 : 校釋本에는 '幑 '로 고쳤다.

그 병이 비록 낫는다고 하더라도 1년이 못 되어 반드시 죽는다.『내경』(『素問·診要經終論 16』)(『寶鑑·鍼灸篇·刺中五臟死候』)(신편p.3750 /신p.2114)

十二經終 (『類經十八卷·疾病類』, p.723)

第五章

제왈 원문십이경맥지종 내하
帝曰, 願聞十二經脈之終, 奈何?

기백왈 태양지맥 기종야 대안반절계종
岐伯曰,『太陽之脈, 其終也, 戴眼反折瘛瘲,

기색백 절한내출 출즉사의
其色白, 絶汗乃出, 出則死矣.』① (「膀胱絶候」)(「目視凶證」)

소양종자 이롱백절개종 목경절계 절계일일반사
『少陽終者, 耳聾百節皆縱, 目睘絶系, 絶系一日半死.

기사야 색선청백 내사의
其死也, 色先青白, 乃死矣.』② (「膽絶候」)(「目視凶證」)

양명종자 구목동작 선경망언 색황 기상하경성 불인즉종의
『陽明終者, 口目動作, 善驚妄言, 色黃, 其上下經盛, 不仁則終矣.』③ (「胃絶候」)

소음종자 면흑 치장이구 복창폐 상하불통이종의
『少陰終者, 面黑, 齒長而垢, 腹脹閉, 上下不通而終矣.』④ (「腎絶候」)

태음종자 복창폐부득식 선애선구 구즉역
『太陰終者, 腹脹閉不得息, 善噫善嘔, 嘔則逆,

역즉면적 불역즉상하불통 불통즉면흑 피모초이종의
逆則面赤, 不逆則上下不通, 不通則面黑, 皮毛焦而終矣.』⑤ (「脾絶候」)

궐음종자 중열익건 선뇨심번 심즉설권 난상축이종의
『厥陰終者, 中熱嗌乾, 善溺心煩, 甚則舌卷, 卵上縮而終矣.』⑥ (「肝絶候」)

차십이경지소패야
此十二經之所敗也.

➡ 經脈의 기운이 끊어져 생기는 병증을 설명한 곳은『素問·診要經終論 16』5장,『靈樞·終始 09』7장,『靈樞·經脈 10』3장이다.

➡ 經脈의 기운이 일부 통하지 않는다고 해서 사람이 죽지는 않는다. 經脈이 命門과 이어지는 부위에서 끊어져 버리면 死證이 나타난다.

◆ **膀胱絶候** ○ 膀胱之脈, 爲足太陽, 其終也, 戴眼, 反折, 瘈瘲, 其色白, 絶汗乃出, 絶汗出則死矣.『內經』

① 방광의 기가 끊어진 증후[膀胱絶候] ○ 방광의 경맥은 족태양(足太陽)인데, 그 기운이 다 끊어지면 눈을 치뜨고 눈동자를 못 돌리며, 몸이 뒤로 젖혀지고, 팔다리에 경련이 일며, 얼굴색이 새하얗게 되고, 절한(絶汗)을 흘리는데, 절한이 나오면 죽는다.『내경』(『素問·診要經終論 16』)(『寶鑑·內景三·膀胱腑·膀胱絶候』)(신편p.626 /신p.439)

◆ **目視凶證** ○ 太陽之脈, 其終也, 戴眼.『內經』

① 눈을 보고 흉증을 안다[目視凶證] ○ 태양경맥의 기가 끊어지면 눈을 허옇게 치뜨고 움직이지 못한다.(『素問·診要經終論 16』)(『寶鑑·外形一·眼·目視凶證』)(신편p.1008 /신p.640)

◆ **膽絶候** ○ 膽爲足少陽, 其終者, 耳聾, 百節皆縱, 目瞏 音輕, 直視如驚貌. 絶系, 絶系者, 一日半死矣. 其死也, 色先靑, 白乃死矣.『靈樞』

② 담기가 끊어진 증후[膽絶候] ○ 담은 족소양경(足少陽經)인데, 그 경맥의 기가 끊어지면 귀가 먹고, 모든 뼈마디가 풀려 힘이 없으며, 눈은 똑바로 뜨고 瞏은 음이 경(輕)이고, 놀란 것처럼 똑바로 쳐다보는 것이다. 목계(目系)가 끊어지는데, 목계까지 끊어지면 하루 반만에 죽는다. 죽으려고 할 적에는 얼굴색이 먼저 파랗게 되었다가 하얗게 변하면 곧 죽는다. 『영추』(『素問·診要經終論 16』에 나옴.) (『寶鑑·內景三·膽腑·膽絶候』) (신편p.602 /신p.425)

◘ 目視凶證 ○ 足少陽終者, 百節皆縱, 目瞏絶系. 『內經』

② 눈을 보고 흉증을 안다[目視凶證] ○ 족소양경의 기가 끊어질 때는 모든 뼈마디가 다 늘어지고 눈이 경(瞏)하며 목계(目系)가 끊어진다. 『내경』(『素問·診要經終論 16』) (『寶鑑·外形一·眼·目視凶證』) (신편p.1008 /신p.640)

◘ 胃絶候 ○ 胃爲足陽明, 其終者, 口目動作, 善驚, 妄言, 色黃, 其上下經盛, 不仁, 則終矣. 『內經』

③ 위기가 끊어진 증후[胃絶候] ○ 위(胃)는 족양명경(足陽明經)인데, 그 맥기(脈氣)가 끊어지면 입술과 눈꺼풀이 떨리고, 잘 놀라며, 허튼 말을 하고, 안색이 누렇게 되는데, 그 상부의 인영맥(人迎脈)과 하부의 부양맥(趺陽脈)이 크게 뛰고 근육이 마비되어 움직이지 못하면 죽는다. 『내경』(『素問·診要經終論 16』) (『寶鑑·內景三·胃腑·胃絶候』) (신편p.609 /신p.429)

◘ 腎絶候 ○ 少陰終者, 面黑, 齒長而垢, 腹脹閉塞, 上下不通而終矣. 『內經』

④ 신기가 끊어진 증후[腎絶候] ○ 소음경맥(少陰經脈)의 기가 끊어지면 얼굴색이 검게 되고, 이가 드러나고 때가 끼며, 배가 불러 오르고 막혀서 위아래가 통하지 못하게 되어 죽는다. 『내경』(『素問·診要經終論 16』) (『寶鑑·內景三·腎臟·腎絶候』) (신편p.595 /신p.421)

◘ 脾絶候 ○ 太陰終者, 腹脹閉不得息, 善噫, 善嘔, 嘔則逆, 逆則面赤. 不逆則上下不通, 上下不通則面黑, 皮毛焦而終矣. 『靈樞』

⑤ 비기가 끊어진 증후[脾絶候] ○ 태음경맥의 기가 끊어지면 배가 불러 오르고 막혀서 숨을 쉬지 못하고, 트림과 구역질을 잘 하는데, 구역질을 하면 기(氣)가 치밀어 오르고, 기가 치밀어 오르면 얼굴이 벌겋게 된다. 만약 위로 치밀어 오르지 않으면 위아래가 통하지 않고, 위아래가 통하지 않으면 얼굴색이 검게 되고 피모(皮毛)가 탄 것처럼 되면서 죽는다. 『영추』(「終始 09」)(『素問·診要經終論 16』에도 나옴.) (『寶鑑·內景三·脾臟·脾絶候』) (신편p.577 /신p.409)

◘ 肝絶候 ○ 厥陰終者, 中熱嗌乾, 善尿心煩, 甚則舌卷卵上縮而終矣. 『靈樞』

⑥ 간기가 끊어진 증후[肝絶候] ○ 궐음경맥(厥陰經脈)의 기(氣)가 끊어지면 속에 열이 생겨서 목구멍이 마르고, 오줌을 자주 누고 가슴이 답답해지는데, 심하면 혀가 말려들고 고환이 위로 땅겨 들면서 죽는다. 『영추』(「終始 09」)(『素問·診要經終論 16』에도 나옴.) (『寶鑑·內景三·肝臟·肝絶候』) (신편p.558 /신p.397)

脈要精微論篇 第十七

診法常以平旦 (『類經五卷·脈色類』, p.165)

第一章

황제문왈 진법하여
黃帝問曰, 診法何如?

기백대왈 진법상이평단 음기미동 양기미산 음식미진 경맥미성 락맥조균
岐伯對曰, 『診法常以平旦, 陰氣未動, 陽氣未散, 飮食未進, 經脈未盛, 絡脈調勻,

기혈미란 고내가진유과지맥
氣血未亂, 故乃可診有過之脈.

절맥동정이시정명 찰오색 관오장유여부족 육부강약 형지성쇠
切脈動靜而視精明, 察五色, 觀五藏有餘不足, 六府强弱, 形之盛衰,

이차참오 결사생지분
以此參伍, 決死生之分.』① (「診脈有法」)(「明堂部位」)(「診病之道」)

■ **診脈有法** ○ 診法常以平旦, 陰氣未動, 陽氣未散, 飮食未進, 經脈未盛, 絡脈調勻, 氣血未亂, 故乃可診有過之脈. 切脈動靜, 而視精明, 察五色, 觀五藏有餘不足, 六府强弱·形之盛衰, 以此參伍, 決死生之分. 『內經』

① 진맥법[診脈有法] ○ 진맥(診脈)은 통상적으로 이른 아침에 하는데, 왜냐하면 이때는 사람이 아직 활동하지 않은 때여서 음기(陰氣)가 요동하지 않고, 양기(陽氣)가 아직 산란하지 않으며, 음식은 먹지 않은 상태이고, 경락(經絡)의 기(氣)는 항성(亢盛)하지 않고, 낙맥(絡脈)의 기(氣)는 또한 고르며, 기혈(氣血)의 운행이 요란하지 않으므로 병이 있는 맥상(脈象)을 쉽게 진찰할 수 있기 때문이다. 그리고 맥박의 동정(動靜) 변화를 진찰하는 동시에 환자의 정명(精明, 눈빛)을 살피고 안색을 관찰하여 오장(五臟)의 허실(虛實)과 육부(六腑) 기능의 강약과 형체의 성쇠를 파악하고, 이러한 진찰 자료를 상호 참조하여 질병의 경중과 예후에 대하여 판단을 내린다. 『내경』(『素問·脈要精微論 17』) (『寶鑑·外形三·脈·診脈有法』) (신편p.1376 /신p.816)

■ **明堂部位** ○ 切脈動靜, 而視精明, 察五色, 觀五藏有餘不足, 六府强弱, 形之盛衰, 以此參伍, 決死生之分. 『內經』

① 명당의 부위[明堂部位] ○ 맥박의 동정(動靜) 변화를 살피는 동시에 환자의 정명(精明)을 보고 얼굴빛을 관찰하여 오장(五臟)의 허실과 육부(六腑)의 강약, 형체의 성쇠를 이해할 수 있는 것이니, 이러한 진찰법을 서로 참작하여 질병의 경중과 예후를 판단한다. 『내경』(『素問·脈要精微論 17』) (『寶鑑·外形一·面·明堂部位』) (신편p.923 /신p.592)

■ **診病之道** ○ 切脈動靜, 而視精明, 察五色, 觀五藏有餘不足, 六府强弱, 形之盛衰, 以此參伍, 決死生之分. 『內經』

① 병을 진찰하는 방법[診病之道] ○ 맥박(脈搏)의 동정(動靜) 변화를 진찰하는 동시에 환자의 정명(精明)을 살피고 안색을 관찰해 봄으로써 오장(五臟)의 기(氣)가 실(實)한가 허(虛)한가, 육부(六腑)의 기능이 강한가 약한가, 형체가 강한가 쇠약한가를 알아낼 수 있는데, 이러한 것들을 서로 참작하여 질병의 경중과 예후를 판단한다. 『내경』(『素問·脈要精微論 17』) (『寶鑑·雜病一·審病·診病之道』) (신편p.1608 /신p.949)

諸脈證診法 Ⅰ (『類經六卷·脈色類』, p.217)

第二章

夫『脈者, 血之府也.

長則氣治, 短則氣病,

數則煩心, 「大則病進,」① (「脈大病進」)

上盛則氣高, 下盛則氣脹,

代則氣衰, 細則氣少, 濇則心痛,』② (「諸脈病證」)

渾渾革㉠至如涌泉, 病進而色弊.

緜緜㉡其去如弦絶㉢, 死.

◘ **脈大病進** ○ 內經曰, 大則病進. 盖大者, 洪之別名, 火之象也. 其病得之於內傷者, 陰虛爲陽所乘, 故脈大, 當作陰虛治之. 其病得之於外傷者, 邪客於經絡亦大, 當作邪勝治之. 合二者而觀, 則皆病證方長之勢也. 謂之病進, 不亦宜乎. 東垣

① 맥이 대한 것은 병이 진행되는 것이다[**脈大病進**] ○ 『내경(內經)』(『素問·脈要精微論 17』)에서는 "대맥(大脈)은 병이 진행되는 것이다"라고 하였다. 대맥(大脈)이란 홍맥(洪脈)을 달리 부른 이름인데, 화(火)의 맥이다. 그 병이 내상(內傷)으로 인하여 생긴 경우라면 그것은 음(陰)이 허(虛)하여 양(陽)이 그것을 타오른 것이므로 맥이 대(大)한 것은 마땅히 음허(陰虛)로 보고 치료해야 한다. 그 병이 외상(外傷)으로 인하여 생긴 경우라면 그것은 사기(邪氣)가 경락(經絡)을 침범하여 그런 것으로서 역시 맥은 대(大)하게 나타나는데, 마땅히 사기(邪氣)가 승(勝)한 것으로 보고 치료해야 한다. 이 두 가지를 합쳐서 보면 모두 병증(病證)이 막 커지려는 형세이다. 따라서 '병이 진행되는 것이다'라고 하는 것이 마땅하지 않겠는가? 동원 (『寶鑑·雜病一·診脈·脈大病進』) (신편p.1653 /신p.978)

◘ **諸脈病證** ○ 內經曰, 脈者, 血之府也. 長則氣治, 短則氣病, 數則煩心, 大則病進, 上盛則氣高, 下盛則氣脹, 代則氣衰, 細則氣少, 濇則心痛.

② 여러 맥에 따른 병증[**諸脈病證**] ○ 『내경(內經)』(『素問·脈要精微論 17』)에서는 "맥(脈)은 혈이 모이는 곳이다. 맥이 장(長)한 것은 기혈(氣血)이 충실하다는 것이고, 맥이 단(短)한 것은 기분(氣分)에 병이 있다는 것이고, 맥이 삭(數)한 것은 열증(熱證)으로 가슴이 답답하다는 것이고, 맥이 대(大)한 것은 사기(邪氣)가 지나치게 성(盛)하여 병이 진행되고 있다는 것이고, 상부(上部)의 맥이 성(盛)한 것은 사기가 상부를 막고 있어서 숨이 차다는 것이고, 하부(下部)의 맥이 성한 것은 사기가 하부를 막고 있어서 복부가 창만하다는 것이고, 맥이 대(代)한 것은 장기(臟氣)가 허하다는 것이고, 맥이 세(細)한 것은 기혈(氣血)이 허소(虛少)하다는 것이고, 맥이 색(濇)한 것은 기혈이 몰려 가슴이 아프다는 것이다"라고 하였다. (『寶鑑·雜病一·診脈·諸脈病證』) (신편p.1657 /신p.981)

㉠ 革 : 校釋本에는 '革革'으로 보충하였다.

㉡ 病進而色弊. 緜緜 : 校釋本에는 '病進而危; 弊弊緜緜'으로 고쳤다.

㉢ 弦絶 : 校釋本에는 이 뒤에 '者'자를 보충하였다.

精明五色 (『類經六卷·脈色類』, p.241)

『夫精明五色者, 氣之華也.

赤欲如白㉠褁朱, 不欲如赭;

白欲如鵝羽, 不欲如鹽;

青欲如蒼璧之澤, 不欲如藍;

黃欲如羅褁雄黃, 不欲如黃土;

黑欲如重漆色, 不欲如地蒼.』① (「五色占吉凶」)

五色精微象見矣, 其壽不久也.

『夫精明者, 所以視萬物, 別白黑, 審短長.

以長爲短, 以白爲黑, 如是則精衰矣.』② (「眼昏」)

■ 五色占吉凶 ○ 夫精明五色者, 氣之華也. 赤欲如帛褁朱, 不欲如赭. 白欲如鵝羽, 不欲如鹽. 青欲如蒼璧之澤, 不欲如藍. 黃欲如羅褁雄黃, 不欲如黃土. 黑欲如重漆色, 不欲如地蒼. 一本地蒼作炭. 『內經』

① 오색으로 길흉을 판단한다[五色占吉凶] ○ 정명(精明)과 면부(面部)의 오색(五色)은 모두 오장의 정기(精氣)가 겉으로 표현된 것이다. 정상적으로 나타나는 붉은빛은 흰 비단에 주사(朱砂)를 싼 것과 같이 붉은 빛을 띠고 광택이 도는 상태라야 하지 자석(赭石)과 같이 자색을 띠고 광택이 없어서는 안된다. 흰빛은 거위의 깃과 같이 하얗고 광택이 도는 상태라야 하지 소금과 같이 광택 없이 새하얗기만 해서는 안된다. 푸른빛은 벽옥(碧玉)처럼 푸르스름한 광택이 도는 상태라야 하지 쪽빛처럼 새파래서는 안된다. 누런빛은 비단에 웅황(雄黃)을 싼 듯이 노랗고도 밝은 윤기가 도는 상태라야 하지 황토와 같이 누러면서 푸석푸석해서는 안된다. 검은 빛은 옻칠을 거듭 먹인 듯이 까맣고도 광택이 나야 하지 진흙 숯이라고 한 곳도 있다. 처럼 검으면서 탁한 빛을 띠어서는 안된다. 『내경』(『素問·脈要精微論 17』) (『寶鑑·雜病一·審病·五色占吉凶』) (신편p.1610 /신p.951)

◘ 眼昏 ○ 夫精明者, 所以視萬物·別白黑·審長短. 以長爲短, 以白爲黑, 如是則精衰矣. 『內經』

② 눈이 어두운 것[眼昏] ○ 정명(精明)이라는 것은 만물을 보게 하고 흑백을 분별하게 하며, 장단을 가리게 하는 것이다. 그런데 긴 것을 짧다고 하고, 흰 것을 검다고 하는 것은 장부의 정기(精氣)가 쇠약하다는 것이다. 『내경』(『素問·脈要精微論 17』) (『寶鑑·外形一·眼·眼昏』) (신편p.997 /신p.635)

◉ 『寶鑑』에서는 '眼昏' 조문에 '人參膏, 駐景元, 加減駐景元, 滋陰地黃元, 加味磁朱丸, 四物五子元, 蔓菁子丸, 還睛丸, 石決明散, 春雪膏, 抑靑明目湯'을 예시하였다.

㉠ 白 : 校釋本에는 '帛'으로 고쳤다.

失守失强者死 (『類經十八卷·疾病類』, p.712)

第三章

『五藏者, 中之守也.

中盛藏滿, 氣勝傷恐者, 聲如從室中言, 是中氣之濕也.① (「聽聲音辨病證」)

言而微, 終日乃復言者, 此奪氣也.② (「少氣」)(「言微」)

衣被不斂, 言語善惡, 不避親疏者, 此神明之亂也.③ (「癲狂」)(「言語譫妄」)

倉廩不藏者, 是門戶不要也.④ (「大便病因」)

水泉不止者, 是膀胱不藏也.⑤ (「小便不禁」)

得守者生, 失守者死.』⑥ (「五臟者中之守」)

『夫五藏者, 身之强也.

頭者, 精明之府, 頭傾視深, 精神將奪矣.⑦ (「頭病外候」)

背者, 胸中之府, 背曲肩隨, 府將壞矣.⑧ (「背爲胸府」)

腰者, 腎之府, 轉搖不能, 腎將憊矣.⑨ (「腰爲腎府」)

膝者, 筋之府, 屈伸不能, 行則僂附, 筋將憊矣.⑩ (「膝爲筋府」)

骨者, 髓之府, 不能久立, 行則振掉, 骨將憊矣.⑪ (「骨爲髓府」)

得强則生, 失强則死.』⑫ (「五臟者身之强」)

◘ **聽聲音辨病證** ○ 又曰, 中盛藏滿, 氣勝傷恐者, 聲如從室中言, 是中氣之濕也.

① 목소리를 듣고 병증을 판단한다[**聽聲音辨病證**] ○ 또한 『내경(內經)』(『素問·脈要精微論 17』)에서는 "복기(腹氣)가 성(盛)하고 장기(臟氣)가 허만(虛滿)하며 (기가 승한데 두려움에 떠는 자로서) 목소리가 방안에서 나오는 것같이 무겁고 탁하다면, 이것은 중기(中氣)가 습사(濕邪)에 덮인 까닭이다"라고 하였다. (『寶鑑·內景二·聲音·聽聲音辨病證』) (신편p.442 /신p.337)

◘ **少氣** ○ 內經曰, 言而微, 終日乃復言者, 奪氣也.

② 소기(少氣) ○ 『내경(內經)』에서는 "말소리가 미약하고 종일 중언부언하는 것은 정기(正氣)가 빠진 것이다"(『素問·脈要精微論 17』)라고 하였다. (『寶鑑·內景一·氣·少氣』) (신편p.293 /신p.256)

◉ 『寶鑑』에서는 '少氣' 조문에 '生脈散, 人參膏, 獨參湯, 黃芪湯, 四君子湯, 人參黃芪湯, 益氣丸, 補中益氣湯, 益胃升陽湯'을 예시하였다.

◘ **言微** ○ 內經曰, 言而微, 終日乃復言者, 奪氣也.

② 말소리가 미약한 것[**言微**] ○ 『내경(內經)』(『素問·脈要精微論 17』)에서는 "말소리가 미약하고 종일 했던 말을 또 하고 또 하고 하는 것은 기가 빠졌다는 것이다"라고 하였다. (『寶鑑·內景二·言語·言微』) (신편p.459

/신p.346)

◉『寶鑑』에서는 '言微' 조문에 '人参黃芪湯, 益氣丸'을 예시하였다.

◘ 癲狂 ○ 又曰, 衣被不斂, 言語善惡不避親疎, 此神明之亂也.

③ 전광(癲狂) ○ 또한 『내경(內經)』(『素問·脈要精微論 17』)에서는 "옷을 입어도 가슴을 열어젖히며 언어의 선악에 있어 친소를 가리지 못하는 것은 신기(神氣)가 문란한 것이다"라고 하였다. (『寶鑑·內景一·神·癲狂』) (신편p.349 /신p.288)

◉『寶鑑』에서는 '癲狂' 조문에 '當歸承氣湯, 三黃瀉心湯, 黃連瀉心湯, 牛黃瀉心湯, 牛黃淸心元, 淸心滾痰丸, 鐵粉散, 鬱金丸, 通泄散, 鎭心丹, 抱膽丸, 葉氏雄朱丸, 一醉膏, 辰砂寧志丸, 寧志化痰湯, 養血淸心湯, 牛車肉, 寧志膏, 辰砂散'을 예시하였다.

◘ 言語譫妄 ○ 衣被不斂, 言語善惡, 不避親疎者, 此神明之亂也, 乃狂疾也. 『內經』

③ 언어섬망(言語譫妄) ○ 옷을 단속하지 못하고, 언어가 착란되며, 친소를 구별하지 못하는 것은 정신이 문란한 것으로, 곧 미친병이다. 『내경』(『素問·脈要精微論 17』) (『寶鑑·內景二·言語·言語譫妄』) (신편p.455 /신p.344)

■ 大便病因 ○ 倉廩不藏者, 是門戶不要也. 『內經』

④ 대변병의 원인[大便病因] ○ 창름(倉廩)에 저장이 잘 되지 못하는 것은 문호(門戶)가 튼튼하지 못하기 때문이다. 『내경』(『素問·脈要精微論 17』) (『寶鑑·內景四·大便·大便病因』) (신편p.775 /신p.515)

◘ 小便不禁 ○ 水泉不止者, 是膀胱不藏也. 『內經』

⑤ 소변을 참지 못하는 것[小便不禁] ○ 수천(水泉)이 멎지 않는 것은 방광이 진액(津液)을 저장하지 못한다는 것이다. 『내경』(『素問·脈要精微論 17』) (『寶鑑·內景四·小便·小便不禁』) (신편p.731 /신p.494)

◉『寶鑑』에서는 '小便不禁' 조문에 '六味地黃丸 가감, 五苓散과 解毒湯의 합방, 오령산과 四物湯 합방의 가감, 加減八味丸, 六味地黃元 가감, 補陰丸, 縮泉元, 秘元丹, 五子元, 家韭子元, 參芪湯, 補脬飮, 猪脬湯, 雞腸散, 雞肶胵散, 大兎絲子元, 茸香元, 旣濟丸'을 예시하였다.

■ 五臟者中之守 ○ 五藏者, 中之守也. 中盛藏滿, 氣勝傷恐者, 聲如從室中言, 是中氣之濕也. 言而微, 終日乃復言者, 此奪氣也. 衣被不斂, 言語善惡不避親疎者, 此神明之亂也. 倉廩不藏者, 是門戶不要也. 水泉不止者, 是膀胱不藏也. 得守者生, 失守者死. 註曰, 要謂禁要也. 『內經』

⑥ 오장은 체내의 직분을 지키는 곳이다[五臟者中之守] ○ 오장(五臟)은 정기(精氣)를 저장하는 기능을 담당하여 체내에서 각기 그 직분을 지킨다. 만약 사기(邪氣)가 뱃속에 가득 차 있다면 장기(臟氣)가 막혀서 숨을 헐떡이게 되고 잘 놀라며, 말소리가 무겁고 탁하여 방안에서 중얼거리는 것 같은데, 이것은 중초(中焦)에 습사(濕邪)가 몰려서 그런 것이다. 말소리가 낮고 이어지질 못하며 종일 중언부언하는 것은 정기(正氣)가 빼앗겨서 그런 것이다. 의복을 입을 줄 모르고 말을 가릴 줄 모르며 친소(親疎)를 분간하지 못하는 것은 신명(神明)이 착란되어 그런 것이다. 비위(脾胃)가 수곡(水穀)을 저장하지 못하고 설사를 금하지 못하는 것은 항문이 금하는 기능을 못해서 그런 것이다. 소변을 금하지 못하는 것은 방광이 진액을 저장하지 못해서 그런 것이다. 오장의 기능이 정상적이어서 정기(精氣)를 지킨다면 병이 있더라도 호전될 것이고, 오장의 기능이 비정상적이어서 정기를 지키지 못한다면 죽을 것이다. 주해에서는 "요(要)는 금(禁)한다는 뜻이다"라고 하였다. 『내경』(『素問·脈要精微論 17』) (『寶鑑·雜病一·審病·五臟者中之守』) (신편p.1615 /신p.954)

■ 頭病外候 ○ 頭者, 精明之府, 頭傾視深, 精神將奪矣. 『內經』

⑦ 머리 병의 외적 증후[頭病外候] ○ 머리는 정기(精氣)와 신명(神明)이 모이는 곳인데, 만약 머리가 기울어지고 눈이 꺼져 들어가 광채가 없다면 이것은 정신이 없어지려는 것이다. 『내경』(『素問·脈要精微論 17』) (『寶鑑·外形一·頭·頭病外候』) (신편p.881 /신p.570)

■ 背爲胸府 ○ 背者, 胸中之府. 背曲肩隨, 胸將壞矣. 『內經』 ○ 元本, 胸作府, 誤也.

⑧ 등은 흉부의 장기가 거처하는 곳이다[背爲胸府] ○ 등은 가슴속의 심폐(心肺)가 거처하는 곳이다.

그러므로 등이 구부러지고 어깨가 처지면 심폐의 기가 장차 상할 것이다. 『내경』(『素問·脈要精微論 17』) ○ 원문에는 胸이 府로 되어 있는데, 잘못된 것이다. (『寶鑑·外形二·背·背爲胸府』) (신편p.1185 /신p.731)

■ **腰爲腎府** ○ 腰者, 腎之府, 轉搖不能, 腎將憊矣. 『內經』

⑨ 허리는 신장이 있는 곳이다[**腰爲腎府**] ○ 허리는 신장(腎臟)이 있는 곳이므로 만약 허리가 잘 돌아가지 않는다면 이것은 신기(腎氣)가 쇠하려는 것이다. 『내경』(『素問·脈要精微論 17』) (『寶鑑·外形三·腰·腰爲腎府』) (신편p.1302 /신p.782)

◘ **膝爲筋府** ○ 內經曰, 膝者筋之府, 屈伸不能, 行則僂俯, 筋將憊矣.

⑩ 무릎은 힘줄이 모이는 곳이다[**膝爲筋府**] ○ 『내경(內經)』(『素問·脈要精微論 17』)에서는 "무릎은 힘줄이 모이는 곳인데, 만약 무릎을 굽혔다 폈다 하지 못하고, 걸어갈 때 몸이 구부러져서 지팡이에 의존하는 것은 힘줄의 기능이 다했다는 것이다"라고 하였다. (『寶鑑·外形三·筋·膝爲筋府』) (신편p.1396 /신p.829)

■ **骨爲髓府** ○ 內經曰, 骨者, 髓之府, 不能久立, 行則振掉, 骨將憊矣.

⑪ 뼈는 골수가 모이는 곳이다[**骨爲髓府**] ○ 『내경(內經)』(『素問·脈要精微論 17』)에서는 "뼈는 골수(骨髓)가 모이는 곳이므로 만약 오래 서 있지 못하고, 걸을 때 후들후들 떨리는 것은 뼈가 쇠하려는 것이다"라고 하였다. (『寶鑑·外形三·骨·骨爲髓府』) (신편p.1403 /신p.833)

■ **五臟者身之强** ○ 五藏者, 身之强也. 頭者, 精明之府, 頭傾視深, 精神將奪矣. 背者, 胸中之府, 背曲肩隨, 胸將壞矣. 腰者, 腎之府, 轉腰不能, 腎將憊矣. 膝者, 筋之府, 屈伸不能, 行則僂俯, 筋將憊矣. 骨者, 髓之府, 不能久立, 行則振掉, 骨將憊矣. 得强則生, 失强則死. 『內經』

⑫ 오장은 몸을 강하게 하는 곳이다[**五臟者身之强**] ○ 오장(五臟)은 몸을 강하게 하는 근본이다. 머리는 정기(精氣)와 신명(神明)이 모이는 곳인데, 만약 머리가 기울어지고 눈이 꺼져 들어가 광채가 없다면 이것은 정신이 없어지려는 것이다. 등은 가슴속의 심폐(心肺)가 거처하는 곳인데, 만약 등이 구부러지고 어깨가 처지면 심폐의 기가 상하려는 것이다. 허리는 신장(腎臟)이 거처하는 곳인데, 만약 허리가 잘 돌아가지 않는다면 이것은 신기(腎氣)가 쇠하려는 것이다. 무릎은 힘줄이 모이는 곳인데, 만약 무릎을 굽혔다 폈다 하지 못하고 걸어갈 때 몸이 구부러져서 지팡이에 의존하는 것은 힘줄의 기능이 쇠했다는 것이다. 뼈는 골수(骨髓)가 모이는 곳인데, 만약 오래 서 있지 못하고 걸을 때 후들후들 떨리는 것은 뼈가 쇠하려는 것이다. 오장의 정기(精氣)가 왕성하여 신체가 강건하다면 비록 병이 있다 하더라도 좋아질 것이나, 오장의 정기가 쇠하여 몸이 강하지 못하다면 죽을 것이다. 『내경』(『素問·脈要精微論 17』) (『寶鑑·雜病一·審病·五臟者身之强』) (신편p.1615 /신p.954)

關格 (『類經六卷·脈色類』, p.220)

第四章

기백왈, 반사시자, 유여위정, 부족위소. 응태과, 부족위정. 응부족, 유여위소.
岐伯曰, 反四時者, 有餘爲精, 不足爲消. 應太過, 不足爲精. 應不足, 有餘爲消.

음양불상응, 병명왈관격.
陰陽不相應, 病名曰關格.

脈合四時 陰陽規矩 (『類經五卷·脈色類』, p.183)

[夢寐] (『類經十八卷·疾病類』, p.699)

제왈 맥기사시동내하 지병지소재내하 지병지소변내하 지병사재내내하
帝曰, 脈其四時動奈何, 知病之所在奈何, 知病之所變奈何, 知病乍在內奈何,

지병사재외내하 청문차오자 가득문호
知病乍在外奈何? 請問此五者, 可得聞乎?

기백왈 청언기여천운전대 야
岐伯曰, 請言其與天運轉大㉠也.

만물지외 육합지내 천지지변 음양지응
萬物之外, 六合之內, 天地之變, 陰陽之應,

피춘지난 위하지서 피추지분 위동지노
彼春之暖, 爲夏之暑, 彼秋之忿, 爲冬之怒.

사변지동 맥여지상하 이춘응중규 하응중구 추응중형 동응중권
四變之動, 脈與之上下, 以春應中規, 夏應中矩, 秋應中衡, 冬應中權.

시고동지사십오일 양기미상 음기미하
是故冬至四十五日, 陽氣微上, 陰氣微下;

하지사십오일 음기미상 양기미하
夏至四十五日, 陰氣微上, 陽氣微下.

음양유시 여맥위기 기이상실 지맥소분 분지유기 고지사시
陰陽有時, 與脈爲期, 期而相失, 知脈所分, 分之有期, 故知死時.

미묘재맥 불가불찰 찰지유기 종음양시
微妙在脈, 不可不察. 察之有紀, 從陰陽始.

시지유경 종오행생 생지유도 사시위의
始之有經, 從五行生. 生之有度, 四時爲宜㉡.

보사 물실 여천지여일 득일지정 이지사생
補寫㉢勿失, 與天地如一, 得一之情, 以知死生.

시고성합오음 색합오행 맥합음양
『是故聲合五音, 色合五行, 脈合陰陽.』① (「診病之道」)(「聽聲音辨病證」)

시지음성즉몽섭대수공구
是知陰盛則夢涉大水恐懼,

양성즉몽대화번작
陽盛則夢大火燔灼,

음양구성즉몽상살훼상
陰陽俱盛則夢相殺毁傷;

상성즉몽비 하성즉몽타
上盛則夢飛, 下盛則夢墮;

심포즉몽여 심기즉몽취
甚飽則夢予, 甚飢則夢取;

간기성즉몽노 폐기성즉몽곡
肝氣盛則夢怒, 肺氣盛則夢哭;

단충다즉몽취중 장충다즉몽상격훼상
[短蟲多則夢聚衆, 長蟲多則夢相擊毁傷.]

시고지맥유도 허정위보
是故持脈有道, 虛靜爲保.

㉠ 轉大 : 校釋本에는 '大'를 삭제하였다.
㉡ 宜 : 校釋本에는 '數'로 고쳤다.
㉢ 補寫 : 校釋本에는 '循數'로 고쳤다.

春日浮，如魚之游在波；

夏日在膚，泛泛乎萬物有餘；

秋日下膚，蟄蟲將去；

冬日在骨，蟄蟲周密，君子居室．

故曰，知內者按而紀之，知外者終而始之．此六者，持脈之大法．

■ 診病之道 ○ 是故聲合五音，色合五行，脈合陰陽．『內經』

① 병을 진찰하는 방법[診病之道] ○ 따라서 질병을 진찰할 적에는 오성(五聲)을 듣고 오음(五音)과 배합시켜 분석하고, 얼굴에 드러나는 오색(五色)을 보고 오행(五行)과 배합시켜 분석하며, 맥상(脈象)을 진찰할 적에는 사시음양(四時陰陽)에 배합하여 판단한다. 『내경』(『素問·脈要精微論 17』) (『寶鑑·雜病一·審病·診病之道』) (신편p.1608 /신p.949)

◘ 聽聲音辨病證 ○ 內經曰，聲合五音．

① 목소리를 듣고 병증을 판단한다[聽聲音辨病證] ○ 『내경(內經)』(『素問·脈要精微論 17』)에서는 "목소리는 오음(五音)에 합쳐져 나오는 것이다"라고 하였다. (『寶鑑·內景二·聲音·聽聲音辨病證』) (신편p.442 /신p.337)

搏堅耎散爲病不同 (『類經六卷·脈色類』, p.215)

第五章

『心脈搏堅而長，當病舌卷不能言；』① (「言語·脈法」) 其耎而散者，當消環㉠自已．

肺脈搏堅而長，當病唾血；其耎而散者，當病灌汗，至今㉡不復散發也．

『肝脈搏堅而長，色不青，當病墜若搏，因血在脇下，令人喘逆；

其耎而散色澤者，當病溢飮．溢飮者，渴暴多飮，而易入肌皮腸胃之外也．』

② (「脇·脈法」)

胃脈搏堅而長，其色赤，當病折髀；其耎而散者，當病食痹．

脾脈搏堅而長，其色黃，當病少氣；其耎而散，色不澤者，當病足䯒腫，若水狀也．

腎脈搏堅而長，其色黃而赤者，當病折腰；其耎而散者，當病少血，至今不復也．

帝曰，診得心脈而急，此爲何病，病形何如？

岐伯曰，病名心疝，少腹當有形也．

㉠ 環 : 校釋本에는 '渴'로 고쳤다.
㉡ 今 : 校釋本에는 '令'으로 되어 있다.

제 왈 하 이 언 지
帝曰, 何以言之?

기 백 왈 심 위 모 장 소 장 위 지 사 고 왈 소 복 당 유 형 야
岐伯曰, 心爲牡藏, 小腸爲之使, 故曰少腹當有形也.

제 왈 진 득 위 맥 병 형 하 여
帝曰, 診得胃脈, 病形何如?

기 백 왈 위 맥 실 즉 창 허 즉 설
岐伯曰, 『胃脈實則脹, 虛則泄.』③ (「胃病虛實」)

■ 脈法 ○ 心脈摶堅而長, 當病舌卷不能言. 『內經』

① 맥법(脈法) ○ 심맥(心脈)이 단단하고[摶堅] 긴 것은 혀가 오그라들어 말을 못하는 병이 발생한 것이다. 『내경』(『素問·脈要精微論 17』) (『寶鑑·內景二·言語·脈法』) (신편p.458 /신p.345)

■ 脈法 ○ 肝脈摶堅而長, 色不靑, 當病墮若搏, 因血在脇下, 令人喘逆. 『內經』 ○ 肝脈軟而散, 其色澤者, 當病溢飮. 溢飮者, 渴暴多飮, 而溢入肌皮腸胃之外也. 『內經』

② 맥법(脈法) ○ 간맥(肝脈)이 견(堅)하면서 장(長)하고 안색이 푸르지 않은 것은 높은 곳에서 떨어졌거나 타박상을 입어 어혈이 옆구리 아래에 몰렸기 때문인데, 이런 경우 환자로 하여금 숨이 차고 기가 치밀게 한다. 『내경』(『素問·脈要精微論 17』) ○ 간맥(肝脈)이 연약(軟弱)하면서 산란(散亂)하고 안색이 윤택한 것은 일음(溢飮)이다. '일음(溢飮)'이라는 것은 목이 말라 물을 갑자기 많이 마셔 수사(水邪)가 장위(腸胃) 밖으로 넘쳐 근육과 살갗 사이에 들어간 것이다. 『내경』(『素問·脈要精微論 17』) (『寶鑑·外形三·脇·脈法』) (신편p.1324 /신p.791)

◘ 胃病虛實 ○ 胃脈實則脹, 虛則泄. 『內經』

③ 위병의 허실[胃病虛實] ○ 위맥(胃脈)이 실하면 복부가 불러 오르고, 허하면 설사를 한다. 『내경』(『素問·脈要精微論 17』) (『寶鑑·內景三·胃腑·胃病虛實』) (신편p.606 /신p.428)

病成而變 (『類經十七卷·疾病類』, p.676)

第六章

제 왈 병 성 이 변 하 위
帝曰, 病成而變何謂?

기 백 왈 풍 성 위 한 열
岐伯曰, 『風成爲寒熱,』① (「瘧病之源」)

단 성 위 소 중
『癉成爲消中,』② (「消渴之源」)

궐 성 위 전 질
『厥成爲巓疾,』③ (「癲癎」)

구 풍 위 손 설
久風爲飧泄,

맥 풍 성 위 려 병 지 변 화 불 가 승 수
『脈風成爲癘.』④ (「大風瘡」) 病之變化, 不可勝數.

■ 瘧病之源 ○ 風成爲寒熱. 『內經』

① 학질의 원인[瘧病之源] ○ 풍사(風邪)가 침범하면 오한과 신열이 난다. (『素問·脈要精微論 17』) (『寶鑑·雜病七·痎瘧·瘧病之源』) (신편p.2539 /신p.1426)

■ 消渴之源 ○ 癉成爲消中. 『內經』

② 소갈의 원인[消渴之源] ○ 단(癉)은 소중(消中)을 일으킨다. 『내경』(『素問·脈要精微論 17』) (『寶鑑·雜病六·消渴·消渴之源』) (신편p.2486 /신p.1398)

◘ 癲癎 ○ 又曰, 厥成爲癲疾.

③ 전간(癲癎) ○ 또한 『소문(素問)』(「脈要精微論 17」)에서는 "기가 거슬러 올라 전질이 된다"라고 하였다. (『寶鑑·內景一·神·癲癎』) (신편p.340 /신p.283)

◉ 『寶鑑』에서는 '癲癎' 조문에 '燒丹丸, 妙香丸, 五生丸, 追風祛痰丸, 加味壽星元, 引神歸舍丹, 淸心滾痰丸, 龍腦安神丸, 金箔鎭心丸, 控涎丸, 甘遂散, 驚氣元, 抱膽丸, 寧神導痰湯, 當歸龍薈丸, 滋陰寧神湯, 淸心溫膽湯, 歸神丹, 加味逍遙散, 朱砂膏, 龍腦安神丸, 五癎丸, 六珍丹, 錢氏五色丸, 育魂丹, 丑寶丸, 鴟頭丸, 活虎丹, 蝙蝠散, 礬丹丸, 斷癎丹'을 예시하였다.

◘ 大風瘡 ○ 脈風成爲癩. 『內經』

④ 대풍창(大風瘡, 문둥병) ○ 풍사(風邪)가 혈맥(血脈)에 침범하면 나병(癩病, 문둥병)이 된다. 『내경』(『素問·脈要精微論 17』) (『寶鑑·雜病八·諸瘡·大風瘡』) (신편p.2738 /신p.1526)

◉ 『寶鑑』에서는 '大風瘡' 조문에 '消風散, 追風散, 磨風元, 醉仙散, 通天再造散, 防風通聖散, 換肌散, 白花蛇丸, 三蛇丹, 補氣瀉榮湯, 凌霄花散, 加味苦參丸, 換骨丸, 大麻風丸, 紫雲風丸, 返魂追命再造散, 烏蛇苦參元'을 예시하였다.

風寒癰腫 (『類經十八卷·疾病類』, p.708)

제 왈 제 옹 종 근 련 골 통 차 개 안 생
帝曰, 『諸癰腫筋攣骨痛, 此皆安生?

기 백 왈 차 한 기 지 종 팔 풍 지 변 야
岐伯曰, 此寒氣之腫, 八風之變也.』① (「癰疽發病之原」)

제 왈 치 지 내 하
帝曰, 治之奈何?

기 백 왈 차 사 시 지 병 이 기 승 치 지 유 야
岐伯曰, 此四時之病, 以其勝治之愈也.

■ 癰疽發病之原 ○ 諸癰腫筋攣骨痛, 此寒氣之腫, 八風之變也. 『內經』

① 옹저의 원인[癰疽發病之原] ○ 대부분의 옹종과 근연(筋攣) 및 뼈가 아픈 것 등은 찬 기운으로 인한 종통(腫痛)으로, 팔풍(八風)의 변증이다. 『내경』(『素問·脈要精微論 17』) (『寶鑑·雜病七·癰疽(上)·癰疽發病之原』) (신편p.2625 /신p.1471)

新病久病 毁傷脈色 (『類經六卷·脈色類』, p.256)

제 왈 유 고 병 오 장 발 동 인 상 맥 색 각 하 이 지 기 구 폭 지 지 병 호
帝曰, 有故病五藏發動, 因傷脈色, 各何以知其久暴至之病乎?

기 백 왈 실 호 재 문 야
岐伯曰, 悉乎哉, 問也!

징 기 맥 소 색 불 탈 자 신 병 야 징 기 맥 불 탈 기 색 탈 자 차 구 병 야
『徵其脈小, 色不奪者, 新病也; 徵其脈不奪, 其色奪者, 此久病也;

징기맥여오색 구탈자 차구병야 징기맥여오색 구불탈자 신병야
徵其脈與五色, 俱奪者, 此久病也; 徵其脈與五色, 俱不奪者, 新病也.』① (「占新久病」)

간여신맥병지 기색창적 당병훼상 불견혈 이견혈 습약중수야
肝與腎脈並至, 其色蒼赤, 當病毁傷, 不見血, 已見血, 濕若中水也.

■ **占新久病** ○ 徵其脈小, 色不奪者, 新病也. 徵其脈不奪, 其色奪者, 久病也. ○ 徵其脈與五色俱奪者, 久病也. 徵其脈與五色俱不奪者, 新病也. 『內經』

① 신구병을 알아내는 법[**占新久病**] ○ 맥은 소(小)하나 얼굴빛이 변하지 않는 것은 갓 생긴 병이고, 맥은 제대로 뛰나 얼굴빛이 변한 것은 병이 오래된 것이다. ○ 맥과 오색 빛이 다 변한 것은 병이 오래된 것이고, 맥과 오색 빛이 다 변하지 않은 것은 갓 생긴 병이다. 『내경』(『素問·脈要精微論 17』) (『寶鑑·雜病一·審病·占新久病』) (신편p.1616 /신p.954)

部位 (『類經五卷·脈色類』, p.166)

第七章

척내양방 즉계협야 척외이후신 척리이후복
尺內兩傍, 則季脇也, 尺外以候腎, 尺裏以候腹.

중부상좌 외이후간 내이후격
中附上左, 外以候肝, 內以候鬲,

우 외이후위 내이후비
右, 外以候胃, 內以候脾.

상부상우 외이후폐 내이후흉중
上附上右, 外以候肺, 內以候胸中,

좌 외이후심 내이후단중
左, 外以候心, 內以候膻中.

전이후전 후이후후
前以候前, 後以候後.

상경상자 흉후중사야
上竟上者, 胸喉中事也;

하경하자 소복요고슬경족중사야
下竟下者, 少腹腰股膝脛足中事也.

➡ 7장은 일본에서 腹診의 원리로 쓰였다. 손을 위로 하여 팔꿈치를 옆구리에 붙인 자세로 해석하는 방법이다.

諸脈證診法 II (『類經六卷·脈色類』, p.217)

第八章

추대자 음부족양유여 위열중야
『麤大者, 陰不足陽有餘, 爲熱中也.』① (「諸脈病證」)

래질거서 상실하허 위궐전질
來疾去徐, 上實下虛, 爲厥巔疾;

래서거질 상허하실 위오풍야 고중오풍자 양기수야
來徐去疾, 上虛下實, 爲惡風也, 故中惡風者, 陽氣受也.

유맥구침세삭자 소음궐야
有脈俱沈細數者, 少陰厥也;

침세삭산자 한열야
沈細數散者, 寒熱也;

부이산자 위현부
浮而散者, 爲眴仆.

제부불조자개재양 즉위열 기유조자재수
諸浮不躁者皆在陽, 則爲熱, 其有躁者在手;

제세이침자개재음 즉위골통 기유정자재족
諸細而沈者皆在陰, 則爲骨痛, 其有靜者在足.

삭동일대자 병재양지맥야 설급변농혈
數動一代者, 病在陽之脈也, 洩及便膿血.

제과자절지 색자양기유여야 활자음기유여야
諸過者切之, 澁者陽氣有餘也, 滑者陰氣有餘也.

양기유여 위신열무한
『陽氣有餘, 爲身熱無汗;

음기유여 위다한신한
陰氣有餘, 爲多汗身寒;

음양유여 즉무한이한
陰陽有餘, 則無汗而寒.』② (「無汗」)

추이외지 내이불외 유심복적야
推而外之, 內而不外, 有心腹積也;

추이내지 외이불내 신유열야
推而內之, 外而不內, 身有熱也;

추이상지 상이불하 요족청야
推而上之, 上而不下, 腰足淸也;

추이하지 하이불상 두항통야
推而下之, 下而不上, 頭項痛也.

안지지골 맥기소자 요척통이신유비야
『按之至骨, 脈氣少者, 腰脊痛而身有痹也.』③ (「腰·脈法」)

◘ 諸脈病證 ○ 麤大者, 陰不足陽有餘, 爲熱中也. 『內經』

① 여러 맥에 따른 병증[諸脈病證] ○ 맥상(脈象)이 거칠면서 대(大)한 것은 음(陰)이 부족하고 양(陽)이 유여(有餘)하다는 것으로서 속에 열이 있다는 것이다. 『내경』(『素問·脈要精微論 17』) (『寶鑑·雜病一·診脈·諸脈病證』) (신편p.1657 /신p.981)

◘ 無汗 ○ 陽氣有餘, 爲身熱無汗. 陰氣有餘, 爲多汗身寒. 陰陽有餘, 則無汗而寒. 『內經』

② 무한(無汗) ○ 양기(陽氣)가 지나치게 성하면 몸에 열이 나고 땀은 나지 않는다. 음기(陰氣)가 지나치게 성하면 땀이 많고 몸이 차다. 음기·양기가 다 성하면 땀이 나지 않고 몸이 차다. 『내경』(『素問·脈要精微論 17』) (『寶鑑·內景二·津液·無汗』) (신편p.483 /신p.358)

■ 脈法 ○ 按之至骨, 脈氣少者, 腰脊痛而身有痹也. 『內經』

③ 맥법(脈法) ○ 뼈까지 닿도록 깊이 눌렀을 때 비로소 맥이 미약하게 나타나는 것은 양기(陽氣)가 부족한 것으로서, 허리가 아프고 몸에 비증(痹症)이 있다는 것이다. 『내경』(『素問·脈要精微論 17』) (『寶鑑·外形三·腰·脈法』) (신편p.1302 /신p.782)

平人氣象論篇 第十八

呼吸至數 (『類經五卷·脈色類』, p.168)

第一章

黃帝問曰, 平人何如?

岐伯對曰, 『人一呼脈再動, 一吸脈亦再動, 呼吸定息脈五動, 閏以太息, 命曰平人.

平人者, 不病也. 常以不病調病人, 醫不病, 故爲病人平息以調之爲法.

人一呼脈一動, 一吸脈一動, 曰少氣.

人一呼脈三動, 一吸脈三動而躁, 尺熱曰病溫;

尺不熱, 脈滑曰病風, 脈澁曰痺.』① (「脈動有準」)

『人一呼脈四動以上曰死, 脈絶不至曰死, 乍疏乍數曰死.』② (「諸死脈」)

➡ 平人에 관해서는 『素問·平人氣象論 18』 1장, 『素問·調經論 62』 3장, 『靈樞·終始 09』 1장에 나온다.

◆ **脈動有準** ○ 人一呼脈再動, 一吸脈亦再動, 呼吸定息脈五動, 閏以太息, 命曰平人. 平人者, 不病也. 常以不病調病人, 醫不病, 故爲病人平息以調之爲法. 人一呼脈一動, 一吸脈一動, 曰少氣. 人一呼脈三動, 一吸脈三動而躁, 尺熱曰病溫, 尺不熱脈滑曰風, 脈澁曰痺. 『內經』

① 맥이 뛰는 데는 법칙이 있다[脈動有準] ○ 사람이 숨을 한 번 내쉴 동안에 맥은 두 번 뛰고, 숨을 한 번 들이쉴 동안에도 맥은 역시 두 번 뛰며, 숨을 내쉬고 들이쉬며 호흡을 잠시 멈추는 동안에는 맥이 다섯 번 뛰는데, 이는 간간이 길게 한숨을 쉬기 때문이다. 이것을 정상적인 사람의 맥률(脈率)이라고 한다. 정상적인 사람이란 병들지 않은 사람을 말한다. 진맥(診脈)의 법칙은 통상적으로 병이 없는 정상인의 호흡을 표준으로 삼아 환자의 맥식(脈息)을 측량하는데, 의사는 병이 없는 사람이므로 자신의 호흡을 가다듬어 환자의 맥박수를 살필 수 있는 것이다. 사람이 숨을 한 번 내쉴 동안 맥이 한 차례 뛰고, 한 번 들이쉴 동안에도 한 차례 뛴다면 이것은 정기(正氣)가 쇠했다는 것이다. 사람이 숨을 한 번 내쉴 동안 맥이 세 차례 뛰고, 한 번 들이쉴 동안에도 세 차례 뛰면서 또한 맥이 펄쩍펄쩍 뛸 적에 척맥(尺脈) 부위의 피부에 열이 난다면 이것은 온병(病瘟)이고, 척맥 부위의 피부에 열은 없이 맥이 활(滑)하다면 이것은 풍사(風邪)가 일으킨 질병이며, 맥상(脈象)이 색(澁)하다면 이것은 비병(痺病)이다. 『내경』(『素問·平人氣象論 18』) (『寶鑑·外形三·脈·脈動有準』) (신편p.1377 /신p.817)

◆ **諸死脈** ○ 內經曰, 人一呼脈四動以上曰死. 脈絶不至曰死. 乍疎乍數曰死.

② 여러 가지 사맥[諸死脈] ○ 『내경(內經)』(『素問·平人氣象論 18』)에서는 "사람이 숨을 한 번 내쉴 동안에 맥박이 네 번 이상 뛰는 것은 사맥(死脈)이다. 맥기(脈氣)가 단절되었다가 다시 뛰지 못하는 것은 사맥이다. 잠깐 동안은 느리게 뛰다가 잠깐 동안은 빨리 뛰는 것도 사맥이다"라고 하였다. (『寶鑑·雜病一·診脈·諸死脈』) (신편p.1659 /신p.982)

脈分四時 無胃曰死 (『類經五卷·脈色類』, p.190)

第二章

평인지상기품어위 위자 평인지상기야 인무위기왈역 역자사
平人之常氣稟於胃, 胃者, 平人之常氣也, 人無胃氣曰逆, 逆者死.

춘위미현왈평 현다위소왈간병 단현무위왈사 위이유모왈추병 모심왈금병
春胃微弦曰平, 弦多胃少曰肝病, 但弦無胃曰死; 胃而有毛曰秋病, 毛甚曰今病.

장진산어간 간장근막지기야
藏眞散於肝, 肝藏筋膜之氣也.

하위미구왈평 구다위소왈심병 단구무위왈사 위이유석왈동병 석심왈금병
夏胃微鉤曰平, 鉤多胃少曰心病, 但鉤無胃曰死; 胃而有石曰冬病, 石甚曰今病.

장진통어심 심장혈맥지기야
藏眞通於心, 心藏血脈之氣也.

장하위미연약왈평 약다위소왈비병 단대무위왈사
長夏胃微耎弱曰平, 弱多胃少曰脾病, 但代無胃曰死;

연약유석왈동병 약심왈금병
耎弱有石曰冬病, 弱甚曰今病.

장진유어비 비장기육지기야
藏眞濡於脾, 脾藏肌肉之氣也.

추위미모왈평 모다위소왈폐병 단모무위왈사 모이유현왈춘병 현심왈금병
秋胃微毛曰平, 毛多胃少曰肺病, 但毛無胃曰死; 毛而有弦曰春病, 弦甚曰今病.

장진고어폐 이행영위음양야
藏眞高於肺, 以行榮衛陰陽也.

동위미석왈평 석다위소왈신병 단석무위왈사 석이유구왈하병 구심왈금병
冬胃微石曰平, 石多胃少曰腎病, 但石無胃曰死; 石而有鉤曰夏病, 鉤甚曰今病.

장진하어신 신장골수지기야
藏眞下於腎, 腎藏骨髓之氣也.

위지대락 명왈허리 관격락폐 출어좌유하 기동응의 맥종기야
『胃之大絡, 名曰虛里, 貫鬲絡肺, 出於左乳下, 其動應衣, 脈宗氣也.』① (「心澹澹大動」)

성천삭절자 즉병재중 결이횡 유적의 절부지왈사
盛喘數絶者, 則病在中; 結而橫, 有積矣; 絶不至曰死.

유지하기동응의 종기설야
乳之下其動應衣, 宗氣泄也.

▶ 四時脈을 弦·鉤·毛·石으로 구분하였다. 『素問·玉機眞藏論 19』에서는 弦·鉤·浮·營이라 하였으니 참고하라. 虛里와 宗氣에 관한 설명이 나온다.

◆ **心澹澹大動** ○ 內經曰, 胃之大絡, 名曰虛里. 貫膈絡肺, 出於左乳下, 其動應衣. 脈宗氣也. 虛而有痰則動, 更須臾發一陣熱者是也. 『資生』

① 가슴이 울렁거리면서 몹시 뛰는 증상[心澹澹大動] ○ 『내경(內經)』(『素問·平人氣象論 18』)에서는 "위경(胃經)의 대락(大絡)을 허리(虛里)라고 한다. 그 낙(絡)은 왼쪽 유방 아래에서 나와 횡격막을 뚫고 올라가 폐에 이어지는데 그 맥박은 손에 감응되는 바, 이것이 맥의 종기(宗氣)이다"라고 하였다. 허(虛)하면서 담(痰)이 있으면 뛰고, 문득 발작적으로 열이 나는 것이 이것이다. 『자생』 (『寶鑑·內景一·神·心澹澹大動』) (신편p.339 /신p.282)

◉ 『寶鑑』에서는 '心澹澹大動' 조문에 '二陳湯, 芎夏湯'을 예시하였다.

寸口尺脈診諸病 I (『類經五卷·脈色類』, p.202)

第三章

第一節

욕지촌구태과여불급
欲知寸口太過與不及.

촌구지맥 중수단자 왈두통
寸口之脈, 中手短者, 曰頭痛.

촌구맥 중수장자 왈족경통
寸口脈, 中手長者, 曰足脛痛.

촌구맥 중수촉상격자 왈견배통
『寸口脈, 中手促上擊者, 曰肩背痛.』① (「背·脈法」)

촌구맥 침이견자 왈병재중
『寸口脈, 沈而堅者, 曰病在中.

촌구맥 부이성자 왈병재외
寸口脈, 浮而盛者, 曰病在外.

촌구맥 침이약 왈한열 급산가소복통
寸口脈, 沈而弱, 曰寒熱, 及疝瘕少腹痛.

촌구맥 침이횡 왈협하유적 복중유횡적통
寸口脈, 沈而橫, 曰脇下有積, 腹中有橫積痛.

촌구맥 침이천 왈한열
寸口脈, 沈而喘, 曰寒熱.

맥성활견자 왈병재외
脈盛滑堅者, 曰病在外.

맥소실이견자 병재내
脈小實而堅者, 病在內.』② (「諸脈病證」)

맥소약이색 위지구병
『脈小弱以濇, 謂之久病.

맥활부이질자 위지신병
脈滑浮而疾者, 謂之新病.』③ (「占新久病」)

맥급자 왈산가소복통
『脈急者, 曰疝瘕少腹痛.』④ (「前陰·脈法」)

맥활왈풍 맥색왈비 완이활왈열중 성이긴왈창
脈滑曰風, 脈濇曰痹, 緩而滑曰熱中, 『盛而緊曰脹.』⑤ (「脹滿·脈法」)

■ **脈法** ○ 內經曰, 寸口脈中手促上擊者, 曰肩背痛.

① **맥법(脈法)** ○ 『내경(內經)』(『素問·平人氣象論 18』)에서는 "촌구맥(寸口脈)이 급촉(急促)하면서 위로 치받는 것은 어깨와 등이 아픈 것이다"라고 하였다. (『寶鑑·外形二·背·脈法』) (신편p.1185 /신p.731)

◘ **諸脈病證** ○ 寸口脈沈而堅者, 曰病在中. 浮而盛者, 曰病在外. 脈盛滑堅者, 病在外. 脈小實而堅者, 病在內. 『內經』

② **여러 맥에 따른 병증[諸脈病證]** ○ 촌구맥(寸口脈)이 침(沈)하면서 견실(堅實)한 것은 병이 속에 있다는 것이고, 부(浮)하면서 성대(盛大)한 것은 병이 겉에 있다는 것이다. 맥이 성(盛)하고 활(滑)하면서 견(堅)한 것은 병이 겉에 있다는 것이고, 맥이 소(小)하고 실(實)하면서 견(堅)한 것은 병이 속에 있다는 것이다. 『내경』(『素問·平人氣象論 18』) (『寶鑑·雜病一·診脈·諸脈病證』) (신편p.1657 /신p.981)

■ **占新久病** ○ 脈小弱以澁者, 謂之久病. 脈滑浮而疾者, 謂之新病. 『內經』

③ 신구병을 알아내는 법[**占新久病**] ○ 맥(脈)이 소약(小弱)하면서 삽(澁)한 경우는 병이 오래된 것이고, 맥이 활부(滑浮)하면서 질(疾)한 경우는 갓 생긴 병이다. 『내경』(『素問·平人氣象論 18』) (『寶鑑·雜病一·審病·占新久病』) (신편p.1616 /신p.954)

■ **脈法** ○ 脈急者曰疝瘕, 小腹痛. 『內經』

④ 맥법(**脈法**) ○ 맥이 급(急)한 것은 산가증(疝瘕證)인데, 이때는 아랫배가 아프다. 『내경』(『素問·平人氣象論 18』) (『寶鑑·外形四·前陰·脈法』) (신편p.1474 /신p.872)

■ **脈法** ○ 脈盛而緊曰脹. 『內經』

⑤ 맥법(**脈法**) ○ 맥이 성(盛)하면서 긴(緊)한 것은 창만(脹滿)이다. 『내경』(『素問·平人氣象論 18』) (『寶鑑·雜病六·脹滿·脈法』) (신편p.2465 /신p.1387)

逆從四時 無胃亦死 Ⅰ (『類經五卷·脈色類』, p.194)

第二節

맥종음양 병이이 맥역음양 병난이
脈從陰陽, 病易已; 脈逆陰陽, 病難已.

맥득사시지순 왈병무타 맥반사시급불간장 왈난이
脈得四時之順, 曰病無他; 脈反四時及不間藏, 曰難已.

寸口尺脈診諸病 Ⅱ (『類經五卷·脈色類』, p.202)

第三節

비다청맥 왈탈혈
『臂多青脈, 曰脫血.』① (「亡血脫血證」)

척맥완색 위지해역
『尺脈緩濇㉠, 謂之解㑊.』② (「解㑊證」)

안와맥성 위지탈혈
『安臥脈盛㉡, 謂之脫血.』① (「亡血脫血證」)

척색맥활 위지다한
『尺濇脈滑, 謂之多汗.』③ (「津液·脈法」)

척한맥세 위지후설
尺寒脈細, 謂之後泄.

맥척추상열자 위지열중
脈尺麤常熱者, 謂之熱中.

◘ **亡血脫血證** ○ 內經曰, 臂多青脈, 曰脫血. 又曰, 安臥脈盛, 謂之脫血.

① 망혈증과 탈혈증[**亡血脫血證**] ○ 『내경(內經)』(『素問·平人氣象論 18』)에서는 "팔 안쪽에 청색의 낙맥(絡脈)

㉠ 尺脈緩濇 : 校釋本에는 '尺緩脈濇'으로 고쳤다.

㉡ 脈盛 : 校釋本에는 '尺熱脈盛'으로 고쳤다.

이 많이 드러나는 것은 탈혈증이다." "편안하게 누워 있는데도 맥이 왕성한 것을 탈혈증이다"라고 하였다. (『寶鑑·內景二·血·亡血脫血證』) (신편p.382 /신p.305)

◉ 『寶鑑』에서는 '亡血脫血證' 조문에 '四物湯, 三才丸'을 예시하였다.

◘ 解㑊證 ○ 內經曰, 尺脈緩澁, 謂之解㑊.

② 해역증(解㑊證) ○ 『내경(內經)』(『素問·平人氣象論 18』)에서는 "척맥(尺脈)이 완삽(緩澁)한 것을 해역(解㑊)이라 한다"라고 하였다. (『寶鑑·雜病四·虛勞·解㑊證』) (신편p.2214 /신p.1265)

■ 脈法 ○ 內經曰, 尺澁脈滑, 謂之多汗.

③ 맥법(脈法) ○ 『내경(內經)』(『素問·平人氣象論 18』)에서는 "척부(尺膚)가 거칠고 그 맥이 활(滑)한 것은 땀이 많은 것을 나타낸다"라고 하였다. (『寶鑑·內景二·津液·脈法』) (신편p.467 /신p.351)

眞藏脈死期 (『類經六卷·脈色類』, p.239)

第四節

간현경신사 심현임계사 비현갑을사 폐현병정사 신현무기사
肝見庚辛死, 心見壬癸死, 脾見甲乙死, 肺見丙丁死, 腎見戊己死,

시위진장현 개사
是謂眞藏見, 皆死.

風水黃疸之辨 (『類經十六卷·疾病類』, p.632)

第五節

경맥동천질해 왈수 목과미종 여와잠기지상 왈수
『頸脈動喘疾欬, 曰水. 目裹微腫, 如臥蠶起之狀, 曰水.① (「浮腫微兆」)

뇨황적안와자 황달 이식여기 자 위달
溺黃赤安臥者, 黃疸. 已食如肌㉠者, 胃疸.

면종왈풍 족경종왈수
「面腫曰風.」② (「胃風證」)(「加味消毒飮」) 足脛腫曰水.

목황자왈황달
目黃者曰黃疸.』③ (「黃疸有五」)(「察病玄機」)

■ 浮腫微兆 ○ 目裏微腫, 如臥蠶起之狀, 曰水. 『內經』 ○ 頸脈動喘疾咳, 曰水. 『內經』 ○ 足脛腫, 曰水. 『內經』

① 부종이 미미할 때의 징조[浮腫微兆] ○ 아래 눈꺼풀이 약간 부어 막 허물을 벗은 누에처럼 광택이 도는 것은 수병(水病)이다. 『내경』(『素問·平人氣象論 18』) ○ 경부 양측 인영맥(人迎脈)의 박동이 지나치게 성(盛)하고 숨이 몹시 차며 기침이 나는 것은 수병(水病)이다. 『내경』(『素問·平人氣象論 18』) ○ 종아리가 붓는 것은 수종병(水腫病)이다. 『내경』(『素問·平人氣象論 18』) (『寶鑑·雜病六·浮腫·浮腫微兆』) (신편p.2435 /신p.1373)

◘ 胃風證 ○ 面腫曰風. 『內經』

② 위풍증(胃風證) ○ 얼굴이 붓는 것은 풍수병(風水病)이다. 『내경』(『素問·平人氣象論 18』) (『寶鑑·外形一·面·胃

㉠ 肌 : 四庫全書本, 章句索引本, 校釋本에는 '飢'로 되어 있다.

風證』) (신편p.930 /신p.596)

◉ 『寶鑑』에서는 '胃風證' 조문에 '升麻胃風湯, 犀角升麻湯'을 예시하였다.

• 加味消毒飮 ○ 一人頭項偏腫, 連一目, 若半壺, 其脈洪大. 戴人曰, 內經云, 面腫者風. 此風乘陽明經也, 氣血俱多, 風腫宜汗. 先與通聖散去硝·黃, 入薑·葱·豉同煎服, 微汗. 以草莖刺鼻中出血, 其腫立消. 子和

② 가미소독음(加味消毒飮) ○ 어떤 사람이 목덜미 한쪽에서 눈까지 부어서 절반 쪼갠 박처럼 되었고, 맥은 홍대(洪大)하였다. 그런데 대인(戴人)이 말하길, "『내경(內經)』(『素問·平人氣象論 18』)에 '얼굴이 부은 것은 풍증(風證)이다'라고 한 것은 풍사(風邪)가 양명경(陽明經)에 침범했다는 것이니, 기와 혈이 다 많은 양명경에 풍사가 침범해서 부었을 때는 땀을 내는 것이 좋다"라고 하고, 먼저 통성산(通聖散)(➡方藥合編·下4)에서 망초·대황을 빼고 생강·총백·두시를 넣어서 달여 먹인 다음 땀을 약간 내게 하였다. 그 다음 풀대로 콧속을 찔러 주어 피가 나오게 하였더니 부은 것이 곧 내렸다. 자화 (『寶鑑·外形一·面·加味消毒飮』) (신편p.932 /신p.597)

◘ 黃疸有五 ○ 尿黃赤安臥者, 曰黃疸. 『內經』 ○ 目黃者, 曰黃疸. 『內經』 ○ 已食如飢者, 胃疸. 『內經』

③ 황달에는 다섯 가지가 있다[黃疸有五] ○ 소변이 황적색을 띠고, 눕기를 좋아하는 것은 황달이다. 주(註)에서는 "눕기를 좋아하고 소변이 황적색을 띤다"라고 하였다. 『내경』(『素問·平人氣象論 18』) ○ 눈이 노랗게 되는 것은 황달이다. 『내경』(『素問·平人氣象論 18』) ○ 방금 음식을 먹었는데도 배가 고픈 것은 위달(胃疸)이다. 『내경』(『素問·平人氣象論 18』) (『寶鑑·雜病六·黃疸·黃疸有五』) (신편p.2514 /신p.1414)

■ 察病玄機 ○ 頸脈動, 喘疾咳曰水. 目裏微腫, 如臥蠶之狀曰水. 尿黃赤, 安臥者黃疸. 已食如飢者胃疸. 面腫曰風. 足脛腫曰水. 目黃者曰黃疸. 『內經』

③ 병을 진찰하는 묘한 방법[察病玄機] ○ 목의 양쪽 인영맥(人迎脈)이 지나치게 박동하면서 숨을 몰아쉬고 기침을 하는 것은 수병(水病)이다. 눈꺼풀이 부어 갓 허물을 벗은 누에처럼 밝은 빛을 띠는 것도 수병이다. 소변이 황적색을 띠고 피곤하여 눕기를 좋아하는 것은 황달(黃疸)이다. 음식을 먹고도 금세 배가 고픈 것을 느끼는 것은 위달(胃疸)이다. 얼굴이 붓는 것은 풍수병(風水病)이다. 종아리가 붓는 것은 수종병(水腫病)이다. 눈동자가 황색을 띠는 것은 황달(黃疸)이다. 『내경』(『素問·平人氣象論 18』) (『寶鑑·雜病一·審病·察病玄機』) (신편p.1612 /신p.952)

孕脈 (『類經六卷·脈色類』, p.223)

第六節

부 인 수 소 음 맥 동 심 자 　 임 자 야
『婦人手少陰脈動甚者, 姙子也.』① (「姙娠脈」)

◘ 姙娠脈 ○ 婦人足少陰脈動甚者, 姙子也. 『內經』

① 임신맥(姙娠脈) ○ 부인의 족소음맥(足少陰脈)이 세게 뛰는 것은 임신한 것이다. 『내경』(『素問·平人氣象論 18』) (『寶鑑·雜病十·婦人·姙娠脈』) (신편p.2959 /신p.1646)

逆從四時 無胃亦死 II (『類經五卷·脈色類』, p.194)

第七節

맥 유 역 종 사 시 　 미 유 장 형 　 춘 하 이 맥 수 　 추 동 이 맥 부 대 　 명 왈 역 사 시 야
脈有逆從四時, 未有藏形, 春夏而脈瘦㉠, 秋冬而脈浮大, 命曰逆四時也.

㉠ 瘦 : 校釋本에는 '沈濇'으로 고쳤다.

『風熱而脈靜, 泄而脫血脈實, 病在中;①(「大便·脈法」) 脈虛, 病在外.

脈濇堅者, 皆難治,』②(「諸脈病證」) 命曰反四時也.

■ 脈法 ○ 泄而脫血脈實者, 難治.『內經』

① 맥법(脈法) ○ 설사를 하고 피를 많이 흘렸을 때 맥이 실(實)한 경우는 치료하기 어렵다.『내경』(『素問·平人氣象論 18』) (『寶鑑·內景四·大便·脈法』) (신편p.778 /신p.516)

◘ 諸脈病證 ○ 風熱而脈靜, 泄而脫血脈實, 病在中脈虛, 病在外脈濇堅者, 皆難治.『內經』

② 여러 맥에 따른 병증[諸脈病證] ○ 풍열병(風熱病)은 맥이 부(浮)하고 조(躁)해야 하는데 반대로 침(沈)하고 정(靜)한 경우, 설사를 하거나 피를 많이 흘렸을 때는 맥이 허(虛)해야 하는데 반대로 실(實)한 경우, 병이 속에 있으면 맥이 실(實)해야 하는데 반대로 허(虛)한 경우, 병이 겉에 있으면 맥이 부(浮)하고 활(滑)해야 하는데 반대로 색(濇)하고 견(堅)한 경우는 모두 치료하기 어렵다.『내경』(『素問·平人氣象論 18』) (『寶鑑·雜病一·診脈·諸脈病證』) (신편p.1657 /신p.981)

第四章

『人以水穀爲本, 故人絶水穀則死, 脈無胃氣亦死.

所謂無胃氣者, 但得眞藏脈, 不得胃氣也.』①(「脈以胃氣爲本」)

所謂脈不得胃氣者, 肝不弦腎不石也.

■ 脈以胃氣爲本 ○ 人以水穀爲本, 故人絶水穀則死, 脈無胃氣亦死. 所謂無胃氣者, 但得眞藏脈, 不得胃氣也.『內經』

① 맥은 위기를 본으로 삼는다[脈以胃氣爲本] ○ 사람의 생명은 음식물을 기본으로 하므로 사람이 음식을 끊으면 죽고, 맥은 위기(胃氣)가 없으면 또한 죽는다. '위기(胃氣)'가 없다는 것은 진장맥(眞臟脈)만이 나타나서 위기(胃氣)의 맥상(脈象)을 볼 수 없다는 뜻이다.『내경』(『素問·平人氣象論 18』) (『寶鑑·雜病一·診脈·脈以胃氣爲本』) (신편p.1646 /신p.975)

三陽脈體 (『類經五卷·脈色類』, p.199)

太陽脈至, 洪大以長;

少陽脈至, 乍數乍疏, 乍短乍長;

陽明脈至, 浮大而短.

五藏平病死脈 胃氣爲本 (『類經五卷·脈色類』, p.196)

부평심맥래 루루여연주 여순랑간 왈심평 하이위기위본
夫平心脈來, 累累如連珠, 如循琅玕, 曰心平, 夏以胃氣爲本.

병심맥래 천천연속 기중미곡 왈심병
病心脈來, 喘喘連屬, 其中微曲, 曰心病.

사심맥래 전곡후거 여조대구 왈심사
死心脈來, 前曲後居, 如操帶鉤, 曰心死.

평폐맥래 염염섭섭 여락유협 왈폐평 추이위기위본
平肺脈來, 厭厭聶聶, 如落楡莢, 曰肺平, 秋以胃氣爲本.

병폐맥래 불상불하 여순계우 왈폐병
病肺脈來, 不上不下, 如循雞羽, 曰肺病.

사폐맥래 여물지부 여풍취모 왈폐사
死肺脈來, 如物之浮, 如風吹毛, 曰肺死.

평간맥래 연약초초 여게장간말초 왈간평 춘이위기위본
平肝脈來, 耎弱招招, 如揭長竿末梢, 曰肝平, 春以胃氣爲本.

병간맥래 영실이활 여순장간 왈간병
病肝脈來, 盈實而滑, 如循長竿, 曰肝病.

사간맥래 급익경 여신장궁현 왈간사
死肝脈來, 急益勁, 如新張弓弦, 曰肝死.

평비맥래 화유상리 여계천지 왈비평 장하이위기위본
平脾脈來, 和柔相離, 如雞踐地, 曰脾平, 長夏以胃氣爲本.

병비맥래 실이영삭 여계거족 왈비병
病脾脈來, 實而盈數, 如雞擧足, 曰脾病.

사비맥래 예견여오지훼 여조지거 여옥지루 여수지류 왈비사
死脾脈來, 銳堅如烏之喙, 如鳥之距, 如屋之漏, 如水之流, 曰脾死.

평신맥래 천천루루여구 안지이견 왈신평 동이위기위본
平腎脈來, 喘喘累累如鉤, 按之而堅, 曰腎平, 冬以胃氣爲本.

병신맥래 여인갈 안지익견 왈신병
病腎脈來, 如引葛, 按之益堅, 曰腎病.

사신맥래 발여탈삭 벽벽여탄석 왈신사
死腎脈來, 發如奪索, 辟辟如彈石, 曰腎死.

➡ 이 부분에서 '以胃氣爲本'이 해당되는 것을 모아 李東垣은 '四時皆以胃氣爲本'이라 하였다.

玉機眞藏論篇 第十九

四時藏脈 病有太過不及 (『類經五卷·脈色類』, p.185)

第一章

황제문왈 춘맥여현 하여이현
黃帝問曰, 春脈如弦, 何如而弦?

기백대왈 춘맥자간야 동방목야 만물지소이시생야
岐伯對曰, 春脈者肝也, 東方木也, 萬物之所以始生也.

고기기래연약 경허이활 단직이장 고왈현 반차자병
故其氣來耎弱, 輕虛而滑, 端直以長, 故曰弦.①(「四時脈」) 反此者病.

제왈 하여이반
帝曰, 何如而反?

기백왈 기기래실이강 차위태과 병재외 기기래불실이미 차위불급 병재중
岐伯曰, 其氣來實而强, 此謂太過, 病在外; 其氣來不實而微, 此謂不及, 病在中.

제왈 춘맥태과여불급 기병개하여
帝曰, 春脈太過與不及, 其病皆何如?

기백왈 태과즉령인선망 홀홀현모이전질 기불급즉령인흉통인배 하즉양협거만
岐伯曰, 太過則令人善忘㉠, 忽忽眩冒而巔疾; 其不及則令人胸痛引背, 下則兩脇胠滿.

제왈 선
帝曰, 善.

하맥여구 하여이구
夏脈如鉤, 何如而鉤?

기백왈 하맥자심야 남방화야 만물지소이성장야
岐伯曰, 夏脈者心也, 南方火也, 萬物之所以盛長也.

고기기래성거쇠 고왈구 반차자병
故其氣來盛去衰, 故曰鉤.①(「四時脈」) 反此者病.

제왈 하여이반
帝曰, 何如而反?

기백왈 기기래성 거역성 차위태과 병재외 기기래불성 거반성 차위불급 병재중
岐伯曰, 其氣來盛, 去亦盛, 此謂太過, 病在外; 其氣來不盛, 去反盛, 此謂不及, 病在中.

제왈 하맥태과여불급 기병개하여
帝曰, 夏脈太過與不及, 其病皆何如?

기백왈 태과즉령인신 열이부통 위침음
岐伯曰, 「太過則令人身㉡熱而膚痛, 爲浸淫;」②(「痒痛」)

기불급즉령인번심 상견해타 하위기설
『其不及則令人煩心, 上見欬唾, 下爲氣泄.』③(「下氣」)

제왈 선
帝曰, 善.

추맥여부 하여이부
秋脈如浮, 何如而浮?

㉠ 忘 : 校釋本에는 '怒'로 고쳤다.
㉡ 人身 : 四庫全書本에는 '人'으로 되어 있다.

기백왈 추맥자폐야 서방금야 만물지소이수성야
岐伯曰，秋脈者肺也，西方金也，萬物之所以收成也.

고기기래 경허이부 래급거산 고왈부 반차자병
故其氣來，輕虛以浮，來急去散，故曰浮.①（「四時脈」）反此者病.

제왈 하여이반
帝曰，何如而反?

기백왈 기기래모이중앙견 양방허 차위태과 병재외 기기래모이미 차위불급 병재중
岐伯曰，其氣來毛而中央堅，兩傍虛，此謂太過，病在外；其氣來毛而微，此謂不及，病在中.

제왈 추맥태과여불급 기병개하여
帝曰，秋脈太過與不及，其病皆何如?

기백왈 태과즉령인역기이배통 온온연
岐伯曰，『「太過則令人逆氣而背痛，慍慍然；」④（「背痛」）

기불급즉령인천 호흡소기이해 상기견혈 하문병음
其不及則令人喘，呼吸少氣而欬，上氣見血，下聞病音.』⑤（「肺病虛實」）

제왈 선
帝曰，善.

동맥여영 하여이영
冬脈如營，何如而營?

기백왈 동맥자신야 북방수야 만물지소이합장야
岐伯曰，冬脈者腎也，北方水也，萬物之所以合藏也.

고기기래침이박 고왈영 반차자병
故其氣來沈以搏，故曰營.①（「四時脈」）反此者病.

제왈 하여이반
帝曰，何如而反?

기백왈 기기래여탄석자 차위태과 병재외 기거여삭자 차위불급 병재중
岐伯曰，其氣來如彈石者，此謂太過，病在外；其去如數者，此謂不及，病在中.

제왈 동맥태과여불급 기병개하여
帝曰，冬脈太過與不及，其病皆何如?

기백왈 태과즉령인해역 척맥통이소기불욕언
岐伯曰，太過則令人解㑊，脊脈痛而少氣不欲言；

기불급즉령인심현여병기 묘중청 척중통 소복만 소변변
其不及則令人心懸如病飢，䏚中清，脊中痛，少腹滿，小便變㉠.

제왈 선
帝曰，善.

제왈 사시지서 역종지변이야 연비맥독하주
帝曰，四時之序，逆從之變異也，然脾脈獨何主?

기백왈 비맥자토야 고장이관사방자야
岐伯曰，脾脈者土也，孤藏以灌四傍者也.

제왈 연즉비선악 가득견지호
帝曰，然則脾善惡，可得見之乎?

기백왈 선자불가득견 악자가견
岐伯曰，善者不可得見，惡者可見.

제왈 악자하여가견
帝曰，惡者何如可見?

기백왈 기래여수지류자 차위태과 병재외 여조지훼자 차위불급 병재중
岐伯曰，其來如水之流者，此謂太過，病在外；如鳥之喙者，此謂不及，病在中.

제왈 부자언비위고장 중앙토 이관사방 기태과여불급 기병개하여
帝曰，夫子言脾爲孤藏，中央土，以灌四傍，其太過與不及，其病皆何如?

㉠ 小便變 : 校釋本에는 '小便變赤黃'으로 고쳤다.

기 백 왈 　태 과 즉 령 인 사 지 불 거 　기 불 급 즉 령 인 구 규 불 통 　명 왈 중 강
岐伯曰, 「太過則令人四支不擧;」⑥ (「四肢不用」) 其不及則令人九竅不通, 名曰重强.

제 구 연 이 기 　재 배 이 계 수 왈 　선
帝瞿然而起, 再拜而稽首曰, 善.

오 득 맥 지 대 요 　천 하 지 수 　오 색 맥 변 　규 탁 기 항 　도 재 어 일
吾得脈之大要, 天下至數, 五色脈變, 揆度奇恒, 道在於一.

신 전 불 회 　회 즉 불 전 　내 실 기 기
神轉不迴, 迴則不轉, 乃失其機.

지 수 지 요 　박 근 이 미 　저 지 옥 판 　장 지 장 부 　매 단 독 지 　명 왈 옥 기
至數之要, 迫近以微, 著之玉版, 藏之藏府, 每旦讀之, 名曰玉機.

➡ 여기서는 四時脈이 弦·鉤·浮·營이지만, 『素問·平人氣象論 18』에서는 弦·鉤·毛·石이라 하였다. 『寶鑑』을 보면 이에 대한 주석이 쓰여 있으니, '四時脈' 항목을 참고하라.

◘ **四時脈** ○ 春肝脈來, 軟弱輕虛而滑, 端直以長, 故曰弦. 夏心脈來, 來盛去衰, 故曰鉤. 一作洪. 秋肺脈來, 輕虛而浮, 來急去散, 故曰浮. 一作濇. 冬腎脈來, 來沈以搏, 故曰營. 一作石. 四季脾脈來, 和緩而大. 『內經』

① **사시맥(四時脈)** ○ 봄철에 간맥(肝脈)이 오는 것은 연약하고 가벼우면서 매끄럽고 곧아서 길기 때문에 현(弦)하다고 한다. 여름철에 심맥(心脈)이 오는 것은 올 때는 왕성하고, 갈 때는 경미하기 때문에 구(鉤) 홍(洪)하다고 한 곳도 있다. 하다고 한다. 가을철에 폐맥(肺脈)이 오는 것은 가벼워서 뜨는 데다가 올 때는 급하고 갈 때는 흩어지기 때문에 부(浮) 색(濇)하다고 한 곳도 있다. 하다고 한다. 겨울철에 신맥(腎脈)이 오는 것은 잠기면서도 손가락을 치기 때문에 영(營) 석(石)하다고 한 곳도 있다. 하다고 한다. 사철의 끝에 비맥(脾脈)이 오는 것은 완(緩)하면서 대(大)하다. 『내경』(『素問·玉機眞藏論 19』) (『寶鑑·外形三·脈·四時脈』) (신편p.1387 /신p.823)

◘ **痒痛** ○ 皮膚痛屬心實. 內經曰, 夏脈者心也. 夏脈太過則病身熱膚痛, 爲浸淫. 『綱目』

② **피부가 가렵고 아픈 것[痒痛]** ○ 피부가 아픈 것은 심(心)이 실(實)한 경우에 속한다. 『내경(內經)』(『素問·玉機眞藏論 19』)에서는 "여름철의 맥은 안으로 심장과 응한다. 여름철의 맥이 너무 지나치면 몸에서 열이 나고, 피부가 아프며 헌데가 생긴다"라고 하였다. 『강목』(『寶鑑·外形三·皮·痒痛』) (신편p.1341 /신p.798)

◉ 『寶鑑』에서는 '痒痛' 조문에 '四物湯 가감, 澡洗藥, 蟬蛻散'을 예시하였다.

◘ **下氣** ○ 綱目曰, 下氣屬心. 經曰, 夏脈者, 心也. 心脈不及, 下爲氣泄, 是也.

③ **하기(下氣)** ○ 『강목(綱目)』에서는 "하기(下氣)는 심(心)에 속한다. 『내경(內經)』에 이르되, '여름의 맥은 심(心)이 주관하는데, 심맥(心脈)이 불급(不及)하면 아래로는 기설증(氣泄證)이 된다'고 한 것이 이것을 말해주는 것이다"라고 하였다. (『寶鑑·內景一·氣·下氣』) (신편p.291 /신p.255)

◘ **背痛** ○ 肩背痛, 屬肺分野. 內經曰, 西風生於秋, 病在肺, 兪在肩背. 故秋氣者, 病在肩背. 又曰, 秋脈太過, 則令人逆氣背痛慍慍然. 『綱目』

④ **등이 아픈 것[背痛]** ○ 어깨와 등이 아픈 것은 폐(肺)와 연관된다. 『내경(內經)』(『素問·金匱眞言論 04』)에서는 "서풍은 가을철에 불고, 병은 흔히 폐에 발생하며, 폐의 경기(經氣)는 어깨와 등에 주입된다. 그러므로 가을철의 사기(邪氣)가 사람을 상하게 하는 것은 그 병이 흔히 어깨와 등에 나타난다"라고 하였다. 또한 『내경(內經)』(『素問·玉機眞藏論 19』)에서는 "가을철의 맥상(脈象)이 너무 지나치면 폐기(肺氣)가 치밀어 올라 등에 통증이 일어나고 가슴이 답답하며 편안치 않게 한다"라고 하였다. 『강목』(『寶鑑·外形二·背·背痛』) (신편p.1186 /신p.732)

◉ 『寶鑑』에서는 '背痛' 조문에 '通氣防風湯, 羌活勝濕湯, 三合湯, 蒼朮復煎湯, 四物湯 가감, 二陳湯 가감, 龍薈丸'을 예시하였다.

◘ **肺病虛實** ○ 肺實則令人逆氣而背痛, 慍慍然, 虛則令人喘, 呼吸少氣而咳, 上氣見血, 下聞病音. 『內經』

⑤ **폐병의 허실[肺病虛實]** ○ 폐에 사기(邪氣)가 실(實)하면 기가 치밀어 올라서 등이 아프고 가슴이

답답하다. 허(虛)하면 숨이 차고 숨결이 가쁘며, 기침이 나면서 기가 치밀어 올라 피가 나오고, 목구멍에서 가래 끓는 소리가 난다. 『내경』(『素問·玉機眞藏論 19』) (『寶鑑·內景三·肺臟·肺病虛實』) (신편p.584 /신p.414)

◘ **四肢不用** ○ 脾實則四肢不擧. 內經曰, 脾太過則令人四肢不擧, 是也. 此謂膏粱之疾, 其治宜瀉. 三化湯 方見風門 ·調胃承氣湯 方見寒門 選而用之. 若脾虛則四肢不用, 盖脾病不能與胃行其津液, 其治宜補. 十全大補湯 方見虛勞 去邪留正. 『保命』

⑥ **사지를 못 쓰는 것[四肢不用]** ○ 비(脾)가 실(實)하면 사지를 들지 못한다. 『내경(內經)』(『素問·玉機眞藏論 19』)에서 "비(脾)가 지나치게 실(實)하면 사지를 들지 못하게 된다"라고 한 것이 바로 이것을 두고 한 말이다. 이것은 기름진 음식을 너무 많이 먹어서 생긴 병이므로 그 치료법은 사법(瀉法)을 써야 한다. 삼화탕(三化湯)(처방은 風門을 보라.)이나 조위승기탕(調胃承氣湯)(처방은 寒門을 보라.)(➡方藥合編·下8)에서 골라 쓴다. 그리고 만약 비(脾)가 허(虛)해져도 사지를 쓰지 못하는데, 그것은 비(脾)가 병들면 위(胃)를 위하여 진액을 운행시키지 못하기 때문이다. 이때는 치료법으로 보법(補法)을 쓴다. 십전대보탕(十全大補湯)(처방은 虛勞門을 보라.)(➡方藥合編·上33)을 써서 사기(邪氣)를 내몰고 정기(正氣)를 보해야 한다. 『보명』(『寶鑑·外形四·手·四肢不用』) (신편p.1409 /신p.837)

◉ 『寶鑑』에서는 '四肢不用' 조문에 '三化湯, 調胃承氣湯, 十全大補湯'을 예시하였다.

逆順相傳 至困而死 (『類經四卷·藏象類』, p.128)

第二章

第一節

오 장 수 기 어 기 소 생　전 지 어 기 소 승　기 사 어 기 소 생　사 어 기 소 불 승
『五藏受氣於其所生, 傳之於其所勝, 氣舍於其所生, 死於其所不勝.

병 지 차 사　필 선 전 행　지 기 소 불 승　병 내 사　차 언 기 지 역 행 야　고 사
病之且死, 必先傳行, 至其所不勝, 病乃死, 此言氣之逆行也, 故死.

간 수 기 어 심　전 지 어 비　기 사 어 신　지 폐 이 사
肝受氣於心, 傳之於脾, 氣舍於腎, 至肺而死.

심 수 기 어 비　전 지 어 폐　기 사 어 간　지 신 이 사
心受氣於脾, 傳之於肺, 氣舍於肝, 至腎而死.

비 수 기 어 폐　전 지 어 신　기 사 어 심　지 간 이 사
脾受氣於肺, 傳之於腎, 氣舍於心, 至肝而死.

폐 수 기 어 신　전 지 어 간　기 사 어 비　지 심 이 사
肺受氣於腎, 傳之於肝, 氣舍於脾, 至心而死.

신 수 기 어 간　전 지 어 심　기 사 어 폐　지 비 이 사　차 개 역 사 야
腎受氣於肝, 傳之於心, 氣舍於肺, 至脾而死, 此皆逆死也.

일 일 일 야 오 분 지　차 소 이 점 사 생 지 조 모 야
一日一夜五分之, 此所以占死生之早暮也.』① (「五臟死期」)

◘ **五臟死期** ○ 內經曰, 五藏受氣於其所生, 傳之於其所勝, 氣舍於其所生, 死於其所不勝. 病之且死, 必先傳行, 至其所不勝, 病乃死, 此言氣之逆行也, 故死. 肝受氣於心, 所生之子. 傳之於脾, 己之所勝. 氣舍於腎, 生己之母. 至肺而死. 勝己之鬼. 心受氣於脾, 傳之於肺, 氣舍於肝, 至腎而死. 脾受氣於肺, 傳之於腎, 氣舍於心, 至肝而死. 肺受氣於腎, 傳之於肝, 氣舍於脾, 至心而死. 腎受氣於肝, 傳之於心, 氣舍於肺, 至脾而死. 此皆逆死也, 一日一夜五分之, 此所以占死者之早暮也.

① **오장의 기가 죽는 시기[五臟死期]** ○ 『내경(內經)』(『素問·玉機眞藏論 19』)에서는 "오장은 병기(病氣)를 해당 장기(臟器)가 생(生)하는 장기에서 받고, 해당 장기가 극(克)하는 장기로 전해주며, 해당 장기

를 생(生)한 장기에 머무르고, 해당 장기를 극(克)하는 장기에 전해져서 죽는다. 병이 이르러 죽으려고 할 적에는 반드시 먼저 해당 장기를 극(克)하는 장기에 이르렀을 때 환자는 죽는다. 이것은 병기(病氣)가 거꾸로 전해졌기 때문에 죽는 것이다. 예를 들면, 간(肝)은 병기(病氣)를 심(心) 자신이 생하는 자식에 해당하는 장기. 에서 받고, 비(脾) 자신이 극하는 장기. 로 전해주며, 그 병기(病氣)는 위(胃) 자신을 생하는 어머니에 해당하는 장기. 에서 머물고, 폐(肺) 자신을 극하는 장기. 로 전해져서 죽는다. 심은 병기를 비에서 받고, 폐로 전해주며, 그 병기는 간에 머무르고, 신(腎)에 전해져서 죽는다. 비는 병기를 폐에서 받고, 신으로 전해주며, 그 병기는 심에 머무르고, 간에 전해져서 죽는다. 폐는 병기를 신에서 받고, 간으로 전해주며, 그 병기는 비에 머무르고, 심에 전해져서 죽는다. 신은 병기를 간에서 받고, 심으로 전해주며, 그 병기는 폐에 머무르고, 비에 전해져서 죽는다. 이것은 모두 병기(病氣)가 역행하여 전변하는 것이므로 죽는 것이다. 하루 밤낮을 5개 시간 단위로 나누어 오행에 따라 오장을 배속시켜 보면 사망할 시간을 점쳐볼 수 있다"라고 하였다. (『寶鑑·內景三·五臟六腑·五臟死期』) (신편p.549 /신p.392)

第二節

黃帝曰, 『五藏相通, 移皆有次. 五藏有病, 則各傳其所勝.

不治, 法三月若六月, 若三日若六日, 傳五藏而當死.』① (「臟腑病緩傳」)

是順傳所勝之次.

故曰, 別於陽者, 知病從來. 別於陰者, 知死生之期. 言知至其所困而死.

➡ 『素問·陰陽別論』에서 인용한 것인데, "別於陽者, 知病處也"라 한 것이 다르다.

■ 臟腑病緩傳 ○ 內經曰, 五藏相通, 移皆有次. 五藏有病, 則各傳其所勝. 不治, 法三月若六月, 三日若六日, 傳五藏而當死.

① 장부병이 느리게 전이되는 것[臟腑病緩傳] ○ 『내경(內經)』(『素問·玉機眞藏論 19』)에서는 "오장(五臟)은 서로 통하는 바, 장기(臟氣)의 전이(轉移)는 다 일정한 차례가 있다. 오장에 병이 발생했을 적에 병사(病邪)는 그 장기(臟器)가 이기는 장기로 옮겨간다. 만약 제때에 치료해주지 않으면 길게는 3개월에서 6개월, 짧게는 3일에서 6일에 걸쳐 오장에 두루 퍼지게 되는데, 이렇게 되면 죽는다"라고 하였다. (『寶鑑·雜病一·辨證·臟腑病緩傳』) (신편p.1631 /신p.965)

風傳五藏 (『類經十五卷·疾病類』, p.560)

第三節

是故風者, 百病之長也.

『今風寒客於人, 使人毫毛畢直, 皮膚閉而爲熱, 當是之時, 可汗而發也;① (「臟腑病緩傳」)

或痹不仁腫痛, 當是之時, 可湯熨及火灸刺而去之.

불치 병입사어폐 명왈폐비 발해상기
弗治, 病入舍於肺, 名曰肺痹, 發欬上氣.② (「肺病證」)

불치 폐즉전이행지간 병명왈간비 일명왈궐 협통출식
弗治, 肺卽傳而行之肝, 病名曰肝痹, 一名曰厥, 脇痛出食,③ (「肝病證」)

당시지시 가안약자이
當是之時, 可按若刺耳.

불치 간전지비 병명왈비풍 발단 복중열 번심 출황
弗治, 肝傳之脾, 病名曰脾風, 發癉, 腹中熱, 煩心, 出黃,④ (「脾病證」)

당차지시 가안가약가욕
當此之時, 可按可藥可浴.

불치 비전지신 병명왈산가 소복원열이통 출백 일명왈고
弗治, 脾傳之腎, 病名曰疝瘕, 少腹寃熱而痛, 出白, 一名曰蠱,⑤ (「腎病證」)

당차지시 가안가약
當此之時, 可按可藥.⑥ (「赤白帶下」)(「蠱病白淫」)

불치 신전지심 병 근맥상인이급 병명왈계
弗治, 腎傳之心, 病「筋脈相引而急, 病名曰瘛,」⑦ (「心病證」)(「腎心痛」)(「筋瘈」)

당차지시 가구가약
當此之時, 可灸可藥.

불치 만십일 법당사
弗治, 滿十日, 法當死.

신인전지심 심즉부반전이행지폐 발한열 법당삼세사 차병지차야
腎因傳之心, 心卽復反傳而行之肺, 發寒熱, 法當三歲死, 此病之次也.』① (「臟腑病緩傳」)

■ **臟腑病緩傳** ○ 今風寒客於人, 使毫毛畢直, 皮膚閉而爲熱. 當是之時, 可汗而發也. 不治, 病入舍於肺, 名曰肺痹, 發咳上氣. 不治, 肺卽傳而行之肝, 病名曰肝痹, 脇痛出食. 當是之時, 可按若刺耳. 不治, 肝傳之脾, 病名曰脾風, 發癉, 腹中熱, 煩心, 出黃. 當此之時, 可按可藥可浴. 不治, 脾傳之腎, 病名曰疝瘕, 小腹寃熱而痛, 出白. 當此之時, 可灸可藥. 不治, 腎傳之心, 筋脈相引而急, 病名曰瘈. 當此之時, 可灸可藥. 不治, 滿十日法當死. 腎因傳之心, 心卽復反傳而行之肺, 發寒熱, 法當三歲[日]死. 此病之次也. 『內經』

① 장부병이 느리게 전이되는 것[**臟腑病緩傳**] ○ 풍한(風寒)의 사기(邪氣)가 인체에 침입하면 털이 곤두서고 피부의 땀구멍이 막혀 열이 나게 만든다. 이때는 발한법(發汗法)을 써서 사기(邪氣)를 없애준다. 만약 제때에 치료해주지 않으면 병사(病邪)는 폐(肺)로 전이되는데, 병명을 '폐비(肺痹)'라 하고 기침을 하는 증상이 나타난다. 이때 치료해주지 않으면 병사(病邪)는 폐(肺)에서 간(肝)으로 전이되는데, 병명을 '간비(肝痹)'라 하고 옆구리 통증과 음식물을 토하는 증상이 나타난다. 이때는 안마나 침자법(鍼刺法)을 써서 치료한다. 만약 이때 치료해주지 않으면 병사는 간(肝)에서 비(脾)로 전이되는데, 병명을 '비풍(脾風)'이라 한다. 이런 경우, 황달(黃疸)이 있고 뱃속에 열(熱)이 나며, 가슴이 답답하고 소변이 노란 증상이 나타난다. 이때는 안마·약물·탕욕법(湯浴法)을 써서 치료한다. 만약 이때 치료해주지 않으면 병사는 비(脾)에서 신(腎)으로 전이되는데, 병명을 '산가(疝瘕)'라 하고, 아랫배가 거북하고 아프며 소변이 뿌연 증상이 나타난다. 이때는 뜸법·약물법을 써서 치료한다. 만약 이때 치료해주지 않으면 병사는 신(腎)에서 심(心)으로 전이되는데, 근맥(筋脈)이 오그라드는 증상이 나타나는 바, 병명을 '계(瘈)'라고 한다. 이때는 뜸법·약물법을 써서 치료한다. 만약 이때도 치료해주지 않으면 열흘을 못 채우고 죽는다. 만약 병사(病邪)가 신(腎)에서 심(心)으로 전이되면 심(心)은 다시 폐(肺)로 전이되어 한열(寒熱) 증상이 나타나는데, 이렇게 되면 3일 만에 죽는다. 이것이 질병이 전이되는 일반적인 차례이다. 『내경』(『素問·玉機眞藏論 19』) (『寶鑑·雜病一·辨證·臟腑病緩傳』) (신편p.1631 /신p.965)

◘ **肺病證** ○ 風寒入舍於肺, 名曰肺痹, 發咳上氣. 『內經』

② 폐병의 증상[**肺病證**] ○ 풍한사(風寒邪)가 폐에 침범한 것을 '폐비(肺痹)'라고 하는데, 이때는 기침이 나고 기가 치밀어 오르는 증상이 나타난다. (『素問·玉機眞藏論 19』) (『寶鑑·內景三·肺臟·肺病證』) (신편p.583 /신p.413)

◘ **肝病證** ○ 肺傳之肝, 病名曰肝痹, 一名, 曰厥, 脇痛出食. 『內經』

③ 간병의 증상[肝病證] ○ 병기(病氣)가 폐에서 간으로 옮아간 것은 병명을 '간비(肝痺)', 일명 '궐(厥)'이라고 하는데, 이때는 옆구리가 아프고 먹은 것을 토하는 증상을 보인다. 『내경』(『素問·玉機眞藏論 19』) (『寶鑑·內景三·肝臟·肝病證』) (신편p.555 /신p.395)

◘ 脾病證 ○ 肝傳之脾, 病名曰脾風, 發癉, 腹中熱, 煩心, 出黃. 『內經』

④ 비병의 증상[脾病證] ○ 병기(病氣)가 간에서 비장으로 옮겨간 것은 병명을 '비풍(脾風)'이라고 하는데, 이때는 소단(消癉)이 생기거나 뱃속에 열이 나며, 가슴이 답답하고 소변이 노란 증상이 나타난다. (『素問·玉機眞藏論 19』) (『寶鑑·內景三·脾臟·脾病證』) (신편p.574 /신p.407)

◘ 腎病證 ○ 脾傳之腎, 病名曰疝瘕. 少腹寃熱而痛, 出白, 一名曰蠱. 『內經』

⑤ 신병의 증상[腎病證] ○ 병사(病邪)가 비장에서 신장으로 옮아간 것은 병명을 '산가(疝瘕)'라고 한다. 이때는 아랫배가 답답하고 아프며 흰 것이 나오는 증상이 나타나는데, 이것을 '고(蠱)'라고도 한다. (『素問·玉機眞藏論 19) (『寶鑑·內景三·腎臟·腎病證』) (신편p.592 /신p.418)

◘ 赤白帶下 ○ 脾傳之腎, 病名曰疝瘕, 小腹寃熱而痛, 出白, 一名曰蠱. 『內經』

⑥ 적백대하(赤白帶下) ○ 병사(病邪)가 비장에서 신장으로 옮겨간 것은 병명을 '산가(疝瘕)'라고 하는데, 아랫배가 답답하고 열이 나면서 아프고 소변으로 흰 것이 나오면서 혼탁한 등의 증상이 나타난다. 이것을 '고(蠱)'라고도 한다. 『내경』(『素問·玉機眞藏論 19』) (『寶鑑·內景三·胞·赤白帶下』) (신편p.661 /신p.457)

◉ 『寶鑑』에서는 '帶下治法' 조문에 '二陳湯 가감, 蒼柏樗皮丸, 溫經湯, 伏龍肝散, 苦楝丸, 白芍藥散, 蒼柏樗皮丸, 芩柏樗皮丸, 補經固眞湯, 白斂元, 補宮丸, 四神丸, 淸白散, 酒煮當歸丸, 固眞丸, 桂附湯, 芩朮樗皮丸, 琥珀朱砂丸'을 예시하였다.

◘ 蠱病白淫 ○ 內經曰, 脾傳之腎, 病名曰疝瘕, 小腹寃熱而痛, 出白, 一名曰蠱.

⑥ 고병백음(蠱病白淫) ○ 『내경(內經)』(『素問·玉機眞藏論 19』)에서는 "병사(病邪)가 비(脾)에서 신(腎)으로 전이된 것은 병명을 산가(疝瘕)라고 하는 바, 이때는 아랫배가 거북하면서 열이 나고 아프며, 소변이 뿌옇고 탁한 증상이 나타나는데, 이것을 고병(蠱病)이라고도 한다"라고 하였다. (『寶鑑·內景四·小便·蠱病白淫』) (신편p.760 /신p.507)

◉ 『寶鑑』에서는 '蠱病白淫' 조문에 '肉蓯蓉丸, 半苓丸'을 예시하였다.

◘ 心病證 ○ 腎傳之心, 病筋脈相引而急, 病名曰瘛. 『內經』

⑦ 심병의 증상[心病證] ○ 병기(病氣)가 신장(腎臟)에서 심장으로 옮아가면 근맥(筋脈)이 땅기면서 조여드는데, 그 병명을 계(瘈)라고 한다. (『素問·玉機眞藏論 19』) (『寶鑑·內景三·心臟·心病證』) (신편p.565 /신p.402)

◆ 腎心痛 ○ 腎傳之心, 病筋脈相引, 心下急痛, 病名曰瘛. 『內經』

⑦ 신심통(腎心痛) ○ 병기(病氣)가 신(腎)에서 심(心)으로 전해지면 근맥(筋脈)이 서로 땅기면서 명치밑이 몹시 아픈 병을 앓는데, 이것을 '계(瘛)'라고 한다. 『내경』(『素問·玉機眞藏論 19』) (『寶鑑·外形三·胸·腎心痛』) (신편p.1209 /신p.742)

◉ 『寶鑑』에서는 '腎心痛' 조문에 '五苓散 가감, 神保元, 烏沈湯, 蟠葱散, 神聖復氣湯'을 예시하였다.

◘ 筋瘈 ○ 內經曰, 筋脈相引而急, 病名曰瘈. 亦曰瘈瘲, 俗謂之搐是也. 『綱目』

⑦ 근계(筋瘈) ○ 『내경(內經)』(『素問·玉機眞藏論 19』)에서는 "근맥(筋脈)이 서로 땅기면서 오그라드는 것은 병명을 '계(瘈)'라고 한다"라고 하였다. 이것을 또한 '계종(瘈瘲)'이라고도 하는데, 속칭 경련[搐]이라고 하는 것이 이것이다. 『강목』 (『寶鑑·外形三·筋·筋瘈』) (신편p.1398 /신p.830)

第四節

然其卒發者, 不必治於傳; (연기졸발자, 불필치어전)

혹기전화유불이차 불이차입자 우공비희노 령부득이기차
或其傳化有不以次, 不以次入者, 憂恐悲喜怒, 令不得以其次,

고령인유대병의
故令人有大病矣.

인이희대허즉신기승의
因而喜大虛則腎氣乘矣,

노즉간기승의
怒則肝氣乘矣,

비즉폐기승의
悲則肺氣乘矣,

공즉비기승의
恐則脾氣乘矣,

우즉심기승의 차기도야
憂則心氣乘矣, 此其道也.

고병유오 오오이십오변 급기전화 전 승지명야
故病有五, 五五二十五變, 及其傳化. 傳, 乘之名也.

骨枯肉陷 眞藏脈見者死 (『類經六卷·脈色類』, p.236)

第三章

대골고고 대육함하 흉중기만 천식불편 기기동형 기육월사
『大骨枯槁, 大肉陷下, 胸中氣滿, 喘息不便, 其氣動形, 期六月死,

진장맥현 내여지기일
眞藏脈見, 乃予之期日.』① (「肺病證」)

대골고고 대육함하 흉중기만 천식불편 내통인견항 기일월사
『大骨枯槁, 大肉陷下, 胸中氣滿, 喘息不便, 內痛引肩項, 期一月死,

진장현 내여지기일
眞藏見, 乃予之期日.』② (「心病證」)

대골고고 대육함하 흉중기만 천식불편 내통인견항 신열탈육파균
『大骨枯槁, 大肉陷下, 胸中氣滿, 喘息不便, 內痛引肩項, 身熱脫肉破䐃,

진장현 십월 지내사
眞藏見, 十月㉠之內死.』③ (「脾病證」)

대골고고 대육함하 견수내소 동작익쇠 진장래 현 기일세사
『大骨枯槁, 大肉陷下, 肩髓內消, 動作益衰, 眞藏來㉡見, 期一歲死,

현기진장 내여지기일
見其眞藏, 乃予之期日.』④ (「腎病證」)

대골고고 대육함하 흉중기만 복내통 심중불편 견항신열 파균탈육 목광함
『大骨枯槁, 大肉陷下, 胸中氣滿, 腹內痛, 心中不便, 肩項身熱, 破䐃脫肉, 目匡陷,

진장현 목불견인 립사 기견인자 지기소불승지시즉사
眞藏見, 目不見人, 立死, 其見人者, 至其所不勝之時則死.』⑤ (「肝病證」)

급허신중졸지 오장절폐 맥도불통 기불왕래 비어타닉 불가위기
急虛身中卒至, 五藏絶閉, 脈道不通, 氣不往來, 譬於墮溺, 不可爲期.

㉠ 月 : 校釋本에는 '日'로 고쳤다.
㉡ 來 : 校釋本에는 '未'로 고쳤다.

기 맥 절 불 래　약 인 일 식 오 륙 지　기 형 육 불 탈　진 장 수 불 현　유 사 야
其脈絶不來，若『人一息五六至，其形肉不脫，眞藏雖不見，猶死也.』

⑥ (「諸死脈」)

진 간 맥 지　중 외 급　여 순 도 인 책 책 연　여 안 금 슬 현　색 청 백 불 택　모 절　내 사
『眞肝脈至，中外急，如循刀刃責責然，如按琴瑟弦，色靑白不澤，毛折，乃死.

진 심 맥 지　견 이 박　여 순 의 이 자 루 루 연　색 적 흑 불 택　모 절　내 사
眞心脈至，堅而搏，如循薏苡子累累然，色赤黑不澤，毛折，乃死.

진 폐 맥 지　대 이 허　여 이 모 우 중 인 부　색 백 적 불 택　모 절　내 사
眞肺脈至，大而虛，如以毛羽中人膚，色白赤不澤，毛折，乃死.

진 신 맥 지　박 이 절　여 지 탄 석 벽 벽 연　색 흑 황 불 택　모 절　내 사
眞腎脈至，搏而絶，如指彈石辟辟然，色黑黃不澤，毛折，乃死.

진 비 맥 지　약 이 사 삭 사 소　색 황 청 불 택　모 절　내 사
眞脾脈至，弱而乍數乍疏，色黃靑不澤，毛折，乃死.

제 진 장 맥 현 자　개 사 불 치 야
諸眞藏脈見者，皆死不治也.

황 제 왈　현 진 장 왈 사　하 야
黃帝曰，見眞藏曰死，何也?

기 백 왈　오 장 자　개 품 기 어 위　위 자 오 장 지 본 야
歧伯曰，五藏者，皆稟氣於胃，胃者五藏之本也.

장 기 자　불 능 자 치 어 수 태 음　필 인 어 위 기　내 지 어 수 태 음 야
藏氣者，不能自致於手太陰，必因於胃氣，乃至於手太陰也.

고 오 장 각 이 기 시 자 위　이 지 어 수 태 음 야
故五藏各以其時自爲，而至於手太陰也.

고 사 기 승 자　정 기 쇠 야　고 병 심 자　위 기 불 능 여 지 구 지 어 수 태 음　고 진 장 지 기 독 현
故邪氣勝者，精氣衰也; 故病甚者，胃氣不能與之俱至於手太陰，故眞藏之氣獨見.

독 현 자　병 승 장 야　고 왈 사
獨見者，病勝藏也，故曰死.』⑦ (「眞臟脈」)

제 왈　선
帝曰，善.

◘ 肺病證 ○ 大骨枯槁, 大肉陷下, 胸中氣滿, 喘息不便, 其氣動形, 期六月死. 眞藏脈見, 乃予之期日.『內經』

① 폐병의 증상[肺病證] ○ 대골(大骨)이 드러나고 대육(大肉)이 수척해지며, 가슴속에 기가 그득 차서 호흡이 불편하고, 심지어 숨쉴 때 입을 벌리고 몸을 들먹거리면 6개월 안에 죽는다. 진장맥(眞臟脈)이 나타난다면 날짜까지 미리 정할 수 있다.『내경』(『素問·玉機眞藏論 19』) (『寶鑑·內景三·肺臟·肺病證』) (신편 p.583 /신p.413)

◘ 心病證 ○ 大骨枯槁, 大肉陷下, 胸中氣滿, 喘息不便, 內痛引肩項, 期一月死. 眞藏見, 乃與之期日.『內經』

② 심병의 증상[心病證] ○ 대골(大骨)이 드러나고 대육(大肉)이 꺼져 들어가며, 가슴속이 그득하고 답답하며, 호흡이 불편하고, 가슴속 통증으로 어깨와 목이 땅기는 것은 한 달 이내에 죽는다. 그런데 진장맥(眞臟脈)이 나타난다면 죽을 날짜까지 정할 수 있다.『내경』(『素問·痿論44』) (『寶鑑·內景三·心臟·心病證』) (신편p.565 /신p.402)

◘ 脾病證 ○ 大骨枯槁, 大肉陷下, 胸中氣滿, 喘息不便, 內痛引肩項, 身熱, 脫肉破䐃, 眞藏見, 十月之內死.『內經』

③ 비병의 증상[脾病證] ○ 대골(大骨)이 드러나고 대육(大肉)이 수척해지며, 가슴속에 기가 그득 차서 호흡이 불편하고, 가슴속이 아프면서 어깨와 목까지 땅기고, 몸에 열이 나며 살이 빠지고 알통이 무너지며, 진장맥(眞臟脈)이 나타난다면 10개월 이내에 죽는다. (『素問·玉機眞藏論 19』) (『寶鑑·內景三·脾臟·脾病證』) (신편p.574 /신p.407)

◘ 腎病證 ○ 大骨枯槁, 大肉陷下, 肩髓內消, 動作益衰, 眞藏來見, 期一歲死. 見其眞藏, 乃予之期日. 『內經』

④ 신병의 증상[腎病證] ○ 대골(大骨)이 드러나고 대육(大肉)이 수척해지며 어깨가 처지고 골수가 빠져서 동작이 날로 쇠해지는 경우에 진장맥(眞臟脈)이 나타나지 않아도 1년 안에 죽을 것이나, 진장맥이 나타났다면 죽을 날짜를 미리 정할 수 있다. 『내경』(『素問·玉機眞藏論 19』) (『寶鑑·內景三·腎臟·腎病證』) (신편p.592 /신p.418)

◘ 肝病證 ○ 大骨枯槁, 大肉陷下, 胸中氣滿, 腹內痛, 心中不便, 肩項身熱, 破䐃脫肉, 目眶陷, 眞藏見, 目不見人, 立死. 其見人者, 至其所不勝之時則死. 『內經』

⑤ 간병의 증상[肝病證] ○ 대골(大骨)이 드러나고 대육(大肉)이 수척해지며, 가슴속이 답답하고 배가 아프며, 마음이 편치 않고 어깨·목 등 상반신에 열이 나며, 살이 많은 부위의 살이 빠지고 눈이 푹 꺼져 들어가며, 만약 진장맥(眞臟脈)이 나타난 데다 사람을 알아보지 못한다면 곧 죽는다. 그러나 사람을 알아본다 하더라도 그 장기(臟器)가 이기지 못하는 장기가 왕성한 때에 이르면 죽는다. 『내경』(『素問·玉機眞藏論 19』) (『寶鑑·內景三·肝臟·肝病證』) (신편p.555 /신p.395)

■ 䐃爲肉標 ○ 五藏傷損, 䐃破肉脫, 皆爲不治之證也. 『內經』

①~⑤ 균은 살의 표이다[䐃爲肉標] ○ 오장(五臟)이 손상되면 균이 파괴되고 살이 빠지는데, 이것은 다 치료할 수 없는 증후이다. 『내경』(『素問·玉機眞藏論 19』) (『寶鑑·外形三·肉·䐃爲肉標』) (신편p.1367 /신p.811)

◘ 諸死脈 ○ 人一呼五六至, 其形肉不脫, 眞藏雖不見, 猶死也. 『內經』

⑥ 여러 가지 사맥[諸死脈] ○ 숨을 한 번 내쉴 동안에 맥이 5~6회 뛴다면 살이 전혀 빠지지 않고 진장맥(眞臟脈)이 나타나지 않는다고 하여도 죽는다. 『내경』(『素問·玉機眞藏論 19』) (『寶鑑·雜病一·診脈·諸死脈』) (신편p.1659 /신p.982)

◘ 眞臟脈 ○ 眞肝脈至, 中外急, 如循刀刃責責然, 如按琴瑟絃. 眞心脈至, 堅而搏, 如循薏苡子累累然. 眞肺脈至, 大而虛, 如以毛羽中人膚. 眞腎脈至, 搏而絶, 如指彈石辟辟然. 眞脾脈至, 弱而乍數乍疎. 諸眞藏脈見, 皆死不治也. 『內經』 ○ 黃帝曰, 見眞藏曰死, 何謂也. 岐伯曰, 五藏者皆稟氣於胃, 胃者五藏之本也. 藏氣者, 不能自致于手太陰, 必因於胃氣, 乃至于手太陰也. 故五藏各以其時, 自爲而至于手太陰也. 邪氣勝者, 精氣衰也. 病甚者, 胃氣不能與之俱至于手太陰, 故眞藏之氣獨見. 獨見者, 病勝藏也, 故曰死. 『內經』

⑦ 진장맥(眞臟脈) ○ 간(肝)의 진장맥(眞臟脈)은 내외가 고르게 굳세고 급박하여 마치 칼날 위를 만지듯 날카롭고, 혹은 거문고 줄을 만지듯 팽팽하게 나타난다. 심(心)의 진장맥은 굳세고도 톡톡 뛰어 율무씨를 만지듯이 짧으면서도 둥글고 실(實)하게 나타난다. 폐(肺)의 진장맥은 대(大)하면서도 허(虛)하여 마치 깃털이 피부에 닿는 듯이 가볍고 힘이 없이 나타난다. 신(腎)의 진장맥은 굳세고 톡톡 뛰면서도 이어지질 않아 마치 손가락으로 돌을 튕기듯이 굳세게 나타난다. 비(脾)의 진장맥은 연약하고 무력하여 빨라졌다가 느려졌다가 하며 나타난다. 이와 같은 진장맥이 나타나면 모두 죽게 되는 경우이며 치료할 수 없다. 『내경』(『素問·玉機眞藏論 19』) ○ 황제(黃帝)가 묻기를, "진장맥(眞臟脈)이 나타나면 죽는다고 하는데, 무슨 말입니까?"라고 하였다. 이에 기백(岐伯)이 대답하기를, "오장은 다 위(胃)에서 수곡(水穀)의 정기(精氣)를 받기 때문에 위는 오장의 근본이 됩니다. 오장의 맥기(脈氣)는 제 힘만으로는 수태음촌구(水太陰寸口)까지 갈 수가 없고, 반드시 위기(胃氣)의 작용을 빌려야 비로소 수태음촌구까지 도달할 수 있습니다. 따라서 오장이 각기 주관하는 바가 달리 있을 때는 위기(胃氣)와 더불어 스스로 수태음촌구까지 도달하는 것입니다. 그러나 만약 사기(邪氣)가 지나치게 성해지면 정기(精氣)를 쇠하게 만들고, 이에 따라 질병이 심해졌을 때는 위기(胃氣)가 오장의 기와 함께 수태음촌구에 도달할 수 없게 되어 진장기(眞臟氣)만 단독으로 촌구에 나타나는 것입니다. 진장기가 단독으로 나타나는 것은 사기가 장기(臟氣)를 이긴 것이기 때문에 죽는 것입니다"라고 하였다. 『내경』(『素問·玉機眞藏論 19』) (『寶鑑·雜病一·診脈·眞臟脈』) (신편p.1647 /신p.975)

逆從四時 無胃亦死 (『類經五卷·脈色類』, p.194)

第四章

第一節

黃帝曰, 『凡治病, 察其形氣色澤, 脈之盛衰, 病之新故, 乃治之, 無後其時.

形氣相得, 謂之可治; 色澤以浮, 謂之易已;

脈從四時, 謂之可治; 脈弱以滑, 是有胃氣, 命曰易治, 取之以時.

形氣相失, 謂之難治; 色夭不澤, 謂之難已;

脈實以堅, 謂之益甚; 脈逆四時, 爲不可治. 必察四難而明告之.

所謂逆四時者, 春得肺脈, 夏得腎脈, 秋得心脈, 冬得脾脈,

其至皆懸絶沈濇者, 命曰逆.』① (「可治難治證」)

四時未有藏形, 於春夏而脈沈濇, 秋冬而脈浮大, 名曰逆四時也.

病熱脈靜, 泄而脈大, 脫血而脈實, 病在中脈實堅, 病在外脈不實堅者, 皆難治.

◘ **可治難治證** ○ 凡治病, 察其形氣色澤, 脈之盛衰, 病之新故, 乃治之, 無後其時. 形氣相得, 謂之可治. 色澤以浮, 謂之易已. 脈從四時, 謂之可治. 脈弱以滑, 是有胃氣, 命曰易治, 取之以時. ○ 形氣相失, 謂之難治. 色夭不澤, 謂之難已. 脈實以堅, 謂之益甚. 脈逆四時, 爲不可治, 必察四難而明告之. 所謂逆四時者, 春得肺脈, 夏得腎脈, 秋得心脈, 冬得脾脈, 其至皆懸絶沈澁者, 名曰逆四時. 『內經』

① 치료할 수 있는 증과 어려운 증[可治難治證] ○ 무릇 병을 치료할 적에는 먼저 환자의 형체(形體)·정기(正氣)·안색(顔色)과 맥상(脈象)이 허(虛)한가 실(實)한가, 병이 갓 생겼는가 오래되었는가를 살핀 연후에 때에 맞게 치료를 해주어야지 시기를 놓쳐서는 안된다. 만약 환자의 형체와 정기(正氣)의 성쇠가 일치된다면 이것은 치료할 수 있는 증상이다. 안색이 윤택하고 선명하다면 이것은 쉬 나을 증상이다. 맥상이 사시와 상응한다면 이것도 치료할 수 있는 증상이다. 맥이 약간 부드럽고 매끄럽다면 이것은 위기(胃氣)를 반영하는 것인데, 역시 쉬 치료될 수 있는 것이니 반드시 그 시기를 잡아 때에 맞춰 치료해야 한다. ○ 만약 형체와 정기(正氣)의 성쇠가 일치되지 않는다면 이것은 치료하기 어려운 증상이다. 안색이 시들고 광택이 없다면 이것은 낫기 어려운 증상이다. 맥상(脈象)이 실(實)하면서 굳세다면 이것은 병이 더욱 중해졌다는 증상이다. 맥상이 사시(四時)와 어긋난다면 이것은 질병이 치료할 수 없는 지경에 이르렀다는 것이다. 반드시 이러한 네 가지의 치료하기 어려운 증상을 잘 살펴서 명확하게 환자에게 알려주어야 한다. 맥상이 사시와 어긋난다는 것은 봄에 폐맥(肺脈)이 나타나고, 여름에 신맥(腎脈)이 나타나고, 가을에 심맥(心脈)이 나타나고, 겨울에 비맥(脾脈)이 나타날 뿐만 아니라 이러한 맥상이 나타날 적에는 모두 현절(懸絶)하여 뿌리가 없거나 침(沈)하고 삽(澁)한데, 이런 것을 사시와 어긋나는 맥상이라고 한다. 『내경』(『素問·玉機眞藏論 19』) (『寶鑑·雜病一·審病·可治難治證』) (신편p.1616 /신p.955)

五實五虛死 (『類經十四卷·疾病類』, p.530)

第二節

황제왈 여문허실이결사생 원문기정
黃帝曰, 余聞虛實以決死生, 願聞其情.

기백왈 오실사 오허사
岐伯曰, 五實死, 五虛死.

제왈 원문오실오허
『帝曰, 願聞五實五虛.

기백왈 맥성 피열 복창 전후불통 민무 차위오실
岐伯曰, 脈盛, 皮熱, 腹脹, 前後不通, 悶瞀, 此謂五實.

맥세 피한 기소 설리전후 음식불입 차위오허
脈細, 皮寒, 氣少, 泄利前後, 飮食不入, 此謂五虛.

제왈 기시유생자 하야
帝曰, 其時有生者, 何也?

기백왈 장죽입위 설주지 즉허자활 신한 득후리 즉실자활 차기후야
岐伯曰, 漿粥入胃, 泄注止, 則虛者活. 身汗, 得後利, 則實者活. 此其候也.』① (「五實五虛」)

➡ 五實·五虛라고 나와서 虛實의 뜻과 연관 짓는 경우도 있으나, 내용상 死證을 뜻하므로 일반적인 虛實이 아니라는 것에 유의하라.

■ **五實五虛** ○ 黃帝曰, 願聞五實五虛. 岐伯對曰, 脈盛, 皮熱, 腹脹, 前後不通, 悶瞀, 此謂五實. 脈細, 皮寒, 氣少, 泄利前後, 飮食不入, 此謂五虛. 帝曰, 其時有生者何也. 岐伯曰, 漿粥入胃, 泄注止, 則虛者活. 身汗, 得後利, 則實者活. 此其候也. 『內經』

① **오실·오허(五實五虛)** ○ 황제(黃帝)가 말하길, "무엇을 오실(五實)이라 하고 오허(五虛)라고 하는지 듣고 싶습니다"라고 하였다. 이에 기백(岐伯)이 대답하기를, "맥(脈)이 성대(盛大)하고, 피부에 열이 나고, 복부가 창만(脹滿)하고, 대·소변이 나오지 않고, 가슴이 답답하고 잘 보이지 않는 것을 '오실(五實)'이라 합니다. 맥이 세소(細小)하고, 피부가 냉하고, 기력이 떨어지고, 대·소변을 금하지 못하고, 음식을 먹지 못하는 것을 '오허(五虛)'라고 합니다"라고 하였다. 황제(黃帝)가 묻기를, "오실·오허증을 보이던 환자가 때로 낫기도 하는데 어떻게 그렇습니까?"라고 하였다. 이에 기백(岐伯)이 대답하기를, "미음이나 죽이라도 먹고 설사가 멎는 것은 위기(胃氣)가 회복된 것인데, 이렇게 되면 오허증(五虛證)을 보이던 환자가 낫습니다. 신열(身熱)이 나고 땀이 없다가 땀을 흘리게 되고, 대·소변을 못 보다가 대·소변을 보게 된 것은 사기(邪氣)가 나갈 수 있게 된 것인데, 이렇게 되면 오실증(五實證)을 보이던 환자가 낫습니다. 이것이 바로 오실·오허증이 낫는 증상입니다"라고 하였다. 『내경』(『素問·玉機眞藏論19』) (『寶鑑·雜病一·辨證·五實五虛』) (신편p.1622 /신p.959)

◉ 『寶鑑』에서는 '五實五虛' 조문에 '五虛證에는 參朮膏, 五實證에는 大承氣湯'을 예시하였다.

三部九候論篇 第二十

三部九候 (『類經五卷·脈色類』, p.171)

第一章

황제문왈 여문구침어부자 중다박대 불가승수
黃帝問曰, 余聞九鍼於夫子, 衆多博大, 不可勝數.

여원문요도 이촉자손 전지후세 저지골수 장지간폐 삽혈이수 불감망설
余願聞要道, 以屬子孫, 傳之後世. 著之骨髓, 藏之肝肺, 歃血而受, 不敢妄泄.

령합천도 필유종시 상응천광성신력기 하부사시오행
令合天道, 必有終始, 上應天光星辰歷紀, 下副四時五行.

귀천경호 동음하양 이인응지내하 원문기방
貴賤更互㉠, 冬陰夏陽, 以人應之奈何? 願聞其方.

기백대왈 묘호재 문야 차천지지지수
岐伯對曰, 妙乎哉, 問也! 此天地之至數.

제왈 원문천지지지수 합어인형혈기 통결사생 위지내하
帝曰, 願聞天地之至數, 合於人形血氣, 通決死生, 爲之奈何?

기백왈 천지지지수 시어일 종어구언
岐伯曰, 天地之至數, 始於一, 終於九焉.

일자천 이자지 삼자인 인이삼지 삼삼자구 이응구야
一者天, 二者地, 三者人, 因而三之, 三三者九, 以應九野.

고인유삼부 부유삼후 이결사생 이처백병 이조허실 이제사질
故人有三部, 部有三候, 以決死生, 以處百病, 以調虛實, 而除邪疾.

第二章

제왈 하위삼부
『帝曰, 何謂三部?

기백왈 유하부 유중부 유상부
岐伯曰, 有下部, 有中部, 有上部.

부각유삼후 삼후자 유천유지유인야 필지이도지 내이위진
部各有三候. 三候者, 有天有地有人也, 必指而導之, 乃以爲眞㉡.

상부천 양액지동맥
上部天, 兩額之動脈;

상부지 양협지동맥
上部地, 兩頰之動脈;

상부인 이전지동맥
上部人, 耳前之動脈.

중부천 수태음야
中部天, 手太陰也;

㉠ 互 : 校釋本에는 '立'으로 되어 있다.
㉡ 眞 : 校釋本에는 '質'로 고쳤다.

중부지 수양명야
中部地, 手陽明也;

중부인 수소음야
中部人, 手少陰也.

하부천 족궐음야
下部天, 足厥陰也;

하부지 족소음야
下部地, 足少陰也;

하부인 족태음야 고하부지천이후간 지이후신 인이후비위지기
下部人, 足太陰也. 故下部之天以候肝, 地以候腎, 人以候脾胃之氣.

제왈 중부지후내하
帝曰, 中部之候奈何?

기백왈 역유천 역유지 역유인 천이후폐 지이후흉중지기 인이후심
岐伯曰, 亦有天, 亦有地, 亦有人. 天以候肺, 地以候胸中之氣, 人以候心.

제왈 상부이하후지
帝曰, 上部以何候之?

기백왈 역유천 역유지 역유인
岐伯曰, 亦有天, 亦有地, 亦有人.

천이후두각지기 지이후구치지기 인이후이목지기
天以候頭角之氣, 地以候口齒之氣, 人以候耳目之氣.』① (「人身九候脈」)

삼부자 각유천 각유지 각유인
三部者, 各有天, 各有地, 各有人.

삼이성천 삼이성지 삼이성인 삼이삼지 합즉위구 구분위구야 구야위구장
三而成天, 三而成地, 三而成人, 三而三之, 合則爲九, 九分爲九野, 九野爲九藏.

고 신장오 형장사 합위구장
故『神藏五, 形藏四, 合爲九藏.』② (「臟又有九」)

오장이패 기색필요 요필사의
『五藏已敗, 其色必夭, 夭必死矣.』③ (「明堂察色」)

제왈 이후내하
帝曰, 以候奈何?

기백왈 필선탁기형지비수 이조기기지허실 실즉사지 허즉보지
岐伯曰, 『必先度其形之肥瘦, 以調其氣之虛實, 實則寫之, 虛則補之.

필선거기혈맥이후조지 무문기병 이평위기
必先去其血脈而後調之, 無問其病, 以平爲期.』④ (「鍼補瀉法」)

➡ 三部九候脈을 설명하였다. 해당 혈자리는 후세에 배속되는데, 대체로 다음과 같다. ①太陽 ②耳門·和髎 ③巨髎·大迎 ④太淵 ⑤神門 ⑥合谷 ⑦太衝 ⑧衝陽 ⑨太谿. 중요한 것은 上·中·下를 잡을 때 엄지·검지·중지를 이용해서 한 번에 3候를 같이 잡아야 비교할 수 있다는 점이다.

◆ **人身九候脈** ○ 黃帝曰, 何謂三部. 岐伯曰, 有下部, 有中部, 有上部, 部各有三候. 三候者, 有天有地有人也. 上部天, 兩額之動脈, 以候頭角之氣. 上部地, 兩頰之動脈, 以候口齒之氣. 上部人, 耳前之動脈, 以候耳目之氣. ○ 中部天, 手大陰也, 太淵穴. 以候肺. 中部地, 手陽明也, 合谷穴. 以候胸中之氣. 中部人, 手少陰也, 神門穴. 以候心. ○ 下部天, 足厥陰也, 太衝穴. 以候肝. 下部地, 足少陰也, 太谿穴. 以候腎. 下部人, 足太陰也, 衝陽穴. 以候脾胃之氣. 『內經』

① 인체의 구후맥[人身九候脈] ○ 황제(黃帝)가 묻기를, "무엇을 삼부(三部)라고 합니까?"라고 하였다. 이에 기백(岐伯)이 대답하기를, "하부(下部)·중부(中部)·상부(上部)가 있는데, 매 부(部)마다 각기 삼후(三候)가 있습니다. 삼후(三候)라는 것은 천(天)·지(地)·인(人)으로 표현된 것입니다. 상부(上部)의 천후(天候)는 양쪽 이마의 태양혈(太陽穴)이 있는 곳의 동맥(動脈)인데, 여기에서 두각(頭角)의 기(氣)의 변화를 봅니다. 상부(上部)의 지후(地候)는 양쪽 볼의 대영혈(大迎穴)이 있는 곳의

동맥인데, 여기에서 입과 치아의 기의 변화를 봅니다. 상부(上部)의 인후(人候)는 양쪽 귀 앞의 이문혈(耳門穴)이 있는 곳의 동맥인데, 여기에서 귀와 눈의 기의 변화를 봅니다. ○ 중부(中部)의 천후(天候)는 수태음경(手太陰經) 태연혈(太淵穴) 의 동맥(動脈)인데, 여기에서 폐기(肺氣)의 변화를 봅니다. 중부(中部)의 지후(地候)는 수양명경(手陽明經) 합곡혈(合谷穴) 의 동맥인데, 여기에서 흉중(胸中)의 기의 변화를 봅니다. 중부(中部)의 인후(人候)는 수소음경(手少陰經) 신문혈(神門穴) 의 동맥인데, 여기에서 심기(心氣)의 변화를 봅니다. ○ 하부(下部)의 천후(天候)는 족궐음경(足厥陰經) 태충혈(太衝穴) 의 동맥(動脈)인데, 여기에서 간기(肝氣)의 변화를 봅니다. 하부(下部)의 지후(地候)는 족소음경(足少陰經) 태계혈(太谿穴) 의 동맥인데, 여기에서 신기(腎氣)의 변화를 봅니다. 하부(下部)의 인후(人候)는 족태음경(足太陰經) 충양혈(衝陽穴, 胃氣를 볼 때) 의 동맥인데, 여기에서 비위기(脾胃氣)의 변화를 봅니다. 『내경』(『素問·三部九候論 20』) (『寶鑑·外形三·脈·人身九候脈』) (신편p.1388 /신p.824)

■ **臟又有九** ○ 內經曰, 神藏五, 形藏四, 合爲九藏.

② 장에는 또한 아홉 가지가 있다[**臟又有九**] ○ 『내경(內經)』(『素問·三部九候論 20』)에서는 "신장(神藏)이 다섯이고, 형장(形藏)이 넷으로 합하면 아홉 장(藏)이 된다"라고 하였다. (『寶鑑·內景三·五臟六腑·臟又有九』) (신편p.545 /신p.389)

■ **明堂察色** ○ 五藏已敗, 其色必夭, 夭必死矣. 『內經』

③ 명당의 색을 관찰한다[**明堂察色**] ○ 오장(五臟)의 기(氣)가 이미 상했다면 안색이 반드시 어둡고 초췌하며, 안색이 어둡고 초췌하다면 반드시 죽는다. 『내경』(『素問·三部九候論 20』) (『寶鑑·雜病一·審病·明堂察色』) (신편p.1609 /신p.950)

◘ **鍼補瀉法** ○ 必先度其形之肥瘦, 以調其氣之虛實, 實則瀉之, 虛則補之. 必先去血脈, 而後調之, 無問其病, 以平爲期. 『內經』

④ 침의 보사법[**鍼補瀉法**] ○ 반드시 먼저 환자가 살이 쪘는가 여위었는가를 헤아려보고 정기(正氣)의 허실(虛實)을 이해한 다음 사기(邪氣)가 실(實)한 실증(實證)이면 사법(瀉法)으로 치료하고, 정기(正氣)가 허(虛)한 허증(虛證)이면 보법(補法)으로 치료한다. 이에 앞서 반드시 혈맥(血脈)의 어혈을 제거한 다음에 병정(病情)에 따라 조절하여야 하며, 어떤 병이든지 기혈(氣血)이 고르게 될 때까지 치료하여야 한다. 『내경』(『素問·三部九候論 20』) (『寶鑑·鍼灸篇·鍼補瀉法』) (신편p.3658 /신p.2059)

決死生 Ⅰ (『類經六卷·脈色類』, p.230)

第三章

第一節

제왈 결사생내하
帝曰, 決死生奈何?

기백왈 형성맥세 소기부족이식자위
岐伯曰, 『形盛脈細, 少氣不足以息者危;

형수맥대 흉중다기자사
形瘦脈大, 胸中多氣者死;① (「肉脫不治證」)

형기상득자생 참오부조자병
形氣相得者生; 參伍不調者病.』② (「察病玄機」)

삼부구후개상실자사
『三部九候皆相失者死;

상하좌우지맥상응 여참용자병심
上下左右之脈相應, 如參舂者病甚;

상하좌우상실 불가수자사
上下左右相失, 不可數者死;』③ (「人身九候脈」)

중부지후수독조 여중장상실자사
中部之候雖獨調, 與衆藏相失者死;

중부지후상감자사
中部之候相減者死;

목내함자사
『目內陷者死.』② (「察病玄機」) ④ (「目視凶證」)

▶ 본절의 내용은 『素問·離合眞邪論 27』 3장을 참고하라.

◘ 肉脫不治證 ○ 形瘦脈大, 胸中多氣者, 死. 『內經』

① 육탈의 불치증[肉脫不治證] ○ 몸은 여위었는데 맥은 도리어 대(大)하며 가슴속에 기가 가득 찬 경우는 죽는다. 『내경』(『素問·三部九候論 20』) (『寶鑑·外形三·肉·肉脫不治證』) (신편p.1370 /신p.813)

■ 察病玄機 ○ 形盛脈細, 少氣不足以息者危. 形瘦脈大, 胸中多氣者死. 形氣相得者生. 參伍不調者病. 目內陷者死. 『內經』

② 병을 진찰하는 묘한 방법[察病玄機] ○ 몸은 건장한데 맥은 도리어 세(細)하게 나타나고, 숨이 차고 호흡이 곤란한 것은 위태로운 증상이다. 몸은 마르고 약한데 맥은 도리어 대(大)하게 나타나고 가슴속이 답답한 것은 죽을 증상이다. 일반적으로 말해서 형체(形體)와 맥기(脈氣)의 성쇠가 일치되는 경우는 산다. 그러나 맥박이 고르지 않게 뛰는 것은 병이 있다는 것을 나타낸다. 눈이 안으로 푹 꺼져 들어간 것은 정기(正氣)가 고갈된 현상으로 죽을 증상이다. 『내경』(『素問·三部九候論 20』) (『寶鑑·雜病一·審病·察病玄機』) (신편p.1612 /신p.952)

◘ 人身九候脈 ○ 九候之相應也, 上下若一, 不得相失. 一候後則病, 二候後則病甚, 三候後則病危. 所謂後者, 應不俱也. 三部九候皆相失者死, 上下左右相失不可數者死. 『內經』

③ 인체의 구후맥[人身九候脈] ○ 구후(九候)의 맥이 상응해서 상하가 일치되어야 하지 서로 어긋나서는 안됩니다. 만일 구후(九候) 중 하나의 후(候)가 뒤떨어지면 병이 있다는 것이고, 두 개의 후가 뒤떨어지면 병이 심하다는 것이고, 세 개의 후가 뒤떨어지면 병이 위험하다는 것입니다. '뒤떨어진다'는 것은 같이 응하지 않는다는 것입니다. 삼부구후(三部九候)가 서로 다 틀리게 나타나면 죽게 되고, 상하·좌우가 서로 틀려서 셀 수 없는 것도 죽게 됩니다"라고 하였다. 『내경』(『素問·三部九候論 20』) (『寶鑑·外形三·脈·人身九候脈』) (신편p.1388 /신p.824)

◘ 目視凶證 ○ 目內陷者, 死. 太陽之脈, 起於目內眥, 目內陷者, 太陽絶也, 故死. 『內經』

④ 눈을 보고 흉증을 안다[目視凶證] ○ 눈이 꺼져 들어가면 죽는다. 그것은 태양경맥이 눈의 내자(內眥)에서 시작되는데, 눈이 꺼져 들어갔다는 것은 태양경의 기가 끊어진 것이기 때문에 죽는 것이다. 『내경』(『素問·三部九候論20』) (『寶鑑·外形一·眼·目視凶證』) (신편p.1008 /신p.640)

七診 (『類經五卷·脈色類』, p.175)

제왈 하이지병지소재
帝曰, 何以知病之所在?

기백왈 찰구후 독소자병 독대자병
岐伯曰,『察九候, 獨小者病, 獨大者病;

독질자병 독지자병
獨疾者病, 獨遲者病;

독열자병 독한자병
獨熱者病, 獨寒者病;

독함하자병
獨陷下者病.』① (「人身九候脈」)

여기서도 알 수 있듯이, 九候를 판단할 때는 偏勝을 찾는 것이 중요하다.

人身九候脈 ○ 察九候, 獨小者病, 獨大者病, 獨疾者病, 獨遲者病, 獨熱者病, 獨寒者病, 獨陷下者病. 『內經』

① 인체의 구후맥[人身九候脈] ○ 구후(九候)의 맥상(脈象)을 진찰하여 만약 어느 하나만 작은 것도 병이고, 어느 하나만 큰 것도 병이고, 어느 하나만 빠른 것도 병이고, 어느 하나만 느린 것도 병이고, 어느 하나만 뜨거운 것도 병이고, 어느 하나만 찬 것도 병이고, 어느 하나만 꺼져 내려가는 것도 병입니다. 『내경』(『素問·三部九候論 20』) (『寶鑑·外形三·脈·人身九候脈』) (신편p.1388 /신p.824)

決死生 Ⅱ (『類經六卷·脈色類』, p.230)

이좌수족상 거 과오촌안지 서우수족 당과이탄지
以左手足上, 去㉠踝五寸按之, 庶右手足㉡當踝而彈之.

기응과오촌이상 연연연자불병
其應過五寸以上, 蠕蠕然者不病;

기응질 중수혼혼연자병 중수서서연자병
其應疾, 中手渾渾然者病; 中手徐徐然者病;

기응상불능지오촌 탄지불응자사
其應上不能至五寸, 彈之不應者死.

시이탈육 신불거자 사 중부 사소사삭자 사
是以『脫肉, 身不去者, 死.』① (「肉脫不治證」) 中部, 乍疏乍數者, 死.

기맥대이구자 병재락맥
其脈代而鉤者, 病在絡脈.

구후지상응야 상하약일 부득상실 일후후즉병 이후후즉병심 삼후후즉병위
『九候之相應也, 上下若一, 不得相失. 一候後則病, 二候後則病甚, 三候後則病危.

소위후자 응불구야
所謂後者, 應不俱也.』② (「人身九候脈」)

찰기부장 이지사생지기
察其府藏, 以知死生之期.

肉脫不治證 ○ 脫肉, 身不去者死. 『內經』

① 육탈의 불치증[肉脫不治證] ○ 살이 극도로 빠져서 몸을 움직여 돌아다닐[去] 수 없으면 죽는다. 『내경』(『素問·三部九候論 20』) (『寶鑑·外形三·肉·肉脫不治證』) (신편p.1370 /신p.813)

人身九候脈 ○ 九候之相應也, 上下若一, 不得相失. 一候後則病, 二候後則病甚, 三候後則病危. 所謂後

㉠ 去 : 四庫全書本, 章句索引本에는 '上去'로 되어 있다.
㉡ 庶右手足 : 校釋本에는 '右手'로 고쳤다.

者, 應不俱也. 三部九候皆相失者死, 上下左右相失不可數者死.『內經』

② 인체의 구후맥[人身九候脈] ○ 구후(九候)의 맥이 상응해서 상하가 일치되어야 하지 서로 어긋나서는 안됩니다. 만일 구후(九候) 중 하나의 후(候)가 뒤떨어지면 병이 있다는 것이고, 두 개의 후가 뒤떨어지면 병이 심하다는 것이고, 세 개의 후가 뒤떨어지면 병이 위험하다는 것입니다. '뒤떨어진다'는 것은 같이 응하지 않는다는 것입니다. 삼부구후(三部九候)가 서로 다 틀리게 나타나면 죽게 되고, 상하·좌우가 서로 틀려서 셀 수 없는 것도 죽게 됩니다"라고 하였다. 『내경』(『素問·三部九候論 20』) (『寶鑑·外形三·脈·人身九候脈』) (신편p.1388 /신p.824)

第二節

필선지경맥 연후지병맥 진장맥현자 승사
必先知經脈, 然後知病脈, 眞藏脈見者, 勝死.㉠

족태양기절자 기족불가굴신 사필대안
『足太陽氣絶者, 其足不可屈伸, 死必戴眼.』① (「目視凶證」)

제왈 동음하양내하
帝曰, 冬陰夏陽奈何?

기백왈 구후지맥 개침세현절자위음 주동 고이야반사
岐伯曰,『九候之脈, 皆沈細懸絶者爲陰, 主冬, 故以夜半死;

성조천삭자위양 주하 고이일중사
盛躁喘數者爲陽, 主夏, 故以日中死.

시고한열병자 이평단사
是故寒熱病者, 以平旦死;

열중급열병자 이일중사
熱中及熱病者, 以日中死;

병풍자 이일석사
病風者, 以日夕死;

병수자 이야반사
病水者, 以夜半死.

기맥사소사삭사지사질자 일승사계사
其脈乍疏乍數乍遲乍疾者, 日乘四季死.』② (「七診死候」)

형육이탈 구후수조 유사
『「形肉已脫, 九候雖調, 猶死;」③ (「肉脫不治證」)(「寸口脈平猶死」)

칠진수현 구후개종자 불사
七診雖見, 九候皆從者, 不死.』④ (「察病玄機」)

소언불사자 풍기지병급경월지병 사칠진지병이비야 고언불사
所言不死者, 風氣之病及經月之病, 似七診之病而非也, 故言不死.

약유칠진지병 기맥후역패자사의 필발얼애
若有七診之病, 其脈候亦敗者死矣, 必發噦噫.

필심문기소시병 여금지소방병 이후각절순기맥 시기경락부침 이상하역종순지
必審問其所始病, 與今之所方病, 而後各切循其脈, 視其經絡浮沈, 以上下逆從循之.

기맥질자불병 기맥지자병 맥불왕래자사 피부착자사
其脈疾者不病, 其脈遲者病.『脈不往來者死,』⑤ (「諸死脈」)『皮膚著者死.』⑥ (「肉脫不治證」)

◘ 目視凶證 ○ 又曰, 足太陽氣絶者, 死必戴眼.『內經』

① 눈을 보고 흉증을 안다[目視凶證] ○ 또한 족태양경의 기가 끊어지면 죽을 때 반드시 눈을 치뜨고 움직이지 못한다. 『내경』(『素問·三部九候論20』) (『寶鑑·外形一·眼·目視凶證』) (신편p.1008 /신p.640)

㉠ 眞藏脈見者, 勝死. : 校釋本에는 '眞藏脈見勝者死.'로 고쳤다.

◘ 七診死候 ○ 九候之脈, 皆沈細懸絶者爲陰, 主冬, 故以夜半死. ○ 盛躁喘數者爲陽, 主夏, 故以日中死. ○ 是故寒熱病者, 以平朝死. ○ 熱中及熱病者, 以日中死. ○ 病風者, 以日夕死. ○ 病水者, 以夜半死. ○ 其脈乍疎乍數, 乍遲乍疾者, 日乘四季死.『內經』

② 칠진일 때의 죽을 증상[七診死候] ○ 구후(九候)의 맥상(脈象)이 다 침(沈)·세(細)·현(懸)·절(絶)한 것은 음기(陰氣)가 성한 것으로서 겨울철과 상응하기 때문에 음기가 성한 한밤중에 죽는다. ○ 구후의 맥상이 모두 성(盛)·조(躁)·천(喘)·삭(數)한 것은 양기(陽氣)가 성한 것으로서 여름철과 상응하기 때문에 양기가 성한 한낮에 죽는다. ○ 이런 까닭에 한열(寒熱)이 교차하여 생긴 병은 음양이 교차하는 아침에 죽는다. ○ 이열증(裏熱證)과 열병(熱病)은 양기가 가장 성한 한낮에 죽는다. ○ 풍병(風病)에 걸린 사람은 금기(金氣)가 왕성한 해질 무렵에 죽는다. ○ 수병(水病)에 걸린 사람은 음기가 가장 성한 한밤중에 죽는다. ○ 맥이 소(疎)하다가 삭(數)하다가 지(遲)하다가 질(疾)한 것은 비기(脾氣)가 끊어졌다는 것으로서 하루 중의 진(辰)·술(戌)·축(丑)·미시(未時)에 죽는다.『내경』(『素問·三部九候論 20』)(『寶鑑·雜病一·審病·七診死候』)(신편p.1619 /신p.957)

◘ 肉脫不治證 ○ 形肉已脫, 九候雖調猶死.『內經』

③ 육탈의 불치증[肉脫不治證] ○ 살이 이미 빠졌다면 구후(九候)의 맥상(脈象)이 고르더라도 죽는다.『내경』(『素問·三部九候論 20』)(『寶鑑·外形三·肉·肉脫不治證』)(신편p.1370 /신p.813)

◘ 寸口脈平猶死 ○ 腎間動氣, 謂臍下氣海丹田之地也. 丹田氣海與腎脈相通, 爲腎之根也. 或曰寸口旣平, 奚疑其死乎. 曰此爲病劇形脫者論耳. 內經曰, 形肉已脫, 九候雖調, 猶死. 凡人病劇, 大肉已脫, 雖六脈平和, 尤當診候足陽明之衝陽·足少陰之太谿, 二脈或絶, 更候臍下腎間之動氣, 其或動氣未絶, 猶有可生之理, 動氣已絶, 雖三部脈平和, 其死無疑矣.『正傳』

③ 촌구맥이 정상인데도 죽는 경우[寸口脈平猶死] ○ 신간동기(腎間動氣)는 배꼽 아래에 있는 기해(氣海)와 단전(丹田)의 위치를 말하는 것이다. 단전과 기해는 신(腎)의 경맥(經脈)과 통하므로 신(腎)의 근본이 된다. 혹자가 "촌구맥(寸口脈)이 정상인데도 어째서 죽을 수 있는가?"라고 물었다. 그것은 병이 심하여 살이 빠진 사람을 두고 하는 말이다.『내경(內經)』(『素問·三部九候論 20』)에서는 "몸이 쇠하고 살이 몹시 빠졌다면 구후(九候)의 맥상(脈象)이 비록 고르다고 하여도 죽을 증상이다"라고 하였다. 병이 심하여 대육(大肉)까지 다 빠졌다면 비록 육맥(六脈)이 정상이라 하여도 족양명경(足陽明經)의 충양맥(衝陽脈)과 족소음경(足少陰經)의 태계맥(太谿脈)을 진찰해보고, 두 맥이 끊어졌다면 다시 배꼽 아래의 신간동기(腎間動氣)를 짚어 보아야 하는데, 만약 신간동기가 끊어지지 않았다면 살릴 수 있는 방도가 있겠으나 신간동기가 끊어졌다면 비록 삼부맥(三部脈)이 정상이라 하여도 죽을 것임은 의심할 바 없다.『정전』(「卷一·醫學或問」)(『寶鑑·雜病一·診脈·寸口脈平猶死』)(신편p.1653 /신p.979)

■ 察病玄機 ○ 形肉已脫, 九候雖調, 猶死. 七診雖見, 九候皆從者, 不死.『內經』

④ 병을 진찰하는 묘한 방법[察病玄機] ○ 형체가 이미 쇠하여 살이 다 빠졌다면 구후(九候)의 맥상(脈象)이 비록 고르다 하여도 죽을 증상이다. 칠진(七診)의 맥상이 나타났다 하더라도 구후의 맥상이 사시(四時)에 조화된다면 죽지 않는다.『내경』(『素問·三部九候論 20』)(『寶鑑·雜病一·審病·察病玄機』)(신편p.1612 /신p.952)

◘ 諸死脈 ○ 脈不往來者, 死.『內經』

⑤ 여러 가지 사맥[諸死脈] ○ 맥이 끊어져 왕래하지 않는 것은 사맥이다.『내경』(『素問·三部九候論 20』)(『寶鑑·雜病一·診脈·諸死脈』)(신편p.1659 /신p.982)

◘ 肉脫不治證 ○ 皮膚着者死.『內經』

⑥ 육탈의 불치증[肉脫不治證] ○ 살이 빠져 피부가 뼈에 붙었다면 죽는다.『내경』(『素問·三部九候論 20』)(『寶鑑·外形三·肉·肉脫不治證』)(신편p.1370 /신p.813)

第四章

제왈, 기가치자내하
帝曰, 其可治者奈何?

기백왈, 경병자치기경, 손락병자치기손락혈, 혈병신유통자치기경락
岐伯曰, 經病者治其經, 孫絡病者治其孫絡血, 血病身有痛者治其經絡.

기병자재기사, 기사지맥즉무자지
其病者在奇邪, 奇邪之脈則繆刺之.

유수불이, 절이자지
留瘦不移, 節而刺之.

상실하허, 절이종지, 색기결락맥, 자출기혈, 이견통지
上實下虛, 切而從之, 索其結絡脈, 刺出其血, 以見通之.

동자고자, 태양부족; 대안자, 태양이절, 차결사생지요, 불가불찰야
『瞳子高者, 太陽不足; 戴眼者, 太陽已絶, 此決死生之要, 不可不察也.』①(「目視凶證」)

수지급수외과상오지, 유침
手指及手外踝上五指, 留鍼.

➡ 눈을 보고 死證을 판별하는 것은, 經脈의 기가 끊어져 死證이 된 것을 설명한 『素問·診要經終論 16』 5장, 『靈樞·終始 09』 7장, 『靈樞·經脈 10』 3장을 참고하라.

◆ 目視凶證 ○ 瞳子高者, 太陽不足. 戴眼者, 太陽已絶. 此決死生之要, 不可不察也. 『內經』

① 눈을 보고 흉증을 안다[目視凶證] ○ 눈동자가 위로 올라간 경우는 태양경(太陽經)의 기(氣)가 부족한 현상이다. 눈을 흰자위가 드러나게 치뜨고 움직이지 않는 것은 태양경의 기가 이미 끊어진 징조이다. 이것은 죽고 사는 것을 결정하는 관건이 되므로 자세히 살피지 않으면 안된다. 『내경』(『素問·三部九候論 20』) (『寶鑑·外形一·眼·目視凶證』) (신편p.1008 /신p.640)

經脈別論篇 第二十一

動靜勇怯 喘汗出於五藏 (『類經十六卷·疾病類』, p.619)

第一章

황제문왈 인지거처동정용겁 맥역위지변호
黃帝問曰, 人之居處動靜勇怯, 脈亦爲之變乎?

기백대왈 범인지경공에노동정 개위변야
歧伯對曰, 凡人之驚恐恚勞動靜, 皆爲變也.

시이 야행즉천출어신 음기병폐
是以『夜行則喘出於腎, 淫氣病肺.

유소타공 천출어간 음기해비
有所墮恐, 喘出於肝, 淫氣害脾.

유소경공 천출어폐 음기상심
有所驚恐, 喘出於肺, 淫氣傷心.

도수질부 천출어신여골
度水跌仆, 喘出於腎與骨.

당시지시 용자기행즉이 겁자즉착이위병야
當是之時, 勇者氣行則已, 怯者則著而爲病也.』① (「諸傷發喘嗽」)

고왈 진병지도 관인용겁골육피부 능지기정 이위진법야
故曰, 『診病之道, 觀人勇怯骨肉皮膚, 能知其情, 以爲診法也.』② (「診病之道」)

고 음식포심 한출어위
故『飮食飽甚, 汗出於胃;

경이탈정 한출어심
驚而奪精, 汗出於心;

지중원행 한출어신
持重遠行, 汗出於腎;

질주공구 한출어간
疾走恐懼, 汗出於肝;

요체노고 한출어비
搖體勞苦, 汗出於脾.』③ (「汗因濕熱」)

고춘추동하 사시음양 생병기어과용 차위상야
故春秋冬夏, 四時陰陽, 生病起於過用, 此爲常也.

◘ **諸傷發喘嗽** ○ 凡人夜行, 則喘出於腎, 淫氣病肺. 有所墮恐, 喘出於肝, 淫氣害脾. 有所驚恐, 喘出於肺, 淫氣傷心. 渡水跌仆, 喘出於腎與骨. 當是之時, 勇者氣行則已, 怯者着而爲病也. 『內經』

① 여러 가지로 상해서 숨이 차고 기침이 나는 것[諸傷發喘嗽] ○ 사람이 야간에 원행(遠行)을 하여 피로하게 되면 숨이 가빠지는데, 이것은 신기(腎氣)를 요동케 하여 생긴 것으로서 지나친 신기(腎氣)는 폐장(肺臟)을 침범하여 병을 일으킬 수 있다. 높은 곳에서 떨어져 놀라게 되면 숨이 가빠지는데, 이것은 근(筋)과 혈(血)를 손상시켜 간기(肝氣)를 요동케 하여 생긴 것으로서 간기가 심히 어지러워지면 비장(脾臟)을 침범하여 해를 끼칠 수 있다. 너무 놀라게 되면 숨이 가빠지는데, 이것은 간기(肝氣)를 요동케 하여 생긴 것으로서 간기가 심히 어지러워지면 심장(心臟)을 상하게 할 수 있다. 물을

건너거나 넘어지게 되면 숨이 가빠지는데, 이것은 신기(腎氣)와 골(骨)을 손상시켜 생긴 것이다. 이러한 경우에 용감한 사람은 기혈(氣血)이 잘 운행되어 그러한 일이 지나면 곧 낫지만 겁약(怯弱)한 사람은 기혈이 막혀 운행되지 않으므로 병이 발생한다. 『내경』(『素問·經脈別論 21』) (『寶鑑·雜病五·咳嗽·諸傷發喘嗽』) (신편p.2345 /신p.1329)

◉ 『寶鑑』에서는 '諸傷發喘嗽' 조문에 '甘膽丸, 葶藶散, 紫菀茸湯, 杏參散, 當歸飮'을 예시하였다.

■ 診病之道 ○ 診病之道, 觀人勇怯骨肉皮膚, 能知其情, 以爲診法也. 『內經』

② 병을 진찰하는 방법[診病之道] ○ 질병을 진찰하는 방법은 반드시 환자가 용감한가 겁이 많은가, 골격·근육·피부의 상태는 어떠한가를 관찰해보아야 비로소 병정(病情)을 알아낼 수 있는 바, 이러한 점을 질병을 진찰하는 원칙으로 삼는다. 『내경』(『素問·經脈別論 21』) (『寶鑑·雜病一·審病·診病之道』) (신편p.1608 /신p.949)

◘ 汗因濕熱 ○ 內經曰, 飮食飽甚, 汗出於胃. 驚而奪精, 汗出於心. 持重遠行, 汗出於腎. 疾走恐懼, 汗出於肝. 搖體勞苦, 汗出於脾.

③ 땀은 습열로 인해 나온다[汗因濕熱] ○ 『내경(內經)』(『素問·經脈別論 21』)에서는 "음식을 지나치게 먹었을 때는 땀이 위(胃)에서 나오고, 놀라서 정신(精神)을 잃으면 심기(心氣)가 손상되어 땀이 심(心)에서 나오고, 무거운 것을 지고 먼 길을 갈 때는 땀이 신(腎)에서 나오고, 빨리 뛰거나 무서운 일을 당하였을 때는 간기(肝氣)가 손상되어 땀이 간(肝)에서 나오고, 노력이 지나칠 때는 비기(脾氣)가 손상되어 땀이 비(脾)에서 나온다"라고 하였다. (『寶鑑·內景二·津液·汗因濕熱』) (신편p.468 /신p.351)

◉ 『寶鑑』에서는 '汗因濕熱' 조문에 '芎夏湯, 凉膈散'을 예시하였다.

食飮之氣 歸輸藏府 (『類經三卷·藏象類』, p.100)

第二章

食氣入胃, 散精於肝, 淫氣於筋.

『食氣入胃, 濁氣歸心, 淫精於脈. 脈氣流經, 經氣歸於肺, 肺朝百脈, 輸精於皮毛.

毛脈合精, 行氣於府. 府精神明, 留於四藏, 氣歸於權衡.

權衡以平, 氣口成寸, 以決死生.

「飮入於胃, 游溢精氣, 上輸於脾.

脾氣散精, 上歸於肺, 通調水道, 下輸膀光.」① (「小便原委」)(「飮後卽小便」)

水精四布, 五經並行, 合於四時五藏, 陰陽揆度以爲常也.』② (「水穀之精化陰陽行榮衛」)

➡ 2장은 飮食을 소화·흡수하여 들어온 穀氣가 脈氣와 화합하는 과정을 설명한 것으로 매우 중요하니 반드시 암송해야 한다.

■ 小便原委 ○ 內經曰, 飮入於胃, 遊溢精氣, 上輸於脾, 脾氣散精, 上歸於肺, 通調水道, 下輸膀胱. 則小便又似水飮精微之氣, 上升脾肺運化而後成者也. 夫溲尿者水也, 水之下流, 其性則然也. 飮入於胃, 其精氣雖上升, 其本體固不能上升, 則豈可謂小便獨爲氣化所成哉. 內經曰, 膀胱者, 津液藏焉, 氣化則能出矣.

且水者氣之子, 氣者水之母, 氣行則水行, 氣滯則水滯. 或者謂小便純由泌別, 不由運化. 蓋不明此理故也. 東垣

① 소변의 형성 경위[小便原委] ○『내경(內經)』(『素問·經脈別論 21』)에서는 "수액은 위(胃)로 들어가 그 정기(精氣)가 넘쳐 올라 비장(脾臟)으로 수송되고, 비장이 정기를 퍼뜨리고 수송하는 작용을 거쳐 다시 폐(肺)에까지 수송된다. 그리고 폐가 전신의 수액이 운행하는 길을 소통시키고 조절해주는 작용을 거쳐 수액을 방광으로 내려 보낸다"라고 하였다. 곧 소변은 또한 물과 같이 정미(精微)한 기(氣)가 비(脾)와 폐(肺)로 올라가서 운화(運化)된 뒤에 이루어진 것이다. 대저 오줌이란 것은 물인데, 물이 아래로 흐르는 것은 그 성질이 그렇기 때문이다. 수액이 위(胃)에 들어가서 그 정기는 비록 위로 올라가지만 그 본체는 진실로 올라갈 수 없는 것인즉, 어떻게 오줌이 단지 기화(氣化)에 의해서만 생긴다고 할 수 있겠는가? 『내경(內經)』(『素問·靈蘭秘典論 08』)에서는 "방광은 오줌이 저장되는 곳인데, 기화의 과정을 거쳐 오줌을 체외로 배출시킨다"라고 하였다. 또한 물은 기(氣)의 자(子)이고, 기는 물의 모(母)이므로 기가 돌면 물도 돌고, 기가 막히면 물도 막힌다. 혹자는 "오줌이란 순전히 수액의 청탁이 분별된 데 따른 것이지 기의 운화에 따른 것은 아니다"라고 하는데, 대개 이러한 원리를 명확히 모르기 때문에 하는 말이다. 동원 (『寶鑑·內景四·小便·小便原委』) (신편p.711 /신p.484)

◘ 飮後卽小便 ○ 內經曰, 飮入於胃, 游溢精氣, 上輸於脾, 脾氣散精, 上歸於肺. 病人飮入胃, 遽覺至臍下, 便欲小便, 由精氣不輸於脾, 不歸於肺. 故心火上攻, 使口燥咽乾. 宜補中益氣湯. 東垣

① 마신 뒤에 곧바로 소변이 나오는 것[飮後卽小便] ○『내경(內經)』(『素問·經脈別論 21』)에서는 "수액(水液)이 위(胃)에 들어가면 그 정기(精氣)는 떠올라 넘쳐서 위로 올라가 비장(脾臟)으로 수송되고, 비장이 정기를 포산(布散)하고 수송하는 작용을 거쳐 다시 위로 올라가 폐(肺)로 수송된다"라고 하였다. 그러므로 환자가 물을 마시면 위(胃)로 들어갔다가 곧장 배꼽 아래까지 내려가는 것처럼 느끼고 문득 소변을 보고 싶어 하는 것은 정기가 비장으로 수송되지 못하여 폐로 들어가지 못하기 때문이다. 이에 따라 심화(心火)가 위로 치밀어 올라 입이 마르고 목이 마르게 되는 것이다. 이런 경우에는 보중익기탕(補中益氣湯)(➡方藥合編·上22)을 쓴다. 동원 (『寶鑑·內景四·小便·飮後卽小便』) (신편p.765 /신p.510)

◉『寶鑑』에서는 '飮後卽小便' 조문에 '補中益氣湯'을 예시하였다.

■ 水穀之精化陰陽行榮衛 ○ 食氣入胃, 濁氣歸心, 淫精於脈. 脈氣流經, 經氣歸於肺, 肺朝百脈, 輸精於皮毛. 毛脈合精, 行氣於府. 府精神明, 留於四藏, 氣歸於權衡. 權衡以平, 氣口成寸, 以決死生. ○ 飮入於胃, 游溢精氣, 上輸於脾. 脾散精, 上歸於肺. 通調水道, 下輸膀胱. 水精四布, 五經並行, 合於四時五藏陰陽, 揆度以爲常也. 『內經』

② 음식물의 정기가 음양으로 변화되어 영위기를 운행시킨다[水穀之精化陰陽行榮衛] ○ 식기(食氣, 穀氣)가 위(胃) 속으로 들어가 소화과정을 거치면 탁한 기운이 심장(心臟)에 주입되어 혈맥에 정기를 가득차게 한다. 백맥(百脈)의 정기(精氣)는 경맥(經脈) 속을 유행(流行)하여 위로 올라가 폐(肺)에 이르고, 폐는 백맥(百脈)이 모이고 정기를 피모(皮毛)에 이르게 한다. 피모 속의 정기는 맥 속의 혈기와 서로 합하여 다시 경맥 속으로 흘러든다. 경맥 속의 혈기는 이렇게 순환 유행하여 심(心)·간(肝)·비(脾)·신(腎)의 네 장기에 두루 흘러 맥 속의 정기가 평형을 이루게 해준다. 이러한 평형·협조된 상태는 기구(氣口)의 맥상(脈象)으로 표현되어 나오므로 기구 맥상의 변화로써 질병의 예후를 판단할 수 있는 것이다. ○ 수액(水液)이 위(胃) 속으로 들어가면 그 정기(精氣)는 떠올라 넘쳐 비장(脾臟)으로 수송되고, 비(脾)가 정기를 포산(布散)·전수(傳輸)해주는 작용을 거쳐 다시 위쪽에 있는 폐(肺)로 수송된다. 그러면 폐가 전신의 수액이 운행하는 길을 소통시키고 조절해주는 작용을 거쳐 수액을 아래에 있는 방광(膀胱)으로 수송한다. 이렇게 수액의 정기를 전신의 피모(皮毛)에까지 사방으로 펼쳐주어 오장(五臟)의 경맥(經脈)으로 두루 관개시켜 주고, 아울러 사시기후의 변화와 오장의 기능 활동과 음양의 승강출입에 따라 끊임없이 조절 작용이 이루어지는 것이 경맥의 정상적인 생리현상이다. 『내경』(『素問·經脈別論 21』) (『寶鑑·雜病四·內傷·水穀之精化陰陽行榮衛』) (신편p.2082 /신p.1196)

六經獨至 病脈分治 (『類經五卷·脈色類』, p.200)

第三章

태양장독지 궐천허기역 시음부족양유여야 표리당구사 취지하수
太陽藏獨至, 厥喘虛氣逆, 是陰不足陽有餘也, 表裏當俱寫, 取之下兪.

양명장독지 시양기중병야 당사양보음 취지하수
陽明藏獨至, 是陽氣重幷也, 當寫陽補陰, 取之下兪.

소양장독지 시궐기야 교전졸대 취지하수 소양독지자 일양지과야
少陽藏獨至, 是厥氣也, 蹻前卒大, 取之下兪. 少陽獨至者, 一陽之過也.

태음장박자 용심성진 오맥기소 위기불평 삼음야 의치기하수 보양사음
太陰藏搏者, 用心省眞, 五脈氣少, 胃氣不平, 三陰也, 宜治其下兪, 補陽寫陰.

일양독소 소양궐야
『一陽獨嘯, 少陽厥也.㉠』① (「耳鳴」)

양병어상 사맥쟁장 기귀어신 의치기경락 사양보음
陽幷於上, 四脈爭張, 氣歸於腎, 宜治其經絡, 寫陽補陰.

일음지 궐음지치야 진허연심 궐기류박 발위백한 조식화약 치재하수
一陰至, 厥陰之治也, 眞虛痟心, 厥氣留薄, 發爲白汗, 調食和藥, 治在下兪.

제왈 태양장하상
帝曰, 太陽藏何象?

기백왈 상삼양이부야
岐伯曰, 象三陽而浮也.

제왈 소양장하상
帝曰, 少陽藏何象?

기백왈 상일양야 일양장자 활이불실야
岐伯曰, 象一陽也, 一陽藏者, 滑而不實也.

제왈 양명장하상
帝曰, 陽明藏何象?

기백왈 상대부야 태음장박 언복고야 이음박지 신침불부야
岐伯曰, 象大浮也. 太陰藏搏, 言伏鼓也. 二陰搏至, 腎沈不浮也.

◘ 耳鳴 ○ 內經曰, 一陽獨嘯, 少陽厥也.

① 이명(耳鳴) ○ 『내경(內經)』(『素問·經脈別論 21』)에서 "일양경맥(一陽經脈)만 소(嘯)한 것은 소양경(少陽經)이 궐(厥)한 것이다"라고 하였다. (『寶鑑·外形二·耳·耳鳴』) (신편p.1036 /신p.654)

◉ 『寶鑑』에서는 '耳鳴' 조문에 '芎芷散, 靑木香元, 芎歸飮, 通聖散 가감, 加減龍薈丸, 鍼砂酒, 通明利氣湯, 復聰湯, 補腎丸, 黃芪丸, 大補丸, 滋腎通氣湯, 六味地黃丸'을 예시하였다.

㉠ 一陽獨嘯, 少陽厥也 : 校釋本에는 '二陰獨嘯, 少陰厥也.'로 고쳤다.

藏氣法時論篇 第二十二

五藏病氣法時 I (『類經十四卷·疾病類』, p.534)

第一章

黃帝問曰, 合人形以法四時五行而治, 何如而從, 何如而逆? 得失之意, 願聞其事.

岐伯對曰, 五行者, 金木水火土也.

更貴更賤, 以知死生, 以決成敗, 而定五藏之氣, 間甚之時, 死生之期也.

帝曰, 願卒聞之.

岐伯曰, 『肝主春, 足厥陰少陽主治, 其日甲乙.』① (「肝主時日」)

『肝苦急, 急食甘以緩之.』② (「肝病治法」)

『心主夏, 手少陰太陽主治, 其日丙丁.』③ (「心主時日」)

『心苦緩, 急食酸以收之.』④ (「心病治法」)

『脾主長夏, 足太陰陽明主治, 其日戊己.』⑤ (「脾主時日」)

『脾苦濕, 急食苦以燥之.』⑥ (「脾病治法」)

『肺主秋, 手太陰陽明主治, 其日庚辛.』⑦ (「肺主時日」)

『肺苦氣上逆, 急食苦以泄之.』⑧ (「肺病治法」)

『腎主冬, 足少陰太陽主治, 其日壬癸.』⑨ (「腎主時日」)

『腎苦燥, 急食辛以潤之, 開腠理, 致津液, 通氣也.』⑩ (「腎病治法」)

➡ 여기서 肝苦急, 心苦緩, 脾苦濕, 肺苦氣上逆, 腎苦燥라고 하였는데, 『素問·宣明五氣 23』에 "五藏所惡. 心惡熱, 肺惡寒, 肝惡風, 脾惡濕, 腎惡燥, 是謂五惡."을 참고하라. 다만, 문리상 肺惡燥, 腎惡寒이라야 맞다.

➡ 12경맥에서 手厥陰·手少陽을 제외하고 十干에 배속한 부분이다. 甲膽, 乙肝, 丙小腸, 丁心, 戊胃, 己脾, 庚大腸, 辛肺, 壬膀胱, 癸腎으로 배속한다.

■ 肝主時日 ○ 肝主春, 足厥陰·少陽主治, 其日甲乙. 『內經』

① 간이 왕성한 날[肝主時日] ○ 간기(肝氣)는 봄철에 왕성하므로, 봄철은 족궐음간경(足厥陰肝經)과 족소양담경(足少陽膽經)이 주로 다스리는 시기이며, 갑을일(甲乙日)은 목(木)에 속하므로 간담이 왕성한 날은 갑을일이 되는 것이다. 『내경』(『素問·藏氣法時論 22』) (『寶鑑·內景三·肝臟·肝主時日』) (신편p.553 /신p.394)

◘ 肝病治法 ○ 肝苦急, 急食甘以緩之. 『內經』

② 간병 치료법[肝病治法] ○ 간은 급한 것을 괴로워하므로 빨리 단맛이 나는 것으로 완화시켜 주어야 한다. 『내경』(『素問·藏氣法時論 22』) (『寶鑑·內景三·肝臟·肝病治法』) (신편p.557 /신p.396)

◉ 『寶鑑』에서는 '肝病治法' 조문에 '四物湯, 淸肝湯, 補肝丸, 瀉靑丸, 洗肝散, 當歸龍薈丸'을 예시하였다.

■ 心主時日 ○ 心主夏, 手少陰·太陽主治, 其日丙丁. 『內經』

③ 심이 왕성한 날[心主時日] ○ 심기(心氣)는 여름철에 왕성하므로 서로 표리 관계인 수소음심경(手少陰心經)과 수태양소장경(手太陽小腸經)이 주로 다스리는 시기이며, 병정일(丙丁日)은 화(火)에 속하므로 심과 소장이 왕성한 날은 병정일이다. (『素問·藏氣法時論 22』) (『寶鑑·內景三·心臟·心主時日』) (신편p.563 /신p.400)

◘ 心病治法 ○ 心苦緩, 急食酸以收之. 『內經』

④ 심병 치료법[心病治法] ○ 심(心)은 늘어지는 것을 괴로워하므로 빨리 신맛이 나는 것을 먹어서 수렴해주어야 한다. 『내경』(『素問·藏氣法時論 22』) (『寶鑑·內景三·心臟·心病治法』) (신편p.566 /신p.403)

◉ 『寶鑑』에서는 '心病治法' 조문에 '錢氏安神丸, 朱砂安神丸, 醒心散, 瀉心湯, 導赤散, 十味導赤散'을 예시하였다.

■ 脾主時日 ○ 脾主長夏, 足太陰·陽明主治, 其日戊己. 『內經』

⑤ 비가 왕성한 날[脾主時日] ○ 비기(脾氣)는 늦은 여름에 왕성하므로 서로 표리관계인 족태음비경(足太陰脾經)과 족양명위경(足陽明胃經)이 주로 다스리는 시기이며, 무기일(戊己日)은 토(土)에 속하므로 비장과 위장이 왕성한 날은 무기일이다. (『素問·藏氣法時論 22』) (『寶鑑·內景三·脾臟·脾主時日』) (신편p.573 /신p.406)

◘ 脾病治法 ○ 脾苦濕, 急食苦以燥之. 『內經』

⑥ 비병 치료법[脾病治法] ○ 비(脾)는 습(濕)한 것을 괴로워하므로 빨리 쓴 것을 먹어서 마르게 해주어야 한다. 『내경』(『素問·藏氣法時論 22』) (『寶鑑·內景三·脾臟·脾病治法』) (신편p.576 /신p.408)

◉ 『寶鑑』에서는 '脾病治法' 조문에 '益黃散, 補脾湯, 瀉黃散, 調胃承氣湯'을 예시하였다.

■ 肺主時日 ○ 肺主秋, 手太陰·陽明主治. 其日庚辛. 『內經』

⑦ 폐가 왕성한 날[肺主時日] ○ 폐(肺)는 가을에 몸의 기(氣)를 주관하므로 서로 표리관계인 수태음폐경(手太陰肺經)과 수양명대장경(手陽明大腸經)이 주로 다스리는 시기이며, 경신일(庚辛日)은 금(金)에 속하므로 폐와 대장이 왕성한 날은 경신일이다. (『素問·藏氣法時論 22』) (『寶鑑·內景三·肺臟·肺主時日』) (신편p.581 /신p.412)

◘ 肺病治法 ○ 肺苦氣上逆, 急食苦以泄之. 『內經』

⑧ 폐병 치료법[肺病治法] ○ 폐는 기가 치밀어 오르는 것을 괴로워하므로 빨리 쓴 것을 먹어서 내려가게 해준다. 『내경』(『素問·藏氣法時論 22』) (『寶鑑·內景三·肺臟·肺病治法』) (신편p.584 /신p.414)

◉ 『寶鑑』에서는 '肺病治法' 조문에 '補肺散, 獨參湯, 瀉白散, 人參瀉肺湯'을 예시하였다.

■ 腎主時日 ○ 腎主冬, 足少陰·太陽主治, 其日壬癸. 『內經』

⑨ 신장이 왕성한 날[腎主時日] ○ 신기(腎氣)는 겨울철에 왕성하므로 서로 표리관계인 족소음신경(足少陰腎經)과 족태양방광경(足太陽膀胱經)이 주로 다스리는 시기이며, 임계일(壬癸日)은 수(水)에 속하므로 신장과 방광이 왕성한 날은 임계일이다. (『素問·藏氣法時論 22』) (『寶鑑·內景三·腎臟·腎主時日』) (신편p.590 /신p.418)

◘ 腎病治法 ○ 腎苦燥, 急食辛以潤之, 開腠理, 致津液, 通氣也. 『內經』

⑩ 신병 치료법[腎病治法] ○ 신은 마르는 것을 괴로워하므로 빨리 매운맛이 나는 것을 먹어서 적셔주고, 주리(腠理)를 열리게 하여 진액을 나오게 하고 기를 통하게 해야 한다. 『내경』(『素問·藏氣法時論 22』) (『寶鑑·內景三·腎臟·腎病治法』) (신편p.593 /신p.419)

◉ 『寶鑑』에서는 '腎病治法' 조문에 '地黃元, 補腎丸, 六味地黃丸, 滋陰降火湯, 八味丸, 加減八味丸, 溫腎散'을 예시하였다.

第二章

『病在肝, 愈於夏; 夏不愈, 甚於秋; 秋不死, 持於冬, 起於春,

禁當風.

肝病者, 愈在丙丁; 丙丁不愈, 加於庚辛; 庚辛不死, 持於壬癸, 起於甲乙.

肝病者, 平旦慧, 下晡甚, 夜半靜.』① (「肝病間甚」)(「肝病治法」)

『肝欲散, 急食辛以散之,』② (「肝病治法」) 用辛補之, 酸寫之.

『病在心, 愈在長夏; 長夏不愈, 甚於冬; 冬不死, 持於春, 起於夏,

禁溫食熱衣.

心病者, 愈在戊己; 戊己不愈, 加於壬癸; 壬癸不死, 持於甲乙, 起於丙丁.

心病者, 日中慧, 夜半甚, 平旦靜.』③ (「心病間甚」)(「心病治法」)

『心欲耎, 急食鹹以耎之, 用鹹補之, 甘寫之.』④ (「心病治法」)

『病在脾, 愈在秋; 秋不愈, 甚於春; 春不死, 持於夏, 起於長夏,

禁溫食飽食, 濕地濡衣.

脾病者, 愈在庚辛; 庚辛不愈, 加於甲乙; 甲乙不死, 持於丙丁, 起於戊己.

脾病者, 日昳慧, 日出甚, 下晡靜.』⑤ (「脾病間甚」)(「脾病治法」)

『脾欲緩, 急食甘以緩之,』⑥ (「脾病治法」) 用苦寫之, 甘補之.

『病在肺, 愈在冬; 冬不愈, 甚於夏; 夏不死, 持於長夏, 起於秋,

禁寒飮食寒衣.

肺病者, 愈在壬癸; 壬癸不愈, 加於丙丁; 丙丁不死, 持於戊己, 起於庚辛.

肺病者, 下晡慧, 日中甚, 夜半靜.』⑦ (「肺病間甚」)(「肺病治法」)

『肺欲收, 急食酸以收之, 用酸補之, 辛寫之.』⑧ (「肺病治法」)

『病在腎, 愈在春; 春不愈, 甚於長夏; 長夏不死, 持於秋, 起於冬,

금 범 쉬 애 열 식 온 자 의
禁犯焠㶼熱食, 溫炙衣.

신 병 자 유 재 갑 을 갑 을 불 유 심 어 무 기 무 기 불 사 지 어 경 신 기 어 임 계
腎病者, 愈在甲乙; 甲乙不愈, 甚於戊己; 戊己不死, 持於庚辛, 起於壬癸.

신 병 자 야 반 혜 사 계 심 하 포 정
腎病者, 夜半慧, 四季甚, 下晡靜.』⑨ (「腎病間甚」)(「腎病治法」)

신 욕 견 급 식 고 이 견 지 용 고 보 지 함 사 지
『腎欲堅, 急食苦以堅之, 用苦補之, 鹹寫之.』⑩ (「腎病治法」)

부 사 기 지 객 어 신 야
『夫邪氣之客於身也,

이 승 상 가 지 기 소 생 이 유 지 기 소 불 승 이 심 지 어 소 생 이 지
以勝相加, 至其所生而愈, 至其所不勝而甚, 至於所生而持,

자 득 기 위 이 기
自得其位而起.

필 선 정 오 장 지 맥 내 가 언 간 심 지 시 사 생 지 기 야
必先定五藏之脈, 乃可言間甚之時, 死生之期也.』⑪ (「五臟病間甚」)

◘ "肝病者, 愈在丙丁; 丙丁不愈, 加於庚辛; 庚辛不死, 持於壬癸, 起於甲乙."을 보자면, 肝病은 金이 勝해서 생기는 바에 착안하였음을 알 수 있다. 肝病의 盛衰는 金에 달린 것이다. 火가 勝하면 金이 剋을 받아 肝病이 낫고, 金이 勝하면 肝病이 심해지고, 水가 勝하면 水剋火로 金이 강해지는 것과 水生木으로 木이 강해지는 바가 서로 팽팽해서 肝病이 별 진전이 없으며, 木이 勝할 때는 金을 이기면서 병이 낫는다.

◘ 肝病間甚 ○ 病在肝, 愈於夏, 夏不愈, 甚於秋, 秋不死, 持於冬, 起於春. ○ 肝病者, 愈在丙丁, 丙丁不愈, 加於庚辛, 庚辛不死, 持於壬癸, 起於甲乙. ○ 肝病者, 平朝慧, 下晡甚, 夜半靜. 『內經』

① 간병이 경해지고 중해지는 시기[肝病間甚] ○ 병변(病變)이 간에 있을 경우는 여름에 낫는데, 여름에 낫지 못하면 가을에 가서는 심해지고, 가을에 죽지 않는다면 겨울에는 그대로 지속되다가 봄철에 가서는 완전히 낫는다. ○ 간병이 있을 경우에는 병정일(丙丁日)에 낫는데, 병정일에 낫지 못하면 경신일(庚辛日)에는 심해지고, 경신일에 죽지 않는다면 임계일(壬癸日)에는 그대로 지속되다가 갑을일(甲乙日)에 가서는 완전히 낫는다. ○ 간병은 아침에는 괜찮다가 해질 무렵이 되면 심해지고, 밤중에는 안정된다. 『내경』(『素問·藏氣法時論 22』) (『寶鑑·內景三·肝臟·肝病間甚』) (신편p.556 /신p.396)

◘ 肝病治法 ○ 肝病禁當風. 『內經』

① 간병 치료법[肝病治法] ○ 간병일 경우에는 바람을 쏘이지 말아야 한다. 『내경』(『素問·藏氣法時論 22』) (『寶鑑·內景三·肝臟·肝病治法』) (신편p.557 /신p.396)

◉ 『寶鑑』에서는 '肝病治法' 조문에 '四物湯, 淸肝湯, 補肝丸, 瀉靑丸, 洗肝散, 當歸龍薈丸'을 예시하였다.

◘ 肝病治法 ○ 肝欲散, 急食辛以散之. 『內經』

② 간병 치료법[肝病治法] ○ 간기(肝氣)가 기를 흩으려고 하면 빨리 매운 것을 먹어서 풀어 준다. 『내경』(『素問·藏氣法時論 22』) (『寶鑑·內景三·肝臟·肝病治法』) (신편p.557 /신p.396)

◘ 心病間甚 ○ 病在心, 愈在長夏, 長夏不愈, 甚於冬, 冬不死, 持於春, 起於夏. ○ 心病者, 愈在戊己, 戊己不愈, 加於壬癸, 壬癸不死, 持於甲乙, 起於丙丁. ○ 心病者, 日中慧, 夜半甚, 平旦靜. 『內經』

③ 심병이 경해지고 중해지는 시기[心病間甚] ○ 병변(病變)이 심장에 있을 경우는 장하(長夏)에 낫는데, 장하에 낫지 못하면 겨울에 가서는 심해지고, 겨울에 죽지 않는다면 봄에는 그대로 지속되다가 여름에 가서는 완전히 낫는다. ○ 심병이 있을 경우에는 무기일(戊己日)에 낫는데, 무기일에 낫지 못하면 임계일(壬癸日)에 가서는 심해지고, 임계일에 죽지 않는다면 갑을일(甲乙日)에는 그대로 지속되다가 병정일(丙丁日)에 가서는 완전히 낫는다. ○ 심병은 한낮에는 괜찮다가 밤중에는 심해지고, 아침에는 안정된다. 『내경』(『素問·藏氣法時論 22』) (『寶鑑·內景三·心臟·心病間甚』) (신편p.566 /신p.402)

◘ 心病治法 ○ 心病禁溫食熱衣. 『內經』

③ 심병 치료법[心病治法] ○ 심병일 경우에는 따뜻한 것을 먹거나 덥게 입지 말아야 한다. 『내경』(『素問·藏氣法時論 22』) (『寶鑑·內景三·心臟·心病治法』) (신편p.566 /신p.403)

◉ 『寶鑑』에서는 '心病治法' 조문에 '錢氏安神丸, 朱砂安神丸, 醒心散, 瀉心湯, 導赤散, 十味導赤散'을 예시하였다.

◘ 心病治法 ○ 心欲耎, 與軟同. 急食鹹以耎之. 用鹹補之, 甘瀉之. 『內經』

④ 심병 치료법[心病治法] ○ 심기(心氣)를 연(耎) 軟과 같다. 하게 해주려면 빨리 짠 것을 먹어서 연하게 해준다. 또 짠 것으로 보(補)해주고 단 것으로 사(瀉)해준다. 『내경』(『素問·藏氣法時論 22』) (『寶鑑·內景三·心臟·心病治法』) (신편p.566 /신p.403)

◘ 脾病間甚 ○ 病在脾, 愈在秋, 秋不愈, 甚於春, 春不死, 持於夏, 起於長夏. ○ 脾病者, 愈在庚辛, 庚辛不愈, 加於甲乙, 甲乙不死, 持於丙丁, 起於戊己. ○ 脾病者, 日昳慧, 日出甚, 下晡靜. 『內經』

⑤ 비병이 경해지고 중해지는 시기[脾病間甚] ○ 병변(病變)이 비장에 있을 경우에는 가을에 낫는데, 가을에 낫지 못하면 봄에 가서는 심해지고, 봄에 죽지 않는다면 여름에는 그대로 지속되다가 늦은 여름에 가서는 완전히 낫는다. ○ 비병이 있을 경우에는 경신일(庚辛日)에 낫는데, 경신일에 낫지 않는다면 갑을일(甲乙日)에 가서는 심해지고, 갑을일에 죽지 않는다면 병정일(丙丁日)에는 그대로 지속되다가 무기일(戊己日)에 가서는 완전히 낫는다. ○ 비병은 해가 기울 때[日昳]에는 괜찮다가 아침에는 심해지고, 저물녘에는 안정된다. 『내경』(『素問·藏氣法時論 22』) (『寶鑑·內景三·脾臟·脾病間甚』) (신편p.575 /신p.408)

◘ 脾病治法 ○ 脾病禁溫食, 飽食, 濕地, 濡衣. 『內經』

⑤ 비병 치료법[脾病治法] ○ 비병일 경우에는 따뜻하게 보관했다 먹는 것, 배부르게 먹는 것, 습지(濕地)에 있는 것, 젖은 옷을 입는 것 등을 금해야 한다. 『내경』(『素問·藏氣法時論 22』) (『寶鑑·內景三·脾臟·脾病治法』) (신편p.576 /신p.408)

◉ 『寶鑑』에서는 '脾病治法' 조문에 '益黃散, 補脾湯, 瀉黃散, 調胃承氣湯'을 예시하였다.

◘ 脾病治法 ○ 脾欲緩, 急食甘以緩之. 『內經』

⑥ 비병 치료법[脾病治法] ○ 비가 느슨해지길 바란다면 빨리 단 것을 먹어서 늦추어 주어야 한다. 『내경』(『素問·藏氣法時論 22』) (『寶鑑·內景三·脾臟·脾病治法』) (신편p.576 /신p.408)

◘ 肺病間甚 ○ 病在肺, 愈在冬, 冬不愈, 甚於夏, 夏不死, 持於長夏, 起於秋. ○ 肺病者, 愈在壬癸, 壬癸不愈, 加於丙丁, 丙丁不死, 持於戊己, 起於庚辛. ○ 肺病者, 下脯[晡]慧, 日中甚, 夜半靜. 『內經』

⑦ 폐병이 경해지고 중해지는 시기[肺病間甚] ○ 병변(病變)이 폐에 있을 경우에는 겨울이 되면 낫는데, 겨울에 낫지 못하면 여름에 가서는 심해지고, 여름에 죽지 않는다면 늦은 여름에는 그대로 지속되다가 가을에 가서는 완전히 낫는다. ○ 폐병이 있을 경우에는 임계일(壬癸日)에 낫는데, 임계일에 낫지 못하면 병정일(丙丁日)에 가서는 심해지고, 병정일에 죽지 않는다면 무기일(戊己日)에는 그대로 지속되다가 경신일(庚辛日)에 가서는 완전히 낫는다. ○ 폐병은 해질 무렵에는 괜찮다가 한낮에는 심해지고, 밤중에는 안정된다. 『내경』(『素問·藏氣法時論 22』) (『寶鑑·內景三·肺臟·肺病間甚』) (신편p.584 /신p.414)

◘ 肺病治法 ○ 肺病禁寒飮食, 寒衣. 『內經』

⑦ 폐병 치료법[肺病治法] ○ 폐병일 때는 찬 음식을 먹거나 옷을 차게 입지 말아야 한다. 『내경』(『素問·藏氣法時論 22』) (『寶鑑·內景三·肺臟·肺病治法』) (신편p.584 /신p.414)

◉ 『寶鑑』에서는 '肺病治法' 조문에 '補肺散, 獨參湯, 瀉白散, 人參瀉肺湯'을 예시하였다.

◘ 肺病治法 ○ 肺欲收, 急食酸以收之, 用酸補之, 辛瀉之. 『內經』

⑧ 폐병 치료법[肺病治法] ○ 폐가 수렴하기를 바란다면 빨리 신맛이 나는 것을 먹어서 수렴하게 해준다. 신맛으로 보(補)해주고, 매운맛으로 사(瀉)해준다. 『내경』(『素問·藏氣法時論 22』) (『寶鑑·內景三·肺臟·肺病治法』) (신편p.584 /신p.414)

◘ 腎病間甚 ○ 病在腎, 愈在春, 春不愈, 甚於長夏, 長夏不死, 持於秋, 起於冬. ○ 腎病者, 愈在甲乙, 甲乙不愈, 甚於戊己, 戊己不死, 持於庚辛, 起於壬癸. ○ 腎病者, 夜半慧, 四季甚, 下晡靜. 『內經』

⑨ 신병이 경해지고 중해지는 시기[腎病間甚] ○ 병변(病變)이 신장에 있을 경우에는 봄에 낫는데, 봄에 낫지 못하면 늦은 여름에 가서는 심해지고, 늦은 여름에 죽지 않는다면 가을에는 그대로 지속되다가 겨울에 가서는 완전히 낫는다. ○ 신병이 있을 경우에는 갑을일(甲乙日)에 낫는데, 갑을일에 낫지 못하면 무기일(戊己日)에 가서는 심해지고, 무기일에 죽지 않는다면 경신일(庚辛日)에는 그대로 지속되다가 임계일(壬癸日)에 가서는 완전히 낫는다. ○ 신병은 야밤중에는 괜찮다가 사계(四季)에 심해지며, 해질 무렵에는 안정된다. 『내경』(『素問·藏氣法時論 22』) (『寶鑑·內景三·腎臟·腎病間甚』) (신편p.592 /신p.419)

◘ 腎病治法 ○ 腎病禁犯焠㶼, 熱食, 溫灸衣. 『內經』

⑨ 신병 치료법[腎病治法] ○ 신병에는 불에 지진 것과 뜨거운 음식, 뜨겁게 불에 덥힌 이불을 금해야 한다. 『내경』(『素問·藏氣法時論 22』) (『寶鑑·內景三·腎臟·腎病治法』) (신편p.593 /신p.419)

◉ 『寶鑑』에서는 '腎病治法' 조문에 '補腎丸, 六味地黃丸, 滋陰降火湯, 八味丸, 加減八味丸, 溫腎散'을 예시하였다.

◘ 腎病治法 ○ 腎欲堅, 急食苦以堅之. 用苦補之, 鹹瀉之. 『內經』

⑩ 신병 치료법[腎病治法] ○ 신을 튼튼하게 해주려면 빨리 쓴맛이 나는 것을 먹어 튼튼하게 해준다. 쓴맛으로 보(補)해주고 짠맛으로 사(瀉)해준다. 『내경』(『素問·藏氣法時論 22』) (『寶鑑·內景三·腎臟·腎病治法』) (신편p.593 /신p.419)

◘ 五臟病間甚 ○ 內經曰, 夫邪氣之客於身也, 以勝相加, 至其所生而愈, 至其所不勝而甚, 至其所生而持, 自得其位而起, 必先定五藏之脈, 乃可言間甚之時, 死生之期也.

⑪ 오장병이 경해지거나 중해지는 것[五臟病間甚] ○ 『내경(內經)』(『素問·藏氣法時論 22』)에서는 "사기(邪氣)가 인체에 침범함에 있어서는 사기가 오행적으로 승(勝)하는 곳으로 침범하므로 질병이 발전하는 과정에서 만약 해당 장기가 생(生)하여 주는 장기와 상응하는 시일을 만나면 병은 낫는다. 만약 해당 장기가 승(勝)하지 못하는 장기와 상응하는 시일을 만나면 병은 가중된다. 만약 해당 장기를 생(生)하는 장기와 상응하는 시일을 만나면 병은 지속된다. 만약 해당하는 장기가 왕성해질 시일을 만나면 병은 호전된다. 따라서 질병을 진단할 적에는 반드시 오장의 병맥(病脈)을 명확히 한 다음에라야 질병이 경(輕)해지고 중(重)해질 시기와 생사(生死)의 시기를 추론할 수 있다"라고 하였다. (『寶鑑·內景三·五臟六腑·五臟病間甚』) (신편p.549 /신p.391)

五藏虛實病刺 (『類經十四卷·疾病類』, p.515)

第三章

第一節

간병자 양협하통인소복 령인선노
『肝病者, 兩脇下痛引少腹, 令人善怒;① (「肝病證」)

허즉목황황무소견 이무소문 선공여인장포지
虛則目䀮䀮無所見,② (「目者肝之竅」)(「眼昏」) 耳無所聞, 善恐如人將捕之.』③ (「肝病虛實」)

취기경 궐음여소양 기역 즉두통 이롱불총 협종 취혈자
取其經, 厥陰與少陽. 『氣逆, 則頭痛, 耳聾不聰,』④ (「厥聾」) 頰腫, 取血者.

◘ 五臟病은 『素問·藏氣法時論 22』·『靈樞·五邪 20』에 나오고, 六腑病은 『靈樞·邪氣藏府病形 04』에 나온다.

◘ 肝病證 ○ 肝病者, 兩脇下痛引小腹, 令人善怒. 『內經』

① 간병의 증상[肝病證] ○ 간에 병이 있을 경우에는 양 옆구리 아래가 아프면서 아랫배까지 땅기고,

성을 잘 낸다. 『내경』(『素問·藏氣法時論 22』) (『寶鑑·內景三·肝臟·肝病證』) (신편p.555 /신p.395)

■ 目者肝之竅 ○ 肝虛, 則目䀮䀮無所見. 『內經』

② 눈은 간의 상태가 나타나는 구멍이다[目者肝之竅] ○ 간의 허증은 눈이 침침하고 안화(眼花)가 피어 잘 보이지 않는 것이다. 『내경』(『素問·藏氣法時論22』) (『寶鑑·外形一·眼·目者肝之竅』) (신편p.948 /신p.606)

◉ 『寶鑑』에서는 '目者肝之竅' 조문에 '地黃粥'을 예시하였다.

◘ 眼昏 ○ 肝虛則目䀮䀮無所見. 『內經』

② 눈이 어두운 것[眼昏] ○ 간(肝)이 허(虛)하면 눈앞이 어른어른하여 보이는 것이 없다. 『내경』(『素問·藏氣法時論 22』). (『寶鑑·外形一·眼·眼昏』) (신편p.997 /신p.635)

◉ 『寶鑑』에서는 '眼昏' 조문에 '人參膏, 駐景元, 加減駐景元, 滋陰地黃元, 加味磁朱丸, 四物五子元, 蔓菁子丸, 還睛丸, 石決明散, 春雪膏, 抑靑明目湯'을 예시하였다.

◘ 肝病虛實 ○ 肝實則兩脇下痛引小腹, 善怒. 虛則目䀮䀮無所見, 耳無所聞, 善恐, 如人將捕之. 『靈樞』

③ 간병의 허실[肝病虛實] ○ 간이 실하면 양쪽 옆구리 아래가 아프고, 아랫배가 땅기며, 성을 잘 낸다. 간이 허하면 눈은 침침하여 잘 보이지 않고, 귀는 들리는 것이 없으며, 무서워하기를 잘하여 누가 잡으러 오는 것같이 느낀다. 『영추』(『素問·藏氣法時論 22』에 나옴.) (『寶鑑·內景三·肝臟·肝病虛實』) (신편p.556 /신p.396)

◘ 厥聾 ○ 經云, 肝氣逆則頭痛耳聾. 『寶鑑』

④ 궐롱(厥聾) ○ 『내경(內經)』(『素問·藏氣法時論 22』)에서 "간기(肝氣)가 치밀어 오르면 머리가 아프고 귀가 먹는다"라고 하였다. 『보감』 (『寶鑑·外形二·耳·厥聾』) (신편p.1051 /신p.660)

◉ 『寶鑑』에서는 '厥聾' 조문에 '龍薈丸, 燒腎散, 當歸龍薈丸, 塞耳丹'을 예시하였다.

第二節

『心病者, 胸中痛,① (「心痛與胃脘痛病因不同」) 脇支滿, 脇下痛,
膺背肩甲間痛, 兩臂內痛;
虛則胸腹大, 脇下與腰相引而痛.』② (「心病虛實」)

取其經, 少陰太陽, 舌下血者. 其變病, 刺郄中血者.

■ 心痛與胃脘痛病因不同 ○ 心病者, 胸中痛. 『內經』

① 심통과 위완통의 병인은 다르다[心痛與胃脘痛病因不同] ○ 심병(心病)을 앓는 사람은 가슴속이 아프다. 『내경』(『素問·藏氣法時論22』) (『寶鑑·外形三·胸·心痛與胃脘痛病因不同』) (신편p.1195 /신p.736)

◉ 『寶鑑』에서는 '心痛有九種' 조문에 '手拈散, 九痛元, 通靈散, 拈痛元, 神聖代鍼散'을 예시하였다.

◘ 心病虛實 ○ 心實則胸中痛, 脇支滿, 脇下痛, 膺背肩胛間痛, 兩臂內痛. 心虛則胸腹大, 脇下與腰背相引而痛. 『靈樞』

② 심병의 허실[心病虛實] ○ 심이 실하면 가슴속이 아프고, 옆구리가 그득하며, 옆구리 아래가 아프고, 가슴·등·어깻죽지 사이가 아프며, 양팔의 안쪽이 아프다. 심이 허하면 가슴과 배가 커지며, 옆구리 아래와 허리·등이 서로 땅기면서 아프다. 『영추』(『素問·藏氣法時論 22』에 나옴.) (『寶鑑·內景三·心臟·心病虛實』) (신편p.565 /신p.402)

第三節

비병자 신중 선기 육위 족불수행 선계 각하통
『脾病者, 身重,①(「身重嗜臥」) 善飢㉠肉痿, 足不收行, 善瘈, 脚下痛;

허즉복만장명 손설식불화
虛則腹滿腸鳴,②(「腹中鳴」) 飧泄食不化.』③(「脾病虛實」)

취기경 태음양명소음혈자
取其經, 太陰陽明少陰血者.

◘ **身重嗜臥** ○ 又曰, 脾病者身重. 『內經』

① 몸이 무거우면 잠을 즐긴다[**身重嗜臥**] ○ 또한 『내경(內經)』(『素問·藏氣法時論 22』)에서는 "비장에 병이 생기면 몸이 무겁다"라고 하였다. 『내경』(『寶鑑·內景二·夢·身重嗜臥』) (신편p.434 /신p.332)

◉ 『寶鑑』에서는 '身重嗜臥' 조문에 '平胃散'을 예시하였다.

◘ **腹中鳴** ○ 脾氣虛, 則腹滿腸鳴. 『內經』

② 뱃속이 부글거리는 것[**腹中鳴**] ○ 비기(脾氣)가 허하면 배가 그득하고 뱃속이 부글거린다. 『내경』(『素問·藏氣法時論 22』) (『寶鑑·外形三·腹·腹中鳴』) (신편p.1289 /신p.775)

◉ 『寶鑑』에서는 '腹中鳴' 조문에 '二陳湯 가감, 五積散, 理中湯 가감'을 예시하였다.

◘ **脾病虛實** ○ 脾實則身重, 善肌肉痿, 足不收行, 善瘛, 脚下痛. 虛則腹滿腸鳴, 飧泄食不化. 『內經』

③ 비병의 허실[**脾病虛實**] ○ 비기(脾氣)가 실(實)하면 몸이 무겁고, 배가 자주 고프며, 기육(肌肉)이 위축되고 힘이 없으며, 걸음을 걸을 수 없고, 경련이 잘 일어나며, 아랫다리가 아프다. 비기가 허(虛)하면 배가 그득하고 장이 끓으며, 삭지 않은 설사를 하고 음식이 소화되지 않는다. (『素問·藏氣法時論 22』) (『寶鑑·內景三·脾臟·脾病虛實』) (신편p.575 /신p.408)

第四節

폐병자 천해역기 견배통 한출 고음고슬비천행족개통
『肺病者, 喘欬逆氣, 肩背痛, 汗出,①(「背痛」) 尻陰股膝髀腨胻足皆痛;

허즉소기불능보식 이롱익건
虛則少氣不能報息,②(「少氣」) 耳聾嗌乾.』③(「肺病證」)

취기경 태음족태양지외 궐음내혈자
取其經, 太陰足太陽之外, 厥陰內血者.

◘ **背痛** ○ 肺病者, 喘咳逆氣, 肩背痛, 汗出. 『靈樞』

① 등이 아픈 것[**背痛**] ○ 폐에 병이 있는 사람은 숨이 차고 기침이 나며, 기(氣)가 치밀어 오르고 어깨와 등이 아프며 땀이 난다. (『素問·藏氣法時論 22』) (『寶鑑·外形二·背·背痛』) (신편p.1186 /신p.732)

◉ 『寶鑑』에서는 '背痛' 조문에 '通氣防風湯, 羌活勝濕湯, 三合湯, 蒼朮復煎湯, 四物湯 가감, 二陳湯 가감, 龍薈丸'을 예시하였다.

◘ **少氣** ○ 又曰, 肺虛則少氣, 不能報息.

② 소기(少氣) ○ 또한 『소문(素問)』(「藏氣法時論 22」)에서는 "폐가 허하면 기가 떨어져서 숨을 잘 쉴 수 없게 된다"라고 하였다. (『寶鑑·內景一·氣·少氣』) (신편p.293 /신p.256)

㉠ 飢 : 四庫全書本, 章句索引本, 校釋本에는 '肌'로 되어 있다.

◉ 『寶鑑』에서는 '少氣' 조문에 '生脈散, 人參膏, 獨參湯, 黃芪湯, 四君子湯, 人參黃芪湯, 益氣丸, 補中益氣湯, 益胃升陽湯'을 예시하였다.

◘ **肺病證** ○ 肺病者, 喘咳逆氣, 肩背痛, 汗出, 尻陰股膝髀腨胻足皆痛. 虛則少氣不能報息, 耳聾嗌乾. 『內經』

③ 폐병의 증상[肺病證] ○ 폐에 병이 있는 사람은 숨이 차고 기침이 나며 기운이 치밀어 오르고, 어깨와 등이 아프며, 땀이 나고, 미골(尾骨)·음부(陰部)·고관절·무릎·허벅다리·종아리·정강이·발 등이 모두 아프다. 폐가 허하면 기운이 떨어지기 때문에 호흡이 곤란하여 숨결이 제대로 이어지질 않고, 귀가 먹고 목이 마른다. (『素問·藏氣法時論 22』) (『寶鑑·內景三·肺臟·肺病證』) (신편p.583 /신p.413)

第五節

『腎病者, 腹大脛腫, 喘欬身重, 寢汗出憎風.① (「盜汗」)
虛則胸中痛, 大腹小腹痛, 淸厥, 意不樂.』② (「腎病虛實」)(「腹痛有虛實」)(「寒厥」)
取其經, 少陰太陽血者.

◘ **盜汗** ○ 內經曰, 腎病者, 寢汗出, 憎風.

① 도한(盜汗) ○ 『내경(內經)』(『素問·藏氣法時論 22』)에서는 "신(腎)에 병이 생기면 침한(寢汗)이 나고, 바람을 싫어한다"라고 하였다. (『寶鑑·內景二·津液·盜汗』) (신편p.474 /신p.354)

◉ 『寶鑑』에서는 '盜汗' 조문에 '當歸六黃湯, 四物湯 가감, 正氣湯, 四製白朮散, 龍膽散, 小柴胡湯, 當歸地黃湯, 牡蠣散, 參芪湯'을 예시하였다.

◘ **腎病虛實** ○ 腎實則腹大脛腫, 喘咳身重, 寢汗出, 憎風. 虛則胸中痛, 大腹小腹痛, 淸厥, 意不樂. 『靈樞』

② 신병의 허실[腎病虛實] ○ 신기(腎氣)가 실하면 복부가 불러 오르고 정강이가 부으며, 숨이 차고 기침이 나며 몸이 무겁고, 잠잘 때 땀이 나고 바람을 싫어한다. 허하면 가슴이 아프고 윗배와 아랫배가 다 아프며, 사지가 싸늘하고 마음이 즐겁지 않다. 『영추』(『素問·藏氣法時論 22』에 나옴.) (『寶鑑·內景三·腎臟·腎病虛實』) (신편p.592 /신p.419)

◘ **腹痛有虛實** ○ 腎虛則胸中痛, 大腹小腹痛, 淸厥, 意不樂. 『內經』

② 복통에는 허증과 실증이 있다[腹痛有虛實] ○ 신(腎)이 허(虛)하면 가슴이 아프고, 윗배와 아랫배도 아프며, 사지가 싸늘하고 기분이 좋지 못하다. 『내경』(『素問·藏氣法時論 22』) (『寶鑑·外形三·腹·腹痛有虛實』) (신편p.1283 /신p.773)

◉ 『寶鑑』에서는 '腹痛有虛實' 조문에 '加味小建中湯, 理中湯, 大柴胡湯, 調胃承氣湯, 備急丸, 建中湯'을 예시하였다.

◆ **寒厥** ○ 內經曰, 腎虛則淸厥, 意不樂.

② 한궐(寒厥) ○ 『내경(內經)』(『素問·藏氣法時論 22』)에서는 "신(腎)이 허약해지면 사지가 싸늘해지고 즐겁지를 않다"라고 하였다. (『寶鑑·外形四·足·寒厥』) (신편p.1425 /신p.845)

◉ 『寶鑑』에서는 '寒厥' 조문에 '滋腎丸, 旣濟解毒湯, 十全大補湯, 當歸四逆湯'을 예시하였다.

五藏病氣法時 Ⅱ (『類經十四卷·疾病類』, p.534)

第四章

간 색 청 의 식 감 갱 미 우 육 조 규 개 감
『肝色青, 宜食甘, 粳米牛肉棗葵皆甘.』① (「肝病治法」)

심 색 적 의 식 산 소 두 견 육 리 구 개 산
『心色赤, 宜食酸, 小豆犬肉李韭皆酸.』② (「心病治法」)

폐 색 백 의 식 고 맥 양 육 행 해 개 고
『肺色白, 宜食苦, 麥羊肉杏薤皆苦.』③ (「肺病治法」)

비 색 황 의 식 함 대 두 시 육 율 곽 개 함
『脾色黃, 宜食鹹, 大豆豕肉栗藿皆鹹.』④ (「脾病治法」)

신 색 흑 의 식 신 황 서 계 육 도 총 개 신
『腎色黑, 宜食辛, 黃黍雞肉桃蔥皆辛.』⑤ (「腎病治法」)

신 산 산 수 감 완 고 견 함 연
『辛散, 酸收, 甘緩, 苦堅, 鹹耎.

독 약 공 사 오 곡 위 양 오 과 위 조 오 축 위 익 오 채 위 충
毒藥攻邪, 五穀爲養, 五果爲助, 五畜爲益, 五菜爲充.

기 미 합 이 복 지 이 보 정 익 기
氣味合而服之, 以補精益氣.

차 오 자 유 신 산 감 고 함 각 유 소 리 혹 산 혹 수 혹 완 혹 급 혹 견 혹 연
此五者, 有辛酸甘苦鹹, 各有所利, 或散或收, 或緩或急, 或堅或耎.

사 시 오 장 병 수 오 미 소 의 야
四時五藏病, 隨五味所宜也.』⑥ (「五味藥性」)

➡ 『靈樞·五味 56』를 반드시 참고해서 봐야 한다. 脾病에 甘味를 먹어야 하므로 杭米飯·牛肉·棗·葵를 먹어야 한다고 되어 있으나, 여기서는 무슨 말인지 알 수 없다. 肺病에는 苦味를 금해야 한다고 되어 있는데, 여기서는 肺에다 苦味를 배속해ˉ두었다. '辛散, 酸收, 甘緩, 苦堅, 鹹耎.'은 흔히 쓰는 藥理이니 잘 외어두어야 한다.

➡ "毒藥攻邪, 五穀爲養, 五果爲助, 五畜爲益, 五菜爲充."은 張子和가 인용하여 약으로 보하는 것을 삼가라고 하였다.

◘ 肝病治法 ○ 肝病宜食甘, 粳米·牛肉·棗·葵, 取其甘能緩急也. 『內經』

① 간병 치료법[肝病治法] ○ 간병일 경우에는 단 것, 즉 멥쌀·쇠고기·대추·아욱 같은 것을 먹어주는데, 그 단맛을 취하여 급한 것을 늦추어줄 수 있기 때문이다. 『내경』(『素問·藏氣法時論 22』) (『寶鑑·內景三·肝臟·肝病治法』) (신편p.557 /신p.396)

◉ 『寶鑑』에서는 '肝病治法' 조문에 '四物湯, 淸肝湯, 補肝丸, 瀉靑丸, 洗肝散, 當歸龍薈丸'을 예시하였다.

◘ 心病治法 ○ 心病宜食酸, 小豆·犬肉·李·韭, 皆酸, 取其能收也. 『內經』

② 심병 치료법[心病治法] ○ 심병일 경우에는 신 것, 즉 팥·개고기·자두·부추 등을 먹어야 하는데, 이것들은 다 신맛을 내는 것으로서 그것이 능히 수렴해줄 수 있는 작용을 취한 것이다. 『내경』(『素問·藏氣法時論 22』) (『寶鑑·內景三·心臟·心病治法』) (신편p.566 /신p.403)

◉ 『寶鑑』에서는 '心病治法' 조문에 '錢氏安神丸, 朱砂安神丸, 醒心散, 瀉心湯, 導赤散, 十味導赤散'을 예시하였다.

◘ 肺病治法 ○ 肺病宜食麥·羊肉·杏·薤, 取苦能下氣. 『內經』

③ 폐병 치료법[肺病治法] ○ 폐병에는 보리·양고기·살구·염교를 먹는 것이 좋은데, 이것은 쓴맛이 능히 기를 내려준다는 뜻을 취한 것이다. 『내경』(『素問·藏氣法時論 22』) (『寶鑑·內景三·肺臟·肺病治法』) (신편p.584 /신p.414)

◉ 『寶鑑』에서는 '肺病治法' 조문에 '補肺散, 獨參湯, 瀉白散, 人參瀉肺湯'을 예시하였다.

◘ 脾病治法 ○ 脾病宜食鹹, 大豆·豕肉·栗·藿皆鹹. 取其所勝之味也. 『內經』

④ 비병 치료법[脾病治法] ○ 비병에는 짠 것을 먹는 것이 좋은데, 콩·돼지고기·밤·미역 등은 모두 짠 것들이다. 이것은 그것이 이기는 장기의 맛을 취하는 것이다. 『내경』(『素問·藏氣法時論 22』) (『寶鑑·內景三·脾臟·脾病治法』) (신편p.576 /신p.408)

◉ 『寶鑑』에서는 '脾病治法' 조문에 '益黃散, 補脾湯, 瀉黃散, 調胃承氣湯'을 예시하였다.

◘ 腎病治法 ○ 腎病宜食辛, 黃黍·雞肉·桃·葱, 取其辛潤也. 『內經』

⑤ 신병 치료법[腎病治法] ○ 신병에는 매운맛이 나는 기장쌀·닭고기·복숭아·파 등을 먹는 것이 좋은데, 이것은 매운맛으로 신장을 적셔준다는 뜻을 취한 것이다. 『내경』(『素問·藏氣法時論 22』) (『寶鑑·內景三·腎臟·腎病治法』) (신편p.593 /신p.419)

◉ 『寶鑑』에서는 '腎病治法' 조문에 '補腎丸, 六味地黃丸, 滋陰降火湯, 八味丸, 加減八味丸, 溫腎散'을 예시하였다.

◘ 五味藥性 ○ 辛散, 酸收, 甘緩, 苦堅, 鹹耎. 毒藥攻邪, 五穀爲養, 五果爲助, 五畜爲益, 五菜爲充, 氣味合而服之, 以補精益氣. 此五者, 有辛·酸·甘·苦·鹹, 各有所利, 或散·或收·或緩·或急·或堅·或耎. 與軟同. 四時五藏病, 隨五味所宜也. 『內經』

⑥ 오미의 약성[五味藥性] ○ 매운맛은 흩어지게 하고, 신맛은 수렴하게 하며, 단맛은 누그러지게 하고, 쓴맛은 굳어지게 하며, 짠맛은 연해지게 하는 작용을 한다. 독이 있는 약은 사기(邪氣)를 치는 데 쓰고, 오곡(五穀)은 양식으로 쓰고, 오과(五果)는 보좌하는 것으로 쓰고, 오축(五畜)은 기력을 보해 주는 것으로 쓰며, 오채(五菜)는 몸을 충실케 해주는 것으로 쓴다. 그러므로 오기(五氣, 溫·凉·寒·熱·平)와 오미(五味, 酸·苦·甘·辛·鹹)를 잘 배합하여 먹으면 정력을 보하고 기력을 도와주게 된다. 이 다섯 가지에는 매운맛·신맛·단맛·쓴맛·짠맛이 있어서 각기 어떤 장부(臟腑)에 유리하게 작용하는 바가 있는데, 혹은 흩어지게 하고 수렴하게도 하며, 혹은 누그러지게 하고 땅겨지게도 하며, 혹은 단단해지게 하고 연해지게도 한다. 그러므로 치료할 때는 사시사철과 오장의 병에 맞게 약물의 오미를 골라 써야 한다. 『내경』(『素問·藏氣法時論 22』) (『寶鑑·湯液一·湯液序例·五味藥性』) (신편p.3289 /신p.1817)

宣明五氣篇 第二十三

宣明五氣 (『類經十五卷·疾病類』, p.543)

오미소입 산입간 신입폐 고입심 함입신 감입비 시위오입
『五味所入: 酸入肝, 辛入肺, 苦入心, 鹹入腎, 甘入脾. 是謂五入.』① (「五味所入」)

■ 五味所入 ○ 酸入肝, 辛入肺, 苦入心, 鹹入腎, 甘入脾. 是謂五入. 『內經』

① 오미가 들어가는 곳[五味所入] ○ 신맛은 먼저 간(肝)으로 들어가고, 매운맛은 먼저 폐(肺)로 들어가며, 쓴맛은 먼저 심(心)으로 들어가고, 짠맛은 먼저 신(腎)으로 들어가며, 단맛은 먼저 비(脾)로 들어간다. 이것을 '오입(五入)'이라고 한다. 『내경』(『素問·宣明五氣 23』) (『寶鑑·雜病一·辨證·五味所入』) (신편p.1642 / 신p.971)

오기소병 심위애 폐위해 간위어 비위탄 신위흠 위체
『五氣所病: 心爲噫, 肺爲欬, 肝爲語, 脾爲呑, 腎爲欠① (「欠」) 爲嚏,

위위기역위얼위공 대장소장위설
胃爲氣逆爲噦爲恐, 大腸小腸爲泄,② (「小腸病證」)(「大腸病證」)

하초익 위수
下焦益㉠爲水,③ (「三焦病證」)(「浮腫之因」)

방광불리위륭 불약위유뇨
膀胱不利爲癃,④ (「小便不通」) 不約爲遺溺,⑤ (「膀胱病證」)(「小便不禁」)

담위노 시위오병
膽爲怒.⑥ (「怒」) 是謂五病.』⑦ (「五氣所病」)

◘ 欠 ○ 內經曰, 腎爲欠.

① 하품[欠] ○ 『내경(內經)』(『素問·宣明五氣 23』)에서는 "하품은 신(腎)에서 나온다"라고 하였다. (『寶鑑·內景二·言語·欠』) (신편p.461 /신p.347)

◘ 小腸病證 ○ 小腸爲泄. 『內經』

② 소장병의 증상[小腸病證] ○ 소장의 기가 실조되면 설사가 난다. 『내경』(『素問·宣明五氣 23』) (『寶鑑·內景三·小腸腑·小腸病證』) (신편p.614 /신p.432)

◘ 大腸病證 ○ 大腸小腸爲泄. 『內經』

② 대장병의 증상[大腸病證] ○ 대소장의 기가 실조되면 설사가 난다. (『素問·宣明五氣 23』) (『寶鑑·內景三·大腸腑·大腸病證』) (신편p.618 /신p.434)

◘ 三焦病證 ○ 下焦溢爲水. 『內經』

③ 삼초병의 증상[三焦病證] ○ 하초가 기능을 잃어 수액이 피하로 넘치면 수종(水腫)이 된다. 『내경』(『素問·宣明五氣 23』) (『寶鑑·內景三·三焦腑·三焦病證』) (신편p.631 /신p.442)

■ 浮腫之因 ○ 下焦溢爲水. 『內經』

㉠ 益 : 四庫全書本, 章句索引本, 校釋本에는 '溢'로 되어 있다.

③ 부종의 원인[浮腫之因] ○ 하초(下焦)가 기능을 잃어 수기(水氣)가 넘치면 수종(水腫)이 된다. 『내경』(『素問·宣明五氣 23』) (『寶鑑·雜病六·浮腫·浮腫之因』) (신편p.2434 /신p.1372)

◘ 小便不通 ○ 膀胱不利爲癃. 『內經』

④ 소변이 나오지 않는 것[小便不通] ○ 방광의 기화(氣化)가 순조롭지 않으면 소변이 통하지 않는다. 『내경』(『素問·宣明五氣 23』) (『寶鑑·內景四·小便·小便不通』) (신편p.716 /신p.486)

◉ 『寶鑑』에서는 '小便不通' 조문에 '八正散, 淸肺散, 滋腎丸, 陳皮茯苓湯, 桃仁承氣湯, 導氣除燥湯, 五苓散, 導赤元, 地膚子湯, 宣氣散, 通關丸, 猪苓湯, 加味五苓散, 透泉散'을 예시하였다.

◘ 膀胱病證 ○ 膀胱不利爲癃, 不約爲遺尿. 『內經』

⑤ 방광병의 증상[膀胱病證] ○ 방광의 기가 돌지 않으면 소변이 나오지 않고, 조절기능을 잃으면 소변이 절로 나온다. 『내경』(『素問·宣明五氣 23』) (『寶鑑·內景三·膀胱腑·膀胱病證』) (신편p.624 /신p.438)

◘ 小便不禁 ○ 膀胱不約爲遺尿. 『內經』

⑤ 소변을 참지 못하는 것[小便不禁] ○ 방광이 제약하지 못하면 유뇨증(遺尿證)이 생긴다. 『내경』(『素問·宣明五氣 23』) (『寶鑑·內景四·小便·小便不禁』) (신편p.731 /신p.494)

◉ 『寶鑑』에서는 '小便不禁' 조문에 '六味地黃丸 가감, 五苓散과 解毒湯의 합방, 오령산과 四物湯 합방의 가감, 加減八味丸, 六味地黃元 가감, 補陰丸, 縮泉元, 秘元丹, 五子元, 家韭子元, 參芪湯, 補脬飮, 猪脬湯, 雞腸散, 雞肶胵散, 大兎絲子元, 茸香元, 旣濟丸'을 예시하였다.

◆ 怒 ○ 又曰, 膽爲怒. 肝膽之病, 實則爲怒.

⑥ 성내는 것[怒] ○ 또한 『내경(內經)』(『素問·宣明五氣 23』)에서는 "담병(膽病)이 있으면 성을 잘 낸다." 간담의 병이 실하면 성을 낸다. 라고 하였다. (『寶鑑·內景一·神·怒』) (신편p.324 /신p.274)

◉ 『寶鑑』에서는 '怒' 조문에 '향부자 가루와 감초 가루를 각각 1냥씩 고루 섞어서 매번 3돈씩 끓인 물에 타 먹는 것'을 예시하였다.

■ 五氣所病 ○ 心爲噫, 肺爲咳, 肝爲語, 脾爲呑, 腎爲欠爲嚏. 胃爲氣逆爲噦爲恐, 大腸小腸爲泄, 下焦溢爲水, 膀胱不利爲癃, 不約爲遺尿, 膽爲怒. 是謂五病. 『內經』

⑦ 오기로 인해 생기는 병[五氣所病] ○ 심기(心氣)가 실조되면 트림이 나고, 폐기(肺氣)가 실조되면 기침이 나며, 간기(肝氣)가 실조되면 말을 많이 하고, 비기(脾氣)가 실조되면 신물이 올라오며, 신기(腎氣)가 실조되면 하품과 재채기를 한다. 위기(胃氣)가 실조되면 기가 거슬러 오르고 딸꾹질이 나며 두려움이 생기고, 대장(大腸)과 소장(小腸)의 기가 실조되면 설사를 하고 하초(下焦)가 기능을 잃어 물이 기육(肌肉)과 피부 사이로 넘쳐 수종(水腫)이 되며, 방광(膀胱)의 기가 순조롭지 못하면 오줌이 막히고 막아주는 구실을 못하면 유뇨증(遺尿症)이 생기며, 담기(膽氣)가 실조되면 성을 잘 낸다. 이것을 '오병(五病)'이라고 한다. 『내경』(『素問·宣明五氣 23』) (『寶鑑·雜病一·辨證·五氣所病』) (신편p.1642 /신p.971)

오정소병 정기병어심즉희 병어폐즉비
『五精所并: 精氣并於心則喜, 并於肺則悲,① (「悲」)

병어간즉우 병어비즉외 병어신즉공
并於肝則憂, 并於脾則畏, 并於腎則恐.② (「神統七情傷則爲病」)(「恐」)

시위오병 허이상병자야
是謂五并, 虛而相并者也.』③ (「五精所并」)

◆ 悲 ○ 又曰, 精氣并於肺則悲, 肝虛而肺氣并之則爲悲.

① 슬퍼하는 것[悲] ○ 또한 『내경(內經)』(『素問·宣明五氣 23』)에서는 "정기(精氣)가 폐에 몰리면 슬퍼하고, 간(肝)이 허(虛)하여 폐기(肺氣)가 그것을 아우르면 슬퍼진다"라고 하였다. (『寶鑑·內景一·神·悲』) (신편p.326 /신p.275)

◆ 恐 ○ 又曰, 精氣并於腎則恐. 由心虛而腎氣并之故爲恐.

② 무서워하는 것[恐] ○ 또한 『내경(內經)』(『素問·宣明五氣 23』)에서는 "정기(精氣)가 신(腎)에 몰리면 무서워한다. 이것은 심(心)이 허하여 신기(腎氣)가 그것을 아우르기 때문에 무서움이 생기는 것이다"라고 하였다. (『寶鑑·內景一·神·恐』) (신편p.326 /신p.275)

◘ **神統七情傷則爲病** ○ 內經曰, 五精所幷. 精氣幷於心則喜, 幷於肺則悲, 幷於肝則憂, 幷於脾則畏, 幷於腎則恐.

② 신은 칠정을 거느리는데, 이것이 상하면 병이 된다[神統七情傷則爲病] ○ 『내경(內經)』(『素問·宣明五氣 23』)에서는 "오장의 정기(精氣)가 한 곳으로 몰릴 경우, 정기(精氣)가 심(心)으로 몰리면 너무 기뻐하고, 폐(肺)로 몰리면 너무 슬퍼하고, 간(肝)으로 몰리면 너무 근심하고, 비(脾)로 몰리면 너무 두려워하고, 신(腎)으로 몰리면 너무 무서워한다"라고 하였다. (『寶鑑·內景一·神·神統七情傷則爲病』) (신편p.322 /신p.273)

■ **五精所幷** ○ 精氣幷於心則喜, 幷於肺則悲, 幷於肝則憂, 幷於脾則畏, 幷於腎則恐. 是謂五幷. 虛而相幷者也. 註曰, 精氣, 謂火之精氣也. 肺虛而心精幷之, 則爲喜. 他藏倣此. 『內經』

③ 오장의 정기가 한 장기로 몰리는 것[五精所幷] ○ 정기(精氣)가 심(心)에 몰리면 비정상적으로 기뻐하고, 폐(肺)에 몰리면 슬퍼하며, 간(肝)에 몰리면 근심하고, 비(脾)에 몰리면 무서워하고, 신(腎)에 몰리면 두려워한다. 이것을 '오병(五幷)'이라고 하는데, 장기(臟氣)가 허(虛)해서 서로 몰리게 되는 것이다. 주해에서는 "정기(精氣)는 화(火)의 정기(精氣)이다. 폐기(肺氣)가 허하여 심의 정기가 몰리면 기뻐하게 된다. 다른 장기들도 이와 같다"라고 하였다. 『내경』(『素問·宣明五氣 23』) (『寶鑑·雜病一·辨證·五精所幷』) (신편p.1642 /신p.972)

> 오장소오　심오열　폐오한　간오풍　비오습　신오조
> **『五藏所惡: 心惡熱, 肺惡寒, 肝惡風, 脾惡濕, 腎惡燥.**
> 시위오오
> **是謂五惡.』**① (「五臟所惡」)

➡ "心惡熱, 肺惡寒, 肝惡風, 脾惡濕, 腎惡燥"은 문리상 肺惡燥, 腎惡寒이라야 맞다.

■ **五臟所惡** ○ 心惡熱, 肺惡寒, 肝惡風, 脾惡濕, 腎惡燥. 是謂五惡. 『內經』

① 오장이 싫어하는 것[五臟所惡] ○ 심(心)은 열(熱)을 싫어하고, 폐(肺)는 한(寒)을 싫어하며, 간(肝)은 풍(風)을 싫어하고, 비(脾)는 습(濕)을 싫어하며, 신(腎)은 조(燥)한 것을 싫어한다. 이것을 '오오(五惡)'라고 한다. 『내경』(『素問·宣明五氣 23』) (『寶鑑·雜病一·辨證·五臟所惡』) (신편p.1642 /신p.972)

> 오장화액　심위한　폐위체　간위루　비위연　신위타
> **『五藏化液: 心爲汗,**① (「汗因濕熱」) **肺爲涕, 肝爲淚, 脾爲涎, 腎爲唾.**② (「唾」)
> 시위오액
> **是謂五液.』**③ (「腎主液」)(「五臟化液」)

◘ **汗因濕熱** ○ 內經曰, 心爲汗.

① 땀은 습열로 인해 나온다[汗因濕熱] ○ 『내경(內經)』(『素問·宣明五氣 23』)에서는 "심(心)에서 땀이 되어 나온다"라고 하였다. (『寶鑑·內景二·津液·汗因濕熱』) (신편p.468 /신p.351)

◉ 『寶鑑』에서는 '汗因濕熱' 조문에 '芎夏湯, 凉膈散'을 예시하였다.

◆ **唾** ○ 唾者, 腎之液也. 內經曰, 腎爲唾, 唾生於牙齒.

② 침[唾] ○ 침은 신(腎)의 액이다. 『내경(內經)』(『素問·宣明五氣 23』)에서는 "신(腎)에서 침이 생겨서 잇몸으로 나온다"라고 하였다. (『寶鑑·內景二·津液·唾』) (신편p.488 /신p.361)

◉『寶鑑』에서는 '唾' 조문에 '理中丸'을 예시하였다.

■ **腎主液** ○ 靈樞曰, 五藏化液, 心爲汗, 肺爲涕, 肝爲淚, 脾爲涎, 腎爲唾, 是爲五液.

③ 신이 액을 주관한다[**腎主液**] ○『영추(靈樞)』(『素問·宣明五氣』에 나옴)에서는 "오장에서 각기 분화되어 나오는 액이 있는데, 심에서는 땀이 되어 나오고, 폐에서는 콧물이 되어 나오며, 간에서는 눈물이 되어 나오고, 비에서는 군침[涎]이 되어 나오며, 신에서는 침[唾]이 되어 나온다. 이것이 오액이다"라고 하였다. (『寶鑑·內景二·津液·腎主液』) (신편p.467 /신p.350)

■ **五臟化液** ○ 心爲汗, 肺爲涕, 肝爲淚, 脾爲涎, 腎爲唾. 是謂五液.『內經』

③ 오장이 화생하는 체액[**五臟化液**] ○ 심(心)이 화생(化生)하는 체액은 땀이고, 폐(肺)가 화생하는 체액은 콧물이며, 간(肝)이 화생하는 체액은 눈물이고, 비(脾)가 화생하는 체액은 군침이며, 신(腎)이 화생하는 체액은 침이다. 이것을 '오액(五液)'이라고 한다.『내경』(『素問·宣明五氣 23』) (『寶鑑·雜病一·辨證·五臟化液』) (신편p.1643 /신p.972)

오미소금 신주기 기병무다식신
『五味所禁: 辛走氣, 氣病無多食辛;

함주혈 혈병무다식함
鹹走血, 血病無多食鹹;① (「血·禁忌」)

고주골 골병무다식고
苦走骨, 骨病無多食苦;

감주육 육병무다식감
甘走肉, 肉病無多食甘;

산주근 근병무다식산
酸走筋, 筋病無多食酸.

시위오금 무령다식
是謂五禁, 無令多食.』② (「五味所禁」)

◆ **禁忌** ○ 內經曰, 鹹走血, 血病無多食鹹.

① 금기사항[**禁忌**] ○『내경(內經)』(『素問·宣明五氣 23』)에서는 "짠맛은 피로 들어가므로 혈병 환자는 짠 것을 많이 먹지 말아야 한다"라고 하였다. (『寶鑑·內景二·血·禁忌』) (신편p.413 /신p.320)

■ **五味所禁** ○ 辛走氣, 氣病無多食辛. 鹹走血, 血病無多食鹹. 苦走骨, 骨病無多食苦. 甘走肉, 肉病無多食甘. 酸走筋, 筋病無多食酸. 是謂五禁, 無令多食.『內經』

② 오미를 금할 경우[**五味所禁**] ○ 매운맛은 기(氣)로 가므로 기병(氣病)을 앓는 환자는 매운 것을 많이 먹지 말아야 하고, 짠맛은 혈(血)로 가므로 혈병(血病)을 앓는 환자는 짠 것을 많이 먹지 말아야 하며, 쓴맛은 뼈로 가므로 골병(骨病)을 앓는 환자는 쓴 것을 많이 먹지 말아야 하고, 단맛은 살로 가므로 육병(肉病)을 앓는 환자는 단것을 많이 먹지 말아야 하며, 신맛은 힘줄로 가므로 근병(筋病)을 앓는 환자는 신 것을 많이 먹지 말아야 한다. 이것을 '오금(五禁)'이라고 하는데, 어느 것이나 지나치게 먹지 말라는 것이다.『내경』(『素問·宣明五氣 23』) (『寶鑑·雜病一·辨證·五味所禁』) (신편p.1643 /신p.972)

오병소발 음병발어골 양병발어혈 음병발어육 양병발어동 음병발어하
『五病所發: 陰病發於骨, 陽病發於血, 陰病發於肉, 陽病發於冬, 陰病發於夏.

시위오발
是謂五發.』① (「五病所發」)

■ **五病所發** ○ 陰病發於骨, 陽病發於血, 陰病發於肉, 陽病發於冬, 陰病發於夏. 是謂五發.『內經』

① 오병의 발생[五病所發] ○ 음병(陰病)은 뼈[骨]에 많이 발생하고, 양병(陽病)은 혈(血)에 많이 발생하며, 음병(陰病)은 살[肉]에도 많이 발생한다. 양병(陽病)은 겨울에 많이 발생하고, 음병(陰病)은 여름에 많이 발생한다. 이것을 '오발(五發)'이라고 한다. 『내경』(『素問·宣明五氣 23』) (『寶鑑·雜病一·辨證·五病所發』) (신편p.1643 /신p.972)

오사소란 사입어양즉광 사입어음즉비
『五邪所亂: 邪入於陽則狂,①(「癲狂」) 邪入於陰則痹,

박양즉위전질 박음즉위음
搏陽則爲巔疾, 「搏陰則爲瘖.」②(「瘖瘂有二」)(「瘖不得語」)

양입지음즉정 음출지양즉노
陽入之陰則靜, 陰出之陽則怒.③(「怒」)

시위오란
是謂五亂.』④(「五邪所亂」)

◘ 癲狂 ○ 又曰, 邪入於陽則狂.

① 전광(癲狂) ○ 또한 『내경(內經)』(『素問·宣明五氣 23』)에서는 "사기(邪氣)가 양에 침입하면 광증이 된다"라고 하였다. (『寶鑑·內景一·神·癲狂』) (신편p.349 /신p.288)

◉ 『寶鑑』에서는 '癲狂' 조문에 '當歸承氣湯, 三黃瀉心湯, 黃連瀉心湯, 牛黃瀉心湯, 牛黃淸心元, 淸心滾痰丸, 鐵粉散, 鬱金丸, 通泄散, 鎭心丹, 抱膽丸, 葉氏雄朱丸, 一醉膏, 辰砂寧志丸, 寧志化痰湯, 養血淸心湯, 牛車肉, 寧志膏, 辰砂散'을 예시하였다.

◘ 瘖瘂有二 ○ 瘖者, 邪入陰分也. 內經曰, 邪搏陰則爲瘖. 又曰, 邪入於陰, 搏則爲瘖. 然有二證, 一曰舌瘖, 乃中風舌不轉運之類是也. 二曰喉瘖, 乃勞嗽失音之類是也. 盖舌瘖, 但舌本不能轉運言語, 而喉咽音聲則如故也. 喉瘖, 但喉中聲嘶, 而舌本則能轉運言語也. 『綱目』

② 목소리가 안나오는 데는 두 가지가 있다[瘖瘂有二] ○ 벙어리가 되는 것은 음분(陰分)에 사기가 침범했기 때문이다. 『내경(內經)』(『素問·宣明五氣 23』)에서는 "병사(病邪)가 음분에 부딪치면 벙어리가 된다"라고 하였다. 또 『내경(內經)』(『靈樞·九鍼論 78』)에서는 "병사가 음분에 침범하여 부딪치면 벙어리가 된다"라고 하였다. 그러나 이에는 두 가지 증이 있으니, 그 한 가지는 설음(舌瘖)인데, 곧 중풍(中風)으로 인해 혀가 잘 돌아가지 않는 것과 같은 경우가 이것이다. 다른 한 가지는 후음(喉瘖)인데, 곧 허로(虛勞)로 기침을 하다가 목이 쉰 것과 같은 경우가 이것이다. 대개 설음은 단지 혀가 잘 놀려지지 않아 말을 하지 못할 뿐 목구멍에서 나는 소리는 여전하다. 후음은 단지 목구멍의 소리가 쉬었을 뿐 혀는 제대로 돌아 말을 할 수 있다. 『강목』 (『寶鑑·內景二·聲音·瘖瘂有二』) (신편p.448 /신p.340)

◘ 瘖不得語 ○ 內經曰, 邪入於陰, 搏則爲瘖.

② 벙어리처럼 말을 하지 못하는 것[瘖不得語] ○ 『내경(內經)』(『素問·宣明五氣 23』)에서는 "사기(邪氣)가 음(陰)에 들어가서 지나치게 성하면 말이 나오지 않는다"라고 하였다. (『寶鑑·內景二·言語·瘖不得語』) (신편p.456 /신p.344)

◉ 『寶鑑』에서는 '瘖不得語' 조문에 '十全大補湯 가감'을 예시하였다.

◆ 怒 ○ 又曰, 陰出之陽則怒.

③ 성내는 것[怒] ○ 또한 『내경(內經)』(『素問·宣明五氣 23』)에서는 "음에서 나와 양으로 들어가면 성을 잘 낸다"라고 하였다. (『寶鑑·內景一·神·怒』) (신편p.324 /신p.274)

◉ 『寶鑑』에서는 '怒' 조문에 '향부자 가루와 감초 가루를 각각 1냥씩 고루 섞어서 매번 3돈씩 끓인 물에 타 먹는 것'을 예시하였다.

■ 五邪所亂 ○ 邪入於陽則狂, 邪入於陰則痹, 搏陽則爲巔疾, 搏陰則爲瘖, 陽入之陰則靜, 陰出之陽則怒. 是謂五亂. 『內經』

④ 오사가 어지럽히는 것[五邪所亂] ○ 병사(病邪)가 양분(陽分)을 침입하면 광란(狂亂)이 생기고, 병

사가 음분(陰分)을 침입하면 혈맥(血脈)이 막히는 비증(痹症)이 생기고, 병사가 양분을 치면 머리부위의 질병이 생기고, 병사가 음분을 치면 말을 못하는 병이 생기고, 병사가 양분에서 음분으로 들어가면 환자가 비교적 안정되고, 병사가 음분에서 양분으로 들어가면 노한다. 이것을 '오란(五亂)'이라고 한다. 『내경』(『素問·宣明五氣 23』) (『寶鑑·雜病一·辨證·五邪所亂』) (신편p.1643 /신p.972)

『五邪所見: 春得秋脈, 夏得冬脈, 長夏得春脈, 秋得夏脈, 冬得長夏脈.
名曰陰出之陽, 病善怒不治.
是謂五邪, 皆同命, 死不治.』① (「五邪所見」)

■ 五邪所見 ○ 春得秋脈, 夏得冬脈, 長夏得春脈, 秋得夏脈, 冬得長夏脈, 是謂五邪. 皆同命, 死不治. 『內經』

① 오사맥이 나타나는 것[五邪所見] ○ 봄에 가을의 모맥(毛脈)이 나타나고, 여름에 겨울의 석맥(石脈)이 나타나며, 늦은 여름에 봄의 현맥(弦脈)이 나타나고, 가을에 여름의 구맥(鉤脈)이 나타나며, 겨울에 늦은 여름의 대맥(代脈)이 나타나는 것을 '오사맥(五邪脈)'이라고 한다. 그 예후는 다 같은 것으로서 모두 치료할 수 없는 증상이다. 『내경』(『素問·宣明五氣 23』) (『寶鑑·雜病一·辨證·五邪所見』) (신편p.1644 /신p.972)

『五藏所藏: 心藏神, 肺藏魄, 肝藏魂, 脾藏意, 腎藏志.① (「五藏藏七神」)
是謂五藏所藏.』② (「五臟所藏」)

■ 五藏藏七神 ○ 內經曰, 五藏所藏, 心藏神, 肺藏魄, 肝藏魂, 脾藏意, 腎藏志.

① 오장은 칠신을 저장한다[五藏藏七神] ○ 『내경(內經)』(『素問·宣明五氣 23』)에서는 "오장(五臟)은 각기 저장하는 바가 있으니, 심(心)은 신(神)을 저장하고, 폐(肺)는 백(魄)을 저장하고, 간(肝)은 혼(魂)을 저장하고, 비(脾)는 의(意)를 저장하고, 신(腎)은 지(志)를 저장한다"라고 하였다. (『寶鑑·內景一·神·五藏藏七神』) (신편p.320 /신p.271)

■ 五臟所藏 ○ 心藏神, 肺藏魄, 肝藏魂, 脾藏意, 腎藏志. 是謂五藏所藏. 『內經』

② 오장이 담고 있는 정신활동[五臟所藏] ○ 심(心)은 신(神)을 담고 있고, 폐(肺)는 백(魄)을 담고 있으며, 간(肝)은 혼(魂)을 담고 있고, 비(脾)는 의(意)를 담고 있으며, 신(腎)은 지(志)를 담고 있다. 이것을 '오장소장(五臟所藏)'이라 한다. 『내경』(『素問·宣明五氣 23』) (『寶鑑·雜病一·辨證·五臟所藏』) (신편p.1644 /신p.973)

『五藏所主: 心主脈, 肺主皮, 肝主筋,① (「筋屬肝」)
脾主肉,② (「肉屬脾胃」) 腎主骨.③ (「骨屬腎」)
是謂五主.』④ (「五臟所主」)

■ 筋屬肝 ○ 內經曰, 肝主筋.

① 근육은 간에 속한다[筋屬肝] ○ 『내경(內經)』(『素問·宣明五氣 23』)에서는 "간(肝)은 근육을 주관한다"라고 하였다. (『寶鑑·外形三·筋·筋屬肝』) (신편p.1392 /신p.827)

■ 肉屬脾胃 ○ 內經曰, 脾主肉.

② 살은 비위에 속한다[肉屬脾胃] ○ 『내경(內經)』(『素問·宣明五氣 23』)에서는 "비장(脾臟)은 살을 주관한다"라고 하였다. (『寶鑑·外形三·肉·肉屬脾胃』) (신편p.1367 /신p.811)

■ 骨屬腎 ○ 內經曰, 腎主骨.

③ 뼈는 신에 속한다[骨屬腎] ○ 『내경(內經)』(『素問·宣明五氣 23』)에서는 "신(腎)은 뼈를 주관한다"라고 하였다. (『寶鑑·外形三·骨·骨屬腎』) (신편p.1403 /신p.833)

■ 五臟所主 ○ 心主脈, 肺主皮, 肝主筋, 脾主肉, 腎主骨. 是謂五主. 『內經』

④ 오장이 주관하는 것[五臟所主] ○ 심(心)은 혈맥(血脈)을 주관하고, 폐(肺)는 피모(皮毛)를 주관하며, 간(肝)은 근맥(筋脈)을 주관하고, 비(脾)는 기육(肌肉)을 주관하며, 신(腎)은 골격(骨骼)을 주관한다. 이것을 '오주(五主)'라고 한다. 『내경』(『素問·宣明五氣 23』) (『寶鑑·雜病一·辨證·五臟所主』) (신편p.1644 /신p.973)

『五勞所傷: 「久視傷血,」① (「讀書損目」) 久臥傷氣,② (「氣·禁忌」)
久坐傷肉, 久立傷骨,③ (「骨傷證」) 久行傷筋.④ (「筋傷證」)
是謂五勞所傷.』⑤ (「五勞所傷」)

◘ 讀書損目 ○ 內經曰, 目得血而能視. 然久視傷血. 亦能損目. 『綱目』

① 독서로 눈이 손상되는 것[讀書損目] ○ 『내경(內經)』(『素問·五藏生成 10』)에서는 "눈은 혈(血)을 받아야 볼 수 있다"라고 하였으며, 『내경(內經)』(『素問·宣明五氣 23』)에서는 "(그러나) 오랫동안 보면 혈을 상하게 된다"라고 하였으니, 또한 (혈이 상함에 따라) 눈도 상할 수 있는 것이다. 『강목』 (『寶鑑·外形一·眼·讀書損目』) (신편p.1005 /신p.638)

◉ 『寶鑑』에서는 '讀書損目' 조문에 '地黃元'을 예시하였다.

◘ 禁忌 ○ 內經曰, 久臥傷氣.

② 금기사항[禁忌] ○ 『내경(內經)』(『素問·宣明五氣 23』)에서는 "오랫동안 누워 있는 것은 기를 상하게 한다"라고 하였다. (『寶鑑·內景一·氣·禁忌』) (신편p.306 /신p.263)

◘ 骨傷證 ○ 內經曰, 久立傷骨.

③ 뼈가 상한 증[骨傷證] ○ 『내경(內經)』(『素問·宣明五氣 23』)에서는 "오랫동안 서 있으면 뼈를 상하게 된다"라고 하였다. (『寶鑑·外形三·骨·骨傷證』) (신편p.1405 /신p.834)

◘ 筋傷證 ○ 內經曰, 久行傷筋. 『內經』

④ 근육이 상한 것[筋傷證] ○ 『내경(內經)』(『素問·宣明五氣 23』)에서는 "너무 오랫동안 걸으면 근육을 상한다"라고 하였다. (『寶鑑·外形三·筋·筋傷證』) (신편p.1400 /신p.831)

◉ 『寶鑑』에서는 '筋傷證' 조문에 '찜질과 도인법'을 예시하였다.

■ 五勞所傷 ○ 久視傷血, 久臥傷氣, 久坐傷肉, 久立傷骨, 久行傷筋. 是謂五勞所傷. 『內經』

⑤ 오로가 손상시키는 것[五勞所傷] ○ 지나치게 오랫동안 보면 혈(血)을 손상시키고, 지나치게 오랫동안 누워 있으면 기(氣)를 손상시키며, 지나치게 오랫동안 앉아 있으면 기육(肌肉)을 손상시키고, 지나치게 오랫동안 서 있으면 골격(骨骼)을 손상시키며, 지나치게 오랫동안 걸어 다니면 근맥(筋脈)을 손상시킨다. 이것을 '오로소상(五勞所傷)'이라고 한다. 『내경』(『素問·宣明五氣 23』) (『寶鑑·雜病一·辨證·五勞所傷』) (신편p.1644 /신p.973)

오 맥 응 상 간 맥 현 심 맥 구 비 맥 대 폐 맥 모 신 맥 석
『五脈應象: 肝脈絃, 心脈鉤, 脾脈代, 肺脈毛, 腎脈石.

시 위 오 장 지 맥
是謂五藏之脈.』① (「五臟脈」)(「五脈應象」)

◘ **五臟脈** ○ 內經曰, 五脈應象. 肝脈弦, 心脈鉤, 一作洪. 脾脈代, 一作緩. 肺脈毛, 一作濇. 腎脈石. 一作沈.

① 오장맥(五臟脈) ○ 『내경(內經)』(『素問·宣明五氣 23』)에서는 "오장의 맥은 사시(四時)의 맥상(脈象)과 상응한다. 즉, 간맥(肝脈)은 봄철에 응하여 현(弦)하고, 심맥(心脈)은 여름철에 응하여 구(鉤) 홍(洪)이라고 한 곳도 있다. 하며, 비맥(脾脈)은 늦여름[長夏]에 응하여 대(代) 완(緩)이라고 한 곳도 있다. 하고, 폐맥(肺脈)은 가을철에 응하여 모(毛) 색(濇)이라고 한 곳도 있다. 하며, 신맥(腎脈)은 겨울철에 응하여 석(石) 침(沈)이라고 한 곳도 있다. 하다"라고 하였다. (『寶鑑·外形三·脈·五臟脈』) (신편p.1386 /신p.823)

■ **五脈應象** ○ 肝脈弦, 心脈鉤, 脾脈代, 肺脈毛, 腎脈石. 是謂五藏之脈. 『內經』

① 오장은 사시의 맥상과 응한다[五脈應象] ○ 간맥(肝脈)은 봄철에 응하여 현(弦)하고, 심맥(心脈)은 여름철에 응하여 구(鉤)하며, 비맥(脾脈)은 늦여름에 응하여 대(代)하고, 폐맥(肺脈)은 가을철에 응하여 모(毛)하며, 신맥(腎脈)은 겨울철에 응하여 석(石)하다. 이것을 '오장지맥(五臟之脈)'이라고 한다. 『내경』(『素問·宣明五氣 23』) (『寶鑑·雜病一·辨證·五脈應象』) (신편p.1644 /신p.973)

血氣形志篇 第二十四

十二經血氣表裏 Ⅰ (『類經八卷·經絡類』, p.335)

第一章

부인지상수 태양상다혈소기 소양상소혈다기 양명상다기다혈
夫人之常數, 太陽常多血少氣, 少陽常少血多氣, 陽明常多氣多血,

소음상소혈다기 궐음상다혈소기 태음상다기소혈
少陰常少血多氣, 厥陰常多血少氣, 太陰常多氣少血,

차천지상수
此天之常數.

족태양여소음위표리 소양여궐음위표리 양명여태음위표리 시위족음양야
足太陽與少陰爲表裏, 少陽與厥陰爲表裏, 陽明與太陰爲表裏, 是爲足陰陽也.

수태양여소음위표리 소양여심주위표리 양명여태음위표리 시위수지음양야
手太陽與少陰爲表裏, 少陽與心主爲表裏, 陽明與太陰爲表裏, 是爲手之陰陽也.

금지수족음양소고 범치병필선거기혈 내거기소고 사지소욕
今知手足陰陽所苦, 凡治病必先去其血, 乃去其所苦, 伺之所欲,

연후사유여 보부족
然後寫有餘, 補不足.

▶ 三陰三陽의 氣血 多少는 『素問·血氣形志 24』·『靈樞·五音五味 65』·『靈樞·九鍼論 78』에 나온다.

五藏背腧篇 (『類經七卷·經絡類』, p.308)

第二章

욕지배수 선탁기양유간 중절지 갱이타초탁 거반이 즉이양우상주야
欲知背兪, 先度其兩乳間, 中折之, 更以他草度, 去半已, 卽以兩隅相拄也.

내거이탁기배 령기일우거상 제척대추 양우재하
乃擧以度其背, 令其一隅居上, 齊脊大椎, 兩隅在下,

당기하우자 폐지수야
當其下隅者, 肺之兪也;

부하일도 심지수야
復下一度, 心之兪也;

부하일도좌각 간지수야
復下一度左角, 肝之兪也;

우각 비지수야
右角, 脾之兪也;

부하일도 신지수야 시위오장지수 구자지도야
復下一度, 腎之兪也. 是謂五藏之兪, 灸刺之度也.

形志苦樂 病治不同 (『類經十二卷·論治類』, p.420)

第三章

형락지고 병생어맥 치지이구자
形樂志苦, 病生於脈, 治之以灸刺;

형락지락 병생어육 치지이침석
形樂志樂, 病生於肉, 治之以鍼石;

형고지락 병생어근 치지이울인
『形苦志樂, 病生於筋, 治之以熨引;』① (「筋傷證」)

형고지고 병생어인익 치지이백약
形苦志苦, 病生於咽嗌, 治之以百藥;

형삭경공 경락불통 병생어불인 치지이안마료약 시위오형지야
形數驚恐, 經絡不通, 病生於不仁, 治之以按摩醪藥. 是謂五形志也.

◘ 筋傷證 ○ 形苦志樂, 病生於筋. 治之以熨引. 『內經』

① 근육이 상한 것[筋傷證] ○ 육체는 수고스럽고 마음은 편안한 사람은 질병이 흔히 근육에만 생긴다. 이런 경우에는 찜질과 도인법으로 치료한다. 『내경』(『素問·血氣形志 24』) (『寶鑑·外形三·筋·筋傷證』) (신편p.1400 /신p.831)

十二經血氣表裏 II (『類經八卷·經絡類』, p.335)

第四章

자양명 출혈기
刺陽明, 出血氣;

자태양 출혈악기
刺太陽, 出血惡氣;

자소양 출기악혈
刺少陽, 出氣惡血;

자태음 출기악혈
刺太陰, 出氣惡血;

자소음 출기악혈
刺少陰, 出氣惡血;

자궐음 출혈악기야
刺厥陰, 出血惡氣也.

寶命全形論篇 第二十五

寶命全形 必先治神 五虛勿近 五實勿遠 (『類經十九卷·鍼刺類』, p.748)

第一章

황제문왈 천복지재 만물실비 막귀어인
黃帝問曰, 天覆地載, 萬物悉備, 莫貴於人.

인이천지지기생 사시지법성 군왕중서 진욕전형
人以天地之氣生, 四時之法成, 君王衆庶, 盡欲全形.

형지질병 막지기정 류음일심 착어골수 심사려지
形之疾病, 莫知其情, 留淫日深, 著於骨髓, 心私慮之.

여욕침제기질병 위지내하
余欲鍼除其疾病, 爲之奈何?

기백대왈 부염지미함자 기기령기진설
岐伯對曰, 夫鹽之味鹹者, 其氣令器津泄;

현절자 기음시패
絃絶者, 其音嘶敗;

목부자 기엽발 병심자 기성얼
木敷者, 其葉發. 病深者, 其聲噦.

인유차삼자 시위괴부 독약무치 단침무취 차개절피상육 혈기쟁흑
人有此三者, 是謂壞府, 毒藥無治, 短鍼無取, 此皆絶皮傷肉, 血氣爭黑.

第二章

제왈 여념기통 심위지란혹반심 기병불가경대 백성문지 이위잔적 위지내하
帝曰, 余念其痛, 心爲之亂惑反甚, 其病不可更代. 百姓聞之, 以爲殘賊, 爲之奈何?

기백왈 부인생어지 현명어천 천지합기 명지왈인
岐伯曰, 夫人生於地, 懸命於天, 天地合氣, 命之曰人.

인능응사시자 천지위지부모 지만물자 위지천자
人能應四時者, 天地爲之父母; 知萬物者, 謂之天子.

천유음양 인유십이절 천유한서 인유허실
天有陰陽, 人有十二節; 天有寒暑, 人有虛實.

능경천지음양지화자 불실사시 지십이절지리자 성지불능기야
能經天地陰陽之化者, 不失四時; 知十二節之理者, 聖智不能欺也;

능존팔동지변 오승경립
能存八動之變㉠, 五勝更立;

능달허실지수자 독출독입 거음지미 추호재목
能達虛實之數者, 獨出獨入, 呿吟至微, 秋毫在目.

㉠ 變 : 校釋本에는 '變' 뒤에 '者'자를 보충하였다.

第三章

제왈 인생유형 불리음양 천지합기 별위구야 분위사시
帝曰, 人生有形, 不離陰陽, 天地合氣, 別爲九野, 分爲四時,

월유소대 일유단장 만물병지 불가승량 허실거음 감문기방
月有小大, 日有短長, 萬物並至, 不可勝量. 虛實呿吟, 敢問其方.

기백왈 목득금이벌 화득수이멸 토득목이달 금득화이결 수득토이절
岐伯曰, 木得金而伐, 火得水而滅, 土得木而達, 金得火而缺, 水得土而絶,

만물진연 불가승갈
萬物盡然, 不可勝竭.

고침유현포천하자오 검수공여식 막지지야
故鍼有懸布天下者五, 黔首共餘食, 莫知之也.

일왈치신 이왈지양신 삼왈지독약위진 사왈제폄석소대 오왈지부장혈기지진
一曰治神, 二曰知養身, 三曰知毒藥爲眞, 四曰制砭石小大, 五曰知府藏血氣之診.

오법구립 각유소선
五法俱立, 各有所先.

금말세지자야 허자실지 만자설지 차개중공소공지야
今末世之刺也, 虛者實之, 滿者泄之, 此皆衆工所共知也.

약부법천칙지 수응이동 화지자약향 수지자약영 도무귀신 독래독왕
若夫法天則地, 隨應而動, 和之者若響, 隨之者若影, 道無鬼神, 獨來獨往.

➡ "木得金而伐, 火得水而滅, 土得木而達, 金得火而缺, 水得土而絶"은 五行 相剋의 이치를 표현한 것이다.

第四章

제왈 원문기도
帝曰, 願聞其道.

기백왈 범자지진 필선치신 오장이정 구후이비 후내존침
岐伯曰, 凡刺之眞, 必先治神, 五藏已定, 九候已備, 後乃存鍼.

중맥불현 중흉불문 외내상득 무이형선 가완왕래 내시어인
衆脈不見, 衆凶弗聞, 外內相得, 無以形先, 可玩往來, 乃施於人.

인유허실 오허물근 오실물원 지기당발 간불용순
人有虛實, 五虛勿近, 五實勿遠, 至其當發, 間不容瞚.

수동약무 침요이균 정의시의 관적지변 시위명명
手動若務, 鍼耀而勻, 靜意視義, 觀適之變, 是謂冥冥,

막지기형 견기오오 견기직직 종견기비 부지기수
莫知其形, 見其烏烏, 見其稷稷, 從見其飛, 不知其誰,

복여횡노 기여발기
伏如橫弩, 起如發機.

用鍼虛實補寫 (『類經十九卷·鍼刺類』, p.741)

제왈 하여이허 하여이실
帝曰, 何如而虛, 何如而實?

기 백 왈, 『자 허 자 수 기 실, 자 실 자 수 기 허.』
岐伯曰, 『刺虛者須其實, 刺實者須其虛.』① (「鍼補瀉法」)

경 기 이 지, 신 수 물 실, 심 천 재 지, 원 근 약 일, 여 림 심 연, 수 여 악 호, 신 무 영 어 중 물.
經氣已至, 愼守勿失, 深淺在志, 遠近若一, 如臨深淵, 手如握虎, 神無營於衆物.

◆ 鍼補瀉法 ○ 刺虛者須其實, 刺實者須其虛. 『內經』

① 침의 보사법[鍼補瀉法] ○ 허증(虛證)에는 보법(補法)을 쓰고, 실증(實證)에는 사법(瀉法)을 써야 한다. 『내경』(『素問·寶命全形論 25』) (『寶鑑·鍼灸篇·鍼補瀉法』) (신편p.3658 /신p.2059)

八正神明論篇 第二十六

八正神明 寫方補圓 (『類經十九卷·鍼刺類』, p.761)

第一章

第一節

黃帝問曰, 用鍼之服, 必有法則焉, 今何法何則?

岐伯對曰, 法天則地, 合以天光.

帝曰, 願卒聞之.

岐伯曰, 凡刺之法, 必候日月星辰四時八正之氣, 氣定乃刺之.

是故『天溫日明, 則人血淖液, 而衛氣浮, 故血易寫, 氣易行;

天寒日陰, 則人血凝泣, 而衛氣沈.

月始生, 則血氣始精, 衛氣始行;

月郭滿, 則血氣實, 肌肉堅;

月郭空, 則肌肉減, 經絡虛, 衛氣去, 形獨居. 是以因天時而調血氣也.

是以天寒無刺, 天溫無疑. 月生無寫, 月滿無補, 月郭空無治, 是謂得時而調之.

因天之序, 盛虛之時, 移光定位, 正立而待之.

故日㉠月生而寫, 是謂藏虛;

月滿而補, 血氣揚溢, 絡有留血, 命曰重實;

月郭空而治, 是謂亂經.

陰陽相錯, 眞邪不別, 沈以留止, 外虛內亂, 淫邪乃起.』① (「用鍼須合天時」)

用鍼須合天時 ○ 天溫日明, 則人血淖液而衛氣浮, 故血易瀉, 氣易行. 天寒日陰, 則人血凝澁而衛氣沈. 月始生, 則血氣始精, 衛氣始行. 月廓滿, 則血氣實, 肌肉堅. 月廓空, 則肌肉減, 經絡虛, 衛氣去, 形獨居. 是以因天時而調血氣也. 是以天寒無刺, 天溫無凝, 月生無瀉, 月滿無補, 月廓空無治, 是謂得時而調之.

㉠ 日 : 四庫全書本, 校釋本에는 '曰'로 되어 있다.

故日[曰], 月生而瀉, 是謂藏虛. 月滿而補, 血氣揚溢, 絡有留血, 命曰重實. 月廓空而治, 是謂亂經. 陰陽相錯, 眞邪不別, 沈以留止, 外虛內亂, 淫邪乃起. 『內經』

① 침은 반드시 천시에 맞추어 놓아야 한다[用鍼須合天時] ○ 날씨가 따뜻하고 햇빛이 밝을 때는 혈액의 운행이 원활하고 위기(衛氣)가 체표(體表)로 떠올라 혈(血)은 쉽게 나오고 기(氣)는 용이하게 돈다. 그러나 날씨가 춥고 검은 구름이 해를 가리고 있을 때는 혈액의 운행이 막히고 위기(衛氣)가 인체의 내부로 가라앉는다. 달이 처음 생겼을 때는 혈기(血氣)가 채워지기 시작하여 위기(衛氣) 또한 흐르기 시작하고, 달이 가득 찼을 때는 기혈(氣血)이 충실해지고 기육(肌肉)이 단단해지며, 달이 이지러졌을 때는 기육(肌肉)이 연약해지고 경락(經絡)이 공허해지며 위기(衛氣)가 줄어들어 형체만 남게 된다. 그러므로 반드시 천시(天時)의 변화에 순응하여 인체의 기혈을 조리해야 한다. 따라서 날씨가 찰 때는 침을 놓지 말고, 날씨가 더울 때는 뜸을 뜨지 말며, 달이 처음 생길 때는 사법(瀉法)을 쓰지 말고, 달이 가득 찼을 때는 보법(補法)을 쓰지 말며, 달이 이지러졌을 때는 침을 놓지 말아야 하니, 이것이 천시의 변화에 순응하여 기혈을 다스리는 법칙이다. 그러므로 "달이 처음 생겼을 때 사법(瀉法)을 쓰는 것은 내장(內臟)을 허하게 한다. 달이 가득 찼을 때 보법(補法)을 쓰는 것은 혈기(血氣)를 겉으로 넘치게 하여 경락(經絡) 속에 혈액을 유체(留滯)하게 하는데, 이를 '중실(重實, 거듭 실하게 하다)'이라고 한다. 달이 이지러졌을 때 침을 놓는 것은 경맥(經脈) 중의 기혈을 문란하게 한다"라고 하는 것이다. 위와 같은 바르지 않은 치료법은 인체의 음양을 뒤섞이게 하고, 정기(正氣)와 사기(邪氣)가 나누어지지 않아 사기가 체내 깊이 머무르게 함으로써 체표의 양기는 허해지고 체내의 음기는 혼란하게 만들어 병사(病邪)가 틈을 타고 일어나게 만든다. 『내경』(『素問·八正神明論 26』) (『寶鑑·鍼灸篇·用鍼須合天時』) (신편p.3657 /신p.2059)

第二節

제 왈 성 신 팔 정 하 후
帝曰, 星辰八正何候?

기 백 왈 성 신 자 소 이 제 일 월 지 행 야
岐伯曰, 星辰者, 所以制日月之行也;

팔 정 자 소 이 후 팔 풍 지 허 사 이 시 지 자 야
八正者, 所以候八風之虛邪, 以時至者也;

사 시 자 소 이 분 춘 추 동 하 지 기 소 재 이 시 조 지 야 팔 정 지 허 사 이 피 지 물 범 야
四時者, 所以分春秋冬夏之氣所在, 以時調之也, 八正之虛邪, 而避之勿犯也.

이 신 지 허 이 봉 천 지 허 양 허 상 감 기 기 지 골 입 즉 상 오 장 공 후 구 지 불 능 상 야
以身之虛, 而逢天之虛, 兩虛相感, 其氣至骨, 入則傷五藏, 工候救之, 弗能傷也.

고 왈 천 기 불 가 부 지 야
故曰, 天忌不可不知也.

第二章

第一節

제 왈 선 기 법 성 신 자 여 문 지 의 원 문 법 왕 고 자
帝曰, 善. 其法星辰者, 余聞之矣, 願聞法往古者.

기 백 왈 법 왕 고 자 선 지 침 경 야
岐伯曰, 法往古者, 先知鍼經也.

驗於來今者，先知日之寒溫，月之虛盛，以候氣之浮沈，而調之於身，

觀其立有驗也.

觀其㉠冥冥者，言形氣榮衛之不形於外，而工獨知之，

以日之寒溫，月之虛盛，四時氣之浮沈，參伍相合而調之，

工常先見之，然而不形於外，故曰觀於冥冥焉.

通於無窮者，可以傳於後世也，是故工之所以異也，然而不形見於外，

故俱不能見也.

視之無形，嘗之無味，故謂冥冥，若神髣髴.

虛邪者，八正之虛邪氣也. 正邪者，身形若用力，汗出，腠理開，逢虛風.

其中人也微，故莫知其情，莫見其形.

上工救其萌牙，必先見三部九候之氣，盡調不敗而救之，故曰上工.

下工救其已成，救其已敗. 救其已成者，言不知三部九候之相失，因病而敗之也.

知其所在者，知診三部九候之病脈處而治之，

故曰守其門戶焉，莫知其情而見邪形也.

第二節

帝曰，余聞補寫，未得其意.

岐伯曰，寫必用方. 方者，以氣方盛也，以月方滿也，以日方溫也，以身方定也，

以息方吸而內鍼，乃復候其方吸而轉鍼，乃復候其方呼而徐引鍼.

故曰，寫必用方，其氣而行焉.

補必用員. 員者行也，行者移也，刺必中其榮，復以吸排鍼也.

故員與方，非鍼也.

『故養神者，必知形之肥瘦，榮衛血氣之盛衰.

㉠ 其 : 校釋本에는 '於'로 되어 있다.

혈 기 자 인 지 신 불 가 불 근 양
血氣者, 人之神, 不可不謹養.』①(「神爲一身之主」)

➡ 圓方補瀉에 관한 내용은『素問·八正神明論 26』·『靈樞·官能 73』에 나온다.

■ 神爲一身之主 ○ 內經曰, 太上養神, 其次養形. 故養神者, 必知形之肥瘦, 榮衛血氣之盛衰. 血氣者, 人之神, 不可不謹養也. 註云, 神安則壽延. 神去則形弊, 故不可不謹養也.

① 신은 일신을 주재한다[神爲一身之主] ○『내경(內經)』(『素問·八正神明論 26』)에서는 "제일 좋은 것은 신(神)을 보양해주는 것이고, 그 다음은 형(形)을 보양해주는 것이다. 그러므로 신(神)을 보양하려는 사람은 반드시 형체가 살찌고 여윈 것과 영위(榮衛)·혈기(血氣)의 성쇠를 살필 줄 알아야 한다. 왜냐하면 혈기(血氣)는 신기(神氣)가 의존하는 곳이므로 삼가 보양하지 않을 수 없기 때문이다"라고 하였다. (『寶鑑·內景一·神·神爲一身之主』) (신편p.317 /신p.269)

第三章

제 왈 묘 호 재 론 야 합 인 형 어 음 양 사 시 허 실 지 응 명 명 지 기 기 비 부 자 숙 능 통 지
帝曰, 妙乎哉, 論也! 合人形於陰陽四時, 虛實之應, 冥冥之期, 其非夫子, 孰能通之!

연 부 자 수 언 형 여 신 하 위 형 하 위 신 원 졸 문 지
然夫子數言形與神, 何謂形, 何謂神? 願卒問㉠之.

기 백 왈 청 언 형 형 호 형 목 명 명 문 기 소 병 색 지 어 경 혜 연 재 전
岐伯曰, 請言形, 形乎形, 目冥冥, 問其所病, 索之於經, 慧然在前,

안 지 부 득 부 지 기 정 고 왈 형
按之不得, 不知其情, 故曰形.

제 왈 하 위 신
帝曰, 何謂神?

기 백 왈 청 언 신 신 호 신 이 불 문 목 명 심 개 이 지 선 혜 연 독 오
岐伯曰, 請言神, 神乎神, 耳不聞, 目明心開, 而志先, 慧然獨悟,

구 불 능 언 구 시 독 견 적 약 혼 소 연 독 명 약 풍 취 운 고 왈 신
口弗能言, 俱視獨見, 適若昏, 昭然獨明, 若風吹雲, 故曰神.

삼 부 구 후 위 지 원 구 침 지 론 불 필 존 야
三部九候爲之原, 九鍼之論, 不必存也.

㉠ 問 : 四庫全書本, 章句索引本, 校釋本에는 '聞'으로 되어 있다.

離合眞邪論篇 第二十七

經脈應天地 呼吸分補寫 (『類經十九卷·鍼刺類』, p.767)

第一章

황 제 문 왈　여 문 구 침 구 편　부 자 내 인 이 구 지　구 구 팔 십 일 편　여 진 통 기 의 의
黃帝問曰, 余聞九鍼九篇, 夫子乃因而九之, 九九八十一篇, 余盡通其意矣.

경 언 기 지 성 쇠　좌 우 경 이　이 상 조 하　이 좌 조 우　유 여 부 족　보 사 어 영　수
經言氣之盛衰, 左右傾移, 以上調下, 以左調右, 有餘不足, 補寫於榮㉠輸,

여 지 지 의
余知之矣.

차 개 영 위 지 경 이　허 실 지 소 생　비 사 기 종 외 입 어 경 야
此皆榮衛之傾移, 虛實之所生, 非邪氣從外入於經也.

여 원 문 사 기 지 재 경 야　기 병 인 하 여　취 지 내 하
余願聞邪氣之在經也, 其病人何如, 取之奈何?

기 백 대 왈　부 성 인 지 기 도 수　필 응 어 천 지　고 천 유 수 도　지 유 경 수　인 유 경 맥
歧伯對曰, 夫聖人之起度數, 必應於天地. 故天有宿度, 地有經水, 人有經脈.

천 지 온 화　즉 경 수 안 정
天地溫和, 則經水安靜;

천 한 지 동　즉 경 수 응 읍
天寒地凍, 則經水凝泣;

천 서 지 열　즉 경 수 비 일
天暑地熱, 則經水沸溢;

졸 풍 폭 기　즉 경 수 파 용 이 롱 기
卒風暴起, 則經水波涌而隴起.

➡ 天地의 변화에 經水에 변화가 있음을 이해해야 한다. 經水에 관해서는『靈樞·經水 12』를 참고하라.

부 사 지 입 어 맥 야　한 즉 혈 응 읍　서 즉 기 뇨 택
夫邪之入於脈也, 寒則血凝泣, 暑則氣淖澤.

허 사 인 이 입 객　역 여 경 수 지 득 풍 야
虛邪因而入客, 亦如經水之得風也.

경 지 동 맥　기 지 야 역 시 롱 기　기 행 어 맥 중 순 순 연
經之動脈, 其至也亦時隴起, 其行於脈中循循然.

기 지 촌 구 중 수 야　시 대 시 소　대 즉 사 지　소 즉 평
其至寸口中手也, 時大時小, 大則邪至, 小則平.

기 행 무 상 처　재 음 여 양　불 가 위 도　종 이 찰 지
其行無常處, 在陰與陽, 不可爲度, 從而察之,

삼 부 구 후　졸 연 봉 지　조 알 기 로
三部九候, 卒然逢之, 早遏其路.

㉠ 榮 : 校釋本에는 '滎'으로 되어 있다.

흡즉납침 무령기오
『吸則內鍼, 無令氣忤;

정이구류 무령사포
靜以久留, 無令邪布;

흡즉전침 이득기위고
吸則轉鍼, 以得氣爲故;

후호인침 호진내거 대기개출 고명왈사
候呼引鍼, 呼盡乃去. 大氣皆出, 故命曰寫.』① (「鍼補瀉法」)

제왈 부족자보지 내하
帝曰, 不足者補之, 奈何?

기백왈 필선문이순지 절이산지 추이안지 탄이노지 조이하지
岐伯曰, 『必先捫而循之, 切而散之, 推而按之, 彈而怒之, 抓而下之,

통이취지 외인기문 이폐기신
通而取之, 外引其門, 以閉其神.

호진납침 정이구류 이기지위고 여대소귀 부지일모 기기이지 적이자호
呼盡內鍼, 靜以久留, 以氣至爲故, 如待所貴, 不知日暮, 其氣以至, 適而自護,

후흡인침 기부득출 각재기처
候吸引鍼, 氣不得出, 各在其處;

추합기문 령신기존 대기류지 고명왈보
推闔其門, 令神氣存, 大氣留止, 故命曰補.』① (「鍼補瀉法」)

◘ 鍼補瀉法 ○ 補虛者, 必先捫而循之, 切而散之, 推而按之, 彈而怒之, 抓而下之, 通而取之, 外引其門, 以閉其神. 呼盡納鍼, 靜而久留, 以氣至爲故. 候吸引鍼, 氣不得出. 各在其處, 推闔其門, 令神氣存, 大氣留止, 命曰補. ○ 瀉實者, 吸則納鍼, 無令氣忤. 靜以久留, 無令邪布. 吸則轉鍼, 以得氣爲故. 候呼引鍼, 呼盡乃去. 大氣皆出, 故命曰瀉. 『內經』

① 침의 보사법[鍼補瀉法] ○ 정기(正氣)가 부족한 허증(虛證)에 보법(補法)을 쓸 적에는, 침을 꽂기 전에 반드시 먼저 손으로 경맥(經脈)을 따라 혈자리를 어루만져준 다음 손가락으로 혈자리를 눌러 경기(經氣)를 흩어지게 한 후 다시 혈자리 주위의 살갗을 문질러 경맥의 기가 흐르게 한 다음 다시 손가락으로 혈자리를 튕겨서 국부의 기혈(氣血)이 차오르게 한 후 왼손가락으로 혈자리를 누르고 오른손으로 침을 찔러 기혈이 통하길 기다렸다가 침을 빼내고 바로 왼손으로 침구멍을 눌러 막아 경맥 속의 정기가 밖으로 새나가지 않게 한다. 보법(補法)으로 침을 놓는 방법은, 환자가 숨을 다 내쉰 찰나에 곧바로 침을 찌른 후 한참동안 유침(留鍼)하여 고요히 기가 돌기를 기다린다. 그런 후 환자가 숨을 들이쉴 때 침을 빼내는데, 이렇게 하면 경맥의 기가 밖으로 새나가지 않는다. 침을 빼낸 다음에 침을 놓았던 부위의 침구멍을 손으로 막아 진기(眞氣)가 속에 머무르게 하고, 침을 놓았던 자리에 몰린 기를 오랫동안 머물러 있게 하므로 '보법(補法)'이라고 한다. ○ 사기(邪氣)가 실(實)한 실증(實證)에 사법(瀉法)을 쓸 적에는, 숨을 들이쉴 때에 침을 꽂아 침과 기가 서로 거스르지 않게 하고, 한참동안 유침하여 사기(邪氣)가 퍼져 나가지 못하도록 한다. 환자가 숨을 들이쉴 때에 침을 돌리어 침감이 오도록 한다. 그리고 환자가 숨을 내쉴 때 천천히 침을 빼내면서 숨을 다 내쉬었을 때 침을 완전히 빼낸다. 이렇게 하면 사기(邪氣)가 모두 침을 따라 배출되므로 '사법(瀉法)'이라고 한다. 『내경』(『素問·離合眞邪論 27』) (『寶鑑·鍼灸篇·鍼補瀉法』) (신편p.3658 /신p.2059)

候氣察三部九候 (『類經十九卷·鍼刺類』, p.771)

第二章

帝曰, 候氣奈何?

岐伯曰, 夫邪去絡入於經也, 舍於血脈之中, 其寒溫未相得, 如涌波之起也,

時來時去, 故不常在.

故曰, 方其來也, 必按而止之, 止而取之, 無逢其衝而寫之.

眞氣者, 經氣也. 經氣太虛, 故曰, 其來不可逢, 此之謂也.

故曰, 候邪不審, 大氣已過, 寫之則眞氣脫, 脫則不復, 邪氣復至, 而病益蓄.

故曰其往不可追, 此之謂也.

不可挂以髮者, 待邪之至時而發鍼寫矣. 若先若後者, 血氣已盡, 其病不可下.

故曰, 知其可取如發機, 不知其取如扣椎.

故曰, 知機道者, 不可挂以髮. 不知機者, 扣之不發, 此之謂也.

帝曰, 補寫奈何?

岐伯曰, 此攻邪也, 疾出以去盛血, 而復其眞氣,

此邪新客, 溶溶未有定處也, 推之則前, 引之則止, 逆而刺之,

溫血也.

刺出其血, 其病立已.

第三章

帝曰, 善. 然眞邪以合, 波隴不起, 候之奈何?

岐伯曰, 審捫循三部九候之盛虛而調之, 察其左右上下相失及相減者, 審其病藏以期之.

不知三部者, 陰陽不別, 天地不分.

지이후지 천이후천 인이후인 조지중부 이정삼부
地以候地, 天以候天, 人以候人, 調之中府, 以定三部.

고왈 자부지삼부구후병맥지처 수유대과차지 공불능금야
故曰, 刺不知三部九候病脈之處, 雖有大過且至, 工不能禁也.

주벌무과 명왈대혹 반란대경 진불가복
誅罰無過, 命曰大惑, 反亂大經, 眞不可復,

용실위허 이사위진 용침무의 반위기적 탈인정기
用實爲虛, 以邪爲眞, 用鍼無義, 反爲氣賊, 奪人正氣,

이종위역 영위산란 진기이실 사독내착 절인장명 여인요앙
以從爲逆, 榮衛散亂, 眞氣已失, 邪獨內著, 絶人長命, 予人夭殃.

부지삼부구후 고불능구장
不知三部九候, 故不能久長.

인부지합지사시오행 인가상승 석사공정 절인장명
因不知合之四時五行, 因加相勝, 釋邪攻正, 絶人長命.

사지신객래야 미유정처 추지즉전 인지즉지 봉이사지 기병립이
邪之新客來也, 未有定處, 推之則前, 引之則止, 逢而寫之, 其病立已.

▶ 본장의 내용은『素問·三部九候論 20』을 참고하라.

通評虛實論篇 第二十八

邪盛則實 精奪則虛 (『類經十四卷·疾病類』, p.512)

第一章

황 제 문 왈 하 위 허 실
黃帝問曰, 何謂虛實?

기 백 대 왈 사 기 성 즉 실 정 기 탈 즉 허
岐伯對曰,『邪氣盛則實, 精氣奪則虛.』① (「邪精虛實」)

제 왈 허 실 하 여
帝曰, 虛實何如?

기 백 왈 기 허 자 폐 허 야 기 역 자 족 한 야 비 기 시 즉 생 당 기 시 즉 사 여 장 개 여 차
岐伯曰, 氣虛者肺虛也. 氣逆者足寒也. 非其時則生, 當其時則死. 餘藏皆如此.

제 왈 하 위 중 실
帝曰, 何謂重實?

기 백 왈 소 위 중 실 자 언 대 열 병 기 열 맥 만 시 위 중 실
岐伯曰,『所謂重實者, 言大熱病, 氣熱脈滿, 是謂重實.』① (「邪精虛實」)

제 왈 경 락 구 실 하 여 하 이 치 지
帝曰, 經絡俱實何如, 何以治之?

기 백 왈 경 락 개 실 시 촌 맥 급 이 척 완 야 개 당 치 지
岐伯曰, 經絡皆實, 是寸脈急而尺緩也, 皆當治之.

고 왈 활 즉 종 색 즉 역 야
故曰, 滑則從, 濇則逆也.

부 허 실 자 개 종 기 물 류 시 고 오 장 골 육 활 리 가 이 장 구 야
夫虛實者, 皆從其物類始, 故五藏骨肉滑利, 可以長久也.

제 왈 락 기 부 족 경 기 유 여 하 여
帝曰, 絡氣不足, 經氣有餘, 何如?

기 백 왈 락 기 부 족 경 기 유 여 자 맥 구 열 이 척 한 야 추 동 위 역 춘 하 위 종 치 주 병 자
岐伯曰, 絡氣不足, 經氣有餘者, 脈口熱而尺寒也. 秋冬爲逆, 春夏爲從, 治主病者.

제 왈 경 허 락 만 하 여
帝曰, 經虛絡滿何如?

기 백 왈 경 허 락 만 자 척 열 만 맥 구 한 색 야 차 춘 하 사 추 동 생 야
岐伯曰, 經虛絡滿者, 尺熱滿脈口寒濇也, 此春夏死, 秋冬生也.

제 왈 치 차 자 내 하
帝曰, 治此者奈何?

기 백 왈 락 만 경 허 구 음 자 양 경 만 락 허 자 음 구 양
岐伯曰, 絡滿經虛, 灸陰刺陽; 經滿絡虛, 刺陰灸陽.

제 왈 하 위 중 허
帝曰, 何謂重虛?

㉠ 脈氣上虛尺虛 : 校釋本에는 '脈虛氣虛尺虛'로 고쳤다.

기백왈 맥기상허척허 시위중허
岐伯曰, 『脈氣上虛尺虛㉠, 是謂重虛.』① (「邪精虛實」)

제왈 하이치지
帝曰, 何以治之?

기백왈 소위기허자 언무상야 척허자 행보광연 맥허자 불상음야
岐伯曰, 所謂氣虛者, 言無常也. 尺虛者, 行步恇然. 脈虛者, 不象陰也.

여차자 활즉생 색즉사야
如此者, 滑則生, 濇則死也.

■ **邪精虛實** ○ 邪氣盛則實, 精氣奪則虛. 『內經』 ○ 重實·重虛者, 言大熱病, 氣熱·脈滿, 是謂重實也. 脈虛·氣虛·尺虛, 是謂重虛也. 『內經』

① 사기와 정기가 허하거나 실한 것[**邪精虛實**] ○ 사기(邪氣)가 성(盛)하면 실증(實證)이 되고, 정기(精氣)가 부족하면 허증(虛證)이 된다. 『내경』(『素問·通評虛實論 28』) ○ 중실(重實)과 중허(重虛)라는 것은, 열이 심한 병일 경우 사기(邪氣)가 몹시 열(熱)하고 맥(脈)이 충실한데, 이런 것을 중실(重實)이라고 한다. 맥이 허하고 기가 허하며 척부(尺膚)가 허한 것을 중허(重虛)라고 한다. 『내경』(『素問·通評虛實論 28』) (『寶鑑·雜病一·辨證·邪精虛實』) (신편p.1633 /신p.966)

第二章

제왈 한기폭상 맥만이실하여
帝曰, 寒氣暴上, 脈滿而實何如?

기백왈 실이활즉생 실이역즉사
岐伯曰, 實而滑則生, 實而逆則死.

제왈 맥실만 수족한 두열 하여
帝曰, 脈實滿, 手足寒, 頭熱, 何如?

기백왈 춘추즉생 동하즉사 맥부이색 색이신유열자사
岐伯曰, 春秋則生, 冬夏則死. 脈浮而濇, 濇而身有熱者死.

제왈 기형진만하여
帝曰, 其形盡滿何如?

기백왈 기형진만자 맥급대견 척색이불응야 여시자 고종즉생 역즉사
岐伯曰, 其形盡滿者, 脈急大堅, 尺濇而不應也. 如是者, 故從則生, 逆則死.

제왈 하위종즉생 역즉사
帝曰, 何謂從則生, 逆則死?

기백왈 소위종자 수족온야 소위역자 수족한야
岐伯曰, 所謂從者, 手足溫也. 所謂逆者, 手足寒也.

乳子病熱死生 (『類經十五卷·疾病類』, p.597)

제왈 유자이병열 맥현소자하여
帝曰, 乳子而病熱, 脈懸小者何如?

기백왈 수족온즉생 한즉사
岐伯曰, 手足溫則生, 寒則死.

제왈 유자중풍열 천명견식자 맥하여
帝曰, 乳子中風熱㉠, 喘鳴肩息者, 脈何如?

기백왈 천명견식자 맥실대야 완즉생 급즉사
岐伯曰, 『喘鳴肩息者, 脈實大也, 緩則生, 急則死.』① (「咳嗽·脈法」)

■ 脈法 ○ 喘鳴肩息者, 脈實大也. 緩則生, 急則死. 『內經』

① 맥법(脈法) ○ 숨이 차서 그르렁그르렁하고 어깨를 들먹이면서 숨을 쉴 때는 맥이 실(實)하면서 대(大)해야 한다. 맥이 실대(實大)하면서 완(緩)하면 살고, 실대(實大)하면서 급(急)하면 죽는다.『내경』(『素問·通評虛實論 28』) (『寶鑑·雜病五·咳嗽·脈法』) (신편p.2284 /신p.1300)

腸澼 (『類經十七卷·疾病類』, p.666)

제왈 장벽변혈하여
帝曰, 『腸澼便血何如?

기백왈 신열즉사 한즉생
岐伯曰, 「身熱則死, 寒則生.」』① (「泄痢吉凶證」)

제왈 장벽하백말하여
帝曰, 腸澼下白沫何如?

기백왈 맥침즉생 맥부즉사
岐伯曰, 脈沈則生, 脈浮則死.

제왈 장벽하농혈하여
帝曰, 腸澼下膿血何如?

기백왈 맥현절즉사 활대즉생
岐伯曰, 脈懸絶則死, 滑大則生.

제왈 장벽지속 신불열 맥불현절하여
帝曰, 腸澼之屬, 身不熱, 脈不懸絶何如?

기백왈 활대자왈생 현색자왈사 이장기지
岐伯曰, 滑大者曰生, 懸濇者曰死, 以藏期之.

◘ 泄痢吉凶證 ○ 內經曰, 腸澼便血, 身熱則死, 身寒則生. ○ 內經云, 身熱則死, 寒則生. 此是大槩言之, 必兼證詳之方可. 豈無熱生而寒死者乎. 『丹心』

① 설사나 이질의 길흉증[泄痢吉凶證] ○『내경(內經)』(『素問·通評虛實論 28』)에서는 "이질[腸澼]로 혈변이 나올 때 몸에 열이 나면 죽고, 몸이 차면 산다"라고 하였다. ○『내경(內經)』(『素問·通評虛實論 28』)에서 "몸에 열이 나면 죽고, 차면 산다"라고 한 것은 대체적인 것을 말한 것이므로 반드시 겸하여 나타나는 증상을 잘 살펴야 한다. 어찌 열이 나면서도 살고 차면서도 죽는 경우가 없겠는가?『단심』(『寶鑑·內景四·大便·泄痢吉凶證』) (신편p.843 /신p.549)

癲疾 (『類經十七卷·疾病類』, p.642)

제왈 전질하여
帝曰, 『癲疾何如?

㉠ 乳子中風熱 : 校釋本에는 '乳子中風病熱'로 '病'을 보충하였다.

기 백 왈 맥 박 대 활 구 자 이 맥 소 견 급 사 불 치
岐伯曰, 脈搏大滑, 久自已. 脈小堅急, 死不治.

제 왈 전 질 지 맥 허 실 하 여
帝曰, 癲疾之脈, 虛實何如?

기 백 왈 허 즉 가 치 실 즉 사
岐伯曰, 虛則可治, 實則死.』① (「神·脈法」)

■ 脈法 ○ 癲疾脈搏大滑, 久自已. 脈小堅急, 死不治. 又曰, 癲疾脈虛則可治, 實則死. 『內經』

① 맥법(脈法) ○ 전간(癲癇)에 맥이 대활(大滑)한 것은 오래 있으면 저절로 낫지만, 맥이 소(小)하면서 견(堅)하고 급(急)하면 죽지 치료하지 못한다. 또 전간에 맥이 허(虛)하면 치료할 수 있지만 실(實)하면 죽는다. 『내경』(『素問·通評虛實論 28』) (『寶鑑·內景一·神·脈法』) (신편p.321 /신p.272)

消癉熱中 (『類經十六卷·疾病類』, p.633)

제 왈 소 단 허 실 하 여
帝曰, 『消癉虛實何如?

기 백 왈 맥 실 대 병 구 가 치 맥 현 소 견 병 구 불 가 치
岐伯曰, 脈實大, 病久可治. 脈懸小堅, 病久不可治.』① (「消渴·脈法」)

■ 脈法 ○ 消渴, 脈實大, 病久可治. 脈懸小堅, 病久不可治. 『內經』

① 맥법(脈法) ○ 소갈(消渴)일 때 맥(脈)이 실대(實大)하면 병이 오래되었어도 치료할 수 있고, 맥이 유달리 소(小)하고 견(堅)하며 병이 오래된 것이면 치료할 수 없다. 『내경』(『素問·通評虛實論 28』) (『寶鑑·雜病六·消渴·脈法』) (신편p.2488 /신p.1399)

第三章

제 왈 형 도 골 도 맥 도 근 도 하 이 지 기 도 야
帝曰, 形度骨度脈度筋度, 何以知其度也?

冬月少鍼 非癰疽之謂 (『類經二十二卷·鍼刺類』, p.896)

제 왈 춘 극 치 경 락 하 극 치 경 수 추 극 치 육 부 동 즉 폐 색 폐 색 자 용 약 이 소 침 석 야
帝曰, 春亟治經絡, 夏亟治經兪, 秋亟治六府, 冬則閉塞, 閉塞者, 用藥而少鍼石也.

소 위 소 침 석 자 비 옹 저 지 위 야 옹 저 부 득 경 시 회
所謂少鍼石者, 非癰疽之謂也, 癰疽不得頃時回.

옹 부 지 소 안 지 불 응 수 사 래 사 이 자 수 태 음 방 삼 유 여 영 맥 각 이
癰不知所, 按之不應手, 乍來乍已, 刺手太陰傍三痏與纓脈各二.

액 옹 대 열 자 족 소 양 오 자 이 열 부 지 자 수 심 주 삼
掖癰大熱, 刺足少陽五, 刺而熱不止, 刺手心主三.

자수태음경락자대골지회각삼
刺手太陰經絡者大骨之會各三.

폭옹근연 수분이통 백한부진 포기부족 치재경수
暴癰筋緛, 隨分而痛, 魄汗不盡, 胞氣不足, 治在經兪.

刺胸背腹病 (『類經二十二卷·鍼刺類』, p.872)

복폭만 안지불하 취수태양경락자위지모야
腹暴滿, 按之不下, 取手太陽經絡者胃之募也,

소음수거척추삼촌방오 용원리침
少陰兪去脊椎三寸傍五, 用員利鍼.

곽란 자수방오 족양명급상방삼
霍亂, 刺兪傍五, 足陽明及上傍三.

刺灸癲狂 (『類經二十一卷·鍼刺類』, p.842)

자간경맥오 침수태음각오 자경태양오
刺癇驚脈五, 鍼手太陰各五, 刺經太陽五,

자수소음경락방자일 족양명일 상과오촌자삼침
刺手少陰經絡傍者一, 足陽明一, 上踝五寸刺三鍼.

雜病所由 (『類經十七卷·疾病類』, p.677)

第四章

범치소단부격 편고위궐 기만발역 비 귀인 즉고량 지질야
『凡治消癉仆擊, 偏枯痿厥, 氣滿發逆, 肥㉠貴人, 則高梁㉡之疾也.① (「消渴之源」)

격색폐절 상하불통 즉폭우지병야
隔塞閉絶, 上下不通, 則暴憂之病也.

폭궐이롱 편색폐 불통 내기폭박야
暴厥而聾, 偏塞閉㉢不通, 內氣暴薄也.② (「厥聾」)

불종내외중풍지병 고수유착야
不從內外中風之病, 故瘦留著也.

척파 한풍습지병야
蹠跛, 寒風濕之病也.③ (「脚氣病證」)

황제왈 황달폭통 전질궐광 구역지소생야
黃帝曰, 黃疸暴痛, 癲疾厥狂, 久逆之所生也.

오장불평 육부폐색지소생야
五藏不平, 六府閉塞之所生也.④ (「臟腑相關」)

㉠ 肥 : 四庫全書本, 校釋本에는 '甘肥'로 되어 있다.
㉡ 梁 : 章句索引本에는 '粱'으로 되어 있다.
㉢ 塞閉 : 四庫全書本에는 '閉塞'으로 되어 있다.

두통이명 구규불리 장위지소생야
頭痛耳鳴, 九竅不利, 腸胃之所生也.』⑤ (「百病始生」)

■ 消渴之源 ○ 凡消癉, 肥貴人則膏粱之疾也. 『內經』

① 소갈의 원인[消渴之源] ○ 대체로 소단(消癉)은 살찌고 잘 사는 사람들이 기름진 음식을 많이 먹어서 생기는 병이다. 이런 사람들은 기름진 음식을 자주 먹어서 지나치게 살이 찌기 때문에 그 기가 위로 넘쳐서 소갈이 된다. 『내경』(『素問·通評虛實論 28』) (『寶鑑·雜病六·消渴·消渴之源』) (신편p.2486 /신p.1398)

◘ 厥聾 ○ 暴厥而聾, 偏塞閉不通, 內氣暴薄也. 『內經』

② 궐롱(厥聾) ○ 갑자기 아득해지면서 귀가 들리지 않으며, 귀가 꽉 막혀 통하지 않는 것은 체내의 양기가 갑자기 위로 치솟았기 때문이다. 『내경』(『素問·通評虛實論28』) (『寶鑑·外形二·耳·厥聾』) (신편p.1051 /신p.660)

◉ 『寶鑑』에서는 '厥聾' 조문에 '龍薈丸, 燒腎散, 當歸龍薈丸, 塞耳丹'을 예시하였다.

◘ 脚氣病證 ○ 蹠跛, 寒風濕之病也. 『內經』

③ 각기병의 증상[脚氣病證] ○ 다리를 저는 것은 풍한습(風寒濕)이 인체에 침범하여 생긴 병이다. 『내경』(『素問·通評虛實論 28』) (『寶鑑·外形四·足·脚氣病證』) (신편p.1429 /신p.847)

◘ 臟腑相關 ○ 內經曰, 五藏不平, 六府閉塞之所生也.

④ 오장과 육부의 상호관계[臟腑相關] ○ 『내경(內經)』(『素問·通評虛實論 28』)에서는 "오장이 조화롭지 못한 것은 육부가 막혀서 통하지 않기 때문이다"라고 하였다. (『寶鑑·內景三·五臟六腑·臟腑相關』) (신편p.548 /신p.391)

■ 百病始生 ○ 內經曰, 凡消癉·仆擊·偏枯·痿厥·氣滿發逆, 肥貴人則膏粱之疾也. ○ 隔則閉絶, 上下不通, 則暴憂之病也. ○ 暴厥而聾, 偏塞閉不通, 內氣暴薄也. ○ 不從內外, 中風之病, 故瘦留着也. ○ 蹠跛, 寒風濕之病也. ○ 黃疸·暴痛·癲疾·厥狂, 久逆之所生也. ○ 五藏不平, 六府閉塞之所生也. ○ 頭痛耳鳴, 九竅不利, 腸胃之所生也. 『內經』

⑤ 백병이 발생하는 경위[百病始生] ○ 『내경(內經)』(『素問·通評虛實論 28』)에서는 "소갈(消渴)·졸중풍(卒中風)·반신불수(半身不隨)·위증(痿證)과 숨이 차서 기가 거슬러 오르는 병증을 살찌고 귀한 신분의 사람이 앓는다면 이것은 고량진미를 즐겨 먹어 생긴 병이다. ○ 흉격(胸隔)이 상하로 막혀 통하지 않는 것은 갑작스런 근심걱정이 풀리지 않아 생긴 병이다. ○ 갑작스레 정신을 잃고, 귀가 멀고, 한쪽 수족을 쓰지 못하는 것은 체내의 양기가 갑자기 치밀어 올라 생긴 병이다. ○ 체내 또는 체외의 사기(邪氣)의 침입으로 인한 것이 아니고서 생긴 중풍(中風)은 오래되면 열로 바뀌어 기육(肌肉)을 태우기 때문에 몹시 수척해진다. ○ 다리를 저는 것은 풍(風)·한(寒)·습(濕)의 사기가 인체를 침입하여 생긴 병이다. ○ 황달(黃疸), 갑작스런 통증, 전질(癲疾), 궐광(厥狂) 등은 경기(經氣)가 오랫동안 거슬러 올라 생긴 병이다. ○ 오장(五臟)이 고르지 못한 것은 육부(六腑)가 막힌 데가 있어서 그런 것이다. ○ 두통·이명과 구규(九竅)가 순조롭지 못한 것은 장위(腸胃)의 병변에 따른 것이다"라고 하였다. 『내경』(『素問·通評虛實論 28』) (『寶鑑·雜病一·辨證·百病始生』) (신편p.1627 /신p.962)

太陰陽明論篇 第二十九

太陰陽明之異 Ⅰ (『類經十四卷·疾病類』, p.508)

第一章

黃帝問曰, 太陰陽明爲表裏, 脾胃脈也, 生病而異者何也?

岐伯對曰, 陰陽異位, 更虛更實, 更逆更從, 或從內或從外, 所從不同, 故病異名也.

帝曰, 願聞其異狀也.

岐伯曰, 陽者, 天氣也, 主外; 陰者, 地氣也, 主內.

故陽道實, 陰道虛.

故『犯賊風虛邪者, 陽受之; 食飮不節起居不時者, 陰受之.

陽受之則入六府; 陰受之則入五藏.

入六府則身熱不時臥, 上爲喘呼;① (「胃虛喘」)

入五藏則䐜滿閉塞, 下爲飧泄, 久爲腸澼.』② (「痔病之因」)(「大便病因」)

故『喉主天氣, 咽主地氣.』③ (「咽與喉各異」)

故陽受風氣, 陰受濕氣.

故陰氣從足上行至頭, 而下行循臂至指端;

陽氣從手上行至頭, 而下行至足.

故曰, 『陽病者, 上行極而下; 陰病者, 下行極而上.』④ (「升降失常爲病」)

故傷於風者, 上先受之; 「傷於濕者, 下先受之.」⑤ (「脚氣病因」)

◆ 胃虛喘 ○ 又云, 犯賊風虛邪者, 陽受之. 陽受之則入六府. 入六府則身熱, 不時臥, 上爲喘呼. 『綱目』

① 위허천(胃虛喘) ○ 또한 『내경』(『素問·太陰陽明論 29』)에서는 “허사적풍(虛邪賊風)에 상하면 외표(外表)의 양기(陽氣)가 먼저 침해를 받는다. 양분(陽分)이 사기(邪氣)를 받으면 왕왕 육부(六腑)로 전입(傳入)된다. 사기가 육부로 들어가면 흔히 몸에 열이 나고 편히 눕질 못하여 기(氣)가 상부로 치밀어 올라 숨이 차게 된다”라고 하였다. 『강목』(『寶鑑·雜病五·咳嗽·胃虛喘』) (신편p.2343 /신p.1328)

◉ 『寶鑑』에서는 ‘胃虛喘’ 조문에 ‘加減白虎湯’을 예시하였다.

■ 痔病之因 ○ 又曰, 飮食不節, 起居不時者, 陰受之. 陰受之則入五藏, 入五藏則䐜滿閉塞, 下爲飧泄, 久爲腸澼.

② 치질의 원인[痔病之因] ○ 또한 『내경(內經)』(『素問·太陰陽明論 29』)에서는 "음식을 조절하지 못하고 기거와 활동이 제때에 맞지 않으면 내재된 음기(陰氣)가 먼저 손상된다. 음분(陰分)이 병사(病邪)를 받으면 오장(五臟)으로 들어가고, 오장으로 들어가면 배가 그득 차고 막히게 되어 삭지 않은 설사가 나다가 오래되면 장벽(腸澼)이 된다"라고 하였다. (『寶鑑·外形四·後陰·痔病之因』) (신편p.1527 /신p.898)

■ 大便病因 ○ 犯賊風虛邪者, 陽受之, 食飮不節, 起居不時者, 陰受之. 陽受之則入六府, 陰受之則入五藏. 入六府則身熱, 不時臥, 上爲喘呼. 入五藏則䐜滿閉塞, 下爲飧泄, 久爲腸澼. 腸澼謂痢疾. 『內經』

② 대변병의 원인[大便病因] ○ 적풍(賊風)과 허사(虛邪)가 사람을 상하게 하는 경우는 겉으로 드러난 양기(陽氣)가 먼저 침해를 받고, 음식을 조절하지 못하거나 기거(起居)가 때에 맞지 않는 경우는 내재된 음기(陰氣)가 먼저 손상을 받는다. 양분(陽分)이 사기(邪氣)를 받으면 육부(六腑)로 들어가고, 음분(陰分)이 사기를 받으면 오장(五臟)으로 들어간다. 사기가 육부로 들어가면 흔히 신열(身熱)이 나고 편히 누워있지를 못하며 기가 위로 치밀어 숨이 찬다. 사기가 오장으로 들어가면 복부가 그득하고 가슴이 답답하여 편치 않으며 아래로는 소화되지 않은 것을 설사하는데, 오래되면 장벽(腸澼) 장벽이란 이질을 말한다. 으로 발전한다. 『내경』(『素問·太陰陽明論 29』) (『寶鑑·內景四·大便·大便病因』) (신편p.775 /신p.515)

■ 咽與喉各異 ○ 內經曰, 喉主天氣, 咽主地氣.

③ 인과 후는 각기 다르다[咽與喉各異] ○ 『내경(內經)』(『素問·太陰陽明論 29』)에서는 "후(喉)는 호흡을 주관하여 천기(天氣)와 상통하고, 인(咽)은 음식물을 받아들여 지기(地氣)와 연관된다"라고 하였다. (『寶鑑·外形二·咽喉·咽與喉各異』) (신편p.1142 /신p.708)

■ 升降失常爲病 ○ 陽病者, 上行極而下. 陰病者, 下行極而上. 『靈樞』

④ 승강이 상도를 잃으면 병이 된다[升降失常爲病] ○ 양경(陽經)이 병사(病邪)의 침입을 받을 경우 먼저 위로 올라가 머리끝에 이르렀다가 다시 아래로 내려가고, 음경(陰經)이 병사의 침입을 받을 경우 먼저 아래로 내려가 발끝에 이르렀다가 다시 위로 올라간다. (『素問·太陰陽明論29』) (『寶鑑·雜病一·辨證·升降失常爲病』) (신편p.1638 /신p.969)

◘ 脚氣病因 ○ 內經曰, 傷於濕者, 下先受之. 盖足居于下, 而多受其濕. 濕鬱生熱, 濕熱相博, 其病乃作. 東南卑濕之地, 比比皆是, 西北高燥之地, 鮮有之. 古方名爲緩風, 宋元以來呼爲脚氣, 雖有外感內傷之殊, 其濕熱之患則一也. 『正傳』

⑤ 각기병의 원인[脚氣病因] ○ 『내경(內經)』(『素問·太陰陽明論 29』)에서는 "습사(濕邪)에 상하게 되면 하체가 먼저 병든다"라고 하였다. 발은 아래에 있으므로 습기를 많이 받게 되고, 습(濕)이 몰리면 열이 생기는데, 습(濕)과 열(熱)이 서로 부딪치면 각기병이 생긴다. 동남쪽은 지대가 낮고 습기가 많으므로 사람들이 대부분 이런 병이 있다. 그러나 서북쪽은 지대가 높고 건조하므로 이런 병이 드물다. 고방(古方)에는 이 병을 '완풍(緩風)'이라 하였고, 송·원대(宋元代)부터 '각기(脚氣)'라고 불렀다. 외감(外感)에 의한 것과 내상(內傷)에 의한 것의 차이는 있다 하더라도 습열(濕熱)로 인한 병이라는 점은 같다. 『정전』(「卷四·脚氣」) (『寶鑑·外形四·足·脚氣病因』) (신편p.1428 /신p.847)

第二章

第一節

제 왈 비 병 이 사 지 불 용 하 야
『帝曰, 脾病而四支不用, 何也?

岐伯曰, 四支皆稟氣於胃, 而不得至經, 必因於脾, 乃得稟也.
今脾病不能爲胃行其津液, 四支不得稟水穀氣, 氣日以衰,
脈道不利, 筋骨肌肉, 皆無氣以生, 故不用焉.』① (「四肢不用」)

➡ '脾主爲胃行其津液者也'는 『素問·太陰陽明論 29』 2장, 『素問·厥論 45』 1장에 언급된다.

◇ 四肢不用 ○ 黃帝曰, 脾病而四肢不用, 何也. 岐伯對曰, 四肢皆稟氣於胃, 而不得至經, 必因於脾, 乃得稟也. 今脾病不能爲胃行其津液, 四肢不得稟水穀氣, 氣日以衰, 脈道不利, 筋骨肌肉皆無氣以生, 故不用焉. 『內經』

① 사지를 못 쓰는 것[四肢不用] ○ 황제(黃帝)가 묻기를, "비장(脾臟)의 병이 사지의 정상적인 활동을 못하게 하는 것은 왜 그렇습니까?"라고 하였다. 이에 기백(岐伯)이 답하길, "사지는 모두 위(胃) 속의 수곡정기(水穀精氣)의 자양(滋養)을 받지만 위(胃) 속의 정기(精氣)는 직접적으로 사지의 경맥(經脈)에 도달할 수 없기 때문에 반드시 비장(脾臟)의 운반에 의지해야 사지는 비로소 수곡정기의 영양(營養)을 받을 수 있습니다. 지금 비장에 병이 생겨 위(胃)의 수곡정기를 운반할 수 없어 사지가 수곡정기의 자양을 받지 못한다면 경기(經氣)는 날로 쇠해지고 경맥(經脈)은 통하지 못하며, 근골(筋骨)과 기육(肌肉)도 모두 수곡정기의 자양을 받지 못하기 때문에 사지는 정상적인 기능 활동을 잃게 되는 것입니다"라고 하였다. 『내경』(『素問·太陰陽明論 29』) (『寶鑑·外形四·手·四肢不用』) (신편p.1409 /신p.837)

◉ 『寶鑑』에서는 '四肢不用' 조문에 '三化湯, 調胃承氣湯, 十全大補湯'을 예시하였다.

脾不主時 (『類經三卷·藏象類』, p.89)

第二節

帝曰, 脾不主時, 何也?

岐伯曰, 脾者土也, 治中央, 常以四時長四藏, 各十八日寄治, 不得獨主於時也.
脾藏者, 常著胃土之精也, 土者生萬物而法天地, 故上下至頭足, 不得主時也.

太陰陽明之異 II (『類經十四卷·疾病類』, p.508)

第三節

『帝曰, 脾與胃以膜相連耳,① (「脾部位」) 而能爲之行其津液, 何也?

岐伯曰, 足太陰者, 三陰也, 其脈貫胃屬脾絡嗌, 故太陰爲之行氣於三陰.

양명자 표야 오장육부지해야 역위지행기어삼양
陽明者，表也，五藏六府之海也，亦爲之行氣於三陽.

장부각인기경이수기어양명 고위위행기진액
藏府各因其經而受氣於陽明，故爲胃行其津液.』② (「四肢不用」)

사지부득품수곡기 일이익쇠 음도불리 근골기육 무기이생 고불용언
四支不得稟水穀氣，日以益衰，陰道不利，筋骨肌肉，無氣以生，故不用焉.

■ 脾部位 ○ 脾與胃以膜相連耳. 『內經』

① 비장의 부위[脾部位] ○ 비장과 위장은 막 하나를 사이에 두고 연결되어 있다. 『내경』(『素問·太陰陽明論 29』) (『寶鑑·內景三·脾臟·脾部位』) (신편p.572 /신p.406)

◘ 四肢不用 ○ 帝曰, 脾與胃以膜相連, 而能爲之行其津液, 何也. 岐伯曰, 足太陰者脾也, 爲之行氣於三陰. 陽明者胃也, 亦爲之行氣於三陽. 藏府各因其經而受氣於陽明, 故爲胃行其津液也. 『內經』

② 사지를 못 쓰는 것[四肢不用] ○ 황제(黃帝)가 묻기를, "비(脾)와 위(胃)는 하나의 막(膜)을 사이에 두고 서로 접하고 있으면서도 비장(脾臟)이 위(胃)를 위하여 수곡정기(水穀精氣)를 운행시키는 것은 어째서입니까?"라고 하였다. 이에 기백(岐伯)이 답하길, "족태음비경(足太陰脾經)은 위(胃)로 관통되므로 족태음비경은 위를 위하여 수곡정기를 수족삼음경(手足三陰經)으로 운행시키는 것입니다. 족양명위경(足陽明胃經)은 족태음비경의 표(表)가 되므로 비장은 위(胃)를 위하여 수곡정기를 수족삼양경(手足三陽經)으로 운행시키는 것입니다. 오장육부는 각기 비(脾)의 경맥(經脈)에 의지하여 양명위(陽明胃)로부터 수곡정기를 받아들이기 때문에 비(脾)는 위(胃)를 위하여 그 진액(津液)을 운행시킨다고 할 수 있는 것입니다"라고 하였다. 『내경』(『素問·太陰陽明論 29』) (『寶鑑·外形四·手·四肢不用』) (신편p.1409 /신p.837)

◉ 『寶鑑』에서는 '四肢不用' 조문에 '三化湯, 調胃承氣湯, 十全大補湯'을 예시하였다.

陽明脈解篇 第三十

陽明病解 (『類經十四卷·疾病類』, p.506)

第一章

황제문왈, 족양명지맥병, 오인여화, 문목음즉척연이경,
黃帝問曰, 足陽明之脈病, 惡人與火, 聞木音則惕然而驚,

종고불위동, 문목음이경, 하야? 원문기고.
鐘鼓不爲動, 聞木音而驚, 何也? 願聞其故.

기백대왈, 양명자위맥야, 위자토야, 고문목음이경자, 토오목야.
岐伯對曰, 陽明者胃脈也, 胃者土也, 故聞木音而驚者, 土惡木也.

제왈, 선. 기오화, 하야?
帝曰, 善. 其惡火, 何也?

기백왈, 양명주육, 기맥혈기성, 사객지즉열, 열심즉오화.
岐伯曰, 陽明主肉, 其脈血氣盛, 邪客之則熱, 熱甚則惡火.

제왈, 기오인하야?
帝曰, 其惡人何也?

기백왈, 양명궐즉천이완, 완즉오인.
岐伯曰, 『陽明厥則喘而惋, 惋則惡人.① (「惡人欲獨處」)

제왈, 혹천이사자, 혹천이생자, 하야?
帝曰, 或喘而死者, 或喘而生者, 何也?

기백왈, 궐역련장즉사, 련경즉생.
岐伯曰, 厥逆連藏則死, 連經則生.② (「救急·脈候」)』 ③ (「胃虛喘」)

◘ 惡人欲獨處 ○ 又曰, 陽明厥則喘而惋, 惋則惡人.

① 사람을 싫어하고 혼자 있으려 하는 것[惡人欲獨處] ○ 또한 『내경(內經)』(『素問·陽明脈解 30』)에서는 "양명경(陽明經)이 궐(厥)하면 숨이 차고 완(惋)해지는데, 완해지면 사람을 싫어한다"라고 하였다. (『寶鑑·內景二·夢·惡人欲獨處』) (신편p.435 /신p.333)

■ 脈候 ○ 厥逆連藏則死, 連經則生. 『內經』

② 맥후(脈候) ○ 궐역(厥逆)이 오장(五臟)에까지 영향을 미치면 죽고, 단지 경맥(經脈)까지만 영향을 미치면 산다. 『내경』(『素問·陽明脈解 30』) (『寶鑑·雜病九·救急·脈候』) (신편p.2894 /신p.1608)

◆ 胃虛喘 ○ 又云, 陽明厥則喘而惋, 惋則惡人. 或喘而死者, 或喘而生者, 何也. 厥逆連藏則死, 連經則生. 『綱目』

③ 위허천(胃虛喘) ○ 또한 『내경』(『素問·陽明脈解 30』)에서는 "족양명경(足陽明經)의 기(氣)가 상부로 치밀어 오르면 숨이 차고 가슴속이 답답하여 편치 않으므로 사람을 싫어한다. 그런데 숨이 차다가 죽는 경우가 있고 숨이 차더라도 죽지 않는 경우가 있는데, 이것은 어째서인가? 그것은 양명경의 기가 거슬러 올라 내장(內臟)에 영향을 미치는 경우는 죽고, 다만 경맥(經脈)에만 영향을 미치는 경우는 사는 것이다"라고 하였다. 『강목』 (『寶鑑·雜病五·咳嗽·胃虛喘』) (신편p.2343 /신p.1328)

◉ 『寶鑑』에서는 '胃虛喘' 조문에 '加減白虎湯'을 예시하였다.

第二章

『帝曰, 善. 病甚則棄衣而走, 登高而歌, 或至不食數日, 踰垣上屋, 所上之處, 皆非其素所能也, 病反能者何也?

岐伯曰, 四支者, 諸陽之本也, 陽盛則四支實, ①(「四肢爲諸陽之本」) 實則能登高也.

帝曰, 其棄衣而走者, 何也?

岐伯曰, 熱盛於身, 故棄衣欲走也.

帝曰, 其妄言罵詈不避親疏而歌者, 何也?

岐伯曰, 陽盛則使人妄言罵詈不避親疏, 而不欲食, 不欲食, 故妄走也.』② (「癲狂」)

◘ 四肢爲諸陽之本 ○ 內經曰, 四肢者, 諸陽之本也, 陽盛則四肢實.

① 사지는 모든 양의 근본이 된다[四肢爲諸陽之本] ○『내경(內經)』(『素問·陽明脈解 30』)에서는 "사지는 모든 양(陽)의 근본이므로 양이 성(盛)하면 사지가 충실하다"라고 하였다. (『寶鑑·外形四·手·四肢爲諸陽之本』) (신편p.1408 /신p.836)

◘ 癲狂 ○ 又, 帝曰, 陽明病甚, 則棄衣而走, 登高而歌, 或至不食數日, 踰垣上屋, 所上之處, 皆非其素所能也, 病反能者何也. 岐伯曰, 四肢者, 諸陽之本也, 陽盛則四肢實, 實則能登高也. 帝曰, 其棄衣而走者何也. 岐伯曰, 熱甚於身, 故棄衣欲走也. 帝曰, 其妄言罵詈不避親疎而歌者何也. 岐伯曰, 陽盛則使人妄言罵詈不避親疎而不欲食, 不欲食故妄走也.

② 전광(癲狂) ○ 또한『내경(內經)』(『素問·陽明脈解 30』)에서는, 황제가 "양명병(陽明病)이 심하면 옷을 벗고 마구 달리며, 높은 곳에 올라가 노래를 하거나 혹은 수일동안 먹지를 않고도 담장을 뛰어넘고 지붕으로 오르는데, 그 올라간 곳은 그가 평소에 오르지 못하던 곳인데, 병이 들어서 도리어 그렇게 할 수 있는 것은 어째서입니까?"라고 물었다. 이에 기백이 "사지는 모든 양의 근본으로서 양이 성하면 사지가 충실해지고, 사지가 충실해지면 높은 곳에 오를 수 있는 것입니다"라고 대답했다. 황제가 "그러면 옷을 벗고 뛰는 것은 왜 그런 것입니까?"라고 물었다. 이에 기백이 "몸에 열이 심해졌기 때문에 옷을 벗고 뛰려는 것입니다"라고 대답했다. 황제가 또 "그러면 친소를 가리지 못하고 헛소리를 하고 욕을 해대며 노래를 부르는 것은 왜 그런 것입니까?"라고 물었다. 이에 기백이 "양이 성하면 친소를 가리지 못하고 헛소리를 하고 욕을 하게 만들며 식욕이 없게 만듭니다. 이렇게 식욕이 없기 때문에 마구 뛰어 다닙니다"라고 대답했다. (『寶鑑·內景一·神·癲狂』) (신편p.349 /신p.288)

◉『寶鑑』에서는 '癲狂' 조문에 '當歸承氣湯, 三黃瀉心湯, 黃連瀉心湯, 牛黃瀉心湯, 牛黃淸心元, 淸心滾痰丸, 鐵粉散, 鬱金丸, 通泄散, 鎭心丹, 抱膽丸, 葉氏雄朱丸, 一醉膏, 辰砂寧志丸, 寧志化痰湯, 養血淸心湯, 牛車肉, 寧志膏, 辰砂散'을 예시하였다.

熱論篇 第三十一

傷寒 (『類經十五卷·疾病類』, p.577)

第一章

황제문왈 금부열병자 개상한지류야
黃帝問曰, 今夫熱病者, 皆傷寒之類也,

혹유혹사 기사개이육칠일지간 기유개이십일이상자 하야
或愈或死, 其死皆以六七日之間, 其愈皆以十日以上者, 何也?

부지기해 원문기고
不知其解, 願聞其故.

기백대왈 거양자 제양지속야 기맥연어풍부 고위제양주기야
岐伯對曰, 「巨陽者, 諸陽之屬也, 其脈連於風府, 故爲諸陽主氣也.」① (「風府宜護」)

인지상어한야 즉위병열 열수심불사
人之傷於寒也, 則爲病熱, 熱雖甚不死;

기양감어한이병자 필불면어사
『其兩感於寒而病者, 必不免於死.』② (「兩感傷寒爲死證」)

◘ 風府宜護 ○ 內經曰, 巨陽者, 諸陽之屬也. 其脈連於風府, 故爲諸陽主氣也. 然則固傷寒之所自起也. 北人皆以毛裹之, 南人怯弱者, 亦以帛護其項, 俗謂三角是也. 凡怯弱者, 須護其項後可也. 『資生』

① 풍부는 보호해야 한다[風府宜護] ○ 『내경(內經)』(『素問·熱論 31』)에서는 "거양(巨陽, 足太陽經)은 전신의 모든 양경(陽經)을 통솔한다. 그 경맥(經脈)은 풍부혈에 이어져(督脈·陽維脈과 서로 만나고 인체의 背部를 주행하므로) 일신의 양기(陽氣)를 주관한다"라고 하였다. 그러한즉 진실로 상한(傷寒)이 시작되는 곳이라 할 것이다. 따라서 북쪽에서 사는 사람은 다 털로 목을 싸고, 남쪽에서 사는 사람도 허약할 때는 역시 비단으로 목을 보호하는데, 속칭 '삼각(三角)'이라는 것이 이것이다. 대체로 허약한 사람은 뒷목을 보호하는 것이 좋다. 『자생』(『寶鑑·外形二·頸項·風府宜護』) (신편p.1182 /신p.729)

■ 兩感傷寒爲死證 ○ 帝曰, 其兩感於寒而病者, 必不免於死. 『內經』

② 양감상한은 죽을 병이다[兩感傷寒爲死證] ○ 황제(黃帝)가 말하길, "한사(寒邪)에 양감(兩感)되어 병이 된 것이라면 반드시 죽음을 면치 못한다"라고 하였다. 『내경』(『素問·熱論 31』) (『寶鑑·雜病二·寒(上)·兩感傷寒爲死證』) (신편p.1817 /신p.1068)

◉ 『寶鑑』에서는 '兩感傷寒爲死證' 조문에 '四逆湯, 桂枝湯, 大羌活湯, 陶氏冲和湯'을 예시하였다.

第二章

제왈 원문기상
帝曰, 願聞其狀.

기백왈 상한일일 거양수지 고두항통 요척강
岐伯曰, 傷寒一日, 巨陽受之, 故頭項痛, 腰脊强.

이 일 양 명 수 지 양 명 주 육 기 맥 협 비 락 어 목 고 신 열 목 동 이 비 건 부 득 와 야
二日, 陽明受之, 陽明主肉, 其脈侠鼻, 絡於目, 故身熱目疼而鼻乾, 不得臥也.

삼 일 소 양 수 지 소 양 주 담 기 맥 순 협 락 어 이 고 흉 협 통 이 이 롱
三日, 少陽受之, 少陽主膽㉠, 其脈循脇, 絡於耳, 故胸脇痛而耳聾.

삼 양 경 락 개 수 기 병 이 미 입 어 장 자 고 가 한 이 이
三陽經絡, 皆受其病, 而未入於藏者, 故可汗而已.

사 일 태 음 수 지 태 음 맥 포 위 중 락 어 익 고 복 만 이 익 건
四日, 太陰受之, 太陰脈布胃中, 絡於嗌, 故腹滿而嗌乾.

오 일 소 음 수 지 소 음 맥 관 신 락 어 폐 계 설 본 고 구 조 설 건 이 갈
五日, 少陰受之, 少陰脈貫腎, 絡於肺, 繫舌本, 故口燥舌乾而渴.

육 일 궐 음 수 지 궐 음 맥 순 음 기 이 락 어 간 고 번 만 이 낭 축
六日, 厥陰受之, 厥陰脈循陰器, 而絡於肝, 故煩滿而囊縮.

삼 음 삼 양 오 장 육 부 개 수 병 영 위 불 행 오 장 불 통 즉 사 의
三陰三陽, 五藏六府, 皆受病, 榮衛不行, 五藏不通, 則死矣.

➡ 본장은『傷寒論』과 많이 연관지어지는 부분이다.

➡『素問·五臟生成 10』에 "諸氣者皆屬於肺"라 하고, 『素問·調經論 62』에 '肺藏氣'라 하여 '肺主氣'는 五臟에서 肝藏血에 견주어 서술되고 있다. 이에 반해 三陰三陽의 입장에서는, 『素問·熱論 31』에 "巨陽者, 諸陽之屬也, 其脈連於風府故, 爲諸陽主氣也."라 하고, 『素問·評熱病論 33』에 "巨陽主氣, 故先受邪"라 하여 太陽을 제1 관문으로 서술하고 있다. 이런 것들은 짤막한 것들이지만 인지하고 있어야 나중에 원융한 바에 이를 수 있다.

第三章

기 불 양 감 어 한 자 칠 일 거 양 병 쇠 두 통 소 유
其不兩感於寒者, 七日, 巨陽病衰, 頭痛少愈;

팔 일 양 명 병 쇠 신 열 소 유
八日, 陽明病衰, 身熱少愈;

구 일 소 양 병 쇠 이 롱 미 문
九日, 少陽病衰, 耳聾微聞;

십 일 태 음 병 쇠 복 감 여 고 즉 사 음 식
十日, 太陰病衰, 腹減如故, 則思飮食;

십 일 일 소 음 병 쇠 갈 지 불 만 설 건 이 이 체
十一日, 少陰病衰, 渴止不滿, 舌乾已而嚏;

십 이 일 궐 음 병 쇠 낭 종 소 복 미 하 대 기 개 거 병 일 이 의
十二日, 厥陰病衰, 囊縱少腹微下, 大氣皆去, 病日已矣.』① (「傷寒傳經」)

제 왈 치 지 내 하
『帝曰, 治之奈何?

기 백 왈 치 지 각 통 기 장 맥 병 일 쇠 이 의
歧伯曰, 治之各通其藏脈, 病日衰已矣.

기 미 만 삼 일 자 가 한 이 이 기 만 삼 일 자 가 설 이 이
其未滿三日者, 可汗而已. 其滿三日者, 可泄而已.』② (「傷寒治法」)

◘ **傷寒傳經** ○ 內經曰, 巨陽者, 諸陽之屬也. 其脈連於風府, 故爲諸陽主氣也. 人之傷於寒也, 則爲病熱, 熱雖甚不死. 其兩感於寒者, 必不免於死. 帝曰, 願聞其狀. 岐伯曰, 傷寒一日, 巨陽受之, 故頭項痛, 腰脊强. 二日陽明受之, 陽明主肉, 其脈挾鼻絡於目, 故身熱, 目疼而鼻乾, 不得臥也. 三日少陽受之, 少陽主膽

㉠ 膽 : 校釋本에는 '骨'로 고쳤다.

[骨], 其脈循脇絡於耳, 故胸脇痛而耳聾. 三陽經絡皆受其病, 而未入於藏, 故可汗而已. 四日太陰受之, 太陰脈布胃中絡於嗌, 故腹滿而嗌乾. 五日少陰受之, 少陰脈貫腎絡於肺繫舌本, 故口燥舌乾而渴. 六日厥陰受之, 厥陰脈循陰器而絡於肝, 故煩滿而囊縮. 三陰三陽, 五藏六府皆受病, 榮衛不行, 五藏不通則死矣. ○ 其不兩感於寒者, 七日巨陽病衰, 頭痛少愈. 八日陽明病衰, 身熱少愈. 九日少陽病衰, 耳聾微聞. 十日太陰病衰, 腹減如故, 則思飮食. 十一日少陰病衰, 渴止不滿, 舌乾已而嚔. 十二日厥陰病衰, 囊縱, 少腹微下. 大氣皆去, 病日已矣.

① 상한의 전경[傷寒傳經] ○ 『내경(內經)』(『素問·熱論 31』)에서는, (岐伯이 대답하기를) "족태양경(足太陽經)은 전신의 양분(陽分)을 통솔합니다. 그 경맥(經脈)은 풍부혈(風府穴)에 연결되어 독맥(督脈)·양유맥(陽維脈)과 만나고, 인체의 등 쪽을 주행(走行)하기 때문에 일신의 양기(陽氣)를 주재하면서 삼양경(三陽經)의 표(表)가 됩니다. 사람이 한사(寒邪)의 침습을 받게 되면 열병(熱病)을 앓게 되는데, 만약 열만 난다면 열이 심하다 하여도 죽지는 않습니다. 그러나 양경(陽經)과 음경(陰經)이 동시에 한사(寒邪)를 받아서 병이 된다면 반드시 죽음을 면하기 어렵습니다"라고 하였다. 황제(黃帝)가 말하길, "한사(寒邪)에 감촉된 후의 발병 상황에 대해 듣고 싶습니다"라고 하였다. 이에 기백(岐伯)이 대답하기를, "사람이 한사에 감촉되면, 첫째 날은 태양경(太陽經)이 병사(病邪)를 받게 되므로 머리와 목 부위가 아프고 허리와 등뼈가 뻣뻣해집니다. 둘째 날은 양명경(陽明經)이 병사(病邪)를 받게 되는데, 양명경은 기육(肌肉)을 주관하는 바, 그 경맥(經脈)은 코를 끼고 눈으로 연결되므로 몸에 열이 나고 두 눈이 아프며 콧구멍이 마르고 편히 눕지를 못합니다. 셋째 날은 소양경(少陽經)이 병사(病邪)를 받게 되는데, 소양경은 뼈를 주관하는 바, 그 경맥은 옆구리를 따라 순행(循行)하여 귀로 연결되므로 가슴과 옆구리가 아프고 귀가 어두워집니다. 삼양경락(三陽經絡)이 다 한사에 감촉되어 발병되었다 하더라도 사기(邪氣)가 여전히 표(表)에 머물러 있고 리(裏, 臟)로 들어가지 않은 경우는 모두 땀을 내는 방법으로 치유될 수 있습니다. 넷째 날은 태음경(太陰經)이 병사(病邪)를 받게 되는데, 태음경맥은 위(胃)에 분포되어 있고 위로 인후(咽喉)에 연결되어 있으므로 배가 불러 오르고 목구멍이 마릅니다. 닷새째는 소음경(少陰經)이 병사(病邪)를 받게 되는데, 소음경맥은 신(腎)을 관통하여 위로 폐(肺)에 연결되고 설근(舌根)에 이어지므로 입과 혀가 마르고 갈증이 나게 됩니다. 엿새째는 궐음경(厥陰經)이 병사(病邪)를 받게 되는데, 궐음경맥은 전음(前陰)을 돌아 올라가 간(肝)에 연결되므로 번만(煩滿)하고 음낭이 오그라듭니다. 만약 삼음삼양 경맥과 오장육부가 모두 병사의 침해를 받았다면 영위기혈(榮衛氣血)을 운행되지 못하게 하여 오장의 정기(精氣)가 통하지 못하므로 죽게 됩니다. ○ 만약 음양표리의 양경(兩經)이 한사(寒邪)에 감촉되어 발생한 열병(熱病)이 아니라면 이레째는 태양경(太陽經)의 병기(病氣)가 쇠퇴하여 두통이 줄어들 것이고, 여드레째는 양명경(陽明經)의 병기가 쇠퇴하여 신열(身熱)이 떨어질 것이며, 아흐레째는 소양경(少陽經)의 병기가 쇠퇴하여 귀가 차츰 들릴 것이고, 열흘째는 태음경(太陰經)의 병기가 쇠퇴하여 불러 오른 배가 이전처럼 줄어들고 음식 생각이 날 것이며, 열 하루째는 소음경(少陰經)의 병기가 쇠퇴하여 갈증이 멎고 그득하던 것이 없어지며 혀가 마르지 않고 재채기가 날 것이고, 열 이틀째는 궐음경(厥陰經)의 병기가 쇠퇴하여 음낭이 늘어지고 아랫배가 점차 꺼질 것입니다. 이렇게 사기(邪氣)가 물러가면 병은 나날이 좋아질 것입니다"라고 하였다. (『寶鑑·雜病二·寒(上)·傷寒傳經』) (신편p.1820 /신p.1071)

◘ 傷寒治法 ○ 帝曰, 治之奈何. 岐伯曰, 治之各通其藏脈, 病日衰已矣. 其未滿三日者, 可汗而已. 其滿三日者, 可泄而已. 『內經』

② 상한병의 치료법[傷寒治法] ○ 황제(黃帝)가 묻기를, "상한병(傷寒病)은 어떻게 치료해야 합니까?"라고 하였다. 이에 기백(岐伯)이 대답하기를, "치료는 응당 병이 든 장부(臟腑)의 경맥(經脈)에 따라 해야 하고, 그렇게 하면 병은 날로 물러가 나을 것입니다. 대체로 병이 3일이 안되어 표(表)에 있는 경우라면 땀을 내는 방법을 써서 낫게 할 수 있고, 3일이 넘어 리(裏)에 들어간 경우라면 설사시키는 방법을 써서 낫게 할 수 있습니다"라고 하였다. 『내경』(『素問·熱論 31』) (『寶鑑·雜病三·寒(下)·傷寒治法』) (신편p.1933 /신p.1126)

◉ 『寶鑑』에서는 '傷寒治法' 조문에 '大承氣湯, 小承氣湯, 調胃承氣湯, 桂枝湯, 麻黃附子細辛湯, 當歸四逆湯, 九味羌活湯, 六神通解散, 香蘇散, 十神湯, 參蘇飮, 葛根湯, 解肌湯, 小柴胡湯, 大柴胡湯, 理中湯, 四逆湯, 柴苓湯, 益元散'을 예시하였다.

遺證 (『類經十五卷·疾病類』, p.585)

第四章

제왈 열병이유 시유소유자 하야
『帝曰, 熱病已愈, 時有所遺者, 何也?

기백왈 제유자 열심이강식지 고유소유야
岐伯曰, 諸遺者, 熱甚而强食之, 故有所遺也.

약차자 개병이쇠 이열유소장 인기곡기상박 양열상합 고유소유야
若此者, 皆病已衰, 而熱有所藏, 因其穀氣相薄, 兩熱相合, 故有所遺也.

제왈 선 치유내하
帝曰, 善. 治遺奈何?

기백왈 시기허실 조기역종 가사필이의
岐伯曰, 視其虛實, 調其逆從, 可使必已矣.

제왈 병열당하금지
帝曰, 病熱當何禁之?

기백왈 병열소유 식육즉복 다식즉유 차기금야
岐伯曰, 病熱少愈, 食肉則復, 多食則遺, 此其禁也.』① (「傷寒遺證」)

◘ **傷寒遺證** ○ 帝曰, 熱病已愈, 時有所遺者, 何也. 岐伯曰, 諸遺者, 熱甚而强食之, 故有所遺也. 帝曰, 治遺奈何. 岐伯曰, 視其虛實, 調其逆從, 可使必已矣. 帝曰, 病熱當何禁之. 岐伯曰, 病熱少愈, 食肉則復, 多食則遺, 此其禁也. 『內經』

① 상한유증(**傷寒遺證**) ○ 황제(黃帝)가 묻기를, "열병(熱病)이 이미 나은 듯한데 때로 남아 있는 열이 있는 것은 무슨 까닭입니까?"라고 하였다. 이에 기백(岐伯)이 대답하기를, "무릇 열이 남아 있는 증상은 열이 심한 때에 음식을 억지로 먹었기 때문에 열이 물러가지 않고 남아 있게 되는 것입니다"라고 하였다. 황제가 묻기를, "남아 있는 열증(熱證)을 치료하려면 어떻게 해야 합니까?"라고 하였다. 기백이 대답하기를, "그 허실(虛實)을 보아서 적당한 치료를 해주면 나을 것입니다"라고 하였다. 황제가 묻기를, "열병일 때는 무엇을 금해야 합니까?"라고 하였다. 기백이 대답하기를, "열병이 좀 호전되었을 때에 고기를 먹으면 병이 도지고, 음식을 많이 먹으면 열증이 남게 되므로 이것을 금해야 합니다"라고 하였다. 『내경』(『素問·熱論 31』) (『寶鑑·雜病三·寒(下)·傷寒遺證』) (신편p.1923 /신p.1120)

兩感 (『類經十五卷·疾病類』, p.583)

第五章

제왈 기병양감어한자 기맥응여기병형하여
帝曰, 其病兩感於寒者, 其脈應與其病形何如?

기백왈 양감어한자 병일일 즉거양여소음구병 즉두통구건이번만
岐伯曰, 『兩感於寒者, 病一日, 則巨陽與少陰俱病, 則頭痛口乾而煩滿;

이일 즉양명여태음구병 즉복만신열 불욕식섬언
二日, 則陽明與太陰俱病, 則腹滿身熱, 不欲食譫言;

삼일 즉소양여궐음구병 즉이롱낭축이궐
三日, 則少陽與厥陰俱病, 則耳聾囊縮而厥;

수 장 불 입　부 지 인　육 일 사
水漿不入，不知人，六日死.』① (「兩感傷寒爲死證」)

제 왈　오 장 이 상　육 부 불 통　영 위 불 행　여 시 지 후　삼 일 내 사　하 야
帝曰，五藏已傷，六府不通，榮衛不行，如是之後，三日乃死，何也?

기 백 왈　양 명 자　십 이 경 맥 지 장 야　기 혈 기 성　고 부 지 인　삼 일 기 기 내 진　고 사 의
歧伯曰，陽明者，十二經脈之長也，其血氣盛，故不知人，三日其氣乃盡，故死矣.

■ **兩感傷寒爲死證** ○ 兩感於寒者，病一日巨陽與少陰俱病，則頭痛口乾而煩滿. 二日則陽明與太陰俱病，腹滿，身熱，不欲食，譫言. 三日則少陽與厥陰俱病，則耳聾，囊縮而厥，水漿不入，不知人，六日死.『內經』

① 양감상한은 죽을 병이다[**兩感傷寒爲死證**] ○ 표리(表裏) 관계에 있는 음양(陰陽) 두 경맥(經脈)이 동시에 한사(寒邪)에 감촉되면 첫째 날은 태양(太陽)과 소음(少陰) 두 경맥이 동시에 병들어 머리가 아프고 입이 마르며 가슴이 답답한 증상이 나타난다. 둘째 날은 양명(陽明)과 태음(太陰) 두 경맥이 동시에 병들어 배가 불러 오르고 신열(身熱)이 나며 음식을 먹고 싶지 않고, 심하면 정신이 흐릿하고 헛소리를 하는 증상이 나타난다. 셋째 날은 소양(少陽)과 궐음(厥陰) 두 경맥이 동시에 병들어 귀가 안들리고 음낭이 오그라들며 사지가 싸늘해지는 증상이 나타난다. 만약 병정(病情)이 더욱 발전되어 물도 못 마시고 사람도 알아보지 못하는 지경에 이르면 엿새째 죽는다.『내경』(『素問·熱論 31』) (『寶鑑·雜病二·寒(上)·兩感傷寒爲死證』) (신편p.1817 /신p.1068)

◉ 『寶鑑』에서는 '兩感傷寒爲死證' 조문에 '四逆湯, 桂枝湯, 大羌活湯, 陶氏冲和湯'을 예시하였다.

溫病暑病 (『類經十五卷·疾病類』, p.584)

범 병 상 한 이 성 온 자　선 하 지 일 자 위 병 온　후 하 지 일 자 위 병 서
『凡病傷寒而成溫者，先夏至日者爲病溫，後夏至日者爲病暑，

서 당 여 한 개 출　물 지
暑當與汗皆出，勿止.』① (「傷寒傳變爲溫爲暑」)

➡ 이 부분은 溫病과 暑病을 하지일로 구분함을 천명하였다. 하지일 이전까지는 일교차가 크다는 특징이 있다.

■ **傷寒傳變爲溫爲暑** ○ 凡病傷寒而成溫者，先夏至日者，爲病溫，詳見瘟疫. 後夏至日者，爲病暑. 暑當與汗皆出，勿止.『內經』

① 상한이 전변하여 온병이나 서병이 된다[**傷寒傳變爲溫爲暑**] ○ 대개 한사(寒邪)에 손상되어 생기는 온열병(溫熱病)은, 하지(夏至) 이전에 발병한 것은 온병(溫病) (자세한 것은 瘟疫門을 보라.) 이 되고, 하지 이후에 발병한 것은 서병(暑病)이 된다. 서사(暑邪)는 응당 땀과 함께 배출되어야 하므로 땀이 나는 것을 멎게 해서는 안된다.『내경』(『素問·熱論 31』) (『寶鑑·雜病三·暑·傷寒傳變爲溫爲暑』) (신편p.1975 /신p.1146)

刺熱篇 第三十二

五藏熱病刺法 (『類經十五卷·疾病類』, p.586)

第一章

간열병자 소변선황 복통다와신열
『肝熱病者，小便先黃㉠，』①（「辨尿色」）腹痛多臥身熱，

열쟁즉광언급경 협만통 수족조 부득안와
熱爭則狂言及驚，脇滿痛，手足躁，不得安臥，

경신심 갑을대한 기역즉경신사 자족궐음소양
庚辛甚，甲乙大汗，氣逆則庚辛死，刺足厥陰少陽.

기역즉두통원원 맥인충두야
其逆則頭痛員員，脈引衝頭也.

심열병자 선불락 수일내열
心熱病者，先不樂，數日乃熱.

열쟁즉졸심통 번민선구 두통면적무한
熱爭則卒心痛，煩悶善嘔，頭痛面赤無汗，

임계심 병정대한 기역즉임계사 자수소음태양
壬癸甚，丙丁大汗，氣逆則壬癸死，刺手少陰太陽.

비열병자 선두중협통 번심안청 욕구신열
脾熱病者，先頭重頰痛，煩心顔青，欲嘔身熱，

열쟁즉요통불가용면앙 복만설 양함통
熱爭則腰痛不可用俛仰，腹滿泄，兩頷痛，

갑을심 무기대한 기역즉갑을사 자족태음양명
甲乙甚，戊己大汗，氣逆則甲乙死，刺足太陰陽明.

폐열병자 선석연궐 기호모오풍한 설상황신열
肺熱病者，先淅然厥，起毫毛惡風寒，舌上黃身熱.

열쟁즉천해 통주흉응배 부득대식 두통불감 한출이한
熱爭則喘欬，痛走胸膺背，不得大息，頭痛不堪，汗出而寒，

병정심 경신대한 기역즉병정사 자수태음양명 출혈여대두 입이
丙丁甚，庚辛大汗，氣逆則丙丁死，刺手太陰陽明，出血如大豆，立已.

신열병자 선요통행산 고갈삭음 신열
腎熱病者，先腰痛胻㉡痠，苦渴數飮，身熱.

열쟁즉항통이강 행한차산 족하열 불욕언
熱爭則項痛而强，胻寒且痠，足下熱，不欲言，

기역즉항통원원담담 연
其逆則項痛員員澹澹㉢然.

무기심 임계대한 기역즉무기사 자족소음태양
戊己甚，壬癸大汗，氣逆則戊己死，刺足少陰太陽.

제한자 지기소승일 한출야
諸汗者，至其所勝日，汗出也.

㉠ 小便先黃 : 校釋本에는 '先小便黃'으로 고쳤다.
㉡ 胻 : 四庫全書本, 章句索引本, 校釋本에는 '骱'으로 되어 있다. 이하 동일하다.
㉢ 澹澹 : 校釋本에는 '淡淡'으로 되어 있다.

『肝熱病者，左頰先赤；

心熱病者，顔先赤；

脾熱病者，鼻先赤；

肺熱病者，右頰先赤；

腎熱病者，頤先赤.』② (「審臟腑熱之部分」)

病雖未發，見赤色者刺之，名曰治未病.

熱病從部所起者，至期而已；其刺之反者，三周而已；重逆則死.

諸當汗者，至其所勝日，汗大出也.

諸治熱病，以飮之寒水，乃刺之，必寒衣之，居止寒處，身寒而止也.

■ 辨尿色 ○ 肝熱病者，小便先黃.『內經』

① 오줌의 색깔을 변별한다[辨尿色] ○ 간(肝)에 열이 있는 병자는 소변이 먼저 노랗게 된다.(『素問·刺熱 32』)(『寶鑑·內景四·小便·辨尿色』)(신편p.713 /신p.485)

◆ 審臟腑熱之部分 ○ 內經曰，心熱病者，顔先赤. 顔卽額也. 脾熱病者，鼻先赤. 肝熱病者，左頰先赤. 肺熱病者，右頰先赤. 腎熱病者，頤先赤.

② 장부의 열이 발생하는 부위를 살핀다[審臟腑熱之部分] ○ 『내경(內經)』(『素問·刺熱 32』)에서는 “심열병(心熱病)이면 얼굴 얼굴이란 곧 이마를 가리킨다. 이 먼저 붉어지고, 비열병(脾熱病)이면 코가 먼저 붉어지며, 간열병(肝熱病)이면 왼쪽 뺨이 먼저 붉어지고, 폐열병(肺熱病)이면 오른쪽 뺨이 먼저 붉어지며, 신열병(腎熱病)이면 턱이 먼저 붉어진다”라고 하였다.(『寶鑑·雜病三·火·審臟腑熱之部分』)(신편p.2032 /신p.1171)

第二章

熱病先胸脇痛，手足躁，刺足少陽，補足太陰，病甚者爲五十九刺.

熱病始手臂痛者，刺手陽明太陰而汗出止.

熱病始於頭首者，刺項太陽而汗出止.

熱病始於足脛者，刺足陽明而汗出止.

熱病先身重骨痛，耳聾好瞑㉠，刺足少陰，病甚，爲五十九刺.

熱病先眩冒而熱，胸脇滿，刺足少陰少陽.

㉠ 瞑 : 四庫全書本，章句索引本에는 ‘暝’으로 되어 있다.

태양지맥색영관골 열병야 영미교 왈 금차득한 대시이이
太陽之脈色榮顴骨, 熱病也, 榮未交㉠, 曰, 今且得汗, 待時而已.

여궐음맥쟁현자 사기불과삼일
與厥陰脈爭見者, 死期不過三日.

기열병내연신 소양지맥색야
其熱病內連腎, 少陽之脈色也.

소양지맥색영협전 열병야 영미교 왈 금차득한 대시이이
少陽之脈色榮頰前, 熱病也, 榮未交㉡, 曰, 今且得汗, 待時而已.

여소음맥쟁현자 사기불과삼일
與少陰脈爭見者, 死期不過三日.

第三章

열병 기혈삼추하간 주흉중열
熱病, 氣穴三椎下間, 主胸中熱,

사추하간 주격중열
四椎下間, 主鬲中熱,

오추하간 주간열
五椎下間, 主肝熱,

육추하간 주비열
六椎下間, 主脾熱,

칠추하간 주신열 영재저야 항상삼추함자 중야
七椎下間, 主腎熱, 榮在骶也, 項上三椎陷者, 中也.

협하역관위대가 하아거위복만 관후위협통 협상자격상야
頰下逆顴爲大瘕, 下牙車爲腹滿, 顴後爲脇痛, 頰上者鬲上也.

➡ 참고로 3추하는 身柱, 4추하는 巨闕兪, 5추하는 神道, 6추하는 靈臺, 7추하는 至陽이다.

➡ "頰下逆顴爲大瘕, 下牙車爲腹滿, 顴後爲脇痛, 頰上者鬲上也."는 望診에 해당하니 부위에 유의하여 참고하라. 『靈樞·五色 49』에 "顴者, 肩也; 顴後者, 臂也; 臂下者, 手也"라고 한 바와는 다르다. '顴後'만 보아도 한쪽은 脇痛이라 하고 한쪽은 팔을 가리킨다고 하여 차이가 난다. '顴'이 지금의 광대뼈를 지칭하면 '脇痛'이 맞다. 그에 따른다면 어깨는 응당 '眉'라야 한다. 바로 앞에서 '太陽之脈, 色榮顴骨'이라고 하였는데, 이 또한 '眉' 부위라야 한다. 『靈樞·陰陽二十五人 64』에서 '足太陽之上, 血氣盛則美眉'라고 하였기 때문이다. 즉, '顴'자가 '광대뼈'를 지칭한다고 확신하고 보면 둘 중의 하나는 반드시 어긋난다. 본래 글자가 誤記일 수 있다는 여지를 가지기 바란다. 왜냐하면『內經』은 王冰에 의해 편집되고 수정된 版本이기 때문이다. 따라서, 해석에 있어서 유연한 자세를 가져야 한다.

㉠ 交 : 校釋本에는 '夭'로 고쳤다.
㉡ 交 : 校釋本에는 '夭'로 고쳤다.

評熱病論篇 第三十三

陰陽交 (『類經十五卷·疾病類』, p.585)

第一章

황제문왈 유병온자 한출첩부열 이맥조질불위한쇠 광언불능식 병명위하
『黃帝問曰, 有病溫者, 汗出輒復熱, 而脈躁疾不爲汗衰, 狂言不能食, 病名爲何?

기백대왈 병명음양교 교자사야
岐伯對曰, 病名陰陽交, 交者死也.

제왈 원문기설
帝曰, 願聞其說.

기백왈 인 소이한출자 개생어곡 곡생어정
岐伯曰, 人㉠所以汗出者, 皆生於穀, 穀生於精.

금사기교쟁어골육이득한자 시사각이정승야 정승즉당능식이불부열
今邪氣交爭於骨肉而得汗者, 是邪却而精勝也, 精勝則當能食而不復熱.

부열자사기야 한자정기야 금한출이첩부열자 시사승야
復熱者邪氣也, 汗者精氣也, 今汗出而輒復熱者, 是邪勝也.

불능식자 정무비야 병이류자 기수가립이경야
不能食者, 精無俾也, 病而留者, 其壽可立而傾也.

차부열론왈 한출이맥상조성자사 금맥불여한상응 차불승기병야 기사명의
且夫熱論曰, 汗出而脈尙躁盛者死, 今脈不與汗相應, 此不勝其病也, 其死明矣.

광언자시실지 실지자사
狂言者是失志, 失志者死.』① (「陰陽交證」)

금현삼사 불현일생 수유필사야
今見三死, 不見一生, 雖愈必死也.

➡ 『素問·評熱病論 33』에 '穀生於精'이라 하고, 『靈樞·營衛生會 18』에 '人受氣于穀'이라 하였다.

◘ **陰陽交證** ○ 黃帝問曰, 有病溫者, 汗出輒復熱, 而脈躁疾不爲汗衰, 狂言不能食, 病名爲何. 岐伯曰, 病名陰陽交, 交者死也. 帝曰, 願聞其說. 岐伯曰, 人所以汗出者, 皆生於穀, 穀生於精. 今邪氣交爭於骨肉而得汗者, 是邪却而精勝也. 精勝, 則當能食而不復熱. 復熱者, 邪氣也. 汗者, 精氣也. 今汗出而輒復熱者, 是邪勝也. 不能食者, 精無俾也. 病而留者, 其壽可立而傾也. 且夫熱論曰, 汗出而脈尙躁盛者死. 狂言者, 是失志, 失志者死. 『內經』

① 음양교증(**陰陽交證**) ○ 황제(黃帝)가 묻기를, "온열병(溫熱病)을 앓는 환자가 땀을 낸 후에 이어서 열이 나고, 맥상(脈象)이 펄쩍펄쩍 뛰고 빠르며, 병정(病情)은 땀을 냈다고 해서 줄어들기는커녕 심지어 미친 소리를 하고 음식을 먹지 못하는 증상을 보이기도 하는데, 이것은 무슨 병입니까?"라고 하였다. 이에 기백(岐伯)이 대답하기를, "이런 병을 '음양교(陰陽交)'라고 하는데, 음양교는 죽을 증상입니다"라고 하였다. 황제가 말하길, "그 까닭을 듣고 싶습니다"라고 하였다. 이에 기백이 대답하기를, "사람이 땀을 낼 수 있는 것은 모두 먹고 마시는 수곡(水穀)에서 화생(化生)된 정기(精氣)에 의지해서 그럴 수 있는 것입니다. 지금 사기(邪氣)와 정기(正氣)가 골육(骨肉) 사이에서 서로 다투어 땀을

㉠ 人 : 校釋本에는 '人之'로 되어 있다.

낼 수 있다는 것은 사기가 물러나고 정기(精氣)가 이겼다는 것입니다. 정기가 이겼다면 마땅히 음식을 먹을 수 있고 열이 다시 나지 않아야 할 것입니다. 그런데 다시 열이 난다는 것은 사기가 여전히 체내에 머물러 있다는 것입니다. 땀이 난다는 것은 정기가 사기를 이겼다는 것입니다. 그런데 지금 땀이 나고 이어서 열이 난다는 것은 사기가 정기(精氣)를 이겼다는 것이 됩니다. 만약 다시 음식을 먹을 수 없는 데다가 정기(精氣)가 보충되지 않는다면 병사(病邪)는 머물러 떠나지 않으므로 환자는 곧 생명이 위험해지는 것입니다. 게다가 『소문(素問)·열론(熱論)』에서도 '땀을 낸 후에도 맥상이 여전히 성대(盛大)하고 펄쩍펄쩍 뛰는 것은 죽을 증상이다'라고 하였던 것입니다. 그리고 미친 소리를 하는 것은 제정신을 잃은 것으로서 제정신을 잃은 것 역시 죽을 증상입니다"라고 하였다. 『내경』(『素問·評熱病論 33』) (『寶鑑·雜病三·寒(下)·陰陽交證』) (신편p.1917 /신p.1117)

風厥勞風 (『類經十五卷·疾病類』, p.562)

第二章

제왈 유병신열한출번만 번만불위한해 차위하병
帝曰, 有病身熱汗出煩滿, 煩滿不爲汗解, 此爲何病?

기백왈 한출이신열자 풍야 한출이번만불해자 궐야 병명왈풍궐
岐伯曰, 汗出而身熱者, 風也, 汗出而煩滿不解者, 厥也, 病名曰風厥.

제왈 원졸문지
帝曰, 願卒聞之.

기백왈 거양주기 고선수사 소음여기위표리야 득열즉상종지 종지즉궐야
岐伯曰, 巨陽主氣, 故先受邪, 少陰與其爲表裏也, 得熱則上從之, 從之則厥也.

제왈 치지내하
帝曰, 治之奈何?

기백왈 표리자지 음지복탕
岐伯曰, 表裏刺之, 飮之服湯.

第三章

제왈 노풍위병하여
帝曰, 勞風爲病何如?

기백왈 노풍법재폐하 기위병야 사인강상명시 타출약체 오풍이진한
岐伯曰, 勞風法在肺下, 其爲病也, 使人强上冥視, 唾出若涕, 惡風而振寒,

차위노풍지병
此爲勞風之病.

제왈 치지내하
帝曰, 治之奈何?

기백왈 이구면앙
岐伯曰, 以救俛仰.

거양인정자삼일 중년자오일 불정자칠일
巨陽引精者三日, 中年者五日, 不精者七日,

해출청황체 기상여농 대여탄환 종구중약비중출 불출즉상폐 상폐즉사야
欬出靑黃涕, 其狀如膿, 大如彈丸, 從口中若鼻中出, 不出則傷肺, 傷肺則死也.

➡ "巨陽引精者三日, 中年者五日, 不精者七日"이라는 말은, 일반적으로 太陽에 邪氣가 들었을 때 버티는 시기가

사람마다 다르다는 것을 의미한다. 이 부분의 개념은 『傷寒論』을 공부한 이가 다시 太陽病을 융통성 있게 이해하는 데 중요한 것이다. 이와 같이 원문을 해석하는 것 이외에도 적절한 요약을 해두는 것은 아주 중요하다.

腎風風水 (『類經十五卷·疾病類』, p.563)

第四章

『帝曰, 有病腎風者, 面胕痝然壅, 害於言, 可刺不?

岐伯曰, 虛不當刺, 不當刺而刺, 後五日其氣必至.

帝曰, 其至何如?

岐伯曰, 至必少氣時熱, 時熱從胸背上至頭, 汗出手熱, 口乾苦渴,

小便黃, 目下腫, 腹中鳴, 身重難以行,』① (「腎風證」)

月事不來, 煩而不能食, 不能正偃, 正偃則欬, 病名曰風水, 論在刺法中.

帝曰, 願聞其說.

岐伯曰, 『邪之所湊, 其氣必虛,』② (「邪精虛實」)(「賊風虛邪中人」)(「風痹之始」)

陰虛者, 陽必湊之, 故少氣時熱而汗出也.

『小便黃者, 少腹中有熱也;』③ (「辨尿色」)

不能正偃者, 胃中不和也;

正偃則欬甚, 上迫肺也;

『諸有水氣者, 微腫先見於目下也.

帝曰, 何以言?

岐伯曰, 水者陰也, 目下亦陰也, 腹者至陰之所居, 故水在腹者, 必使目下腫也.』④ (「浮腫微兆」)

眞氣上逆, 故口苦舌乾, 臥不得正偃, 正偃則欬, 出淸水也.

諸水病者, 故不得臥, 臥則驚, 驚則欬甚也.

『腹中鳴者, 病本於胃也.』⑤ (「腹中鳴」)

薄脾則煩不能食, 「食不下者, 胃脘隔也.」⑥ (「噎膈反胃病因」)

身重難以行者, 胃脈在足也;

월사불래자 포맥폐야
『月事不來者, 胞脈閉也.

포맥자속심이락어포중 금기상박폐 심기부득하통 고월사불래야
胞脈者屬心而絡於胞中, 今氣上迫肺, 心氣不得下通, 故月事不來也.』⑦ (「血閉」)

제왈 선
帝曰, 善.

◆ **腎風證** ○ 黃帝曰, 有病腎風者, 面胕痝然壅, 害於言, 可刺否. 岐伯曰, 虛不當刺, 不當刺而刺, 後五日其氣必至. 至必少氣時熱, 時熱從胸背上至頭, 汗出手熱, 口乾苦渴, 小便黃, 目下腫, 腹中鳴, 身重難以行. 『內經』

① 신풍증(**腎風證**) ○ 황제(黃帝)가 묻기를, "신풍(腎風)을 앓는 환자 얼굴이 방연(痝然)하게 부어올라 옹(壅)하기가 이루 말할 수 없으면 침으로 치료할 수 있습니까?"라고 하였다. 이에 기백(岐伯)이 대답하기를, "허증(虛證)에는 침을 쓸 수가 없는데, 만약 침을 놓지 말아야 하는데도 잘못하여 침을 썼다면 닷새 후에는 사기(邪氣)가 반드시 신(腎)에 들어가서 병세가 가중됩니다. 사기가 들어갔을 때는 틀림없이 숨이 차고 때때로 열이 나는데, 열은 가슴과 등에서부터 시작하여 머리로 올라가고 땀이 나며, 손바닥에 열이 나고 입이 말라 갈증이 나며, 소변이 노랗게 되고 눈 밑이 붓고, 뱃속에서 소리가 나고 몸이 무거워 움직이기 어렵습니다"라고 하였다. 『내경』(『素問·評熱病論 33』) (『寶鑑·外形一·面·腎風證』) (신편p.931 /신p.596)

■ **邪精虛實** ○ 內經曰, 邪之所湊, 其氣必虛.

② 사기와 정기가 허하거나 실한 것[**邪精虛實**] ○ 『내경(內經)』(『素問·評熱病論 28』)에서는 "사기(邪氣)가 인체를 침범하는 것은 반드시 정기(正氣)가 허(虛)하기 때문이다"라고 하였다. (『寶鑑·雜病一·辨證·邪精虛實』) (신편p.1633 /신p.966)

■ **賊風虛邪中人** ○ 邪之所湊, 其氣必虛. 留而不去, 其病則實. 『內經』

② 허사적풍이 침범하는 것[**賊風虛邪中人**] ○ 사기(邪氣)가 침범하는 것은 인체의 정기(正氣)가 반드시 허하기 때문이다. 사기가 머물러 있으면서 떠나지 않으면 그 병은 실증(實證)이 된다. 『내경』(『素問·評熱病論 33』) (『寶鑑·雜病二·風·賊風虛邪中人』) (신편p.1730 /신p.1019)

◆ **風痹之始** ○ 邪之所湊, 其氣必虛. 留而不去, 其病則實. 『內經』

② 풍비증의 시초[**風痹之始**] ○ 사기(邪氣)가 침범하는 것은 인체의 정기(正氣)가 반드시 허(虛)하기 때문이다. 사기(邪氣)가 머물러 떠나지 않으면 실증(實證)이 된다. 『내경』(『素問·評熱病論 33』) (『寶鑑·雜病二·風·風痹之始』) (신편p.1777 /신p.1046)

■ **辨尿色** ○ 小便黃者, 小腹中有熱也. 『內經』

③ 오줌의 색깔을 변별한다[**辨尿色**] ○ 소변이 노란 것은 아랫배에 열이 있다는 것이다. (『素問·評熱病論 33』) (『寶鑑·內景四·小便·辨尿色』) (신편p.713 /신p.485)

■ **浮腫微兆** ○ 諸有水氣者, 微腫先見於目下也. 帝曰, 何以言之. 岐伯曰, 水者陰也, 目下亦陰也, 腹者至陰之所居, 故水在腹者, 必使目下腫也. 『內經』

④ 부종이 미미할 때의 징조[**浮腫微兆**] ○ (岐伯이 말하길) "수기병(水氣病)이 있는 사람은 일반적으로 모두 아래 눈꺼풀이 약간 붓는 증상을 보입니다"라고 하였다. 황제(黃帝)가 묻기를, "어째서 그렇게 말할 수 있는 것입니까?"라고 하였다. 이에 기백(岐伯)이 대답하기를, "수(水)는 음사(陰邪)이고, 아래 눈꺼풀 또한 음(陰)의 부위(脾가 주관한다)에 속하며, 복부는 지음(至陰)인 비장(脾臟)이 거처하는 곳이기 때문에 뱃속에 수기(水氣)가 있으면 반드시 눈 아래가 붓는 것입니다"라고 하였다. 『내경』(『素問·評熱病論 33』) (『寶鑑·雜病六·浮腫·浮腫微兆』) (신편p.2435 /신p.1373)

◆ **腹中鳴** ○ 腹中鳴者, 病本於胃也. 『內經』

⑤ 뱃속이 부글거리는 것[**腹中鳴**] ○ 뱃속이 부글거리는 것은 위(胃)에 병이 있는 것이다. 『내경』(『素問·評熱病論 33』) (『寶鑑·外形三·腹·腹中鳴』) (신편p.1289 /신p.775)

◉『寶鑑』에서는 '腹中鳴' 조문에 '二陳湯 가감, 五積散, 理中湯 가감'을 예시하였다.

◘ 噎膈反胃病因 ○ 又曰, 食不下者, 胃脘隔也.『入門』

⑥ 열격과 반위의 원인[噎膈反胃病因] ○ 또한『내경』(『素問·評熱病論 33』)에서는 "음식이 내려가지 않는 것은 위완(胃脘)이 막힌 것이다"라고 하였다.『입문』(『寶鑑·雜病五·嘔吐·噎膈反胃病因』) (신편p.2260 /신p.1287)

◆ 血閉 ○ 月事不來者, 胞脈閉也. 胞脈者, 屬心而絡於胞中. 今氣上迫肺, 心氣不得下通, 故月事不來也.『內經』

⑦ 월경이 중단된 것[血閉] ○ 월경이 나오지 않는 것은 포맥(胞脈)이 막혀 통하지 않기 때문이다. 왜냐하면 포맥은 심장(心臟)에 속하며, 아래로는 자궁과 연결되어 있는데, 기가 위로 거슬러 올라 폐를 압박하여 심기가 아래로 통하지 못하게 하기 때문에 월경이 나오지 않는 것이다.『내경』(『素問·評熱病論 33』) (『寶鑑·內景三·胞·血閉』) (신편p.643 /신p.448)

◉『寶鑑』에서는 '血閉' 조문에 '通血治法으로 三和湯, 玉燭散, 五補元, 衛生湯, 通經湯, 四物湯, 調胃承氣湯, 玉燭散, 補中益氣湯 가감, 十全大補湯, 導痰湯 가감, 柏子仁丸, 澤蘭湯, 萬痛丸, 血極膏, 烏藥湯, 增味四物湯, 導經丸, 瑞金散, 六合湯, 歸脾湯, 加味歸脾湯'을 예시하였다.

逆調論篇 第三十四

寒熱病 ○ 骨痹肉苛 (『類經十五卷·疾病類』, p.592)

第一章

第一節

황제문왈, 인신비상온야, 비상열야, 위지열이번만자, 하야?
黃帝問曰, 人身非常溫也, 非常熱也, 爲之熱而煩滿者, 何也?

기백대왈, 음기소이양기승, 고열이번만야.
岐伯對曰, 陰氣少而陽氣勝, 故熱而煩滿也.

第二節

제왈, 인신비의한야, 중비유한기야, 한종중생자하?
帝曰, 人身非衣寒也, 中非有寒氣也, 寒從中生者何?

기백왈, 시인, 다비기야, 양기소, 음기다, 고신한여종수중출.
岐伯曰, 是人, 多痹氣也, 陽氣少, 陰氣多, 故身寒如從水中出.

第二章

第一節

제왈, 인유사지열, 봉풍한, 여자 여화자, 하야?
『帝曰, 人有四支熱, 逢風寒, 如炙㉠如火者, 何也?

기백왈, 시인자, 음기허, 양기성.
岐伯曰, 是人者, 陰氣虛, 陽氣盛.

사지자양야, 양양상득이음기허소, 소수불능멸성화, 이양독치,
四支者陽也, 兩陽相得而陰氣虛少, 少水不能滅盛火, 而陽獨治,

독치자불능생장야, 독승이지이.
獨治者不能生長也, 獨勝而止耳.

봉풍이여자 여화자, 시인당육삭야.
逢風而如炙㉡如火者, 是人當肉爍也.』① (「四肢熱」)

◘ 四肢熱 ○ 黃帝曰, 人有四肢熱, 逢風寒如灸如火者, 何也. 岐伯曰, 是人者, 陰氣虛陽氣盛. 四肢者, 陽也. 兩陽相得, 而陰氣虛少, 少水不能滅盛火, 而陽獨治. 獨治者, 不能生長也, 獨勝而止耳. 逢風而如灸如火者, 是人當肉爍也. 『內經』

① 사지에 열이 나는 것[四肢熱] ○ 황제(黃帝)가 묻기를, "어떤 사람이 사지에 열(熱)이 날 때 풍한

㉠ 炙 : 四庫全書本에는 '灸'로 되어 있다.
㉡ 炙 : 四庫全書本에는 '灸'로 되어 있다.

(風寒)을 받으면 불로 지지는 것 같고 불덩어리같이 달아오르는 것은 왜 그런 것입니까?"라고 하였다. 이에 기백(岐伯)이 대답하기를, "그런 사람은 음기(陰氣)는 허(虛)하고 양기(陽氣)는 지나치게 성(盛)하기 때문입니다. 사지는 양(陽)에 속하고, 풍사(風邪) 역시 양에 속하는데, 사지가 풍사를 받았으니 양기는 더욱 성해지고 음기는 더욱 허(虛)하고 적어져서 쇠한 음수(陰水)가 지나치게 성한 양화(陽火)를 꺼버릴 수 없어 양기만이 몸속에서 왕성해지는 것입니다. 이렇게 양기만이 성해지면 음기는 생장할 수 없기 때문에 양기가 홀로 성하면 생기(生機)가 사라지는 것입니다. 사지에 열이 날 때 풍사를 받아서 불로 지지는 듯이 뜨거운 이러한 사람은 반드시 살이 바싹 마를 것입니다"라고 하였다. 『내경』(『素問·逆調論 34』) (『寶鑑·外形四·手·四肢熱』) (신편p.1409 /신p.837)

第二節

『帝曰, 人有身寒, 湯火不能熱, 厚衣不能溫, 然不凍慄, 是爲何病?

岐伯曰, 是人者, 素腎氣勝㉠, 以水爲事, 太陽氣衰, 腎脂枯不長, 一水不能勝兩火.

腎者水也, 而生於骨, 腎不生, 則髓不能滿, 故寒甚至骨也.

所以不能凍慄者, 肝一陽也, 心二陽也, 腎孤藏也, 一水不能勝二火,

故不能凍慄, 病名曰骨痹, 是人當攣節也.』① (「骨寒」)

➡ '一水不能勝二火'는 丹溪學派에서 자주 인용되어 陰虛火動을 설명하는 데에 쓰였다.

◆ 骨寒 ○ 黃帝曰, 人有身寒, 湯火不能熱, 厚衣不能溫, 然不凍慄, 是爲何病. 岐伯對曰, 是人者, 素腎氣勝, 以水爲事, 太陽氣衰, 腎脂枯不長, 一水不能勝兩火. 腎者水也, 而生於骨, 腎不生, 則髓不能滿, 故寒甚至骨也. 所以不能凍慄者, 肝一陽也, 心二陽也, 腎孤藏也, 一水不能勝二火, 故不能凍慄, 病名曰骨痹. 是人當攣節也. 『內經』

① 골한증[骨寒] ○ 황제(黃帝)가 묻기를, "어떤 사람은 몸이 차서 끓는 물이나 불로도 뜨겁게 하지 못하고, 두터운 옷으로도 따뜻하게 하지 못하는데, 그렇다고 떨지도 않는 것은 무슨 병입니까?"라고 하였다. 이에 기백(岐伯)이 대답하기를, "이런 사람은 원래 신기(腎氣)가 지나치게 성한 데다가 장기간 물을 접촉하는 환경[以水爲事]에 처해 태양경(太陽經)의 기운이 쇠약해지고, 신의 기름[腎脂]이 양기(陽氣)가 데워주는 역할을 받지 못해 마르고 자라지 못하여 하나의 수(水)가 두 화(火)를 이기지 못한 것입니다. 신(腎)은 수(水)에 속하는 장기로서, 골수(骨髓)의 생장을 주관하는데, 신지(腎脂)가 생겨나지 못하면 골수가 충만해지지 못하기 때문에 찬 기운이 뼈에까지 스며들게 됩니다. 그러나 환자가 떨리지 않는 것은 간(肝)은 일양(一陽)이고, 심(心)은 이양(二陽)인데, 신(腎)은 고독한 장기로서 신(腎)의 하나의 수(水)가 간과 심 두 개의 화(火)를 이기지 못하기 때문에 몸을 떨지 않는 것입니다. 이런 병을 이름하여 '골비(骨痹)'라고 합니다. 이런 사람은 골절이 오그라드는 증상을 나타냅니다"라고 하였다. 『내경』(『素問·逆調論 34』) (『寶鑑·外形三·骨·骨寒』) (신편p.1404 /신p.833)

第三章

『帝曰, 人之肉苛者, 雖近衣絮, 猶尙苛也, 是謂何疾?

㉠ 勝 : 校釋本에는 '盛'으로 되어 있다.

기백왈 영기허 위기실야
岐伯曰, 榮氣虛, 衛氣實也.

영기허즉불인 위기허즉불용 영위구허즉불인차불용 육여고야
榮氣虛則不仁, 衛氣虛則不用, 榮衛俱虛則不仁且不用, 肉如故也.

인신여지불상유 왈사
人身與志不相有, 曰死.』① (「肉苛證」)

◘ **肉苛證** ○ 黃帝曰, 人之肉苛者, 雖近於衣絮, 猶尙苛也, 是謂何疾. 岐伯曰, 榮氣虛, 衛氣實[虛]也. 榮氣虛則不仁, 衛氣虛則不用, 榮衛俱虛則不仁且不用, 肉如故[苛]也, 人身與志不相有, 曰死. 『內經』

① 육가증(肉苛證) ○ 황제(黃帝)가 묻기를, "어떤 사람들은 피부와 살이 마비되어 솜옷을 입히더라도 마비된 것이 풀리지 않는데, 이것을 무슨 병이라 합니까?"라고 하였다. 이에 기백(岐伯)이 대답하기를, "영기(榮氣)가 허(虛)하고 위기(衛氣)가 허(虛)한 것입니다. 영기가 허하면 피부가 마비되고, 위기가 허하면 지체를 쓰지 못하며, 영위기(榮衛氣)가 모두 허하면 마비되고 또 쓰지도 못하며, 살은 마비된 듯하여 몸이 뜻대로 움직이질 않는데, 이렇게 되면 죽습니다"라고 하였다. 『내경』(『素問·逆調論34』) (『寶鑑·外形三·肉·肉苛證』) (신편p.1369 /신p.812)

◉ 『寶鑑』에서는 '肉苛證' 조문에 '前胡散'을 예시하였다.

不得臥 (『類經十八卷·疾病類』, p.691)

第四章

제왈 인유역기 부득와이식유음자
帝曰, 人有逆氣, 不得臥而息有音者,

유부득와이식무음자
有不得臥而息無音者,

유기거여고이식유음자
有起居如故而息有音者,

유득와 행이천자
有得臥, 行而喘者,

유부득와 불능행이천자
有不得臥, 不能行而喘者,

유부득와 와이천자 개하장사연 원문기고
有不得臥, 臥而喘者, 皆何藏使然? 願聞其故.

기백왈 부득와이식유음자 시양명지역야
岐伯曰,『不得臥而息有音者, 是陽明之逆也.

족삼양자하행 금역이상행 고식유음야
足三陽者下行, 今逆而上行, 故息有音也.

양명자 위맥야 위자육부지해 기기역하행 양명역부득종기도 고부득와야
陽明者, 胃脈也, 胃者六府之海, 其氣亦下行, 陽明逆不得從其道, 故不得臥也.

하경왈 위불화즉와불안 차지위야
下經曰,「胃不和則臥不安,」① (「懊憹怫鬱」) 此之謂也.

부기거여고이식유음자 차폐지락맥역야
夫起居如故而息有音者, 此肺之絡脈逆也.

락맥부득수경상하 고류경이불행 락맥지병인야미 고기거여고이식유음야
絡脈不得隨經上下, 故留經而不行, 絡脈之病人也微, 故起居如故而息有音也.

부 부 득 와 와 즉 천 자 시 수 기 지 객 야
夫不得臥臥則喘者, 是水氣之客也.』② (「息有音」)(「臥不安」)

부 수 자 순 진 액 이 류 야 신 자 수 장 주 진 액 주 와 여 천 야
夫水者, 循津液而流也, 腎者水藏, 主津液, 主臥與喘也.

제 왈 선
帝曰, 善.

■ **懊憹怫鬱** ○ 內經曰, 胃不和則臥不安. 此夜所以不得眠也. 胃中燥, 大便堅者, 必譫語也. 非煩非躁, 非寒非痛, 所以心中懊憹也. 『本事』

① 오뇌·불울(**懊憹怫鬱**) ○ 『내경(內經)』(『素問·逆調論 34』)에서는 "위(胃)가 편안하지 못하면 누워도 편하질 못하다"라고 하였다. 이것이 밤에 잠을 이룰 수 없는 까닭이다. 장속에 굳은 변이 있어 대변을 보지 못하면 반드시 헛소리를 하게 되는데, 이것이 번(煩)한 것도 아니고 조(躁)한 것도 아니며, 한증(寒證)도 아니고 아프지도 않으면서 가슴속이 몹시 답답하고 괴로운 까닭이다. 『본사』(『寶鑑·雜病二·寒(上)·懊憹怫鬱』) (신편p.1879 /신p.1105)

◘ **息有音** ○ 不得臥而息有音者, 是陽明之逆也. 足三陽者下行, 今逆而上行, 故息有音也. 陽明者, 胃脈也, 陽明逆, 不得從其道, 故不得臥也. 夫起居如故而息有音者, 此肺之絡脈逆也. 絡脈之病人也微, 故起居如故而息有音也. 『內經』

② 숨쉴 때 소리가 나는 증상[**息有音**] ○ 누울 수도 없고 숨쉴 때마다 소리가 나는 것은 양명경맥(陽明經脈)의 기가 거슬러 오르기 때문이다. 족삼양경(足三陽經)의 기는 내려가야 하는 것인데 도리어 거슬러 오르기 때문에 숨쉴 때 소리가 나는 것이다. 그리고 양명경은 위(胃)의 경맥인데, 양명경의 기가 거슬러 올라왔다가 제 길로 잘 내려가지 못하기 때문에 눕지 못하게 되는 것이다. 자고 일어나는 것은 여전하면서 숨쉴 때 소리가 나는 것은 폐(肺)의 낙맥(絡脈)이 거슬러 오르기 때문이다. 그러나 낙맥에 병이 생겼을 때는 비교적 경미하므로 자고 일어나는 것은 여전하나 숨쉴 때 소리가 나는 것이다. 『내경』(『素問·逆調論 34』) (『寶鑑·內景二·聲音·息有音』) (신편p.450 /신p.341)

◘ **臥不安** ○ 又曰, 足三陽者下行. 陽明者胃脈也. 其氣亦下行, 陽明逆不得從其道, 故不得臥也. 下經曰, 胃不和則臥不安, 夫不得臥而喘者, 是水氣之客也. 『內經』

② 잠자리가 편안치 않은 것[**臥不安**] ○ 또 "족삼양경맥의 기는 아래로 내려갑니다. 양명경(陽明經)은 위맥(胃脈)입니다. 그 경맥의 기 또한 아래로 내려가는 것인데, 만약 양명경의 기가 거슬러 오르면 위기(胃氣) 또한 그 길을 따라 내려갈 수 없는 까닭에 바로 눕지 못하는 것입니다. 『하경(下經)』에 '위(胃)가 고르지 못하면 누워도 편안치 않다'고 한 것과 같습니다. 만약 눕지를 못하고 눕자마자 숨이 찬 것은 바로 수기(水氣)가 폐에 침범한 것입니다"라고 하였다. 『내경』(『素問·逆調論 34』) (『寶鑑·內景二·夢·臥不安』) (신편p.433 /신p.332)

◉ 『**寶鑑**』에서는 '臥不安' 조문에 '十四友元'을 예시하였다.

瘧論篇 第三十五

痎瘧 (『類經十六卷·疾病類』, p.599)

第一章

황제문왈 부해학개생어풍 기축작유시자 하야
黃帝問曰, 夫痎瘧皆生於風, 其蓄作有時者, 何也?

기백대왈 학지시발야 선기어호모 신흠내작
岐伯對曰, 『瘧之始發也, 先起於毫毛, 伸欠乃作,① (「欠」)

한율고함 요척구통 한거즉내외개열 두통여파 갈욕냉음
寒慄鼓頷, 腰脊俱痛, 寒去則內外皆熱, 頭痛如破, 渴欲冷飮.

제왈 하기사연 원문기도
帝曰, 何氣使然? 願聞其道.

기백왈 음양상하교쟁 허실경작 음양상이야
岐伯曰, 陰陽上下交爭, 虛實更作, 陰陽相移也.

양병어음 즉음실이양허
陽幷於陰, 則陰實而陽虛.

양명허 즉한율고함야
陽明虛, 則寒慄鼓頷也.

거양허 즉요배두항통
巨陽虛, 則腰背頭項痛,

삼양구허 즉음기승 음기승 즉골한이통 한생어내 고중외개한
三陽俱虛, 則陰氣勝, 陰氣勝, 則骨寒而痛; 寒生於內, 故中外皆寒.

양성즉외열 음허즉내열
陽盛則外熱, 「陰虛則內熱.」

외내개열 즉천이갈 고욕냉음야
外內皆熱, 則喘而渴, 故欲冷飮也.』② (「瘧疾形證」)(「虛煩不睡」)

차개득지 하상어서 열기성 장어피부지내장위지외
此皆得之『夏傷於暑, 熱氣盛, 藏於皮膚之內腸胃之外,

차영기지소사야 차령인한공소 주리개
此榮氣之所舍也. 此令人汗空疏, 腠理開.

인득추기 한출우풍 급득지이욕 수기사어피부지내 여위기병거
因得秋氣, 汗出遇風, 及得之以浴, 水氣舍於皮膚之內, 與衛氣幷居.

위기자 주일행어양 야행어음
衛氣者, 晝日行於陽, 夜行於陰.

차기득양이외출 득음이내박 내외상박 시이일작
此氣得陽而外出, 得陰而內薄, 內外相薄, 是以日作.』③ (「瘧發日數多少」)

➡ 『素問·生氣通天論 03』에 "夏傷於暑, 秋爲痎瘧"이라 하였고, 『素問·瘧論 35』에서 이를 설명하였다.

◆ 欠 ○ 瘧之始作也, 善伸數欠. 『內經』

① 하품[欠] ○ 학질(瘧疾)이 시작될 때에는 기지개를 잘 켜고 자주 하품을 한다. (『素問·瘧論 35』) (『寶鑑·內景二·言語·欠』) (신편p.461 /신p.347)

■ **瘧疾形證** ○ 瘧之始發也, 先起於毫毛, 伸欠乃作, 寒慄鼓頷, 腰脊俱痛. 寒去則內外皆熱, 頭痛如破, 渴欲飮冷. 『內經』 ○ 夫陰陽上下交爭, 虛實更作, 陰陽相移也. 陽幷於陰, 則陰實而陽虛. 陽明虛則寒慄鼓頷, 巨陽虛則腰背頭項痛, 三陽俱虛則陰氣勝, 陰氣勝則骨寒而痛, 寒生於內, 故中外皆寒. 陽盛則外熱, 陰虛則內熱. 內外皆熱則喘而渴, 故欲冷飮也. 『內經』

② 학질의 형태와 증상[**瘧疾形證**] ○ 학질(瘧疾)이 처음 발작할 때는 먼저 솜털이 일어나고, 기지개를 켜고 하품이 나며, 한기(寒氣)가 들고 떨려서 턱이 서로 부딪치고, 허리와 등이 다 아프다. 한기가 멎으면 겉과 속에 다 열이 나면서 머리가 깨질 듯이 아프고 갈증이 나서 찬물만 마시려고 한다. 『내경』(『素問·瘧論 35』) ○ 음양(陰陽)이 상하로 승강하는 중에 서로 다투어서 허증(虛證)과 실증(實證)이 번갈아 나타나고, 음과 양이 서로 바뀌어 발생한다. 양기(陽氣)가 음분(陰分)에 병합되면 음기는 실(實)해지고 양기는 허(虛)해지는데, 양명경(陽明經)의 기가 허해지면 한기가 나서 턱까지 떨리고, 태양경(太陽經)의 기가 허해지면 허리·등·머리·목이 아프며, 삼양경(三陽經)의 기가 다 허해지면 음기가 더욱 성해지고, 음기(陰氣)가 성해지면 뼈까지 시리면서 아픈데, 이런 시린 증상은 내재적 인소에 의해 결정되는 것인 바, 양기가 외부에서 허하면 외부에서 한기가 들고 음기가 내부에서 성하면 내부에 한기가 들기 때문에 내외가 다 한기가 드는 것이다. (만약 음기가 양분에 가서 뒤섞이면 양기가 실해지고 음기가 허해지는데,) 양기가 성해지면 외부에 열이 나고, 음기가 허해지면 내부에 열이 나므로 내외에 다 열이 나는 것이다. 이렇게 내외에 다 열이 나면 숨이 차고 목이 말라 찬물을 마시려고 한다. 『내경』(『素問·瘧論 35』) (신편p.2540 /신p.1427)

◘ **虛煩不睡** ○ 虛煩者, 心胸煩擾而不寧也. 內經曰, 陰虛則內熱. 今之虛煩, 多是陰虛生內熱所致. 是故傷寒吐下後, 及霍亂吐瀉後, 津液枯竭, 多有虛煩之證. 『醫鑑』

② 허번으로 잠을 자지 못하는 것[**虛煩不睡**] ○ 허번(虛煩)이란 가슴속이 답답하고 편안치 않은 것이다. 『내경(內經)』(『素問·瘧論 35』)에서는 "음이 허하면 속이 열(熱)하다"라고 하였다. 허번은 흔히 음이 허하여 속에 열이 나기 때문에 생긴다. 그러므로 상한으로 토하고 설사한 다음이나 곽란으로 토하고 설사한 다음에는 진액이 고갈되어 흔히 허번증(虛煩證)이 생긴다. 『의감』(『寶鑑·內景二·夢·虛煩不睡』) (신편p.426 /신p.329)

◘ **瘧發日數多少** ○ 夏傷於暑, 熱氣盛, 藏於皮膚之內, 腸胃之外. 因秋遇風, 及得之以浴, 水氣舍於皮膚之內, 與衛氣幷居. 衛氣者, 晝日行於陽, 夜行於陰, 此氣得陽而外出, 得陰而內薄, 內外相薄, 是以日作. 『內經』

③ 학질이 발작하는 날수의 증감[**瘧發日數多少**] ○ 여름철에 서사(暑邪)에 상하여 사열(邪熱)이 성해지면 피부 속, 장위(腸胃)의 밖에 머문다. 그러다가 가을철이 되어 풍사(風邪)를 맞거나 목욕을 하면서 수기(水氣)에 감촉되면 풍사와 수기가 피부 속에 머물면서 위기(衛氣)와 뒤섞인다. 그런데 위기(衛氣)는 낮에는 양분(陽分)을 순행하고 밤에는 음분(陰分)을 순행하므로 이에 따라 사기(邪氣) 또한 위기를 따라 양분으로 나오기도 하고 음분으로 들어가기도 하여 사기(邪氣)와 정기(正氣)가 내외에서 서로 부딪쳐 매일 규칙적으로 발작하는 것이다. 『내경』(『素問·瘧論 35』) (『寶鑑·雜病七·痎瘧·瘧發日數多少』) (신편p.2543 /신p.1429)

第二章

제왈 기간일이작자 하야
帝曰, 其間日而作者, 何也?

기백왈 기기지사심 내박어음 양기독발 음사내착 음여양쟁부득출 시이간일이작야
岐伯曰, 其氣之舍深, 內薄於陰, 陽氣獨發, 陰邪內著, 陰與陽爭不得出, 是以間日而作也.

제왈 선 기작일안여기일조자 하기사연
『帝曰, 善. 其作日晏與其日早者, 何氣使然?

기백왈 사기객어풍부 순려이하
岐伯曰, 邪氣客於風府, 循膂而下,

위기일일일야대회어풍부 기명일 일하일절 고기작야안
衛氣一日一夜大會於風府, 其明日, 日下一節, 故其作也晏.

차선객어척배야 매지어풍부즉주리개 주리개즉사기입 사기입즉병작
此先客於脊背也, 每至於風府則腠理開, 腠理開則邪氣入, 邪氣入則病作,

이차일작초익안야
以此日作稍益晏也.

기출어풍부 일하일절 이십오일 하지저골
其出於風府, 日下一節, 二十五日, 下至骶骨;

이십육일 입어척내 주어복려지맥 기기상행
二十六日, 入於脊內, 注於伏膂之脈, 其氣上行,

구일 출어결분지중 기기일고 고작일익조야
九日, 出於缺盆之中, 其氣日高, 故作日益早也.』① (「瘧發有晝夜早晏之異」)

기간일발자 유사기내박어오장 횡련모원야
『其間日發者, 由邪氣內薄於五藏, 橫連募原也,

기도원 기기심 기행지 불능여위기구행 부득개출 고간일내작야
其道遠, 其氣深, 其行遲, 不能與衛氣俱行, 不得皆出, 故間日乃作也.』②
(「瘧發日數多少」)

◘ 瘧發有晝夜早晏之異 ○ 帝曰, 其作日晏與日早者, 何氣使然. 岐伯曰, 邪氣客於風府, 循膂而下, 衛氣一日一夜大會於風府, 其明日日下一節, 故其作也晏. 此先客於脊背也, 每至於風府則腠理開, 腠理開則邪氣入, 邪氣入則病作. 以此作日稍益晏也. 其出於風府, 日下一節, 二十五日下至骶骨, 二十六日入於脊內, 注於伏膂之脈, 其氣上行, 九日出於缺盆之中, 其氣日高, 故作日益早也. 『內經』

① 학질의 발작은 주야·조만의 차이가 있다[瘧發有晝夜早晏之異] ○ 황제(黃帝)가 묻기를, "학질이 발작할 적에 하루하루 늦어지는 것도 있고 하루하루 빨라지는 것도 있는데, 이것은 무슨 까닭입니까?"라고 하였다. 이에 기백(岐伯)이 대답하기를, "사기(邪氣)는 풍부혈(風府穴)에 침입한 후에 등뼈를 따라 날마다 한 마디씩 아래로 옮겨가고, 위기(衛氣)는 1주야(晝夜)를 운행하여 풍부혈에 크게 모이는 바, 다음날부터는 날마다 사기가 한 마디씩 아래로 내려가기 때문에 학질이 발작하는 시간도 하루하루 늦어지는 것입니다. 즉, 학질이 발작하는 것은 사기가 먼저 등뼈를 침습한 때문인데, 위기(衛氣)가 풍부(風府)를 순행할 때가 되면 주리(腠理)가 열리고, 주리가 열리면 사기(邪氣)가 침입하고, 사기가 침입하면 위기와 다투어 학질이 발작하는 것이니, 사기가 날마다 한 마디씩 아래로 내려가기 때문에 학질이 발작하는 시간은 하루하루 늦어지는 것입니다. 그런데 만약 사기가 풍부혈에 침입하여 날마다 한 마디씩 내려오면서 발작하던 것이 25일쯤 지나면 사기가 저골(骶骨, 꼬리뼈)에 다다라 26일째는 등뼈 속으로 들어가 충맥(衝脈)에 주입되어 충맥을 따라 위로 올라가는 바, 9일째가 되면 결분(缺盆, 天突穴)에 이르는데, 이 기간에 사기는 날마다 위로 올라가므로 학질이 발작하는 시간도 하루하루 당겨지는 것입니다"라고 하였다. 『내경』(『素問·瘧論 35』) (『寶鑑·雜病七·痎瘧·瘧發有晝夜早晏之異』) (신편p.2545 /신p.1429)

◘ 瘧發日數多少 ○ 其間日發者, 由邪氣內薄於五藏, 橫連募原也. 其道遠, 其行遲, 不能與衛氣俱行, 不得皆出, 故間日乃作也. 『內經』

② 학질이 발작하는 날수의 증감[瘧發日數多少] ○ 하루걸러 발작하는 것은 사기(邪氣)가 오장(五臟)에 침범하여 모원(募原, 膜原)과 연결되어 주행하는 길이 멀고 순행이 더디기 때문에 위기(衛氣)와 같이 순행할 수 없어 같이 나오지 못하므로 하루걸러 발작하는 것이다. 『내경』(『素問·瘧論 35』) (『寶鑑·雜病七·痎瘧·瘧發日數多少』) (신편p.2543 /신p.1429)

第三章

제왈 부자언위기매지어풍부 주리내발 발즉사기입 입즉병작
帝曰, 夫子言衛氣每至於風府, 腠理乃發, 發則邪氣入, 入則病作,

금위기일하일절 기기지발야 부당풍부 기일작자내하
今衛氣日下一節, 其氣之發也, 不當風府, 其日作者奈何?

기백왈 차사기객어두항 순려이하자야 고허실부동 사중이소 즉부득당기풍부야
歧伯曰, 此邪氣客於頭項, 循膂而下者也, 故虛實不同, 邪中異所, 則不得當其風府也.

고사중어두항자 기지두항이병
故邪中於頭項者, 氣至頭項而病;

중어배자 기지배이병
中於背者, 氣至背而病;

중어요척자 기지요척이병
中於腰脊者, 氣至腰脊而病;

중어수족자 기지수족이병
中於手足者, 氣至手足而病.

위기지소재 여사기상합 즉병작
衛氣之所在, 與邪氣相合, 則病作.

고풍무상부 위기지소발 필개기주리 사기지소합 즉기부야
故風無常府, 衛氣之所發, 必開其腠理, 邪氣之所合, 則其府也.

제왈 선
帝曰, 善.

第四章

부풍지여학야 상사동류 이풍독상재 학득유시이휴자 하야
夫風之與瘧也, 相似同類, 而風獨常在, 瘧得有時而休者, 何也?

기백왈 풍기류기처 고상재 학기수경락침이내박 고위기응내작
歧伯曰, 風氣留其處, 故常在; 瘧氣隨經絡沈以內薄, 故衛氣應乃作.

제왈 학선한이후열자 하야
帝曰, 『瘧先寒而後熱者, 何也?

기백왈 하상어대서 기한대출 주리개발
歧伯曰, 夏傷於大暑, 其汗大出, 腠理開發,

인우하기처창지수한 장어주리피부지중 추상어풍 즉병성의
因遇夏氣淒滄之水寒㉠, 藏於腠理皮膚之中, 秋傷於風, 則病成矣.

부한자음기야 풍자양기야 선상어한 이후상어풍 고선한이후열야
夫寒者陰氣也, 風者陽氣也, 先傷於寒, 而後傷於風, 故先寒而後熱也,

병이시작 명왈한학
病以時作, 名曰寒瘧.

제왈 선열이후한자 하야
帝曰, 先熱而後寒者, 何也?

기백왈 차선상어풍 이후상어한 고선열이후한야 역이시작 명왈온학
歧伯曰, 此先傷於風, 而後傷於寒, 故先熱而後寒也, 亦以時作, 名曰溫瘧.

㉠ 水寒 : 校釋本에는 '小寒迫之'로 고쳤다.

其但熱而不寒者, 陰氣先絶, 陽氣獨發,

則少氣煩寃, 手足熱而欲嘔, 名曰癉瘧.』① (「寒熱先後」)

◘ 寒熱先後 ○ 瘧先寒而後熱者, 由夏傷於大暑, 其汗大出, 腠理開發, 因遇夏氣凄滄之水寒, 藏於腠理皮膚之中, 秋傷於風, 則病成矣. 夫寒者, 陰氣也, 風者, 陽氣也. 先傷於寒而後傷於風, 故先寒而後熱也, 病以時作, 名曰寒瘧. 『內經』 ○ 先熱而後寒者, 由先傷於風, 而後傷於寒, 故先熱而後寒, 亦以時作, 名曰溫瘧. 『內經』 ○ 其但熱而不寒者, 陰氣先絶, 陽氣獨發, 則少氣煩寃, 手足熱而欲嘔, 名曰癉瘧. 癉謂熱也. 『內經』

① 오한과 발열의 선후[寒熱先後] ○ 학질(瘧疾)일 때 먼저 오한이 나고 후에 열이 나는 것은, 여름에 심한 더위에 상하여 땀이 많이 나고 주리(腠理)가 열렸을 때 한기(寒氣)와 수습(水濕)의 기(氣)를 받아 그 사기(邪氣)가 주리와 피부 속에 잠복해 있다가 가을이 되어 다시 풍사(風邪)에 상하게 되면 학질이 되는 것이다. 그런데 한기(寒氣)는 음기(陰氣)이고, 풍사(風邪)는 양기(陽氣)인데, 먼저 한기에 상하고 다음에 풍사에 상하였기 때문에 먼저 오한이 나고 후에 열이 나는 것이며, 또한 일정한 시간을 두고 발작하는데, 이것을 '한학(寒瘧)'이라고 한다. 『내경』(『素問·瘧論 35』) ○ 먼저 열이 난 다음에 오한이 나는 것은 먼저 풍사(風邪)에 상한 다음 한기(寒氣)와 수습(水濕)의 기(氣)에 상한 것이기 때문에 먼저 열이 나다가 오한이 나는 것이며, 또한 일정한 시간을 두고 발작하는데, 이것을 '온학(溫瘧)'이라고 한다. 『내경』(『素問·瘧論 35』) ○ 오직 열만 나고 오한이 나지 않는 것은 음기(陰氣)가 속에서 먼저 끊어져서 양기(陽氣)만 겉으로 지나치게 나타나는 것인 바, 이때는 기운이 약해지고 답답하며 수족이 달아오르면서 구역질이 나려고 하는데, 이것을 '단학(癉瘧)'이라고 한다. 단(癉)이란 열(熱)이 난다는 말이다. 『내경』(『素問·瘧論 35』) (『寶鑑·雜病七·痎瘧·寒熱先後』) (신편p.2542 /신p.1428)

第五章

帝曰, 夫經言有餘者寫之, 不足者補之, 今熱爲有餘, 寒爲不足.

夫瘧者之寒, 湯火不能溫也,

及其熱, 冰水不能寒也, 此皆有餘不足之類.

當此之時, 良工不能止, 必須其自衰, 乃刺之, 其故何也? 願聞其說.

岐伯曰, 經言「無刺熇熇之熱,

無刺渾渾之脈,

無刺漉漉之汗,」① (「鍼法有瀉無補」) 故爲其病逆未可治也.

『夫瘧之始發也, 陽氣幷於陰, 當是之時, 陽虛而陰盛, 外無氣, 故先寒慄也.

陰氣逆極, 則復出之陽, 陽與陰復幷於外, 則陰虛而陽實, 故先熱而渴.

夫瘧氣者, 幷於陽則陽勝, 幷於陰則陰勝, 陰勝則寒, 陽勝則熱.』② (「瘧疾形證」)

학자 풍한지기불상야 병극즉복
瘧者, 風寒之氣不常也, 病極則復.

지병지발야 여화지열 여풍우 불가당야
至病之發也, 如火之熱, 如風雨, 不可當也.

고경언왈 방기성시 필훼 인기쇠야 사필대창 차지위야
故經言曰, 方其盛時, 必毁㉠; 因其衰也, 事必大昌, 此之謂也.

부학지미발야 음미병양 양미병음 인이조지 진기득안 사기내망
夫瘧之未發也, 陰未幷陽, 陽未幷陰, 因而調之, 眞氣得安, 邪氣乃亡.

고공불능치기이발 위기기역야
故工不能治其已發, 爲其氣逆也.

제왈 선 공지내하 조안하여
帝曰, 善. 攻之奈何, 早晏何如?

기백왈 학지차발야 음양지차이야 필종사말시야
岐伯曰,『瘧之且發也, 陰陽之且移也, 必從四末始也,

양이상 음종지 고선기시견속기처 령사기부득입 음기부득출
陽已傷, 陰從之, 故先其時堅束其處, 令邪氣不得入, 陰氣不得出,

심후견지 재손락성견이혈자 개취지 차진왕이미득병자야
審候見之, 在孫絡盛堅而血者, 皆取之,』③ (「痎瘧·鍼灸法」) 此眞往而未得幷者也.

제왈 학불발 기응하여
帝曰, 瘧不發, 其應何如?

기백왈 학기자 필경성경허 당기지소재야
岐伯曰, 瘧氣者, 必更盛更虛, 當氣之所在也,

병재양즉열이맥조
病在陽則熱而脈躁;

재음즉한이맥정
在陰則寒而脈靜;

극즉음양구쇠 위기상리 고병득휴 위기집 즉부병야
極則陰陽俱衰, 衛氣相離, 故病得休; 衛氣集, 則復病也.

◘ **鍼法有瀉無補** ○ 鍼刺雖有補瀉之法, 予恐但有瀉而無補焉. 經謂瀉者迎而奪之, 以鍼迎其經脈之來氣而出之, 固可以瀉實也. 謂補者隨而濟之, 以鍼隨其經脈之去氣而留之, 未必能補虛也. 不然內經何以曰, 無刺熇熇之熱, 無刺渾渾之脈, 無刺漉漉之汗. 無刺大勞人, 無刺大飢人, 無刺大渴人, 無刺新飽人, 無刺大驚人. 又曰, 形氣不足, 病氣不足, 此陰陽皆不足, 不可刺. 刺之則重竭其氣, 老者絶滅, 壯者不復矣. 若此等語, 皆有瀉無補之謂也. 凡虛損危病久病, 俱不宜用鍼. 『入門』

① 침법에는 사법만 있고 보법은 없다[鍼法有瀉無補] ○ 침을 놓는 데는 비록 보법(補法)과 사법(瀉法)이 있다고 하나, 나는 다만 사법만 있고 보법은 없다고 생각한다. 『내경(內經)』(『靈樞·九鍼十二原 01』과 『靈樞·小鍼解 03』)에서 "사법(瀉法)은 마주 받아가서 빼앗는 것이다"라고 한 것은 침을 경맥(經脈)의 순행방향과 반대로 마주 받아가면서 놓아 실(實)하게 오는 사기(邪氣)를 빼앗는 것이므로 진실로 실한 사기를 사(瀉)한다고 할 수 있는 것이고, "보법(補法)은 따르면서 구제[補]해 주는 것이다"라고 한 것은 침을 경맥(經脈)의 순행방향을 따라 놓아 없어진 정기(正氣)를 머무르게 한다는 것이므로 반드시 허(虛)한 것을 보한다고는 할 수 없는 것이다. 그렇지 않으면 무엇 때문에 『내경』(『素問·瘧論 35』와 『素問·刺禁論 52』)에서 "화끈화끈하게 열이 날 때 침을 놓지 말고, 분명하지 못한 맥이 나올 때 침을 놓지 말며, 땀이 뚝뚝 떨어질 때 침을 놓지 말아라. 그리고 몹시 피로한 사람, 몹시 배가 고픈 사람, 몹시 갈증이 나는 사람, 음식을 금방 먹어 배가 부른 사람, 몹시 놀란 사람에게는 다 침을 놓지 말라"라고 하였겠는가? 또 (『靈樞·根結 05』에서) "형기(形氣)가 부족하고 병기(病氣)도 부족한 것은 음양이 다 부족하다는 것이므로 침을 놓을 수 없다. 침을 놓으면 부족한 것을 거듭 부족하게 만들어서 늙은 사람은 죽고, 젊은 사람은 회복되지 못한다"라고 하였겠는가? 이런 말들은 다 침 치료법에는 사법

㉠ 必毁 : 校釋本에는 '勿敢毁傷'으로 고쳤다.

만 있고 보법은 없다는 것을 말한 것이다. 대체로 허손(虛損)으로 위험하게 된 병과 오래된 병은 다 침을 놓아서는 안된다. 『입문』(「鍼灸·灸法」) (『寶鑑·鍼灸篇·鍼法有瀉無補』) (신편p.3661 /신p.2061)

■ **瘧疾形證** ○ 夫瘧之始發也, 陽氣并於陰, 當是之時, 陽虛而陰盛, 外無氣, 故先寒慄也. 陰氣逆極, 則復出之陽, 陽與陰復并於外, 則陰虛而陽實, 故先熱而渴. 夫瘧氣者, 并於陽則陽勝, 并於陰則陰勝. 陰勝則寒, 陽勝則熱. 『內經』

② 학질의 형태와 증상[瘧疾形證] ○ 대체로 학질(瘧疾)이 처음 발작할 때 양기(陽氣)가 음분(陰分)에 병합되면 이때는 양기(陽氣, 衛氣)가 허해지고 음기(陰氣)가 성해지면서 겉에 기가 없어지므로 먼저 한기를 느끼면서 떨게 된다. 그리고 음기가 역란(逆亂)하여 극도에 이르면 다시 양분으로 나가서 양분에 음기가 병합되면 이때는 음기가 허해지고 양기가 성해지기 때문에 먼저 열이 나고 갈증이 난다. 대체로 학질(瘧疾)의 사기(邪氣)가 양분에 병합되면 양기가 성해지고, 음분에 병합되면 음기가 성해진다. 음기가 성해지면 오한이 나고, 양기가 성해지면 열이 난다. 『내경』(『素問·瘧論 35』) (『寶鑑·雜病七·痎瘧·瘧疾形證』) (신편p.2540 /신p.1427)

■ **鍼灸法** ○ 瘧之且發也, 陰陽之且移也, 必從四末始也. 陽已傷, 陰從之. 故先其時堅束其處. 審候見之, 在孫絡盛堅而血者, 皆取之. 『內經』

③ 침구법(鍼灸法) ○ 학질(瘧疾)이 장차 발작하려는 때는 바로 음양(陰陽)이 서로 교체되려는 때인데, 음양의 기는 반드시 사지의 말단에서부터 교체되는 것이다. 만약 양기가 이미 사기(邪氣)에 상하였다면 음기 역시 이에 뒤따르므로 음·양 두 기가 아직 어울리기 전, 즉 학질이 발작하기 전에 끈으로 사지의 말단을 묶은 다음 낙맥(絡脈)의 상태를 자세히 살펴서 만약 손락(孫絡)이 부풀어 오르고 어혈이 몰린다면 침으로 찔러 피를 빼내야 한다. 『내경』(『素問·瘧論 35』) (『寶鑑·雜病七·痎瘧·鍼灸法』) (신편p.2578 /신p.1447)

第六章

제왈 시유간이일혹지수일발 혹갈혹불갈 기고하야
帝曰, 『時有間二日或至數日發, 或渴或不渴, 其故何也?

기백왈 기간일자 사기여위기객어육부 이유시상실 불능상득 고휴수일내작야
岐伯曰, 其間日者, 邪氣與衛氣客於六府, 而有時相失, 不能相得, 故休數日乃作也.

학자 음양경승야 혹심혹불심 고혹갈혹불갈
瘧者, 陰陽更勝也, 或甚或不甚, 故或渴或不渴.』① (「瘧發日數多少」)

제왈 론언하상어서 추필병학 금학불필응자 하야
帝曰, 論言夏傷於暑, 秋必病瘧, 今瘧不必應者, 何也?

기백왈 차응사시자야 기병이형자 반사시야
岐伯曰, 此應四時者也. 其病異形者, 反四時也.

기이추병자한심
其以秋病者寒甚,

이동병자한불심
以冬病者寒不甚,

이춘병자오풍
以春病者惡風,

이하병자다한
以夏病者多汗.

◆ **瘧發日數多少** ○ 時有間二日, 或至數日發, 或渴或不渴, 其故何也. 曰, 其間日者, 邪氣與衛氣客於六府, 而有時相失, 不能相得, 故休數日乃作也. 瘧者, 陰陽更勝也, 或甚或不甚, 故或渴或不渴. 『內經』

① 학질이 발작하는 날수의 증감[瘧發日數多少] ○ (황제가 묻기를) "어떤 학질은 이틀에 한 번, 어떤

것은 수일에 한 번 발작하며, 발작할 때 어떤 것은 갈증이 나고 어떤 것은 갈증이 나지 않는데, 이것은 무슨 까닭입니까?"라고 하였다. (이에 기백이) 대답하기를, "학질이 하루걸러 발작하는 것은 사기(邪氣)와 위기(衛氣)가 뒤섞여 육부(六腑)에 침범한 것이나 서로 떨어져 매일 만날 수 없으므로 어떤 것은 하루걸러 한 번 발작하고 어떤 것은 수일에 한번 발작하는 것입니다. 학질은 음양이 번갈아가며 서로 이기는 것으로서 양(陽)이 이겨 음(陰)이 허하면 열이 성하여 갈증이 나고, 음이 이겨 양이 허하면 한기(寒氣)가 성하여 갈증이 나지 않는 것입니다"라고 하였다. 『내경』(『素問·瘧論 35』) (『寶鑑·雜病七·痎瘧·瘧發日數多少』) (신편p.2543 /신p.1429)

第七章

제왈 부병온학여한학이개안사 사어하장
帝曰, 夫病溫瘧與寒瘧而皆安舍, 舍於何藏?

기백왈 온학자 득지동중어풍 한기장어골수지중
岐伯曰, 溫瘧者, 得之冬中於風, 寒氣藏於骨髓之中,

지춘즉양기대발 사기불능자출
至春則陽氣大發, 邪氣不能自出,

인우대서 뇌수삭 기육소 주리발설 혹유소용력 사기여한개출
因遇大暑, 腦髓爍, 肌肉消, 腠理發泄, 或有所用力, 邪氣與汗皆出,

차병장어신 기기선종내출지어외야
此病藏於腎, 其氣先從內出之於外也.

여시자 음허이양성 양성즉열의
如是者, 陰虛而陽盛, 陽盛則熱矣.

쇠즉기부반입 입즉양허 양허즉한의 고선열이후한 명왈온학
衰則氣復反入, 入則陽虛, 陽虛則寒矣, 故先熱而後寒, 名曰溫瘧.

제왈 단학하여
帝曰, 癉瘧何如?

기백왈 단학자 폐소유열 기성어신 궐역상충 중기실이불외설
岐伯曰, 癉瘧者, 肺素有熱, 氣盛於身, 厥逆上衝, 中氣實而不外泄,

인유소용력 주리개 풍한사어피부지내 분육지간이발
因有所用力, 腠理開, 風寒舍於皮膚之內, 分肉之間而發,

발즉양기성 양기성이불쇠 즉병의
發則陽氣盛, 陽氣盛而不衰, 則病矣.

기기불급어음 고단열이불한
其氣不及於陰, 故但熱而不寒,

기내장어심 이외사어분육지간 령인소삭탈육 고명왈단학
氣內藏於心, 而外舍於分肉之間, 令人消爍脫肉, 故命曰癉瘧.

제왈 선
帝曰, 善.

刺瘧篇 第三十六

諸經瘧刺 (『類經十六卷·疾病類』, p.610)

第一章

족태양지학 령인요통두중 한종배기 선한후열 혹혹갈갈연 열지한출 난이
足太陽之瘧, 令人腰痛頭重, 寒從背起, 先寒後熱, 熇熇暍暍然, 熱止汗出, 難已,
자극중출혈
刺郄中出血.

족소양지학 령인신체해역 한불심 열불심 오견인 견인심척척연 열다한출심
足少陽之瘧, 令人身體解㑊, 寒不甚, 熱不甚, 惡見人, 見人心惕惕然, 熱多汗出甚,
자족소양
刺足少陽.

족양명지학 령인선한쇄석쇄석 한심구내열 열거한출 희견일월광화기 내쾌연
足陽明之瘧, 令人先寒洒淅洒淅, 寒甚久乃熱, 熱去汗出, 喜見日月光火氣, 乃快然,
자족양명부상
刺足陽明跗上.

족태음지학 령인불락 호태식 불기식 다한열한출 병지즉선구 구이내쇠
足太陰之瘧, 令人不樂, 好太㉠息, 不嗜食, 多寒熱汗出, 病至則善嘔, 嘔已乃衰,
즉취지
卽取之.

족소음지학 령인구토심 다한열 열다한소 욕폐호유이처 기병난이
足少陰之瘧, 令人嘔吐甚, 多寒熱, 熱多寒少, 欲閉戶牖而處, 其病難已.

족궐음지학 령인요통소복만 소변불리 여륭상 비륭야 삭변
足厥陰之瘧, 令人腰痛少腹滿, 小便不利, 如癃狀, 非癃也, 數便,
의공구기부족 복중읍읍 자족궐음
意恐懼氣不足, 腹中悒悒, 刺足厥陰.

第二章

폐학자 령인심한 한심열 열간선경여유소견자 자수태음양명
肺瘧者, 令人心寒, 寒甚熱, 熱間善驚如有所見者, 刺手太陰陽明.

심학자 령인번심심 욕득청수 반한다 불심열 자수소음
心瘧者, 令人煩心甚, 欲得淸水, 反寒多, 不甚熱, 刺手少陰.

간학자 령인색창창연 태식 기상약사자 자족궐음견혈
肝瘧者, 令人色蒼蒼然, 太息, 其狀若死者, 刺足厥陰見血.

비학자 령인한 복중통 열즉장중명 명이한출 자족태음
脾瘧者, 令人寒, 腹中痛. 熱則腸中鳴, 鳴已汗出, 刺足太陰.

㉠ 太 : 四庫全書本, 章句索引本, 校釋本에는 '大'로 되어 있다.

신학자 령인쇄쇄연 요척통완전 대변난 목현현연 수족한 자족태양소음
腎瘧者, 令人洒洒然, 腰脊痛宛轉, 大便難, 目眴眴然, 手足寒, 刺足太陽少陰.

위학자 령인차병야 선기이불능식 식이지만복대
『胃瘧者, 令人且病也, 善飢而不能食, 食而支滿腹大,』① (「食瘧」)

자족양명태음횡맥출혈
刺足陽明太陰橫脈出血.

◆ 食瘧 ○ 經曰, 寒熱善飢而不能食, 食已支滿腹脹, 病以日作, 名曰胃瘧. 『諸方』

① 식학(食瘧) ○ 『내경(內經)』(『素問·刺瘧 36』)에서 "오한과 신열이 나고, 배가 쉬 고프나 음식은 잘 먹지 못하며, 먹으면 가슴이 그득해지고 배가 불러 오르면서 학질이 매일 발작하는 것은 위학(胃瘧)이다" 라고 하였다. 『제방』 (『寶鑑·雜病七·痎瘧·食瘧』) (신편p.2552 /신p.1433)

◉ 『寶鑑』에서는 '食瘧' 조문에 '平陳湯 가감, 淸脾飮, 小淸脾湯, 二陳湯 가감'을 예시하였다.

第三章

第一節

학발신방열 자부상동맥 개기공출기혈 립한
瘧發身方熱, 刺跗上動脈, 開其空出其血, 立寒.

학방욕한 자수양명태음 족양명태음
瘧方欲寒, 刺手陽明太陰, 足陽明太陰.

第二節

학맥만대급 자배수 용중침방오거수각일 적비수 출기혈야
瘧脈滿大急, 刺背兪, 用中鍼傍伍胠兪各一, 適肥瘦, 出其血也.

학맥소실급 구경소음 자지정
瘧脈小實急, 灸脛少陰, 刺指井.

학맥만대급 자배수 용오거수배수각일 적행지어혈야
瘧脈滿大急, 刺背兪, 用五胠兪背兪各一, 適行至於血也.

학맥완대허 변의용약 불의용침
瘧脈緩大虛, 便宜用藥, 不宜用鍼.

범치학 선발여식경 내가이치 과지즉실시야
凡治瘧, 先發如食頃, 乃可以治, 過之則失時也.

제학이맥불현 자십지간출혈 혈거필이
諸瘧而脈不見, 刺十指間出血, 血去必已.

선시신지적여소두자 진취지
先視身之赤如小豆者, 盡取之.

第三節

십이학자 기발각부동시
十二瘧者, 其發各不同時,

찰기병형 이지기하맥지병야
察其病形, 以知其何脈之病也.

선기발시 여식경이자지 일자즉쇠 이자즉지 삼자즉이
先其發時, 如食頃而刺之, 一刺則衰, 二刺則知, 三刺則已.

불이 자설하양맥출혈 불이 자극중성경출혈 우자항이하협척자 필이
不已, 刺舌下兩脈出血. 不已, 刺郄中盛經出血, 又刺項已下俠脊者, 必已.

설하양맥자 염천야
舌下兩脈者, 廉泉也.

第四章

자학자 필선문기병지소선발자 선자지
刺瘧者, 必先問其病之所先發者, 先刺之.

선두통급중자 선자두상급양액양미간출혈
先頭痛及重者, 先刺頭上及兩額兩眉間出血,

선항배통자 선자지
先項背痛者, 先刺之.

선요척통자 선자극중출혈
先腰脊痛者, 先刺郄中出血,

선수비통자 선자수소음양명십지간
先手臂痛者, 先刺手少陰陽明十指間,

선족경산통자 선자족양명십지간출혈
先足脛痠痛者, 先刺足陽明十指間出血.

풍학 학발즉한출오풍 자삼양경배수지혈자
風瘧, 瘧發則汗出惡風, 刺三陽經背俞之血者,

행산통심안지불가 명왈부수병 이참침 침절골출혈 립이
胻痠痛甚按之不可, 名曰胕髓病, 以鑱鍼, 鍼絶骨出血, 立已.

신체소통 자지음
身體小痛, 刺至陰㉠.

제음지정무출혈 간일일자
諸陰之井無出血, 間日一刺.

학불갈 간일이작 자족태양
瘧不渴, 間日而作, 刺足太陽;

갈이간일작 자족소양
渴而間日作, 刺足少陽.

온학한불출 위오십구자
溫瘧汗不出, 爲五十九刺.

㉠ 刺至陰 : 校釋本에는 '至陰'을 삭제하고, 刺를 뒷구절로 붙였다.

氣厥論篇 第三十七

移熱移寒 (『類經十五卷·疾病類』, p.594)

第一章

황제문왈 오장육부 한열상이자하
黃帝問曰, 五藏六府, 寒熱相移者何?

기백왈 신이한어간 옹종소기
岐伯曰, 『腎移寒於肝㉠, 癰腫少氣.

비이한어간 옹종근련
脾移寒於肝, 癰腫筋攣.』① (「癰疽發病之原」)

간이한어심 광격중
肝移寒於心, 狂隔中.

심이한어폐 폐소 폐소자음일수이 사불치
『心移寒於肺, 肺消, 「肺消者飮一溲二, 死不治.」』② (「消渴之源」)(「消渴·不治證」)

폐이한어신 위용수
「肺移寒於腎, 爲涌水,

용수자 안복불견 수기객어대장 질행즉명탁탁 여낭과장 수지병야
涌水者, 按腹不堅, 水氣客於大腸, 疾行則鳴濯濯, 如囊裹漿, 水之病也.」③ (「涌水證」)

■ 癰疽發病之原 ○ 腎移寒於肝[脾], 癰腫少氣. 脾移寒於肝, 癰腫筋攣. 『內經』

① 옹저의 원인[癰疽發病之原] ○ 신(腎)이 찬 기운을 비(脾)로 옮기면 옹종과 소기증(少氣證)이 발생된다. 비(脾)가 찬 기운을 간(肝)으로 옮기면 옹종과 근육이 오그라드는 병증이 발생된다. 『내경』(『素問·氣厥論 37』) (『寶鑑·雜病七·癰疽(上)·癰疽發病之原』) (신편p.2625 /신p.1471)

■ 消渴之源 ○ 心移寒於肺, 爲肺消, 肺消者, 飮一溲二, 死不治. 『內經』

② 소갈의 원인[消渴之源] ○ 심(心)에 있던 한사(寒邪)가 폐(肺)로 옮겨가면 '폐소(肺消)'가 되는데, 폐소라는 것은 한 사발을 마시면 두 사발을 오줌으로 내보내는 것으로서 결국 죽게 되고, 치료할 수 없다. 『내경』(『素問·氣厥論 37』) (『寶鑑·雜病六·消渴·消渴之源』) (신편p.2486 /신p.1398)

◘ 不治證 ○ 內經曰, 肺消者, 飮一溲二, 死不治. 盖肺藏氣, 肺無病則氣能管攝津液, 而津液之精微者, 收養筋骨血脈, 餘者爲溲. 肺病則津液無氣管攝, 而精微者亦隨溲下, 故飮一溲二而如膏油也, 津液下脫, 未能榮養, 故漸形瘦焦乾也. 或問經云, 飮一溲二死不治, 仲景復用八味丸治之何也. 曰, 飮一未至溲二者, 病尙淺猶可治. 故仲景腎氣丸, 治飮水一升, 小便亦一升之證. 若小便過於所飮則無及矣. 『綱目』

② 불치증(不治證) ○ 『내경(內經)』(『素問·氣厥論 37』)에서는 "폐소(肺消)에 있어서, 한 사발을 마시면 소변이 두 사발이나 나오면 죽게 되며 치료하지 못한다"라고 하였다. 폐(肺)는 기(氣)를 저장하는 바, 폐에 병이 없다면 기(氣)가 진액(津液)을 주관하게 되어 진액에서 정미(精微)한 것은 근골(筋骨)과 혈맥(血脈)을 보양하고 그 나머지는 소변이 되는 것이다. 그러나 폐가 병들어 진액이 기의 관리를 받지 못하게 되면 진액의 정미한 것까지 소변을 따라 나가므로 한 사발을 마시면 두 사발이나 소변으로

㉠ 肝 : 校釋本에는 '脾'로 고쳤다.

나오고, 소변이 기름 같은 것이며, 진액이 이렇게 밑으로 빠져 나오게 되면 근골과 혈맥을 영양하지 못하므로 점차 몸이 여위고 마르게 되는 것이다. 혹자가 묻기를, "『내경(內經)』에 이르길, '한 사발을 마시면 소변이 두 사발이나 나오는 것은 치료하지 못하고 죽는다'고 하였는데, 이것을 중경(仲景)은 팔미환(八味丸)(➡方藥合編·上40)을 써서 치료한 것은 어째서입니까?"라고 하였다. 이에 대답하기를, "한 사발을 마시고 소변으로 나오는 것이 두 사발이 안되는 것은 병이 아직 얕은 것이기 때문에 치료할 수 있다. 그리하여 중경은 신기환(腎氣丸)(➡方藥合編·上40)을 써서 물 한 사발을 마시면 소변이 한 사발 나오는 증상을 치료한 것이다. 만약 소변이 마신 것보다 더 많이 나온다면 치료하기 어렵다"라고 하였다. 『강목』(『寶鑑·雜病六·消渴·不治證』) (신편p.2507 /신p.1409)

◉ 『寶鑑』에서는 '消渴·不治證' 조문에 '八味丸, 腎氣丸'을 예시하였다.

◘ 涌水證 ○ 內經曰, 肺移寒於腎, 爲涌水. 涌水者, 按之腹不堅, 水氣客於大腸, 疾行則鳴濯濯, 如囊裹漿, 水之病也. 宜葶藶丸. 『宣明』

③ 용수증(涌水證) ○ 『내경(內經)』(『素問·氣厥論 37』)에서는 "폐(肺)의 한사(寒邪)가 신(腎)으로 옮겨 가면 용수증(涌水證)이 된다. 용수증이란 배를 눌러 보면 단단하지 않고, 수기(水氣)가 대장(大腸)에 머물러서 빨리 걸으면 출렁출렁 소리가 나는데, 마치 가죽주머니에 물을 넣은 것과 같은, 수기(水氣)로 인한 병이다"라고 하였다. 이런 경우에는 정력환(葶藶丸)을 쓴다. 『선명』(『寶鑑·外形三·腹·涌水證』) (신편p.1290 /신p.775)

◉ 『寶鑑』에서는 '涌水證' 조문에 '葶藶丸'을 예시하였다.

第二章

『脾移熱於肝, 則爲驚衄.』① (「衄血」)
(비이열어간, 즉위경뉵)

肝移熱於心, 則死.
(간이열어심, 즉사)

『心移熱於肺, 傳爲鬲消.』② (「消渴之源」)
(심이열어폐, 전위격소)

肺移熱於腎, 傳爲柔痓.
(폐이열어신, 전위유치)

腎移熱於脾, 傳爲虛, 腸澼死, 不可治.
(신이열어비, 전위허, 장벽사, 불가치)

◆ 衄血 ○ 內經曰, 脾移熱於肝, 則爲驚衄.

① 코피[衄血] ○ 『내경(內經)』(『素問·氣厥論 37』)에서는 "비(脾)에 있던 열사(熱邪)가 간(肝)으로 옮겨가면 놀라고 코피가 나온다"라고 하였다. (『寶鑑·內景二·血·衄血』) (신편p.382 /신p.305)

◉ 『寶鑑』에서는 '衄血' 조문에 '莎芎散, 三黃補血湯, 雞蘇散, 陶氏生地芩連湯, 保命生地黃散, 淸衄湯, 解鬱湯, 犀角地黃湯 가감, 麻黃升麻湯, 麻黃桂枝湯, 滑石丸, 犀角地黃湯'을 예시하였다.

■ 消渴之源 ○ 心移熱於肺, 傳爲膈消. 『內經』

② 소갈의 원인[消渴之源] ○ 심(心)의 열(熱)이 폐(肺)로 옮겨가면 격소(膈消)가 생긴다. 『내경』(『素問·氣厥論 37』) (『寶鑑·雜病六·消渴·消渴之源』) (신편p.2486 /신p.1398)

第三章

포 이 열 어 방 광 　즉 륭 뇨 혈
『胞移熱於膀胱, 則癃溺血.』① (「尿血」)(「小便不通」)

방 광 이 열 어 소 장 　격 장 불 변 　상 위 구 미
『膀胱移熱於小腸, 鬲腸不便, 上爲口糜.』② (「口糜」)(「移熱湯」)

소 장 이 열 어 대 장 　위 복 가 위 침
『小腸移熱於大腸, 爲虙瘕爲沈.』③ (「血閉」)

대 장 이 열 어 위 　선 식 이 수 입 　위 지 식 역
「大腸移熱於胃, 善食而瘦入, 謂之食亦.

위 이 열 어 담 　역 왈 식 역
胃移熱於膽, 亦曰食亦.」④ (「食㑊證」)

담 이 열 어 뇌 　즉 신 알 비 연 　비 연 자 　탁 체 하 부 지 야 　전 위 뉵 멸 명 목
『膽移熱於腦, 則辛頞鼻淵, 鼻淵者, 濁涕下不止也, 傳爲衄衊瞑目.』⑤ (「鼻淵」)

고 득 지 기 궐 야
故得之氣厥也.

➡ '氣厥'이라 표현한 것은, 胞부터 腦까지 열이 거슬러 오르는 과정이기 때문이다.

◆ **尿血** ○ 內經曰, 胞移熱於膀胱, 則癃尿血.

① 뇨혈(尿血) ○ 『내경(內經)』(『素問·氣厥論 37』)에서는 "포궁(胞宮)의 열사(熱邪)가 방광으로 옮겨가면 오줌이 잘 나오지 않거나 뇨혈이 나온다"라고 하였다. (『寶鑑·內景二·血·尿血』) (신편p.397 /신p.313)

◉ 『寶鑑』에서는 '尿血' 조문에 '四物湯 가감, 髮灰散, 琥珀散, 八正散 가감, 淸腸湯, 淸熱滋陰湯, 小薊飮子, 薑蜜湯, 四物湯과 五苓散의 합방, 茯苓調血湯, 鹿角膠丸, 腎氣丸, 六味地黃丸, 當歸散, 立效散, 當歸承氣湯'을 예시하였다.

◆ **小便不通** ○ 胞移熱於膀胱, 則癃尿血. 『內經』

① 소변이 나오지 않는 것[小便不通] ○ 포(胞)의 열사(熱邪)가 방광으로 옮겨 가면 소변이 잘 나오지 않고, 뇨혈(尿血)이 나온다. 『내경』(『素問·氣厥論 37』) (『寶鑑·內景四·小便·小便不通』) (신편p.716 /신p.486)

◉ 『寶鑑』에서는 '小便不通' 조문에 '八正散, 淸肺散, 滋腎丸, 陳皮茯苓湯, 桃仁承氣湯, 導氣除燥湯, 五苓散, 導赤元, 地膚子湯, 宣氣散, 通關丸, 猪苓湯, 加味五苓散, 透泉散'을 예시하였다.

◆ **口糜** ○ 內經曰, 膀胱移熱於小腸, 隔腸不便, 上爲口糜.

② 구미(口糜) ○ 『내경(內經)』(『素問·氣厥論 37』)에서는 "방광(膀胱)의 열사(熱邪)가 소장(小腸)으로 전이되면 장도(腸道)가 막혀서 대변을 보지 못하고 위로는 입이 헌다"라고 하였다. (『寶鑑·外形二·口舌·口糜』) (신편p.1091 /신p.680)

◉ 『寶鑑』에서는 '口糜' 조문에 '移熱湯, 柴胡地骨皮湯, 局方凉膈散, 回春凉膈散, 玉芝飮子, 升麻散, 龍石散, 碧雪, 鵬砂元, 黑參丸, 沒藥散, 靑金散'을 예시하였다.

• **移熱湯** ○ 治口糜, 心胃壅熱, 口瘡糜爛. 導赤散 方見五藏 合四苓散 方見大便 各等分, 煎服. 內經曰, 膀胱移熱於小腸, 上爲口糜. 好飮酒人, 多有此疾. 『綱目』

② 이열탕(移熱湯) ○ 입이 헌 것과 심(心)과 위(胃)에 열이 막혀서 입이 헌 것을 치료한다. ○ 도적산(導赤散)(처방은 五臟門을 보라.)(➡方藥合編·下78)에 사령산(四苓散)(처방은 大便門을 보라.)(➡方藥合編·下10)을 각각 같은 양으로 합하여 달여 먹는다. 『내경(內經)』(『素問·氣厥論 37』)에서는 "방광의 열사(熱邪)가 소장으로 전이되면 위에 있는 입이 헌다"라고 하였다. 술을 좋아하는 사람에게 이런 병이 많다. 『강목』 (➡方藥合編·下78) (『寶鑑·外形二·口舌·移熱湯』) (신편p.1092 /신p.680)

◆ **血閉** ○ 小腸移熱於大腸, 爲伏瘕, 爲沈. 『內經』

③ 월경이 중단된 것[血閉] ○ 소장에 있던 열사가 대장으로 옮겨가면 복가(伏瘕)가 생기고 월경이 나

오지 못하게 된다[爲沈]. 『내경』(『素問·氣厥論 37』) (『寶鑑·內景三·胞·血閉』) (신편p.643 /신p.448)

◉ 『寶鑑』에서는 '血閉' 조문에 '通血治法으로 三和湯, 玉燭散, 五補元, 衛生湯, 通經湯, 四物湯, 調胃承氣湯, 玉燭散, 補中益氣湯 가감, 十全大補湯, 導痰湯 가감, 柏子仁丸, 澤蘭湯, 萬痛丸, 血極膏, 烏藥湯, 增味四物湯, 導經丸, 瑞金散, 六合湯, 歸脾湯, 加味歸脾湯'을 예시하였다.

◘ **食㑊證** ○ 內經曰, 大腸移熱於胃, 善食而瘦, 又謂之食㑊. 胃移熱於膽, 亦曰食㑊. 註云, 食㑊者, 謂飮食移易而過, 不生肌膚, 亦易飢也. 宜服參苓元. 河間

④ 식역증(**食㑊證**) ○ 『내경(內經)』(『素問·氣厥論 37』)에서는 "대장(大腸)의 열사(熱邪)가 위(胃)로 옮겨가면 음식을 너무 빨리 소화시켜 배가 자주 고프고 여위는데, 이것을 '식역(食㑊)'이라 한다. 위(胃)의 열사(熱邪)가 담(膽)으로 옮겨가는 것도 식역(食㑊)이라 한다"라고 하였다. 왕빙(王冰)의 주에서는 "식역(食㑊)이란 음식 기운이 쉽게 빠져 나가 살로 가지 않고 배도 쉽게 고파하는 것이다"라고 하였다. 이런 경우에는 삼령원(參苓元)을 쓴다. 하간 (『寶鑑·外形三·肉·食㑊證』) (신편p.1368 /신p.812)

◉ 『寶鑑』에서는 '食㑊證' 조문에 '參苓元'을 예시하였다.

◘ **鼻淵** ○ 內經曰, 膽移熱於腦, 則辛頞鼻淵. 鼻淵者, 濁涕下不止也. 傳爲衄衊瞑目.

⑤ 비연증[**鼻淵**] ○ 『내경(內經)』(『素問·氣厥論 37』)에서는 "담(膽)의 열사(熱邪)가 뇌(腦)로 옮겨가면 콧마루가 시큰하고 비연(鼻淵)이 된다. 비연의 증상은 탁한 콧물이 그치지 않고 흐르는 것이다. 시일이 오래되면 코피가 나오고 눈이 어두워지는 증상으로 전이된다"라고 하였다. (『寶鑑·外形二·鼻·鼻淵』) (신편p.1066 /신p.668)

◉ 『寶鑑』에서는 '鼻淵' 조문에 '黃連通聖散, 防風湯, 蒼耳散, 荊芥連翹湯'을 예시하였다.

欬論篇 第三十八

欬證 (『類經十六卷·疾病類』, p.616)

第一章

황제문왈 폐지령인해 하야
『黃帝問曰, 肺之令人欬, 何也?

기백대왈 오장육부 개령인해 비독폐야
岐伯對曰, 五藏六府, 皆令人欬, 非獨肺也.

제왈 원문기상
帝曰, 願聞其狀.

기백왈 피모자 폐지합야 피모선수사기 사기이종기합야
岐伯曰, 皮毛者, 肺之合也, 皮毛先受邪氣, 邪氣以從其合也.

기한음식입위 종폐맥상지어폐 즉폐한 폐한즉외내합 사인이객지 즉위폐해
其寒飮食入胃, 從肺脈上至於肺, 則肺寒, 肺寒則外內合, 邪因而客之, 則爲肺欬.

오장각이기시수병 비기시 각전이여지
五藏各以其時受病, 非其時, 各傳以與之.

인여천지상참 고오장각이치
人與天地相參, 故五藏各以治.

시감어한즉수병 미즉위해 심자위설위통
時感於寒則受病, 微則爲欬, 甚者爲泄爲痛.① (「咳嗽病因」)

승추즉폐선수사 승춘즉간선수지 승하즉심선수지
乘秋則肺先受邪, 乘春則肝先受之, 乘夏則心先受之,

승지음즉비선수지 승동즉신선수지
乘至陰則脾先受之, 乘冬則腎先受之.

第二章

第一節

제왈 하이이지
帝曰, 何以異之?

기백왈 폐해지상 해이천식유음 심즉타혈
岐伯曰, 肺欬之狀, 欬而喘息有音, 甚則唾血.

심해지상 해즉심통 후중개개여경상 심즉인종후비
心欬之狀, 欬則心痛, 喉中介介如梗狀, 甚則咽腫喉痹.

간해지상 해즉양협하통 심즉불가이전 전즉양거하만
肝欬之狀, 欬則兩脇下痛, 甚則不可以轉, 轉則兩胠下滿.

비해지상 해즉우협하통 음음인견배 심즉불가이동 동즉해극
脾欬之狀, 欬則右脇下痛, 陰陰引肩背, 甚則不可以動, 動則欬劇.

신해지상 해즉요배상인이통 심즉해연
腎欬之狀, 欬則腰背相引而痛, 甚則欬涎.

第二節

제왈 육부지해내하 안소수병
帝曰, 六府之欬奈何, 安所受病?

기백왈 오장지구해 내이어육부
岐伯曰, 五藏之久欬, 乃移於六府.

비해불이 즉위수지 위해지상 해이구 구심즉장충출
脾欬不已, 則胃受之, 胃欬之狀, 欬而嘔, 嘔甚則長蟲出.

간해불이 즉담수지 담해지상 해구담즙
肝欬不已, 則膽受之, 膽欬之狀, 欬嘔膽汁.

폐해불이 즉대장수지 대장해상 해이유실
肺欬不已, 則大腸受之, 大腸欬狀, 欬而遺失㉠.

심해불이 즉소장수지 소장해상 해이실기 기여해구실
心欬不已, 則小腸受之, 小腸欬狀, 欬而失氣, 氣與欬俱失.

신해불이 즉방광수지 방광해상 해이유뇨
腎欬不已, 則膀胱受之, 膀胱欬狀, 欬而遺溺.

구해불이 즉삼초수지 삼초해상 해이복만 불욕식음
久欬不已, 則三焦受之, 三焦欬狀, 欬而腹滿, 不欲食飮.

차개취어위 관어폐 사인다체타이면부종기역야
此皆聚於胃, 關於肺, 使人多涕唾而面浮腫氣逆也.』② (「咳嗽雖屬肺亦有臟腑之異」)

■ **咳嗽病因** ○ 內經曰, 人感於寒, 微則爲咳, 甚者爲泄·爲痛. ○ 經曰, 五藏六府皆能使人咳, 非獨肺也. 各以其時主之而受病焉, 非其時則傳以與之也. 河間

① 해수병의 원인[咳嗽病因] ○『내경(內經)』(『素問·欬論 38』)에서는 "한사(寒邪)에 감촉되어 병을 얻었을 때, 한사가 경미하다면 기침만 나고, 한사가 심하여 깊이 들어간 경우라면 설사가 나고 몸이 아프면서 기침을 한다"라고 하였다. ○『내경』(『素問·欬論 38』)에서 "오장육부의 병변(病變)은 다 해수(咳嗽)를 일으킬 수 있는 바, 비단 폐(肺)만이 해수와 연관되는 것은 아니다. 일반적으로 말해 오장은 각각 주관하는 시령(時令)에 따라 병을 얻는 바, 만약 해수가 폐를 주관하는 시령인 가을에 발생한 것이 아니라면 여타 시령의 해수는 폐 이외의 장부(臟腑)가 먼저 사기(邪氣)를 받은 연후에 폐로 전이되어 생긴 것이다"라고 하였다. 하간 (『寶鑑·雜病五·咳嗽·咳嗽病因』) (신편p.2283 /신p.1299)

◘ **咳嗽雖屬肺亦有臟腑之異** ○ 帝曰, 肺之令人咳, 何也. 岐伯對曰, 五藏六府皆令人咳, 非獨肺也. 帝曰, 願聞其狀. 岐伯曰, 皮毛者, 肺之合也, 皮毛先受邪氣, 邪氣以從其合也. 其寒飮食入胃, 從肺系上至於肺則肺寒. 肺寒內外合邪, 因而客之, 則爲肺咳. 五藏各以其時受病, 非其時則各傳以與之. 乘秋則肺先受邪, 乘春則肝先受之, 乘夏則心先受之, 乘至陰則脾先受之, 乘冬則腎先受之. 帝曰, 何以異之. 岐伯曰, 肺咳之狀, 咳而喘息有音, 甚則唾血. 心咳之狀, 咳則心痛, 喉中吩吩如梗狀, 甚則咽腫喉痺. 肝咳之狀, 咳則兩脇下痛, 甚則不可以轉, 轉則兩胠下滿. 脾咳之狀, 咳則右胠下痛, 陰陰引肩背, 甚則不可以動, 動則咳劇. 腎咳之狀, 咳則腰背相引而痛, 甚則咳涎. 帝曰, 六府之咳奈何, 安所受病. 岐伯曰, 五藏之久咳, 乃移於六府. 脾咳不已, 則胃受之, 胃咳之狀, 咳而嘔, 嘔甚則長虫出. 肝咳不已, 則膽受之, 膽咳之狀, 咳嘔膽汁. 肺咳不已, 則大腸受之, 大腸咳狀, 咳而遺矢. 心咳不已, 則小腸受之, 小腸咳狀, 咳而失氣. 腎咳不已, 則膀胱受之, 膀胱咳狀, 咳而遺尿. 久咳不已, 則三焦受之, 三焦咳狀, 咳而腹滿, 不欲食飮. 此皆聚於胃, 關於肺, 使人多濁唾而面浮腫氣逆也. 『內經』

② 해수는 폐에 속하는 것이지만 장부에 따른 차이가 있다[咳嗽雖屬肺亦有臟腑之異] ○ 황제(黃帝)가 묻기를, "폐장(肺臟)이 병들었을 때 기침이 나는 것은 어째서입니까?"라고 하였다. 이에 기백(岐伯)이 대답하기를, "오장육부에 병변(病變)이 있으면 다 기침이 날 수 있는 것이지 비단 폐(肺)에만 관련된 것은 아닙니다"라고 하였다. 황제가 말하기를, "기침이 발생하는 정황에 대해 듣기를 원합니

㉠ 失 : 校釋本에는 '矢'로 고쳤다.

다"라고 하였다. 이에 기백이 말하기를, "피모(皮毛)는 폐(肺)와 배합되는 것이므로 만약 피모가 외사(外邪)에 감촉되면 외사는 직접 피모와 배합되는 폐로 들어갑니다. 그런데다가 다시 찬 음식이 위(胃)에 들어간다면 한기(寒氣)가 폐맥(肺脈)을 따라 폐(肺)에 이르게 되어 폐가 차가워질 것입니다. 이렇게 외부의 한사(寒邪)와 내부의 찬 음식물이 합쳐져서 폐를 침범하면 폐해(肺咳)가 되는 것입니다. 일반적으로 말해 오장은 각각 주관하는 시령(時令, 계절)에 따라 병을 얻는 바, 만약 기침이 폐를 주관하는 시령인 가을에 발생한 것이 아니고 여타 시령에 나는 기침은 폐 이외의 장기(臟器)가 먼저 사기(邪氣)를 받은 연후에 폐로 전이되어 생기는 것입니다. 한사(寒邪)가 가을철에 침입하면 폐(肺)가 먼저 사기(邪氣)를 받고, 봄철에 침입하면 간(肝)이 먼저 사기를 받고, 여름철에 침입하면 심(心)이 먼저 사기를 받고, 장하(長夏, 늦여름)에 침입하면 비(脾)가 먼저 사기를 받고, 겨울철에 침입하면 신(腎)이 먼저 사기를 받습니다"라고 하였다. 황제가 말하길, "이러한 해수(咳嗽, 기침)는 어떻게 구별할 수 있습니까?"라고 하였다. 이에 기백이 말하기를, "폐해(肺咳)의 증상은 기침을 하면서 숨이 차고 숨쉴 때 소리가 나며, 병이 심해지면 피를 뱉습니다. 심해(心咳)의 증상은 기침을 하면 가슴이 아프고 목구멍에 무엇이 막힌 것 같으며, 병이 심해지면 목구멍이 붓고 아프면서 막힙니다. 간해(肝咳)의 증상은 기침을 하면 양 옆구리 아래가 아프고, 병이 심해지면 돌아보질 못하고, 돌아보면 양 옆구리 아래가 빼근하여 편하지 않습니다. 비해(脾咳)의 증상은 기침을 하면 오른쪽 옆구리 아래가 아프고 등쪽까지 땅기면서 은은히 아프며, 병이 심해지면 몸을 움직일 수가 없고, 움직이면 기침이 극렬해집니다. 신해(腎咳)의 증상은 기침을 하면 허리와 등이 서로 땅기면서 아프고, 병이 심해지면 기침을 하면서 가래를 뱉습니다"라고 하였다. 황제가 묻기를, "육부(六腑)와 관련된 기침의 증상은 어떠하고, 어디에서 병을 받는 것입니까?"라고 하였다. 이에 기백이 답하기를, "오장(五臟)과 관련된 기침이 오래도록 낫지 않으면 육부(六腑)로 전이됩니다. 만약 비해(脾咳)가 낫지 않아 위(胃)로 전이되면 위해(胃咳)가 되는데, 위해의 증상은 기침이 나면서 구토를 하고, 심해지면 회충을 토해냅니다. 간해(肝咳)가 낫지 않아 담(膽)으로 전이되면 담해(膽咳)가 되는데, 담해의 증상은 기침할 때 담즙을 토해냅니다. 폐해(肺咳)가 낫지 않아 대장(大腸)으로 전이되면 대장해(大腸咳)가 되는데, 대장해의 증상은 기침을 하는 동시에 똥이 흘러나옵니다. 심해(心咳)가 낫지 않아 소장(小腸)으로 전이되면 소장해(小腸咳)가 되는데, 소장해의 증상은 기침을 하는 동시에 방귀가 나옵니다. 신해(腎咳)가 낫지 않아 방광(膀胱)으로 전이되면 방광해(膀胱咳)가 되는데, 방광해의 증상은 기침을 하는 동시에 오줌을 지리게 됩니다. 오래도록 기침이 낫지 않아 삼초(三焦)로 전이되면 삼초해(三焦咳)가 되는데, 삼초해의 증상은 기침을 하면서 배가 그득해져 음식을 먹으려 하지 않습니다. 총괄적으로 말하자면, 해수(咳嗽, 기침)의 발생은 모두 사기(邪氣)가 위(胃)에 몰려 폐(肺)에까지 연계되므로 가래가 나오고 얼굴이 붓고 기침이 나면서 기가 거슬러 오르게 하는 것입니다"라고 하였다. 『내경』(『素問·欬論 38』) (『寶鑑·雜病五·咳嗽·咳嗽雖屬肺亦有臟腑之異』) (신편p.2286 /신p.1301)

◉ 『寶鑑』에서는 '臟腑治咳藥' 조문에 '肺咳에는 麻黃湯, 心咳에는 桔梗湯, 肝咳에는 小柴胡湯, 脾咳에는 升麻湯, 腎咳에는 麻黃附子細辛湯, 胃咳에는 烏梅丸, 膽咳에는 黃芩湯 가감, 大腸咳에는 赤石脂禹餘粮湯, 小腸咳에는 芍藥甘草湯, 膀胱咳에는 茯苓甘草湯, 三焦咳에는 錢氏異功散'을 예시하였다.

第三節

帝曰, 治之奈何?

岐伯曰, 治藏者, 治其兪. 治府者, 治其合. 浮腫者, 治其經.

帝曰, 善.

擧痛論篇 第三十九

諸卒痛 (『類經十七卷·疾病類』, p.643)

第一章

황제문왈 여문선언천자 필유험어인 선언고자 필유합어금 선언인자 필유염어기
黃帝問曰, 余聞善言天者, 必有驗於人; 善言古者, 必有合於今; 善言人者, 必有厭於己.

여차즉도불혹이요수극 소위명야
如此則道不惑而要數極, 所謂明也.

금여문어부자 령언이가지 시이가견 문이가득 령험어기이발몽해혹
今余問於夫子, 令言而可知, 視而可見, 捫而可得, 令驗於己而發蒙解惑,

가득이문호
可得而聞乎?

기백재배계수대왈 하도지문야
歧伯再拜稽首對曰, 何道之問也?

➡ "善言天者, 必有驗於人; 善言古者, 必有合於今; 善言人者, 必有厭於己."에서 '善言'은 '제대로 말하다'라고 해석한다.

第二章

第一節

제왈 원문인지오장졸통 하기사연
帝曰, 願聞人之五藏卒痛, 何氣使然?

기백대왈 경맥유행부지 환주불휴 한기입경이계지 읍이불행
歧伯對曰, 經脈流行不止, 環周不休, 寒氣入經而稽遲, 泣而不行,

객어맥외 즉혈소 객어맥중 즉기불통 고졸연이통
客於脈外, 則血少, 客於脈中, 則氣不通, 故卒然而痛.

第二節

제왈 기통혹졸연이지자 혹통심불휴자
帝曰, 其痛或卒然而止者, 或痛甚不休者;

혹통심불가안자 혹안지이통지자 혹안지무익자
或痛甚不可按者, 或按之而痛止者, 或按之無益者;

혹천동응수자
或喘動應手者;

혹심여배상인이통자 혹협륵여소복상인이통자 혹복통인음고자
或心與背相引而痛者, 或脇肋與少腹相引而痛者, 或腹痛引陰股者;

혹통숙석이성적자
或痛宿昔而成積者;

혹졸연통사부지인 소 간부생자
或卒然痛死不知人, 少㉠間復生者;

혹통이구자
或痛而嘔者;

혹복통이후설자 혹통이폐불통자
或腹痛而後泄者, 或痛而閉不通者;

범차제통 각부동형 별지내하
凡此諸痛, 各不同形, 別之奈何?

第三節

기백왈 한기객어맥외 즉맥한 맥한즉축권 축권즉맥출급
岐伯曰, 『寒氣客於脈外, 則脈寒, 脈寒則縮踡, 縮踡則脈絀急,

출급즉외인소락 고졸연이통
絀急則外引小絡, 故卒然而痛.

득경즉통립지 인중중어한 즉통구의
得炅則痛立止, 因重中於寒, 則痛久矣.』① (「寒腹痛」)

한기객어경맥지중 여경기상박 즉맥만 만즉통이불가안야
『寒氣客於經脈之中, 與炅氣相薄, 則脈滿, 滿則痛而不可按也.』② (「腹痛有虛實」)

한기계류 경기종상 즉맥충대이혈기란 고통심불가안야
寒氣稽留, 炅氣從上, 則脈充大而血氣亂, 故痛甚不可按也.

한기객어장위지간막원지하 혈부득산 소락급인고통
寒氣客於腸胃之間膜原之下, 血不得散, 小絡急引故痛,

안지즉혈기산 고안지통지
按之則血氣散, 故按之痛止.

한기객어협척지맥 즉심안지불능급 고안지무익야
『寒氣客於俠脊之脈, 則深按之不能及, 故按之無益也.』③ (「腹痛有虛實」)

한기객어충맥 충맥기어관원 수복직상 한기객즉맥불통
寒氣客於衝脈, 衝脈起於關元, 隨腹直上, 寒氣客則脈不通,

맥불통즉기인지 고천동응수의
脈不通則氣因之, 故喘動應手矣.

한기객어배수지맥즉혈맥삽 맥삽 즉혈허 혈허즉통
『寒氣客於背兪之脈則血脈澀, 脈澀㉡則血虛, 血虛則痛,

기수주어심 고상인이통
其兪注於心, 故相引而痛.』④ (「寒腹痛」)(「冷心痛」)

안지즉열기지 열기지즉통지의
按之則熱氣至, 熱氣至則痛止矣.

한기객어궐음지맥 궐음지맥자 락음기계어간
『寒氣客於厥陰之脈, 厥陰之脈者, 絡陰器繫於肝,

한기객어맥중 즉혈삽 맥급 고협륵여소복상인통의
寒氣客於脈中, 則血澀㉢脈急, 故脇肋與少腹相引痛矣.』⑤ (「寒腹痛」)

㉠ 少 : 四庫全書本, 章句索引本, 校釋本에는 '有少'로 되어 있다.
㉡ 血脈澀, 脈澀 : 四庫全書本, 章句索引本, 校釋本에는 '脈泣, 脈泣'으로 되어 있다.
㉢ 澀 : 四庫全書本, 章句索引本, 校釋本에는 '泣'으로 되어 있다.

궐기객어음고 한기상급소복 혈삽 재하상인 고복통인음고
厥氣客於陰股, 寒氣上及少腹, 血澀㉠在下相引, 故腹痛引陰股.

한기객어소장막원지간락혈지중 혈삽 부득주어대경
『寒氣客於小腸膜原之間絡血之中, 血澀㉡, 不得注於大經,

혈기계류부득행 고숙석이성적의
血氣稽留不得行, 故宿昔而成積矣.』⑥ (「積聚之因」)

한기객어오장 궐역상설 음기갈 양기미입 고졸연통 사부지인
『寒氣客於五藏, 厥逆上泄, 陰氣竭, 陽氣未入, 故卒然痛, 死不知人,

기복반 즉생의
氣復反, 則生矣.』⑦ (「寒腹痛」)

한기객어장위 궐역상출 고통이구야
『寒氣客於腸胃, 厥逆上出, 故痛而嘔也.』⑧ (「腹痛嘔泄」)(「食痹吐食」)

한기객어소장 소장부득성취 고후설복통의
『寒氣客於小腸, 小腸不得成聚, 故後泄腹痛矣.』⑨ (「腹痛嘔泄」)

열기류어소장 장중통 단열초갈 즉견건부득출 고통이폐불통의
『熱氣留於小腸, 腸中痛, 癉熱焦渴, 則堅乾不得出, 故痛而閉不通矣.』⑩ (「熱腹痛」)

제왈 소위언이가지자야
帝曰, 所謂言而可知者也.

◆ **寒腹痛** ○ 寒氣客於脈外則脈寒, 脈寒則縮綣, 縮綣則脈絀急, 絀急則外引小絡, 故卒然而痛. 因重中於寒, 則痛久矣. 『內經』 ○ 寒氣客於背兪, 其兪注于心, 故相引而痛. 『內經』 ○ 寒氣客於厥陰之脈, 則血澁脈急, 故脇肋與小腹相引痛矣. 『內經』 ○ 寒氣客於五藏, 厥逆上泄, 陰氣竭, 陽氣未入, 故卒然痛死不知人, 氣復反則生矣. 『內經』

①, ④, ⑤, ⑦ 한복통(**寒腹痛**) ○ 한사(寒邪)가 경맥(經脈)의 밖에서 침습하면 경맥이 차지고, 경맥이 차지면 오그라들고, 오그라들면 경맥이 땅기고, 경맥이 땅기면 밖에 있는 작은 낙맥(絡脈)을 끌어당기게 되므로 갑자기 통증이 발생하는 것이다. 거듭 한사에 감촉되면 통증이 오래 지속된다. 『내경』(『素問·擧痛論 39』) ○ 한사(寒邪)가 배수혈(背兪穴)에 침범하면 배수혈 중의 심수혈(心兪穴)은 심장과 서로 연관되기 때문에 가슴과 배가 서로 땅기면서 아픈 것이다. 『내경』(『素問·擧痛論 39』) ○ 한사(寒邪)가 궐음경맥(厥陰經脈)에 침범하면 혈(血)이 막히고 맥(脈)이 죄어들기 때문에 옆구리와 아랫배가 서로 땅기면서 아픈 것이다. 『내경』(『素問·擧痛論 39』) ○ 한사(寒邪)가 오장(五臟)에 침범하여 오장의 기기(氣機)가 어지러워지면 위로 치밀어 올라 음기(陰氣)가 안에서 지키질 못하여 고갈되고, 양기(陽氣)가 음분(陰分)으로 들어갈 수 없어 음양(陰陽)이 일시에 서로 순조롭게 연속되질 못하기 때문에 갑자기 통증이 극렬해져서 사람도 알아보지 못하게 되는데, 만약 양기가 다시 음분으로 들어가 음양이 서로 이어진다면 깨어날 수 있다. 『내경』(『素問·擧痛論 39』) (『寶鑑·外形三·腹·寒腹痛』) (신편p.1274 /신p.770)

◉ 『**寶鑑**』에서는 '**寒腹痛**' 조문에 '**厚朴溫中湯, 桂香散, 溫胃湯, 沈香磨脾散, 酒煮當歸丸, 代灸塗臍膏, 玉抱肚, 五積散 가감**'을 예시하였다.

◘ **腹痛有虛實** ○ 寒氣客於經脈之中, 與炅氣相薄則脈滿, 滿則痛而不可按也. 『內經』 ○ 寒氣客於俠脊之脈, 則深按之不能及, 故按之無益也. 『內經』

②, ③ 복통에는 허증과 실증이 있다[**腹痛有虛實**] ○ 한사(寒邪)가 경맥(經脈) 속으로 침범하여 맥 속의 열기와 서로 부딪치면 혈맥(血脈)이 실해지고, 혈맥이 실해지면 배가 아파서 만질 수도 없다. 『내경』(『素問·擧痛論 39』) ○ 한사(寒邪)가 척주(脊柱) 양방의 경맥(經脈)을 침범하면 사기(邪氣)가 침범한 부위가 비교적 깊기 때문에 눌러도 병이 있는 곳에 미치지 못하므로 눌러야 소용이 없다. 『내경』(『素問·擧痛論 39』) (『寶鑑·外形三·腹·腹痛有虛實』) (신편p.1283 /신p.773)

◉ 『**寶鑑**』에서는 '**腹痛有虛實**' 조문에 '**加味小建中湯, 理中湯, 大柴胡湯, 調胃承氣湯, 備急丸, 建中湯**'을 예시하였다.

㉠ 澀 : 四庫全書本, 章句索引本, 校釋本에는 '泣'으로 되어 있다.
㉡ 澀 : 四庫全書本, 章句索引本, 校釋本에는 '泣'으로 되어 있다.

◆ **冷心痛** ○ 寒氣客於背兪之脈, 則血脈澁, 血脈澁則血虛, 血虛則痛, 其兪注於心, 故相引而痛. 『內經』

④ **냉심통(冷心痛)** ○ 한사(寒邪)가 배수혈(背兪穴)에 침범하면 혈맥(血脈)이 막히고, 혈맥이 막히면 혈(血)이 허해지고, 혈이 허해지면 경맥(經脈)이 자양되지 못해 아프게 되는데, 배수혈 중의 심수혈(心兪穴)은 심(心)과 서로 연계되므로 가슴과 등이 서로 땅기면서 아프다. 『내경』(『素問·擧痛論 39』) (『寶鑑·外形三·胸·冷心痛』) (신편p.1202 /신p.738)

◉ 『**寶鑑**』에서는 '冷心痛' 조문에 '**五積散, 扶陽助胃湯, 桂枝四七湯, 雞舌香散, 神效散, 卻痛散, 草豆蔲丸, 溫胃湯, 抽刀散, 二薑丸**'을 예시하였다.

■ **積聚之因** ○ 內經曰, 寒氣客於小腸膜原之間, 絡血之中, 血澁, 不得注於大經, 血氣稽留不得行, 故宿昔而成積矣.

⑥ 적취의 원인[**積聚之因**] ○ 『내경(內經)』(『素問·擧痛論 39』)에서는 "한사(寒邪)가 소장(小腸)의 막원(膜原) 사이 낙혈(絡血)에 침범하여 낙혈이 응삽(凝澁)되어 대경(大經)으로 흐르지 못하게 한다면 혈기(血氣)가 머물러 순행할 수 없으므로 이러한 상태가 여러 날 지속되면 적취(積聚)가 형성되는 것이다"라고 하였다. (『寶鑑·雜病六·積聚·積聚之因』) (신편p.2385 /신p.1346)

◘ **腹痛嘔泄** ○ 寒氣客於腸胃, 厥逆上出, 故痛而嘔也. 『內經』 ○ 寒氣客於小腸, 小腸不得成聚, 故後泄腹痛矣. 『內經』

⑧, ⑨ 배가 아프고 토하면서 설사하는 것[**腹痛嘔泄**] ○ 한사(寒邪)가 장위(腸胃)에 침범하면 장위의 기(氣)가 위로 치받아 올라가기 때문에 배가 아프면서 토하게 된다. 『내경』(『素問·擧痛論 39』) ○ 한사(寒邪)가 소장(小腸)에 침범하면 소장이 수곡(水穀)을 정상적으로 취합(聚合)하여 분리하지 못하므로 설사를 하고 배가 아프게 된다. 『내경』(『素問·擧痛論 39』) (『寶鑑·外形三·腹·腹痛嘔泄』) (신편p.1286 /신p.774)

◉ 『**寶鑑**』에서는 '腹痛嘔泄' 조문에 '**蘇感元, 理中湯, 治中湯, 黃連湯**'을 예시하였다.

◘ **食痺吐食** ○ 經云, 寒氣客於腸胃, 厥逆上出, 故痛而嘔也. 『綱目』

⑧ 식비로 먹은 것을 토하는 것[**食痺吐食**] ○ 『내경(內經)』(『素問·擧痛論 39』)에서는 "한사(寒邪)가 장위(腸胃)에 침범하면 장위의 기(氣)를 위로 치밀어 오르게 하기 때문에 아프면서 구역질이 나는 것이다"라고 하였다. 『강목』(『寶鑑·雜病五·嘔吐·食痺吐食』) (신편p.2257 /신p.1286)

◉ 『**寶鑑**』에서는 '食痺吐食' 조문에 '**茯苓半夏湯, 麥天湯, 白朮茯苓湯, 金花丸, 水煮金花丸**'을 예시하였다.

◆ **熱腹痛** ○ 熱氣留於小腸, 小腸中痛, 癉熱焦渴, 則堅乾不得出, 故痛而閉不通矣. 『內經』

⑩ **열복통(熱腹痛)** ○ 열사(熱邪)가 소장(小腸)에 머물러 있으면 소장이 있는 가운데가 아프고, 장열(腸熱)이 진액(津液)을 태우기 때문에 입술이 마르고 갈증이 나며, 대변이 굳어지고 말라서 잘 나오지 못한다. 그렇기 때문에 배가 아프면서 대변이 굳어져서 통하지 못한다. 『내경』(『素問·擧痛論 39』) (『寶鑑·外形三·腹·熱腹痛』) (신편p.1276 /신p.771)

◉ 『**寶鑑**』에서는 '熱腹痛' 조문에 '**調胃承氣湯, 四順淸凉飮, 黃芩芍藥湯**'을 예시하였다.

第三章

視而可見, 柰何?

岐伯曰, 『五藏六府, 固盡有部, 視其五色,

黃赤爲熱, 白爲寒, 靑黑爲痛, 此所謂視而可見者也.』① (「明堂察色」)

帝曰, 捫而可得, 奈何?

岐伯曰, 視其主病之脈, 堅而血及陷下者, 皆可捫而得也.

■ **明堂察色** ○ 五藏六府, 固盡有部, 視其五色, 黃赤爲熱, 白爲寒, 靑黑爲痛, 此所謂視而可見者也. 『內經』

① 명당의 색을 관찰한다[明堂察色] ○ 오장육부(五臟六腑)는 각기 얼굴에 일정한 분포 부위가 있기 때문에 얼굴의 오색변화를 통하여 장부(臟腑)의 질병을 진단할 수 있다. 즉, 황적색은 열기(熱氣)가 있다는 것이고, 백색은 한기(寒氣)가 있다는 것이며, 청흑색은 통증이 있다는 것으로서, 이런 것들이 바로 망진(望診)을 통해 알아낼 수 있는 것이다. 『내경』(『素問·擧痛論 39』) (『寶鑑·雜病一·審病·明堂察色』) (신편 p.1609 /신p.950)

情志九氣 (『類經十五卷·疾病類』, p.550)

第四章

『帝曰, 善. 余知百病生於氣也,

怒則氣上,①(「怒」) 喜則氣緩,②(「喜」) 悲則氣消,③(「悲」) 恐則氣下,④(「恐」)

寒則氣收, 炅則氣泄, 驚則氣亂, 勞則氣耗, 思則氣結,⑤(「思」) 九氣不同, 何病之生?

岐伯曰, 怒則氣逆, 甚則嘔血,⑥(「七情動血」) 及飧泄, 故氣上矣.⑦(「怒」)

喜則氣和志達, 榮衛通利, 故氣緩矣.

悲則心系急, 肺布葉擧, 而上焦不通, 榮衛不散, 熱氣在中, 故氣消矣.

恐則精却, 却則上焦閉, 閉則氣還, 還則下焦脹, 故氣不行矣.

寒則腠理閉, 氣不行, 故氣收矣.

炅則腠理開, 榮衛通汗大泄, 故氣泄.

驚則心無所倚, 神無所歸, 慮無所定, 故氣亂矣.

勞則喘息汗出, 外內皆越, 故氣耗矣.⑧(「勞倦傷」)

思則心有所存, 神有所歸, 正氣留而不行, 故氣結矣.』⑨(「九氣」)

◆ **怒** ○ 又曰, 怒則氣上.

① 성내는 것[怒] ○ 또한 『내경(內經)』(『素問·擧痛論 39』)에서는 "성내면 기가 올라간다"라고 하였다. (신편p.324 /신p.274)

◉ 『寶鑑』에서는 '怒' 조문에 '향부자 가루와 감초 가루를 각각 1냥씩 고루 섞어서 매번 3돈씩 끓인 물에 타 먹는 것'을 예시하였다.

◆ 喜 ○ 又曰, 喜則氣緩.

② 기뻐하는 것[喜] ○ 또한 『내경(內經)』(『素問·擧痛論 39』)에서는 "기뻐하면 기가 완만해진다"라고 하였다. (『寶鑑·內景一·神·喜』) (신편p.324 /신p.274)

◆ 悲 ○ 又曰, 悲則氣消.

③ 슬퍼하는 것[悲] ○ 또한 『내경(內經)』(『素問·擧痛論 39』)에서는 "슬퍼하면 기(氣)가 소모된다"라고 하였다. (『寶鑑·內景一·神·悲』) (신편p.326 /신p.275)

◆ 恐 ○ 又曰, 恐則氣下.

④ 무서워하는 것[恐] ○ 또한 『내경(內經)』(『素問·擧痛論 39』)에서는 "무서워하면 기가 내려간다"라고 하였다. (『寶鑑·內景一·神·恐』) (신편p.326 /신p.275)

◆ 思 ○ 又曰, 思則氣結.

⑤ 생각하는 것[思] ○ 또한 『내경(內經)』(『素問·擧痛論 39』)에서는 "생각이 지나치면 기가 맺힌다"라고 하였다. (『寶鑑·內景一·神·思』) (신편p.326 /신p.275)

◘ 七情動血 ○ 又曰, 怒則氣逆, 甚則嘔血.

⑥ 칠정은 혈을 동하게 한다[七情動血] ○ 『내경(內經)』(『素問·擧痛論 39』)에서는 "크게 노하면 기가 치밀어 오르고, 심하면 피를 토한다"라고 하였다. (『寶鑑·內景二·血·七情動血』) (신편p.376 /신p.301)

◉ 『寶鑑』에서는 '七情動血' 조문에 '保命生地黃散, 解鬱湯, 保命散'을 예시하였다.

◆ 怒 ○ 又曰, 怒則氣逆, 甚則嘔血及飧泄矣.

⑦ 성내는 것[怒] ○ 또한 『내경(內經)』(『素問·擧痛論 39』)에서는 "성내면 기가 치밀고 심하면 피를 토하며 소화가 안된 음식물을 설사한다"라고 하였다. (신편p.324 /신p.274)

◘ 勞倦傷 ○ 勞則氣散. 氣短, 喘且汗出, 內外皆越, 故氣耗矣. 『內經』

⑧ 노권상(勞倦傷) ○ 과로하면 기가 흩어져 숨이 가쁘고 땀이 나는데, 숨을 가쁘게 쉬면 내기(內氣)가 흩어지고 땀을 흘리면 외기(外氣)가 빠져나가서 안팎의 기(氣)가 다 빠져나가므로 기가 소모된다고 하는 것이다. 『내경』(『素問·擧痛論 39』) (『寶鑑·雜病四·內傷·勞倦傷』) (신편p.2107 /신p.1210)

◘ 九氣 ○ 黃帝問曰, 余知百病生於氣也. 怒則氣上, 喜則氣緩, 悲則氣消, 恐則氣下, 寒則氣收, 炅則氣泄, 驚則氣亂, 勞則氣耗, 思則氣結. 九氣不同, 何病之生. 岐伯對曰, 怒則氣逆, 甚則嘔血及飧泄, 故氣上矣. 喜則氣和志達, 榮衛通利, 故氣緩矣. 悲則心系急, 肺布葉擧, 而上焦不通, 榮衛不散, 熱氣在中, 故氣消矣. 恐則精却, 却則上焦閉, 閉則氣還, 還則下焦脹, 故氣不行矣. 寒則腠理閉, 氣不行, 故氣收矣. 炅則腠理開, 榮衛通, 汗大泄, 故氣泄矣. 驚則心無所倚, 神無所歸, 慮無所定, 故氣亂矣. 勞則喘息汗出, 內外皆越, 故氣耗矣. 思則心有所存, 神有所歸, 正氣留而不行, 故氣結矣. 『內經』

⑨ 구기(九氣) ○ 황제(黃帝)가 묻기를, "나는 모든 병이 기(氣)에서 생긴다는 것으로 알고 있습니다. 성내면 기가 올라가고, 기뻐하면 기가 늘어지며, 슬퍼하면 기가 사그라지고, 두려워하면 기가 가라앉으며, 추워하면 기가 움츠러들고, 더우면 기가 빠져나가며, 놀라면 기가 혼란해지고, 과로하면 기가 소모되며, 생각을 지나치게 하면 기가 맺히게 됩니다. 이렇게 구기(九氣)가 다름에 따라 어떤 병이 생기는 것입니까?"라고 하였다. 이에 기백(岐伯)이 대답하기를, "성내면 기가 치미는데, 심하면 구혈(嘔血)과 손설(飧泄)이 있기 때문에 기가 올라갑니다. 기뻐하면 기가 고르게 되고 뜻이 통하며, 영위기(榮衛氣)가 잘 돌아가기 때문에 기가 늘어집니다. 슬퍼하면 심계(心系)가 땅기고 폐엽(肺葉)이 들떠서 상초(上焦)가 잘 통하지 않으며, 영위기가 소통되지 못하여 열기가 속에 있기 때문에 기가 사그라듭니다. 두려워하면 정기(精氣)가 없어지고, 정기가 없어지면 상초가 막히고, 상초가 막히면 기가 되돌아오고, 기가 되돌아오면 하초(下焦)가 팽창되기 때문에 기가 돌지 못합니다. 추우면 주리(腠理)가 막히고, 기가 잘 돌지 못하기 때문에 기가 움츠러듭니다. 더우면 주리가 열리고 영위기가 잘 통하여 땀이 많이 나기 때문에 기가 빠져나갑니다. 놀라면 마음이 기댈 곳이 없어지고 정신이 돌아갈

곳이 없어지며, 생각하는 것이 일정하지 못하기 때문에 기가 혼란해집니다. 과로하면 숨이 차고 땀이 나서 안팎으로 모두 넘쳐 나기 때문에 기가 소모됩니다. 생각하면 마음이 한군데 있고, 정신이 쏠려 정기(正氣)가 한 곳에 머물러 있으면서 돌아가지 못하기 때문에 기가 맺히게 됩니다"라고 하였다.
『내경』(『素問·擧痛論 39』) (『寶鑑·內景一·氣·九氣』) (신편p.287 /신p.252)

◉ 『寶鑑』에서는 '九氣' 조문에 '神仙九氣湯, 正氣天香湯'을 예시하였다.

腹中論篇 第四十

鼓脹 (『類經十六卷·疾病類』, p.621)

第一節

황제문왈, 유병심복만, 단식즉불능모식, 차위하병
黃帝問曰, 有病心腹滿, 旦食則不能暮食, 此爲何病?

기백대왈, 명위고창
岐伯對曰, 名爲鼓脹.

제왈, 치지내하
帝曰, 治之奈何?

기백왈, 치지이계시례, 일제지, 이제이
岐伯曰, 治之以雞矢醴, 一劑知, 二劑已.

제왈, 기시유부발자, 하야
帝曰, 其時有復發者, 何也?

기백왈, 차음식부절, 고시유병야. 수연기병차이시, 고당병, 기취어복야
岐伯曰, 此飮食不節, 故時有病也. 雖然其病且已時, 故當病, 氣聚於腹也.

血枯 (『類經十七卷·疾病類』, p.640)

第二節

제왈, 유병흉협지만자, 방어식
『帝曰, 有病胸脇支滿者, 妨於食,

병지즉선문성조취, 출청액, 선타혈, 사지청, 목현
病至則先聞腥臊臭, 出淸液, 先唾血, 四支淸, 目眩,

시시전후혈, 병명위하, 하이득지
時時前後血, 病名爲何, 何以得之?

기백왈, 병명혈고
岐伯曰, 病名血枯.

차득지년소시, 유소대탈혈. 약취입방중, 기갈간상, 고월사쇠소불래야
此得之年少時, 有所大脫血. 若醉入房中, 氣竭肝傷, 故月事衰少不來也.

제왈, 치지내하? 복이하술
帝曰, 治之奈何? 復以何術?

기백왈, 이사오즉골, 일여여, 이물병합지, 환이작란, 대여소두
岐伯曰, 以四烏鰂骨, 一藘茹, 二物幷合之, 丸以雀卵, 大如小豆,

이오환위후반, 음이포어즙, 리장중급상간야
以五丸爲後飯, 飮以鮑魚汁, 利腸中及傷肝也.』① (「血枯」)

➡ 本節의 내용은 『婦人大全良方·調經門·血枯方論第十』에 인용되어 肝病이자 血傷으로 분류된다.

◘ **血枯** ○ 黃帝曰, 有病胸脇支滿者, 妨於食, 病至則先聞腥臊臭, 出淸液, 先唾血, 四肢淸, 目眩, 時時前後血, 病名爲何. 何以得之. 岐伯曰, 病名血枯. 此得之年少時有所大脫血, 若醉入房中, 氣竭肝傷, 故月事衰少不來也. 治之以烏賊丸. 『內經』

① **혈고(血枯)** ○ 황제(黃帝)가 "가슴과 옆구리가 치받치는 듯하고 그득하며, 음식을 제대로 먹지 못하고, 발병시에는 비리고 누린 냄새가 먼저 느껴지며, 맑은 콧물을 흘리고 피를 토하며, 사지가 싸늘하고 눈앞이 어질어질하며, 늘 대소변에 피가 섞여 나오는 이런 것은 무슨 병입니까? 그리고 병을 얻게 되는 원인은 무엇입니까?"라고 물었다. 이에 기백(岐伯)이 대답하기를, "혈고(血枯)라는 병입니다. 이것은 나이가 적었을 때 크게 출혈한 병력이 있는 데다가 술에 취한 상태에서 방사를 행하여 신기(腎氣)가 고갈되고 간혈(肝血)이 손상된 때문으로서 그에 따라 경혈(經血)이 쇠소(衰少)하여지고, 심하면 월경이 없어지는 지경에 이르는 것입니다. 치료는 오적환(烏賊丸)으로 합니다"라고 하였다. 『내경』(『素問·腹中論 40』) (『寶鑑·內景三·胞·血枯』) (신편p.652 /신p.453)

◉ 『**寶鑑**』에서는 '血枯' 조문에 '烏賊骨丸, 八物湯'을 예시하였다.

伏梁 (『類經十七卷·疾病類』, p.670)

第三節

제왈 병유소복성 상하좌우개유근 차위하병 가치부
『帝曰, 病有少腹盛, 上下左右皆有根, 此爲何病? 可治不?

기백왈 병명왈복량
岐伯曰, 病名曰伏梁.

제왈 복량하인이득지
帝曰, 伏梁何因而得之.

기백왈 과대농혈 거장위지외 불가치 치지매절 안지치사
岐伯曰, 裹大膿血, 居腸胃之外, 不可治. 治之每切, 按之致死.』① (「伏梁有二證」)

제왈 하이연
帝曰, 何以然?

기백왈 차하즉인음 필하농혈 상즉박위완 생 격 협위완내옹 차구병야 난치
岐伯曰, 此下則因陰, 必下膿血, 上則迫胃脘, 生㉠鬲, 俠胃脘內癰, 此久病也, 難治.

거제 상위역 거제 하위종 물동극탈 론재자법중
居臍㉡上爲逆, 居臍㉢下爲從, 勿動亟奪, 論在刺法中.

제왈 인유신체비고행개종 환제 이통 시위하병
『帝曰, 人有身體髀股胻皆腫, 環臍㉣而痛, 是爲何病?

기백왈 병명복량 차풍근야
岐伯曰, 病名伏梁, 此風根也.

기기일어대장이착어황 황지원재제 하 고환제 이통야
其氣溢於大腸而著於肓, 肓之原在臍㉤下, 故環臍㉥而痛也.

불가동지 동지위수뇨색지병
不可動之, 動之爲水溺濇之病.』① (「伏梁有二證」)

㉠ 生 : 校釋本에는 '出'로 고쳤다.
㉡ 臍 : 四庫全書本, 章句索引本에는 '齊'로 되어 있다.
㉢ 臍 : 四庫全書本, 章句索引本에는 '齊'로 되어 있다.
㉣ 臍 : 四庫全書本, 章句索引本에는 '齊'로 되어 있다.
㉤ 臍 : 四庫全書本, 章句索引本에는 '齊'로 되어 있다.
㉥ 臍 : 四庫全書本, 章句索引本에는 '齊'로 되어 있다.

◘ '肓之原'은 『靈樞·九鍼十二原 01』에 언급되는데, 배꼽에서 出한다고 하였다.

■ **伏梁有二證** ○ 帝曰, 病有小腹盛, 上下左右皆有根, 此爲何病. 可治否. 岐伯曰, 病名曰伏梁. 裹大膿血, 居腸胃之外, 不可治, 治之每切按之致死. ○ 帝曰, 人有身體髀股胻皆腫, 環臍而痛, 是爲何病. 岐伯曰, 病名伏梁, 此風根也. 其氣溢於大腸而着於肓, 肓之原在臍下, 故環臍而痛. 不可動之, 動之爲水尿澁之病. 此二病, 同名而實異也. 『內經』

① 복량에는 두 가지 증이 있다[伏梁有二證] ○ 황제(黃帝)가 묻기를, "아랫배가 그득하고 만져보면 상하좌우의 경계가 뚜렷한 것은 무슨 병입니까? 또한 치료할 수 있는 것입니까?"라고 하였다. 이에 기백(岐伯)이 대답하기를, "복량(伏梁)이라는 병입니다. 이것은 아랫배 속에 다량의 농혈을 싸고 있는 것인데, 장위(腸胃)의 밖에 있는 것으로서 쉬 치료할 수 없는 것인 바, 만약 치료해보려고 손을 대면 통증이 극심하고, 세게 눌렀다가는 죽게 됩니다"라고 하였다. ○ 황제(黃帝)가 묻기를, "넓적다리·사타구니·정강이 세 부위가 다 붓고 배꼽둘레가 아픈 것은 무슨 병입니까?"라고 하였다. 이에 기백(岐伯)이 대답하기를, "복량(伏梁)이라는 것인데, 이것은 오래도록 풍한(風寒)의 사기(邪氣)를 받아 생긴 것입니다. 이는 그 사기가 대장(大腸)에서 나와 황막(肓膜)에 머무른 것인데, 황막(肓膜)의 원혈(原穴)은 배꼽 아래(氣海穴)에 있으므로 배꼽둘레가 아픈 것입니다. 이러한 병은 공하법(攻下法)으로 치료해서는 안되는 바, 만약 공하법을 잘못 쓰면 소변이 막혀 잘 나오지 않는 병이 생깁니다"라고 하였다. 이 두 가지 병은 이름은 같으나 실제 내용은 다른 것이다. 『내경』(『素問·腹中論 40』) (『寶鑑·雜病六·積聚·伏梁有二證』) (신편p.2388 /신p.1348)

消癉熱中 (『類經十六卷·疾病類』, p.633)

第四節

帝曰, 夫子數言『熱中消中, 不可服高梁芳草石藥,』① (「消渴·禁忌法」) 石藥發瘨, 芳草發狂.
夫熱中消中者, 皆富貴人也, 今禁高梁, 是不合其心, 禁芳草石藥, 是病不愈,
願聞其說.

岐伯曰, 夫芳草之氣美, 「石藥之氣悍,」② (「石鍾乳」) 二者其氣急疾堅勁,
故非緩心和人, 不可以服此二者.

帝曰, 不可以服此二者, 何以然?

岐伯曰, 夫熱氣慓悍, 藥氣亦然, 二者相遇, 恐內傷脾.
脾者土也, 而惡木, 服此藥者, 至甲乙日更論.

◘ **禁忌法** ○ 內經曰, 熱中消中, 不可服膏粱芳草石藥.

① 금기법(禁忌法) ○ 『내경(內經)』(『素問·腹中論 40』)에서는 "열중(熱中)이나 소중(消中)에는 기름진 음식, 향기로운 풀, 광물성 약재를 쓰지 말아야 한다"라고 하였다. (『寶鑑·雜病六·消渴·禁忌法』) (신편p.2507 /신p.1409)

• **石鍾乳** ○ 凡石藥, 冷熱皆有毒, 正宜斟酌. 內經曰, 石藥之氣悍, 不可久服. 明矣. ○ 凡言石藥, 卽石鍾乳也, 古人多餌之. 『入門』

② 석종유(石鍾乳) ○ 돌로 된 약은 차거나 덥거나 다 독이 있으므로 잘 짐작하여 써야 한다. 『내경(內

經)』(『素問·腹中論 40』)에 "돌로 된 약은 약기운이 맹렬하므로 오래 먹어서는 안된다"라고 하였는데, 틀림없는 사실이다. ○ 보통 돌로 된 약이라고 말하는 것은 곧 석종유이며, 옛사람들이 많이 먹었다. 『입문』(「本草分類·治寒門」) (『寶鑑·湯液三·石部·石鍾乳』) (신편p.3619 /신p.2032)

厥逆之治 須其氣幷 (『類經十五卷·疾病類』, p.576)

第五節

제왈 선 유병응종경통흉만복창 차위하병 하이득지
帝曰, 善. 有病膺腫頸痛胸滿腹脹, 此爲何病? 何以得之?

기백왈 명궐역
岐伯曰, 名厥逆.

제왈 치지내하
帝曰, 治之奈何?

기백왈 구지즉음 석지즉광 수기기병 내가치야
岐伯曰, 灸之則瘖, 石之則狂, 須其氣幷, 乃可治也.

제왈 하이연
帝曰, 何以然?

기백왈 양기중상 유여어상 구지즉양기입음 입즉음
岐伯曰, 陽氣重上, 有餘於上, 灸之則陽氣入陰, 入則瘖;
석지즉양기허 허즉광 수기기병이치지 가사전야
石之則陽氣虛, 虛則狂. 須其氣幷而治之, 可使全也.

胎孕 (『類經十七卷·疾病類』, p.637)

第六節

제왈 선 하이지회자지차생야
帝曰, 善. 何以知懷子之且生也?

기백왈 신유병이무사맥야
岐伯曰, 身有病而無邪脈也.

寒熱病 (『類經十五卷·疾病類』, p.592)

第七節

제왈 병열이유소통자 하야
帝曰, 病熱而有所痛者, 何也?

기백왈 병열자 양맥야 이삼양지동야 인영일성소양 이성태양 삼성양명
岐伯曰, 病熱者, 陽脈也, 以三陽之動也, 人迎一盛少陽, 二盛太陽, 三盛陽明.

입음야 부양입어음 고병재두여복 내진창이두통야
入陰也, 夫陽入於陰, 故病在頭與腹, 乃䐜脹而頭痛也.

제왈 선
帝曰, 善.

刺腰痛篇 第四十一

刺腰痛 (『類經二十二卷·鍼刺類』, p.878)

第一章

족태양맥 령인요통 인항척고배여중상 자기극중 태양정경출혈 춘무견혈
足太陽脈, 令人腰痛, 引項脊尻背如重狀. 刺其郄中, 太陽正經出血, 春無見血.

소양 령인요통 여이침자기피중 순순연불가이면앙 불가이고
少陽, 令人腰痛, 如以鍼刺其皮中, 循循然不可以俛仰, 不可以顧;

자소양성골지단출혈 성골재슬외렴지골독기자 하무견혈
刺少陽成骨之端出血, 成骨在膝外廉之骨獨起者, 夏無見血.

양명 령인요통 불가이고 고여유견자 선비
陽明, 令人腰痛, 不可以顧, 顧如有見者, 善悲;

자양명어행전삼유 상하화지출혈 추무견혈
刺陽明於胻前三痏, 上下和之出血, 秋無見血.

족소음 령인요통 통인척내렴 자소음어내과상이유 춘무견혈 출혈태다
足少陰, 令人腰痛, 痛引脊內廉; 刺少陰於內踝上二痏, 春無見血, 出血太多,

불가복야
不可復也.

궐음지맥 령인요통 요중여장궁노현
厥陰之脈, 令人腰痛, 腰中如張弓弩弦;

자궐음지맥 재천종어복지외 순지루루연 내자지
刺厥陰之脈, 在腨踵魚腹之外, 循之累累然, 乃刺之,

기병령인선언 묵묵연불혜 자지삼유
其病令人善言㉠, 黙黙然不慧, 刺之三痏.

해맥 령인요통 통이 인견 목황황연 시유수
解脈, 令人腰痛, 痛而㉡引肩, 目晾晾然, 時遺溲;

자해맥 재슬근육분간 극외렴지횡맥출혈 혈변이지
刺解脈, 在膝筋肉分間, 郄外廉之橫脈出血, 血變而止.

해맥 령인요통여인대 상여절요상 선공
解脈, 令人腰痛如引帶, 常如折腰狀, 善恐;

자해맥 재극중결락여서미 자지혈사이흑 견적혈이이
刺解脈, 在郄中結絡如黍米, 刺之血射以黑, 見赤血而已.

동음지맥 령인요통 통여소추거기중 불연종
同陰之脈, 令人腰痛, 痛如小錘居其中, 怫然腫;

자동음지맥 재외과상절골지단 위삼유
刺同陰之脈, 在外踝上絶骨之端, 爲三痏.

양유지맥 령인요통 통상불연종 자양유지맥 맥여태양합천하간 거지일척소
陽維之脈, 令人腰痛, 痛上怫然腫; 刺陽維之脈, 脈與太陽合腨下間, 去地一尺所.

㉠ 善言 : 校釋本에는 '善'을 삭제하였다.
㉡ 痛而 : 四庫全書本, 章句索引本, 校釋本에는 '痛'으로 되어 있다.

횡락지맥 령인요통 불가이면앙 앙즉공부 득지거중상요 횡락절 악혈귀지
衡絡之脈，令人腰痛，不可以俛仰，仰則恐仆，得之擧重傷腰，衡絡絶，惡血歸之；

자지재극양근지간 상극수촌 횡거위이유출혈
刺之在郄陽筋之間，上郄數寸，衡居爲二痏出血．

회음지맥 령인요통 통상탑탑연한출 한건령인욕음 음이욕주
會陰之脈，令人腰痛，痛上漯漯然汗出，汗乾令人欲飮，飮已欲走；

자직양지맥상삼유 재교상극하오촌횡거 시기성자출혈
刺直陽之脈上三痏，在蹻上郄下五寸橫居，視其盛者出血．

비양지맥 령인요통 통상불불연 심즉비이공
飛陽之脈，令人腰痛，痛上怫怫㉠然，甚則悲以恐；

자비양지맥 재내과상오촌 소음지전 여음유지회
刺飛陽之脈，在內踝上五㉡寸，少陰之前，與陰維之會．

창양지맥 령인요통 통인응 목황황연 심즉반절 설권불능언
昌陽之脈，令人腰痛，痛引膺，目䀮䀮然，甚則反折，舌卷不能言；

자내근위이유 재내과상대근전 태음후상과이촌소
刺內筋爲二痏，在內踝上大筋前，太陰後上踝二寸所．

산맥 령인요통이열 열심생번 요하여유횡목거기중 심즉유수
散脈，令人腰痛而熱，熱甚生煩，腰下如有橫木居其中，甚則遺溲；

자산맥 재슬전골육분간 락외렴속맥위삼유
刺散脈，在膝前骨肉分間，絡外廉束脈爲三痏．

육리지맥 령인요통 불가이해 해즉근축급
肉里㉢之脈，令人腰痛，不可以欬，欬則筋縮急；

자육리지맥위이유 재태양지외 소양절골지후
刺肉里㉣之脈爲二痏，在太陽之外，少陽絶骨之後．

第二章

요통협척이통지두수수연 목황황욕강부 자족태양극중출혈
腰痛俠脊而痛至頭几几然，目䀮䀮欲僵仆，刺足太陽郄中出血．

요통상한 자족태양양명 상열 자족궐음
腰痛上寒，刺足太陽陽明；上熱，刺足厥陰．

불가이면앙 자족소양
不可以俛仰，刺足少陽．

중열이천 자족소음 자극중출혈
中熱而喘，刺足少陰，刺郄中出血．

요통상한불가고 자족양명 상열 자족태음 중열이천 자족소음
腰痛上寒不可顧，刺足陽明；上熱，刺足太陰．中熱而喘，刺足少陰．

대변난 자족소음
大便難，刺足少陰．

소복만 자족궐음
少腹滿，刺足厥陰．

여절불가이면앙 불가거 자족태양
如折不可以俛仰，不可擧，刺足太陽．

인척내렴 자족소음
引脊內廉，刺足少陰．

㉠ 怫怫 : 四庫全書本, 章句索引本에는 '拂拂'로 되어 있다.
㉡ 五 : 校釋本에는 '二'로 고쳤다.
㉢ 里 : 章句索引本에는 '裏'로 되어 있다.
㉣ 里 : 章句索引本에는 '裏'로 되어 있다.

요 통 인 소 복 공 묘 불 가 이 앙
腰痛引少腹控眇, 不可以仰,

자 요 고 교 자 양 과 신 상 이 월 생 사 위 유 수 발 침 립 이
刺腰尻交者, 兩踝㉠腨上, 以月生死爲痏數, 發鍼立已,

좌 취 우 우 취 좌
左取右, 右取左.

㉠ 踝 : 四庫全書本, 章句索引本, 校釋本에는 '髁'로 되어 있다.

風論篇 第四十二

風證 (『類經十五卷·疾病類』, p.555)

第一章

第一節

황제문왈 풍지상인야 혹위한열 혹위열중 혹위한중 혹위려풍 혹위편고 혹위풍야
黃帝問曰, 風之傷人也, 或爲寒熱, 或爲熱中, 或爲寒中, 或爲癘風, 或爲偏枯, 或爲風也,

기병각이 기명부동 혹내지오장육부 부지기해 원문기설
其病各異, 其名不同, 或內至五藏六府. 不知其解, 願聞其說.

기백대왈 풍기장어피부지간 내부득통 외부득설
歧伯對曰, 『風氣藏於皮膚之間, 內不得通, 外不得泄.

풍자 선행이삭변 주리개즉쇄연한 폐즉열이민
風者, 善行而數變, 腠理開則洒然寒, 閉則熱而悶,

기한야즉쇠식음 기열야즉소기육
其寒也則衰食飮, 其熱也則消肌肉.

고사인돌율 이불능식 명왈한열
故使人怢慄, 而不能食, 名曰寒熱.』① (「瘧病之源」)

풍기여양명입위 순맥이상지목내자
風氣與陽明入胃, 循脈而上至目內眥,

기인비즉풍기부득외설 즉위열중이목황
其人肥則風氣不得外泄, 則爲熱中而目黃;

인수즉외설이한 즉위한중이읍출
人瘦則外泄而寒, 則爲寒中而泣出.

풍기여태양구입행제맥수 산어분육지간 여위기상간
風氣與太陽俱入行諸脈兪, 散於分肉之間, 與衛氣相干,

기도불리 고사기육분진이유양
其道不利, 故使肌肉憤䐜而有瘍;

위기유소응이불행 고기육유불인야
衛氣有所凝而不行, 故其肉有不仁也.

려자 유영기열부 기기불청 고사기비주괴이색패 피부양궤
『癘者, 有榮氣熱胕, 其氣不淸, 故使其鼻柱壞而色敗, 皮膚瘍潰.』② (「大風瘡」)

풍한객어맥이불거 명왈려풍 혹명왈한열
風寒客於脈而不去, 名曰癘風, 或名曰寒熱.

■ 瘧病之源 ○ 風氣盛於皮膚之內, 內不得通, 外不得泄, 腠理開則洒然寒, 閉則熱而悶, 名曰寒熱. 『內經』

① 학질의 원인[瘧病之源] ○ 풍사(風邪)가 인체에 침범하여 피부 속에 몰려 있으면 안으로는 장부(臟腑)와 통하지를 못하고 밖으로는 체표(體表)로 새어나가질 못하는 바, 만약 주리(腠理)가 열려 양기(陽氣)가 밖으로 새어나가면 오싹오싹 오한을 느끼고, 주리가 막혀 양기가 속에 몰려 있으면 신열이 나고 갑갑한데, 이것을 한열병(寒熱病)이라 한다. 『내경』(『素問·風論 42』) (『寶鑑·雜病七·痎瘧·瘧病之源』) (신편 p.2539 /신p.1426)

◘ 大風瘡 ○ 癩者榮衛熱腐, 其氣不淸, 故使鼻柱壞而色敗, 皮膚瘍潰.『內經』

② 대풍창(大風瘡, 문둥병) ○ 나병은 영위기혈(榮衛氣血)이 열(熱)로 인하여 썩어서 혈기(血氣)가 탁하고 깨끗하지 못하기 때문에 콧대가 썩어 내려앉고 색깔이 나빠지면서 피부가 헐어 문드러지는 것이다.『내경』(『素問·風論 42』)(『寶鑑·雜病八·諸瘡·大風瘡』)(신편p.2738 /신p.1526)

◉『寶鑑』에서는 '大風瘡' 조문에 '消風散, 追風散, 磨風元, 醉仙散, 通天再造散, 防風通聖散, 換肌散, 白花蛇丸, 三蛇丹, 補氣瀉榮湯, 凌霄花散, 加味苦參丸, 換骨丸, 大麻風丸, 紫雲風丸, 返魂追命再造散, 烏蛇苦參元'을 예시하였다.

第二節

이 춘 갑 을 상 어 풍 자 위 간 풍
以春甲乙傷於風者爲肝風;

이 하 병 정 상 어 풍 자 위 심 풍
以夏丙丁傷於風者爲心風;

이 계 하 무 기 상 어 사 자 위 비 풍
以季夏戊己傷於邪者爲脾風;

이 추 경 신 중 어 사 자 위 폐 풍
以秋庚辛中於邪者爲肺風;

이 동 임 계 중 어 사 자 위 신 풍
以冬壬癸中於邪者爲腎風.

풍 중 오 장 육 부 지 수 역 위 장 부 지 풍 각 입 기 문 호 소 중 즉 위 편 풍
風中五藏六府之兪, 亦爲藏府之風, 各入其門戶所中, 則爲偏風.

풍 기 순 풍 부 이 상 즉 위 뇌 풍
『風氣循風府而上, 則爲腦風;』①(「腦風證」)

풍 입 계 두 즉 위 목 풍 안 한
風入係頭, 則爲目風眼寒;

음 주 중 풍 즉 위 누 풍
飮酒中風, 則爲漏風;

입 방 한 출 중 풍 즉 위 내 풍
入房汗出中風, 則爲內風;

신 목 중 풍 즉 위 수 풍
『新沐中風, 則爲首風;』②(「首風證」)

구 풍 입 중 즉 위 장 풍 손 설
『久風入中, 則爲腸風飧泄;』③(「大便病因」)(「飧泄」)

외 재 주 리 즉 위 설 풍
外在腠理, 則爲泄風;

고 풍 자 백 병 지 장 야 지 기 변 화 내 위 타 병 야
故『風者, 百病之長也, 至其變化, 乃爲他病也,』④(「中風所因」)

무 상 방 연 치 유 풍 기 야
無常方, 然致有風氣也.

◘ 腦風證 ○ 風氣循風府 穴名. 而上, 則爲腦風.『內經』

① 뇌풍증(腦風證) ○ 풍기(風氣)가 풍부혈(風府穴)을 따라 위로 올라가면 뇌풍(腦風)이 된다.『내경』(『素問·風論 42』)(『寶鑑·外形一·頭·腦風證』)(신편p.907 /신p.585)

◉『寶鑑』에서는 '腦風證' 조문에 '神聖散, 太陽丹'을 예시하였다.

◘ 首風證 ○ 新沐中風, 則爲首風.『內經』

② 수풍증(首風證) ○ 머리를 감고 곧바로 풍사(風邪)에 감촉되었다면 수풍(首風)이 된다.『내경』(『素問·風

論 42』) (『寶鑑·外形一·頭·首風證』) (신편p.907 /신p.585)

◉ 『寶鑑』에서는 '首風證' 조문에 '大川芎丸, 白芷丸'을 예시하였다.

■ 大便病因 ○ 久風入中, 則爲腸風飧泄. 『內經』

③ 대변병의 원인[大便病因] ○ 풍사가 오랫동안 머물러 떠나지 않고 장위(腸胃)로 전달되면 장풍(腸風)이나 손설(飧泄)이 된다. (『素問·風論 42』) (『寶鑑·內景四·大便·大便病因』) (신편p.775 /신p.515)

◆ 飧泄 ○ 又曰, 久風入中, 則爲腸風·飧泄. 『衛生』

③ 손설(飧泄) ○ 또한 『내경(內經)』(『素問·風論 42』)에서는 "풍사(風邪)가 오랫동안 머물고 떠나지 않아 장위(腸胃)로 전이되면 장풍(腸風) 손설이 생긴다"라고 하였다. 『위생』 (『寶鑑·內景四·大便·飧泄』) (신편p.793 /신p.524)

◉ 『寶鑑』에서는 '飧泄' 조문에 '加減木香散, 養元散, 八仙糕, 防風芍藥湯, 蒼朮防風湯, 桂枝麻黃湯, 薑棗煎'을 예시하였다.

■ 中風所因 ○ 內經曰, 風者百病之長也, 至其變化乃爲他病.

④ 중풍의 원인[中風所因] ○ 『내경(內經)』(『素問·風論 42』)에서는 "풍사(風邪)는 모든 병을 일으키는 주요 원인으로서 인체에 침범하여 각종 변화를 일으켜 다른 병을 만든다"라고 하였다. (『寶鑑·雜病二·風·中風所因』) (신편p.1728 /신p.1018)

第二章

帝曰, 五藏風之形狀不同者何? 願聞其診及其病能.

岐伯曰, 肺風之狀, 多汗惡風, 色皏然白, 時欬短氣, 晝日則差, 暮則甚; 診在眉上, 其色白.

心風之狀, 多汗惡風, 焦絶善怒嚇赤色, 病甚則言不可快; 診在口, 其色赤.

肝風之狀, 多汗惡風, 善悲, 色微蒼, 嗌乾善怒, 時憎女子; 診在目下, 其色青.

脾風之狀, 多汗惡風, 身體怠墮, 四支不欲動, 色薄微黃, 不嗜食; 診在鼻上, 其色黃.

腎風之狀, 多汗惡風, 面痝然浮腫, 脊㉠痛不能正立, 其色炲, 隱曲不利; 診在肌㉡上, 其色黑.

胃風之狀, 頸多汗惡風, 食飮不下, 鬲㉢塞不通, 腹善滿, 失衣則䐜脹, 食寒則泄; 診形瘦而腹大.

『首風之狀, 頭面多汗惡風, 當先風一日則病甚, 頭痛不可以出內,

㉠ 脊 : 校釋本에는 '腰脊'으로 '腰'를 보충하였다.
㉡ 肌 : 校釋本에는 '頤'로 고쳤다.
㉢ 鬲 : 校釋本에는 '隔'으로 되어 있다.

지 기 풍 일 즉 병 소 유
至其風日則病少愈.』① (「首風證」)

누 풍 지 상 혹 다 한 상 불 가 단 의 식 즉 한 출 심 즉 신 한 천 식 오 풍 의 상 유
『漏風之狀, 或多汗, 常不可單衣, 食則汗出, 甚則身汗喘息惡風, 衣常濡,

구 건 선 갈 불 능 노 사
口乾善渴, 不能勞事.』② (「漏風證」)

설 풍 지 상 다 한 한 출 설 의 상 구 중 건 상 지 기 풍 불 능 노 사 신 체 진 통 즉 한
泄風之狀, 多汗, 汗出泄衣上, 口中乾上漬, 其風不能勞事, 身體盡痛則寒.

제 왈 선
帝曰, 善.

◘ 首風證 ○ 新沐中風, 則爲首風. 其證頭面多汗惡風, 當先風一日則病甚, 頭痛不可出內, 至其風日則病少愈. 『內經』

① 수풍증(首風證) ○ 머리를 감고 곧바로 풍사(風邪)에 감촉되었다면 수풍(首風)이 된다. 그 증상은 머리와 얼굴 부위에 땀이 많이 나고 바람을 싫어하는 것인데, 바람이 일어나기 전날 병세가 가중되어 두통으로 인해 방안을 나가지 못할 지경에 이르렀다가 바람이 부는 날이 되면 병세는 다소 호전된다. 『내경』(『素問·風論 42』) (『寶鑑·外形一·頭·首風證』) (신편p.907 /신p.585)

◉ 『寶鑑』에서는 '首風證' 조문에 '大川芎丸, 白芷丸'을 예시하였다.

◘ 漏風證 ○ 漏風之狀, 或多汗, 常不可單衣, 食則汗出, 甚則身熱喘息, 衣常濡, 口乾善渴, 不能勞事. 『內經』

② 누풍증(漏風證) ○ 누풍의 증상은 땀이 많이 흘러서 늘 홑옷 한 가지만 입지 못하고, 음식을 먹으면 금세 땀이 난다. 그리고 심하면 온몸에 열이 나고 숨이 차며, 땀이 나서 옷은 늘 젖어 있고 입은 말라 갈증을 느끼며 힘든 일을 하지 못한다. 『내경』(『素問·風論 42』) (『寶鑑·內景二·津液·漏風證』) (신편p.481 /신p.357)

◉ 『寶鑑』에서는 '漏風證' 조문에 '白朮散'을 예시하였다.

痹論篇 第四十三

痹證 (『類經十七卷·疾病類』, p.647)

第一章

황 제 문 왈 비 지 안 생
『黃帝問曰, 痹之安生?

기 백 대 왈 풍 한 습 삼 기 잡 지 합 이 위 비 야
岐伯對曰, 風寒濕三氣雜至, 合而爲痹也.

기 풍 기 승 자 위 행 비 한 기 승 자 위 통 비 습 기 승 자 위 착 비 야
其風氣勝者爲行痹, 寒氣勝者爲痛痹, 濕氣勝者爲著痹也.』①(「三痹」)

제 왈 기 유 오 자 하 야
『帝曰, 其有五者, 何也?

기 백 왈 이 동 우 차 자 위 골 비
岐伯曰, 以冬遇此者爲骨痹,

이 춘 우 차 자 위 근 비
以春遇此者爲筋痹,

이 하 우 차 자 위 맥 비
以夏遇此者爲脈痹,

이 지 음 우 차 자 위 기 비
以至陰遇此者爲肌痹,

이 추 우 차 자 위 피 비
以秋遇此者爲皮痹.

제 왈 내 사 오 장 육 부 하 기 사 연
帝曰, 內舍五藏六府, 何氣使然?

기 백 왈 오 장 개 유 합 병 구 이 불 거 자 내 사 어 기 합 야
岐伯曰, 五藏皆有合病, 久而不去者, 內舍於其合也.

고 골 비 불 이 부 감 어 사 내 사 어 신
故骨痹不已, 復感於邪, 內舍於腎;

근 비 불 이 부 감 어 사 내 사 어 간
筋痹不已, 復感於邪, 內舍於肝;

맥 비 불 이 부 감 어 사 내 사 어 심
脈痹不已, 復感於邪, 內舍於心;

기 비 불 이 부 감 어 사 내 사 어 비
肌痹不已, 復感於邪, 內舍於脾;

피 비 불 이 부 감 어 사 내 사 어 폐 소 위 비 자 각 이 기 시 중 감 어 풍 한 습 지 기 야
皮痹不已, 復感於邪, 內舍於肺. 所謂痹者, 各以其時, 重感於風寒濕之氣也.』

②(「五痹」)

■ '痹'는 문맥상 '閉'로 해석하는 것이 편의상 도움이 된다.

◆ 三痹 ○ 內經曰, 黃帝曰, 痹之安生. 岐伯對曰, 風寒濕三氣雜至, 合而爲痹也. 其風氣勝者爲行痹, 寒氣勝者爲痛痹, 濕氣勝者爲着痹.

① 세 가지 비증[三痹] ○ 『내경(內經)』(『素問·痹論 43』)에서 황제(黃帝)가 묻기를, "비증(痹證)은 어떻게 생기는 것입니까?"라고 하였다. 이에 기백(岐伯)이 대답하기를, "풍(風)·한(寒)·습(濕) 세 가지의 사기(邪氣)가 섞여서 인체에 침범하면 비증(痹證)이 됩니다. 그 중에서 풍사(風邪)가 심한 것은 '행비(行痹)'가 되고, 한사(寒邪)가 심한 것은 '통비(痛痹)'가 되며, 습사(濕邪)가 심한 것은 '착비(着痹)'가 됩니다"라고 하였다. (『寶鑑·雜病二·風·三痹』) (신편p.1778 /신p.1046)

◉ 『寶鑑』에서는 '三痹' 조문에 '行痹에는 防風湯, 痛痹에는 茯苓湯, 着痹에는 川芎茯苓湯·三痹湯'을 예시하였다.

◘ 五痹 ○ 帝曰, 其有五者何也. 岐伯曰, 以冬遇此者爲骨痹, 以春遇此者爲筋痹, 以夏遇此者爲脈痹, 以至陰遇此者爲肌痹, 以秋遇此者爲皮痹. 『內經』 ○ 帝曰, 內舍五藏六府, 何氣使然. 岐伯曰, 五藏皆有合, 病久而不去者, 內舍於其合也. 故骨痹不已, 復感於邪, 內舍於腎. 筋痹不已, 復感於邪, 內舍於肝. 脈痹不已, 復感於邪, 內舍於心. 肌痹不已, 復感於邪, 內舍於脾. 皮痹不已, 復感於邪, 內舍於肺. 所謂痹者, 各以其時, 重感於風寒濕之氣也. 『內經』

② 다섯 가지 비증[五痹] ○ 황제(黃帝)가 묻기를, "비증(痹證)은 다섯 가지로도 나눌 수 있다는데, 어떤 것입니까?"라고 하였다. 이에 기백(岐伯)이 대답하기를, "겨울에 생긴 비증(痹證)은 '골비(骨痹)'가 되고, 봄에 생긴 것은 '근비(筋痹)'가 되며, 여름에 생긴 것은 '맥비(脈痹)'가 되고, 늦은 여름에 생긴 것은 '기비(肌痹)'가 되며, 가을에 생긴 것은 '피비(皮痹)'가 됩니다"라고 하였다. 『내경』(『素問·痹論 43』) ○ 황제가 묻기를, "비증이 오장육부로 들어가서 자리잡게 되는 원인은 무엇입니까?"라고 하였다. 이에 기백이 대답하기를, "오장(五臟)은 다 배합되는 오체(五體)가 있는데, 오체(五體)의 비증(痹證)이 오래도록 낫지 않으면 그 배합되는 장부로 들어가서 오장비(五臟痹)가 됩니다. 즉, 골비(骨痹)가 낫지 않았는데 다시 사기(邪氣)에 감촉되면 그것이 속으로 들어가서 신(腎)에 자리잡고, 근비(筋痹)가 낫지 않았는데 다시 사기에 감촉되면 속으로 들어가서 간(肝)에 자리잡으며, 맥비(脈痹)가 낫지 않았는데 다시 사기에 감촉되면 속으로 들어가서 심(心)에 자리잡고, 기비(肌痹)가 낫지 않았는데 다시 사기에 감촉되면 속으로 들어가서 비(脾)에 자리잡으며, 피비(皮痹)가 낫지 않았는데 다시 사기에 감촉되면 속으로 들어가서 폐(肺)에 자리잡습니다. 소위 오장비(五臟痹)라는 것은 오장이 각기 주관하는 시령(時令)에 다시 풍(風)·한(寒)·습(濕)의 사기(邪氣)에 감촉되어 이루어지는 것입니다"라고 하였다. 『내경』(『素問·痹論 43』) (『寶鑑·雜病二·風·五痹』) (신편p.1779 /신p.1047)

◉ 『寶鑑』에서는 '五痹' 조문에 '五痹湯, 增味五痹湯, 行濕流氣散'을 예시하였다.

第二章

범 비 지 객 오 장 자　폐 비 자　번 만 천 이 구
凡痹之客五藏者, 肺痹者, 煩滿喘而嘔;

심 비 자　맥 불 통 번 즉 심 하 고　폭 상 기 이 천　익 건 선 애
心痹者, 脈不通煩則心下鼓, 暴上氣而喘, 嗌乾善噫,

궐 기 상 즉 공
厥氣上則恐;

간 비 자　야 와 즉 경　다 음 삭 소 변　상 위 인 여 회
肝痹者, 夜臥則驚, 多飮數小便, 上爲引如懷;

신 비 자　선 창　고 이 대 종　척 이 대 두
腎痹者, 善脹, 尻以代踵, 脊以代頭;

비 비 자　사 지 해 타　발 해 구 즙　상 위 대 색
脾痹者, 四支解墮, 發欬嘔汁, 上爲大塞;

장 비 자　삭 음 이 출 부 득　중 기 천 쟁　시 발 손 설
『腸痹者, 數飮而出不得, 中氣喘爭, 時發飧泄;』① (「大腸病證」)

포비자 소복방광 안지내통 약옥이탕 삽어소변
『胞痹者, 少腹膀胱, 按之內痛, 若沃以湯, 澀於小便,

상위청체
上爲清涕.』② (「脬痹證」)

➡ 筋痹·肌痹·骨痹는『素問·長刺節論 55』을 참고하라.

◘ 大腸病證 ○ 腸痹者, 數飮而出不得, 中氣喘爭, 時發飱泄. 『內經』

① 대장병의 증상[大腸病證] ○ 장비(腸痹)일 때의 증상은 물을 자주 마시지만 소변이 잘 나가지 않고, 뱃속이 숨이 차듯이 답답하면서 부글거리고 때때로 삭지 않은 설사가 난다. 『내경』(『素問·痹論 43』) (『寶鑑·內景三·大腸腑·大腸病證』) (신편p.618 /신p.434)

◘ 脬痹證 ○ 內經曰, 脬痹者, 小腹膀胱按之內痛, 若沃以湯, 澁于小便, 上爲清涕.

② 포비증(脬痹證) ○『내경(內經)』(『素問·痹論 43』)에서는 "포비(脬痹)라고 하는 것은 아랫배와 방광 부위를 누르면 아프고, 국부적으로 끓는 물을 퍼붓는 듯이 작열감이 나타나며, 소변이 막혀서 시원하게 나오질 않고, 위로는 멀건 콧물이 나오는 등의 증상을 보이는 것이다"라고 하였다. (『寶鑑·內景四·小便·脬痹證』) (신편p.761 /신p.508)

◉『寶鑑』에서는 '脬痹證' 조문에 '巴戟丸, 溫腎湯'을 예시하였다.

第三章

음기자 정즉신장 조즉소망 음식자배 장위내상
陰氣者, 靜則神藏, 躁則消亡,『飮食自倍, 腸胃乃傷.』① (「胃傷證」)(「食傷證」)

음기천식 비취재폐
『淫氣喘息, 痹聚在肺;

음기우사 비취재심
淫氣憂思, 痹聚在心;

음기유뇨 비취재신
淫氣遺溺, 痹聚在腎;

음기핍갈 비취재간
淫氣乏竭, 痹聚在肝;

음기기절 비취재비
淫氣肌絶, 痹聚在脾.

제비불이 역익내야 기풍기승자 기인이이야
諸痹不已, 亦益內也,』② (「五痹」) 其風氣勝者, 其人易已也.

제왈 비 기시유사자 혹동구자 혹이이자 기고하야
『帝曰, 痹, 其時有死者, 或疼久者, 或易已者, 其故何也?

기백왈 기입장자사 기류연근골간자동구 기류피부간자이이
岐伯曰, 其入藏者死, 其留連筋骨間者疼久, 其留皮膚間者易已.』③ (「痹病吉凶」)

■ 胃傷證 ○ 飮食自倍, 腸胃乃傷. 『內經』

① 위가 상한 증상[胃傷證] ○ 음식을 평상시보다 배로 먹으면 장과 위가 상한다. 『내경』(『素問·痹論 43』) (『寶鑑·內景三·胃腑·胃傷證』) (신편p.606 /신p.428)

◘ 食傷證 ○ 飮食自倍, 腸胃乃傷. 『內經』

① 식상증(食傷證) ○ 음식을 지나치게 먹으면 장위(腸胃)가 상한다. 『내경』(『素問·痹論 43』) (『寶鑑·雜病四·內傷·食傷證』) (신편p.2085 /신p.1199)

◉『寶鑑』에서는 '食傷證' 조문에 '丁香爛飯丸, 枳朮丸, 三稜消積丸, 木香見晛丸, 備急丸, 煮黃丸,二陳湯'을 예시하였다.

◘ 五痺 ○ 淫氣喘息, 痺聚在肺. 淫氣憂思, 痺聚在心. 淫氣遺尿, 痺聚在腎. 淫氣乏竭, 痺聚在肝. 淫氣肌絶, 痺聚在脾. 諸痺不已, 亦益內也. 『內經』

② 다섯 가지 비증[五痺] ○ 음기(淫氣)로 인해 숨이 찬 것은 비사(痹邪)가 폐(肺)에 몰린 것이고, 음기로 인해 지나치게 근심하고 생각하는 것은 비사가 심(心)에 몰린 것이며, 음기로 인해 자기도 모르게 오줌이 새는 것은 비사가 신(腎)에 몰린 것이고, 음기로 인해 피로하고 기운이 쇠갈된 것은 비사가 간(肝)에 몰린 것이며, 음기로 인해 살이 빠지는 것은 비사가 비(脾)에 몰린 것이다. 여러 가지 비증(痹證)이 오래도록 낫지 않으면 더욱 내장(內臟) 깊이 들어간다. 『내경』(『素問·痹論 43』) (『寶鑑·雜病二·風·五痹』) (신편p.1779 /신p.1047)

◉『寶鑑』에서는 '五痺' 조문에 '五痺湯, 增味五痺湯, 行濕流氣散'을 예시하였다.

◘ 痺病吉凶 ○ 內經曰, 帝曰, 痺, 其時有死者, 或疼久者, 或易已者, 其故何也. 岐伯曰, 其入藏者死, 其留筋骨間者疼久, 其留皮膚間者易已.

③ 비증의 길흉[痺病吉凶] ○ 『내경(內經)』(『素問·痹論 43』)에서 황제(黃帝)가 묻기를, "비증(痹證)을 앓을 적에 때로 죽는 사람도 있고, 오랫동안 아픈 사람도 있으며, 쉽게 낫는 사람도 있는데, 이것은 무슨 까닭입니까?"라고 하였다. 이에 기백(岐伯)이 대답하기를, "비사(痹邪)가 오장(五臟)에 침입하면 죽고, 근골(筋骨) 사이에 머물러 있으면 오랫동안 아프며, 피부(皮膚)에 머물러 있으면 쉽게 낫습니다"라고 하였다. (『寶鑑·雜病二·風·痺病吉凶』) (신편p.1781 /신p.1049)

第四章

『帝曰, 其客於六府者, 何也?

岐伯曰, 此亦其食飮居處, 爲其病本也.

六府亦各有兪, 風寒濕氣中其兪, 而食飮應之, 循兪而入,

各舍其府也.』① (「五痺」)

帝曰, 以鍼治之, 奈何?

岐伯曰, 五藏有兪, 六府有合, 循脈之分, 各有所發. 各隨㉠其過, 則病瘳也.

◘ 五痺 ○ 帝曰, 其客於六府者何也. 岐伯曰, 此亦其飮食居處爲其病本也. 六府亦各有兪, 兪卽穴也. 而食飮應之, 循兪而入, 各舍其府也. 『內經』

① 다섯 가지 비증[五痺] ○ 황제가 묻기를, "비사(痹邪)가 육부(六腑)에 침입하는 원인은 무엇입니까?"라고 하였다. 이에 기백이 대답하기를, "그것은 음식과 거처하는 것을 적당하게 하지 못한 것이 원인이 됩니다. 육부(六腑)는 각각 수혈(兪穴)이 있어서 음식을 잘못 먹고 손상되면 수혈을 따라 각각 상응하는 육부로 들어가 자리잡게 됩니다"라고 하였다. 『내경』(『素問·痹論 43』) (『寶鑑·雜病二·風·五痹』) (신편p.1779 /신p.1047)

◉『寶鑑』에서는 '五痺' 조문에 '五痺湯, 增味五痺湯, 行濕流氣散'을 예시하였다.

㉠ 隨 : 校釋本에는 '治'로 고쳤다.

第五章

帝曰, 榮衛之氣, 亦令人痺乎?

岐伯曰, 『榮者水穀之精氣也, 和調於五藏, 灑陳於六府, 乃能入於脈也.

故循脈上下, 貫五藏絡六府也.』① (「陰血生於水穀」)

『衛者水穀之悍氣也, 其氣慓疾滑利, 不能入於脈也.

故循皮膚之中, 分肉之間, 熏於肓膜, 散於胸腹.』② (「氣爲衛衛於外」)

逆其氣則病, 從其氣則愈. 不與風寒濕氣合, 故不爲痺.

『帝曰, 善. 痺, 或痛, 或不痛或不仁, 或寒或熱, 或燥或濕, 其故何也?

岐伯曰, 痛者, 寒氣多也, 有寒故痛也.

其不痛不仁者, 「病久入深, 榮衛之行濇, 經絡時疏, 故不痛;

皮膚不營, 故爲不仁.」③ (「痲木」)

其寒者, 陽氣少, 陰氣多, 與病相益, 故寒也.

其熱者, 陽氣多, 陰氣少, 病氣勝, 陽遭陰, 故爲痺熱.

其多汗而濡者, 此其逢濕甚也, 陽氣少, 陰氣盛, 兩氣相感, 故汗出而濡也.

帝曰, 夫痺之爲病, 不痛何也?

岐伯曰, 痺在於骨則重, 在於脈則血凝而不流, 在於筋則屈不伸, 在於肉則不仁,

在於皮則寒. 故具此五者, 則不痛也.

凡痺之類, 逢寒則蟲㉠, 逢熱則縱.』④ (「痺病形證」)

帝曰, 善.

■ **陰血生於水穀** ○ 內經曰, 榮者水穀之精氣也, 和調於五藏, 灑陳於六府, 乃能入於脈也. 故循脈上下, 貫五藏, 絡六府也.

① 음혈은 음식물에서 생긴다[陰血生於水穀] ○ 『내경(內經)』(『素問·痺論 43』)에서는 "영기(榮氣)는 음식물의 정기(精氣)로부터 변화되어 생긴 것으로, 그것이 오장에 운행하고 육부에 퍼져 경맥으로 들어가는 것이다. 따라서 영기는 경맥을 따라 상하로 운행하면서 오장을 관통하고 육부를 연락하는 작용을 한다"라고 하였다. (『寶鑑·內景二·血·陰血生於水穀』) (신편p.373 /신p.300)

㉠ 蟲 : 校釋本에는 '急'으로 고쳤다.

■ 氣爲衛衛於外 ○ 內經曰, 衛者水穀之悍氣也. 其氣慓疾滑利, 不能入於脈也. 故循皮膚之中分肉之間, 熏於肓膜, 散於胸腹.

② 기는 위기로서 밖을 호위한다[氣爲衛衛於外] ○『내경(內經)』(『素問·痹論 43』)에서는 "위기(衛氣)는 수곡(水穀)에서 화생(化生)된 날랜 기다. 그 기는 빠르고 매끄러워서 경맥(經脈)에 들어가지 못한다. 그러므로 피부와 분육 사이로 순행하면서 황막(肓膜)을 훈증하고 가슴과 배로 퍼진다[散於胸腹]"라고 하였다. (『寶鑑·內景一·氣·氣爲衛衛於外』) (신편p.276 /신p.245)

◘ 麻木 ○ 河間曰, 着痹者, 留着不去, 四肢麻木拘攣也. 內經曰, 病久入深, 榮衛之行澁, 經絡時疎, 故不痛, 皮膚不榮, 故爲不仁. 夫所謂不仁者, 或周身, 或四肢, 喞喞然麻木, 不知痛痒, 如繩扎縛初解之狀. 古方名爲麻痹者, 是也.『正傳』

③ 마목(麻木) ○ 하간(河間)이 말하길, "착비(着痹)라는 것은 한 곳에 머물러 있으면서 없어지지 않고, 사지가 마목이 되어 오그라들거나 뒤틀리는 것이다"라고 하였다.『내경(內經)』(『素問·痹論 43』)에서는 "병이 오래되면 비사(痹邪)가 깊이 들어가 영위기(榮衛氣)의 운행이 막혀 경락(經絡) 중의 기혈(氣血)이 공허해지므로 아프지 않고, 피부가 영양을 받지 못하므로 마비되어 불인(不仁)이 된다"라고 하였다. 대체로 불인(不仁)이라는 것은 혹은 전신이 혹은 사지가 점차 마목되어서 아프고 가려운 것을 알지 못하는 것인데, 마치 노끈으로 꼭 매어 있다가 막 풀렸을 때와 같은 것이다. 고방(古方)에서 마비(麻痹)라고 한 것이 이것이다.『정전』(「卷五·麻木」) (『寶鑑·外形三·皮·麻木』) (신편p.1354 /신p.804)

◉『寶鑑』에서는 '麻木' 조문에 '二陳湯 가감, 四物湯 가감, 香蘇散 가감, 四物湯과 二陳湯의 합방에 가감한 것, 補中益氣湯 가감, 人參益氣湯, 神效黃芪湯, 冲和補氣湯, 雙合湯, 開結舒經湯, 麻骨方'을 예시하였다.

◘ 痹病形證 ○ 內經曰, 帝曰, 痹, 或痛, 或不痛, 或不仁, 或寒, 或熱, 或燥, 或濕, 其故何也. 岐伯曰, 痛者, 寒氣多也, 有寒, 故痛也. 其不痛, 不仁者, 病久入深, 榮衛之行澁, 經絡時疎, 故不痛, 皮膚不營, 故爲不仁. 其寒者, 陽氣少, 陰氣多, 與病相益, 故寒也. 其熱者, 陽氣多, 陰氣少, 病氣勝, 陽乘陰, 故爲痹熱. 其多汗而濡者, 此其逢濕甚也, 陽氣少, 陰氣盛, 兩氣相感, 故汗出而濡也. ○ 帝曰, 痹之爲病, 不痛何也. 岐伯曰, 痹在骨則重, 在於脈則血凝而不流, 在於筋則屈而不伸, 在於肉則不仁, 在皮則寒. 故具此五者, 則不痛也. 凡痹之類, 逢寒則急, 逢熱則縱.『內經』

④ 비증의 형태[痹病形證] ○『내경(內經)』(『素問·痹論 43』)에서 황제(黃帝)가 묻기를, "비증(痹證)을 앓을 때 아프기도 하고, 아프지 않기도 하고, 감각이 없기도 하고, 차기도 하고, 열이 있기도 하고, 건조하기도 하고, 습하기도 한 것은 무슨 까닭입니까?"라고 하였다. 이에 기백(岐伯)이 대답하기를, "아픈 것은 한사(寒邪)가 지나친 것이고, 한사가 있기 때문에 아픈 것입니다. 아프지 않은 것과 감각이 없는 것은 병이 생긴 지 오래되어 비사(痹邪)가 깊이 들어가서 영위기(榮衛氣)의 운행을 막아 경락(經絡)의 기혈(氣血)이 때로 공허해지기 때문에 아프지 않고, 피부가 영양을 받지 못하므로 감각이 없는 것입니다. 찬 것은 양기(陽氣)가 적고 음기(陰氣)가 많아서 음기가 한사(寒邪)를 더해주기 때문에 찬 것입니다. 열이 있는 것은 양기가 많고 음기는 적어서 지나친 양기가 풍사(風邪)와 더불어 음기를 억누르기 때문에 열비(熱痹)가 되는 것입니다. 땀이 축축하게 많이 나는 것은 습사(濕邪)가 지나친 데다가 양기가 적고 음기가 성하여 습기와 음기가 결합되어 땀이 축축하게 많이 나는 것입니다"라고 하였다. ○ 황제가 묻기를, "비증(痹證)일 때 통증이 뚜렷하지 않은 것은 무슨 까닭입니까?"라고 하였다. 이에 기백(岐伯)이 대답하기를, "비증이 뼈에 생기면 몸이 무겁고, 맥(脈)에 생기면 혈(血)이 응결되어 흐르지 못하며, 근육에 생기면 굽혔다가 펴지 못하고, 살에 생기면 감각이 없으며, 피부에 생기면 찬 것이 주된 증상입니다. 그러므로 이 다섯 가지 증상을 가진 비증은 통증이 명확하지 않습니다. 대체로 비증과 같은 병은 찬 것을 만나면 오그라들고, 뜨거운 것을 만나면 늘어집니다"라고 하였다.『내경』(『素問·痹論 43』) (『寶鑑·雜病二·風·痹病形證』) (신편p.1780 /신p.1048)

痿論篇 第四十四

痿證 (『類經十七卷·疾病類』, p.663)

第一章

黃帝問曰, 五藏使人痿, 何也?

岐伯對曰, 『肺主身之皮毛,』① (「皮毛屬肺」)

心主身之血脈,

『肝主身之筋膜,』② (「筋屬肝」)

脾主身之肌肉,

腎主身之骨髓.

故肺熱葉焦, 則皮毛虛弱, 急薄著則生痿躄也;

『心氣熱, 則下脈厥而上, 上則下脈虛,

虛則生脈痿, 樞折挈, 脛縱而不任地也;

肝氣熱, 則膽泄口苦, 筋膜乾,③ (「口苦」)

筋膜乾則筋急而攣, 發爲筋痿;④ (「筋痿」)

脾氣熱, 則胃乾而渴, 肌肉不仁, 發爲肉痿;

腎氣熱, 則腰脊不擧, 骨枯而髓減, 發爲骨痿.⑤ (「骨痿」)』 ⑥ (「痿病之因」)

■ 皮毛屬肺 ○ 又云, 肺主皮毛.

① 피부와 털은 폐에 속한다[皮毛屬肺] ○ 또한 『내경(內經)』(『素問·痿論 44』)에서는 "폐는 피부와 털을 주관한다"라고 하였다. (『寶鑑·外形三·皮·皮毛屬肺』) (신편p.1339 /신p.797)

■ 筋屬肝 ○ 又曰, 肝主身之筋膜. 『得效』

② 근육은 간에 속한다[筋屬肝] ○ 또한 『내경(內經)』(『素問·痿論 44』)에서는 "간은 온몸의 근막(筋膜)을 주관한다"라고 하였다. 『득효』 (『寶鑑·外形三·筋·筋屬肝』) (신편p.1392 /신p.827)

◆ 口苦 ○ 又曰, 肝氣熱則膽泄口苦, 筋膜乾. 『綱目』

③ 입맛이 쓴 것[口苦] ○ 또한 『내경(內經)』(『素問·痿論 44』)에서는 "간기(肝氣)가 열을 받으면 담즙이

새어나와 입이 쓰고 근막(筋膜)이 마른다"라고 하였다. 『강목』(『寶鑑·外形二·口舌·口苦』) (신편p.1085 /신p.678)

◉ 『寶鑑』에서는 '口苦' 조문에 '凉膈散, 瀉心湯, 小柴胡湯 가감, 龍膽瀉肝湯, 益膽湯'을 예시하였다.

◘ 筋痿 ○ 內經曰, 肝氣熱, 則膽泄口苦, 筋膜乾, 筋膜乾則筋急而攣, 發爲筋痿.

④ 근위(筋痿) ○ 『내경(內經)』(『素問·痿論 44』)에서는 "간(肝)에 열(熱)이 있으면 담즙(膽汁)이 밖으로 새어나와 입이 쓰고 근막(筋膜)이 자양(滋養)받지 못해 마르는데, 근막이 마르면 근육이 땅기면서 오그라들어 근위(筋痿)가 된다"라고 하였다. (『寶鑑·外形三·筋·筋痿』) (신편p.1398 /신p.830)

◘ 骨痿 ○ 腎氣熱則腰脊不擧, 骨枯而髓減, 發爲骨痿. 『內經』

⑤ 골위(骨痿) ○ 신장(腎臟)에 열(熱)이 있으면 정(精)을 태우고 액(液)을 소모시켜 허리와 등을 펴지 못하고, 뼈가 마르고 수액(髓液)이 줄어들어 골위(骨痿)가 된다. 『내경』(『素問·痿論 44』) (『寶鑑·外形三·骨·骨痿』) (신편p.1404 /신p.834)

◘ 痿病之因 ○ 心氣熱, 爲脈痿, 則脛縱而不任地. 肝氣熱, 爲筋痿, 則筋急而攣. 脾氣熱, 爲肉痿, 則胃乾而渴, 肌肉不仁. 腎氣熱, 爲骨痿, 則腰脊不擧, 骨枯而髓減. 『內經』

⑥ 위증의 원인[痿病之因] ○ 심장(心臟)에 열이 있어서 맥위(脈痿)가 되면 정강이가 늘어지기 때문에 땅을 딛고 설 수 없게 된다. 간(肝)에 열이 있어서 근위(筋痿)가 되면 힘줄이 땅기면서 오그라든다. 비장(脾臟)에 열이 있어서 육위(肉痿)가 되면 위(胃)가 마르면서 갈증이 나고 기육(肌肉)의 감각이 둔해진다. 신장(腎臟)에 열이 있어서 골위(骨痿)가 되면 허리와 등을 펴지 못하고 뼈가 마르면서 골수가 줄어든다. 『내경』(『素問·痿論 44』) (『寶鑑·外形四·足·痿病之因』) (신편p.1441 /신p.854)

第二章

제왈 하이득지
帝曰, 何以得之?

기백왈 폐자장지장야 위심지개야 유소실망 소구부득 즉발폐명 명즉폐열엽초
岐伯曰, 『肺者藏之長也, 爲心之蓋也. 有所失亡, 所求不得, 則發肺鳴, 鳴則肺熱葉焦.

고왈 오장인폐열엽초 발위위벽 차지위야
故曰, 五藏因肺熱葉焦, 發爲痿躄, 此之謂也.』① (「痿病之因」)

비애태심 즉포락절 포락절 즉양기내동 발즉심하붕삭수혈야
悲哀太甚, 則胞絡絶, 胞絡絶, 則陽氣內動, 發則心下崩數溲血也.

고본병왈 대경공허 발위기비 전위맥위
故本病曰, 大經空虛, 發爲肌痺, 傳爲脈痿.

사상무궁 소원부득 의음어외 입방태심
『思想無窮, 所願不得, 意淫於外, 入房太甚,

종근이종 발위근위 급위백음
宗筋弛縱, 發爲筋痿, 及爲白淫.② (「精滑脫屬虛」)(「白淫」)(「蟲病白淫」)

고하경왈 근위자 생어간사내야
故下經曰, 筋痿者, 生於肝使內也.』③ (「筋痿」)

유점어습 이수위사 약유소류 거처상습 기육유지 비이불인 발위육위
有漸於濕, 以水爲事, 若有所留, 居處相濕, 肌肉濡漬, 痺而不仁, 發爲肉痿.

고하경왈 육위자 득지습지야
故下經曰, 肉痿者, 得之濕地也.

유소원행노권 봉대열이갈 갈즉양기내벌 내벌즉열사어신
『有所遠行勞倦, 逢大熱而渴, 渴則陽氣內伐, 內伐則熱舍於腎.

腎者水藏也，今水不勝火，則骨枯而髓虛，故足不任身，發爲骨痿.

故下經曰，骨痿者，生於大熱也.』④ (「骨痿」)

帝曰，何以別之?

岐伯曰，『肺熱者色白而毛敗,』⑤ (「肺病證」)

『心熱者色赤而絡脈溢,』⑥ (「心病證」)

『肝熱者色蒼而爪枯,』⑦ (「肝病證」)(「手爪占病」)

『脾熱者色黃而肉蠕動,』⑧ (「脾病證」)

『腎熱者色黑而齒槁.』⑨ (「腎病證」)

◘ **痿病之因** ○ 內經曰, 肺者藏之長也, 爲心之盖也. 有所失亡, 所求不得, 則發肺鳴, 鳴則肺熱葉焦. 故曰, 五藏因肺熱肺焦, 發爲痿躄, 此之謂也. 『內經』

① 위증의 원인[痿病之因] ○ 『내경(內經)』(『素問·痿論 44』)에서는 "폐(肺)는 장기들 가운데서 맨 위에 있는 장기로서 심장을 덮고 있다. 만약 아끼던 것을 잃어버리거나 바라던 일이 뜻대로 되지 않으면 폐기(肺氣)가 펴지질 못하여 천식(喘息)이 생기고, 천식이 생기면 폐에 열이 생겨서 폐엽(肺葉)이 마르게 된다. 따라서 '폐열(肺熱)로 인해 폐엽이 마르면 오장이 사지백해(四肢百骸)를 영양하지 못하므로 위벽(痿躄)이 생긴다'고 한 것은 이것을 두고 한 말이다"라고 하였다. (『寶鑑·外形四·足·痿病之因』) (신편 p.1441 /신p.854)

◘ **精滑脫屬虛** ○ 內經曰, 思想無窮, 所願不得, 意淫於外, 入房太甚, 宗筋弛縱, 發爲筋痿, 及爲白淫. 夫腎藏天一, 以慳爲事, 志意內治, 則精全而澁. 若思想外淫, 房室太甚, 則固有淫泆不守, 輒隨溲尿而下. 然本於筋痿者, 以宗筋弛縱也. 謙甫

② 정활·정탈은 허증에 속한다[精滑脫屬虛] ○ 『내경(內經)』(『素問·痿論 44』)에서는 "생각은 한이 없지만 원하는 바를 얻지 못하고 외부의 것에 미혹되거나 방사를 지나치게 하면 종근(宗筋)이 늘어져서 근위증(筋痿證)과 백음증(白淫證)이 된다"라고 하였다. 대체로 신(腎)은 수[天一]를 저장하여 아끼는 것을 일삼으므로 마음이 안으로 다스려지면 정이 보전되어 막힐 것이다. 그러나 만약 외부의 음란한 것에 마음을 쏟거나 방사(房事)가 지나치면 반드시 정액이 넘쳐서 문득 오줌을 따라 나오는 증상이 생기게 된다. 그러나 본래 근위증으로 인한 유정은 종근이 늘어졌기 때문이다. 겸보 (『寶鑑·內景一·精·精滑脫屬虛』) (신편p.258 /신p.238)

◉ 『寶鑑』에서는 '精滑脫屬虛' 조문에 '桂枝龍骨牡蠣湯, 加減珍珠粉丸, 珍珠粉丸, 金鎖正元丹, 秘眞丹, 淸心蓮子飮, 定志丸, 巴戟丸, 補眞玉露丸, 固精丸, 芡實丸, 鎖陽丹, 玉鎖丹, 秘元丹, 約精元, 九龍丹'을 예시하였다.

◘ **白淫** ○ 內經曰, 思想無窮, 所願不得, 或入房太甚, 宗筋弛縱, 發爲筋痿, 及爲白淫.

② 백음(白淫) ○ 『내경(內經)』(『素問·痿論 44』)에서는 "생각은 끝이 없는데 원하는 바를 얻지 못하거나 방사(房事)를 지나치게 하여 종근(宗筋)이 늘어지면 근위증(筋痿證)과 백음증(白淫證)이 된다"라고 하였다. (『寶鑑·內景一·精·白淫』) (신편p.263 /신p.240)

◉ 『寶鑑』에서는 '白淫' 조문에 '瀉心湯, 淸心蓮子飮, 珍珠粉丸, 金箔丸, 白龍丸'을 예시하였다.

◘ **蠱病白淫** ○ 內經曰, 思想無窮, 所願不得, 意淫於外, 入房太甚, 宗筋弛縱, 發爲筋痿, 及爲白淫.

② 고병백음(蠱病白淫) ○ 『내경(內經)』(『素問·痿論 44』)에서는 "생각은 끝이 없으나 바라는 바는 이루어지지 않고, 뜻하는 바가 동떨어져 있으며, 방사가 지나치다면 종근(宗筋)이 늘어져서 근위(筋痿)가 되거

나 백음(白淫)에 이른다"라고 하였다. (『寶鑑·內景四·小便·蠱病白淫』) (신편p.760 /신p.507)

◉ 『寶鑑』에서는 '蠱病白淫' 조문에 '肉蓯蓉丸, 半苓丸'을 예시하였다.

◘ **筋痿** ○ 內經曰, 思想無窮, 所願不得, 意淫於外, 入房太甚, 宗筋弛縱, 發爲筋痿, 及爲白淫. 故下經曰, 筋痿者, 生於肝, 使內也.

③ **근위(筋痿)** ○ 『내경(內經)』(『素問·痿論 44』)에서는 "생각은 끝없이 하면서 바라는 일이 뜻대로 되지 않고 음욕(淫慾)이 겉으로 드러나며 방사(房事)가 심하면 종근(宗筋)이 늘어져서 근위(筋痿)나 백음(白淫) 같은 병이 발생한다. 그러므로 『하경(下經)』에서 말하길, '근위(筋痿)는 간과 방사(房事)로 생긴다'고 했다"라고 하였다. (『寶鑑·外形三·筋·筋痿』) (신편p.1398 /신p.830)

◘ **骨痿** ○ 有所遠行勞倦, 逢大熱而渴, 渴則陽氣內伐, 內伐則熱舍於腎. 腎者, 水藏也, 今水不勝火, 則骨枯而髓虛, 故足不任身, 發爲骨痿. 下經曰, 骨痿者, 生於大熱也. 『內經』

④ **골위(骨痿)** ○ 만약 먼 길을 걸었거나 피곤할 때 날씨마저 뜨거워 갈증이 나는 지경이 되었을 때, 갈증이 나서 진액이 손상되면 양기(陽氣)가 성해져서 열기(熱氣)가 속으로 들어가고, 속으로 들어가면 열기는 신(腎)에 들어가서 자리잡는다. 신(腎)은 수장(水臟)인데, 수정(水精)이 화열(火熱)의 공격을 감당하지 못하면 뼈가 마르고 수액이 비게 되므로 다리가 몸을 지탱하지 못하여 골위가 되는 것이다. 『하경(下經)』에서는 "골위(骨痿)는 심한 열(熱)에서 생긴다"라고 하였다. 『내경』(『素問·痿論 44』) (『寶鑑·外形三·骨·骨痿』) (신편p.1404 /신p.834)

◘ **肺病證** ○ 肺熱者, 色白而毛敗. 『內經』

⑤ **폐병의 증상[肺病證]** ○ 폐에 열이 있는 위증(痿證)일 경우에는 얼굴색이 하얗고 머리털이 바스러진다. 『내경』(『素問·痿論 44』) (『寶鑑·內景三·肺臟·肺病證』) (신편p.583 /신p.413)

◘ **心病證** ○ 心熱者, 色赤而絡脈溢也. 『內經』

⑥ **심병의 증상[心病證]** ○ 심열(心熱)이 있는 자는 얼굴색이 붉고, 낙맥(絡脈)이 피로 가득 찬다. 『내경』(『素問·痿論 44』) (『寶鑑·內景三·心臟·心病證』) (신편p.565 /신p.402)

◘ **肝病證** ○ 肝熱者, 色蒼而爪枯. 『內經』

⑦ **간병의 증상[肝病證]** ○ 간열(肝熱)로 인한 위증(痿證)일 때는 얼굴빛이 푸르고 손톱이 마른다. 『내경』(『素問·痿論 44』) (『寶鑑·內景三·肝臟·肝病證』) (신편p.555 /신p.395)

◘ **手爪占病** ○ 肝熱者, 色蒼而爪枯. 『內經』

⑦ **손톱을 보고 병을 헤아린다[手爪占病]** ○ 간(肝)에 열(熱)이 있으면 안색이 푸르고 손톱이 마른다. 『내경』(『素問·痿論 44』) (『寶鑑·外形四·手·手爪占病』) (신편p.1418 /신p.841)

◘ **脾病證** ○ 脾熱者, 色黃而肉蠕動. 『內經』

⑧ **비병의 증상[脾病證]** ○ 비에 열이 있는 위증(痿證)일 경우에는 얼굴빛이 노랗고, 벌레가 기어가는 것처럼 살이 실룩거린다. 『내경』(『素問·痿論 44』) (『寶鑑·內景三·脾臟·脾病證』) (신편p.574 /신p.407)

◘ **腎病證** ○ 腎熱者, 色黑而齒枯. 『內經』

⑨ **신병의 증상[腎病證]** ○ 신장에 열이 있는 위증(痿證)일 경우에는 얼굴색이 검고 치아가 마른다. (『素問·痿論 44』) (『寶鑑·內景三·腎臟·腎病證』) (신편p.592 /신p.418)

第三章

제 왈　여 부 자 언 가 의　론 언 치 위 자　독 취 양 명　하 야

帝曰, 如夫子言可矣, 論言治痿者, 獨取陽明, 何也?

岐伯曰,『陽明者, 五藏六府之海, 主閏㉠宗筋, 宗筋主束骨而利機關也.① (「宗筋」)

衝脈者, 經脈之海也, 主滲灌谿谷, 與陽明合於宗筋.

陰陽總㉡宗筋之會, 會於氣街, 而陽明爲之長, 皆屬於帶脈, 而絡於督脈.

故陽明虛則宗筋縱, 帶脈不引, 故足痿不用也.』② (「痿病之因」)

帝曰, 治之奈何?

岐伯曰, 各補其滎而通其兪, 調其虛實, 和其逆順, 筋脈骨肉, 各以其時受月, 則病已矣.

帝曰, 善.

➡ '宗筋, 主束骨而利機關也'를 보면 宗筋은 뼈를 중심으로 주위에 위치하여 힘의 배분을 유지함으로써 관절이 잘 움직이도록 함을 알 수 있다. 陰筋이라 여기면 안된다.

➡ 痿證에 陽明을 치료한다는 내용은, 『靈樞·根結 05』에 "太陽爲開, 陽明爲闔, 少陽爲樞. ……闔折則氣無所止息而痿疾起矣故, 痿疾者, 取之陽明, 視有餘不足. 無所止息者, 眞氣稽留, 邪氣居之也."라 한 바가 있다. 『素問·痿論 44』에서 "陽明虛則宗筋縱, 帶脈不引, 故足痿不用也."라고 하였으니, 陽明의 結 부위는 반드시 帶脈이 지나는 정중앙 부위이다. 帶脈이 배꼽과 命門穴을 두르기는 하나, 氣街는 배꼽이 아니므로, 膽經을 거쳐 氣街와 이어지는 아래쪽 帶脈을 가리킨다. 衝脈과 陽明이 宗筋에 이어지되, 宗筋之會는 氣街이니, 결국 陽明의 結은 關元이라 보아야 한다. 만약 『靈樞·根結 05』에 '結于顙大. 顙大者, 鉗耳也.'라고 한 바에 따라 귀 주위가 어떻다고 해버리면 痿證과는 별 관계가 없게 된다. 적어도 '顙大者, 鉗耳也'는 삽입된 내용으로 치고 '顙大'를 關元으로 보아야 痿證과 연결지어 생각할 수 있다. 이는 『靈樞·寒熱病 21』에 "身有所傷, 血出多及中風寒, 若有所墮墜, 四支懈惰不收, 名曰體惰. 取其小腹臍下三結交. 三結交者, 陽明太陰也, 臍下三寸關元也."라고 한 것으로 증명된다. 이러한 생각은 痿證을 치료하는 방법으로 關元을 치료하는 것 이외에도, 陽明病의 大小便 이상이나, 狂症에 있어 '높은 곳에 올라가는' 증상을 설명할 수 있다.

➡ 여기서 氣街는 『靈樞·經脈 10』에서 "胃足陽明之脈, ……其直者, 從缺盆下乳內廉, 下挾臍, 入氣街中; 其支者, 起于胃口, 下循腹裏, 下至氣街中而合, 以下髀關"이라 한 것으로 보아 배꼽 부위 다음, 髀關 이전에 위치하되 '氣街中'이라 표현한 것으로 보아 몸의 정중앙선을 지나는 것으로 보아야 한다. 이를 氣衝穴이라 생각해버리면 李梴이 『醫學入門』에서 氣衝穴에 胃脈·三脈이 다 모인다고 본 것처럼 괴이한 결론에 도달케 된다. 위의 주석과 연결지으면 胃脈의 '氣街中'은 關元이 된다.

➡ 任脈·督脈은 『素問·骨空論 60』·『靈樞·營氣 16』, 衝脈은 『素問·骨空論 60』·『靈樞·五音五味 65』·『靈樞·逆順肥瘦 38』·『靈樞·動輸 62』, 帶脈은 『素問·痿論 44』·『靈樞·經別 11』, 蹻脈은 『靈樞·脈度 17』·『靈樞·寒熱病 21』을 참고하라.

■ 宗筋 ○ 內經曰, 主束骨而利機關也.

① 종근(宗筋) ○ 『내경(內經)』(『素問·痿論 44』)에서는 "종근(宗筋)은 골격을 이어주고 관절을 원활하게 해주는 역할을 한다"라고 하였다. (『寶鑑·外形三·筋·宗筋』) (신편p.1392 /신p.827)

◘ 痿病之因 ○ 陽明者, 五藏六府之海, 主潤宗筋, 宗筋主束骨而利機關也. 陽明虛則宗筋縱, 帶脈不引, 故足痿不用也. 『內經』

② 위증의 원인[痿病之因] ○ 양명위경(陽明胃經)은 오장육부를 영양해주는 원천으로서, 종근(宗筋)을 길러주고, 종근은 주로 뼈를 묶어주고 관절을 유연하게 해주는 기능을 한다. 그러므로 양명경(陽明經)의 기혈(氣血)이 허해지면 종근이 영양을 받지 못해 늘어지고, 대맥(帶脈) 또한 여러 경맥을 끌어모아주지 못해 다리에 힘이 없어져 쓰지 못하게 된다. 『내경』(『素問·痿論 44』) (『寶鑑·外形四·足·痿病之因』) (신편p.1441 /신p.854)

㉠ 閏 : 章句索引本, 校釋本에는 '潤'으로 되어 있다.
㉡ 總 : 四庫全書本, 章句索引本에는 '摠'으로 되어 있다.

厥論篇 第四十五

厥逆 (『類經十五卷·疾病類』, p.568)

第一章

황제문왈 궐지한열자 하야

黃帝問曰, 厥之寒熱者, 何也?

기백대왈 양기쇠어하 즉위한궐 음기쇠어하 즉위열궐

岐伯對曰, 「陽氣衰於下, 則爲寒厥. 陰氣衰於下, 則爲熱厥.」① (「厥有寒熱」)

제왈 열궐지위열야 필기어족하자 하야

『帝曰, 熱厥之爲熱也, 必起於足下者, 何也?

기백왈 양기기어족오지지표 음맥자집어족하이취어족심 고양기승즉족하열야

岐伯曰, 陽氣起於足五指之表, 陰脈者集於足下而聚於足心, 故陽氣勝則足下熱也.』② (「熱厥」)

제왈 한궐지위한야 필종오지이상어슬자 하야

『帝曰, 寒厥之爲寒也, 必從五指而上於膝者, 何也?

기백왈 음기기어오지지리 집어슬하이취어슬상 고음기승 즉종오지지슬상한

岐伯曰, 陰氣起於五指之裏, 集於膝下而聚於膝上. 故陰氣勝, 則從五指至膝上寒;

기한야 불종외 개종내야

其寒也, 不從外, 皆從內也.』③ (「寒厥」)

제왈 한궐하실이연야

『帝曰, 寒厥何失而然也?

기백왈 전음자 종근지소취 태음양명지소합야

岐伯曰, 前陰者, 宗筋之所聚, 太陰陽明之所合也.④ (「前陰屬宗筋」)

춘하즉양기다이음기소 추동즉음기성이양기쇠

春夏則陽氣多而陰氣少, 秋冬則陰氣盛而陽氣衰.

차인자질장 이추동탈어소용 하기상쟁 불능복 정기일하 사기인종지이상야

此人者質壯, 以秋冬奪於所用, 下氣上爭, 不能復, 精氣溢下, 邪氣因從之而上也;

기인어중 양기쇠 불능삼영기경락

氣因於中, 陽氣衰, 不能滲營其經絡,

양기일손 음기독재 고수족위지한야

陽氣日損, 陰氣獨在, 故手足爲之寒也.』⑤ (「寒厥」)

제왈 열궐하여이연야

『帝曰, 熱厥何如而然也?

기백왈 주입어위 즉락맥만이경맥허

岐伯曰, 酒入於胃, 則絡脈滿而經脈虛.

비주위위행기진액자야 음기허즉양기입 양기입즉위불화

脾主爲胃行其津液者也, 陰氣虛則陽氣入, 陽氣入則胃不和,

위불화즉정기갈 정기갈즉불영기사지야

胃不和則精氣竭, 精氣竭則不營其四支也.

차인필삭취약포이입방 기취어비중부득산

此人必數醉若飽以入房, 氣聚於脾中不得散,

酒氣與穀氣相薄，熱盛於中，故熱徧於身，內熱而溺赤也.⑥(「酒傷」)

夫酒氣盛而慓悍，腎氣有衰，陽氣獨勝，故手足爲之熱也.』⑦(「熱厥」)

『帝曰，厥或令人腹滿，或令人暴不知人，或至半日遠至一日乃知人者，何也?

岐伯曰，陰氣盛於上，則下虛，下虛則腹脹滿;

陽氣盛於上，則下氣重上，而邪氣逆，逆則陽氣亂，陽氣亂則不知人也.』⑧(「客忤卒厥諸證」)

➡ 『素問·厥論 45』의 "前陰者, 宗筋之所聚, 太陰陽明之所合也"는 『靈樞·寒熱病 21』의 "身有所傷, 血出多及中風寒, 若有所墮墜, 四支懈惰不收, 名曰體惰. 取其小腹臍下三結交. 三結交者, 陽明太陰也, 臍下三寸關元也."를 참조하기 바란다.

➡ '脾主爲胃行其津液者也'는 『素問·太陰陽明論 29』 2장, 『素問·厥論 45』 1장에 언급된다.

➡ 熱厥이나 寒厥은 한쪽이 모자라 도달치 못하기에 생기는 것으로, 熱厥은 陰氣가 衰하여서, 寒厥은 陽氣가 衰하여서 생긴다는 것을 알 수 있다. 寒厥은 하부의 內寒으로 인해 手足으로 퍼진 것이고, 熱厥은 邪熱이 脾胃에 뭉쳐서 경락을 따라 手足으로 퍼진 것이다.

◘ **厥有寒熱** ○ 王太僕云, 厥者, 氣逆上也. 世謬傳爲脚氣. 內經曰, 寒厥者, 手足寒也. 熱厥者, 手足熱也. 盖陽衰於下則爲寒厥, 陰衰於下則爲熱厥. 陰陽之氣不相接續則爲厥. 『綱目』

① 궐에는 한증과 열증이 있다[**厥有寒熱**] ○ 왕태복(王太僕)은 "궐(厥)이란 기(氣)가 위로 거슬러 올라가는 것이다"라고 하였다. 이것이 세간에 각기(脚氣)라고 잘못 전해졌다. 『내경(內經)』(『素問·厥論 45』)에서는 "한궐(寒厥)이란 수족이 찬 것이고, 열궐(熱厥)이란 수족이 뜨거운 것이다. 대체로 삼양경맥(三陽經脈)의 맥기(脈氣)가 아래에서 쇠약해지면 한궐이 되고, 삼음경맥(三陰經脈)의 맥기(脈氣)가 아래에서 쇠약해지면 열궐이 된다"라고 하였다. 다시 말해 음양경맥(陰陽經脈)의 맥기가 서로 접속되지 못하면 궐(厥)이 되는 것이다. 『강목』(『寶鑑·外形四·足·厥有寒熱』) (신편p.1424 /신p.845)

◆ **熱厥** ○ 黃帝曰, 熱厥之爲熱也, 必起於足下者, 何也. 岐伯曰, 陽氣起於足五指之表, 陰脈者集於足下, 而聚於足心, 故陽氣勝則足下熱也. 『內經』

② **열궐(熱厥)** ○ 황제(黃帝)가 묻기를, "열궐(熱厥)로 열이 날 때는 반드시 발바닥에서부터 시작되는데, 이것은 무엇 때문입니까?"라고 하였다. 이에 기백(岐伯)이 답하길, "양경(陽經)의 경기(經氣)는 다섯 발가락의 외측을 순행하고, 음경(陰經)의 경기(經氣)는 발바닥에 몰려들어 발바닥 가운데로 몰립니다. 따라서 음경(陰經)의 경기가 허(虛)하고 양경(陽經)의 기가 성(盛)한 때를 만나면 발바닥에 열이 나는 것입니다"라고 하였다. 『내경』(『素問·厥論 45』) (『寶鑑·外形四·足·熱厥』) (신편p.1427 /신p.846)

◉ 『寶鑑』에서는 '熱厥' 조문에 '升陽散火湯, 火鬱湯'을 예시하였다.

◆ **寒厥** ○ 黃帝曰, 寒厥之爲寒也, 必從五指而上於膝者, 何也. 岐伯對曰, 陰氣起於五指之裏, 集於膝下, 而聚於膝上, 故陰氣勝, 則從五指至膝上寒, 其寒也, 不從外, 皆從內也. 『內經』

③ **한궐(寒厥)** ○ 황제(黃帝)가 묻기를, "한궐(寒厥)로 싸늘해지는 것은 반드시 다섯 발가락에서부터 시작하여 무릎까지 도달하는데, 그것은 무엇 때문입니까?"라고 하였다. 이에 기백(岐伯)이 답하길, "음경(陰經)의 경기(經氣)는 다섯 발가락 안쪽 끝에서 일어나 무릎 아래에서 모여들기 시작하여 무릎 위에서 하나로 몰립니다. 그래서 음경(陰經)의 기가 지나치게 성하면 다섯 발가락에서 무릎에 이르기까지 모두 싸늘해지는 증상이 나타나는 것입니다. 이렇게 싸늘한 것은 밖에서 한사(寒邪)가 침입해서 그런 것이 아니고 내재된 양(陽)이 허(虛)하여 나타나는 것입니다"라고 하였다. 『내경』(『素問·厥論 45』) (『寶鑑·外形四·足·寒厥』) (신편p.1425 /신p.845)

◉ 『寶鑑』에서는 '寒厥' 조문에 '滋腎丸, 旣濟解毒湯, 十全大補湯, 當歸四逆湯'을 예시하였다.

■ 前陰屬宗筋 ○ 內經曰, 前陰者, 宗筋之所聚, 太陰陽明之所合也.

④ 전음은 종근에 속한다[前陰屬宗筋] ○『내경(內經)』(『素問·厥論 45』)에서는 "전음(前陰)은 종근(宗筋)이 모이는 곳이며, 족태음경맥(足太陰經脈)과 족양명경맥(足陽明經脈)이 회합하는 곳이다"라고 하였다. (『寶鑑·外形四·前陰·前陰屬宗筋』) (신편p.1473 /신p.871)

◆ 寒厥 ○ 帝曰, 寒厥何爲而然也. 岐伯曰, 前陰者, 宗筋之所聚, 太陰陽明之所合也. 春夏則陽氣多而陰氣少, 秋冬則陰氣盛而陽氣衰. 此人者, 以秋冬奪於所用, 下氣上爭不能復, 精氣溢下, 邪氣因從而上之也. 氣因於中, 陽氣衰, 不能滲營其經絡, 陽氣日損, 陰氣獨作, 故手足爲之寒也.『內經』

⑤ 한궐(寒厥) ○ 황제(黃帝)가 묻기를, "한궐(寒厥)은 어찌하여 형성되는 것입니까?"라고 하였다. 이에 기백(岐伯)이 답하길, "전음(前陰)은 여러 경맥(經脈)이 모이는 곳이고, 또한 족태음(足太陰)과 족양명경맥(足陽明經脈)이 만나는 곳입니다. 인체의 음양(陰陽)의 변화를 볼 때, 흔히 봄과 여름철에는 양기(陽氣)가 많고 음기(陰氣)는 적으며, 가을과 겨울철에는 음기가 성하고 양기는 쇠하는 것입니다. 그런데 만약 어떤 사람이 가을과 겨울철, 즉 양기가 쇠하는 계절에 정욕(情慾)에 이끌려 신정(腎精)을 고갈시킴에 따라 정(精)이 아래에서 허(虛)해진다면 위로 올라가 비위(脾胃)의 기(氣)와 다투어 보충해주려 하여도 신속하게 회복될 수 없고, 이에 말미암아 정기(精氣)는 끊임없이 아래로 새어나가 원양(元陽)도 덩달아 허(虛)해지고, 양(陽)이 허해지면 내한(內寒)이 생겨나고, 외재한 음한(陰寒)의 기가 위로 올라가 다투려는 기를 따라 거슬러 올라갑니다. 그러므로 사기(邪氣)는 이에 따라 중초(中焦)에 머물러 비위(脾胃)의 양기(陽氣)를 허쇠(虛衰)하게 만들어 수곡정미(水穀精微)를 화생시켜 경락(經絡)을 영양해줄 수 없으므로 양기는 날로 손상되고 음기만이 홀로 속에 머무르기 때문에 수족이 싸늘해지는 것입니다"라고 하였다.『내경』(『素問·厥論 45』) (『寶鑑·外形四·足·寒厥』) (신편p.1425 /신p.845)

◉『寶鑑』에서는 '寒厥' 조문에 '滋腎丸, 旣濟解毒湯, 十全大補湯, 當歸四逆湯'을 예시하였다.

◘ 酒傷 ○ 內經曰, 酒入於胃, 則絡脈滿而經脈虛. 脾主爲胃行其津液者也, 陰氣虛則陽氣入, 陽氣入則胃不和, 胃不和則精氣竭, 精氣竭則不營其四肢也. ○ 醉飽入房, 則氣聚脾中而不得散, 酒氣與穀氣相薄, 熱盛於中, 故熱遍於身, 內熱而尿赤也.『內經』

⑥ 술에 상한 것[酒傷] ○『내경(內經)』에서는 "술이 위(胃)에 들어가면 그 성질이 날래기 때문에 급히 피부로 퍼져나가므로 낙맥(絡脈)은 충만하고 경맥(經脈)은 공허하게 만든다. 비(脾)는 위(胃)를 위하여 수곡(水穀)의 정미(精微)로운 것을 운반하는데, 만약 술을 과도하게 마셔 양기(陽氣)를 불어나게 하고 음기(陰氣)를 줄어들게 하여 음기가 허해진다면 술로 인한 열기(熱氣)가 허한 틈을 타고 요동치게 되고, 열기가 요동치면 위(胃)는 조화롭지 못하게 되며, 위가 조화롭지 못하게 되면 정기(精氣)가 화생(化生)할 수 없어 정기가 고갈되고, 정기가 고갈되면 사지를 영양해줄 수 없게 된다"라고 하였다. ○ 술에 취하고 음식을 잔뜩 먹은 후 방사(房事)를 치르게 되면 기(氣)가 비(脾) 속에 몰려 흩어지지 않으므로 주기(酒氣)와 곡기(穀氣)가 서로 다투어 열(熱)이 중초(中焦)에서 성(盛)해지기 때문에 열이 온몸으로 퍼지고, 속에 열이 있기 때문에 오줌빛이 붉다.『내경』(『素問·厥論 45』) (『寶鑑·雜病四·內傷·酒傷』) (신편p.2098 /신p.1206)

◉『寶鑑』에서는 '酒傷' 조문에 '葛花解酲湯, 酒蒸黃連丸, 百杯丸, 對金飮子, 解酒化毒散, 葛黃丸, 升麻葛根湯, 補中益氣湯, 防風通聖散, 五豆湯, 小調中湯, 人參散, 大調中湯, 八物湯'을 예시하였다.

◆ 熱厥 ○ 帝曰, 熱厥何如而然也. 岐伯曰, 酒入於胃, 則絡脈滿而經脈虛, 脾主爲胃行其津液者也, 陰氣虛則陽氣入, 陽氣入則胃不和, 胃不和則精氣竭, 精氣竭則不營其四肢也. 此人必數醉若飽以入房, 氣聚於脾中不得散, 酒氣與穀氣相搏, 熱盛於中, 故熱遍於身, 內熱而尿赤也. 夫酒氣盛而慓悍, 腎氣日衰, 陽氣獨勝, 故手足爲之熱也.『內經』

⑦ 열궐(熱厥) ○ 황제(黃帝)가 묻기를, "열궐(熱厥)은 어떻게 해서 형성되는 것입니까?"라고 하였다. 이에 기백(岐伯)이 답하길, "술이 위(胃)에 들어가면 그 성질이 날래기 때문에 곧바로 피부로 퍼져 낙맥(絡脈)은 충만하게 만들고 경맥(經脈)은 공허하게 만드는 것입니다. 비(脾)는 위(胃)를 위하여 수곡정미(水穀精微)를 운반해주는 역할을 하는데, 만약 술을 과도하게 마셔서 양기(陽氣)를 돕고 음기(陰氣)를 소모시켜서 음기가 허해진다면 술로 인한 열기(熱氣)가 허한 틈을 타고 흔들어 놓게 되

고, 흔들어 놓게 되면 위(胃)가 조화롭질 못하고, 위가 조화롭질 못하면 정기(精氣)가 화생할 수 없어 정기가 고갈되고, 정기가 고갈되면 사지를 영양해줄 수 없게 됩니다. 이런 사람들은 흔히 술에 취하거나 음식을 지나치게 먹고 방사(房事)를 행하여 욕정을 풀게 되는데, 이렇게 되면 술과 음식의 기(氣)가 서로 합쳐져 몰려서 열을 생성하고 중초(中焦)에 쌓였다가 이어서 전신으로 미치게 되는데, 속에 열이 있기 때문에 소변은 붉은 색을 띱니다. 술의 기는 성하면서도 날랜데, 거기에다가 지나치게 먹고 마신 상태에서 방사를 치루어 신(腎)의 음정(陰精)을 소모하게 되면 음기(陰氣)는 허해지고 양기(陽氣)는 홀로 성해지므로 수족에 열이 나는 것입니다"라고 하였다. 『내경』(『素問·厥論 45』) (『寶鑑·外形四·足·熱厥』) (신편p.1427 /신p.846)

◉ 『寶鑑』에서는 '熱厥' 조문에 '升陽散火湯, 火鬱湯'을 예시하였다.

◆ 客忤卒厥諸證 ○ 帝曰, 厥令人腹滿, 或令人暴不知人, 或至半日, 遠至一日, 乃知人者, 何也. 岐伯曰, 陰氣盛於上則下虛, 下虛則腹脹滿. 陽氣盛於上則下氣重上而邪氣逆, 逆則陽氣亂, 陽氣亂則不知人. 『內經』

⑧ 객오와 졸궐의 여러 가지 증상[客忤卒厥諸證] ○ 황제(黃帝)가 묻기를, "궐병(厥病)에 걸리면 배가 그득해지거나 갑자기 사람을 알아보지 못하다가 한나절이나 하루가 지나서야 사람을 알아보게 되는데 그 이유는 무엇입니까?"라고 하였다. 이에 기백(岐伯)이 대답하기를, "음기(陰氣)가 상초(上焦)에서 실(實)하면 하초(下焦)는 허(虛)해지는데, 하초가 허해지면 배가 불러오르고 그득해집니다. 양기(陽氣)가 상초(上焦)에서 실(實)해지면 하초(下焦)의 기운이 지나치게 올라오므로 사기(邪氣)가 거슬러 오르게 되는데, 사기가 거슬러오르게 되면 양기가 어지러워지고, 양기가 어지러워지면 사람을 알아보지 못하게 됩니다"라고 하였다. 『내경』(『素問·厥論 45』) (『寶鑑·雜病九·救急·客忤卒厥諸證』) (신편p.2898 /신p.1610)

◉ 『寶鑑』에서는 '客忤卒厥諸證' 조문에 '至寶丹, 蘇合香元, 至聖來復丹'을 예시하였다.

十二經之厥 (『類經十五卷·疾病類』, p.571)

第二章

제왈 선 원문육경맥지궐상병태야
帝曰, 善. 願聞六經脈之厥狀病能也.

기백왈 거양지궐 즉종수두중 족불능행 발위현부
岐伯曰, 巨陽之厥, 則腫首頭重, 足不能行, 發爲眴仆;

양명지궐 즉전질욕주호 복만부득와 면적이열 망견이망언
陽明之厥, 則癲疾欲走呼, 腹滿不得臥, 面赤而熱, 妄見而妄言;

소양지궐 즉폭롱 협종이열 협통 행불가이운
『少陽之厥, 則暴聾,』①(「卒聾」) 頰腫而熱, 脇痛, 胻不可以運;

태음지궐 즉복만진창후불리불욕식 식즉구부득와
太陰之厥, 則腹滿䐜脹後不利不欲食, 食則嘔不得臥;

소음지궐 즉구건뇨적 복만심통
少陰之厥, 則口乾溺赤, 腹滿心痛;

궐음지궐 즉소복종통 복창경수불리 호와굴슬 음축종 행내열
厥陰之厥, 則少腹腫痛, 腹脹涇溲不利, 好臥屈膝, 陰縮腫, 胻內熱.

성즉사지 허즉보지 불성불허 이경취지
盛則寫之, 虛則補之, 不盛不虛, 以經取之.

태음궐역 행급련 심통인복 치주병자
太陰厥逆, 胻急攣, 心痛引腹, 治主病者;

소음궐역 허만구변 하설청 치주병자
少陰厥逆, 虛滿嘔變, 下泄淸, 治主病者;

궐음궐역 련요통 허만전폐섬언 치주병자
厥陰厥逆, 攣腰痛, 虛滿前閉譫言, 治主病者;

삼음구역 부득전후 사인수족한 삼일사
三陰俱逆, 不得前後, 使人手足寒, 三日死.

태양궐역 강부 구혈 선뉵 치주병자
太陽厥逆, 僵仆, 嘔血, 善衄, 治主病者;

소양궐역 기관불리 기관불리자 요불가이행 항불가이고 발장옹 불가치
少陽厥逆, 機關不利, 機關不利者, 腰不可以行, 項不可以顧, 發腸癰, 不可治,

경자사
驚者死.

양명궐역 천해신열 선경 뉵구혈
『陽明厥逆, 喘欬身熱, 善驚, 衄嘔血.』② (「衄血」)

수태음궐역 허만이해 선구말 치주병자
手太陰厥逆, 虛滿而欬, 善嘔沫, 治主病者;

수심주소음궐역 심통인후 신열 사불가치
手心主少陰厥逆, 心痛引喉, 身熱, 死不可治.

수태양궐역 이롱읍출 항불가이고 요불가이면앙 치주병자
手太陽厥逆, 耳聾泣出, 項不可以顧, 腰不可以俛仰, 治主病者;

수양명소양궐역 발후비 익종 치 치주병자
手陽明少陽厥逆, 發喉痹, 嗌腫, 痓, 治主病者.

➡ 2장은 『靈樞·根結』 및 開闔樞 관련 내용과 참고할 수 있는 내용이다.

◆ **卒聾** ○ 經云, 少陽之厥, 暴聾. 『綱目』

① 졸롱(卒聾) ○ 『내경(內經)』(『素問·厥論 45』)에서 "소양경(少陽經)의 기가 궐역되면 갑자기 귀가 안들린다"라고 하였다. 『강목』 (『寶鑑·外形二·耳·卒聾』) (신편p.1052 /신p.660)

◉ 『寶鑑』에서는 '卒聾' 조문에 '芎芷散, 淸神散, 蒲黃膏, 龍腦膏'를 예시하였다.

◆ **衄血** ○ 又曰, 陽明厥逆, 喘咳身熱, 善驚衄吐血.

② 코피[衄血] ○ 『내경(內經)』(『素問·厥論 54』)에서는 "양명경(陽明經)이 궐역(厥逆)하면 숨이 차고 기침이 나며 몸에 열이 나고, 잘 놀라며 코피를 흘리고 피를 토한다"라고 하였다. (『寶鑑·內景二·血·衄血』) (신편 p.382 /신p.305)

◉ 『寶鑑』에서는 '衄血' 조문에 '莎芎散, 三黃補血湯, 雞蘇散, 陶氏生地芩連湯, 保命生地黃散, 淸衄湯, 解鬱湯, 犀角地黃湯 가감, 麻黃升麻湯, 麻黃桂枝湯, 滑石丸, 犀角地黃湯'을 예시하였다.

病能論篇 第四十六

胃脘癰頸癰 Ⅰ (『類經十八卷·疾病類』, p.708)

第一節

황제문왈 인병위완옹자 진당하여
『黃帝問曰, 人病胃脘癰者, 診當何如?

기백대왈 진차자 당후위맥 기맥당침세 침세자기역 역자 인영심성 심성즉열
岐伯對曰, 診此者, 當候胃脈, 其脈當沈細, 沈細者氣逆, 逆者, 人迎甚盛, 甚盛則熱.

인영자위맥야 역이성 즉열취어위구이불행 고위완위옹야
人迎者胃脈也, 逆而盛, 則熱聚於胃口而不行, 故胃脘爲癰也.』① (「胃脘癰」)

◘ **胃脘癰** ○ 帝曰, 人病胃脘癰者, 診當何如. 岐伯曰, 診此者, 當候胃脈, 其脈當沈細. 沈細者氣逆也, 逆者人迎甚盛, 甚盛則熱. 人迎者, 胃脈也, 逆而盛, 則熱聚於胃口而不行, 故胃脘爲癰也. 『內經』

① 위완옹(**胃脘癰**) ○ 황제(黃帝)가 묻기를, "위완옹(胃脘癰)을 앓는 환자는 어떻게 진단해야 합니까?"라고 하였다. 이에 기백(岐伯)이 대답하기를, "이 병을 진단하려면 응당 족양명위경(足陽明胃經)에 속하는 부양맥(趺陽脈)을 살펴야 하는 바, 그 맥은 응당 침세(沈細)해야 하는데, 침세하다는 것은 위기(胃氣)가 치민다는 것이니, 위기가 치밀면 인영맥(人迎脈)이 몹시 성(盛)하게 되고, 인영맥이 몹시 성하다는 것은 열(熱)이 있다는 것입니다. 인영맥은 위경(胃經)의 동맥(動脈)인데, 인영맥이 위기(胃氣)가 치밀어 오름에 따라 몹시 성하다는 것은 열기가 위구(胃口)에 몰려서 흩어지지 않는다는 것이므로 위완(胃脘)에 옹종(癰腫)이 생기는 것입니다"라고 하였다. 『내경』(『素問·病能論 46』) (『寶鑑·雜病七·癰疽(上)·胃脘癰』) (신편p.2677 /신p.1500)

◉ 『**寶鑑**』에서는 '**胃脘癰**' 조문에 '**射干湯, 千金內消散, 內消沃雪湯, 東垣托裏散, 雲母膏, 太乙膏**'를 예시하였다.

不得臥 (『類經十八卷·疾病類』, p.691)

第二節

제왈 선 인유와이유소불안자 하야
『帝曰, 善. 人有臥而有所不安者, 何也?

기백왈 장유소상 급정유소지기즉안 고인불능현기병야
岐伯曰, 「藏有所傷, 及精有所之寄則安, 故人不能懸其病也.」』① (「臥不安」)(「十四友元」)

◘ **臥不安** ○ 黃帝問曰, 人有臥而有所不安者何也. 岐伯對曰, 藏有所傷, 及精有所倚, 人不能知其病, 則臥不安. 『內經』

① 잠자리가 편안치 않은 것[**臥不安**] ○ 황제(黃帝)가 "잠을 자도 편안치 않은 것은 무엇 때문입니까?"라고 물었다. 이에 기백(岐伯)이 대답하기를, "오장이 손상된 바가 있거나 정서상 치우친 바가 있는데도 사람이 그 원인을 제거할 줄 모르면 잠을 자도 편안치 않은 것입니다"라고 하였다. 『내경』(『素問·病能論 46』) (『寶鑑·內景二·夢·臥不安』) (신편p.433 /신p.332)

◉ 『寶鑑』에서는 '臥不安' 조문에 '十四友元'을 예시하였다.

• 十四友元 ○ 補心肝虛, 神志不寧, 睡臥不安. 內經曰, 藏有所傷, 情有所倚, 人不能知其病, 則臥不安. 龍齒另研二兩, 熟地黃·白茯苓·白茯神·酸棗仁炒·人參·肉桂·阿膠珠·遠志酒洒蒸·當歸·黃芪·柏子仁·紫石英煆另研, 各一兩, 辰砂五錢. 右末, 蜜丸梧子大. 棗湯呑下三四十丸. 『局方』

① 십사우원(十四友元) ○ 심(心)과 간(肝)이 허한 것을 보하고, 정신이 안정되지 못하여 잠자리가 불안한 것을 치료한다. 『내경(內經)』(『素問·病能論 46』)에서는 "오장이 손상된 바가 있거나 정서상으로 치우친 바가 있을 때 이 두 가지 병의 원인을 제거할 줄 모르면 잠자리가 불안해진다"라고 하였다. ○ 용치(따로 간 것) 2냥, 숙지황·백복령·백복신·산조인(볶은 것)·인삼·육계·아교주·원지(술로 축여 찐 것)·당귀·황기·백자인·자석영(달구어 따로 간 것) 각각 1냥, 진사 5돈. ○ 위의 약들을 가루를 내어 꿀로 반죽한 다음 벽오동씨만하게 환을 만든다. 대추를 달인 물로 30~40환씩 먹는다. 『국방』(『寶鑑·內景一·神·十四友元』) (신편p.363 /신p.295)

第三節

『帝曰, 人之不得偃臥者, 何也?

岐伯曰, 肺者藏之蓋也, 肺氣盛則脈大, 脈大則不得㉠偃臥,』① (「臥不安」) 論在奇恒陰陽中.

◘ 臥不安 ○ 帝曰, 人之不得偃臥者何也. 岐伯曰, 肺者藏之盖也. 肺氣盛則肺大, 肺大則不能偃臥. 肺一作脈. 『內經』

① 잠자리가 편안치 않은 것[臥不安] ○ 황제(黃帝)가 "사람이 똑바로 누워 자지 못하는 것은 무슨 까닭입니까?"라고 물었다. 이에 기백(岐伯)이 대답하기를, "폐(肺)는 다른 장기를 덮고 있는 덮개와 같습니다. 그런데 폐 내의 사기(邪氣)가 왕성해지면 폐가 커지고, 폐가 커지면 똑바로 누울 수 없는 것입니다. 어떤 데는 폐를 맥(脈)이라고 하였다."라고 하였다. (『素問·病能論 46』) (『寶鑑·內景二·夢·臥不安』) (신편p.433 /신p.332)

◉ 『寶鑑』에서는 '臥不安' 조문에 '十四友元'을 예시하였다.

厥腰痛 (『類經十五卷·疾病類』, p.575)

第四節

帝曰, 有病厥者, 診右脈沈而緊, 左脈浮而遲, 不然㉡病主安在?

岐伯曰, 冬診之右脈固當沈緊, 此應四時; 左脈浮而遲, 此逆四時.
在左當主病在腎, 頗關在肺, 當腰痛也.

帝曰, 何以言之?

岐伯曰, 少陰脈貫腎絡肺, 今得肺脈, 腎爲之病, 故腎爲腰痛之病也.

㉠ 得 : 校釋本에는 '能'으로 되어 있다.
㉡ 不然 : 校釋本에는 '不知'로 고쳤다.

胃脘癰頸癰 Ⅱ (『類經十八卷·疾病類』, p.708)

第五節

帝曰, 善. 有病頸癰者, 或石治之, 或鍼灸治之, 而皆已, 其眞㉠安在?

岐伯曰, 此同名異等者也.

『夫癰氣之息者, 宜以鍼開除去之;』① (「癰疽鍼法」)

夫氣盛血聚者, 宜石而寫之, 此所謂同病異治也.

■ 癰疽鍼法 ○ 夫癰氣之息者, 宜以鍼開除去之. 『內經』

① 옹저일 때의 침법[癰疽鍼法] ○ 대체로 옹(癰)은 기(氣)가 몰려 형성된 '식(息)'이니 마땅히 침으로 절개하여 없애야 한다. 『내경』(『素問·病能論 46』) (『寶鑑·雜病八·癰疽(下)·癰疽鍼法』) (신편p.2715 /신p.1519)

陽厥怒狂 (『類經十七卷·疾病類』, p.641)

第六節

『帝曰, 有病怒狂者, 此病安生?

岐伯曰, 生於陽也.

帝曰, 陽何以使人狂?

岐伯曰, 陽氣者, 因暴折而難決, 故善怒也, 病名曰陽厥.

帝曰, 何以知之?

岐伯曰, 陽明者常動, 巨陽少陽不動, 不動而動, 大疾, 此其候也.

帝曰, 治之奈何?

岐伯曰, 奪其食卽已. 夫食入於陰, 長氣於陽, 故奪其食卽已.

使之服以生鐵洛爲飮, 夫生鐵洛者, 下氣疾也.』① (「癲狂」)

◘ 癲狂 ○ 內經曰, 黃帝問曰, 有病怒狂者, 此病安生. 岐伯對曰, 生於陽也. 帝曰, 陽何以使人狂. 岐伯曰, 陽氣者, 因暴折而難決, 故善怒也, 病名曰陽厥. 帝曰, 治之奈何. 岐伯曰, 奪其食卽已. 夫食入於陰, 長氣於陽, 故奪其食卽已. 使之服以生鐵落爲飮. 夫生鐵落者, 下氣疾也.

㉠ 眞 : 校釋本에는 '治'로 고쳤다.

① 전광(癲狂) ○ 『내경(內經)』(『素問·病能論 46』)에서는 "황제(黃帝)가 '노하고 미치는 병은 어떻게 해서 생기는 것입니까?'라고 물었다. 이에 기백(岐伯)이 '양기(陽氣)가 지나치게 성한 데서 발생하는 것입니다'라고 대답하였다. 황제가 다시 '양기가 어째서 사람을 발광하게 하는 것입니까?'라고 물었다. 이에 기백이 '양기가 갑자기 막혀서 돌지 못하기 때문에 쉽게 성내는 것이고, 병명을 양궐(陽厥)이라고 하는 것입니다'라고 대답했다. 황제가 또 '이런 병은 어떻게 치료해야 합니까?'라고 물었다. 그러자 기백이 '음식을 줄이면 나을 것입니다. 왜냐하면 음식을 먹으면 음(陰)에 들어가서 양기를 도와주기 때문으로, 음식을 줄인다면 낫는 것입니다. 그리고 생철락(生鐵落)을 담근 물을 많이 먹이도록 하는데, 생철락은 기를 빨리 내려줄 수 있는 것입니다'라고 대답하였다"고 했다. (『寶鑑·內景一·神·癲狂』) (신편p.349 /신p.288)

◉ 『寶鑑』에서는 '癲狂' 조문에 '當歸承氣湯, 三黃瀉心湯, 黃連瀉心湯, 牛黃瀉心湯, 牛黃淸心元, 淸心滾痰丸, 鐵粉散, 鬱金丸, 通泄散, 鎭心丹, 抱膽丸, 葉氏雄朱丸, 一醉膏, 辰砂寧志丸, 寧志化痰湯, 養血淸心湯, 牛車肉, 寧志膏, 辰砂散'을 예시하였다.

酒風 (『類經十五卷·疾病類』, p.566)

第七節

제왈 선 유병신열해타 한출여욕 오풍소기 차위하병
『帝曰, 善. 有病身熱解墮, 汗出如浴, 惡風少氣, 此爲何病?

기백왈 병명왈주풍
岐伯曰, 病名曰酒風.』① (「漏風證」)

제왈 치지내하
帝曰, 治之奈何?

기백왈 이사택 출각십푼 미함오푼 합 이삼지촬 위후반
岐伯曰, 以瀉澤㉠朮各十分, 麋銜五分, 合, 以三指撮, 爲後飯.

◘ 漏風證 ○ 黃帝問曰, 有病身熱懈墮, 汗出如浴, 惡風少氣, 此爲何病. 岐伯對曰, 病名酒風, 一名, 漏風. 『內經』

① 누풍증(漏風證) ○ 황제(黃帝)가 "병이 생겨 온몸에 열이 나고 사지가 나른하며, 땀이 목욕한 듯이 흐르고 바람을 싫어하며 기력이 떨어지는 것은 무슨 병입니까?"라고 물었다. 이에 기백(岐伯)이 대답하기를, "그것은 주풍(酒風)이라는 병인데 누풍(漏風)이라고도 합니다"라고 하였다. 『내경』(『素問·病能論 46』) (『寶鑑·內景二·津液·漏風證』) (신편p.481 /신p.357)

◉ 『寶鑑』에서는 '漏風證' 조문에 '白朮散'을 예시하였다.

第八節

소위심지세자 기중수여침야 마지절지 취자견야 박자대야
所謂深之細者, 其中手如鍼也, 摩之切之, 聚者堅也, 博者大也.

상경자 언기지통천야
上經者, 言氣之通天也;

하경자 언병지변화야
下經者, 言病之變化也;

금궤자 결사생야
金匱者, 決死生也;

㉠ 瀉澤 : 四庫全書本, 章句索引本, 校釋本에는 '澤瀉'로 되어 있다.

규탁자 절탁지야
揆度者, 切度之也;

기항자 언기병야
奇恒者, 言奇病也;

소위기자 사기병부득이사시사야
所謂奇者, 使奇病不得以四時死也,

항자 득이사시사야
恒者, 得以四時死也.

소위규자 방절구지야 언절구기맥리야
所謂揆者, 方切求之也, 言切求其脈理也,

탁자 득기병처 이사시탁지야
度者, 得其病處, 以四時度之也.

奇病論篇 第四十七

胎孕 (『類經十七卷·疾病類』, p.637)

第一節

『黃帝問曰, 人有重身, 九月而瘖, 此爲何也?

岐伯對曰, 胞之絡脈絕也.

帝曰, 何以言之?

岐伯曰, 胞絡者, 繫於腎; 少陰之脈, 貫腎繫舌本, 故不能言.

帝曰, 治之奈何?

岐伯曰, 無治也, 當十月復.』① (「孕婦不語」)

刺法曰, 無損不足, 益有餘, 以成其疹, 然後調之㉠.

所謂無損不足者, 身羸瘦, 無用鑱石也;

無益其有餘者, 腹中有形而泄之, 泄之則精出而病獨擅中,

故曰疹成也.

◆ 孕婦不語 ○ 內經曰, 人有重身, 九月而瘖, 此爲何病. 岐伯對曰, 胞之絡脈絶也. 胞絡者, 繫於腎, 少陰之脈貫腎繫舌本, 故不能言. 無治也, 當十月復.

① 임신부가 말을 못하는 것[孕婦不語] ○ 『내경(內經)』(『素問·奇病論 47』)에서 황제(黃帝)가 묻기를, "어떤 사람은 임신 9개월에 말을 못하게 되는데, 이것은 무슨 병입니까?"라고 하였다. 이에 기백(岐伯)이 대답하기를, "자궁의 낙맥(絡脈)이 태아의 압박을 받아 통하지 않기 때문입니다. 즉, 자궁의 낙맥은 신(腎)에 연계되어 있는데, 족소음신경(足少陰腎經)은 안으로는 신(腎)에 관통하고 위로는 설근(舌根)에 이어져 있으므로 태아가 커져 자궁의 낙맥을 압박하게 되면 족소음신경에 영향을 미치어 말을 못하는 것입니다. 이것은 달리 치료할 필요 없이 10개월이 되어 분만하게 되면 자연히 회복됩니다"라고 하였다. (『寶鑑·雜病十·婦人·孕婦不語』) (신편p.3008 /신p.1673)

◉ 『寶鑑』에서는 '孕婦不語' 조문에 '四物湯 가감'을 예시하였다.

㉠ 然後調之 : 校釋本에는 이 4글자를 삭제하였다.

息積 (『類經十七卷·疾病類』, p.671)

第二節

제왈 병협하만기역 이삼세불이 시위하병
『帝曰, 病脇下滿氣逆, 二三歲不已, 是爲何病?

기백왈 병명왈식적 차불방어식 불가구자 적위도인복약 약불능독치야
岐伯曰, 病名曰息積, 此不妨於食, 不可灸刺, 積爲導引服藥, 藥不能獨治也.』① (「息積病」)

◘ **息積病** ○ 帝曰, 人有病脇下滿, 氣逆, 二三歲不已, 是爲何病. 岐伯曰, 病名曰息積, 此不妨於食, 不可灸刺, 積爲導引服藥, 藥不能獨治也. 『內經』

① 식적병(**息積病**) ○ 황제(黃帝)가 묻기를, "옆구리 밑이 창만(脹滿)하고 기(氣)가 치밀어 올라 숨이 찬 것이 2~3년 동안 낫지 않는 것은 무슨 병입니까?"라고 하였다. 이에 기백(岐伯)이 대답하기를, "그런 병을 식적(息積)이라고 하는데, 이것은 음식을 먹는 데는 아무런 장애가 없는 것으로서, 뜸이나 침을 놓아서는 안되고, 점차로 도인법(導引法)을 써서 기혈(氣血)을 소통시키면서 약을 복용하여야 하지, 약만으로는 치료하지 못합니다"라고 하였다. 『내경』(『素問·奇病論 47』) (『寶鑑·雜病六·積聚·息積病』) (신편 p.2412 /신p.1361)

◉ 『寶鑑』에서는 '息積病' 조문에 '磨積元, 化氣湯, 導引法'을 예시하였다.

(腹中論 重複)

第三節

제왈 인유신체비고행개종 환제 이통 시위하병
帝曰, 人有身體髀股胻皆腫, 環齊㉠而痛, 是爲何病?

기백왈 병명왈복량 차풍근야 기기일어대장 이착어황 황지원 재제 하
岐伯曰, 病名曰伏梁, 此風根也, 其氣溢於大腸, 而著於肓, 肓之原, 在齊㉡下,

고환제 이통야
故環齊㉢而痛也.

불가동지 동지위수뇨색지병야
不可動之, 動之爲水溺濇之病也.

疹筋 (『類經十七卷·疾病類』, p.672)

第四節

제왈 인유척맥삭심 근급이현 차위하병
帝曰, 人有尺脈數甚, 筋急而見, 此爲何病?

기백왈 차소위진근 시인복필급 백색흑색현 즉병심
岐伯曰, 此所謂疹筋, 是人腹必急, 白色黑色見, 則病甚.

㉠ 齊 : 校釋本에는 '臍'로 되어 있다.
㉡ 齊 : 校釋本에는 '臍'로 되어 있다.
㉢ 齊 : 校釋本에는 '臍'로 되어 있다.

厥逆頭痛 I (『類經十五卷·疾病類』, p.574)

第五節

제왈 인유병두통 이수세불이 차안득지 명위하병
帝曰, 人有病頭痛, 以數歲不已, 此安得之, 名爲何病?

기백왈 당유소범대한 내지골수 수자이뇌위주 뇌역고령두통 치역통 병명왈궐역
岐伯曰, 當有所犯大寒, 內至骨髓, 髓者以腦爲主, 腦逆故令頭痛, 齒亦痛, 病名曰厥逆.

제왈 선
帝曰, 善.

脾癉膽癉 (『類經十六卷·疾病類』, p.635)

第六節

제왈 유병구감자 병명위하 하이득지
帝曰, 『有病口甘者, 病名爲何? 何以得之?

기백왈 차오기지일야 명왈비단
岐伯曰, 此五氣之溢也, 名曰脾癉.』① (「口甘」)

부오미입구 장어위 비위지행기정기 진액재비 고령인구감야
夫五味入口, 藏於胃, 脾爲之行其精氣, 津液在脾, 故令人口甘也,

차비미지소발야
此肥美之所發也.

차인필삭식감미이다비야
『此人必數食甘美而多肥也.

비자령인내열 감자령인중만 고기기상일 전위소갈
肥者令人內熱, 甘者令人中滿, 故其氣上溢, 轉爲消渴.』② (「消渴之源」)

치지이란 제진기야
「治之以蘭, 除陳氣也.」③ (「蘭草」)

◆ 口甘 ○ 內經曰, 有病口甘者, 病名爲何. 此五氣之溢, 名曰脾癉. 癉者, 熱也.

① 입맛이 단것[口甘] ○ 『내경(內經)』(『素問·奇病論 47』)에서는 "병이 생겨 입맛이 단 것은 병명을 무엇이라 하는가? 그것은 오장의 기가 넘쳐나서 생긴 것인데, '비단(脾癉)'이라 한다"라고 하였다. '단(癉)'이라는 것은 열(熱)이 있다는 말이다. (『寶鑑·外形二·口舌·口甘』) (신편p.1085 /신p.678)

◉ 『寶鑑』에서는 '口甘' 조문에 '瀉黃散, 三黃湯'을 예시하였다.

■ 消渴之源 ○ 此人因數食甘美而多肥, 故其氣上溢, 轉爲消渴. 『內經』

② 소갈의 원인[消渴之源] ○ 이런 사람들은 기름진 음식을 자주 먹어서 지나치게 살이 찌기 때문에 그 기가 위로 넘쳐서 소갈이 된다. 『내경』(『素問·通評虛實論 28』, 『素問·奇病論 47』) (『寶鑑·雜病六·消渴·消渴之源』) (신편p.2486 /신p.1398)

• 蘭草 ○ 蘭稟金水之淸氣而似有火, 人知其花香之貴, 而不知爲用之有方. 盖其氣能散久積陳鬱之氣, 甚有力. 東垣云, 味甘性寒, 其氣淸香, 生津止渴, 益氣潤肌肉. 內經曰, 治以蘭, 除陳氣也. 『丹心』

③ 난초(蘭草) ○ 난초(蘭草)는 금수(金水)의 맑은 기를 받았는데, 화기(火氣)가 있는 듯하다. 사람들은 그 향기가 좋은 것은 알지만 쓰는 방법은 잘 알지 못한다. 난초의 향기는 오랫동안 쌓여서 묵고 몰려

있는 기를 흩어지게 하는 데 아주 좋다. 동원(東垣)은 이르길, "맛이 달고 성질이 차며 그 냄새가 맑고 향기로워서 진액(津液)을 생겨나게 하고 갈증을 멎게 하며, 기운을 도와주고 살을 윤택하게 한다"라고 하였다. 『내경(內經)』(『素問·奇病論 47』)에서는 "난초로써 묵은 기를 없앤다"라고 하였다. 『단심』(『寶鑑·湯液二·草部(上)·蘭草』) (신편p.3515 /신p.1965)

第七節

帝曰, 『有病口苦, 取陽陵泉, 口苦者病名爲何? 何以得之?

岐伯曰, 病名曰膽癉.

夫肝者中之將也, 取決於膽, 咽爲之使.

此人者, 數謀慮不決, 故膽虛, 氣上溢, 而口爲之苦.』① (「口苦」)

治之以膽募兪, 治在陰陽十二官相使中.

◆ 口苦 ○ 內經曰, 有病口苦者, 名曰膽癉. 此人數謀慮不決, 故膽虛, 氣上溢, 而口爲之苦.

① 입맛이 쓴 것[口苦] ○ 『내경(內經)』(『素問·奇病論 47』)에서는 "병이 생겨 입맛이 쓴 것을 '담단(膽癉)'이라고 한다. 이런 사람은 여러 가지 생각을 많이 하면서도 결단을 내리지 못하기 때문에 담(膽)이 허(虛)해지고 그 기(氣)가 위로 넘쳐 올라가서 입이 쓴 것이다"라고 하였다. (『寶鑑·外形二·口舌·口苦』) (신편p.1085 /신p.678)

◉ 『寶鑑』에서는 '口苦' 조문에 '凉膈散, 瀉心湯, 小柴胡湯 가감, 龍膽瀉肝湯, 益膽湯'을 예시하였다.

厥逆頭痛 II (『類經十五卷·疾病類』, p.574)

第八節

帝曰, 有癃者, 一日數十溲, 此不足也;

身熱如炭, 頸膺如格, 人迎躁盛, 喘息氣逆, 此有餘也;

太陰脈, 微細如髮者, 此不足也. 其病安在? 名爲何病?

岐伯曰, 病在太陰, 其盛在胃, 頗在肺, 病名曰厥, 死不治. 此所謂得五有餘二不足也.

帝曰, 何謂五有餘二不足?

岐伯曰, 所謂五有餘者, 五病之氣有餘也; 二不足者, 亦病氣之不足也.

今外得五有餘, 內得二不足, 此其身不表不裏, 亦正死明矣.

癲疾 (『類經十七卷·疾病類』, p.642)

第九節

『帝曰, 人生而有病巓㉠疾者, 病名曰何? 安所得之?
岐伯曰, 病名爲胎病. 此得之在母腹中時, 其母有所大驚,
氣上而不下, 精氣幷居, 故令子發爲巓㉡疾也.』① (「癲癎」)

◘ **癲癎** ○ 黃帝問曰, 人生而有病巓疾者, 病名曰何, 安所得之. 岐伯對曰, 病名爲胎病. 此得之在母腹中時, 其母有所大驚, 氣上而不下, 精氣幷居, 故令子發爲巓疾也. 『內經』

① 전간(**癲癎**) ○ 황제(黃帝)가 "사람이 태어나면서부터 전질(巓疾)을 앓는 것은 병명이 무엇이고 어째서 이런 병을 얻는 것입니까?"라고 묻자, 기백(岐伯)이 "병명은 태병(胎病)이라 합니다. 이것은 태아가 어머니의 뱃속에 있을 적에 그 어머니가 크게 놀란 데 말미암아 기가 위로 치밀어 오르고 내려오지 못한 데다가 정(精)과 경기(驚氣)가 아울러 몰려 있기 때문에 아기가 전질을 앓는 것입니다"라고 대답하였다. 『내경』(『素問·奇病論 47』) (『寶鑑·內景一·神·癲癎』) (신편p.340 /신p.283)

◉ 『寶鑑』에서는 '癲癎' 조문에 '燒丹丸, 妙香丸, 五生丸, 追風祛痰丸, 加味壽星元, 引神歸舍丹, 淸心滾痰丸, 龍腦安神丸, 金箔鎭心丸, 控涎丸, 甘遂散, 驚氣元, 抱膽丸, 寧神導痰湯, 當歸龍薈丸, 滋陰寧神湯, 淸心溫膽湯, 歸神丹, 加味逍遙散, 朱砂膏, 龍腦安神丸, 五癎丸, 六珍丹, 錢氏五色丸, 育魂丹, 丑寶丸, 鴟頭丸, 活虎丹, 蝙蝠散, 礬丹丸, 斷癎丹'을 예시하였다.

腎風風水 (『類經十五卷·疾病類』, p.563)

第十節

帝曰, 有病痝然如有水狀, 切其脈大緊, 身無痛者, 形不痩, 不能食, 食少, 名爲何病?
岐伯曰, 病生在腎, 名爲腎風. 腎風而不能食, 善驚, 驚已, 心氣痿者死.
帝曰, 善.

㉠ 巓 : 校釋本에는 '癲'으로 고쳤다.
㉡ 巓 : 校釋本에는 '癲'으로 고쳤다.

大奇論篇 第四十八

諸經脈證死期 (『類經六卷·脈色類』, p.224)

第一章

第一節

肝滿腎滿肺滿皆實, 卽爲腫.

『肺之雍, 喘而兩胠滿;』① (「肺癰」)

『肝雍, 兩胠滿, 臥則驚, 不得小便;』② (「肝癰」)

『腎雍, 脚㉠下至少腹滿,』③ (「腎癰」) 脛有大小, 髀胻大跛, 易偏枯.

◘ 肺癰 ○ 肺之癰, 喘而兩胠滿. 肺癰吐膿如糯米粥, 咽燥振寒. 『內經』

① 폐옹(肺癰) ○ 폐의 맥이 막히면 숨이 차고 양 옆구리가 창만(脹滿)해진다. 폐옹일 때는 찹쌀죽 같은 고름을 토하고 목구멍이 마르며 추워서 부들부들 떤다. 『내경』(『素問·大奇論 48』) (『寶鑑·雜病七·癰疽(上)·肺癰』) (신편p.2671 /신p.1496)

◉ 『寶鑑』에서는 '肺癰' 조문에 '參蘇飮, 小靑龍湯, 桔梗湯, 消膿飮, 葦葉湯, 黃昏湯, 五香白朮散, 牧丹皮湯, 參芪補肺湯, 參朮補脾湯, 雲母膏, 太乙膏'를 예시하였다.

◘ 肝癰 ○ 肝癰, 兩胠滿, 臥則驚, 不得小便. 『內經』

② 간옹(肝癰) ○ 간맥(肝脈)이 막히면 양쪽 옆구리가 그득하고 자면서 잘 놀라며 소변을 보지 못한다. 『내경』(『素問·大奇論 48』) (『寶鑑·雜病七·癰疽(上)·肝癰』) (신편p.2675 /신p.1499)

◉ 『寶鑑』에서는 '肝癰' 조문에 '柴胡淸肝湯, 小柴胡湯'을 예시하였다.

◘ 腎癰 ○ 腎癰, 胠下至小腹滿. 『內經』

③ 신옹(腎癰) ○ 신맥(腎脈)이 막히면 겨드랑이 밑에서부터 아랫배까지 그득하다. 『내경』(『素問·大奇論 48』) (『寶鑑·雜病七·癰疽(上)·腎癰』) (신편p.2676 /신p.1499)

◉ 『寶鑑』에서는 '腎癰' 조문에 '加減八味元, 加味十奇散, 十六味流氣飮, 托裏散 가감'을 예시하였다.

第二節

心脈滿大, 癎瘛筋攣;

肝脈小急, 癎瘛筋攣;

㉠ 脚 : 校釋本에는 '胠'로 고쳤다.

간맥무폭 유소경해 맥부지약음 불치자이
肝脈騖暴, 有所驚駭, 『脈不至若瘖, 不治自已;』① (「中氣」)

신맥소급 간맥소급 심맥소급 불고개위가
『腎脈小急, 肝脈小急, 心脈小急, 不鼓皆爲瘕.』② (「前陰·脈法」)

신간병침위석수 병부위풍수 병허위사 병소현욕경
腎肝幷沈爲石水, 幷浮爲風水, 幷虛爲死, 幷小絃欲驚.

◘ 中氣 ○ 醫鑑曰, 內經曰無故而瘖脈不至, 不治自已. 謂氣暴逆也, 氣復則已. 審如是, 雖不服藥亦可.

① 중기(中氣) ○ 『의감(醫鑑)』에서는 "『내경(內經)』(『素問·大奇論 48』)에서 이르되, '까닭없이 말을 못하고 맥이 뛰지 않을 때 치료하지 않아도 저절로 낫는다'고 한 것은 기가 갑자기 치받은 것으로 기가 회복되면 낫는다는 것이다. 이와 같은 점을 보건대 약을 먹지 않아도 괜찮다"라고 하였다. (『寶鑑·內景一·氣·中氣』) (신편p.288 /신p.253)

◉ 『寶鑑』에서는 '中氣' 조문에 '蘇合香元, 七氣湯, 八味順氣散, 四七湯, 木香順氣散'을 예시하였다.

■ 脈法 ○ 腎脈小急·肝脈小急·心脈小急不鼓, 皆爲瘕. 『內經』

② 맥법(脈法) ○ 신맥(腎脈)과 간맥(肝脈)이 소급(小急)하고 심맥(心脈)도 소급(小急)하면서 제대로 뛰지 않는 것은 다 가증(瘕證)이다. 『내경』(『素問·大奇論 48』) (『寶鑑·外形四·前陰·脈法』) (신편p.1474 /신p.872)

第三節

신맥대급침 간맥대급침 개위산
『腎脈大急沈, 肝脈大急沈, 皆爲疝.

심맥박활급위심산 폐맥침박위폐산
心脈搏滑急爲心疝, 肺脈沈搏爲肺疝.』① (「前陰·脈法」)

삼양급위가 삼음급위산 이음급위간궐 이양급위경
『三陽急爲瘕, 三陰急爲疝,』② (「前陰·脈法」) 二陰急爲癎厥, 二陽急爲驚.

■ 脈法 ○ 心脈搏滑急爲心疝, 肺脈沈搏爲肺疝, 腎脈肝脈大急沈皆爲疝. 『內經』

① 맥법(脈法) ○ 심맥(心脈)이 박(搏)하고 활(滑)하면서 급(急)하면 심산(心疝)이고, 폐맥(肺脈)이 침(沈)하면서 박(搏)하면 폐산(肺疝)이며, 신맥(腎脈)과 간맥(肝脈)이 성대(盛大)하고 급(急)하면서 침(沈)한 것은 다 산증(疝證)이다. 『내경』(『素問·大奇論 48』) (『寶鑑·外形四·前陰·脈法』) (신편p.1474 /신p.872)

■ 脈法 ○ 三陽急爲瘕, 三陰急爲疝. 『內經』

② 맥법(脈法) ○ 삼양맥(三陽脈)이 급(急)한 것은 가증(瘕證)이고, 삼음맥(三陰脈)이 급(急)한 것은 산증(疝證)이다. 『내경』(『素問·大奇論 48』) (『寶鑑·外形四·前陰·脈法』) (신편p.1474 /신p.872)

第四節

비맥외고침위장벽 구자이
脾脈外鼓沈爲腸澼, 久自已;

간맥소완위장벽 이치
肝脈小緩爲腸澼, 易治;

신맥소박침 위장벽하혈 혈온신열자사
腎脈小搏沈, 爲腸澼下血, 血溫身熱者死;

심간벽역하혈 이장동병자가치 기맥소침색위장벽 기신열자사 열현칠일사
心肝澼亦下血, 二藏同病者可治, 其脈小沈濇爲腸澼, 其身熱者死, 熱見七日死.

第五節

위맥침고색 위외고대 심맥소견급 개격편고
胃脈沈鼓濇, 胃外鼓大, 心脈小堅急, 皆鬲偏枯.

남자발좌 여자발우 불음설전 가치 삼십일기
男子發左, 女子發右, 不瘖舌轉, 可治, 三十日起.

기종자음 삼세기
其從者瘖, 三歲起.

년불만이십자 삼세사
年不滿二十者, 三歲死.

第六節

맥지이박 혈뉵신열자사 맥래현구부 위상맥
『脈至而搏, 血衄身熱者死;』①(「血·脈法」) 脈來懸鉤浮, 爲常脈.

맥지여천 명왈폭궐 폭궐자 부지여인언
『脈至如喘, 名曰暴厥, 暴厥者, 不知與人言;』②(「救急·脈候」)

맥지여삭 사인폭경 삼사일자이
脈至如數, 使人暴驚, 三四日自已.

■ 脈法 ○ 內經曰, 脈至而搏, 血衄身熱者死.

① 맥법(脈法) ○『내경(內經)』(『素問·大奇論 48』)에서는 "맥이 올 때 힘이 있고 코피가 나면서 몸에 열이 나면 죽는다"라고 하였다. (『寶鑑·內景二·血·脈法』) (신편p.374 /신p.301)

■ 脈候 ○ 脈至如喘, 名曰暴厥. 暴厥者, 不知與人言.『內經』

② 맥후(脈候) ○ 맥상(脈象)이 급박하게 뛰는 것을 폭궐(暴厥)이라고 한다. 폭궐이 되면 혼미해져 말을 하지 못하게 된다.『내경』(『素問·大奇論 48』) (『寶鑑·雜病九·救急·脈候』) (신편p.2894 /신p.1608)

第二章

맥지부합 부합여삭 일식십지이상 시경기여부족야 미현구십일사
脈至浮合, 浮合如數, 一息十至以上, 是經氣予不足也, 微見九十日死;

맥지여화신 연 시심정지여탈야 초건이사
脈至如火薪㉠然, 是心精之予奪也, 草乾而死;

맥지여산엽 시간기여허야 목엽락이사
脈至如散葉, 是肝氣予虛也, 木葉落而死;

맥지여성객 성객자 맥색이고 시신기여부족야 현거조화이사
脈至如省客, 省客者, 脈塞而鼓, 是腎氣予不足也, 懸去棗華而死;

㉠ 薪 : 校釋本에는 '新'으로 고쳤다.

맥지여환니 시위정여부족야 유협락이사
脈至如丸泥，是胃精予不足也，榆莢落而死；

맥지여횡격 시담기여부족야 화숙이사
脈至如橫格，是膽氣予不足也，禾熟而死；

맥지여현루 시포정여부족야 병선언 하상이사 불언가치
脈至如弦縷，是胞精予不足也，病善言，下霜而死，不言可治；

맥지여교칠 교칠자 좌우방지야 미현삼십일사
脈至如交漆，交漆者，左右傍至也，微見三十日死；

맥지여용천 부고기중 태양기여부족야 소기 미구영이사
脈至如涌泉，浮鼓肌中，太陽氣予不足也，少氣，味韭英而死；

맥지여퇴토지상 안지부득 시기기여부족야 오색선현흑 백루발사
脈至如頹土之狀，按之不得，是肌氣予不足也，五色先見黑，白壘發死；

맥지여현옹 현옹자 부췌절지익대 시십이수지여부족야 수응이사
脈至如懸雍㉠，懸雍㉡者，浮揣切之益大，是十二俞之予不足也，水凝而死；

맥지여언도 언도자 부지소급 안지견대급 오장울숙 한열독병어신야
脈至如偃刀，偃刀者，浮之小急，按之堅大急，五藏菀熟，寒熱獨并於腎也，

여차기인부득좌 입춘이사
如此其人不得坐，立春而死；

맥지여환활불직수 불직수자 안지불가득야 시대장기여부족야 조엽생이사
脈至如丸滑不直手，不直手者，按之不可得也，是大腸氣予不足也，棗葉生而死；

맥지여화자 령인선공 불욕좌와 행립상청 시소장기여부족야 계추이사
脈至如華者，令人善恐，不欲坐臥，行立常聽，是小腸氣予不足也，季秋而死.

㉠ 雍：校釋本에는 '離'로 고쳤다.
㉡ 雍：校釋本에는 '離'로 고쳤다.

脈解篇 第四十九

六經病解 (『類經十四卷·疾病類』, p.501)

第一章

太陽所謂腫腰脽痛者, 正月太陽寅,

寅, 太陽也, 正月陽氣出在上而陰氣盛, 陽未得自次也, 故腫腰脽痛也.

病偏虛爲跛者, 正月陽氣凍解, 地氣而出也,

所謂偏虛者, 冬寒頗有不足者, 故偏虛爲跛也.

所謂强上引背者, 陽氣大上而爭, 故强上也.

所謂耳鳴者, 陽氣萬物盛上而躍, 故耳鳴也.

所謂甚則狂巓疾者, 陽盡在上, 而陰氣從下, 下虛上實, 故狂巓疾也.

所謂浮爲聾者, 皆在氣也.

所謂入中爲瘖者, 陽盛已衰, 故爲瘖也.

『內奪而厥, 則爲瘖俳, 此腎虛也, 少陰不至者, 厥也.』① (「暴瘖」)

➡ 『素問·脈解 49』는 『靈樞·經脈 10』의 是動病·所生病을 陰陽으로 구분하면서 풀이한 내용이다. 太陽은 寅, 陽明은 午, 少陽은 戌, 太陰은 子, 厥陰은 辰이니, 응당 少陰은 문의상 申이라야 한다. 아울러 太陽은 '陽氣出在上而陰氣盛, 陽未得自次也', '陽氣大, 上而爭'으로 보아 '地天泰(䷊)'를 설명하고 있으므로, 이미 卦氣圖가 존재했다는 것을 알 수 있다. 전체적인 설명은 『신대역 동의보감』, p.40의 주석을 참고하라. 여기서의 배속은 十二支의 뜻에 따라 三陰三陽의 뜻을 맞춘 것이다.

◘ 暴瘖 ○ 內經曰, 內奪而厥, 則爲瘖痱, 此腎虛也, 少陰不至者, 厥也. 註曰, 痱, 廢也. 腎氣內奪則舌瘖足廢.

① 갑자기 말을 못하는 것[暴瘖] ○ 『내경(內經)』(『素問·脈解49』)에서는 "신정(腎精)이 허탈되어 궐증(厥證)이 생기면 말을 할 수 없고 다리를 쓰지 못하게 되는데, 이것은 신(腎)이 허한 것으로서 소음경(少陰經)의 경기(經氣)가 퍼지지 못해서 궐증(厥證)이 생긴 것이다"라고 하였다. 주해에서는 "비(痱)라는 것은 쓰지 못한다는 말이다. 신기(腎氣)가 허탈되면 혀가 뻣뻣해져 말을 하지 못하고, 다리를 쓰지 못하게 된다"라고 하였다. (『寶鑑·雜病二·風·暴瘖』) (신편p.1748 /신p.1029)

◉ 『寶鑑』에서는 '暴瘖' 조문에 '腎瀝湯, 地黃飮子, 淸心散, 加味轉舌膏, 轉舌膏, 正舌散, 解語丸, 淸神解語湯, 資壽解語湯'을 예시하였다.

第二章

소양소위심협통자 언소양성 야 성 자 심지소표야
少陽所謂心脇痛者, 言少陽盛㉠也, 盛㉡者, 心之所表也,

구월양기진이음기성 고심협통야
九月陽氣盡而陰氣盛, 故心脇痛也.

소위부가반측자 음기장물야 물장즉부동 고불가반측야
所謂不可反側者, 陰氣藏物也, 物藏則不動, 故不可反側也.

소위심즉약자 구월만물진쇠 초목필락이타
所謂甚則躍者, 九月萬物盡衰, 草木畢落而墮,

즉기거양이지음 기성이양지하장 고위약
則氣去陽而之陰, 氣盛而陽之下長, 故謂躍.

➡ 2장 첫 줄에 2번 나오는 '盛'은 『太素』에 각각 '戌'이라 쓰여 있다.

第三章

양명소위쇄쇄진한자 양명자 오야 오월성양지음야
陽明所謂灑灑振寒者, 陽明者, 午也, 五月盛陽之陰也,

양성이음기가지 고쇄쇄진한야
陽盛而陰氣加之, 故灑灑振寒也.

소위경종이고불수자 시오월성양지음야
所謂脛腫而股不收者, 是五月盛陽之陰也,

양자쇠어오월 이일음기상 여양시쟁 고경종이고불수야
陽者衰於五月, 而一陰氣上, 與陽始爭, 故脛腫而股不收也.

소위상천이위수자 음기하이부상 상즉사객어장부간 고위수야
所謂上喘而爲水者, 陰氣下而復上, 上則邪客於藏府間, 故爲水也.

소위흉통소기자 수기재장부야 수자음기야 음기재중 고흉통소기야
所謂胸痛少氣者, 水氣在藏府也, 水者陰氣也, 陰氣在中, 故胸痛少氣也.

소위심즉궐 오인여화 문목음즉척연이경자
所謂甚則厥, 惡人與火, 聞木音則惕然而驚者,

양기여음기상박 수화상오 고척연이경야
陽氣與陰氣相薄, 水火相惡, 故惕然而驚也.

소위욕독폐호유이처자 음양상박야 양진이음성 고욕독폐호유이거
所謂欲獨閉戶牖而處者, 陰陽相薄也, 陽盡而陰盛, 故欲獨閉戶牖而居.

소위병지즉욕승고이가 기의이주자 음양부쟁 이외병어양
所謂病至則欲乘高而歌, 棄衣而走者, 陰陽復爭, 而外幷於陽,

고사지기의이주야
故使之棄衣而走也.

소위객손맥즉두통비구복종자 양명병어상
所謂客孫脈則頭痛鼻鼽腹腫者, 陽明幷於上,

상자즉기손락태음야 고두통비구복종야
上者則其孫絡太陰也, 故頭痛鼻鼽腹腫也.

㉠ 盛 : 校釋本에는 '戌'로 고쳤다.
㉡ 盛 : 校釋本에는 '戌'로 고쳤다.

第四章

태음소위병창자 태음자야 십일월만물기개장어중 고왈병창
太陰所謂病脹者, 太陰子也, 十一月萬物氣皆藏於中, 故曰病脹.

소위상주심위애자 음성이상주어양명 양명락속심 고왈상주심위애야
『所謂上走心爲噫者, 陰盛而上走於陽明, 陽明絡屬心, 故曰上走心爲噫也.』

① (「噫氣」)

소위식즉구자 물성만이상일 고구야
所謂食則嘔者, 物盛滿而上溢, 故嘔也.

소위득후여기 즉쾌연여쇠자 십이월음기하쇠 이양기차출
所謂得後與氣, 則快然如衰者, 十二㉠月陰氣下衰, 而陽氣且出,

고왈득후여기 즉쾌연여쇠야
故曰得後與氣, 則快然如衰也.

◘ **噫氣** ○ 太陰病, 所謂上走心爲噫者, 陰盛而上走於陽明, 陽明絡屬心, 故上走而爲噫也. 『內經』

① 애기(噫氣) ○ 태음병(太陰病)에 이른바 "사기(邪氣)가 심(心)에 주입되어 트림이 난다"라고 한 것은 음사(陰邪)가 성(盛)하여 상부로 올라가 족양명위경(足陽明胃經)에 주입되면 양명경(陽明經)의 대락(大絡)인 허리(虛里)가 심(心)과 통하므로 음기(陰氣)가 경맥(經脈)을 따라 심(心)을 침범하기 때문에 트림이 나는 것이다. (『素問·脈解 49』) (『寶鑑·雜病四·內傷·噫氣』) (신편p.2135 /신p.1224)

◉ 『寶鑑』에서는 '噫氣' 조문에 '如聖湯, 祛痰火丸, 二陳湯 가감, 六君子湯 가감, 星半湯, 順氣和中湯, 枳殼散, 破鬱丹, 匀氣丸, 小調中湯'을 예시하였다.

第五章

소음소위요통자 소음자신야 시월만물양기개상 고요통야
少陰所謂腰痛者, 少陰者腎㉡也, 十㉢月萬物陽氣皆傷, 故腰痛也.

소위구해상기천자 음기재하 양기재상 제양기부 무소의종
所謂嘔欬上氣喘者, 陰氣在下, 陽氣在上, 諸陽氣浮, 無所依從,

고구해상기천야
故嘔欬上氣喘也.

소위색색 불능구립 구좌기즉목황황무소견자 만물음양부정미유주야
所謂色色㉣不能久立, 久坐起則目䀮䀮無所見者, 萬物陰陽不定未有主也,

추기시지 미상시하 이방살만물 음양내탈 고목황황무소견야
秋氣始至, 微霜始下, 而方殺萬物, 陰陽內奪, 故目䀮䀮無所見也.

소위소기선노자 양기불치 양기불치 즉양기부득출
所謂少氣善怒者, 陽氣不治, 陽氣不治, 則陽氣不得出,

간기당치이미득 고선노 선노자명왈전궐
肝氣當治而未得, 故善怒, 善怒者名曰煎厥.

소위공여인장포지자 추기만물미유필거 음기소 양기입 음양상박
所謂恐如人將捕之者, 秋氣萬物未有畢去, 陰氣少, 陽氣入, 陰陽相薄,

고공야
故恐也.

㉠ 二 : 校釋本에는 '一'로 고쳤다.
㉡ 腎 : 校釋本에는 '申'으로 고쳤다.
㉢ 十 : 校釋本에는 '七'로 고쳤다.
㉣ 色色 : 校釋本에는 '邑邑'으로 고쳤다.

소위오문식취자 위무기 고오문식취야
『所謂惡聞食臭者, 胃無氣, 故惡聞食臭也.』① (「內傷脾胃則不思食不嗜食」)

소위면흑여지색자 추기내탈 고변어색야
所謂面黑如地色者, 秋氣內奪, 故變於色也.

소위해즉유혈자 양맥상야 양기미성어상이맥만 만즉해 고혈현어비야
所謂欬則有血者, 陽脈傷也, 陽氣未盛於上而脈滿, 滿則欬, 故血見於鼻也.

◘ 內傷脾胃則不思食不嗜食 ○ 太陰所謂惡聞食臭者, 胃無氣, 故惡食臭也. 『內經』

① 비위가 상하면 음식생각도 없고 입맛도 없다[內傷脾胃則不思食不嗜食] ○ 태음경(太陰經)에 이른바 '음식냄새를 맡기 싫어한다'는 것은 위기(胃氣)가 쇠하여 음식물을 소화시키지 못하기 때문에 음식냄새를 싫어한다는 것이다. 『내경』(『素問·脈解 49』) (『寶鑑·雜病四·內傷·內傷脾胃則不思食不嗜食』) (신편p.2117 / 신p.1215)

◉ 『寶鑑』에서는 '內傷脾胃則不思食不嗜食' 조문에 '二陳湯 가감, 平胃散, 養胃進食丸, 寬中進食丸, 生胃丹, 參苓白朮丸, 啓脾丸, 二麴元, 香砂六君子湯, 香砂養胃湯, 人參開胃湯, 安胃散, 穀神湯, 益胃升陽湯, 參苓白朮散'을 예시하였다.

第六章

궐음소위퇴산 부인소복종자 궐음자진야
厥陰所謂㿗疝, 婦人少腹腫者, 厥陰者辰也,

삼월양중지음 사재중 고왈퇴산소복종야
三月陽中之陰, 邪在中, 故曰㿗疝少腹腫也.

소위요척통불가이면앙자 삼월일진영화만물 일면이불앙야
所謂腰脊痛不可以俛仰者, 三月一振榮華萬物, 一俛而不仰也.

소위퇴륭산부창자 왈음역성이맥창불통 고왈퇴륭산야
所謂㿗癃疝膚脹者, 曰陰亦盛而脈脹不通, 故曰㿗癃疝也.

소위심즉익건열중자 음양상박이열 고익건야
所謂甚則嗌乾熱中者, 陰陽相薄而熱, 故嗌乾也.

刺要論篇 第五十

刺禁 (『類經二十二卷·鍼刺類』, p.908)

황제문왈 원문자요
黃帝問曰, 願聞刺要.

기백대왈 병유부침 자유천심 각지기리 무과기도
岐伯對曰, 『病有浮沈, 刺有淺深, 各至其理, 無過其道.

과지즉내상 불급즉생외옹 옹즉사종지
過之則內傷, 不及則生外壅, 壅則邪從之.

천심부득 반위대적 내동오장 후생대병
淺深不得, 反爲大賊, 內動五藏, 後生大病.』① (「四時鍼法」)

고왈 병유재호모주리자 유재피부자 유재기육자 유재맥자
故曰, 病有在毫毛腠理者, 有在皮膚者, 有在肌肉者, 有在脈者,

유재근자 유재골자 유재수자
有在筋者, 有在骨者, 有在髓者.

시고자호모주리무상피 피상즉내동폐 폐동즉추병온학 소소연한율
是故刺毫毛腠理無傷皮, 皮傷則內動肺, 肺動則秋病溫瘧, 泝泝然寒慄.

자피 무상육 육상즉내동비 비동즉칠십이일 사계지월 병복창번 불기식
刺皮, 無傷肉, 肉傷則內動脾, 脾動則七十二日, 四季之月, 病腹脹煩, 不嗜食.

자육 무상맥 맥상즉내동심 심동즉하병심통
刺肉, 無傷脈, 脈傷則內動心, 心動則夏病心痛.

자육 무상근 근상즉내동간 간동즉춘병열이근이
刺肉㉠, 無傷筋, 筋傷則內動肝, 肝動則春病熱而筋弛.

자근 무상골 골상즉내동신 신동즉동병창요통
刺筋, 無傷骨, 骨傷則內動腎, 腎動則冬病脹腰痛.

자골 무상수 수상즉소삭행산 체해역연불거의
刺骨, 無傷髓, 『髓傷則銷鑠胻酸, 體解㑊然不去矣.』② (「腦爲髓海」)(「解㑊證」)

➡ 本篇은 氣血의 흐름에 맞추어 침을 놓아야 함을 五體를 들어 설명하였다. 침의 부위가 다르거나 기운을 거스르게 되면 도리어 精氣를 흩뜨리기에 침은 아프기만 하고 효험은 없으며 도리어 다른 부작용까지 초래할 수 있다.

◆ **四時鍼法** ○ 病有浮沈, 刺有淺深, 各至其理, 無過其道. 過之則內傷, 不及則生外壅, 壅則邪從之. 淺深不得, 反爲大賊, 內動五藏, 後生大病. 『內經』

① 계절에 맞게 침을 놓는 방법[四時鍼法] ○ 병에 부침(浮沈, 表裏)이 있기에 자침(刺鍼)에도 천심(淺深)이 있으니, 각각 그 정도에 알맞게 하여 지나치게 하지 말아야 한다. 만약 너무 깊이 찌르면 속이 상하고, 너무 얕게 찌르면 위기(衛氣)가 막히는데, 위기가 막히면 외사(外邪)가 침범하게 된다. 침을 얕게 놓거나 깊이 놓는 것을 알맞게 하지 못하면 도리어 해를 입게 되어 안으로 오장(五臟)에 영향을 미치면 나중에 중병이 생긴다. 『내경』(『素問·刺要論 50』) (『寶鑑·鍼灸篇·四時鍼法』) (신편p.3647 /신p.2053)

■ **腦爲髓海** ○ 髓傷則腦髓消爍, 體解㑊然不去也. 『內經』

㉠ 肉 : 四庫全書本, 章句索引本, 校釋本에는 '脈'으로 되어 있다.

② 뇌는 골수의 바다이다[腦爲髓海] ○ 골수라는 것은 뼛속을 채우고 있는 것이다. 골수가 손상되면 뇌수가 줄어들어 몸이 풀어지고 다리에 힘이 없어 다닐 수 없게 된다[不去]. 『내경』(『素問·刺要論 50』) (『寶鑑·外形一·頭·腦爲髓海』) (신편p.880 /신p.570)

◘ 解㑊證 ○ 髓傷則消爍, 胻痠, 體解㑊然不去矣. 不去, 謂不能行去也. 『靈樞』

② 해역증(解㑊證) ○ 골수(骨髓)가 손상되면 골수가 날로 줄어들어 종아리가 시큰거리고 몸이 풀려 걷지 못한다. 불거(不去)를 '걷지 못한다'고 한다. 『영추』(『素問·刺要論 50』에 나옴.) (『寶鑑·雜病四·虛勞·解㑊證』) (신편p.2214 /신p.1265)

刺齊論篇 第五十一

刺禁 (『類經二十二卷·鍼刺類』, p.908)

第一章

황제문왈 원문자천심지분
黃帝問曰, 願聞刺淺深之分.

기백대왈 자골자무상근 자근자무상육 자육자무상맥 자맥자무상피
岐伯對曰, 刺骨者無傷筋, 刺筋者無傷肉, 刺肉者無傷脈, 刺脈者無傷皮;

자피자무상육 자육자무상근 자근자무상골
刺皮者無傷肉, 刺肉者無傷筋, 刺筋者無傷骨.

第二章

제왈 여미지기소위 원문기해
帝曰, 余未知其所謂, 願聞其解.

기백왈 자골무상근자 침지근이거 불급골야
岐伯曰, 刺骨無傷筋者, 鍼至筋而去, 不及骨也;

자근무상육자 지육이거 불급근야
刺筋無傷肉者, 至肉而去, 不及筋也;

자육무상맥자 지맥이거 불급육야
刺肉無傷脈者, 至脈而去, 不及肉也;

자맥무상피자 지피이거 불급맥야
刺脈無傷皮者, 至皮而去, 不及脈也;

소위자피무상육자 병재피중 침입피중 무상육야
所謂刺皮無傷肉者, 病在皮中, 鍼入皮中, 無傷肉也;

자육무상근자 과육중근야
刺肉無傷筋者, 過肉中筋也;

자근무상골자 과근중골야 차지위반야
刺筋無傷骨者, 過筋中骨也. 此之謂反也.

➡ 「刺齊論」은 바로 앞 「刺要論」의 내용과 비슷하고, 「刺要論」의 중간에 들어갈 만하다.

刺禁論篇 第五十二

刺害 (『類經二十二卷·鍼刺類』, p.911)

第一章

황제문왈, 원문금수.
黃帝問曰, 願聞禁數.

기백대왈, 장유요해, 불가불찰.
岐伯對曰, 藏有要害, 不可不察.

간생어좌, 폐장어우,
『肝生於左,』① (「肝部位」) 『肺藏於右,』② (「肺部位」)

심부어표, 신치어리,
心部於表, 腎治於裏,

비위지사, 위위지시.
脾爲之使, 『胃爲之市.』③ (「胃形象」)

격황지상, 중유부모, 칠절지방, 중유소심.
鬲肓之上, 中有父母, 七節之傍, 中有小心.

종지유복, 역지유구.
從之有福, 逆之有咎.

➡ "七節之傍, 中有小心."은 命門學說에서 중요하게 다루어지는 부분이다. 趙獻可는 小心이 命門이라 하였다.

■ 肝部位 ○ 肝生於左. 『內經』

① 간의 부위[肝部位] ○ 간기(肝氣)는 왼쪽에서 생(生)한다. 『내경』(『素問·刺禁論 52』) (『寶鑑·內景三·肝臟·肝部位』) (신편p.553 /신p.394)

■ 肺部位 ○ 肺藏於右. 『內經』

② 폐의 부위[肺部位] ○ 폐기는 오른쪽으로 수렴된다. 『내경』(『素問·刺禁論 52』) (『寶鑑·內景三·肺臟·肺部位』) (신편p.581 /신p.412)

■ 胃形象 ○ 胃爲之市. 『內經』

③ 위의 형상[胃形象] ○ 위는 시장과 같다. 『내경』(『素問·刺禁論 52』) (『寶鑑·內景三·胃腑·胃形象』) (신편p.604 /신p.427)

第二章

자중심, 일일사, 기동위애.
『刺中心, 一日死, 其動爲噫.

자중간, 오일사, 기동위어.
刺中肝, 五日死, 其動爲語.

자중신 육일사 기동위체
刺中腎, 六日死, 其動爲嚏.

자중폐 삼일사 기동위해
刺中肺, 三日死, 其動爲欬.

자중비 십일사 기동위탄
刺中脾, 十日死, 其動爲呑.

자중담 일일반사 기동위구
刺中膽, 一日半死, 其動爲嘔.』① (「刺中五臟死候」)

➡ 오장을 찔러 생기가 끊어지는 내용은 『素問·診要經終論 16』 4장, 『素問·刺禁論 52』 2장, 『素問·四時刺逆從論 64』 4장에 나온다.

◆ **刺中五臟死候** ○ 刺中心, 一日死, 其動爲噫. ○ 刺中肺, 三日死, 其動爲咳. ○ 刺中肝, 五日死, 其動爲語. 一作欠. ○ 刺中脾, 十日死, 其動爲呑. ○ 刺中腎, 六日死, 一作三日. 其動爲嚏. ○ 刺中膽, 一日半死, 其動爲嘔. 『內經』

① 오장을 찔러 죽는 경우[刺中五臟死候] ○ 오장(五臟)은 신(神)을 주관하므로 상하게 해서는 안되는데, 만약 상하게 하면 곧 죽는다. ○ 심(心)을 바로 찌르면 하루 만에 죽는데, 그 증상은 딸꾹질을 한다. ○ 폐(肺)를 바로 찌르면 3일 만에 죽는데, 그 증상은 기침을 한다. ○ 간(肝)을 바로 찌르면 5일 만에 죽는데, 그 증상은 말을 많이 한다. 일설에는 하품을 한다고 하였다. ○ 비(脾)를 바로 찌르면 10일 만에 죽는데, 그 증상은 침을 삼킨다. ○ 신(腎)을 바로 찌르면 6일 일설에는 3일이라고 하였다. 만에 죽는데, 그 증상은 재채기를 한다. ○ 담(膽)을 바로 찌르면 하루 반 만에 죽는데, 그 증상은 구역질을 한다. 『내경』(『素問·刺禁論 52』) (『寶鑑·鍼灸篇·刺中五臟死候』) (신편p.3750 /신p.2114)

第三章

자부상 중대맥 혈출부지 사
『刺跗上, 中大脈, 血出不止, 死.

자면 중류맥 불행위맹
刺面, 中溜脈, 不幸爲盲.

자두 중뇌호 입뇌립사
刺頭, 中腦戶, 入腦立死.

자설하 중맥태과 혈출부지위음
刺舌下, 中脈太過, 血出不止爲瘖.① (「痰塞亡血亦爲瘖」)

자족하포락중맥 혈불출 위종
刺足下布絡中脈, 血不出, 爲腫.

자극 중대맥 령인부 탈색
刺郄, 中大脈, 令人仆, 脫色.

자기가 중맥 혈불출위종 서복
刺氣街, 中脈, 血不出爲腫, 鼠僕.

자척간 중수 위구
刺脊間, 中髓, 爲傴.

자유상 중유방 위종 근식
刺乳上, 中乳房, 爲腫, 根蝕.

자결분중내함 기설 령인천해역
刺缺盆中內陷, 氣泄, 令人喘欬逆.

자 수 어 복 내 함 위 종
刺手魚腹內陷, 爲腫.

무 자 대 취 령 인 기 란
無刺大醉, 令人氣亂.

무 자 대 노 령 인 기 역
無刺大怒, 令人氣逆.

무 자 대 로 인 무 자 신 포 인 무 자 대 기 인
「無刺大勞人, 無刺新飽人, 無刺大饑人,

무 자 대 갈 인 무 자 대 경 인
無刺大渴人, 無刺大驚人.」② (「鍼灸禁忌」)(「鍼法有瀉無補」)

자 음 고 중 대 맥 혈 출 부 지 사
刺陰股, 中大脈, 血出不止, 死.

자 객 주 인 내 함 중 맥 위 내 루 위 롱
刺客主人內陷, 中脈, 爲內漏, 爲聾.

자 슬 빈 출 액 위 파
刺膝臏出液, 爲跛.

자 비 태 음 맥 출 혈 다 립 사
刺臂太陰脈, 出血多, 立死.

자 족 소 음 맥 중 허 출 혈 위 설 난 이 언
「刺足少陰脈, 重虛出血, 爲舌難以言.」③ (「痰塞亡血亦爲瘖」)

자 응 중 함 중 폐 위 천 역 앙 식
刺膺中陷, 中肺, 爲喘逆仰息.

자 주 중 내 함 기 귀 지 위 불 굴 신
刺肘中內陷, 氣歸之, 爲不屈伸.

자 음 고 하 삼 촌 내 함 령 인 유 뇨
刺陰股下三寸內陷, 令人遺溺.

자 액 하 협 간 내 함 령 인 해
刺掖下脇間內陷, 令人欬.

자 소 복 중 방 광 뇨 출 령 인 소 복 만
刺少腹, 中膀胱, 溺出, 令人少腹滿.

자 천 장 내 함 위 종
刺腨腸內陷, 爲腫.

자 광 상 함 골 중 맥 위 루 위 맹
刺匡上陷骨中脈, 爲漏, 爲盲.

자 관 절 중 액 출 부 득 굴 신
刺關節中液出, 不得屈伸.』④ (「失鍼致傷」)

◘ 痰塞亡血亦爲瘖 ○ 又云, 刺舌下中脈太過, 血出不止爲瘖. 丹溪

① 담이 막거나 망혈이 되어도 말을 하지 못하게 된다[痰塞亡血亦爲瘖] ○ 『내경(內經)』(『素問·刺禁論52』)에서는 "혀 밑에 침을 놓을 때 혈맥을 너무 깊이 찌르면 출혈이 멎지 않아 말을 하지 못하게 된다"라고 하였다. 단계 (『寶鑑·內景二·言語·痰塞亡血亦爲瘖』) (신편p.457 /신p.345)

◉ 『寶鑑』에서는 '痰塞亡血亦爲瘖' 조문에 '導痰湯 가감, 四物湯 가감'을 예시하였다.

◘ 鍼灸禁忌 ○ 無刺大醉, 令人氣亂. 無刺大怒, 令人氣逆. 無刺大勞人, 無刺新飽人, 無刺大飢人, 無刺大渴人, 無刺大驚人. 『內經』

② 침뜸에서 금해야 할 것[鍼灸禁忌] ○ 몹시 취한 사람에게는 침을 놓지 말아야 하는 것은 침을 놓으

면 기를 혼란하게 만들기 때문이다. 몹시 성낸 다음에 침을 놓지 말아야 하는 것은 침을 놓으면 기를 거슬러 오르게 하기 때문이다. 심히 피로한 사람에게는 침을 놓지 말아야 하고, 식사를 방금 많이 한 사람에게는 침을 놓지 말아야 하며, 몹시 배가 고픈 사람에게는 침을 놓지 말아야 하고, 몹시 갈증이 난 사람에게는 침을 놓지 말아야 하며, 몹시 놀란 사람에게는 침을 놓지 말아야 한다. 『내경』(『素問·刺禁論 52』) (『寶鑑·鍼灸篇·鍼灸禁忌』) (신편p.3662 /신p.2061)

◘ **鍼法有瀉無補** ○ 鍼刺雖有補瀉之法, 予恐但有瀉而無補焉. 經謂瀉者迎而奪之, 以鍼迎其經脈之來氣而出之, 固可以瀉實也. 謂補者隨而濟之, 以鍼隨其經脈之去氣而留之, 未必能補虛也. 不然內經何以曰, 無刺熇熇之熱, 無刺渾渾之脈, 無刺漉漉之汗. 無刺大勞人, 無刺大飢人, 無刺大渴人, 無刺新飽人, 無刺大驚人. 又曰, 形氣不足, 病氣不足, 此陰陽皆不足, 不可刺. 刺之則重竭其氣, 老者絶滅, 壯者不復矣. 若此等語, 皆有瀉無補之謂也. 凡虛損危病久病, 俱不宜用鍼. 『入門』

② 침법에는 사법만 있고 보법은 없다[鍼法有瀉無補] ○ 침을 놓는 데는 비록 보법(補法)과 사법(瀉法)이 있다고 하나, 나는 다만 사법만 있고 보법은 없다고 생각한다. 『내경(內經)』(『靈樞·九鍼十二原 01』과 『靈樞·小鍼解 03』)에서 "사법(瀉法)은 마주 받아가서 빼앗는 것이다"라고 한 것은 침을 경맥(經脈)의 순행방향과 반대로 마주 받아가면서 놓아 실(實)하게 오는 사기(邪氣)를 빼앗는 것이므로 진실로 실한 사기를 사(瀉)한다고 할 수 있는 것이고, "보법(補法)은 따르면서 구제[補]해 주는 것이다"라고 한 것은 침을 경맥(經脈)의 순행방향을 따라 놓아 없어진 정기(正氣)를 머무르게 한다는 것이므로 반드시 허(虛)한 것을 보한다고는 할 수 없는 것이다. 그렇지 않으면 무엇 때문에 『내경』(『素問·瘧論 35』와 『素問·刺禁論 52』)에서 "화끈화끈하게 열이 날 때 침을 놓지 말고, 분명하지 못한 맥이 나올 때 침을 놓지 말며, 땀이 뚝뚝 떨어질 때 침을 놓지 말아라. 그리고 몹시 피로한 사람, 몹시 배가 고픈 사람, 몹시 갈증이 나는 사람, 음식을 금방 먹어 배가 부른 사람, 몹시 놀란 사람에게는 다 침을 놓지 말라"라고 하였겠는가? 또 (『靈樞·根結 05』에서) "형기(形氣)가 부족하고 병기(病氣)도 부족한 것은 음양이 다 부족하다는 것이므로 침을 놓을 수 없다. 침을 놓으면 부족한 것을 거듭 부족하게 만들어서 늙은 사람은 죽고, 젊은 사람은 회복되지 못한다"라고 하였겠는가? 이런 말들은 다 침 치료법에는 사법만 있고 보법은 없다는 것을 말한 것이다. 대체로 허손(虛損)으로 위험하게 된 병과 오래된 병은 다 침을 놓아서는 안된다. 『입문』(「鍼灸·灸法」) (『寶鑑·鍼灸篇·鍼法有瀉無補』) (신편p.3661 /신p.2061)

◘ **痰塞亡血亦爲瘖** ○ 足少陰之脈挾舌本, 足太陰之脈連舌本, 手少陰之別脈繫舌本, 故此三脈虛, 則痰涎乘虛閉塞其脈道, 而舌不能轉運言語也. 若此三脈亡血, 則舌無血榮養而瘖. 內經曰, 刺足少陰脈重虛出血, 爲舌難以言. 又云, 刺舌下中脈太過, 血出不止爲瘖, 治當補血. 又此三脈, 風熱中之, 則舌脈弛縱而瘖, 風寒客之, 則舌脈縮急而瘖, 隨證治之. 丹溪

③ 담이 막거나 망혈이 되어도 말을 하지 못하게 된다[痰塞亡血亦爲瘖] ○ 족소음맥(足少陰脈)은 혀뿌리를 끼고 지나며, 족태음맥(足太陰脈)은 혀뿌리와 연결되고, 수소음(手少陰)의 별맥(別脈)은 혀뿌리에 얽혀 있기 때문에 이 세 경맥이 허(虛)하면 담연(痰涎)이 그 허를 타고 그 경맥의 길을 막게 되어 혀가 잘 돌아가지 않고 말을 하지 못하게 된다. 또 이 세 경맥이 망혈(亡血)된다면 혀가 피의 영양을 받지 못하여 말을 하지 못하게 된다. 『내경(內經)』(『素問·刺禁論 52』)에서는 "족소음경맥에 침을 놓아 더욱 허하도록 피를 빼내면 말을 하기 어려워진다"라고 하였고, 또한 "혀 밑에 침을 놓을 때 혈맥을 너무 깊이 찌르면 출혈이 멎지 않아 말을 하지 못하게 된다"라고 하였다. 이런 경우 치료는 반드시 혈을 보해 주어야 한다. 또한 이 세 경맥에 풍열(風熱)의 사기가 침범하면 혀의 경맥이 늘어져서 말을 못하게 되고, 풍한(風寒)의 사기가 침범하면 혀의 경맥이 움츠러들면서 땅기기 때문에 말을 하지 못하게 되므로 증상에 따라 치료해야 한다. 단계 (『寶鑑·內景二·言語·痰塞亡血亦爲瘖』) (신편p.457 /신p.345)

◆ **失鍼致傷** ○ 刺跗上中大脈, 血出不止死. ○ 刺陰中大脈, 血出不止死. ○ 刺面中溜脈, 不幸爲盲. ○ 刺客主人 上關穴. 內陷中脈, 爲內漏爲聾. ○ 刺頭中腦戶, 入腦立死. ○ 刺膝臏出液, 爲跛. ○ 刺舌下中脈大過, 血出不止爲瘖. ○ 刺臂太陰脈, 出血多立死. ○ 刺足布絡中脈, 血不出爲腫. ○ 刺足少陰脈, 重虛出血, 爲舌難以言. ○ 刺郄中大脈, 令人仆脫色. ○ 刺膺中陷中肺, 爲喘逆仰息. ○ 刺氣衝中脈, 血不出, 爲腫鼠鼷 . ○ 刺肘中內陷, 氣歸之, 爲不屈伸. ○ 刺脊間中髓, 爲傴. ○ 刺陰股下三寸內陷, 令人遺尿. ○ 刺乳上中乳房, 爲腫根蝕. ○ 刺腋下脇間, 令人咳. ○ 刺缺盆中內陷氣泄, 令人喘咳逆. ○ 刺小腹中膀胱尿出, 令人小腹滿. ○ 刺手魚腹內陷, 爲腫. ○ 刺眶上陷骨中脈, 爲漏爲盲. ○ 刺關節中液出, 不

得屈伸. 『內經』

④ 침을 잘못 놓으면 상하게 한다[**失鍼致傷**] ○ 발등의 큰 혈관을 찔러 피가 멎지 않고 계속 나오면 죽는다. ○ 음부(陰部)의 큰 혈관을 찔러 피가 멎지 않고 계속 나오면 죽는다. ○ 얼굴에 있는 유맥(溜脈)을 찌르면 불행하게도 실명한다. ○ 객주인혈(客主人穴) 상관혈(上關穴). 의 안으로 오므라진 혈관을 찌르면 귀에서 고름이 흐르고 귀머거리가 된다. ○ 머리의 뇌호(腦戶)를 찔러 침이 뇌에 들어가면 곧 죽는다. ○ 무릎을 찔러 진액이 나오면 절름발이가 된다. ○ 혀 밑의 혈관을 너무 깊이 찔러 피가 나와 그치지 않으면 말을 못한다. ○ 팔의 태음맥(太陰脈)을 찔러 피가 많이 나오면 곧 죽는다. ○ 발에 퍼져 있는 낙맥(絡脈)을 찔러 피가 나오지 않으면 붓는다. ○ 족소음맥(足少陰脈)을 깊게 찔러 매우 허(虛)하게 되어 피가 나오게 되면 혀가 굳어 말을 하지 못한다. ○ 극혈(郄穴)에 있는 큰 혈관을 찌르면 얼굴이 새파랗게 되면서 넘어진다. ○ 가슴의 우묵하게 들어간 데를 찔러 폐를 다치면 숨이 차서 고개를 뒤로 젖히고 숨을 쉰다. ○ 기충(氣衝)의 혈맥을 찔러 피가 나오지 않으면, 서혜부가 붓는다. ○ 팔꿈치 안쪽, 우묵한 곳을 찌르면 기운이 빠져 팔을 굴신하지 못한다. ○ 척추의 골수를 깊이 찌르면 곱사가 된다. ○ 대퇴 내측에서 3치 아래 우묵한 곳을 찌르면 유뇨증(遺尿症)이 생긴다. ○ 유중혈(乳中穴)을 찔러 젖을 상하면 유방이 붓거나 패여 들어간다. ○ 겨드랑이 아래와 옆구리 사이를 찌르면 기침이 난다. ○ 결분(缺盆)을 찔러 깊이 들어가면 기가 빠져 숨이 차고 딸꾹질을 한다. ○ 아랫배를 찔러 방광을 다치면 오줌이 스며 나와 아랫배가 불어난다. ○ 손의 어복(魚腹, 魚際穴)을 찔러 깊이 들어가면 손이 붓는다. ○ 눈두덩의 뼈를 찔러 혈맥이 손상되면 피가 나오고 심하면 실명한다. ○ 뼈마디를 찔러 진액이 나오면 구부렸다 폈다 하지 못한다. 『내경』(『素問·刺禁論 52』) (『寶鑑·鍼灸篇·失鍼致傷』) (신편p.3750 /신p.2114)

刺志論篇 第五十三

虛實之反者病 (『類經十四卷·疾病類』, p.528)

第一節

황 제 문 왈 　원 문 허 실 지 요
黃帝問曰, 願聞虛實之要.

기 백 대 왈 　기 실 형 실 　기 허 형 허 　차 기 상 야 　반 차 자 병
岐伯對曰, 『氣實形實, 氣虛形虛, 此其常也, 反此者病.

곡 성 기 성 　곡 허 기 허 　차 기 상 야 　반 차 자 병
穀盛氣盛, 穀虛氣虛, 此其常也, 反此者病.

맥 실 혈 실 　맥 허 혈 허 　차 기 상 야 　반 차 자 병
脈實血實, 脈虛血虛, 此其常也, 反此者病.』① (「反常爲病」)

➡ 보이는 것으로 추단하건대, 形이 實하면 氣實이라 보고, 음식을 잘 먹어 穀盛이면 氣盛이라 보며, 脈을 보아 實하면 血實이라 본다는 말이다.

■ 反常爲病 ○ 內經曰, 氣實形實, 氣虛形虛, 此其常也. 反此者病. ○ 穀盛氣盛, 穀虛氣虛, 此其常也. 反此者病. ○ 脈實血實, 脈虛血虛, 此其常也. 反此者病.

① 정상적인 상태에 반하는 것은 병태이다[反常爲病] ○『내경(內經)』(『素問·刺志論 53』)에서는 "기(氣)가 충실한 사람은 형체 또한 견실하고, 기가 허약한 사람은 형체 또한 허약한 것이 정상적인 상태이다. 그런데 이와 상반되는 것은 병태(病態)이다. ○ 음식을 많이 먹는 사람은 기(氣) 또한 성(盛)하고, 음식을 적게 먹는 사람은 기 또한 허(虛)한 것이 정상적인 상태이다. 그런데 이와 상반되는 것은 병태이다. ○ 맥박이 크고 힘이 있는 사람은 혈액도 충만하고, 맥박이 가늘고 약한 사람은 혈액도 적은 것이 정상적인 상태이다. 그런데 이와 상반되는 것은 병태이다. (『寶鑑·雜病一·辨證·反常爲病』) (신편p.1629 /신p.963)

第二節

제 왈 　여 하 이 반
帝曰, 如何而反?

기 백 왈 　기 허 신 열 　차 위 반 야
岐伯曰, 『氣虛身熱㉠, 此謂反也;

곡 입 다 이 기 소 　차 위 반 야
穀入多而氣少, 此謂反也;

곡 불 입 이 기 다 　차 위 반 야
穀不入而氣多, 此謂反也;

맥 성 혈 소 　차 위 반 야
脈盛血少, 此謂反也;

맥 소 　혈 다 　차 위 반 야
脈少㉡血多, 此謂反也.』① (「反常爲病」)

㉠ 氣虛身熱 : 校釋本에는 '氣盛身寒, 氣虛身熱'로 '氣盛身寒'을 보충하였다.
㉡ 少 : 校釋本에는 '小'로 되어 있다.

■ 反常爲病 ○ 氣虛身熱, 此謂反也. 穀入多而氣少, 此謂反也. 穀不入而氣多, 此謂反也. 脈盛血少, 此謂反也. 脈少血多, 此謂反也. 『內經』

① 정상적인 상태에 반하는 것은 병태이다[反常爲病] ○ 기(氣)가 허약한데 신체에 열이 나는 것은 정상적인 상태에 반하는 것이다. 음식을 많이 먹는데 기가 부족한 것은 정상적인 상태에 반하는 것이다. 음식을 먹지 못하는데 기가 성한 것은 정상적인 상태에 반하는 것이다. 맥박이 크고 힘이 있는데 혈액이 적은 것은 정상적인 상태에 반하는 것이다. 맥박이 가늘고 약한데 혈액이 성한 것은 정상적인 상태에 반하는 것이다. 『내경』(『素問·刺志論 53』) (『寶鑑·雜病一·辨證·反常爲病』) (신편p.1629 /신p.963)

第三節

기 성 신 한　득 지 상 한
『氣盛身寒, 得之傷寒.』① (「寒(上)·脈法」)

기 허 신 열　득 지 상 서
氣虛身熱, 得之傷暑.

곡 입 다 이 기 소 자　득 지 유 소 탈 혈　습 거 하 야
『穀入多而氣少者, 得之有所脫血, 濕居下也.

곡 입 소 이 기 다 자　사 재 위 급 여 폐 야
穀入少而氣多者, 邪在胃及與肺也.』② (「反常爲病」)

맥 소 혈 다 자　음 중 열 야
脈小血多者, 飮中熱也.

맥 대 혈 소 자　맥 유 풍 기　수 장 불 입　차 지 위 야
脈大血少者, 脈有風氣, 水漿不入, 此之謂也.

■ 脈法 ○ 脈盛身寒, 得之傷寒. 『內經』

① 맥법(脈法) ○ 맥(脈)이 성(盛)하고 몸이 찬 것은 한사(寒邪)에 상(傷)한 것이다. 『내경』(『素問·刺志論 53』) (『寶鑑·雜病二·寒(上)·脈法』) (신편p.1818 /신p.1069)

■ 反常爲病 ○ 穀入多而氣少者, 得之有所奪血, 濕居下也. 穀入少而氣多者, 邪在胃及與肺也. 『內經』

② 정상적인 상태에 반하는 것은 병태이다[反常爲病] ○ 음식을 많이 먹는데도 기가 부족한 것은 피를 많이 흘렸거나 비(脾)가 허(虛)하여 습사(濕邪)가 하부에 머물러 있기 때문이다. 음식을 적게 먹는데 도리어 기가 성한 것은 사기(邪氣)가 위(胃)와 폐(肺)를 막고 있기 때문이다"라고 하였다. 『내경』(『素問·刺志論 53』) (『寶鑑·雜病一·辨證·反常爲病』) (신편p.1629 /신p.963)

第四節

부 실 자　기 입 야　허 자　기 출 야
夫實者, 氣入也; 虛者, 氣出也.

기 실 자　열 야　기 허 자　한 야
氣實者, 熱也; 氣虛者, 寒也.

입 실 자　좌 수 개 침 공 야　입 허 자　좌 수 폐 침 공 야
入實者, 左手開鍼空也; 入虛者, 左手閉鍼空也.

鍼解篇 第五十四

用鍼虛實補寫 (『類經十九卷·鍼刺類』, p.741)

第一章

黃帝問曰, 願聞九鍼之解, 虛實之道.

岐伯對曰, 刺虛則實之者, 鍼下熱也, 氣實乃熱也;

滿而泄之者, 鍼下寒也, 氣虛乃寒也;

菀陳則除之者, 出惡血也.

邪勝㉠則虛之者, 出鍼勿按;

徐而疾則實者, 徐出鍼而疾按之;

疾而徐則虛者, 疾出鍼而徐按之;

言實與虛者, 寒溫氣多少也, 若無若有者, 疾不可知也;

察後與先者, 知病先後也.

爲虛與實者, 工勿失其法, 若得若失者, 離其法也.

『虛實之要, 九鍼最妙者, 爲其各有所宜也.』① (「製九鍼法」)

補寫之時者㉡, 與氣開闔相合也.

九鍼之名, 各不同形者, 鍼窮其所當補寫也.

■ **製九鍼法** ○ 內經曰, 虛實之要, 九鍼最妙者, 爲其各有所宜也.

① 구침의 적응증[製九鍼法] ○ 『내경(內經)』(『素問·鍼解 54』)에서는 "허증(虛證)과 실증(實證)에 따른 보사법(補瀉法)을 써서 치료하는 요체가 구침(九鍼)을 능숙하게 운용하는 데 있다는 것은 각각 그 침에 해당하는 적응증이 달리 있기 때문이다"라고 하였다. (『寶鑑·鍼灸篇·製九鍼法』) (신편p.3645 /신p.2051)

㉠ 勝 : 校釋本에는 '盛'으로 되어 있다.

㉡ 補寫之時者 : 校釋本에는 '補寫之時以鍼爲之者'로 '以鍼爲之'를 보충하였다.

第二章 (寶命全形論 針法解析)

자실수기허자 유침음기륭지 내거침야
刺實須其虛者, 留鍼陰氣隆至, 乃去鍼也.

자허수기실자 양기륭지 침하열 내거침야
刺虛須其實者, 陽氣隆至, 鍼下熱, 乃去鍼也.

경기이지 신수물실자 물변경야
經氣已至, 愼守勿失者, 勿變更也.

심천재지자 지병지내외야
深淺在志者, 知病之內外也.

근원여일자 심천기후등야
近遠如一者, 深淺其候等也.

여림심연자 불감타야
如臨深淵者, 不敢墮也.

수여악호자 욕기장야
手如握虎者, 欲其壯也.

신무영어중물자 정지관병인 무좌우시야
神無營於衆物者, 靜志觀病人, 無左右視也㉠.

의무사하자 욕단이정야
義無邪下者, 欲端以正也.

필정기신자 욕첨병인목제기신 령기이행야
必正其神者, 欲瞻病人目制其神, 令氣易行也.

第三章 (錯簡)

소위삼리자 하슬삼촌야
所謂三里者, 下膝三寸也.

소위부지자 거슬분이현야
所謂跗之者, 擧膝分易見也.

거허자 교족행독함자
巨虛者, 蹻足胻獨陷者.

하렴자 함하자야
下廉者, 陷下者也.

九鍼之應天人 (『類經十九卷·鍼刺類』, p.733)

第四章

제왈 여문구침 상응천지사시음양 원문기방 령가전어후세이위상야
帝曰, 余聞九鍼, 上應天地四時陰陽, 願聞其方, 令可傳於後世以爲常也.

기백왈 부일천 이지 삼인 사시 오음 육률 칠성 팔풍 구야 신형역응지 침각유소의 고왈구침
岐伯曰, 夫一天, 二地, 三人, 四時, 五音, 六律, 七星, 八風, 九野, 身形亦應之, 鍼各有所宜, 故曰九鍼.

㉠ 無左右視也 : 校釋本에는 '無視左右也'로 되어 있다.

인피응천 인육응지 인맥응인
人皮應天, 人肉應地, 人脈應人,

인근응시 인성응음 인음양합기응률
人筋應時, 人聲應音, 人陰陽合氣應律,

인치면목응성 인출입기응풍 인구규삼백육십오락응야
人齒面目應星, 人出入氣應風, 人九竅三百六十五絡應野.

고일침피 이침육 삼침맥
故一鍼皮, 二鍼肉, 三鍼脈,

사침근 오침골 육침조음양
四鍼筋, 五鍼骨, 六鍼調陰陽,

칠침익정 팔침제풍 구침통구규 제삼백육십오절기 차지위각유소주야
七鍼益精, 八鍼除風, 九鍼通九竅, 除三百六十五節氣, 此之謂各有所主也.

➡ 九鍼은 『素問·鍼解 54』·『靈樞·九鍼十二原 01』·『靈樞·官鍼 07』·『靈樞·九鍼論 78』을 참고하라.

第五章 (錯簡)

인심의응팔풍 인기응천 인발치이목오성응오음육률 인음양맥혈기응지
人心意應八風, 人氣應天, 人髮齒耳目五聲應五音六律, 人陰陽脈血氣應地,

인간목응지구
人肝目應之九.

구규삼백육십오
九竅三百六十五.

인일이관동정 천이이후오색
人一以觀動靜, 天二以候五色,

칠성응지이후발무택
七星應之以候髮毋㉠澤,

오음일이후궁상각치우
五音一以候宮商角徵羽,

육률유여부족 응지이지
六律有餘不足, 應之二地,

일이후고하유여 구야일절수응지 이후폐절
一以候高下有餘, 九野一節兪應之, 以候閉㉡節,

삼인변일분 인후치설다혈소
三人變一分, 人候齒泄多血少,

십분각지변오분 이후완급육분 부족삼분 한관절 제구분
十分角之變五分, 以候緩急六分, 不足三分, 寒關節, 第九分,

사시인한온조습 사시일응지 이후상반 일사방각작해
四時人寒溫燥濕, 四時一應之, 以候相反, 一四方各作解.

㉠ 毋 : 章句索引本에는 '母'로 되어 있다.
㉡ 閉 : 四庫全書本에는 '關'으로 되어 있다.

長刺節論篇 第五十五

刺頭項七竅病 (『類經二十一卷·鍼刺類』, p.862)

第一節

자가불진 청병자언
刺家不診, 聽病者言.

재두 두질통 위장침지 자지골 병이상 무상골육급피 피자도야
在頭, 頭疾痛, 爲藏鍼之, 刺至骨, 病已上㉠, 無傷骨肉及皮, 皮者道也.

刺寒熱 (『類經二十一卷·鍼刺類』, p.857)

第二節

음자 입일방사처 치한열
陰刺, 入一傍四處, 治寒熱.

심전자 자대장 박장자배 배수야
深專者, 刺大藏, 迫藏刺背, 背兪也.

자지박장 장회 복중한열거이지 여자지요 발침이천출혈
刺之迫藏, 藏會, 腹中寒熱去而止. 與刺之要, 發鍼而淺出血.

刺癰疽 (『類經二十二卷·鍼刺類』, p.894)

第三節

치부 종자 자부 상 시옹소대심천자
治腐㉡腫者, 刺腐㉢上, 視癰小大深淺刺.

자대자다혈 소자심지 필단납침위고정
刺大者多血, 小者深之, 必端內鍼爲故正㉣.

㉠ 上 : 校釋本에는 '止'로 고쳤다.
㉡ 腐 : 校釋本에는 '癰'으로 고쳤다.
㉢ 腐 : 校釋本에는 '癰'으로 고쳤다.
㉣ 正 : 四庫全書本, 章句索引本, 校釋本에는 '止'로 되어 있다.

刺胸背腹病 (『類經二十二卷·鍼刺類』, p.872)

第四節

병재소복유적 자피괄이하 지소복이지
病在少腹有積, 刺皮䯏以下, 至少腹而止;

자협척양방사추간 자양가료계협륵간 도복중기열하이
刺俠脊兩傍四椎間, 刺兩髂髎季脇肋間, 導腹中氣熱下已.

第五節

병재소복 복통부득대소변 병명왈산 득지한
『病在少腹, 腹痛不得大小便, 病名曰疝, 得之寒.』① (「疝病之因」)

자소복양고간 자요과골간 자이다지 진경병이
刺少腹兩股間, 刺腰髁骨間, 刺而多之, 盡炅病已.

■ 疝病之因 ○ 內經曰, 病在小腹, 腹痛不得大小便, 病名曰疝, 得之寒.

① 산증의 원인[疝病之因] ○『내경(內經)』(『素問·長刺節論 55』)에서는 “아랫배에 병이 생겨서 배가 아프고 대소변을 보지 못하는 것을 ‘산증(疝證)’이라고 하는데, 이것은 한사(寒邪)를 받아서 생긴 것이다”라고 하였다. (『寶鑑·外形四·前陰·疝病之因』) (신편p.1474 /신p.871)

刺厥痹 (『類經二十二卷·鍼刺類』, p.884)

第六節

병재근 근련절통 불가이행 명왈근비
『病在筋, 筋攣節痛, 不可以行, 名曰筋痹.』① (「痹病形證」)

자근상위고 자분육간 불가중골야 병기근경 병이지
刺筋上爲故, 刺分肉間, 不可中骨也. 病起筋炅, 病已止.

➡ 이하 筋痹·肌痹·骨痹는『素問·痹論 43』을 참고하라.

◆ 痹病形證 ○ 病在筋, 筋攣節痛, 不可以行, 名曰筋痹.『內經』

① 비증의 형태[痹病形證] ○ 병이 근맥(筋脈)에 생기면 근맥이 오그라들고 관절이 아프면서 잘 걷지 못하는데, 이런 것을 ‘근비(筋痹)’라고 한다.『내경』(『素問·長刺節論 55』) (『寶鑑·雜病二·風·痹病形證』) (신편p.1780 /신p.1048)

第七節

병재기부 기부진통 명왈기비 상어한습
『病在肌膚, 肌膚盡痛, 名曰肌痹,』① (「痹病形證」) 傷於寒濕.

자대분소분 다발침이심지 이열위고
刺大分小分, 多發鍼而深之, 以熱爲故.

무 상 근 골　상 근 골　옹 발 약 변　제 분 진 열　병 이 지
無傷筋骨, 傷筋骨, 癰發若變, 諸分盡熱, 病已止.

◘ 痺病形證 ○ 病在肌膚, 肌膚盡痛, 名曰肌痺. 『內經』

① 비증의 형태[痺病形證] ○ 병이 기부(肌膚)에 생기면 살과 피부가 다 아픈데, 이런 것을 '기비(肌痺)'라고 한다. 『내경』(『素問·長刺節論 55』) (『寶鑑·雜病二·風·痺病形證』) (신편p.1780 /신p.1048)

第八節

병 재 골　골 중 불 가 거　골 수 산 통　한 기 지　명 왈 골 비
『病在骨, 骨重不可擧, 骨髓酸痛, 寒氣至, 名曰骨痺,』① (「痺病形證」)

심 자 자　무 상 맥 육 위 고　기 도 대 분 소 분　골 열 병 이 지
深者刺, 無傷脈肉爲故. 其道大分小分, 骨熱病已止.

◘ 痺病形證 ○ 病在骨, 骨重不可擧, 骨髓痠疼, 寒氣至, 名曰骨痺. 『內經』

① 비증의 형태[痺病形證] ○ 병이 뼈에 생기면 뼈마디가 무거워지면서 잘 움직이지 못하고 뼛골이 시큰거리고 아프며 찬 기운이 생기는데, 이런 것을 '골비(骨痺)'라고 한다. 『내경』(『素問·長刺節論 55』) (『寶鑑·雜病二·風·痺病形證』) (신편p.1780 /신p.1048)

刺灸癲狂 (『類經二十一卷·鍼刺類』, p.842)

第九節

병 재 제 양 맥　차 한 차 열　제 분 차 한 차 열　명 왈 광
病在諸陽脈, 且寒且熱, 諸分且寒且熱, 名曰狂.

자 지 허 맥　시 분 진 열　병 이 지
刺之虛脈, 視分盡熱, 病已止.

第十節

병 초 발　세 일 발　불 치　월 일 발　불 치　월 사 오 발　명 왈 전 병
病初發, 歲一發. 不治, 月一發. 不治, 月四五發, 名曰癲病.

자 제 분 제 맥　기 무 한 자 이 침 조 지　병 이 지
刺諸分諸脈, 其無寒者以鍼調之, 病已止㉠.

刺諸風 (『類經二十一卷·鍼刺類』, p.840)

第十一節

병 풍 차 한 차 열　경 한 출　일 일 수 과　선 자 제 분 리 락 맥
病風且寒且熱, 炅汗出, 一日數過, 先刺諸分理絡脈;

㉠ 病已止 : 四庫全書本, 章句索引本에는 '病止'으로 되어 있다.

한 출 차 한 차 열 삼 일 일 자 백 일 이 이
汗出且寒且熱, 三日一刺, 百日而已.

第十二節

병 대 풍 골 절 중 수 미 타 명 왈 대 풍
『病大風, 骨節重, 鬚眉墮, 名曰大風.

자 기 육 위 고 한 출 백 일 자 골 수 한 출 백 일 범 이 백 일 수 미 생 이 지 침
刺肌肉爲故, 汗出百日, 刺骨髓, 汗出百日, 凡二百日, 鬚眉生而止鍼.』①

(「諸瘡·鍼法」)

■ **鍼法** ○ 病大風, 骨節重, 鬚眉墮, 名曰大風. 刺肌肉爲故, 汗出百日, 刺骨髓, 汗出百日. 凡二百日, 鬚眉生而止鍼. 『內經』

① **침법(鍼法)** ○ 대풍(大風)의 사기(邪氣)에 감촉되어 발병했을 적에는 뼈마디가 무직하고 수염과 눈썹이 빠지는데, 이것을 '대풍(大風)'이라고 한다. 이때는 살에 침을 놓아 백일 동안 땀을 내고, 또 골수에 침을 놓아 백일 동안 땀을 내야 한다. 이렇게 2백일 동안 땀을 내어 수염과 눈썹이 다시 나오면 침을 그만 놓는다. 『내경』(『素問·長刺節論 55』) (『寶鑑·雜病八·諸瘡·鍼法』) (신편p.2746 /신p.1530)

皮部論篇 第五十六

陰陽内外 病生有紀 (『類經九卷·經絡類』, p.367)

第一章

황제문왈 여문피유분부 맥유경기 근유결락 골유도량
黃帝問曰, 余聞皮有分部, 脈有經紀, 筋有結絡, 骨有度量,

기소생병각이 별기분부 좌우상하 음양소재 병지시종 원문기도
其所生病各異, 別其分部, 左右上下, 陰陽所在, 病之始終, 願聞其道.

기백대왈 욕지피부이경맥 위기자 제경개연
岐伯對曰, 欲知皮部以經脈㉠爲紀者, 諸經皆然.

양명지양 명왈해비 상하동법 시기부중유부락자 개양명지락야
陽明之陽, 名曰害蜚, 上下同法, 『視其部中有浮絡者, 皆陽明之絡也.

기색다청즉통 다흑즉비 황적즉열 다백즉한 오색개현 즉한열야
其色多青則痛, 多黑則痺, 黃赤則熱, 多白則寒, 五色皆見, 則寒熱也.

락성즉입객어경 양주외 음주내
絡盛則入客於經, 陽主外, 陰主內.』① (「皮有部分」)

소양지양 명왈추지 상하동법 시기부중유부락자 개소양지락야
少陽之陽, 名曰樞持, 上下同法, 視其部中有浮絡者, 皆少陽之絡也.

락성즉입객어경 고재양자주납 재음자주출 이삼어내 제경개연
絡盛則入客於經. 故在陽者主內, 在陰者主出, 以滲於內, 諸經皆然.

태양지양 명왈관추 상하동법 시기부중유부락자 개태양지락야
太陽之陽, 名曰關樞, 上下同法, 視其部中有浮絡者, 皆太陽之絡也.

락성즉입객어경
絡盛則入客於經.

소음지음 명왈추유 상하동법 시기부중유부락자 개소음지락야
少陰之陰, 名曰樞儒, 上下同法, 視其部中有浮絡者, 皆少陰之絡也.

락성즉입객어경 기입경야 종양부주어경 기출자 종음내주어골
絡盛則入客於經, 其入經也, 從陽部注於經, 其出者, 從陰內注於骨.

심주지음 명왈해견 상하동법 시기부중유부락자 개심주지락야
心主之陰, 名曰害肩, 上下同法, 視其部中有浮絡者, 皆心主之絡也.

락성즉입객어경
絡盛則入客於經.

태음지음 명왈관칩 상하동법 시기부중유부락자 개태음지락야
太陰之陰, 名曰關蟄, 上下同法, 視其部中有浮絡者, 皆太陰之絡也.

락성즉입객어경
絡盛則入客於經.

범십이경락맥자 피지부야
『凡十二經絡脈者, 皮之部也.』① (「皮有部分」)

「皮部論」은 '十二皮部'에 관한 槪論이다. "皮有分部, 脈有經紀, 筋有結絡, 骨有度量."이니, 皮는 구역을 구분하

㉠ 脈 : 四庫全書本에는 '絡'으로 되어 있다.

고, 脈은 엮여 도는 바를 살펴야 하며, 筋은 부착점을 알아야 하고, 骨은 비율과 길이를 알아야 한다. 법칙에 따라 운용되는 바로서 經皮·經脈·經筋·經骨의 개념이 있다.

■ 皮有部分 ○ 凡十二經絡者, 皮之部也. 視其部中浮絡, 其色多靑則痛, 多黑則痹, 黃赤則爲熱, 多白則寒. 五色皆見則寒熱也. 絡盛則入客於經. 陽主外, 陰主內. 『內經』

① 피부에는 부분이 있다[皮有部分] ○ 대체로 12경의 낙맥(絡脈)은 피부상의 분포 부위가 있다. 피부상의 낙맥을 보았을 때, 청색을 많이 띠면 아픈 증이고, 흑색을 많이 띠면 비증(痹證)이며, 황적색을 많이 띠면 열증(熱證)이고, 백색을 많이 띠면 한증(寒證)이다. 오색이 일시에 나타나면 한열증(寒熱證)이다. 낙맥의 사기(邪氣)가 성(盛)하면 양명본경(陽明本經)으로 침입한다. 낙맥(絡脈)은 양(陽)에 속하여 외부의 상태를 주관하고, 경맥(經脈)은 음(陰)에 속하여 내부의 상태를 주관한다. 『내경』(『素問·皮部論 56』) (『寶鑑·外形三·皮·皮有部分』) (신편p.1339 /신p.797)

第二章

시 고 백 병 지 시 생 야 필 선 어 피 모
是故『百病之始生也, 必先於皮毛;

사 중 지 즉 주 리 개 개 즉 입 객 어 락 맥
邪中之則腠理開, 開則入客於絡脈;

유 이 불 거 전 입 어 경
留而不去, 傳入於經;

유 이 불 거 전 입 어 부 름 어 장 위
留而不去, 傳入於府, 廩於腸胃.

사 지 시 입 어 피 야 소 연 기 호 모 개 주 리
邪之始入於皮也, 泝然起毫毛, 開腠理;

기 입 어 락 야 즉 락 맥 성 색 변
其入於絡也, 則絡脈盛色變;

기 입 객 어 경 야 즉 감 허 내 함 하
其入客於經也, 則感虛乃陷下;

기 유 어 근 골 지 간 한 다 즉 근 련 골 통
其留於筋骨之間, 寒多則筋攣骨痛,

열 다 즉 근 이 골 소 육 삭 군 파 모 직 이 패
熱多則筋弛骨消, 肉爍䐃破, 毛直而敗.』①

(「風寒之邪先入皮毛」)

제 왈 부 자 언 피 지 십 이 부 기 생 병 개 하 여
帝曰, 夫子言皮之十二部, 其生病皆何如?

기 백 왈 피 자 맥 지 부 야
岐伯曰, 『皮者, 脈之部也.

사 객 어 피 즉 주 리 개 개 즉 사 입 객 어 락 맥 락 맥 만 즉 주 어 경 맥
邪客於皮, 則腠理開, 開則邪入客於絡脈, 絡脈滿則注於經脈,

경 맥 만 즉 입 사 어 부 장 야
經脈滿則入舍於府藏也.

고 피 자 유 분 부 불 여 이 생 대 병 야
故皮者, 有分部, 不與而生大病也.』② (「皮有部分」)

제 왈 선
帝曰, 善.

➡ 邪氣의 순차적인 침입 경로는 『素問·陰陽應象大論 05』 4장 4절, 『素問·皮部論 56』, 『素問·繆刺論 63』, 『靈樞·百病始生 66』, 『靈樞·刺節眞邪 75』에 나온다.

■ **風寒之邪先入皮毛** ○ 百病之始生也, 必先於皮毛. 邪中之則腠理開, 開則入客於絡脈. 留而不去, 傳入於經, 留而不去, 傳入於府, 廩於腸胃. 邪之始入於皮也, 泝然起毫毛, 開腠理. 其入於絡也, 則絡脈盛色變. 其入客於經也, 則感虛乃陷下. 其留於筋骨之間, 寒多則筋攣骨痛, 熱多則筋弛骨消, 肉爍䐃破, 毛直而敗. 『內經』

① 풍한의 사기는 먼저 피모로 들어온다[**風寒之邪先入皮毛**] ○ 많은 병들은 처음 생길 때 반드시 피모(皮毛)에서부터 시작한다. 사기(邪氣)가 피모를 침습하면 주리(腠理)가 열리고, 주리가 열리면 사기가 낙맥(絡脈)으로 침입한다. 낙맥에 머물러 있을 때 없애지 못하면 경맥(經脈)으로 전해 들어가고, 경맥에 머물러 있을 때 없애지 못하면 육부(六腑)로 전해 들어가서 장위(腸胃)에 몰린다. 사기가 막 피모에 침입했을 때 환자는 오싹오싹하면서 솜털이 일어섰다가 주리가 점차 열리게 된다. 사기가 낙맥에 들어가면 낙맥의 사기가 성(盛)해져서 안색이 변한다. 사기가 경맥에 들어가서 경기(經氣)가 허(虛)해지면 사기가 한걸음 더 속으로 침입한다. 사기가 근골 사이에 머물러 한기(寒氣)가 심해지면 근육이 조여들고 뼈마디가 쑤시며, 열사(熱邪)가 심해지면 근맥(筋脈)이 늘어지고 골수가 감소하며, 살이 여위고 모발이 마르면서 부스러진다. 『내경』(『素問·皮部論 56』) (『寶鑑·外形三·皮·風寒之邪先入皮毛』) (신편p.1340 /신p.797)

■ **皮有部分** ○ 皮者, 脈之部也. 十二經皆有部分, 不與而生大病也. 不與者, 不與他脈同色也. 『內經』

② 피부에는 부분이 있다[**皮有部分**] ○ 피부는 12경맥이 순행하는 부위이다. 12경맥은 모두 소속된 부분이 있는데, 불여(不與)하다면 큰 병이 생긴 것이다. 불여(不與)하다는 것은 다른 맥과 더불어 같은 색을 띠지 않는다는 말이다. 『내경』(『素問·皮部論 56』) (『寶鑑·外形三·皮·皮有部分』) (신편p.1339 /신p.797)

經絡論篇 第五十七

經有常色 絡無常變 (『類經六卷·脈色類』, p.255)

황제문왈 부락맥지현야 기오색각이 청황적백흑부동 기고하야
黃帝問曰, 夫絡脈之見也, 其五色各異, 青黃赤白黑不同, 其故何也?

기백대왈 경유상색 이락무상변야
岐伯對曰, 經有常色, 而絡無常變也.

제왈 경지상색하여
帝曰, 經之常色何如?

기백왈 심적 폐백 간청 비황 신흑 개역응기경맥지색야
岐伯曰, 心赤, 肺白, 肝青, 脾黃, 腎黑, 皆亦應其經脈之色也.

제왈 락지음양 역응기경호
帝曰, 絡之陰陽, 亦應其經乎?

기백왈 음락지색응기경 양락지색변무상 수사시이행야
岐伯曰, 陰絡之色應其經, 陽絡之色變無常, 隨四時而行也.

한다즉응읍 응읍즉청흑
寒多則凝泣, 凝泣則青黑;

열다즉뇨택 뇨택즉황적 차개상색 위지무병
熱多則淖澤, 淖澤則黃赤, 此皆常色, 謂之無病.

오색구현자 위지한열
五色具見者, 謂之寒熱.

제왈 선
帝曰, 善.

➡ 「經絡論」의 내용은 앞서 나온 「皮部論」에 이어지는 내용으로서, 絡脈이 五色 발현에 중요함을 알 수 있다.

氣穴論篇 第五十八

氣穴三百六十五 Ⅰ (『類經七卷·經絡類』, p.290)

第一章

황제문왈 여문기혈삼백육십오 이응일세 미지기소 원졸문지
黃帝問曰, 余聞氣穴三百六十五, 以應一歲, 未知其所, 願卒聞之.

기백계수재배대왈 군호재 문야 기비성제 숙능궁기도언 인청일의진언기처
歧伯稽首再拜對曰, 窘乎哉, 問也! 其非聖帝, 孰能窮其道焉! 因請溢意盡言其處.

제봉수준순이각왈 부자지개여도야 목미견기처 이미문기수 이목이명 이이총의
帝捧手逡巡而却曰, 夫子之開余道也, 目未見其處, 耳未聞其數, 而目以明, 耳以聰矣.

기백왈 차소위성인이어 양마이어야
歧伯曰, 此所謂聖人易語, 良馬易御也.

제왈 여비성인지이어야 세언진수개인의 금여소방문자진수 발몽해혹 미족이론야
帝曰, 余非聖人之易語也. 世言眞數開人意, 今余所訪問者眞數, 發蒙解惑, 未足以論也.

연여원문부자일지진언기처 령해기의 청장지금궤 불감부출
然余願聞夫子溢志盡言其處, 令解其意, 請藏之金匱, 不敢復出.

기백재배이기왈 신청언지
歧伯再拜而起曰, 臣請言之.

刺胸背腹病 (『類經二十二卷·鍼刺類』, p.872)

배여심상공이통 소치천돌 여십추 급상기 상기자 위완야 하기자 관원야
背與心相控而痛, 所治天突, 與十椎, 及上紀㉠. 上紀者, 胃脘也; 下紀者, 關元也.

배흉사계음양좌우 여차기병전후통색 흉협통이부득식 부득와 상기단기편통
背胸邪繫陰陽左右, 如此其病前後痛濇, 胸脇痛而不得息, 不得臥, 上氣短氣偏痛,

맥만기 사출고맥 락흉협 지심관격 상견가천돌 사하견교십추하
脈滿起, 斜出尻脈, 絡胸脇, 支心貫鬲, 上肩加天突, 斜下肩交十椎下.

氣穴三百六十五 Ⅱ (『類經七卷·經絡類』, p.290)

장수오십혈 부수칠십이혈 열수오십구혈 수수오십칠혈
藏兪五十穴, 府兪七十二穴, 熱兪五十九穴, 水兪五十七穴,

두상오항행오 오오이십오혈
頭上五行行五, 五五二十五穴,

㉠ 上紀 : 校釋本에는 '上紀下紀'로 되어 있다.

중려양방각오 범십혈
中膂兩傍各五，凡十穴，

대추상양방각일 범이혈
大椎上兩傍各一，凡二穴，

목동자부백이혈 양비염분중이혈 독비이혈 이중다소문이혈
目瞳子浮白二穴，兩髀厭分中二穴，犢鼻二穴，耳中多所聞二穴，

미본이혈 완골이혈 항 중앙일혈 침골이혈 상관이혈 대영이혈
眉本二穴，完骨二穴，項㉠中央一穴，枕骨二穴，上關二穴，大迎二穴，

하관이혈 천주이혈 거허상하렴사혈 곡아이혈 천돌일혈 천부이혈
下關二穴，天柱二穴，巨虛上下廉四穴，曲牙二穴，天突一穴，天府二穴，

천유이혈 부돌이혈 천창이혈 견해이혈 관원일혈 위양이혈
天牖二穴，扶突二穴，天窻二穴，肩解二穴，關元一穴，委陽二穴，

견정이혈 음문일혈 제일혈 흉수십이혈 배수이혈 응수십이혈
肩貞二穴，瘖門一穴，齊一穴，胸兪十二穴，背兪二穴，膺兪十二穴，

분육이혈 과상횡이혈 음양교사혈
分肉二穴，踝上橫二穴，陰陽蹻四穴.

수수재제분 열수재기혈 한열수재양해염중이혈
水兪在諸分，熱兪在氣穴，寒熱兪在兩骸厭中二穴，

대금이십오 재천부하오촌
『大禁二十五，在天府下五寸.』① (「五里二穴」)

범삼백육십오혈 침지소유행야
凡三百六十五穴，鍼之所由行也.

• 五里二穴 ○ 內經曰, 大禁二十五, 在天府下五寸.

① 오리(五里, 2개 혈) ○『내경(內經)』(『素問·氣穴論 58』)에서는 "대금혈(大禁穴)에는 25회 이상 침을 놓아서는 안되는데, 천부혈(天府穴)에서 5치 아래에 있다"라고 하였다. (『寶鑑·鍼灸篇·五里二穴』) (신편p.3670/신p.2066)

孫絡谿谷之應 (『類經七卷·經絡類』, p.296)

第二章

第一節

제왈 여이지기혈지처 유침지거 원문손락계곡 역유소응호
帝曰，余已知氣穴之處，遊鍼之居，願聞孫絡谿谷，亦有所應乎?

기백왈 손락삼백육십오혈회 역이응일세
岐伯曰，孫絡三百六十五穴會，亦以應一歲，

이일기사 이통영위 영위계류 위산영일 기갈혈착 외위발열 내위소기
以溢奇邪，以通榮衛，榮衛稽留，衛散榮溢，氣竭血著，外爲發熱，內爲少氣.

질사무태 이통영위 현이사지 무문소회
疾寫無怠，以通榮衛，見而寫之，無問所會.

제왈 선
帝曰，善.

㉠ 項 : 四庫全書本, 章句索引本에는 '頂'으로 되어 있다.

第二節

원문계곡지회야
『願聞谿谷之會也.

기백왈 육지대회위곡 육지소회위계 육분지간 계곡지회 이행영위 이회대기
岐伯曰, 肉之大會爲谷, 肉之小會爲谿. 肉分之間, 谿谷之會, 以行榮衛, 以會大氣.』①

(「肉有谿谷」)

사일기옹 맥열육패 영위불행 필장위농
邪溢氣壅, 『脈熱肉敗, 榮衛不行, 必將爲膿,』② (「癰疽辨膿有無及淺深」)

내소골수 외파대괵 류어절주 필장위패
內銷骨髓, 外破大膕㉠, 留於節湊, 必將爲敗.

적한류사 영위불거 권육축근 늑주부득신
積寒留舍, 榮衛不居, 卷肉縮筋, 肋肘不得伸,

내위골비 외위불인 명왈부족 대한류어계곡야
內爲骨痹, 外爲不仁, 命曰不足, 大寒留於谿谷也.

계곡삼백육십오혈회 역응일세
谿谷三百六十五穴會, 亦應一歲.

기소비음일 순맥왕래 미침소급 여법상동
其小痹淫溢, 循脈往來, 微鍼所及, 與法相同.

■ 肉有谿谷 ○ 黃帝曰, 願聞谿谷之會也. 岐伯曰, 肉之大會爲谷, 肉之小會爲谿. 肉分之間, 谿谷之會, 以行榮衛, 以會大氣. 『內經』

① 살에는 계곡과 같은 것이 있다[肉有谿谷] ○ 황제(黃帝)가 말하길, "살이 계곡(谿谷)처럼 모이는 상황에 대해 듣고 싶습니다"라고 하였다. 이에 기백(岐伯)이 말하길, "살이 많이 모인 곳을 '곡(谷)'이라 하고, 살이 적게 모인 곳을 '계(谿)'라고 합니다. 살이 나누어진 사이는 마치 계곡이 모인 것 같은데, 여기에서 영위기(榮衛氣)가 돌고 대기(大氣)가 모입니다"라고 하였다. 『내경』(『素問·氣穴論 58』) (『寶鑑·外形三·肉·肉有谿谷』) (신편p.1367 /신p.811)

◘ 癰疽辨膿有無及淺深 ○ 血熱肉敗, 榮衛不行, 必將爲膿. 『內經』

② 옹저는 고름의 유무와 깊이를 구분해야 한다[癰疽辨膿有無及淺深] ○ 혈열(血熱)로 살이 썩어 영위기(榮衛氣)가 운행하지 못하면 장차 반드시 곪게 된다. 『내경』(『素問·氣穴論 58』) (『寶鑑·雜病七·癰疽(上)·癰疽辨膿有無及淺深』) (신편p.2634 /신p.1476)

第三節

제내벽좌우이기재배왈 금일발몽해혹 장지금궤 불감부출
帝乃辟左右而起再拜曰, 今日發蒙解惑, 藏之金匱, 不敢復出.

내장지금란지실 서왈기혈소재
乃藏之金蘭之室, 署曰氣穴所在.

기백왈 손락지맥별경자 기혈성이당사자 역삼백육십오맥
岐伯曰, 孫絡之脈別經者, 其血盛而當寫者, 亦三百六十五脈,

병주어락 전주십이락맥 비독십사락맥야 내해사어중자십맥
並注於絡, 傳注十二絡脈, 非獨十四絡脈也, 內解寫於中者十脈.

㉠ 膕 : 校釋本에는 '䐃'으로 고쳤다.

氣府論篇 第五十九

氣府三百六十五 (『類經七卷·經絡類』, p.298)

第一節

족태양맥기소발자 칠십팔혈
足太陽脈氣所發者, 七十八穴;

양미두각일 입발지항삼촌반 방오 상거삼촌
兩眉頭各一, 入髮至項三寸半, 傍五, 相去三寸.

기부기재피중자범오항 행오 오오이십오
其浮氣在皮中者凡五行, 行五, 五五二十五.

항중대근양방각일 풍부양방각일 협배 이하 지고미이십일절십오간각일
項中大筋兩傍各一, 風府兩傍各一, 俠背㉠以下, 至尻尾二十一節十五間各一,

오장지수각오 육부지수각육 위중이하지족소지방 각육수
五藏之兪各五, 六府之兪各六, 委中以下至足小指傍, 各六兪.

第二節

족소양맥기소발자 육십이혈
足少陽脈氣所發者, 六十二穴;

양각상각이 직목상발제내각오 이전각상각일 이전각하각일
兩角上各二, 直目上髮際內各五, 耳前角上各一, 耳前角下各一,

예발하각일 객주인각일 이후함중각일 하관각일 이하아거지후각일
銳髮下各一, 客主人各一, 耳後陷中各一, 下關各一, 耳下牙車之後各一,

결분각일 액 하삼촌 협하지거팔간각일 비추중방각일
缺盆各一, 掖㉡下三寸, 脇下至胠八間各一, 髀樞中傍各一,

슬이하지족소지차지 각육수
膝以下至足小指次指, 各六兪.

第三節

족양명맥기소발자 육십팔혈
足陽明脈氣所發者, 六十八穴;

액로발제방각삼 면구골공각일 대영지골공각일 인영각일
額顱髮際傍各三, 面鼽骨空各一, 大迎之骨空各一, 人迎各一,

결분외골공각일 응중골간각일 협구미지외 당유하삼촌 협위완각오
缺盆外骨空各一, 膺中骨間各一, 俠鳩尾之外, 當乳下三寸, 俠胃脘各五,

협제광삼촌각삼 하제이촌 협지각삼 기가동맥각일 복토상각일
俠齊廣三寸各三, 下齊二寸, 俠之各三, 氣街動脈各一, 伏菟上各一,

삼리이하지족중지 각팔수 분지소재혈공
三里以下至足中指, 各八兪, 分之所在穴空.

㉠ 背 : 校釋本에는 '脊'으로 되어 있다.
㉡ 掖 : 校釋本에는 '腋'으로 되어 있다.

第四節

수 태 양 맥 기 소 발 자 삼 십 육 혈
手太陽脈氣所發者, 三十六穴;

목 내 자 각 일 목 외 각 일 구 골 하 각 일 이 곽 상 각 일 이 중 각 일 거 골 혈 각 일
目內眥各一, 目外各一, 鼽骨下各一, 耳郭上各一, 耳中各一, 巨骨穴各一,

곡 액 상 골 혈 각 일 주 골 상 함 자 각 일 상 천 창 사 촌 각 일 견 해 각 일 견 해 하 삼 촌 각 일
曲掖上骨穴各一, 柱骨上陷者各一, 上天窗四寸各一, 肩解各一, 肩解下三寸各一,

주 이 하 지 수 소 지 본 각 육 수
肘以下至手小指本, 各六兪.

第五節

수 양 명 맥 기 소 발 자 이 십 이 혈
手陽明脈氣所發者, 二十二穴;

비 공 외 렴 항 상 각 이 대 영 골 공 각 일 주 골 지 회 각 일 우 골 지 회 각 일
鼻空外廉項上各二, 大迎骨空各一, 柱骨之會各一, 髃骨之會各一,

주 이 하 지 수 대 지 차 지 본 각 육 수
肘以下至手大指次指本, 各六兪.

第六節

수 소 양 맥 기 소 발 자 삼 십 이 혈
手少陽脈氣所發者, 三十二穴;

구 골 하 각 일 미 후 각 일 각 상 각 일 하 완 골 후 각 일 항 중 족 태 양 지 전 각 일
鼽骨下各一, 眉後各一, 角上各一, 下完骨後各一, 項中足太陽之前各一,

협 부 돌 각 일 견 정 각 일 견 정 하 삼 촌 분 간 각 일
俠扶突各一, 肩貞各一, 肩貞下三寸分間各一,

주 이 하 지 수 소 지 차 지 본 각 육 수
肘以下至手小指次指本, 各六兪.

第七節

독 맥 기 소 발 자 이 십 팔 혈
督脈氣所發者, 二十八穴;

항 중 앙 이 발 제 후 중 팔 면 중 삼
項中央二, 髮際後中八, 面中三,

대 추 이 하 지 고 미 급 방 십 오 혈 지 저 하 범 이 십 일 절 척 추 법 야
大椎以下至尻尾及傍十五穴, 至骶下凡二十一節, 脊椎法也.

➡ "大椎以下至尻尾及傍十五穴, 至骶下凡二十一節, 脊椎法也."에서는 脊椎를 大椎에서 腰兪까지 21절로 정한 것을 알 수 있다. 여기에 頸椎 3절을 합하여 24절이라 한다.

第八節

임 맥 지 기 소 발 자　이 십 팔 혈
任脈之氣所發者，二十八穴；

후 중 앙 이　응 중 골 함 중 각 일　구 미 하 삼 촌 위 완 오 촌　위 완 이 하　지 횡 골 육 촌 반 일
喉中央二，膺中骨陷中各一，鳩尾下三寸胃脘五寸，胃脘以下，至橫骨六寸半一，

복 맥 법 야
腹脈法也.

하 음 별 일　목 하 각 일　하 순 일　은 교 일
下陰別一，目下各一，下脣一，齗交一.

"鳩尾下三寸胃脘五寸，胃脘以下，至橫骨六寸半一，腹脈法也."는 『靈樞·骨度 14』에서 "髃 骬以下至天樞，長八寸.", "天樞以下至橫骨，長六寸半."이라 한 것을 참고하라.

第九節

충 맥 기 소 발 자　이 십 이 혈
衝脈氣所發者，二十二穴；

협 구 미 외 각 반 촌　지 제 촌 일　협 제 하 방 각 오 푼　지 횡 골 촌 일　복 맥 법 야
俠鳩尾外各半寸，至齊寸一，俠齊下傍各五分，至橫骨寸一，腹脈法也.

第十節

족 소 음 설 하　궐 음 모 중 급 맥 각 일　수 소 음 각 일　음 양 교 각 일
足少陰舌下，厥陰毛中急脈各一，手少陰各一，陰陽蹻各一.

수 족 제 어 제 맥 기 소 발 자　범 삼 백 육 십 오 혈 야
手足諸魚際脈氣所發者，凡三百六十五穴也.

骨空論篇 第六十

刺諸風 (『類經二十一卷·鍼刺類』, p.840)

第一章

第一節

황제문왈 여문풍자백병지시야 이침치지내하
黃帝問曰, 余聞風者百病之始也, 以鍼治之奈何?

기백대왈 풍종외입 령인진한 한출두통 신중오한
岐伯對曰, 風從外入, 令人振寒, 汗出頭痛, 身重惡寒,

치재풍부 조기음양 부족즉보 유여즉사
治在風府, 調其陰陽, 不足則補, 有餘則寫.

第二節

대풍경항통 자풍부 풍부재상추
大風頸項痛, 刺風府, 風府在上椎.

대풍한출 구의희 의희재배하협척방삼촌소 압지 령병자호의희 의희응수
大風汗出, 灸譩譆, 譩譆在背下俠脊傍三寸所, 厭之, 令病者呼譩譆, 譩譆應手.

종풍증풍 자미두
從風憎風, 刺眉頭.

刺頭項七竅病 I (『類經二十一卷·鍼刺類』, p.862)

실침 재견상횡골간 절 사유비 제주정 구척중
失枕, 在肩上橫骨間. 折, 使揄㉠臂, 齊肘正, 灸脊中.

刺諸病諸痛 (『類經二十二卷·鍼刺類』, p.891)

묘락계협 인소복이통창 자의희
眇絡季脇, 引少腹而痛脹, 刺譩譆.

㉠ 揄 : 四庫全書本, 章句索引本에는 '楡'로 되어 있다.

刺腰痛 (『類經二十二卷·鍼刺類』, p.878)

요통불가이전요 급인음란 자팔료여통상 팔료재요고분간
腰痛不可以轉搖, 急引陰卵, 刺八髎與痛上, 八髎在腰尻分間.

刺癰疽 (『類經二十二卷·鍼刺類』, p.894)

第三節

서루한열 환자한부 한부재부슬외해영 취슬상외자사지배 취족심자사지궤
鼠瘻寒熱, 還刺寒府, 寒府在附膝外解營. 取膝上外者使之拜, 取足心者使之跪.

任衝督脈爲病 (『類經九卷·經絡類』, p.356)

임맥자 기어중극지하 이상모제
『任脈者, 起於中極之下, 以上毛際,

순복리 상관원 지인후 상이순면입목
循腹裏, 上關元, 至咽喉, 上頤循面入目.

충맥자 기어기가 병소음지경 협제상행
衝脈者, 起於氣街, 並少陰之經, 侠齊上行,

지흉중이산
至胸中而散.

임맥위병 남자내결칠산 여자대하가취
任脈爲病, 男子內結七疝, 女子帶下瘕聚.』① (「前陰諸疾」)

충맥위병 역기이급
衝脈爲病, 逆氣裏急.

독맥위병 척강반절
督脈爲病, 脊强反折.

독맥자 기어소복 이하골중앙 여자입계정공 기공 뇨공지단야
『督脈者, 起於少腹, 以下骨中央, 女子入繫廷孔, 其孔, 溺孔之端也,

기락순음기 합찬간
其絡循陰器, 合簒間,

요찬후 별요둔지소음 여거양중락자
繞簒後, 別繞臀至少陰, 與巨陽中絡者,

합소음상고내후렴 관척속신
合少陰上股內後廉, 貫脊屬腎.

여태양기어목내자 상액교전 상입락뇌
與太陽起於目內眥, 上額交巓, 上入絡腦,

환출별하항 순견박내 협척저요중 입순려락신
還出別下項, 循肩髆內, 侠脊抵腰中, 入循膂絡腎.

其男子循莖下至簒, 與女子等.』② (「前陰諸疾」)

其少腹直上者, 貫齊中央, 上貫心, 入喉上頤, 環脣, 上繫兩目之下中央.

『此生病, 從少腹上衝心而痛, 不得前後, 爲衝疝.』③ (「疝病證候」)

其女子不孕, 癃痔遺溺嗌乾.

督脈生病, 治督脈, 治在骨上, 甚者在齊下營.

➡ 任脈·督脈은 『素問·骨空論 60』·『靈樞·營氣 16』, 衝脈은 『素問·骨空論 60』·『靈樞·五音五味 65』·『靈樞·逆順肥瘦 38』·『靈樞·動腧 62』, 帶脈은 『素問·痿論 44』·『靈樞·經別 11』, 蹻脈은 『靈樞·脈度 17』·『靈樞·寒熱病 21』을 참고하라.

■ **前陰諸疾** ○ 督脈起於下極之兪, 並於脊裏, 上至風府. 任脈起於中極之下, 以上毛際, 循腹裏, 至咽喉. 任脈爲病, 男子內結七疝, 女子帶下瘕聚. 『靈樞』

① 전음의 여러 가지 병[**前陰諸疾**] ○ 독맥(督脈)은 미저골(尾骶骨, 下極)에서 시작하여 척주(脊柱) 속을 따라 위로 올라가 풍부혈(風府穴)에 이른다. 임맥(任脈)은 중극혈(中極穴)의 아래에서 시작하여 음모가 난 곳으로 올라와 뱃속을 지나서 인후에 이른다. 임맥에 나타나는 병증은 남자는 칠산(七疝)이 되고, 여자는 대하(帶下)·징가(癥瘕)·적취(積聚)가 된다. 『영추』(『素問·骨空論 60』에 나옴.) (『寶鑑·外形四·前陰·前陰諸疾』) (신편p.1473 /신p.871)

■ **前陰諸疾** ○ 又曰, 督脈者, 起於小腹以下骨中央. 女子入繫挺[廷]孔, 循陰器. 男子循莖下至簒, 與女子等.

② 전음의 여러 가지 병[**前陰諸疾**] ○ 『내경(內經)』(『素問·骨空論 60』)에서는 또한 "독맥(督脈)은 아랫배의 아래쪽에 있는 치골(恥骨) 중앙에서 시작된다. 여자는 정공(廷孔, 尿道口)으로 들어가 연결된 다음 음기를 따라 내려간다. 남자는 음경을 따라 내려가 회음부에 이르러서는 여자와 같다"라고 하였다. (『寶鑑·外形四·前陰·前陰諸疾』) (신편p.1473 /신p.871)

◘ **疝病證候** ○ 靈樞曰, 腎脈生病, 從小腹上衝心而痛, 不得前後, 爲衝疝.

③ 산증의 증상[**疝病證候**] ○ 『영추(靈樞)』(『素問·骨空論 60』에 나옴)에서는 "신맥(腎脈)에 발생하는 병증은 아랫배에서 가슴으로 기(氣)가 치밀면서 아프고, 대소변이 나오지 않는 것인데, 이것을 '충산(衝疝)'이라 한다"라고 하였다. (『寶鑑·外形四·前陰·疝病證候』) (신편p.1479 /신p.875)

刺頭項七竅病 Ⅱ (『類經二十一卷·鍼刺類』, p.862)

其上氣有音者, 治其喉中央, 在缺盆中者,

其病上衝喉者, 治其漸, 漸者, 上俠頤也.

刺四支病 (『類經二十二卷·鍼刺類』, p.888)

第二章

第一節

건 슬 신 불 굴 　 치 기 건
蹇膝伸不屈, 治其楗.

좌 이 슬 통 　 치 기 기
坐而膝痛, 治其機.

입 이 서 해 　 치 기 해 관
立而暑解㉠, 治其骸關.

슬 통 　 통 급 무 지 　 치 기 괵
膝痛, 痛及拇指, 治其膕.

좌 이 슬 통 여 물 은 자 　 치 기 관
坐而膝痛如物隱者, 治其關.

슬 통 불 가 굴 신 　 치 기 배 내
膝痛不可屈伸, 治其背內.

연 행 약 절 　 치 양 명 중 수 료
連胻若折, 治陽明中兪髎.

약 별 　 치 거 양 소 음 형
若別, 治巨陽少陰滎.

음 락 경 산 　 불 능 구 립 　 치 소 양 지 유 　 재 외 　 상 오 촌
淫濼脛痠, 不能久立, 治少陽之維, 在外㉡上五寸.

骨空 (『類經八卷·經絡類』, p.333)

보 골 상 횡 골 하 위 건 　 협 관 위 기 　 슬 해 위 해 관
輔骨上橫骨下爲楗, 俠髖爲機, 膝解爲骸關,

협 슬 지 골 위 연 해 　 해 하 위 보 　 보 상 위 괵 　 괵 상 위 관 　 두 횡 골 위 침
俠膝之骨爲連骸, 骸下爲輔, 輔上爲膕, 膕上爲關, 頭橫骨爲枕.

第二節

수 수 오 십 칠 혈 자 　 고 상 오 항 　 행 오
水兪五十七穴者, 尻上五行, 行五;

복 토 상 양 항 　 행 오
伏菟上兩行, 行五;

좌 우 각 일 항 　 행 오
左右各一行, 行五;

과 상 각 일 항 　 행 육 혈
踝上各一行, 行六穴.

㉠ 立而暑解 : 校釋本에는 '起而引解'로 고쳤다.
㉡ 外 : 校釋本에는 '外踝'로 '踝'를 보충하였다.

第三章

第一節

수공재뇌후삼푼 재로제예골지하 일재은기하
髓空在腦後三分，在顱際銳骨之下，一在齗基下，

일재항후중복골하 일재척골상공재풍부상
一在項後中復骨下，一在脊骨上空在風府上．

척골하공 재고골하공
脊骨下空，在尻骨下空．

수수공 재면협비 혹골공재구하당양견
數髓空，在面俠鼻，或骨空在口下當兩肩．

양박공 재박중지양
兩髆空㉠，在髆中之陽．

비골공 재비양 거과사촌양골공지간
臂骨空，在臂陽，去踝四寸兩骨空之間．

고골상공 재고양출상슬사촌
股骨上空，在股陽出上膝四寸．

행골공 재보골지상단
胻骨空，在輔骨之上端．

고제골공 재모중동하
股際骨空，在毛中動㉡下．

고골공 재비골지후 상거사촌
尻骨空，在髀骨之後，相去四寸．

편골유삼리주 무수공 역수무공
扁骨有滲理湊，無髓孔，易髓無空．

➡ 신체 부위에 관한 설명이다.

灸寒熱 (『類經二十一卷·鍼刺類』, p.859)

第二節

구한열지법 선구항대추 이년위장수 차구궐골 이년위장수
灸寒熱之法，先灸項大椎，以年爲壯數；次灸橛骨，以年爲壯數．

시배수함자구지
視背兪陷者灸之，

거비견상함자구지
擧臂肩上陷者灸之，

양계협지간구지
兩季脇之間灸之，

외과상절골지단구지
外踝上絶骨之端灸之，

족소지차지간구지
足小指次指間灸之，

㉠ 空 : 四庫全書本, 章句索引本, 校釋本에는 '骨空'으로 되어 있다.
㉡ 動 : 校釋本에는 '動脈'으로 '脈'을 보충하였다.

천 하 함 맥 구 지
腨下陷脈灸之,

외 과 후 구 지
外踝後灸之,

결 분 골 상 절 지 견 통 여 근 자 구 지
缺盆骨上切之, 堅痛如筋者灸之,

응 중 함 골 간 구 지
膺中陷骨間灸之,

장 속 골 하 구 지
掌束骨下灸之,

제 하 관 원 삼 촌 구 지
齊下關元三寸灸之,

모 제 동 맥 구 지
毛際動脈灸之,

슬 하 삼 촌 분 간 구 지
膝下三寸分間灸之,

족 양 명 부 상 동 맥 구 지
足陽明跗上動脈灸之,

전 상 일 구 지
巓上一灸之.

견 소 설 지 처 구 지 삼 장 즉 이 견 상 병 법 구 지 범 당 구 이 십 구 처
犬所嚙之處, 灸之三壯, 卽以犬傷病法灸之. 凡當灸二十九處.

상 식 구 지 불 이 자 필 시 기 경 지 과 어 양 자 수 자 기 수 이 약 지
傷食灸之, 不已者, 必視其經之過於陽者, 數刺其兪而藥之.

水熱穴論篇 第六十一

腎主水 水俞五十七穴 (『類經二十一卷·鍼刺類』, p.846)

第一章

第一節

황제문왈 소음하이주신 신하이주수
『黃帝問曰, 少陰何以主腎? 腎何以主水?

기백대왈 신자지음야 지음자성수야
岐伯對曰, 腎者至陰也, 至陰者盛水也.

폐자태음야 소음자동맥야 고 기본재신 기말재폐 개적수야
肺者太陰也, 少陰者冬脈也. 故「其本在腎, 其末在肺,」皆積水也.① (「小便不禁」)

제왈 신하이능취수이생병
帝曰, 腎何以能聚水而生病?

기백왈 신자 위지관야 관문불리 고취수이종기류야
岐伯曰, 腎者㉠, 胃之關也. 關門不利, 故聚水而從其類也.

상하일어피부 고위부종 부종자 취수이생병야
上下溢於皮膚, 故爲胕腫, 胕腫者, 聚水而生病也.』② (「浮腫之因」)

➡ "腎者, 胃之關也."의 해석은 분분하다. "腎者至陰也, 至陰者盛水也."이니, 水는 腎에 의거하여 담긴다. 즉 제방 역할을 腎이 하는 것으로 서술되고 있음에 유의해야 한다. 그러면 "關門不利故, 聚水而從其類也. 上下溢於皮膚故, 爲胕腫."는 관문이 잘 움직이지 않아 물이 고이니, 本末歸類에 따라 肺가 主하는 皮膚에 水氣가 넘쳐서 부종이 된다는 뜻이므로, "腎者, 水之關也."라고 하면 문맥상 통한다. 2절의 내용에 胃에 관한 언급이 없다는 것을 보면 더욱 그렇다.

◘ 小便不禁 ○ 內經曰, 水之本在腎, 其末在肺. 則知天一之水, 自上而下, 相爲貫通也. 『直指』

① 소변을 참지 못하는 것[小便不禁] ○ 『내경(內經)』(『素問·水熱穴論 61』)에서는 "수병(水病)의 근본(根本)은 신(腎)에 있고, 그 표말(標末)은 폐(肺)에 있다"라고 하였은즉, 수기(水氣)는 위에서부터 아래로 내려와 서로 관통된다는 것을 알 수 있다. 『직지』 (『寶鑑·內景四·小便·小便不禁』) (신편p.731 /신p.494)

◉ 『寶鑑』에서는 '小便不禁' 조문에 '六味地黃丸 가감, 五苓散과 解毒湯의 합방, 오령산과 四物湯 합방의 가감, 加減八味丸, 六味地黃元 가감, 補陰丸, 縮泉元, 秘元丹, 五子元, 家韭子元, 參芪湯, 補脬飮, 猪脬湯, 雞腸散, 雞肶胵散, 大兎絲子元, 茸香元, 旣濟丸'을 예시하였다.

■ 浮腫之因 ○ 問曰, 少陰何主腎, 腎何以主水. 對曰, 腎者, 至陰也. 至陰者, 盛水也. 肺者, 太陰也. 少陰者, 冬脈也. 故其本在腎, 其末在肺, 皆積水也. 問曰, 腎何以能聚水而生病. 對曰, 腎者, 胃之關也. 關閉不利, 故聚水而從其類也. 上下溢於皮膚, 故爲胕腫. 胕腫者, 聚水而生病也. 『內經』

② 부종의 원인[浮腫之因] ○ (黃帝가) 묻기를, "소음(少陰)이 어찌하여 신(腎)을 주관하고, 신(腎)은 또한 어찌하여 수(水)를 주관하는 것입니까?"라고 하였다. 이에 (岐伯이) 대답하기를, "신(腎)은 지음(至陰)의 장(臟)으로서 지음의 장은 수기(水氣)가 왕성합니다. 그리고 폐(肺)는 태음(太陰)의 장(臟)입니다. 신(腎)은 소음(少陰)에 속하는 바, 소음은 겨울철에 왕성한 경맥(經脈)입니다. 따라서

㉠ 腎者 : 四部備要本에는 '腎者' 두 글자가 없다.

수병(水病)의 근본은 신장에 있고, 표말(標末)은 폐에 있는 것이니, 폐와 신 두 장이 병들면 다 수액(水液)이 쌓이게 됩니다"라고 하였다. 묻기를, "신(腎)이 어째서 수액을 몰리게 하여 병이 생기는 것입니까?"라고 하였다. 대답하기를, "신(腎)은 위(胃)의 관문인데, 관문이 순조롭게 소통되지 않는 까닭에 수액이 몰려 병이 생기는 것입니다. 수기(水氣)가 상하로 넘쳐 피부에 머무는 까닭에 부종(胕腫)이 되는 것입니다. 부종(胕腫, 浮腫)은 수기가 몰려서 생기는 병입니다"라고 하였다. 『내경』(『素問·水熱穴論 61』) (『寶鑑·雜病六·浮腫·浮腫之因』) (신편p.2434 /신p.1372)

第二節

제 왈 제 수 개 생 어 신 호
帝曰, 諸水皆生於腎乎?

기 백 왈 신 자 빈 장 야 지 기 상 자 속 어 신 이 생 수 액 야 고 왈 지 음
岐伯曰, 腎者, 牝藏也, 地氣上者屬於腎, 而生水液也, 故曰至陰.

용 이 로 심 즉 신 한 출 신 한 출 봉 어 풍 내 부 득 입 어 장 부 외 부 득 월 어 피 부
勇而勞甚則腎汗出, 腎汗出逢於風, 內不得入於藏府, 外不得越於皮膚,

객 어 현 부 행 어 피 리 전 위 부 종 본 지 어 신 명 왈 풍 수
客於玄府, 行於皮裏, 傳爲胕腫, 本之於腎, 名曰風水.

소 위 현 부 자 한 공 야
所謂『玄府者, 汗空也.』① (「皮毛屬肺」)

■ 皮毛屬肺 ○ 玄府者, 汗孔也. 『內經』

① 피부와 털은 폐에 속한다[皮毛屬肺] ○ 현부(玄府)란 땀구멍이다. 『내경』(『素問·水熱穴論 61』) (『寶鑑·外形三·皮·皮毛屬肺』) (신편p.1339 /신p.797)

第三節

제 왈 수 수 오 십 칠 처 자 시 하 주 야
帝曰, 水兪五十七處者, 是何主也?

기 백 왈 신 수 오 십 칠 혈 적 음 지 소 취 야 수 소 종 출 입 야
岐伯曰, 腎兪五十七穴, 積陰之所聚也, 水所從出入也.

고 상 오 항 행 오 자 차 신 수
尻上五行, 行五者, 此腎兪.

고 수 병 하 위 행 종 대 복 상 위 천 호 부 득 와 자 표 본 구 병
故『水病下爲胻㉠腫大腹, 上爲喘呼, 不得臥者, 標本俱病,

고 폐 위 천 호 신 위 수 종 폐 위 역 부 득 와
故肺爲喘呼, 腎爲水腫, 肺爲逆不得臥,』① (「浮腫形證」)

분 위 상 수 구 수 자 수 기 지 소 류 야
分爲相輸俱受者, 水氣之所留也.

복 토 상 각 이 항 행 오 자 차 신 지 가 야 삼 음 지 소 교 결 어 각 야
伏菟上各二行, 行五者, 此腎之街也, 三陰之所交結於脚也.

과 상 각 일 항 행 육 자 차 신 맥 지 하 행 야 명 왈 태 충
踝上各一行, 行六者, 此腎脈之下行也, 名曰太衝.

범 오 십 칠 혈 자 개 장 지 음 락 수 지 소 객 야
凡五十七穴者, 皆藏之陰絡, 水之所客也.

㉠ 胻 : 四庫全書本, 章句索引本, 校釋本에는 '胕'로 되어 있다.

■ 浮腫形證 ○ 水病, 下爲胻腫大腹, 上爲喘呼, 不得臥者, 標本俱病. 故肺爲喘呼, 腎爲水腫, 肺爲逆不得臥.『內經』

① 부종의 형태와 증상[浮腫形證] ○ 수병(水病)일 때 하부로는 다리가 붓고 배가 몹시 불러 오르며, 상부로는 숨이 차서 눕지 못하는 것은 표(標)와 본(本), 즉 폐(肺)와 신(腎)이 다 병든 것이다. 따라서 폐(肺)의 병은 숨찬 것으로 나타나고, 신(腎)의 병은 수종(水腫)으로 나타나는 것인 바, 폐로 수기(水氣)가 치밀어 오르기 때문에 눕지 못하는 것이다.『내경』(『素問·水熱穴論 61』) (『寶鑑·雜病六·浮腫·浮腫形證』) (신편p.2436 /신p.1373)

四時之刺 (『類經二十卷·鍼刺類』, p.780)

第二章

제왈 춘취락맥분육 하야
帝曰, 春取絡脈分肉, 何也?

기백왈 춘자 목시치 간기시생 간기급 기풍질 경맥상심
岐伯曰, 春者, 木始治, 肝氣始生, 肝氣急, 其風疾, 經脈常深,

기기소 불능심입 고취락맥분육간
其氣少, 不能深入, 故取絡脈分肉間.

제왈 하취성경분주 하야
帝曰, 夏取盛經分腠, 何也?

기백왈 하자 화시치 심기시장 맥수기약 양기류일 열훈분주 내지어경
岐伯曰, 夏者, 火始治, 心氣始長, 脈瘦氣弱, 陽氣留溢, 熱熏分腠, 內至於經,

고취성경분주 절부이병거자 사거천야 소위성경자 양맥야
故取盛經分腠, 絶膚而病去者, 邪居淺也. 所謂盛經者, 陽脈也.

제왈 추취경수 하야
帝曰, 秋取經兪, 何也?

기백왈 추자 금시치 폐장수살 금장승화 양기재합 음기초승 습기급체
岐伯曰, 秋者, 金始治, 肺將收殺, 金將勝火, 陽氣在合, 陰氣初勝, 濕氣及體,

음기미성 미능심입
陰氣未盛, 未能深入,

고취수이사음사 취합이허양사 양기시쇠 고취어합
故取兪以寫陰邪, 取合以虛陽邪. 陽氣始衰, 故取於合.

제왈 동취정형 하야
帝曰, 冬取井滎, 何也?

기백왈 동자 수시치 신방폐 양기쇠소 음기견성 거양복침 양맥내거
岐伯曰, 冬者, 水始治, 腎方閉, 陽氣衰少, 陰氣堅盛, 巨陽伏沈, 陽脈乃去,

고취정이하음역 취형이실양기
故取井以下陰逆, 取滎以實陽氣.

고왈 동취정형 춘불구뉵 차지위야
故曰, 冬取井滎, 春不鼽衄, 此之謂也.

熱病五十九兪 (『類經二十一卷·鍼刺類』, p.849)

第三章

제왈 부자언치열병오십구수 여론기의 미능령별기처 원문기처 인문기의
帝曰, 夫子言治熱病五十九兪, 余論其意, 未能領別其處, 願聞其處, 因聞其意.

기백왈 두상오항 행오자 이월제양지열역야
岐伯曰, 『頭上五行, 行五者, 以越諸陽之熱逆也.

대저 응수 결분 배수 차팔자 이사흉중지열야
大杼, 膺兪, 缺盆, 背兪, 此八者, 以寫胸中之熱也.

기가 삼리 거허상하렴 차팔자 이사위중지열야
氣街, 三里, 巨虛上下廉, 此八者, 以寫胃中之熱也.

운문 우골 위중 수공 차팔자 이사사지지열야
雲門, 髃骨, 委中, 髓空, 此八者, 以寫四支之熱也.

오장수방오 차십자 이사오장지열야
五藏兪傍五, 此十者, 以寫五藏之熱也.』① (「寒(下)·鍼灸法」)(「瘟疫·鍼法」)

범차오십구혈자 개열지좌우야
凡此五十九穴者, 皆熱之左右也.

제왈 인상어한이전위열 하야
『帝曰, 人傷於寒而傳爲熱, 何也?

기백왈 부한성 즉생열야
岐伯曰, 夫寒盛, 則生熱也.』② (「傷寒變熱」)

■ 鍼灸法 ○ 傷寒熱病五十九刺法. 頭上五行, 行五者, 以越諸陽熱逆也. 謂頭中行, 上星·顖會·前頂·百會·後頂五穴也. 兩傍謂, 承光·通天·絡却·玉枕·天柱十穴也. 又兩傍謂, 臨泣·目窓·正營·承靈·腦空十穴也. ○ 大杼·膺兪·缺盆·背兪, 此八者, 以瀉胸中之熱也. ○ 氣街·三里·巨虛上·下廉, 此八者, 以瀉胃中之熱也. ○ 雲門·髃骨·委中·髓空, 此八者, 以瀉四肢之熱也. ○ 五藏兪傍五, 此十者, 以瀉五藏之熱也. 膺兪卽中府穴, 背兪卽風門穴, 髃骨卽肩髃穴, 髓空卽腰兪穴也. 『內經』

① 침구법(鍼灸法) ○ 상한열병(傷寒熱病)에는 59개의 혈에 침을 놓는 법을 쓴다. 머리 위에는 다섯 줄이 있는데, 각 줄마다 다섯 개의 혈위(穴位)가 있어 각 양경(陽經)을 따라 위로 치민 열사(熱邪)를 내려준다. 즉, 머리의 가운데 줄에는 상성(上星)·신회(顖會)·전정(前頂)·백회(百會)·후정(後頂) 등 5개의 혈이 있고, 양쪽 옆으로는 승광(承光)·통천(通天)·낙각(絡却)·옥침(玉枕)·천주(天柱) 등 10개의 혈이 있고, 또 그 양쪽 옆으로는 임읍(臨泣)·목창(目窓)·정영(正營)·승령(承靈)·뇌공(腦空) 등 10개의 혈이 있는 것이다. ○ 대저(大杼)·응수(膺兪)·결분(缺盆)·배수(背兪) 등 8개의 혈은 가슴 속의 열사(熱邪)를 사(瀉)해 줄 수 있다. ○ 기가(氣街)·삼리(三里)·거허상렴(巨虛上廉)·거허하렴(巨虛下廉) 등 8개의 혈은 위(胃) 속의 열사를 사해 줄 수 있다. ○ 운문(雲門)·우골(髃骨)·위중(委中)·수공(髓空) 등 8개의 혈은 사지의 열사를 사해 줄 수 있다. ○ 오장수혈(五臟兪穴)은 양방으로 각기 5개, 좌우 합쳐서 10개의 혈은 오장의 열사를 사해 줄 수 있다. 응수(膺兪)는 곧 中府穴이고, 배수(背兪)는 곧 風門穴이며, 우골(髃骨)은 곧 肩髃穴이고, 수공(髓空)은 곧 腰兪穴이다. 『내경』(『素問·水熱穴論 61』) (『寶鑑·雜病三·寒(下)·鍼灸法』) (신편p.1966 /신p.1144)

■ 鍼法 ○ 治熱病五十九刺者. ○ 頭上五行, 行五者, 以越諸陽之熱逆也. 頭中行, 謂上星·顖會·前頂·百會·後頂五穴也. 兩傍, 謂承光·通天·絡却·玉枕·天柱十穴也. 又兩傍, 謂臨泣·目窓·正營·承靈·腦空十穴也. ○ 大杼·膺兪 卽中府穴 ·缺盆·背兪, 卽風門穴. 此八者, 以瀉胸中之熱也. ○ 氣街·三里·巨虛上下廉, 此八者, 以瀉胃中之熱也. ○ 雲門·髃骨 卽肩髃穴 ·委中·髓空, 卽腰兪穴. 此八者, 以瀉四肢之熱也. ○ 五藏兪傍五, 此十者, 以瀉五藏之熱也. 『內經』

① 침법(鍼法) ○ 열병(熱病)을 치료할 때는 59개의 혈(穴)에 침을 놓는다. ○ 머리 위에 5개의 줄이

있는데, 그 각 줄마다 5개씩의 혈이 있는 바, 이들 혈을 이용하여 각 양경(陽經)으로 거슬러 오른 열사(熱邪)를 빼준다. 머리 위의 가운데 줄에는 상성(上星)·신회(顖會)·전정(前頂)·백회(百會)·후정(後頂) 등 5개의 혈이 있다. 그 양쪽 옆줄에는 승광(承光)·통천(通天)·낙각(絡却)·옥침(玉枕)·천주(天柱) 등 10개의 혈이 있다. 또 그 다음 양쪽 옆줄에는 임읍(臨泣)·목창(目窓)·정영(正營)·승령(承靈)·뇌공(腦空) 등 10개의 혈이 있다. ○ 대저(大杼)·응수(膺兪) 곧 중부혈(中府穴)이다.·결분(缺盆)·배수(背兪) 곧 풍문혈(風門穴)이다. 등 이 8개의 혈을 이용하여 가슴속에 있는 열사를 빼준다. ○ 기가(氣街)·삼리(三里)·거허상렴(巨虛上廉)·거허하렴(巨虛下廉) 등 이 8개의 혈을 이용하여 위(胃) 속의 열사를 빼준다. ○ 운문(雲門)·우골(髃骨) 곧 견우혈(肩髃穴)이다.·위중(委中)·수공(髓空) 곧 요수혈(腰兪穴)이다. 등 이 8개의 혈을 이용하여 팔다리의 열사를 빼준다. ○ 오장수혈(五臟兪穴)의 양 옆에는 각각 5개의 혈이 있어 좌우 합쳐 10개의 혈이 있는데, 이 혈을 이용하여 오장의 열사를 빼준다. 『내경』(『素問·水熱穴論 61』) (『寶鑑·雜病七·瘟疫·鍼法』) (신편p.2609 /신p.1461)

◘ **傷寒變熱** ○ 人傷於寒, 而傳爲熱何也. 曰, 夫寒盛則生熱也.

② 상한은 열병으로 변한다[傷寒變熱] ○『(黃帝가 묻기를,) “사람이 한사(寒邪)에 손상되면 열병(熱病)으로 전이되는데, 어째서 그런 것입니까?”라고 하였다. 이에 기백(岐伯)이 대답하기를, “한사(寒邪)가 너무 심해지면 울결(鬱結)되어 열병(熱病)이 생기는 것입니다”라고 하였다. (『素問·水熱穴論 61』) (『寶鑑·雜病二·寒(上)·傷寒變熱』) (신편p.1820 /신p.1070)

調經論篇 第六十二

有餘有五 不足有五 (『類經十四卷·疾病類』, p.518)

第一章

황제문왈, 여문자법언, 유여사지, 부족보지, 하위유여? 하위부족?
黃帝問曰, 余聞刺法言, 有餘寫之, 不足補之, 何謂有餘? 何謂不足?

기백대왈, 유여유오, 부족역유오. 제욕하문?
岐伯對曰, 有餘有五, 不足亦有五. 帝欲何問?

제왈, 원진문지.
帝曰, 願盡聞之.

기백왈, 신유여유부족, 기유여유부족, 혈유여유부족,
岐伯曰, 神有餘有不足, 氣有餘有不足, 血有餘有不足,

형유여유부족, 지유여유부족. 범차십자, 기기부등야.
形有餘有不足, 志有餘有不足. 凡此十者, 其氣不等也.

제왈, 인유정기, 진액, 사지, 구규, 오장십육부, 삼백육십오절, 내생백병.
帝曰, 人有精氣, 津液, 四支, 九竅, 五藏十六部, 三百六十五節, 乃生百病.

백병지생, 개유허실.
百病之生, 皆有虛實.

금부자내언유여유오, 부족역유오, 하이생지호?
今夫子乃言有餘有五, 不足亦有五, 何以生之乎?

기백왈, 개생어오장야.
岐伯曰, 皆生於五藏也.

부심장신, 폐장기, 간장혈,
夫心藏神, 肺藏氣, 肝藏血,

비장육, 신장지, 이차성형.
脾藏肉, 腎藏志, 而此成形.

지의통, 내련골수, 이성신형오장.
志意通, 內連骨髓, 而成身形五藏.

오장지도, 개출어경수, 이행혈기, 혈기불화, 백병내변화이생, 시고수경수언.
五藏之道, 皆出於經隧, 以行血氣, 血氣不和, 百病乃變化而生, 是故守經隧焉.

➡ "夫心藏神, 肺藏氣, 肝藏血, 脾藏肉, 腎藏志"로 보면 "神有餘有不足, 氣有餘有不足, 血有餘有不足, 形有餘有不足, 志有餘有不足."에 있어 '形'은 '肉' 대신에 쓰인 글자임을 알 수 있다.

第二章

第一節

제왈, 신유여부족하여?
帝曰, 神有餘不足何如?

기 백 왈　신 유 여 즉 소 불 휴　신 부 족 즉 비
岐伯曰,『「神有餘則笑不休」, 神不足則悲.』① (「心藏神」)(「笑」)(「心病虛實」)(「笑·治法」)

혈 기 미 병　오 장 안 정　사 객 어 형　쇄 석 기 어 호 모　미 입 어 경 락 야　고 명 왈 신 지 미
血氣未幷, 五藏安定, 邪客於形, 洒淅起於毫毛, 未入於經絡也, 故命曰神之微.

제 왈　보 사 내 하
帝曰, 補寫奈何?

기 백 왈　신 유 여　즉 사 기 소 락 지 혈　출 혈　물 지 심 척　무 중 기 대 경　신 기 내 평
岐伯曰, 神有餘, 則寫其小絡之血, 出血, 勿之深斥, 無中其大經, 神氣乃平.

신 부 족 자　시 기 허 락　안 이 치 지　자 이 리 지
神不足者, 視其虛絡, 按而致之, 刺而利之,

무 출 기 혈　무 설 기 기　이 통 기 경　신 기 내 평
無出其血, 無泄其氣, 以通其經, 神氣乃平.

제 왈　자 미 내 하
帝曰, 刺微奈何?

기 백 왈　안 마 물 석　착 침 물 척　이 기 어 부 족　신 기 내 득 복
岐伯曰, 按摩勿釋, 著鍼勿斥, 移氣於不足, 神氣乃得復.

■ 心藏神 ○ 內經曰, 心藏神. 神有餘則笑不休, 神不足則悲.

① 심은 신을 저장한다[心藏神] ○『내경(內經)』(『素問·調經論 62』)에서는 "심(心)은 신(神)을 저장하고 있는데, 신(神)이 유여(有餘)하면 쉴 새 없이 웃고, 신이 부족하면 슬퍼한다"라고 하였다. (『寶鑑·內景一·神·心藏神』) (신편p.318 /신p.269)

◘ 笑 ○ 內經曰, 心藏神, 神有餘則笑不休, 神不足則悲.

① 웃음소리[笑] ○『내경(內經)』(『素問·調經論 62』)에서는 "심(心)은 신(神)을 간직하는데, 신이 넉넉하면 웃음이 그치지 않고, 신이 부족하면 슬퍼한다"라고 하였다. (『寶鑑·內景二·言語·笑』) (신편p.460 /신p.346)

◘ 心病虛實 ○ 心藏神, 神有餘則笑不休, 神不足則悲. 『內經』

① 심병의 허실[心病虛實] ○ 심은 신(神)을 저장하는데, 신이 지나치면 웃음이 그치지 않고, 신이 부족하면 슬퍼한다. 『내경』(『素問·調經論 62』) (『寶鑑·內景三·心臟·心病虛實』) (신편p.565 /신p.402)

• 治法 ○ 一婦人病喜笑不已, 已半年, 衆治無效. 戴人曰, 此易治也. 滄鹽成塊者二兩餘, 火煆令赤, 放冷研細, 河水一大椀同煎, 溫服三次, 以釵股探喉, 吐出熱痰四五升. 次服黃連解毒湯, 不數日而笑定. 內經曰, 神有餘則笑不休. 神者, 心火是也. 火得風而焰, 故笑之象也. 五行之中, 惟火有笑. 嘗治一老人笑不休, 口流涎. 以黃連解毒湯 方見寒門 加半夏·竹葉·竹瀝·薑汁服之, 笑止矣. 子和

① 치료법[治法] ○ 어떤 부인이 웃음이 그치지 않는 병이 생긴 지가 이미 반년이 지났는데, 여러 가지로 치료해 보았으나 효과를 보지 못하였다. 그런데 대인(戴人)이 말하기를, "이것은 쉽게 치료할 수 있다"라고 하면서 소금덩어리 2냥 남짓한 것을 불에 벌겋게 구웠다가 식혀서 곱게 가루낸 다음 강물을 큰 사발로 하나를 붓고 달여 따뜻하게 해서 세 번 먹이고, 그 다음 비녀 끝으로 목구멍을 건드려 열담(熱痰)을 4~5되 정도 토하게 하였다. 그 다음 황련해독탕(黃連解毒湯)(➡方藥合編·下12)을 먹였는데 며칠이 되지 않아 웃는 것이 멎었다.『내경(內經)』(『素問·調經論 62』)에서는 "신(神)이 실하면 웃음이 그치지 않는다"라고 하였는데, 신(神)이란 심화(心火)이다. 불이 바람을 만나면 불꽃이 일어나는 것이 곧 웃음이 나오는 것과 같은 이치이다. 오행 가운데서 오직 화(火)만이 웃음의 뜻을 지닌다. 일찍이 한 노인이 웃음이 그치지 않고 입으로 침을 흘리는 것을 치료하였는데, 황련해독탕(黃連解毒湯)(처방은 寒門을 보라.)(➡方藥合編·下12)에 반하·죽엽·죽력·생강즙을 가하여 먹였더니 웃음이 멎었다. 자화 (『寶鑑·內景二·言語·笑·治法』) (신편p.460 /신p.346)

第二節

제왈 선 유여 부족 내하
帝曰, 善. 有餘㉠不足, 奈何?

기백왈 기유여즉천해상기 부족즉식리소기
岐伯曰, 『氣有餘則喘欬上氣, 不足則息利少氣.』① (「肺主氣」)(「肺病虛實」)(「上氣」)

혈기미병 오장안정 피부미병 명왈백기미설
血氣未幷, 五藏安定, 皮膚微病, 命曰白氣微泄.

제왈 보사내하
帝曰, 補寫奈何?

기백왈 기유여 즉사기경수 무상기경 무출기혈 무설기기
岐伯曰, 氣有餘, 則寫其經隧, 無傷其經, 無出其血, 無泄其氣;

부족 즉보기경수 무출기기
不足, 則補其經隧, 無出其氣.

제왈 자미내하
帝曰, 刺微奈何?

기백왈 안마물석 출침시지 왈아장심지 적인필혁
岐伯曰, 按摩勿釋, 出鍼視之, 曰我將深之, 適人必革,

정기자복 사기산란 무소휴식 기설주리 진기내상득
精氣自伏, 邪氣散亂, 無所休息, 氣泄腠理, 眞氣乃相得.

■ 肺主氣 ○ 又曰, 肺藏氣, 氣有餘則喘咳上氣, 不足則息利少氣.

① 폐는 기를 주관한다[肺主氣] ○ 또한 『내경(內經)』(『素問·調經論 62』)에서는 "폐는 기를 저장하는데, 기가 지나치게 많으면 기침이 나고 숨이 차며, 기가 부족하면 호흡은 순조로우나 기운이 떨어진다"라고 하였다. (『寶鑑·內景一·氣·肺主氣』) (신편p.282 /신p.250)

◘ 肺病虛實 ○ 肺藏氣, 氣有餘則喘咳上氣, 氣不足則息利少氣. 『內經』

① 폐병의 허실[肺病虛實] ○ 폐는 기(氣)를 저장하는데, 폐기가 지나치면 숨이 차고 기침이 나며 기가 치밀어 오른다. 폐기가 부족하면 숨은 제대로 쉬나 숨결이 약해진다. (『素問·調經論 62』) (『寶鑑·內景三·肺臟·肺病虛實』) (신편p.584 /신p.414)

◘ 上氣 ○ 內經曰, 肺藏氣, 氣有餘則喘咳上氣.

① 상기(上氣) ○ 『내경(內經)』(『素問·調經論 62』)에서는 "폐는 기를 저장하는데, 기가 너무 많으면 숨이 차고 기침이 나면서 기가 위로 치민다"라고 하였다. (『寶鑑·內景一·氣·上氣』) (신편p.290 /신p.254)

◉ 『寶鑑』에서는 '上氣' 조문에 '蘇子降氣湯, 秘傳降氣湯, 至聖來復丹, 沈香降氣湯, 快氣湯'을 예시하였다.

第三節

제왈 선 혈유여부족 내하
帝曰, 善. 血有餘不足, 奈何?

기백왈 혈유여즉노 부족즉공
岐伯曰, 『血有餘則怒, 不足則恐.』① (「肝病虛實」)

혈기미병 오장안정 손락수 일 즉경 유류혈
血氣未幷, 五藏安定, 孫絡水㉡溢, 則經㉢有留血.

㉠ 有餘 : 校釋本에는 '氣有餘'로 '氣'를 보충하였다.
㉡ 水 : 校釋本에는 '外'로 되어 있다.
㉢ 經 : 校釋本에는 '絡'으로 고쳤다.

제 왈 보 사 내 하
帝曰, 補寫奈何?

기 백 왈 혈 유 여 즉 사 기 성 경 출 기 혈
岐伯曰, 血有餘, 則寫其盛經, 出其血;

부 족 즉 시 기 허 경 납 침 기 맥 중 구 류 이 시 맥 대 질 출 기 침 무 령 혈 설
不足, 則視其虛經, 內鍼其脈中, 久留而視, 脈大, 疾出其鍼, 無令血泄.

제 왈 자 류 혈 내 하
帝曰, 刺留血奈何?

기 백 왈 시 기 혈 락 자 출 기 혈 무 령 악 혈 득 입 어 경 이 성 기 질
岐伯曰, 視其血絡, 刺出其血, 無令惡血得入於經, 以成其疾.

◘ 肝病虛實 ○ 肝藏血, 血有餘則怒, 不足則恐. 『內經』

① 간병의 허실[肝病虛實] ○ 간은 피를 저장하는데, 피가 너무 많으면 성을 내고, 부족하면 무서워한다. 『내경』(『素問·調經論 62』) (『寶鑑·內景三·肝臟·肝病虛實』) (신편p.556 /신p.396)

第四節

제 왈 선 형 유 여 부 족 내 하
帝曰, 善. 形有餘不足, 奈何?

기 백 왈 형 유 여 즉 복 창 경 수 불 리 부 족 즉 사 지 불 용
岐伯曰, 『形有餘則腹脹涇溲不利, 不足則四支不用.』① (「脾病虛實」)

혈 기 미 병 오 장 안 정 기 육 연 동 명 왈 미 풍
血氣未幷, 五藏安定, 肌肉蠕動, 命曰微風.

제 왈 보 사 내 하
帝曰, 補寫奈何?

기 백 왈 형 유 여 즉 사 기 양 경 부 족 즉 보 기 양 락
岐伯曰, 形有餘, 則寫其陽經; 不足, 則補其陽絡.

제 왈 자 미 내 하
帝曰, 刺微奈何?

기 백 왈 취 분 육 간 무 중 기 경 무 상 기 락 위 기 득 복 사 기 내 삭
岐伯曰, 取分肉間, 無中其經, 無傷其絡, 衛氣得復, 邪氣乃索.

◘ 脾病虛實 ○ 脾有餘則腹脹涇溲不利, 不足則四肢不用. 『內經』

① 비병의 허실[脾病虛實] ○ 비기가 지나치면 배가 불러 오르고 대소변이 제대로 나오지 않으며, 비기가 부족하면 사지를 잘 쓰지 못한다. 『내경』(『素問·調經論 62』) (『寶鑑·內景三·脾臟·脾病虛實』) (신편p.575 /신p.408)

第五節

제 왈 선 지 유 여 부 족 내 하
帝曰, 善. 志有餘不足, 奈何?

기 백 왈 지 유 여 즉 복 창 손 설 부 족 즉 궐
岐伯曰, 志有餘則腹脹飧泄, 不足則厥.

혈 기 미 병 오 장 안 정 골 절 유 동
血氣未幷, 五藏安定, 骨節有動.

제왈 보사내하
帝曰, 補寫奈何?

기백왈 지유여 즉사연저 혈자 부족 즉보기부류
岐伯曰, 志有餘, 則寫然筋㉠血者; 不足, 則補其復溜.

제왈 자미병내하
帝曰, 刺未幷奈何?

기백왈 즉취지 무중기경 사소내능립허
岐伯曰, 卽取之, 無中其經, 邪所乃能立虛.

氣血以幷 有者爲實 無者爲虛 (『類經十四卷·疾病類』, p.522)

第三章

제왈 선 여이문허실지형 부지기하이생
帝曰, 善. 余已聞虛實之形, 不知其何以生?

기백왈 기혈이병 음양상경 기란어위 혈역어경 혈기리거 일실일허
岐伯曰, 氣血以幷, 陰陽相傾, 氣亂於衛, 血逆於經, 血氣離居, 一實一虛.

혈병어음 기병어양 고위경광
『血幷於陰, 氣幷於陽, 故爲驚狂;』① (「驚悸」)

혈병어양 기병어음 내위경중
血幷於陽, 氣幷於陰, 乃爲炅中;

혈병어상 기병어하 심번완선노
『血幷於上, 氣幷於下, 心煩惋善怒;』② (「怒」)

혈병어하 기병어상 란이희망
『血幷於下, 氣幷於上, 亂而喜忘.』③ (「健忘」)

제왈 혈병어음 기병어양 여시혈기리거 하자위실 하자위허
帝曰, 血幷於陰, 氣幷於陽, 如是血氣離居, 何者爲實, 何者爲虛?

기백왈 혈기자 희온이오한 한즉읍불능류 온즉소이거지
岐伯曰, 血氣者, 喜溫而惡寒, 寒則泣不能流, 溫則消而去之,

시고기지소병위혈허 혈지소병위기허
是故氣之所幷爲血虛, 血之所幷爲氣虛.

제왈 인지소유자 혈여기이 금부자내언혈병위허 기병위허 시무실호
帝曰, 人之所有者, 血與氣耳. 今夫子乃言血幷爲虛, 氣幷爲虛, 是無實乎?

기백왈 유자위실 무자위허 고기병즉무혈 혈병즉무기 금혈여기상실 고위허언
岐伯曰, 有者爲實, 無者爲虛, 故氣幷則無血, 血幷則無氣. 今血與氣相失, 故爲虛焉.

락지여손맥구수어경 혈여기병 즉위실언
絡之與孫脈俱輸於經, 血與氣幷, 則爲實焉.

혈지여기병주어상 즉위대궐 궐즉폭사 기복반즉생 불반즉사
『血之與氣幷走於上, 則爲大厥, 厥則暴死, 氣復反則生, 不反則死.』④ (「尸厥」)

제왈 실자하도종래 허자하도종거 허실지요 원문기고
帝曰, 實者何道從來? 虛者何道從去? 虛實之要, 願聞其故.

기백왈 부음여양 개유수회
岐伯曰, 夫陰與陽, 皆有兪會.

양주어음 음만지외 음양균평 이충기형 구후약일 명왈평인
陽注於陰, 陰滿之外, 陰陽勻平, 以充其形, 九候若一, 命曰平人.

㉠ 筋 : 四庫全書本, 章句索引本, 校釋本에는 '筋'으로 되어 있다.

◘ 平人에 관해서는 『素問·平人氣象論 18』 1장, 『素問·調經論 62』 3장, 『靈樞·終始 09』 1장에 나온다.

◘ 驚悸 ○ 內經曰, 血幷於陰, 氣幷於陽, 故爲驚狂.

① 경계(驚悸) ○ 『내경(內經)』(『素問·調經論 62』)에서는 "혈(血)이 음사(陰邪)와 섞이고, 기(氣)가 양사(陽邪)와 섞이면 경광(驚狂)이 발생한다"라고 하였다. (『寶鑑·內景一·神·驚悸』) (신편p.327 /신p.276)

◉ 『寶鑑』에서는 '驚悸' 조문에 '朱砂安神丸, 鎭心丹, 加味溫膽湯, 加味定志丸, 淸心補血湯, 辰砂妙香散, 養心湯, 二陳湯 가감, 靜神丹, 寧志元, 養血安神湯, 朱砂膏, 交感丹, 加味四七湯'을 예시하였다.

◆ 怒 ○ 又曰, 血幷於上, 氣幷於下, 心煩惋善怒.

② 성내는 것[怒] ○ 또한 『내경(內經)』(『素問·調經論 62』)에서는 "혈(血)이 상초(上焦)에 몰리고 기(氣)가 하초(下焦)에 몰리면 가슴이 답답하고 놀라면서 성을 잘 낸다"라고 하였다. (『寶鑑·內景一·神·怒』) (신편p.324 /신p.274)

◉ 『寶鑑』에서는 '怒' 조문에 '향부자 가루와 감초 가루를 각각 1냥씩 고루 섞어서 매번 3돈씩 끓인 물에 타 먹는 것'을 예시하였다.

◘ 健忘 ○ 內經曰, 血幷於下, 氣幷於上, 亂而喜忘.

③ 건망(健忘) ○ 『내경(內經)』(『素問·調經論 62』)에서는 "만약 혈(血)이 하부로 몰리고, 기(氣)가 상부로 몰리면 정신이 혼란하여 건망증이 생긴다"라고 하였다. (『寶鑑·內景一·神·健忘』) (신편p.335 /신p.280)

◉ 『寶鑑』에서는 '健忘' 조문에 '引神歸舍丹, 定志丸, 開心散, 加減固本丸, 加味茯苓湯, 聰明湯, 歸脾湯, 加減補心湯, 天王補心丹, 降心丹, 壯元丸, 加味壽星元, 朱子讀書丸'을 예시하였다.

◆ 尸厥 ○ 血之與氣, 幷走於上, 則爲大厥, 厥則暴死, 氣復反則生, 不反則死. 『內經』

④ 시궐(尸厥) ○ 혈(血)과 기(氣)가 경맥(經脈)에 지나치게 몰려 경맥을 따라 위로 거슬러 올라가면 대궐(大厥)이 되는데, 이렇게 되면 갑자기 혼절하여 죽은 것 같이 된다. 이때 기혈이 제때에 회복되면 살고, 회복되지 못하면 죽는다. 『내경』(『素問·調經論 62』) (『寶鑑·雜病九·救急·尸厥』) (신편p.2895 /신p.1608)

◉ 『寶鑑』에서는 '尸厥' 조문에 '還魂湯, 蘇合香丸, 硫黃散, 朱犀散'을 예시하였다.

第四章

부사지생야 혹생어음 혹생어양
『夫邪之生也, 或生於陰, 或生於陽.

기생어양자 득지풍우한서
其生於陽者, 得之風雨寒暑;

기생어음자 득지음식거처 음양희노
其生於陰者, 得之飮食居處, 陰陽喜怒.

제왈 풍우지상인 내하
帝曰, 風雨之傷人, 奈何?

기백왈 풍우지상인야 선객어피부 전입어손맥
岐伯曰, 風雨之傷人也, 先客於皮膚, 傳入於孫脈,

손맥만즉전입어락맥 락맥만즉수어대경맥
孫脈滿則傳入於絡脈, 絡脈滿則輸於大經脈.

혈기여사병객어분주지간 기맥견대 고왈실
血氣與邪幷客於分腠之間, 其脈堅大, 故曰實.

실자 외견충만 불가안지 안지즉통
實者, 外堅充滿, 不可按之, 按之則痛.

제왈 한습지상인 내하
帝曰, 寒濕之傷人, 奈何?

기백왈 한습지중인야 피부불수 기육견긴 영혈읍 위기거 고왈허
岐伯曰, 寒濕之中人也, 皮膚不收, 肌肉堅緊, 榮血泣, 衛氣去, 故曰虛.

허자 섭벽기부족 안지즉기족이온지 고쾌연이불통
虛者, 聶辟氣不足,㉠ 按之則氣足以溫之, 故快然而不痛.』①

(「陰陽生病」)

제왈 선 음지생실 내하
帝曰, 善. 陰之生實, 奈何?

기백왈 희노부절 즉음기상역 상역즉하허 하허즉양기주지 고왈실의
岐伯曰, 喜怒不節, 則陰氣上逆, 上逆則下虛, 下虛則陽氣走之, 故曰實矣.

제왈 음지생허 내하
帝曰, 陰之生虛, 奈何?

기백왈 희즉기하 비즉기소 소즉맥허공
岐伯曰, 喜則氣下, 悲則氣消, 消則脈虛空;

인한음식 한기훈만 즉혈읍기거 고왈허의
因寒飮食, 寒氣熏滿㉡, 則血泣氣去, 故曰虛矣.

■ 陰陽生病 ○ 內經曰, 夫邪之生也, 或生於陰, 或生於陽. 其生於陽者, 得之風雨寒暑. 其生於陰者, 得之飮食居處, 陰陽喜怒. ○ 風雨之傷人也, 先客於皮膚, 傳入於孫脈. 孫脈滿則傳入于絡脈, 絡脈滿則輸于大經脈. 血氣與邪幷客於分腠之間, 其脈堅大, 故曰實. 實者外堅充滿, 不可按之, 按之則痛. 『內經』 ○ 寒濕之中人也, 皮膚不收, 肌肉堅緊, 榮血澁, 衛氣去, 故曰虛. 虛者, 聶辟 聶謂皺, 辟謂疊. 氣不足, 按之則氣足以溫之, 故快然而不痛. 『內經』

① 음과 양에서 병이 생긴다[陰陽生病] ○ 『내경(內經)』(『素問·調經論 62』)에서는 "대개 사기(邪氣)가 사람을 상하게 하여 질병을 일으키는 것은, 혹은 음(陰, 內臟)으로부터 병을 일으키거나, 혹은 양(陽, 肌表)으로부터 병을 일으키기도 한다. 양(陽)에서 병을 일으키는 것은 모두 풍우(風雨)·한서(寒暑)의 외부적 조건으로부터 발생하는 것이고, 음(陰)에서 병을 일으키는 것은 모두 음식을 조절하지 못하거나 기거(起居)를 때에 맞추어 못하거나 성생활이 지나치거나 희노(喜怒)의 감정이 지나치거나 하는 등 내부적 조건으로부터 발생하는 것이다"라고 하였다. ○ 풍우(風雨)의 사기(邪氣)가 인체를 손상시킬 적에는 먼저 피부로 침범하고, 다시 손맥(孫脈)으로 옮겨 들어가 손맥의 사기가 성하게 되면 낙맥(絡脈)으로 옮겨 들어가고, 낙맥의 사기가 성하게 되면 대경맥(大經脈)으로 옮겨 간다. 혈기(血氣)와 사기(邪氣)가 동시에 분육(分肉)과 주리(腠理) 사이에 지나치게 몰리면 환자의 맥상은 견실(堅實)하면서 대(大)하므로 실증(實證)이라 하는데, 실증의 환자는 외형상 견실(堅實)하고 충만(充滿)하게 되어 누를 수가 없다. 이때 누르면 통증을 느낀다. 『내경』(『素問·調經論 62』) ○ 한습(寒濕)의 사기(邪氣)가 인체를 손상시킬 적에는 피부가 늘어지고 기육(肌肉)이 딴딴해지며, 영혈(榮血)이 막히고 위기(衛氣)가 흩어지게 하므로 허증(虛證)이라 한다. 허한 증상은 피부가 늘어져 주름이 많고, 聶은 주름이고, 辟은 겹치는 것이다. 위기가 부족한 것인데, 이때 안마해주면 기(氣)가 넉넉해져 따뜻해지기 때문에 환자는 편안함을 느끼고 아프지 않다. 『내경』(『素問·調經論 62』) (『寶鑑·雜病一·辨證·陰陽生病』) (신편p.1623 /신p.959)

㉠ 聶辟氣不足 : 校釋本에는 이 아래 '血泣'이 보충되었다.
㉡ 滿 : 校釋本에는 '藏'으로 고쳤다.

陰陽虛實寒熱 隨而刺之 (『類經十四卷·疾病類』, p.525)

第五章

제왈 경언 양허즉외한 음허즉내열 양성즉외열 음성즉내한
帝曰, 經言『陽虛則外寒, 陰虛則內熱, 陽盛則外熱, 陰盛則內寒,

여이문지의 부지기소유연야
余已聞之矣, 不知其所由然也.

기백왈 양수기어상초 이온피부분육지간
岐伯曰, 陽受氣於上焦, 以溫皮膚分肉之間.

령 한기재외 즉상초불통 상초불통 즉한기독류어외 고한율
令㉠寒氣在外, 則上焦不通, 上焦不通, 則寒氣獨留於外, 故寒慄.

제왈 음허생내열 내하
帝曰, 陰虛生內熱, 奈何?

기백왈 유소노권 형기쇠소 곡기불성 상초불행 하완불통
岐伯曰, 有所勞倦, 形氣衰少, 穀氣不盛, 上焦不行, 下脘不通,

위기열 열기훈흉중 고내열
胃氣熱, 熱氣熏胸中, 故內熱.① (「勞倦傷」)

제왈 양성생외열 내하
帝曰, 陽盛生外熱, 奈何?

기백왈 상초불통리 즉피부치밀
岐伯曰, 上焦不通利, 則皮膚緻密,

주리폐색 현부불통 위기부득설월 고외열
腠理閉塞, 玄府不通, 衛氣不得泄越, 故外熱.② (「陽虛外寒陽盛外熱」)

제왈 음성생내한 내하
帝曰, 陰盛生內寒, 奈何?

기백왈 궐기상역 한기적어흉중이불사 불사즉온기거
岐伯曰, 厥氣上逆, 寒氣積於胸中而不寫, 不寫則溫氣去,

한독류 즉혈응읍 응즉맥불통 기맥성대이색 고중한
寒獨留, 則血凝泣, 凝則脈不通, 其脈盛大以濇, 故中寒.③ (「陰虛內熱陰盛內寒」)』

④ (「陰陽虛盛」)

➡ "陽虛則外寒, 陰虛則內熱, 陽盛則外熱, 陰盛則內寒."은 外感·內傷의 辨別에 있어 중요한 내용이다.

◘ **勞倦傷** ○ 黃帝曰, 陰虛生內熱, 柰何. 岐伯曰, 有所勞倦, 形氣衰少, 穀氣不盛, 上焦不行, 下脘不通而胃氣熱, 熱氣熏胸中, 故內熱. 『內經』

① 노권상(勞倦傷) ○ 황제(黃帝)가 묻기를, "음(陰)이 허(虛)하면 속에 열(熱)이 생기는데, 어째서 그런 것입니까?"라고 하였다. 이에 기백(岐伯)이 대답하기를, "사람이 지나치게 피로하면 비기(脾氣)가 허약해져서 수곡(水穀)의 정미(精微)로운 기(氣)를 제대로 흡수하지 못하여 상초(上焦)의 기(氣)가 펴지질 못하고, 하완(下脘)은 오곡(五穀)의 정미로운 기를 화생(化生)하지 못하므로 위기(胃氣)가 막혀 열(熱)이 생기게 되고, 그 열기가 가슴속을 훈증하기 때문에 속에 열이 생기는 것입니다"라고 하였다. 『내경』(『素問·調經論 62』) (『寶鑑·雜病四·內傷·勞倦傷』) (신편p.2107 /신p.1210)

◘ **陽虛外寒陽盛外熱** ○ 黃帝問曰, 陽虛生外寒奈何. 岐伯曰, 陽受氣於上焦, 以溫皮膚分肉之間. 今寒氣在外, 則上焦不通, 上焦不通, 則寒氣獨留于外, 故寒慄. ○ 帝曰, 陽盛生外熱奈何. 岐伯曰, 上焦不通利, 則皮膚緻密, 腠理閉塞, 玄府不通, 衛氣不得泄越, 故外熱. 『內經』

㉠ 令 : 校釋本에는 '今'으로 되어 있다.

② 양이 허하면 체표가 차고 양이 성하면 체표가 뜨겁다[**陽虛外寒陽盛外熱**] ○ 황제(黃帝)가 묻기를, "양(陽)이 허(虛)하면 체표가 찬 것은 어째서 그런 것입니까?"라고 하였다. 이에 기백(岐伯)이 대답하기를, "양(陽)은 상초(上焦)에서 기(氣)를 받아 피부와 주리(腠理) 사이를 따뜻하게 해주는 기능을 가집니다. 그런데 만약 한사(寒邪)가 외표(外表)에 침습하면 상초의 기를 통하지 못하게 하고, 상초의 기가 통하지 못하면 양기가 살갗을 따뜻하게 해주지 못하여 한사(寒邪)만 체표에 머물러 있게 되므로 오한이 나고 벌벌 떠는 증상이 발생하는 것입니다"라고 하였다. ○ 황제가 묻기를, "양이 성하면 체표가 뜨거운 것은 어째서 그런 것입니까?"라고 하였다. 이에 기백이 대답하기를, "상초의 양기가 잘 통하지 못하면 피부가 치밀해지고 주리(腠理)가 막혀 통하지 못하고, 땀구멍 역시 통하지 못하여 위기(衛氣)가 체외로 배설되지 못하기 때문에 체표가 뜨거워지는 것입니다"라고 하였다. 『내경』(『素問·調經論 62』) (『寶鑑·雜病三·火·陽虛外寒陽盛外熱』) (신편p.2059 /신p.1185)

◘ **陰虛內熱陰盛內寒** ○ 黃帝問曰, 陰虛生內熱奈何. 岐伯曰, 有所勞倦, 形氣衰少, 穀氣不盛, 上焦不行, 下脘不通, 胃氣熱, 熱氣熏胸中, 故內熱. ○ 帝曰, 陰盛生內寒奈何. 岐伯曰, 厥氣上逆, 寒氣積於胸中而不瀉, 不瀉則溫氣去, 寒獨留則血凝泣, 凝則脈不通, 其脈盛大以濇, 故中寒. 『內經』

③ 음이 허하면 속이 뜨겁고 음이 성하면 속이 차다[**陰虛內熱陰盛內寒**] ○ 황제(黃帝)가 묻기를, "음(陰)이 허(虛)하면 체내에 열이 발생하는 것은 어째서 그런 것입니까?"라고 하였다. 이에 기백(岐伯)이 대답하기를, "과도하게 피로하고 비기(脾氣)가 허약하여 수곡(水穀)의 기(氣)를 충분히 흡수하지 못하면 상초(上焦)의 기(氣)가 작용하지 못하고, 하완(下脘)이 오곡(五穀)의 정미(精微)로운 기를 화생(化生)하지 못하므로 위기(胃氣)가 막혀 열이 생기고, 열기가 가슴을 훈증하므로 속에 열이 생기는 것입니다"라고 하였다. ○ 황제가 묻기를, "음(陰)이 성(盛)하면 속이 찬 것은 어째서 그런 것입니까?"라고 하였다. 이에 기백이 대답하기를, "음한(陰寒)한 기(氣)가 치밀어 올라와 한기(寒氣)가 가슴에 몰려 떠나지 않고, 한기가 떠나지 않으면 양기가 흩어져서 한기만이 가슴 속에 머물러 있기 때문에 피가 엉기고, 피가 엉기면 혈맥이 통하지 못하여 맥이 성대(盛大)하면서 색(濇)하므로 속이 찬 것입니다"라고 하였다. 『내경』(『素問·調經論 62』) (『寶鑑·雜病三·火·陰虛內熱陰盛內寒』) (신편p.2060 /신p.1185)

■ **陰陽虛盛** ○ 內經曰, 陽虛則外寒, 陰虛則內熱. 陽盛則外熱, 陰盛則內寒. ○ 陽虛生外寒者, 陽受氣於上焦, 以溫皮膚分肉之間. 今寒氣在外, 則上焦不通, 上焦不通, 則寒氣獨留於外, 故寒慄. 『內經』 ○ 陰虛生內熱者, 有所勞倦, 形氣衰少, 穀氣不盛, 上焦不行, 下脘不通, 胃氣熱, 熱氣熏胸中, 故內熱. 『內經』 ○ 陽盛生外熱者, 上焦不通利, 則皮膚緻密, 腠理閉塞, 玄府不通, 衛氣不得泄越, 故外熱. 『內經』 ○ 陰盛生內寒者, 厥氣上逆, 寒氣積於胸中而不瀉, 不瀉則溫氣去, 寒獨留, 則血凝, 血凝則脈不通, 其脈盛大以濇, 故內寒. 『內經』

④ 음양이 허하고 성한 것[**陰陽虛盛**] ○ 『내경(內經)』(『素問·調經論 62』)에서는 "양(陽)이 허(虛)하면 겉이 차지고, 음(陰)이 허하면 속에 열(熱)이 생긴다. 양이 성(盛)하면 겉에 열이 생기고, 음이 성하면 속이 차진다"라고 하였다. ○ 양(陽)이 허(虛)하면 겉이 차진다는 것은, 양(陽)은 상초(上焦)에서 기(氣)를 받아 피부와 주리(腠理) 사이를 따뜻하게 해주는 기능을 가지는데, 한기(寒氣)가 외표(外表)를 침습한다면 상초의 기가 펴지질 못하고, 상초의 기가 펴지질 못하면 양기가 기표(肌表)를 온양(溫養)하지 못하며 한사(寒邪)가 홀로 체표에 머무르게 되므로 오한·전율의 증상이 나타나는 것이다. 『내경』(『素問·調經論 62』) ○ 음(陰)이 허(虛)하면 속에 열이 생긴다는 것은, 사람이 만약 지나치게 피로하여 비기(脾氣)가 허약해진다면 수곡(水穀)의 정미로운 기를 제대로 흡수하질 못하고, 상초의 기는 제대로 펴지지 못하여 하완(下脘)은 오곡의 정미로운 물질을 화생(化生)하지 못하게 되므로 위기(胃氣)가 막히고 열을 내게 되어 그 열기가 가슴속을 훈증하기 때문에 속에 열이 생기는 것이다. 『내경』(『素問·調經論 62』) ○ 양(陽)이 성(盛)하면 겉에 열이 생긴다는 것은, 상초(上焦)의 양기(陽氣)가 펴지지 못하여 피부의 결이 치밀(緻密)해지면 주리(腠理)가 막혀 통하질 못하고 땀구멍 역시 통하질 못하므로 위기(衛氣)가 체외로 배설되질 못하여 겉에 열이 발생하는 것이다. 『내경』(『素問·調經論 62』) ○ 음(陰)이 성(盛)하면 속이 차진다는 것은, 음한(陰寒)한 기가 위로 거슬러 오르면 한기(寒氣)가 가슴속에 몰려 사라지질 않고, 사라지질 않으면 양기(陽氣)가 흩어져 한기만 단독으로 가슴속에 머물러 있게 되어 혈이 뭉치게 되고, 혈이 뭉치면 혈맥(血脈)이 통하지 못하여 환자의 경맥(經脈)은 성대(盛大)하면서 색(濇)해지기 때문에 속이 차지는 것이다. 『내경』(『素問·調經論 62』) (『寶鑑·雜病一·辨證·陰陽虛盛』) (신편p.1624 /신p.960)

第六章

제왈 음여양병 혈기이병 병형이성 자지내하
帝曰, 陰與陽幷, 血氣以幷, 病形以成, 刺之奈何?

기백왈 자차자 취지경수 취혈어영 취기어위 용형재 인사시다소고하
岐伯曰, 刺此者, 取之經隧, 取血於營, 取氣於衛, 用形哉, 因四時多少高下.

제왈 혈기이병 병형이성 음양상경 보사내하
帝曰, 血氣以幷, 病形以成, 陰陽相傾, 補寫奈何?

기백왈 사실자 기성내납침 침여기구납 이개기문 여리기호
岐伯曰, 寫實者, 氣盛乃內鍼, 鍼與氣俱內, 以開其門, 如利其戶;

침여기구출 정기불상 사기내하 외문불폐 이출기질
鍼與氣俱出, 精氣不傷, 邪氣乃下, 外門不閉, 以出其疾;

요대기도 여리기로 시위대사
搖大其道, 如利其路, 是謂大寫.

필절이출 대기내굴
必切而出, 大氣乃屈.

제왈 보허내하
帝曰, 補虛奈何?

기백왈 지침물치 이정기의 후호납침 기출침입 침공사색 정무종거
岐伯曰, 持鍼勿置, 以定其意, 候呼內鍼, 氣出鍼入, 鍼空四塞, 精無從去.

방실이질출침 기입침출 열부득환 폐색기문 사기포산 정기내득존
方實而疾出鍼, 氣入鍼出, 熱不得還, 閉塞其門, 邪氣布散, 精氣乃得存.

동기후시 근기불실 원기내래 시위추지
動氣候時, 近氣不失, 遠氣乃來, 是謂追之.

第七章

제왈 부자언허실자유십 생어오장 오장오맥이
帝曰, 夫子言虛實者有十, 生於五藏, 五藏五脈耳.

부십이경맥 개생기병 금부자독언오장
夫十二經脈, 皆生其病, 今夫子獨言五藏.

부십이경맥자 개락삼백육십오절 절유병 필피경맥 경맥지병 개유허실
夫十二經脈者, 皆絡三百六十五節, 節有病, 必被經脈, 經脈之病, 皆有虛實,

하이합지
何以合之?

기백왈 오장자 고득육부여위표리 경락지절 각생허실 기병소거 수이조지
岐伯曰, 五藏者, 故得六府與爲表裏, 經絡支節, 各生虛實, 其病所居, 隨而調之.

병재맥 조지혈
病在脈, 調之血;

병재혈 조지락
病在血, 調之絡;

병재기 조지위
病在氣, 調之衛;

병재육 조지분육
病在肉, 調之分肉;

병재근 조지근
病在筋, 調之筋;

병재골 조지골
病在骨，調之骨.

번침겁자기하급여급자
燔鍼劫刺其下及與急者;

병재골 쉬침약울
病在骨，焠鍼藥熨;

병부지소통 양교위상
病不知所痛，兩蹻爲上;

신형유통 구후막병 즉무자지
身形有痛，九候莫病，則繆刺之;

통재어좌이우맥병자 거자지
痛在於左而右脈病者，巨刺之.

필근찰기구후 침도비의
必謹察其九候，鍼道備矣.

繆刺論篇 第六十三

繆刺 巨刺 (『類經二十卷·鍼刺類』, p.819)

第一章

황제문왈 여문무자 미득기의 하위무자
黃帝問曰, 余聞繆刺, 未得其意, 何謂繆刺?

기백대왈 부사지객어형야 필선사어피모
岐伯對曰, 夫邪之客於形也, 必先舍於皮毛;

류이불거 입사어손맥
留而不去, 入舍於孫脈;

류이불거 입사어락맥
留而不去, 入舍於絡脈;

류이불거 입사어경맥
留而不去, 入舍於經脈;

내련오장 산어장위 음양구감 오장내상
內連五藏, 散於腸胃, 陰陽俱感, 五藏乃傷.

차사지종피모이입 극어오장지차야 여차즉치기경언
此邪之從皮毛而入, 極於五藏之次也. 如此則治其經焉.

금사객어피모 입사어손락 류이불거 폐색불통 부득입어경
今邪客於皮毛, 入舍於孫絡, 留而不去, 閉塞不通, 不得入於經,

류일어대락 이생기병야
流溢於大絡, 而生奇病也.

부 사객대락자 좌주우 우주좌 상하좌우 여경상간 이포어사말
夫『邪客大絡者, 左注右, 右注左, 上下左右, 與經相干, 而布於四末,

기기무상처 불입어경수 명왈무자
其氣無常處, 不入於經兪, 命曰繆刺.』① (「鍼法有巨刺繆刺散刺」)

제왈 원문무자 이좌취우 이우취좌 내하 기여거자 하이별지
帝曰, 願聞繆刺, 以左取右, 以右取左, 奈何? 其與巨刺, 何以別之?

기백왈 사객어경 좌성즉우병 우성즉좌병
岐伯曰, 邪客於經, 『左盛則右病, 右盛則左病.

역유이역자 좌통미이 이우맥선병 여차자 필거자지
亦有移易者, 左痛未已, 而右脈先病, 如此者, 必巨刺之.』① (「鍼法有巨刺繆刺散刺」)

필중기경 비락맥야
必中其經, 非絡脈也.

고락병자 기통여경맥무처 고명왈무자
故絡病者, 其痛與經脈繆處, 故命曰繆刺.

➡ 邪氣의 순차적인 침입 경로는『素問·陰陽應象大論 05』4장 4절,『素問·皮部論 56』,『素問·繆刺論 63』,『靈樞·百病始生 66』,『靈樞·刺節眞邪 75』에 나온다.

◆ 鍼法有巨刺繆刺散刺 ○ 經曰, 左盛則右病, 右盛則左病. 右痛未已而左脈先病, 左痛未已而右脈先病, 如此者必巨刺之.『入門』○ 經曰, 邪客大絡者, 左注右, 右注左, 上下左右, 其氣無常, 不入經腧, 命曰繆刺.『入門』

① 침법에는 거자법, 무자법, 산자법이 있다[鍼法有巨刺繆刺散刺] ○ 『내경(內經)』(『素問·繆刺論 63』)에서는 "왼쪽 경맥(經脈)이 성(盛)하면 오른쪽 경맥이 먼저 병든 것이고, 오른쪽 경맥이 성하면 왼쪽 경맥이 먼저 병든 것이다. 또한 오른쪽의 통증이 낫기도 전에 왼쪽 경맥이 먼저 병들고, 왼쪽의 통증이 낫기도 전에 오른쪽 경맥이 먼저 병든다. 그러므로 이와 같은 경우는 반드시 거자법(巨刺法)을 써야 한다"라고 하였다. 『입문』(「鍼灸·子午八法」) ○ 『내경』(『素問·繆刺論 63』)에서는 "사기(邪氣)가 대락(大絡)에 침입하면 왼쪽에서 오른쪽으로도 몰려가고 오른쪽에서 왼쪽으로도 몰려가며 상하좌우로 일정한 곳이 없이 돌아다니기도 하나, 사기가 경혈(經穴)에는 들어가지 않았으니 무자법(繆刺法)을 쓴다"라고 하였다. 『입문』(「鍼灸·子午八法」) (『寶鑑·鍼灸篇·鍼法有巨刺繆刺散刺』) (신편p.3739 /신p.2107)

第二章

第一節

제 왈 원 문 무 자 내 하 취 지 하 여
帝曰, 願聞繆刺奈何? 取之何如?

기 백 왈 사 객 어 족 소 음 지 락 령 인 졸 심 통 폭 창 흉 협 지 만
岐伯曰, 邪客於足少陰之絡, 令人卒心痛, 暴脹, 胸脇支滿.

무 적 자 자 연 골 지 전 출 혈 여 식 경 이 이
無積者, 刺然骨之前出血, 如食頃而已.

불 이 좌 취 우 우 취 좌 병 신 발 자 취 오 일 이
不已, 左取右, 右取左, 病新發者, 取五日已.

第二節

사 객 어 수 소 양 지 락 령 인 후 비 설 권 구 건 심 번 비 외 렴 통 수 불 급 두
邪客於手少陽之絡, 令人喉痹舌卷, 口乾心煩, 臂外廉痛, 手不及頭.

자 수 중 지 차 지 조 갑 상 거 단 여 구 엽 각 일 유
刺手中㉠指次指爪甲上, 去端如韭葉, 各一痏.

장 자 립 이 노 자 유 경 이 좌 취 우 우 취 좌 차 신 병 수 일 이
壯者立已, 老者有頃已, 左取右, 右取左, 此新病數日已.

第三節

사 객 어 족 궐 음 지 락 령 인 졸 산 폭 통
邪客於足厥陰之絡, 令人卒疝暴痛.

자 족 대 지 조 갑 상 여 육 교 자 각 일 유 남 자 립 이 여 자 유 경 이 좌 취 우 우 취 좌
刺足大指爪甲上, 與肉交者, 各一痏. 男子立已, 女子有頃已, 左取右, 右取左.

第四節

사 객 어 족 태 양 지 락 령 인 두 항 견 통
邪客於足太陽之絡, 令人頭項肩痛.

자 족 소 지 조 갑 상 여 육 교 자 각 일 유 립 이
刺足小指爪甲上, 與肉交者, 各一痏, 立已;

불 이 자 외 과 하 삼 유 좌 취 우 우 취 좌 여 식 경 이
不已, 刺外踝下三痏, 左取右, 右取左, 如食頃已.

㉠ 中 : 校釋本에는 '小'로 고쳤다.

第五節

사 객 어 수 양 명 지 락 령 인 기 만 흉 중 천 식 이 지 거 흉 중 열
邪客於手陽明之絡, 令人氣滿, 胸中喘息, 而支胠胸中熱.

자 수 대 지 차 지 조 갑 상 거 단 여 구 엽 각 일 유 좌 취 우 우 취 좌 여 식 경 이
刺手大指次指爪甲上, 去端如韭葉, 各一痏, 左取右, 右取左, 如食頃已.

第六節

사 객 어 비 장 지 간 불 가 득 굴
邪客於臂掌之間, 不可得屈.

자 기 과 후 선 이 지 안 지 통 내 자 지
刺其踝後, 先以指按之痛, 乃刺之,

이 월 사 생 위 수 월 생 일 일 일 유 이 일 이 유
以月死生爲數, 月生一日一痏, 二日二痏,

십 오 일 십 오 유 십 육 일 십 사 유
十五日十五痏, 十六日十四痏.

사 객 어 족 양 교 지 맥 령 인 목 통 종 내 자 시
邪客於足陽蹻之脈, 令人目痛從內眥始.

자 외 과 지 하 반 촌 소 각 이 유 좌 자 우 우 자 좌 여 행 십 리 경 이 이
刺外踝之下半寸所, 各二痏, 左刺右, 右刺左, 如行十里頃而已.

인 유 소 타 추 악 혈 류 내 복 중 만 창 부 득 전 후 선 음 리 약
人有所墮墜, 惡血留內, 腹中滿脹, 不得前後, 先飮利藥.

차 상 상 궐 음 지 맥 하 상 소 음 지 락
此上傷厥陰之脈, 下傷少陰之絡.

자 족 내 과 지 하 연 골 지 전 혈 맥 출 혈 자 족 부 상 동 맥
刺足內踝之下, 然骨之前, 血脈出血, 刺足跗上動脈;

불 이 자 삼 모 상 각 일 유 견 혈 립 이 좌 자 우 우 자 좌
不已, 刺三毛上各一痏, 見血立已, 左刺右, 右刺左.

선 비 경 불 락 자 여 우 방
善悲驚不樂, 刺如右方.

第七節

사 객 어 수 양 명 지 락 령 인 이 롱 시 불 문 음
邪客於手陽明之絡, 令人耳聾, 時不聞音.

자 수 대 지 차 지 조 갑 상 거 단 여 구 엽 각 일 유 립 문
刺手大指次指爪甲上, 去端如韭葉, 各一痏, 立聞;

불 이 자 중 지 조 갑 상 여 육 교 자 립 문
不已, 刺中指爪甲上, 與肉交者, 立聞;

기 불 시 문 자 불 가 자 야
其不時聞者, 不可刺也.

이 중 생 풍 자 역 자 지 여 차 수 좌 자 우 우 자 좌
耳中生風者, 亦刺之如此數, 左刺右, 右刺左.

第八節

범 비 왕 래 행 무 상 처 자 재 분 육 간 통 이 자 지 이 월 사 생 위 수
凡痺往來, 行無常處者, 在分肉間痛而刺之, 以月死生爲數,

용침자 수기성쇠 이위유수
用針者，隨氣盛衰，以爲痏數，

침과기일수즉탈기 불급일수즉기불사 좌자우 우자좌 병이지
鍼過其日數則脫氣，不及日數則氣不寫，左刺右，右刺左，病已止；

불이 부자지여법
不已，復刺之如法.

월생일일일유 이일이유 점다지
月生一日一痏，二日二痏，漸多之；

십오일십오유 십육일십사유 점소지
十五日十五痏，十六日十四痏，漸少之.

第九節

사객어족양명지경 령인구뉵 상치한
邪客於足陽明之經㉠，令人鼽衄，上齒寒.

자족중 지차지조갑상 여육교자 각일유 좌자우 우자좌
刺足中㉡指次指爪甲上，與肉交者，各一痏，左刺右，右刺左.

第十節

사객어족소양지락 령인협통 부득식 해이한출
邪客於足少陽之絡，令人脇痛，不得息，欬而汗出.

자족소지차지조갑상 여육교자 각일유 부득식립이 한출립지
刺足小指次指爪甲上，與肉交者，各一痏，不得息立已，汗出立止，

해자 온의음식 일일이
欬者，溫衣飮食，一日已.

좌자우 우자좌 병립이 불이 부자여법
左刺右，右刺左，病立已；不已，復刺如法.

第十一節

사객어족소음지락 령인익통 불가납식 무고선노 기상주분상
邪客於足少陰之絡，令人嗌痛，不可內食，無故善怒，氣上走賁上.

자족하중앙지맥 각삼유 범육자 립이 좌자우 우자좌
刺足下中央之脈，各三痏，凡六刺，立已，左刺右，右刺左.

익중종 불능납타 시불능출타자 자 연골지전 출혈립이
嗌中腫，不能內唾，時不能出唾者，刺㉢然骨之前，出血立已，

좌자우 우자좌
左刺右，右刺左.

第十二節

사객어족태음지락 령인요통 인소복공묘 불가이앙식
邪客於足太陰之絡，令人腰痛，引少腹控眇，不可以仰息.

자요고지해 양신지상 시요수 이월사생위유수 발침립이
刺腰尻之解，兩胂之上，是腰兪㉣，以月死生爲痏數，發鍼立已，

좌자우 우자좌
左刺右，右刺左.

㉠ 經 : 校釋本에는 '絡'으로 고쳤다.
㉡ 中 : 校釋本에는 '大'로 고쳤다.
㉢ 刺 : 校釋本에는 '繆刺'로 되어 있다.
㉣ 是腰兪 : 校釋本에는 이 세 글자를 삭제하였다.

第十三節

사객어족태양지락 령인구련 배급 인협이통
邪客於足太陽之絡, 令人拘攣, 背急, 引脇而痛.

자지종항시 수척추협척 질안지응수여통 자지방삼유 립이
刺之從項始, 數脊椎俠脊, 疾按之應手如痛, 刺之傍三痏, 立已.

第十四節

사객어족소양지락 령인류어추중통 비불가거
邪客於足少陽之絡, 令人留於樞中痛, 髀不可擧.

자추중이호침 한즉구유침 이월사생위수 립이
刺樞中以毫鍼, 寒則久留鍼, 以月死生爲數, 立已.

第十五節

치제경자지 소과자불병 즉무자지
治諸經刺之, 所過者不病, 則繆刺之.

이롱 자수양명 불이 자기통맥출이전자
耳聾, 刺手陽明; 不已, 刺其通脈出耳前者.

치우 자수양명 불이 자기맥입치중 립이
齒齲, 刺手陽明; 不已, 刺其脈入齒中, 立已.

사객어오장지간 기병야 맥인이통 시래시지
邪客於五藏之間, 其病也, 脈引而痛, 時來時止.

시기병 무자지어수족조갑상
視其病, 繆刺之於手足爪甲上.

시기맥 출기혈 간일일자 일자불이 오자이
視其脈, 出其血, 間日一刺. 一刺不已, 五刺已.

무전인상치 치순한통
繆傳引上齒, 齒脣寒痛.

시기수배맥혈자거지 족양명중지조갑상일유
視其手背脈血者去之, 足陽明中指爪甲上一痏,

수대지차지조갑상각일유 립이
手大指次指爪甲上各一痏, 立已,

좌취우 우취좌
左取右, 右取左.

第十六節

사객어수족소음태음족양명지락 차오락 개회어이중 상락좌각
『邪客於手足少陰太陰足陽明之絡, 此五絡, 皆會於耳中, 上絡左角,

오락구갈 령인신맥개동 이형무지야 기상약시 혹왈시궐
五絡俱竭, 令人身脈皆動, 而形無知也, 其狀若尸, 或曰尸厥.

자기족대지내측조갑상 거단여구엽 후자족심
刺其足大指內側爪甲上, 去端如韭葉, 後刺足心,

후자족중지조갑상 각일유 후자수대지내측 거단여구엽
後刺足中指爪甲上, 各一痏, 後刺手大指內側, 去端如韭葉,

후자수심주 소음예골지단 각일유 립이
後刺手心主, 少陰銳骨之端, 各一痏, 立已;

불이 이죽관취기양이
不已, 以竹管吹其兩耳,』① (「尸厥」)(「救急·鍼灸法」)

체기좌각지발 방일촌 번치
鬄其左角之髮, 方一寸, 燔治,

음이미주일배 불능음자관지 립이
飮以美酒一杯, 不能飮者灌之, 立已.

◆ **尸厥** ○ 邪客於手足少陰·太陰·足陽明之絡, 此五絡皆會於耳中, 上絡左角. 五絡俱竭, 令人身脈皆動, 而形無知也, 其狀若尸, 名曰尸厥. 以竹管, 吹其兩耳, 卽甦. 『內經』

① **시궐(尸厥)** ○ 사기(邪氣)가 수소음경(手少陰經)·족소음경(足少陰經)·수태음경(手太陰經)·족태음경(足太陰經)·족양명경(足陽明經)의 낙맥(絡脈)을 침범하면 이 다섯 개의 낙맥은 다 귓속에 모였다가 머리의 왼쪽 모서리로 올라가는 바, 오락(五絡)의 경기(經氣)가 모두 소모되면 온몸의 경맥(經脈)은 뛰지만 형체는 지각이 없어져 마치 죽은 사람 같으므로 '시궐(尸厥)'이라고 하는데, 이때는 대나무대롱을 양쪽 귀에 대고 불어주면 곧 깨어난다. 『내경』(『素問·繆刺論 63』) (『寶鑑·雜病九·救急·尸厥』) (신편p.2895 /신p.1608)

◉ 『寶鑑』에서는 '尸厥' 조문에 '還魂湯, 蘇合香丸, 硫黃散, 朱犀散'을 예시하였다.

■ **鍼灸法** ○ 邪客於手足少陰·太陰·足陽明之絡, 此五絡俱竭, 令人身脈皆動, 而形無知, 其狀若尸, 名曰尸厥. 先刺隱白, 後刺涌泉, 後刺厲兌, 後刺少商, 後刺神門. 『內經』

① **침구법(鍼灸法)** ○ 사기(邪氣)가 수소음경(手少陰經)·족소음경(足少陰經)·수태음경(手太陰經)·족태음경(足太陰經)·족양명경(足陽明經)의 낙맥(絡脈)을 침범하여 이 다섯 낙맥의 경기(經氣)가 다 소모되면 맥은 뛰나 지각이 없어져 죽은 사람같이 되는데, 이것을 '시궐(尸厥)'이라고 한다. 이때는 먼저 은백혈(隱白穴)에 침을 놓고 그 다음에는 용천혈(涌泉穴)에 놓고, 그 다음에는 여태혈(厲兌穴)에 놓고, 그 다음에는 소상혈(少商穴)에 놓고, 마지막에 신문혈(神門穴)에 놓는다. 『내경』(『素問·繆刺論 63』) (『寶鑑·雜病九·救急·鍼灸法』) (신편p.2907 /신p.1615)

第三章

범자지수 선시기경맥 절이종지 심기허실이조지
凡刺之數, 先視其經脈, 切而從之, 審其虛實而調之.

부조자 경자지 유통이경불병자 무자지
不調者, 經刺之; 有痛而經不病者, 繆刺之;

인시기피부유혈락자 진취지 차무자지수야
因視其皮部有血絡者, 盡取之, 此繆刺之數也.

四時刺逆從論篇 第六十四

六經痺疝 (『類經十七卷·疾病類』, p.660)

第一章

궐음유여병음비 부족병생열비 활즉병호산풍 색즉병소복적기
厥陰有餘病陰痺, 不足病生熱痺; 滑則病狐疝風, 濇則病少腹積氣.

소음유여병피비은진 부족병폐비 활즉병폐풍산 색즉병적수혈
少陰有餘病皮痺隱軫, 不足病肺痺; 滑則病肺風疝, 濇則病積溲血.

태음유여병육비한중 부족병비비 활즉병비풍산 색즉병적 심복시만
太陰有餘病肉痺寒中, 不足病脾痺; 滑則病脾風疝, 濇則病積, 心腹時滿.

양명유여병맥비신시열 부족병심비 활즉병심풍산 색즉병적 시선경
陽明有餘病脈痺身時熱, 不足病心痺; 滑則病心風疝, 濇則病積, 時善驚.

태양유여병골비신중 부족병신비 활즉병신풍산 색즉병적 시선 전질
太陽有餘病骨痺身重, 不足病腎痺; 滑則病腎風疝, 濇則病積, 時善㉠巔疾.

소양유여병근비협만 부족병간비 활즉병간풍산 색즉병적 시근급목통
少陽有餘病筋痺脇滿, 不足病肝痺; 滑則病肝風疝, 濇則病積, 時筋急目痛.

刺分四時 逆則爲害 (『類經二十卷·鍼刺類』, p.783)

第二章

시고 춘기재경맥 하기재손락 장하기재기육 추기재피부 동기재골수중
是故『春氣在經脈, 夏氣在孫絡, 長夏氣在肌肉, 秋氣在皮膚, 冬氣在骨髓中.』①
(「四時鍼法」)

제왈 여원문기고
帝曰, 余願聞其故.

기백왈 춘자 천기시개 지기시설 동해빙석 수행경통 고인기재맥
岐伯曰, 春者, 天氣始開, 地氣始泄, 凍解冰釋, 水行經通, 故人氣在脈.

하자 경만기일 입손락수혈 피부충실
夏者, 經滿氣溢, 入孫絡受血, 皮膚充實.

장하자 경락개성 내일기중
長夏者, 經絡皆盛, 內溢肌中.

추자 천기시수 주리폐색 피부인급
秋者, 天氣始收, 腠理閉塞, 皮膚引急.

동자 개장 혈기재중 내착골수 통어오장
冬者, 蓋藏, 血氣在中, 內著骨髓, 通於五藏.

시고사기자 상수사시지기혈이입객야 지기변화 불가위탁
『是故邪氣者, 常隨四時之氣血而入客也, 至其變化, 不可爲度.

㉠ 時善 : 四庫全書本, 章句索引本, 校釋本에는 '善時'로 되어 있다.

然必從其經氣，辟除其邪，除其邪則亂氣不生.』① (「四時鍼法」)

第三章

帝曰，逆四時而生亂氣，奈何？

岐伯曰，春刺絡脈，血氣外溢，令人少氣；

春刺肌肉，血氣環逆，令人上氣；

春刺筋骨，血氣內著，令人腹脹.

夏刺經脈，血氣乃竭，令人解㑊；

夏刺肌肉，血氣內却，令人善恐；

夏刺筋骨，血氣上逆，令人善怒.

秋刺經脈，血氣上逆，令人善忘；

秋刺絡脈，氣不外行，令人臥不欲動；

秋刺筋骨，血氣內散，令人寒慄.

冬刺經脈，血氣皆脫，令人目不明；

冬刺絡脈，內氣外泄，留爲大痹；

冬刺肌肉，陽氣竭絶，令人善忘.

凡此四時刺者，大逆之病，不可不從也；『反之則生亂氣，相淫病焉.』① (「四時鍼法」)

故刺不知四時之經，病之所生，以從爲逆，正氣內亂，與精相薄.

必審九候，正氣不亂，精氣不轉.

◘ **四時鍼法** ○ 春氣在經脈，夏氣在孫絡，長夏氣在肌肉，秋氣在皮膚，冬氣在骨髓中. 是故邪氣者，常隨四時之氣血而入客也. 必從其經氣，辟除其邪，則亂氣不生. 反之則生亂氣，相淫倂焉.『內經』

① 계절에 맞게 침을 놓는 방법[**四時鍼法**] ○ 원기(元氣)는 봄에는 경맥(經脈)에 있고, 여름에는 손락(孫絡)에 있으며, 장하(長夏, 장마철)에는 기육(肌肉)에 있고, 가을에는 피부에 있으며, 겨울에는 골수에 있다. 그러므로 사기(邪氣)는 사시(四時)의 기혈(氣血)을 따라 침습한다. 따라서 반드시 경기(經氣)에 따라 그 사기를 몰아내야 기를 어지럽게 하지 않는다. 그렇지 않으면 기운이 어지러워져 서로 어울려서 나가지 않게 된다. 『내경』(『素問·四時刺逆從論 64』) (『寶鑑·鍼灸篇·四時鍼法』) (신편p.3647 /신p.2053)

第四章

제 왈 선 자 오 장 중 심 일 일 사 기 동 위 애
帝曰，善. 刺五藏，中心一日死，其動爲噫；

중 간 오 일 사 기 동 위 어
中肝五日死，其動爲語；

중 폐 삼 일 사 기 동 위 해
中肺三日死，其動爲欬；

중 신 육 일 사 기 동 위 체 흠
中腎六日死，其動爲嚏欠；

중 비 십 일 사 기 동 위 탄
中脾十日死，其動爲呑.

자 상 인 오 장 필 사 기 동 즉 의 기 장 지 소 변 후 지 기 사 야
刺傷人五藏必死，其動則依其藏之所變候，知其死也.

▶ 오장을 찔러 생기가 끊어지는 내용은 『素問·診要經終論 16』 4장, 『素問·刺禁論 52』 2장, 『素問·四時刺逆從論 64』 4장에 나온다.

標本病傳論篇 第六十五

病有標本 刺有逆從 (『類經十卷·標本類』, p.388)

第一章

黃帝問曰, 病有標本, 刺有逆從, 奈何?

岐伯對曰, 凡刺之方, 必別陰陽, 前後相應, 逆從得施, 標本相移.

故曰『有其在標而求之於標, 有其在本而求之於本;

有其在本而求之於標, 有其在標而求之於本.

故治有取標而得者, 有取本而得者; 有逆取而得者, 有從取而得者.

故知逆與從, 正行無問;

知標本者, 萬擧萬當; 不知標本, 是謂妄行.』① (「標本用藥先後」)

◇ 標本用藥先後 ○ 內經曰, 有其在標而求之於標, 有其在本而求之於本, 有其在本而求之於標, 有其在標而求之於本. 故治有取標而得者, 有取本而得者, 有逆取而得者, 有從取而得者. 故知逆與從, 正行無問. 知標本者, 萬擧萬當, 不知標本, 是謂妄行.

① 표와 본에 따라 약을 쓰는 선후차[標本用藥先後] ○『내경(內經)』(『素問·標本病傳論 65』)에서는 "병이 표(標)에 있을 때 표를 치료해주는 경우도 있고, 병이 본(本)에 있을 때 본을 치료해주는 경우도 있고, 병이 본에 있을 때 표를 치료해주는 경우도 있고, 병이 표에 있을 때 본을 치료해주는 경우도 있다. 따라서 치료할 적에 어떤 것은 표를 치료해야 낫고, 어떤 것은 본을 치료해야 낫고, 어떤 것은 역치법(逆治法)을 써야 낫고, 어떤 것은 종치법(從治法)을 써야 낫는다. 그러므로 역치법과 종치법의 원칙을 파악하여야 정확한 치료가 이루어지리라는 것은 불문가지의 사실이다. 표본(標本)의 경중과 완급을 이해하고 치료한다면 백발백중의 치료효과를 거둘 것이나 표본의 경중과 완급을 모른다면 맹목적인 시술이 될 것이다"라고 하였다. (『寶鑑·雜病一·用藥·標本用藥先後』) (신편p.1666 /신p.987)

標本逆從 治有先後 (『類經十卷·標本類』, p.389)

第二章

夫陰陽逆從, 標本之爲道也,

소이대 언일이지백병지해 소이다 천이박 가이언일이지백야
小而大, 言一而知百病之害; 少而多, 淺而博, 可以言一而知百也.

이천이지심 찰근이지원
以淺而知深, 察近而知遠.

언표여본 이이물급
言標與本, 易而勿及.

치반위역 치득위종
治反爲逆, 治得爲從.

선병이후역자 치기본 선역이후병자 치기본
『先病而後逆者, 治其本; 先逆而後病者, 治其本.

선한이후생병자 치기본 선병이후생한자 치기본
先寒而後生病者, 治其本; 先病而後生寒者, 治其本.

선열이후생병자 치기본 선열이후생중만자 치기표
先熱而後生病者, 治其本; 先熱而後生中滿者, 治其標.

선병이후설자 치기본 선설이후생타병자 치기본
先病而後泄者, 治其本; 先泄而後生他病者, 治其本,

필차조지 내치기타병
必且調之, 乃治其他病.

선병이후생중만자 치기표 선중만이후번심자 치기본
先病而後生中滿者, 治其標; 先中滿而後煩心者, 治其本.

인유객기 유동기 소대불리치기표 소대리치기본
人有客氣, 有同氣, 小大不利治其標, 小大利治其本.

병발이유여 본이표지 선치기본 후치기표
病發而有餘, 本而標之, 先治其本, 後治其標;

병발이부족 표이본지 선치기표 후치기본
病發而不足, 標而本之, 先治其標, 後治其本.

근찰간심 이의조지 간자병행 심자독행
謹察間甚, 以意調之. 間者幷行, 甚者獨行.』① (「標本用藥先後」)

선소대불리이후생병자 치기본
先小大不利而後生病者, 治其本.

◘ **標本用藥先後** ○ 先病而後逆者治其本, 先逆而後病者治其本. 先寒而後生病者治其本, 先病而後生寒者治其本. 先熱而後生病者治其本, 先熱而後生中滿者治其標. 先病而後泄者治其本, 先泄而後生他病者治其本, 必且調之, 乃治其他病. 先病而後生中滿者治其標, 先中滿而後煩心者治其本. 人有客氣有同氣, 小大不利治其標, 小大利治其本. 病發而有餘, 本而標之, 先治其本, 後治其標. 病發而不足, 標而本之, 先治其標, 後治其本. 謹察間甚, 以意調之, 間者並行, 甚者獨行. 『內經』

① 표와 본에 따라 약을 쓰는 선후차[標本用藥先後] ○ 먼저 어떤 병을 앓다가 기혈(氣血)이 역란(逆亂)되는 경우는 본(本)을 먼저 치료해야 하고, 먼저 기혈이 역란되고 병이 발생한 경우도 본을 먼저 치료해야 한다. 먼저 한사(寒邪)에 감촉되고 병이 발생한 경우는 본(本)을 먼저 치료해야 하고, 먼저 병을 앓다가 한증(寒證)이 나타나는 경우도 본을 먼저 치료해야 한다. 먼저 열사(熱邪)에 감촉되고 병이 발생한 경우는 본(本)을 먼저 치료해야 하고, 먼저 열사에 감촉되고 중초(中焦)가 창만(脹滿)해진 경우는 표(標)를 먼저 치료해야 한다. 먼저 병을 앓다가 설사를 하는 경우는 본을 먼저 치료해야 하고, 먼저 설사를 하다가 다른 병이 발생한 경우도 본을 먼저 치료하여 반드시 설사를 다스린 다음에 다른 병을 치료한다. 먼저 병을 앓다가 중초가 창만한 경우는 표를 먼저 치료해야 하고, 먼저 중초가 창만하고 가슴이 답답한 증이 생긴 경우는 본을 먼저 치료해야 한다. 외사(外邪)에 감촉되어 병이 발생한 경우나 체내의 사기(邪氣)로 인해 병이 발생한 경우, 대소변이 나오지 않는다면 먼저 대소변을 나오게 하여 표(標)를 치료해주고, 대소변이 잘 나온다면 먼저 본(本)을 치료해준다. 병이 사기(邪氣)가 유여(有餘)하여 발생하였다면 사기가 본이 되고 기타 증후는 표가 되는데, 이때는 본이 되는 사기

를 먼저 치료해준 다음에 표가 되는 증후를 치료해준다. 병이 정기(正氣)가 부족(不足)하여 발생하였다면 정기가 표가 되고 기타 증후는 본이 되는데, 이때는 표가 되는 정기의 부족을 먼저 다스리고 나서 본이 되는 증후를 치료해준다. 신중하게 질병의 경중(輕重)을 살펴 힘껏 치료하여야 하는데, 병이 가벼운 것은 표(標)와 본(本)을 같이 치료해주고, 병이 무거운 것은 표를 먼저 치료하거나 본을 먼저 치료해준다. 『내경』(『素問·標本病傳論 65』) (『寶鑑·雜病一·用藥·標本用藥先後』) (신편p.1666 /신p.987)

病傳死期 (『類經十八卷·疾病類』, p.715)

第三章

『夫病傳者,

心病, 先心痛; 一日而欬; 三日脇支痛; 五日閉塞不通, 身痛體重; 三日不已死.
　　冬夜半, 夏日中.

肺病, 喘欬; 三日而脇支滿痛; 一日身重體痛, 五日而脹; 十日不已死.
　　冬日入, 夏日出.

肝病, 頭目眩, 脇支滿; 三日體重身痛, 五日而脹; 三日腰脊少腹痛, 脛痠;
　　三日不已死. 冬日入, 夏早食.

脾病, 身痛體重; 一日而脹; 二日少腹腰脊痛, 脛痠; 三日背胎筋痛, 小便閉;
　　十日不已死. 冬人定, 夏晏食.

腎病, 少腹腰脊痛, 胻痠; 三日背胎筋痛, 小便閉; 三日腹脹; 三日兩脇支痛;
　　三日不已死. 冬大晨, 夏晏晡.

胃病, 脹滿; 五日少腹腰脊痛, 胻痠; 三日背胎筋痛, 小便閉; 五日身體重;
　　六日不已死. 冬夜半後, 夏日昳.

膀胱病, 小便閉; 五日少腹脹, 腰脊痛, 胻痠; 一日腹脹; 一日身體痛;
　　二日不已死. 冬雞鳴, 夏下晡.』① (「臟腑病急傳」)

諸病以次是相傳, 如是者, 皆有死期, 不可刺.

間一藏止㉠, 及至三四藏者, 乃可刺也.

㉠ 止 : 校釋本에는 '止者'로 '者'를 보충하였다.

➡ 『素問·標本病傳論 65』 3장은 『靈樞·病傳 42』 2장을 참고하라.

■ **臟腑病急傳** ○ 夫病傳者, 心病先心痛, 一日而咳, 心傳肺. 三日脇支滿, 肺傳肝. 五日閉塞不通, 身痛體重. 肝傳脾. 三日不已, 死, 冬夜半, 夏日中. ○ 肺病喘咳, 三日而脇支滿, 肺傳肝. 一日身重體痛, 五日而脹. 肝傳脾胃. 十日不已, 死, 冬日入, 夏日出. ○ 肝病頭目眩, 脇支滿, 三日體重身痛, 五日而脹, 肝傳脾胃. 三日腰脊小腹痛, 脛痠. 脾傳腎. 三日不已, 死, 冬日入, 夏早食. ○ 脾病身重體痛, 一日而脹, 脾自傳胃. 二日小腹腰脊痛, 脛痠, 三日背膂筋痛, 小便閉. 脾傳腎膀胱. 十日不已, 死, 冬人定, 夏晏食. ○ 腎病小腹腰脊痛, 䯒痠, 三日背膂筋痛, 小便閉, 腎傳膀胱. 三日腹脹, 膀胱傳小腸. 三日兩脇支痛. 小腸傳心. 二日不已, 死, 冬大晨, 夏晏脯[哺]. ○ 胃病脹滿, 五日小腹腰脊痛, 䯒痠, 胃傳腎. 二日背膂筋痛, 小便閉, 腎傳膀胱. 五日身體重. 膀胱傳心. 六日不已, 死, 冬夜半後, 夏日昳. ○ 膀胱病小便閉, 五日小腹脹, 腰脊痛, 䯒痠, 膀胱傳腎. 一日腹脹, 腎傳小腸. 二日身體痛. 小腸傳心. 二日不已, 死, 冬鷄鳴, 夏下晡. 『內經』

① 장부병이 빨리 전이되는 것[**臟腑病急傳**] ○ 질병이 전변되는 과정을 보자면, 만약 심병(心病)이라면 먼저 가슴이 아픈 증상이 나타나는데, 하루가 지나면 기침이 나고, 病邪가 心에서 肺로 전이된 것이다. 사흘이 지나면 옆구리가 더부룩하고 아프며, 病邪가 肺에서 肝으로 전이된 것이다. 닷새가 지나면 위완(胃脘)이 막혀 통하지 않고, 온몸이 아프고 무겁다. 病邪가 肝에서 脾로 전이된 것이다. 다시 사흘이 지나도 낫지 않으면 죽는데, 겨울에는 한밤중에 죽고 여름에는 한낮에 죽는다. ○ 만약 폐병(肺病)이라면 먼저 숨이 차고 기침이 나는데, 사흘이 지나면 옆구리가 그득하고 아프며, 病邪가 肺에서 肝으로 전이된 것이다. 다시 하루가 지나면 몸이 무겁고 아프며, 다시 닷새가 지나면 복부가 불러 오른다. 病邪가 肝에서 脾胃로 전이된 것이다. 다시 열흘이 지나도 낫지 않으면 죽는데, 겨울에는 해질녘에 죽고 여름에는 해뜰 무렵에 죽는다. ○ 만약 간병(肝病)이라면 머리가 아프고 눈앞이 어질어질하고 옆구리가 그득한데, 사흘이 지나면 몸이 무겁고 아프며, 다시 닷새가 지나면 배가 불러 오르고, 病邪가 肝에서 脾胃로 전이된 것이다. 다시 사흘이 지나면 허리·등줄기·아랫배가 아프고 정강이가 시큰거린다. 病邪가 脾에서 腎으로 전이된 것이다. 다시 사흘이 지나도 낫지 않으면 죽는데, 겨울에는 해질녘에 죽고 여름에는 아침밥을 먹을 무렵에 죽는다. ○ 만약 비병(脾病)이라면 몸이 무겁고 아픈데, 하루가 지나면 배가 불러 오르고, 病邪가 脾에서 胃로 전이된 것이다. 이틀이 지나면 아랫배·허리·등줄기가 아프고 정강이가 시큰거리며, 다시 사흘이 지나면 등줄기의 근육이 아프고 소변이 나오지 않는다. 病邪가 脾에서 腎·膀胱으로 전이된 것이다. 다시 열흘이 지나도 낫지 않으면 죽는데, 겨울에는 인정(人定) 무렵에 죽고 여름에는 저녁밥을 먹을 무렵에 죽는다. ○ 만약 신병(腎病)이라면 아랫배·허리·등줄기가 아프고 정강이가 시큰거리는데, 사흘이 지나면 등줄기의 근육이 아프고 소변이 나오지 않으며, 病邪가 腎에서 膀胱으로 전이된 것이다. 다시 사흘이 지나면 배가 불러 오르고, 病邪가 膀胱에서 小腸으로 전이된 것이다. 다시 사흘이 지나면 옆구리가 그득하면서 아프다. 病邪가 小腸에서 心으로 전이된 것이다. 다시 이틀이 지나도 낫지 않으면 죽는데, 겨울에는 날이 밝을 무렵에 죽고 여름에는 황혼녘에 죽는다. ○ 만약 위병(胃病)이라면 배가 불러 오르는데, 닷새가 지나면 아랫배·허리·등줄기가 아프고 정강이가 시큰거리며, 病邪가 胃에서 腎으로 전이된 것이다. 다시 이틀이 지나면 등줄기의 근육이 아프고 소변이 나오지 않으며, 病邪가 腎에서 膀胱으로 전이된 것이다. 다시 닷새가 지나면 몸이 무겁고 아프다. 病邪가 膀胱에서 心으로 전이된 것이다. 다시 엿새가 지나도 낫지 않으면 죽는데, 겨울에는 밤중에 죽고 여름에는 오후에 죽는다. ○ 만약 방광병(膀胱病)이라면 소변이 나오지 않는데, 닷새가 지나면 아랫배가 불러 오르고 허리와 등줄기가 아프며 정강이가 시큰거리고, 病邪가 膀胱에서 腎으로 전이된 것이다. 다시 하루가 지나면 복부가 불러 오르고, 病邪가 腎에서 小腸으로 전이된 것이다. 다시 이틀이 지나면 몸이 아프다. 病邪가 小腸에서 心으로 전이된 것이다. 다시 이틀이 지나도 낫지 않으면 죽는데, 겨울에는 새벽닭이 울 무렵에 죽고 여름에는 오후에 죽는다. 『내경』(『素問·標本病傳論 65』) (『寶鑑·雜病一·辨證·臟腑病急傳』) (신편 p.1632 /신p.965)

天元紀大論篇 第六十六

天元紀 (『類經二十三卷·運氣類』, p.927)

第一章

黃帝問曰, 天有五行, 御五位, 以生寒暑燥濕風;

人有五藏, 化五氣, 以生喜怒思憂恐.

論言五運相襲, 而皆治之, 終期之日, 周而復始, 余已知之矣.

願聞其與三陰三陽之候, 奈何合之?

鬼臾區稽首再拜對曰, 昭乎哉, 問也!

夫五運陰陽者, 天地之道也,

萬物之綱紀, 變化之父母, 生殺之本始, 神明之府也, 可不通乎?

故物生謂之化, 物極謂之變, 陰陽不測謂之神, 神用無方謂之聖.

夫變化之爲用也, 在天爲玄, 在人爲道, 在地爲化. 化生五味, 道生智, 玄生神.

神在天爲風, 在地爲木;

在天爲熱, 在地爲火;

在天爲濕, 在地爲土;

在天爲燥, 在地爲金;

在天爲寒, 在地爲水.

故在天爲氣, 在地成形, 形氣相感, 而化生㉠萬物矣.

然天地者, 萬物之上下也;

左右者, 陰陽之道路也;

㉠ 化生 : 四庫全書本에는 '化'로 되어 있다.

수화자 음양지징조야
水火者, 陰陽之徵兆也;

금목자 생성지종시야
金木者, 生成之終始也.

기유다소 형유성쇠 상하상소 이손익창의
氣有多少, 形有盛衰, 上下相召, 而損益彰矣.

第二章

제왈 원문오운지주시야 하여
帝曰, 願聞五運之主時也, 何如?

귀유구왈 오기운행 각종기일 비독주시야
鬼臾區曰, 五氣運行, 各終期日, 非獨主時也.

제왈 청문기소위야
帝曰, 請聞其所謂也.

귀유구왈 신적고태시천원책문왈 태허료확 조기화원 만물자시 오운종천
鬼臾區曰, 臣積考太始天元冊文曰, 太虛寥廓, 肇基化元, 萬物資始, 五運終天.

포기진령 총 통곤원 구성현랑 칠요주선 왈음왈양 왈유왈강
布氣眞靈, 總㉠統坤元, 九星懸朗, 七曜周旋, 曰陰曰陽, 曰柔曰剛,

유현기위 한서이장 생생화화 품물함장 신사십세 차지위야
幽顯旣位, 寒暑弛張, 生生化化, 品物咸章. 臣斯十世, 此之謂也.

제왈 선 하위 기유다소 형유성쇠
帝曰, 善. 何謂㉡氣有多少, 形有盛衰?

귀유구왈 음양지기 각유다소 고왈삼음삼양야
鬼臾區曰, 陰陽之氣, 各有多少, 故曰三陰三陽也.

형유성쇠 위오행지치 각유태과불급야
形有盛衰, 謂五行之治, 各有太過不及也.

고기시야 유여이왕 부족수지 부족이왕 유여종지
故其始也, 有餘而往, 不足隨之; 不足而往, 有餘從之.

지영지수 기가여기 응천위천부 승세위세직 삼합위치
知迎知隨, 氣可與期, 應天爲天符, 承歲爲歲直, 三合爲治.

제왈 상하상소내하
帝曰, 上下相召柰何?

귀유구왈 한서조습풍화 천지음양야 삼음삼양상봉지
鬼臾區曰, 寒暑燥濕風火, 天之陰陽也, 三陰三陽上奉之;

목화토금수화 지지음양야 생장화수장하응지
木火土金水火, 地之陰陽也, 生長化收藏下應之.

천이양생음장 지이양살음장
天以陽生陰長, 地以陽殺陰藏.

천유음양 지역유음양
天有陰陽, 地亦有陰陽.

목화토금수화 지지음양야 생장화수장
木火土金水火, 地之陰陽也, 生長化收藏.㉢

고양중유음 음중유양
故陽中有陰, 陰中有陽.

㉠ 總 : 章句索引本, 校釋本에는 '摠'으로 되어 있다.

㉡ 謂 : 校釋本에는 '爲'로 되어 있다.

㉢ 校釋本에는 '木火土金水火, 地之陰陽也, 生長化收藏.'을 삭제하였다.

소이욕지천지지음양자 응천지기 동이불식 고오세이우천
所以欲知天地之陰陽者, 應天之氣, 動而不息, 故五歲而右遷;

응지지기 정이수위 고육기이환회
應地之氣, 靜而守位, 故六期而環會.

동정상소 상하상림 음양상착 이변유생야
動靜相召, 上下相臨, 陰陽相錯, 而變由生也.

"陰陽之氣, 各有多少故, 曰三陰三陽也."는 '三陰三陽'의 정의이다.

第三章

제왈 상하주기 기유수호
帝曰, 上下周紀, 其有數乎?

귀유구왈 천이육위절 지이오위제 주천기자 육기위일비 종지기자 오세위일주
鬼臾區曰, 天以六爲節, 地以五爲制. 周天氣者, 六期爲一備. 終地紀者, 五歲爲一周.

군화이명 상화이위
君火以明㉠, 相火以位.

오륙상합 이칠백이십기위일기 범삼십세
五六相合, 而七百二十氣爲一紀, 凡三十歲;

천사백사십기 범육십세 이위일주 불급태과 사개현의
千四百四十氣, 凡六十歲, 而爲一周, 不及太過, 斯皆見矣.

제왈 부자지언 상종천기 하필지기 가위실의
帝曰, 夫子之言, 上終天氣, 下畢地紀, 可謂悉矣!

여원문이장지 상이치민 하이치신
余願聞而藏之, 上以治民, 下以治身,

사백성소저 상하화친 덕택하류 자손무우 전지후세 무유종시 가득문호
使百姓昭著, 上下和親, 德澤下流, 子孫無憂, 傳之後世, 無有終時, 可得聞乎?

귀유구왈 지수지기 박책이미 기래가견 기왕가추
鬼臾區曰, 至數之機, 迫迮以微, 其來可見, 其往可追,

경지자창 만지자망 무도행사 필득요앙 근봉천도 청언진요
敬之者昌, 慢之者亡, 無道行私, 必得夭㉡殃, 謹奉天道. 請言眞要.

제왈 선언시자 필회어종 선언근자 필지기원 시즉지수극이도불혹 소위명의
帝曰, 善言始者, 必會於終; 善言近者, 必知其遠, 是則至數極而道不惑, 所謂明矣.

원부자추이차지 령유조리 간이불궤 구이부절 이용난망 위지강기
願夫子推而次之, 令有條理, 簡而不匱, 久而不絶, 易用難忘, 爲之綱紀.

지수지요 원진문지
至數之要, 願盡聞之.

귀유구왈 소호재문 명호재도 여고지응부 향지응성야
鬼臾區曰, 昭乎哉問! 明乎哉道! 如鼓之應桴, 響之應聲也.

신문지 갑기지세 토운통지
臣聞之, 甲己之歲, 土運統之;

을경지세 금운통지
乙庚之歲, 金運統之;

병신지세 수운통지
丙辛之歲, 水運統之;

㉠ 明 : 校釋本에는 '名'으로 고쳤다.
㉡ 夭 : 四庫全書本에는 '天'으로 되어 있다.

정임지세 목운통지
丁壬之歲, 木運統之;

무계지세 화운통지
戊癸之歲, 火運統之.

제왈 기어삼음삼양 합지내하
帝曰, 其於三陰三陽, 合之柰何?

귀유구왈 자오지세 상견소음
鬼臾區曰, 子午之歲, 上見少陰;

축미지세 상견태음
丑未之歲, 上見太陰;

인신지세 상견소양
寅申之歲, 上見少陽;

묘유지세 상견양명
卯酉之歲, 上見陽明;

진술지세 상견태양
辰戌之歲, 上見太陽;

사해지세 상견궐음 소음소위표야 궐음소위종야
巳亥之歲, 上見厥陰. 少陰所謂標也, 厥陰所謂終也.

궐음지상 풍기주지
厥陰之上, 風氣主之;

소음지상 열기주지
少陰之上, 熱氣主之;

태음지상 기주지
太陰之上, 濕氣主之;

소양지상 상화주지
少陽之上, 相火主之;

양명지상 조기주지
陽明之上, 燥氣主之;

태양지상 한기주지 소위본야 시위육원
太陽之上, 寒氣主之. 所謂本也, 是謂六元.

제왈 광호재도 명호재론 청저지옥판 장지금궤 서왈천원기
帝曰, 光乎哉道! 明乎哉論! 請著之玉版, 藏之金匱, 署曰天元紀.

五運行大論篇 第六十七

五運六氣 上下之應 (『類經二十三卷·運氣類』, p.937)

第一章

황제좌명당 시정천강 임관팔극 고건오상 청천사이문지
黃帝坐明堂, 始正天綱, 臨觀八極, 考建五常, 請天師而問之.

왈 론언천지지동정 신명위지기 음양지승강 한서창기조
曰, 論言天地之動靜, 神明爲之紀; 陰陽之升降, 寒暑彰其兆.

여문오운지수어부자 부자지소언 정오기지각주세이 수갑정운 여인론지
余聞五運之數於夫子, 夫子之所言, 正五氣之各主歲爾, 首甲定運, 余因論之.

귀유구왈 토주갑기 금주을경 수주병신 목주정임 화주무계
鬼臾區曰, 土主甲己, 金主乙庚, 水主丙辛, 木主丁壬, 火主戊癸.

자오지상 소음주지
子午之上, 少陰主之;

축미지상 태음주지
丑未之上, 太陰主之;

인신지상 소양주지
寅申之上, 少陽主之;

묘유지상 양명주지
卯酉之上, 陽明主之;

신술지상 태양주지
辰戌之上, 太陽主之;

사해지상 궐음주지 불합음양 기고하야
巳亥之上, 厥陰主之. 不合陰陽, 其故何也?

기백왈 시명도야 차천지지음양야
歧伯曰, 是明道也, 此天地之陰陽也.

부수지가수자 인중지음양야 연소합수지가득자야
夫數之可數者, 人中之陰陽也, 然所合數之可得者也.

부음양자 수지가십 추지가백 수지가천 추지가만
夫陰陽者, 數之可十, 推之可百; 數之可千, 推之可萬.

천지음양자 불이수추 이상지위야
天地陰陽者, 不以數推, 以象之謂也.

"天地之動靜, 神明爲之紀"는 神明으로 따진다는 뜻이고, 뒤에서 "天地陰陽者, 不以數推, 以象之謂也."라고 하였으니, 天地의 運氣는 數로 추산하기 어려워 象을 살핀다는 기본적인 접근 방식을 천명하였다.

第二章

제왈 원문기소시야
帝曰, 願聞其所始也.

기백왈 소호재 문야
岐伯曰, 昭乎哉, 問也!

신람태시천원책문
臣覽太始天元冊文,

단천지기 경우우녀무분
丹天之氣, 經于牛女戊分;

금천지기 경우심미기분
黅天之氣, 經于心尾己分;

창천지기 경우위실류귀
蒼天之氣, 經于危室柳鬼;

소천지기 경우항저묘필
素天之氣, 經于亢氐昴畢;

현천지기 경우장익루위
玄天之氣, 經于張翼婁胃.

소위무기분자 규벽각진 즉천지지문호야
所謂戊己分者, 奎壁角軫, 則天地之門戶也.

부후지소시 도지소생 불가불통야
夫候之所始, 道之所生, 不可不通也.

第三章

제왈 선 론언천지자 만물지상하 좌우자 음양지도로 미지기소위야
帝曰, 善. 論言天地者, 萬物之上下; 左右者, 陰陽之道路, 未知其所謂也.

기백왈 소위상하자 세상하현음양지소재야
岐伯曰, 所謂上下者, 歲上下見陰陽之所在也.

좌우자 제상현궐음 좌소음 우태양
左右者, 諸上見厥陰, 左少陰, 右太陽;

현소음 좌태음 우궐음
見少陰, 左太陰, 右厥陰;

현태음 좌소양 우소음
見太陰, 左少陽, 右少陰;

현소양 좌양명 우태음
見少陽, 左陽明, 右太陰;

현양명 좌태양 우소양
見陽明, 左太陽, 右少陽;

현태양 좌궐음 우양명 소위면북이명기위 언기현야
見太陽, 左厥陰, 右陽明. 所謂面北而命其位, 言其見也.

제왈 하위하
帝曰, 何謂下?

기백왈 궐음재상 즉소양재하 좌양명 우태음
岐伯曰, 厥陰在上, 則少陽在下, 左陽明, 右太陰;

소음재상 즉양명재하 좌태양 우소양
少陰在上, 則陽明在下, 左太陽, 右少陽;

태음재상 즉태양재하 좌궐음 우양명
太陰在上, 則太陽在下, 左厥陰, 右陽明;

소양재상 즉궐음재하 좌소음 우태양
少陽在上, 則厥陰在下, 左少陰, 右太陽;

양명재상 즉소음재하 좌태음 우궐음
陽明在上, 則少陰在下, 左太陰, 右厥陰;

태양재상 즉태음재하 좌소양 우소음 소위면남이명기위 언기현야
太陽在上, 則太陰在下, 左少陽, 右少陰. 所謂面南而命其位, 言其見也.

상하상구 한서상림 기상득즉화 불상득즉병
上下相遘, 寒暑相臨, 氣相得則和, 不相得則病.

제왈 기상득이병자 하야
帝曰, 氣相得而病者, 何也?

기백왈 이하림상 부당위야
岐伯曰, 以下臨上, 不當位也.

제왈 동정하여
帝曰, 動靜何如?

기백왈 상자우행 하자좌행 좌우주천 여이부회야
岐伯曰, 上者右行, 下者左行, 左右周天, 餘而復會也.

제왈 여문귀유구왈 응지자정 금부자내언하자좌행 부지기소위야
帝曰, 余聞鬼臾區曰, 應地者靜. 今夫子乃言下者左行, 不知其所謂也.

원문하이생지호
願聞何以生之乎?

기백왈 천지동정 오행 천부 수귀유구기상후이이 유불능편명
岐伯曰, 天地動靜㉠, 五行㉡遷復, 雖鬼臾區其上候而已, 猶不能徧明.

부변화지용 천수상 지성형 칠요위허 오행려지
夫變化之用, 天垂象, 地成形, 七曜緯虛, 五行麗地.

지자 소이재생성지형류야 허자 소이열응천지정기야
地者, 所以載生成之形類也; 虛者, 所以列應天之精氣也;

형정지동 유근본지여지엽야 앙관기상 수원가지야
形精之動, 猶根本之與枝葉也. 仰觀其象, 雖遠可知也.

第四章

제왈 지지위하 부호
帝曰, 地之爲下, 否乎?

기백왈 지위인지하 태허지중자야
岐伯曰, 地爲人之下, 太虛之中者也.

제왈 빙호
帝曰, 馮乎?

기백왈 대기거지야
岐伯曰, 大氣擧之也.

㉠ 天地動靜 : 校釋本에는 '天動地靜'으로 되어 있다.

㉡ 行 : 校釋本에는 '運'으로 되어 있다.

조이건지 서이증지 풍이동지 습이윤지 한이견지 화이온지
燥以乾之, 暑以蒸之, 風以動之, 濕以潤之, 寒以堅之, 火以溫之.

고풍한재하 조열재상 습기재중 화유행기간 한서육입 고령허이화생야
故風寒在下, 燥熱在上, 濕氣在中, 火遊行其間, 寒暑六入, 故令虛而化生也.

고조승즉지건 서승즉지열 풍승즉지동 습승즉지니 한승즉지열 화승즉지고의
故燥勝則地乾, 暑勝則地熱, 風勝則地動, 濕勝則地泥, 寒勝則地裂, 火勝則地固矣.

➡ "燥以乾之, 暑以蒸之, 風以動之, 濕以潤之, 寒以堅之, 火以溫之."와 "燥勝則地乾, 暑勝則地熱, 風勝則地動, 濕勝則地泥, 寒勝則地裂, 火勝則地固矣."에서 '火'의 뜻을 추론하면 '溫'은 '쌓다(蘊)'는 뜻이고, '固'는 '굳다'는 뜻이다. 陰陽의 짝이 되는 風과 상대적인 뜻을 따진다면 動에 비해 '靜'하다는 것이고, 散에 비해 '集'이라는 뜻이다. 아울러 暑와는 다른 의미라야 六氣가 구분된다. 따라서, 火는 '蘊', '固', '靜', '集'이라는 뜻이지 '熱'이라는 뜻이 아니다. 역대 醫家들이 火와 熱을 구분하지 않고 씀으로써 많은 오류를 남겼는데, 이를 구분하여 이해하는 시각을 가져야 한다.

南政北政 陰陽交 尺寸反 (『類經二十三卷·運氣類』, p.942)

第五章

第一節

제왈 천지지기 하이후지
帝曰, 天地之氣, 何以候之?

기백왈 천지지기 승복지작 불형어진야 맥법왈 천지지변 무이맥진 차지위야
岐伯曰, 天地之氣, 勝復之作, 不形於診也. 脈法曰, 天地之變, 無以脈診, 此之謂也.

제왈 간기하여
帝曰, 間氣何如?

기백왈 수기소재 기어좌우
岐伯曰, 隨氣所在, 期於左右.

제왈 기지내하
帝曰, 期之奈何?

기백왈 종기기즉화 위기기즉병 부당기위자병 질이기위자병 실수기위자위
岐伯曰, 從其氣則和, 違其氣則病, 不當其位者病, 迭移其位者病, 失守其位者危,

척촌반자사 음양교자사
尺寸反者死, 陰陽交者死.

선립기년 이지기기 좌우응현 연후내가이언사생지역순
先立其年, 以知其氣, 左右應見, 然後乃可以言死生之逆順.

五氣之合人 萬物之生化 (『類經三卷·藏象類』, p.82)

第二節

제왈 한서조습풍화 재인합지내하 기어만물하이생화
帝曰, 寒暑燥濕風火, 在人合之奈何? 其於萬物何以生化㉠?

㉠ 生化 : 四庫全書本에는 '化生'으로 되어 있다.

기백왈 동방생풍 풍생목 목생산 산생간 간생근 근생심
岐伯曰, 東方生風, 風生木, 木生酸, 酸生肝, 肝生筋, 筋生心.

기재천위현 재인위도 재지위화 화생오미 도생지 현생신 화생기
其在天爲玄, 在人爲道, 在地爲化. 化生五味, 道生智, 玄生神, 化生氣.

신재천위풍 재지위목 재체위근 재기위유 재장위간
神在天爲風, 在地爲木, 在體爲筋, 在氣爲柔, 在藏爲肝.

기성위훤 기덕위화 기용위동 기색위창 기화위영 기충모
其性爲暄, 其德爲和, 其用爲動, 其色爲蒼, 其化爲榮, 其蟲毛,

기정위산 기령선발 기변최랍 기생위운 기미위산 기지위노
其政爲散, 其令宣發, 其變摧拉, 其眚爲隕, 其味爲酸, 其志爲怒.

노상간 비승노 풍상간 조승풍 산상근 신승산
怒傷肝, 悲勝怒; 風傷肝, 燥勝風; 酸傷筋, 辛勝酸.

第三節

남방생열 열생화 화생고 고생심 심생혈 혈생비
南方生熱, 熱生火, 火生苦, 苦生心, 心生血, 血生脾.

기재천위열 재지위화 재체위맥 재기위식 재장위심
其在天爲熱, 在地爲火, 在體爲脈, 在氣爲息, 在藏爲心.

기성위서 기덕위현 기용위조 기색위적 기화위무 기충우
其性爲暑, 其德爲顯, 其用爲躁, 其色爲赤, 其化爲茂, 其蟲羽,

기정위명 기령울증 기변염삭 기생번설 기미위고 기지위희
其政爲明, 其令鬱蒸, 其變炎爍, 其眚燔焫, 其味爲苦, 其志爲喜.

희상심 공승희 열상기 한승열 고상기 함승고
喜傷心, 恐勝喜; 熱傷氣, 寒勝熱; 苦傷氣, 鹹勝苦.

第四節

중앙생습 습생토 토생감 감생비 비생육 육생폐
中央生濕, 濕生土, 土生甘, 甘生脾, 脾生肉, 肉生肺.

기재천위습 재지위토 재체위육 재기위충 재장위비
其在天爲濕, 在地爲土, 在體爲肉, 在氣爲充, 在藏爲脾.

기성정겸 기덕위유 기용위화 기색위황 기화위영 기충라
其性靜兼, 其德爲濡, 其用爲化, 其色爲黃, 其化爲盈, 其蟲倮,

기정위밀 기령운우 기변동주 기생음궤 기미위감 기지위사
其政爲謐, 其令雲雨, 其變動注, 其眚淫潰, 其味爲甘, 其志爲思.

사상비 노승사 습상육 풍승습 감상비 산승감
思傷脾, 怒勝思; 濕傷肉, 風勝濕; 甘傷脾, 酸勝甘.

第五節

서방생조 조생금 금생신 신생폐 폐생피모 피모생신
西方生燥, 燥生金, 金生辛, 辛生肺, 肺生皮毛, 皮毛生腎.

기재천위조 재지위금 재체위피모 재기위성 재장위폐
其在天爲燥, 在地爲金, 在體爲皮毛, 在氣爲成, 在藏爲肺.

기성위량 기덕위청 기용위고 기색위백 기화위렴 기충개
其性爲凉, 其德爲淸, 其用爲固, 其色爲白, 其化爲斂, 其蟲介,

기정위경 기령무로 기변숙살 기생창락 기미위신 기지위우
其政爲勁, 其令霧露, 其變肅殺, 其眚蒼落, 其味爲辛, 其志爲憂.

憂傷肺, 喜勝憂; 熱傷皮毛, 寒勝熱; 辛傷皮毛, 苦勝辛.

第六節

北方生寒, 寒生水, 水生鹹, 鹹生腎, 腎生骨髓, 髓生肝.

其在天爲寒, 在地爲水, 在體爲骨, 在氣爲堅, 在藏爲腎.

其性爲凜, 其德爲寒, 其用爲㉠, 其色爲黑, 其化爲肅, 其蟲鱗,

其政爲靜, 其令㉡, 其變凝冽, 其眚冰雹, 其味爲鹹, 其志爲恐.

恐傷腎, 思勝恐; 寒傷血, 燥勝寒; 鹹傷血, 甘勝鹹.

第七節

正㉢氣更立, 各有所先, 非其位則邪, 當其位則正.

帝曰, 病之生㉣變何如?

岐伯曰, 氣相得則微, 不相得則甚.

帝曰, 主歲何如?

岐伯曰, 氣有餘, 則制己所勝, 而侮所不勝;

其不及, 則己所不勝, 侮而乘之, 己所勝, 輕而侮之, 侮反受邪.

侮而受邪, 寡於畏也.

帝曰, 善.

㉠ 其用爲 : 校釋本에는 '其用爲藏'으로 '藏'을 보충하였다.
㉡ 其令 : 校釋本에는 '其令霰雪'로 '霰雪'을 보충하였다.
㉢ 正 : 四庫全書本, 章句索引本, 校釋本에는 '五'로 되어 있다.
㉣ 之生 : 四庫全書本, 章句索引本, 校釋本에는 '生之'로 되어 있다.

六微旨大論篇 第六十八

天地六六之節 標本之應 亢則害 承乃制 (『類經二十三卷·運氣類』, p.945)

第一章

第一節

황제문왈 오호원재 천지도야 여영부운 약시심연 시심연상가측 영부운막지기극
黃帝問曰, 嗚呼遠哉! 天之道也, 如迎浮雲, 若視深淵, 視深淵尙可測, 迎浮雲莫知其極.

부자삭언근봉천도 여문이장지 심사이지 부지기소위야
夫子數言謹奉天道, 余聞而藏之, 心私異之, 不知其所謂也.

원부자일지진언기사 령종불멸 구이부절 천지도가득문호
願夫子溢志盡言其事, 令終不滅, 久而不絶. 天之道可得聞乎?

기백계수재배대왈 명호재문 천지도야 차인천지서 성쇠지시야
歧伯稽首再拜對曰, 明乎哉問! 天之道也, 此因天之序, 盛衰之時也.

第二節

제왈 원문천도육육지절 성쇠하야
帝曰, 願聞天道六六之節, 盛衰何也?

기백왈 상하유위 좌우유기
歧伯曰, 上下有位, 左右有紀.

고소양지우 양명치지
故少陽之右, 陽明治之;

양명지우 태양치지
陽明之右, 太陽治之;

태양지우 궐음치지
太陽之右, 厥陰治之;

궐음지우 소음치지
厥陰之右, 少陰治之;

소음지우 태음치지
少陰之右, 太陰治之;

태음지우 소양치지 차소위기지표 개남면이대지 야
太陰之右, 少陽治之. 此所謂氣之標, 蓋南面而待之㉠也.

고왈 인천지서 성쇠지시 이광정위 정립이대지 차지위야
故曰, 因天之序, 盛衰之時, 移光定位, 正立而待之, 此之謂也.

소양지상 화기치지 중현궐음
少陽之上, 火氣治之, 中見厥陰;

양명지상 조기치지 중현태음
陽明之上, 燥氣治之, 中見太陰;

태양지상 한기치지 중현소음
太陽之上, 寒氣治之, 中見少陰;

㉠ 待之 : 四庫全書本, 章句索引本, 校釋本에는 '待'로 되어 있다.
㉡ 變生 : 四庫全書本, 章句索引本에는 '變'으로 되어 있다.

궐음지상　풍기치지　중현소양
厥陰之上, 風氣治之, 中見少陽;

소음지상　열기치지　중현태양
少陰之上, 熱氣治之, 中見太陽;

태음지상　습기치지　중현양명
太陰之上, 濕氣治之, 中見陽明.

소위본야　본지하　중지견야　견지하　기지표야　본표부동　기응이상
所謂本也, 本之下, 中之見也, 見之下, 氣之標也. 本標不同, 氣應異象.

第三節

제왈　기유지이지　유지이부지　유지이태과　하야
帝曰, 其有至而至, 有至而不至, 有至而太過, 何也?

기백왈　지이지자화　지이부지　래기불급야　미지이지　래기유여야
岐伯曰, 至而至者和; 至而不至, 來氣不及也; 未至而至, 來氣有餘也.

제왈　지이부지　미지이지　여하
帝曰, 至而不至, 未至而至, 如何?

기백왈　응즉순　부즉역　역즉변생　변생　즉병
岐伯曰, 應則順, 否則逆, 逆則變生, 變生㉡則病.

제왈　선　청언기응
帝曰, 善. 請言其應.

기백왈　물　생기응야　기　맥기응야
岐伯曰, 物, 生其應也; 氣, 脈其應也.

➡ 2절의 뒷부분은 '中見之氣'에 관한 내용이다. 標는 陰·陽 즉 三陰三陽을 구분하는 것이고, 本은 六氣를 뜻하며, 中(見之)氣는 本의 반대 성질인 六氣에 해당하는 三陰三陽이다.

第二章

第一節

제왈　선　원문지리지응육절　기위하여
帝曰, 善. 願聞地理之應六節, 氣位何如?

기백왈　현명지우　군화지위야
岐伯曰, 「顯明之右, 君火之位也;」① (「交六氣時日」)

군화지우　퇴행일보　상화치지　부행일보　토기치지　부행일보　금기치지
君火之右, 退行一步, 相火治之; 復行一步, 土氣治之; 復行一步, 金氣治之;

부행일보　수기치지　부행일보　목기치지　부행일보　군화치지
復行一步, 水氣治之; 復行一步, 木氣治之; 復行一步, 君火治之.

상화지하　수기승지　수위지하　토기승지　토위지하　풍기승지
『相火之下, 水氣承之; 水位之下, 土氣承之; 土位之下, 風氣承之;

풍위지하　금기승지　금위지하　화기승지　군화지하　음정승지
風位之下, 金氣承之; 金位之下, 火氣承之; 君火之下, 陰精承之.

제왈　하야
帝曰, 何也?

기백왈 항즉해 승내제 제즉생화 외열성쇠 해즉패란 생화대병
岐伯曰, 亢則害, 承迺制, 制則生化, 外列盛衰, 害則敗亂, 生化大病.』② (「六氣承制」)

◘ **交六氣時日** ○ 內經曰, 顯明之右, 君火之位. 顯明謂之日, 卽卯位也. 君火之右, 退行一步, 相火治之, 復行一步, 土氣治之, 復行一步, 金氣治之, 復行一步, 水氣治之, 復行一步, 木氣治之者, 乃六氣之主位也. 自十二月中氣大寒日交木之初氣, 次至二月中氣春分日交君火之二氣, 次至四月中氣小滿日交相火之三氣, 次至六月中氣大暑日交土之四氣, 次至八月中氣秋分日交金之五氣, 次至十月中氣小雪日交水之六氣. 每氣 氣卽步也. 各主六十日八十七刻半, 總之乃三百六十五日二十五刻, 共周一歲也. 此乃地之陰陽, 所謂靜而守位者也. 常爲每歲之主氣, 乃主氣之常紀也. 氣應之不同者, 又有天之陰陽, 所謂動而不息, 自司天在泉, 左右四間是也. 輪行而居其上, 名之曰客氣. 客氣乃行歲中之天命, 天命所至, 則又有寒暑燥濕風火之化. 主氣則當祗奉客之天命, 客勝則從, 主勝則逆. 二者有勝而無復矣. 『入式』

① 육기가 만나는 날짜[交六氣時日] ○ 『내경(內經)』(『素問·六微旨大論 68』)에서는 "현명(顯明)의 오른쪽이 군화(君火)의 위치이다"라고 하였다. 현명(顯明)이란 해가 떠오르는 것을 말하는데, 곧 묘(卯)의 위치이다. 군화(君火)의 오른쪽으로 일보(一步) 물러난 곳은 상화(相火)가 주관하고, 또 일보 물러난 곳은 토기(土氣)가 주관하며, 또 일보 물러난 곳은 금기(金氣)가 주관하고, 또 일보 물러난 곳은 수기(水氣)가 주관하며, 또 일보 물러난 곳은 목기(木氣)가 주관하는데, 이것이 육기(六氣)가 주관하는 위치이다. 12월의 중간 절기[中氣] 대한일(大寒日)부터 목(木)의 초지기(初之氣)와 만나고, 다음 2월의 중간 절기 춘분일(春分日)에 이르러 군화(君火)의 이지기(二之氣)와 만나며, 다음 4월의 중간 절기 소만일(小滿日)에 이르러 상화(相火)의 삼지기(三之氣)와 만나고, 다음 6월의 중간 절기 대서일(大暑日)에 이르러 토(土)의 사지기(四之氣)와 만나며, 다음 8월의 중간 절기 추분일(秋分日)에 이르러 금(金)의 오지기(五之氣)와 만나고, 다음 10월의 중간 절기 소설일(小雪日)에 이르러 수(水)의 종지기(終之氣)와 만난다. 이 매 기(氣) 기(氣)란 곧 보(步)이다. 가 각각 60일(日) 87각(刻) 반(半)씩 맡고 있으니 모두 365일 25각이 되는데, 이것이 1년이다. 이것이 땅의 음양(陰陽)인데, 이른바 '움직이지 않고 위치를 지킨다'는 것이다. 그리고 이것이 매년의 주기(主氣)가 되면서 주기(主氣)의 고정적인 바탕이 된다. 절후가 이에 응하여 동일하게 유지되지 않는 것은 또한 하늘의 음양(陰陽)이란 것이 있어 이른바 '쉬지 않고 움직이고 있기' 때문인데, 사천(司天)과 재천(在泉), 좌우 사간(四間)이 그것이다. 그것이 운행하다가 주기(主氣) 위에 앉는 것을 객기(客氣)라고 한다. '객기(客氣)'란 한 해 동안 운행하는 천명(天命)인데, 이 천명이 작용하는 곳에는 또한 한(寒)·서(暑)·조(燥)·습(濕)·풍(風)·화(火)의 작용이 있다. 주기(主氣)는 객기(客氣)의 천명을 받아 작용하는데, 객기가 이기면 종(從)이고 주기가 이기면 역(逆)이다. 이 둘이 서로 이기기는 하지만 보복하지는 않는다. 『입식』(『寶鑑·雜病一·天地運氣·交六氣時日』) (신편p.1584 /신p.933)

◘ **六氣承制** ○ 內經曰, 相火之下, 水氣承之. 水位之下, 土氣承之. 土位之下, 風氣承之. 風位之下, 金氣承之. 金位之下, 火氣承之. 君火之下, 陰精承之. 帝曰, 何也, 岐伯曰, 亢則害, 承迺制. 制生則化, 外列盛衰. 害則敗亂, 生化大病.

② 육기의 승제[六氣承制] ○ 『내경(內經)』(『素問·六微旨大論 68』)에서는 "'상화(相火)가 주치(主治)하는 자리의 아래에는 수기(水氣)가 따라와 그것을 제약하고, 수기(水氣)가 주치하는 자리의 아래에는 토기(土氣)가 따라와 그것을 제약하고, 토기(土氣)가 주치하는 자리의 아래에는 풍기(風氣, 木氣)가 따라와 그것을 제약하고, 풍기(風氣)가 주치하는 자리의 아래에는 금기(金氣)가 따라와 그것을 제약하고, 금기(金氣)가 주치하는 자리의 아래에는 화기(火氣)가 따라와 그것을 제약하고, 군화(君火)가 주치하는 자리의 아래에는 음정(陰精, 水氣)이 따라와 그것을 제약합니다.' 황제(黃帝)가 물었다. '그것은 왜 그런 것입니까?' 이에 기백(岐伯)이 대답하였다. '육기(六氣)가 지나치게 성하면 해(害)가 생기므로 상극(相剋)하는 기(氣)가 따라와 그것을 제약하는 것입니다. 정상적인 제약이 있어야 생화(生化) 작용이 유지되어 외래적(外來的) 태과(太過)와 불급(不及)에 따른 사기(邪氣)를 막을 수 있습니다. 만약 지나치게 성하여 해가 되는데도 제약하지 않는다면 생화 작용이 문란해져 질병이 발생합니다'"라고 하였다. (『寶鑑·雜病一·天地運氣·六氣承制』) (신편p.1592 /신p.938)

天符歲會 (『類經二十四卷·運氣類』, p.951)

第二節

제왈 성쇠하여

帝曰, 盛衰何如?

기백왈 비기위즉사 당기위즉정 사즉변심 정즉미

岐伯曰, 非其位則邪, 當其位則正, 邪則變甚, 正則微.

제왈 하위당위

帝曰, 何謂當位?

기백왈 목운임묘 화운임오 토운임사계 금운임유 수운임자 소위세회 기지평야

岐伯曰, 木運臨卯, 火運臨午, 土運臨四季, 金運臨酉, 水運臨子, 所謂歲會, 氣之平也.

제왈 비위하여

帝曰, 非位何如?

기백왈 세불여회야

岐伯曰, 歲不與會也.

제왈 토운지세 상현태음

帝曰, 土運之歲, 上見太陰;

화운지세 상현소양소음

火運之歲, 上見少陽少陰;

금운지세 상현양명

金運之歲, 上見陽明;

목운지세 상현궐음

木運之歲, 上見厥陰;

수운지세 상현태양 내하

水運之歲, 上見太陽. 奈何?

기백왈 천지여회야 고천원책왈천부

岐伯曰, 天之與會也, 故天元冊曰天符.

제왈 천부세회하여

帝曰㉠, 天符歲會何如?

기백왈 태일천부지회야

岐伯曰, 太一天符之會也.

제왈 기귀천하여

帝曰, 其貴賤何如?

기백왈 천부위집법 세위위행령 태일천부위귀인

岐伯曰, 天符爲執法, 歲位爲行令, 太一天符爲貴人.

제왈 사지중야 내하

帝曰, 邪之中也, 奈何?

기백왈 중집법자 기병속이위 중행령자 기병서이지 중귀인자 기병폭이사

岐伯曰, 中執法者, 其病速而危; 中行令者, 其病徐而持; 中貴人者, 其病暴而死.

제왈 위지역야 하여

帝曰, 位之易也, 何如?

기백왈 군위신즉순 신위군즉역

岐伯曰, 君位臣則順, 臣位君則逆.

역즉기병근 기해속

逆則其病近, 其害速;

㉠ 帝曰 : 원래는 없는 글자인데, 校釋本에 따라 보충하였다.

순즉기병원 기해미 소위이화야
順則其病遠, 其害微. 所謂二火也.

六步四周 三合會同 子甲相合 命曰歲立 (『類經二十四卷·運氣類』, p.955)

第三章

第一節

제왈 선 원문기보하여
帝曰, 善. 願聞其步何如?

기백왈 소위보자 육십도이유기 고이십사보적영백각이성일야
岐伯曰, 所謂步者, 六十度而有奇. 故二十四步積盈百刻而成日也.

제왈 육기응오행지변하여
帝曰, 六氣應五行之變何如?

기백왈 위유종시 기유초중 상하부동 구지역이야
岐伯曰, 位有終始, 氣有初中, 上下不同, 求之亦異也.

제왈 구지내하
帝曰, 求之奈何?

기백왈 천기시어갑 지기시어자 자갑상합 명왈세립 근후기시 기가여기
岐伯曰, 天氣始於甲, 地氣始於子, 子甲相合, 命曰歲立. 謹候其時, 氣可與期.

第二節

제왈 원문기세 육기시종 조안하여
帝曰, 願聞其歲, 六氣始終, 早晏何如?

기백왈 명호재 문야
岐伯曰, 明乎哉, 問也!

갑자지세 초지기 천수시어수하일각 종어팔십칠각반
甲子之歲, 初之氣, 天數始於水下一刻, 終於八十七刻半;

이지기 시어팔십칠각육분 종어칠십오각
二之氣, 始於八十七刻六分, 終於七十五刻;

삼지기 시어칠십육각 종어육십이각반
三之氣, 始於七十六刻, 終於六十二刻半;

사지기 시어육십이각육분 종어오십각
四之氣, 始於六十二刻六分, 終於五十刻;

오지기 시어오십일각 종어삼십칠각반
五之氣, 始於五十一刻, 終於三十七刻半;

육지기 시어삼십칠각육분 종어이십오각 소위초육 천지수야
六之氣, 始於三十七刻六分, 終於二十五刻. 所謂初六, 天之數也.

을축세 초지기 천수시어이십육각 종어일십이각반
乙丑歲, 初之氣, 天數始於二十六刻, 終於一十二刻半;

이지기 시어일십이각육분 종어수하백각
二之氣, 始於一十二刻六分, 終於水下百刻;

삼지기 시어일각 종어팔십칠각반
三之氣, 始於一刻, 終於八十七刻半;

사지기 시어팔십칠각육분 종어칠십오각
四之氣, 始於八十七刻六分, 終於七十五刻;

오지기 시어칠십육각 종어육십이각반
五之氣, 始於七十六刻, 終於六十二刻半;

육지기 시어육십이각육분 종어오십각 소위육이 천지수야
六之氣, 始於六十二刻六分, 終於五十刻. 所謂六二, 天之數也.

병인세 초지기 천수시어오십일각 종어삼십칠각반
丙寅歲, 初之氣, 天數始於五十一刻, 終於三十七刻半;

이지기 시어삼십칠각육분 종어이십오각
二之氣, 始於三十七刻六分, 終於二十五刻;

삼지기 시어이십육각 종어일십이각반
三之氣, 始於二十六刻, 終於一十二刻半;

사지기 시어일십이각육분 종어수하백각
四之氣, 始於一十二刻六分, 終於水下百刻;

오지기 시어일각 종어팔십칠각반
五之氣, 始於一刻, 終於八十七刻半;

육지기 시어팔십칠각육분 종어칠십오각 소위육삼 천지수야
六之氣, 始於八十七刻六分, 終於七十五刻. 所謂六三, 天之數也.

정묘세 초지기 천수시어칠십육각 종어육십이각반
丁卯歲, 初之氣, 天數始於七十六刻, 終於六十二刻半;

이지기 시어육십이각육분 종어오십각
二之氣, 始於六十二刻六分, 終於五十刻;

삼지기 시어오십일각 종어삼십칠각반
三之氣, 始於五十一刻, 終於三十七刻半;

사지기 시어삼십칠각육분 종어이십오각
四之氣, 始於三十七刻六分, 終於二十五刻;

오지기 시어이십육각 종어일십이각반
五之氣, 始於二十六刻, 終於一十二刻半;

육지기 시어일십이각육분 종어수하백각 소위육사 천지수야
六之氣, 始於一十二刻六分, 終於水下百刻. 所謂六四, 天之數也.

차무진세 초지기 부시어일각 상여시무이 주이부시
次戊辰歲, 初之氣, 復始於一刻, 常如是無已, 周而復始.

제왈 원문기세후하여
帝曰, 願聞其歲候何如?

기백왈 실호재 문야
岐伯曰, 悉乎哉, 問也!

일행일주 천기시어일각 일행재주 천기시어이십육각
日行一周, 天氣始於一刻; 日行再周, 天氣始於二十六刻;

일행삼주 천기시어오십일각 일행사주 천기시어칠십육각
日行三周, 天氣始於五十一刻; 日行四周, 天氣始於七十六刻;

일행오주 천기부시어일각 소위일기야
日行五周, 天氣復始於一刻, 所謂一紀也.

시고인오술세기회동 묘미해세기회동
是故寅午戌歲氣會同, 卯未亥歲氣會同,

진신자세기회동 사유축세기회동 종이부시
辰申子歲氣會同, 巳酉丑歲氣會同, 終而復始.

▶ 2節은 六氣의 六步를 계산하여 정리한 것이다.

上下升降 氣有初中 神機氣立 生化爲用 (『類經二十四卷·運氣類』, p.959)

第三節

제왈 원문기용야
帝曰, 願聞其用也.

기백왈 언천자구지본 언지자구지위 언인자구지기교
岐伯曰, 言天者求之本, 言地者求之位, 言人者求之氣交.

제왈 하위기교
帝曰, 何謂氣交?

기백왈 상하지위 기교지중 인지거야
岐伯曰, 上下之位, 氣交之中, 人之居也.

고왈 천추지상 천기주지
故曰, 天樞之上, 天氣主之;

천추지하 지기주지
天樞之下, 地氣主之;

기교지분 인기종지 만물유지 차지위야
氣交之分, 人氣從之, 萬物由之, 此之謂也.

➡ 天地의 陰陽升降을 사람에 적용하였을 때 上下를 구분하는 높이는 天樞穴임을 제시하였다.

第四章

第一節

제왈 하위초중
帝曰, 何謂初中?

기백왈 초범삼십도이유기 중기동법
岐伯曰, 初凡三十度而有奇, 中氣同法.

제왈 초중하야
帝曰, 初中何也?

기백왈 소이분천지야
岐伯曰, 所以分天地也.

제왈 원졸문지
帝曰, 願卒聞之.

기백왈 초자지기야 중자천기야
岐伯曰, 初者地氣也, 中者天氣也.

제왈 기승강하여
帝曰, 其升降何如?

기백왈 기지승강 천지지경용야
岐伯曰, 氣之升降, 天地之更用也.

제왈 원문기용하여
帝曰, 願聞其用何如?

기백왈 승이이강 강자위천 강이이승 승자위지
岐伯曰, 升已而降, 降者謂天; 降已而升, 升者謂地.

천기하강 기류우지 지기상승 기등우천 고고하상소 승강상인 이변작의
天氣下降, 氣流于地; 地氣上升, 氣騰于天. 故高下相召, 升降相因, 而變作矣.

第二節

제왈 선 한습상구 조열상림 풍화상치 기유문 호
帝曰, 善. 寒濕相遘, 燥熱相臨, 風火相値, 其有聞㉠乎?

기백왈 기유승복 승복지작 유덕유화 유용유변 변즉사기거지
岐伯曰, 氣有勝復, 勝復之作, 有德有化, 有用有變, 變則邪氣居之.

제왈 하위사호
帝曰, 何謂邪乎?

기백왈 부물지생종어화 물지극유호변 변화지상박 성패지소유야
岐伯曰, 夫物之生從於化, 物之極由乎變, 變化之相薄, 成敗之所由也.

고기유왕복 용유지속 사자지유 이화이변 풍지래야
故氣有往復, 用有遲速, 四者之有, 而化而變, 風之來也.

제왈 지속왕복 풍소유생 이화이변 고인성쇠지변이 성패의복유호중 하야
帝曰, 遲速往復, 風所由生, 而化而變, 故因盛衰之變耳. 成敗倚伏遊乎中, 何也?

기백왈 성패의복 생호동 동이불이 즉변작의
岐伯曰, 成敗倚伏, 生乎動, 動而不已, 則變作矣.

제왈 유기호
帝曰, 有期乎?

기백왈 불생불화 정지기야
岐伯曰, 不生不化, 靜之期也.

제왈 불생화호
帝曰, 不生化乎?

기백왈 출입폐 즉신기화멸 승강식 즉기립고위
岐伯曰, 出入廢, 則神機化滅; 升降息, 則氣立孤危.

고비출입 즉무이생장장노이 비승강 즉무이생장화수장
故非出入, 則無以生長壯老已; 非升降, 則無以生長化收藏.

시이승강출입 무기불유
是以升降出入, 無器不有.

고기자생화지우 기산즉분지 생화식의 고무불출입 무불승강
故器者生化之宇, 器散則分之, 生化息矣. 故無不出入, 無不升降.

화유소대 기유근원
化有小大㉡, 期有近遠.

사자지유 이귀상수 반상즉재해지의 고왈 무형무환 차지위야
四者之有, 而貴常守, 反常則災害至矣. 故曰, 無形無患, 此之謂也.

제왈 선 유불생불화호
帝曰, 善. 有不生不化乎?

기백왈 실호재 문야 여도합동 유진인야
岐伯曰, 悉乎哉, 問也! 與道合同, 惟眞人也.

제왈 선
帝曰, 善.

➡ 2節은 寒·熱·燥·濕의 四氣에 대해 風·火가 작용하는 바가 중요함을 설명하고 있다. 아주 중요한 개념에 해당한다. 風이 動하면 化變이 생기나, 火가 用事하여 '靜'하고 氣機가 '息'하면 生化가 없다. 그러니 風火의 변동을 조절하여 氣化가 이루어지려면 일정한 器를 이루고 있어야 한다. 『靈樞·根結 05』에 "闔折則氣無所止息而痿

㉠ 聞 : 校釋本에는 '間'으로 되어 있다.
㉡ 小大 : 校釋本에는 '大小'로 되어 있다.

疾起矣. 故痿疾者, 取之陽明, 視有餘不足. 無所止息者, 眞氣稽留, 邪氣居之也."라 하였는데, 開闔樞에서 '闔'의 역할이 '眞氣稽留'임을 알 수 있다. 즉 '火'도 氣化의 일부임을 잊지 말아야 한다. 六氣에서 寒·熱·燥·濕과 달리 風·火는 集·散 또는 動·靜으로 用事한다.

氣交變大論篇 第六十九

五運太過不及 下應民病 上應五星 德化政令 災變異候 (『類經二十四卷·運氣類』, p.965)

第一章

황제문왈 오운경치 상응천기 음양왕복 한서영수
黃帝問曰, 五運更治, 上應天期; 陰陽往復, 寒暑迎隨;

진사상박 내외분리 육경파탕 오기경이 태과불급 전승겸병
眞邪相薄, 內外分離, 六經波蕩, 五氣傾移, 太過不及, 專勝兼幷.

원언기시 이유상명 가득문호
願言其始, 而有常名, 可得聞乎?

기백계수재배대왈 소호재 문야 시명도야
岐伯稽首再拜對曰, 昭乎哉, 問也! 是明道也.

차상제소귀 선사전지 신수불민 왕문기지
此上帝所貴, 先師傳之, 臣雖不敏, 往聞其旨.

제왈 여문득기인불교 시위 실도 전비기인 만설천보
帝曰, 余聞得其人不教, 是謂㉠失道; 傳非其人, 慢泄天寶.

여성비덕 미족이수지도 연이중자애기부종
余誠菲德, 未足以受至道, 然而衆子哀其不終,

원부자보어무궁 류어무극 여사기사 즉이행지 내하
願夫子保於無窮, 流於無極, 余司其事, 則而行之, 奈何?

기백왈 청수언지야
岐伯曰, 請遂言之也.

상경왈 부도자 상지천문 하지지리 중지인사 가이장구 차지위야
上經曰, 夫道者, 上知天文, 下知地理, 中知人事, 可以長久, 此之謂也.

제왈 하위야
帝曰, 何謂也?

기백왈 본기 위야
岐伯曰, 本氣, 位也.

위천자 천문야
位天者, 天文也;

위지자 지리야
位地者, 地理也;

통어인기지변화자 인사야
通於人氣之變化者, 人事也.

고태과자선천 불급자후천 소위치화 이인응지야
故太過者先天, 不及者後天. 所謂治化, 而人應之也.

➡ "夫道者, 上知天文, 下知地理, 中知人事."라 하였으니, 무릇 醫道는 연관되지 않는 바가 없다. 처음에는 폭넓게 공부하는 것이 중요하다.

㉠ 謂 : 校釋本에는 '爲'로 되어 있다.

第二章

제왈 오운지화 태과하여
帝曰, 五運之化, 太過何如?

기백왈 세목태과 풍기유행 비토수사
岐伯曰, 歲木太過, 風氣流行, 脾土受邪.

민병손설식감 체중번원 장명복지만 상응세성
民病飧泄食減, 體重煩寃, 腸鳴腹支滿, 上應歲星.

심즉홀홀선노 현모전질
甚則忽忽善怒, 眩冒巓疾.

화기불정 생기독치 운물비동 초목불녕 심이요락
化氣不政, 生氣獨治, 雲物飛動, 草木不寧, 甚而搖落.

반협통이토심 충양절자 사불치 상응태백성
反脇痛而吐甚. 衝陽絶者, 死不治. 上應太白星.

세화태과 염서유행 금폐수사
歲火太過, 炎暑流行, 金肺受邪.

민병학 소기해천 혈일혈설주하 익조이롱 중열견배열 상응형혹성
民病瘧, 少氣欬喘, 血溢血泄注下, 嗌燥耳聾, 中熱肩背熱, 上應熒惑星.

심즉흉중통 협지만협통 응배견갑간통 양비내통 신열골 통이위침음
甚則胸中痛, 脇支滿脇痛, 膺背肩胛間痛, 兩臂內痛, 身熱骨㉠痛而爲浸淫.

수기불행 장기독명 우수 상한 상응진성
收氣不行, 長氣獨明, 雨水㉡霜寒, 上應辰星.

상림소음소양 화번설 수천학 물초고
上臨少陰少陽, 火燔焫, 水泉涸, 物焦槁.

병반섬망광월 해천식명 하심혈일설불이 태연절자 사불치
病反譫妄狂越, 欬喘息鳴, 下甚血溢泄不已. 太淵絶者, 死不治.

상응형혹성
上應熒惑星.

세토태과 우습유행 신수수사
歲土太過, 雨濕流行, 腎水受邪.

민병복통 청궐 의불락 체중번원 상응진성
民病腹痛, 清厥, 意不樂, 體重煩寃, 上應鎭星.

심즉기육위 족위불수 행선계 각하통 음발중만 식감 사지불거
甚則肌肉萎, 足痿不收, 行善瘈, 脚下痛, 飮發中滿, 食減, 四支不擧.

변생득위 장기복 화기독치지 천용하연 학택생어 풍우대지
變生得位, 藏氣伏, 化氣獨治之, 泉涌河衍, 涸澤生魚, 風雨大至,

토붕궤 린현우륙
土崩潰, 鱗見于陸.

병복만당설장명 반하심 이태계절자 사불치 상응세성
病腹滿溏泄腸鳴, 反下甚. 而太谿絶者, 死不治. 上應歲星.

세금태과 조기유행 간목수사
歲金太過, 燥氣流行, 肝木受邪.

민병양협하소복통 목적통자양 이무소문
民病兩脇下少腹痛, 目赤痛眥瘍, 耳無所聞.

숙살이심 즉체중 번원 흉통인배 양협만차통인소복 상응태백성
肅殺而甚, 則體重, 煩寃, 胸痛引背, 兩脇滿且痛引少腹, 上應太白星.

㉠ 骨 : 校釋本에는 '膚'로 고쳤다.
㉡ 水 : 校釋本에는 '冰'으로 고쳤다.

심즉천해역기 견배통 고음고슬비천행족개병 상응형혹성
甚則喘欬逆氣, 肩背痛, 尻陰股膝髀腨胻足皆病, 上應熒惑星.

수기준 생기하 초목렴 창건조운
收氣峻, 生氣下, 草木斂, 蒼乾凋隕.

병반폭통 거협불가반측 해역심이혈일 태충절자 사불치
病反暴痛, 胠脇不可反側, 欬逆甚而血溢. 太衝絶者, 死不治.

상응태백성
上應太白星.

세수태과 한기유행 사해심화
歲水太過, 寒氣流行, 邪害心火.

민병신열번심조계 음궐상하중한 섬망심통 한기조지 상응진성
民病身熱煩心躁悸, 陰厥上下中寒, 譫妄心痛, 寒氣早至, 上應辰星.

심즉복대경종 천해 침한출증풍 대우지 애무몽울 상응진성
甚則腹大脛腫, 喘欬, 寖汗出憎風. 大雨至, 埃霧朦鬱, 上應鎭星.

상림태양 우빙 설상불시강 습기변물
上臨太陽, 雨冰㉠雪霜不時降, 濕氣變物.

병반복만장명 당설식불화 갈이망모 신문절자 사불치
病反腹滿腸鳴, 溏泄食不化, 渴而妄冒. 神門絶者, 死不治.

상응형혹진성
上應熒惑辰星.

第三章

제왈 선 기불급하여
帝曰, 善. 其不及何如?

기백왈 실호재 문야
岐伯曰, 悉乎哉, 問也!

세목불급 조내대행 생기실응 초목만영
歲木不及, 燥迺大行, 生氣失應, 草木晩榮.

숙살이심 즉강목벽착 유위창건 상응태백성
肅殺而甚, 則剛木辟著, 柔萎蒼乾, 上應太白星.

민병중청 거협통 소복통 장명당설
民病中淸, 胠脇痛, 少腹痛, 腸鳴溏泄.

량우시지 상응태백성 기곡창
涼雨時至, 上應太白星㉡, 其穀蒼.

상림양명 생기실정 초목재영 화기내급 상응태백진성 기주창조
上臨陽明, 生氣失政, 草木再榮, 化氣迺急, 上應太白鎭星, 其主蒼早.

복즉염서류화 습성조 유취초목초고 하체재생 화실제화
復則炎暑流火, 濕性燥, 柔脆草木焦槁, 下體再生, 華實齊化.

병한열창양 비진옹좌 상응형혹태백 기곡백견
病寒熱瘡瘍, 疿胗癰痤. 上應熒惑太白, 其穀白堅.

백로조강 수살기행 한우해물 충식감황 비토수사
白露早降, 收殺氣行, 寒雨害物, 蟲食甘黃, 脾土受邪.

적기후화 심기만치 상승폐금 백기내굴 기곡불성 해이구
赤氣後化, 心氣晩治, 上勝肺金, 白氣迺屈, 其穀不成, 欬而鼽.

㉠ 雨冰 : 校釋本에는 '則雨冰'으로 되어 있다.
㉡ 太白星 : 校釋本에는 '太白星·歲星'으로 '歲星'이 보충되었다.

상응형혹태백성
上應熒惑太白星.

세화불급 한내대행 장정불용 물영이하
歲火不及, 寒迺大行, 長政不用, 物榮而下.

응참이심 즉양기불화 내절영미 상응진성
凝慘而甚, 則陽氣不化, 迺折榮美, 上應辰星.

민병흉중통 협지만 양협통 응배견갑간급양비내통
民病胸中痛, 脇支滿, 兩脇痛, 膺背肩胛間及兩臂內痛,

울모몽매 심통폭음 흉복대 협하여요배상인이통
鬱冒朦昧, 心痛暴瘖, 胸腹大, 脇下與腰背相引而痛,

심즉굴불능신 관비여별 상응형혹진성 기곡단
甚則屈不能伸, 髖髀如別. 上應熒惑辰星, 其穀丹.

복즉애울 대우차지 흑기내욕
復則埃鬱, 大雨且至, 黑氣迺辱.

병목당복만 식음불하 한중장명 설주복통 폭련위비 족불임신
病鶩溏腹滿, 食飮不下, 寒中腸鳴, 泄注腹痛, 暴攣痿痺, 足不任身.

상응진성진성 현곡불성
上應鎭星辰星, 玄穀不成.

세토불급 풍내대행 화기불령 초목무영 표양이심 수이불실 상응세성
『歲土不及, 風迺大行, 化氣不令, 草木茂榮. 飄揚而甚, 秀而不實, 上應歲星.

민병손설곽란 체중복통 근골요복 기육순산
民病飧泄霍亂, 體重腹痛, 筋骨繇復,』① (「霍亂之因」) 肌肉瞤酸,

선노 장기거사 칩충조부 함 병한중 상응세성진성 기곡금
善怒, 藏氣擧事, 蟄蟲早附, 咸㉠病寒中. 上應歲星鎭星, 其穀黅.

복즉수정엄준 명목창조
復則收政嚴峻, 名木蒼凋,

흉협폭통 하인소복 선태식 충식감황
胸脇暴痛, 下引少腹, 善大息, 蟲食甘黃,

기객어비 금곡내감 민식소실미 창곡내손 상응태백세성
氣客於脾, 黅穀迺減, 民食少失味, 蒼穀迺損. 上應太白歲星.

상림궐음 유수불빙 칩충래현 장기불용 백내불복
上臨厥陰, 流水不冰, 蟄蟲來見, 藏氣不用. 白迺不復.

상응세성 민내강
上應歲星, 民迺康.

세금불급 염화내행 생기내용 장기전승 서물이무 조삭이행 상응형혹성
歲金不及, 炎火迺行, 生氣迺用, 長氣專勝, 庶物以茂, 燥爍以行, 上應熒惑星.

민병견배무중 구체혈변주하
民病肩背瞀重, 鼽嚏血便注下.

수기내후 상응태백성 기곡견망
收氣迺後, 上應太白星㉡, 其穀堅芒.

복즉한우폭지 내령빙박상설살물
復則寒雨暴至, 迺零冰雹霜雪殺物,

음궐차격 양반상행 두뇌호통 연급신정 발열
陰厥且格, 陽反上行, 頭腦戶痛, 延及囟頂, 發熱.

상응진성 단곡불성
上應辰星㉢, 丹穀不成.

㉠ 咸 : 校釋本에는 '民'자의 잘못일 것이라 보았다.
㉡ 太白星 : 校釋本에는 '太白·熒惑星'으로 '熒惑'을 보충하였다.
㉢ 辰星 : 校釋本에는 '辰星·熒惑'으로 '熒惑'을 보충하였다.

민병구창 심즉심통
民病口瘡, 甚則心痛.

세수불급 습내대행 장기반용 기화내속 서우삭지 상응진성
歲水不及, 濕迺大行, 長氣反用, 其化迺速, 暑雨數至, 上應鎭星.

민병복만신중 유설한양유수 요고통발 괵천고슬불편
民病腹滿身重, 濡泄寒瘍流水, 腰股痛發, 膕腨股膝不便,

번원족위청궐 각하통 심즉부종 장기불정 신기불형
煩冤足痿淸厥, 脚下痛, 甚則胕腫, 藏氣不政, 腎氣不衡.

상응진성 기곡거
上應辰星㉠, 其穀秬.

상림태음 즉대한삭거 칩충조장 지적견빙 양광불치
上臨太陰, 則大寒數擧, 蟄蟲早藏, 地積堅冰, 陽光不治.

민병한질어하 심즉복만부종 상응진성 기주금곡
民病寒疾於下, 甚則腹滿浮腫, 上應鎭星㉡, 其主黅穀.

복즉대풍폭발 초언목령 생장불선
復則大風暴發, 草偃木零, 生長不鮮,

면색시변 근골병벽 육순계 목시황황 물소문 기육진발
面色時變, 筋骨倂辟, 肉瞤瘛, 目視䀮䀮, 物疏璺, 肌肉胗發,

기병격중 통어심복
氣幷鬲中, 痛於心腹.

황기내손 기곡불등 상응세성
黃氣迺損, 其穀不登, 上應歲星㉢.

■ 霍亂之因 ○ 又曰, 歲土不及, 風乃大行, 民病飧泄霍亂, 體重腹痛, 筋骨搖倂.

① 곽란의 원인[霍亂之因] ○ 또한 『내경(內經)』(『素問·氣交變大論 69』)에서는 "토운(土運)이 불급(不及)한 해에는 풍기(風氣)가 왕성하여 사람들은 소화되지 않은 음식물을 설사하고 곽란을 일으키며, 몸이 무겁고 배가 아프며, 근골이 요동하는 증상을 보인다"라고 하였다. (『寶鑑·雜病五·霍亂·霍亂之因』) (신편p.2229/신p.1271)

第四章

제왈 선 원문기시야
帝曰, 善. 願聞其時也.

기백왈 실호재 문야
岐伯曰, 悉乎哉, 問也!

목불급 춘유명조율창지화 즉추유무로청량지정
木不及, 春有鳴條律暢之化, 則秋有霧露淸涼之政;

춘유참처잔적지승 즉하유염서번삭지복
春有慘凄殘賊之勝, 則夏有炎暑燔爍之復.

기생동 기장간 기병내사거협 외재관절
其眚東, 其藏肝, 其病內舍胠脇, 外在關節.

화불급 하유병명광현지화 즉동유엄숙상한지정
火不及, 夏有炳明光顯之化, 則冬有嚴肅霜寒之政;

㉠ 辰星 : 校釋本에는 '鎭星·辰星'으로 '鎭星'을 보충하였다.
㉡ 鎭星 : 校釋本에는 '鎭星·熒惑'으로 '熒惑'을 보충하였다.
㉢ 歲星 : 校釋本에는 '歲星·鎭星'으로 '鎭星'을 보충하였다.

하유참처응렬지승 즉불시유애혼대우지복
夏有慘凄凝冽之勝, 則不時有埃昏大雨之復.

기생남 기장심 기병내사응협 외재경락
其眚南, 其藏心, 其病內舍膺脇, 外在經絡.

토불급 사유유애운윤택지화 즉춘유명조고탁지정
土不及, 四維有埃雲潤澤之化, 則春有鳴條鼓拆之政;

사유발진랍표등지변 즉추유숙살림음지복
四維發振拉飄騰之變, 則秋有肅殺霖霪之復.

기생사유 기장비 기병내사심복 외재기육사지
其眚四維, 其藏脾, 其病內舍心腹, 外在肌肉四支.

금불급 하유광현울증지령 즉동유엄응정숙지응
金不及, 夏有光顯鬱蒸之令, 則冬有嚴凝整肅之應;

하유염삭번료지변 즉추유빙박상설지복
夏有炎爍燔燎之變, 則秋有冰雹霜雪之復.

기생서 기장폐 기병내사응협견배 외재피모
其眚西, 其藏肺, 其病內舍膺脇肩背, 外在皮毛.

수불급 사유유단윤애운지화 즉불시유화풍생발지응
水不及, 四維有湍潤埃雲之化, 則不時有和風生發之應;

사유발애혼취주지변 즉불시유표탕진랍지복
四維發埃昏驟注之變, 則不時有飄蕩振拉之復.

기생북 기장신 기병내사요척골수 외재계곡단슬
其眚北, 其藏腎, 其病內舍腰脊骨髓, 外在谿谷踹膝.

부오운지정 유권형야 고자억지 하자거지 화자응지 변자복지
夫五運之政, 猶權衡也, 高者抑之, 下者擧之, 化者應之, 變者復之,

차생장화성 수장지리 기지상야 실상즉천지사색의
此生長化成㉠收藏之理, 氣之常也. 失常則天地四塞矣.

고왈 천지지동정 신명위지기 음양지왕복 한서창기조 차지위야
故曰, 天地之動靜, 神明爲之紀, 陰陽之往復, 寒暑彰其兆, 此之謂也.

第五章

제왈 부자지언오기지변 사시지응 가위실의
帝曰, 夫子之言五氣之變, 四時之應, 可謂悉矣.

부기지동란 촉우이작 발무상회 졸연재합 하이기지
夫氣之動亂, 觸遇而作, 發無常會, 卒然災合, 何以期之?

기백왈 부기지동변 고불상재 이덕화정령재변 불동기후야
岐伯曰, 夫氣之動變, 固不常在, 而德化政令災變, 不同其候也.

제왈 하위야
帝曰, 何謂也?

기백왈 동방생풍 풍생목 기덕부화 기화생영 기정서계 기령풍 기변진발 기재산락
岐伯曰, 東方生風, 風生木, 其德敷和, 其化生榮, 其政舒啓, 其令風, 其變振發, 其災散落.

남방생열 열생화 기덕창현 기화번무 기정명요 기령열 기변소삭 기재번설
南方生熱, 熱生火, 其德彰顯, 其化蕃茂, 其政明曜, 其令熱, 其變銷爍, 其災燔焫.

중앙생습 습생토 기덕욕증 기화풍비 기정안정 기령습 기변취주 기재림궤
中央生濕, 濕生土, 其德溽蒸, 其化豐備, 其政安靜, 其令濕, 其變驟注, 其災霖潰.

㉠ 成 : 校釋本에는 삭제하였다.

서방생조 조생금 기덕청결 기화긴렴 기정경절 기령조 기변숙살 기재창운
西方生燥, 燥生金, 其德淸潔, 其化緊斂, 其政勁切, 其令燥, 其變肅殺, 其災蒼隕.

북방생한 한생수 기덕처창 기화청밀 기정응숙 기령한 기변율렬
北方生寒, 寒生水, 其德凄滄, 其化淸謐, 其政凝肅, 其令寒, 其變凓冽,

기재빙설상박
其災冰雪霜雹.

시이찰기동야 유덕유화 유정유령 유변유재 이물유지 이인응지야
是以察其動也, 有德有化, 有政有令, 有變有災, 而物由之, 而人應之也.

五星之應 (『類經二十四卷·運氣類』, p.981)

第六章

제왈 부자지언세후 불급기태과 이상응오성
帝曰, 夫子之言歲候, 不及其太過㉠, 而上應五星,

금부덕화정령재생변역 비상이유야 졸연이동 기역위지변호
今夫德化政令災眚變易, 非常而有也, 卒然而動, 其亦爲之變乎?

기백왈 승천이행지 고무망동 무불응야
岐伯曰, 承天而行之, 故無妄動, 無不應也;

졸연이동자 기지교변야 기불응언
卒然而動者, 氣之交變也, 其不應焉.

고왈 응상불응졸 차지위야
故曰, 應常不應卒, 此之謂也.

제왈 기응내하
帝曰, 其應奈何?

기백왈 각종기기화야
岐伯曰, 各從其氣化也.

제왈 기행지서질역순하여
帝曰, 其行之徐疾逆順何如?

기백왈 이도류구 역수이소 시위성하
岐伯曰, 以道留久, 逆守而小, 是謂省下;

이도이거 거이속래 곡이과지 시위성유과야
以道而去, 去而速來, 曲而過之, 是謂省遺過也;

구류이환 혹리혹부 시위의재여기덕야
久留而環, 或離或附, 是謂議災與其德也;

응근즉소 응원즉대
應近則小, 應遠則大.

망이대 배상지일 기화심 대상지이 기생즉 야
芒而大, 倍常之一, 其化甚, 大常之二, 其眚卽㉡也;

소상지일 기화감 소상지이 시위임시
小常之一, 其化減, 小常之二, 是謂臨視.

성하지과여기덕야 덕자복지 과자벌지
省下之過與其德也, 德者福之, 過者伐之.

시이상지현야 고이원즉소 하이근즉대 고대즉희노이 소즉화복원
是以象之見也, 高而遠則小, 下而近則大, 故大則喜怒邇, 小則禍福遠.

㉠ 不及其太過 : 校釋本에는 '其不及太過'로 되어 있다.
㉡ 卽 : 校釋本에는 '卽發'로 되어 있다.

세운태과 즉운성북월 운기상득 즉각행이도
歲運太過, 則運星北越; 運氣相得, 則各行以道.

고세운태과 외성실색 이겸기모
故歲運太過, 畏星失色, 而兼其母;

불급 즉색겸기소불승
不及, 則色兼其所不勝.

초자구구 막지기묘 민민지당 숙자위량 망행무징 시외후왕
肖者瞿瞿, 莫知其妙, 閔閔之當, 孰者爲良, 妄行無徵, 示畏侯王.

제왈 기재응하여
帝曰, 其災應何如?

기백왈 역각종기화야
岐伯曰, 亦各從其化也.

고시지유성쇠
故時至有盛衰,

능범유역순
凌犯有逆順,

유수유다소
留守有多少,

형현유선악
形見有善惡,

수속유승부
宿屬有勝負,

징응유길흉의
徵應有吉凶矣.

제왈 기선악 하위야
帝曰, 其善惡, 何謂也?

기백왈 유희유노 유우유상 유택유조 차상지상야 필근찰지
岐伯曰, 有喜有怒, 有憂有喪, 有澤有燥, 此象之常也, 必謹察之.

제왈 육자 고하이호
帝曰, 六者, 高下異乎?

기백왈 상견고하 기응일야 고인역응지
岐伯曰, 象見高下, 其應一也, 故人亦應之.

德化政令 不能相過 (『類經二十四卷·運氣類』, p.985)

第七章

제왈 선 기덕화정령지동정손익 개하여
帝曰, 善. 其德化政令之動靜損益, 皆何如?

기백왈 부덕화정령재변 불능상가야
岐伯曰, 夫德化政令災變, 不能相加也;

승복성쇠 불능상다야
勝復盛衰, 不能相多也;

왕래소대 불능상과야
往來小大, 不能相過也;

용지승강 불능상무야 각종기동이복지이
用之升降, 不能相無也, 各從其動而復之耳.

제왈 기병생하여
帝曰, 其病生何如?

기백왈 덕화자 기지상
岐伯曰, 德化者, 氣之祥;

정령자 기지장
政令者, 氣之章;

변역자 복지기
變易者, 復之紀;

재생자 상지시
災眚者, 傷之始.

기상승자화 불상승자병 중감어사즉심야
氣相勝者和, 不相勝者病, 重感於邪則甚也.

제왈 선 소위정광지론 대성지업 선명대도 통어무궁 구어무극야
帝曰, 善. 所謂精光之論, 大聖之業, 宣明大道, 通於無窮, 究於無極也.

여문지 선언천자 필응어인
余聞之, 善言天者, 必應於人;

선언고자 필험어금
善言古者, 必驗於今;

선언기자 필창어물
善言氣者, 必彰於物;

선언응자 동천지지화
善言應者, 同天地之化;

선언화언변자 통신명지리 비부자숙능언지도여
善言化言變者, 通神明之理, 非夫子孰能言至道歟!

내택양조이장지영실 매단독지 명왈기교변 비제 계불감발 신전야
迺擇良兆而藏之靈室, 每旦讀之, 命曰氣交變, 非齊㉠戒不敢發, 愼傳也.

㉠ 齊 : 章句索引本, 校釋本에는 '齋'로 되어 있다.

五常政大論篇 第七十

五運三氣之紀 物生之應 (『類經二十五卷·運氣類』, p.987)

第一章

第一節

황제문왈 태허요곽 오운회박 쇠성부동 손익상종
黃帝問曰, 太虛寥廓, 五運迴薄, 衰盛不同, 損益相從.

원문평기하여이명 하여이기야
願聞平氣何如而名? 何如而紀也?

기백대왈 소호재 문야 목왈부화 화왈승명 토왈비화 금왈심평 수왈정순
岐伯對曰, 昭乎哉, 問也! 木曰敷和, 火曰升明, 土曰備化, 金曰審平, 水曰靜順.

제왈 기불급내하
帝曰, 其不及奈何?

기백왈 목왈위화 화왈복명 토왈비감 금왈종혁 수왈학류
岐伯曰, 木曰委和, 火曰伏明, 土曰卑監, 金曰從革, 水曰涸流.

제왈 태과하위
帝曰, 太過何謂?

기백왈 목왈발생 화왈혁희 토왈돈부 금왈견성 수왈유연
岐伯曰, 木曰發生, 火曰赫曦, 土曰敦阜, 金曰堅成, 水曰流衍.

제왈 삼기지기 원문기후
帝曰, 三氣之紀, 願聞其候.

기백왈 실호재 문야
岐伯曰, 悉乎哉, 問也!

부화지기 목덕주행 양서음포 오화선평
敷和之紀, 木德周行, 陽舒陰布, 五化宣平.

기기단 기성수 기용곡직 기화생영 기류초목 기정발산 기후온화 기령풍
其氣端, 其性隨, 其用曲直, 其化生榮, 其類草木, 其政發散, 其候溫和, 其令風,
기장간 간기외청 기주목 기곡마 기과리 기실핵 기응춘 기충모 기축견
其藏肝, 肝其畏清, 其主目, 其穀麻, 其果李, 其實核, 其應春, 其蟲毛, 其畜犬,
기색창 기양근 기병리급지만 기미산 기음각 기물중견 기수팔
其色蒼, 其養筋, 其病裏急支滿, 其味酸, 其音角, 其物中堅, 其數八.① (「肝屬物類」)

승명지기 정양이치 덕시주보 오화균형
升明之紀, 正陽而治, 德施周普, 五化均衡.

기기고 기성속 기용번작 기화번무 기류화 기정명요 기후염서 기령열
其氣高, 其性速, 其用燔灼, 其化蕃茂, 其類火, 其政明曜, 其候炎暑, 其令熱,
기장심 심기외한 기주설 기곡맥 기과행 기실락 기응하 기충우 기축마
其藏心, 心其畏寒, 其主舌, 其穀麥, 其果杏, 其實絡, 其應夏, 其蟲羽, 其畜馬,
기색적 기양혈 기병순계 기미고 기음치 기물맥 기수칠
其色赤, 其養血, 其病瞤瘛, 其味苦, 其音徵, 其物脈, 其數七.② (「心屬物類」)

備化之紀, 氣協天休, 德流四政, 五化齊脩.

其氣平, 其性順, 其用高下, 其化豐滿, 其類土, 其政安靜, 其候溽蒸, 其令濕, 其藏脾, 脾其畏風, 其主口, 其穀稷, 其果棗, 其實肉, 其應長夏, 其蟲倮, 其畜牛, 其色黃, 其養肉, 其病否, 其味甘, 其音宮, 其物膚, 其數五.③ (「脾屬物類」)

審平之紀, 收而不爭, 殺而無犯, 五化宣明.

其氣潔, 其性剛, 其用散落, 其化堅斂, 其類金, 其政勁肅, 其候淸切, 其令燥, 其藏肺, 肺其畏熱, 其主鼻, 其穀稻, 其果桃, 其實殼, 其應秋, 其蟲介, 其畜雞, 其色白, 其養皮毛, 其病欬, 其味辛, 其音商, 其物外堅, 其數九.④ (「肺屬物類」)

靜順之紀, 藏而勿害, 治而善下, 五化咸整.

其氣明, 其性下, 其用沃衍, 其化凝堅, 其類水, 其政流演, 其候凝肅, 其令寒, 其藏腎, 腎其畏濕, 其主二陰, 其穀豆, 其果栗, 其實濡, 其應冬, 其蟲鱗, 其畜彘, 其色黑, 其養骨髓, 其病厥, 其味鹹, 其音羽, 其物濡, 其數六.⑤ (「腎屬物類」)

故生而勿殺, 長而勿罰, 化而勿制, 收而勿害, 藏而勿抑, 是謂平氣.

■ **肝屬物類** ○ 其液爲淚, 其榮爲爪, 其臭爲臊, 其卦爲震, 生數三, 成數八. 其穀爲麻, 一作麥. 其畜爲犬, 一作雞. 其蟲爲毛, 其數爲八, 其果爲李, 其菜爲韭. 『內經』

① 간에 배속되는 것들[肝屬物類] ○ 그 진액은 눈물이 되고, 그 영화(榮華)는 손톱에 드러나며, 그 냄새는 누린내가 되고, 그 괘(卦)는 진괘(震卦) 生數는 3이고, 成數는 8이다. 가 되며, 그 곡식은 마(麻) 麥이라고 한 데도 있다. 가 되고, 그 가축은 개 雞라고 한 데도 있다. 가 되며, 오충(五蟲)에서는 모충(毛蟲)이 되고, 그 수는 8이 되며, 그 과실은 자두가 되고, 그 채소는 부추가 된다. 『내경』(『素問·五常政大論 70』) (『寶鑑·內景三·肝臟·肝屬物類』) (신편p.554 /신p.395)

■ **心屬物類** ○ 其液爲汗, 其榮爲色, 其臭爲焦, 其數爲七, 其穀爲麥, 一作黍. 其畜爲羊, 一作馬. 其蟲爲羽, 其果爲杏, 其菜爲薤. 『內經』

② 심에 배속되는 것들[心屬物類] ○ 진액에서는 땀이 되고, 겉으로 나타나는 표현은 안색(顔色)이 되고, 냄새에서는 탄내가 되며, 숫자에서는 7이 되고, 곡식에서는 보리 기장이라고 한 데도 있다. 가 되며, 집짐승에서는 양 말이라고 한 데도 있다. 이 되고, 오충(五蟲)에서는 우충(羽蟲)이 되며, 과실에서는 살구가 되고, 채소에서는 염교가 된다. 『내경』(『素問·五常政大論 70』) (『寶鑑·內景三·心臟·心屬物類』) (신편p.563 /신p.401)

■ **脾屬物類** ○ 其液爲涎, 其榮爲脣, 其臭爲香, 其數爲五, 其穀爲稷, 其畜爲牛, 其蟲爲倮, 其果爲棗, 其菜爲葵. 『內經』

③ 비에 배속되는 것들[脾屬物類] ○ 진액에서는 군침이 되고, 겉으로 나타난 것은 입술이 되며, 냄새에서는 향기로운 냄새가 되고, 숫자에서는 5가 되며, 곡식에서는 기장이 되고, 집짐승에서는 소가 되며, 오충(五蟲)에서는 나충(倮蟲)이 되고, 과실에서는 대추가 되며, 채소에서는 아욱이 된다. 『내경』(『素問·五常政大論 70』) (『寶鑑·內景三·脾臟·脾屬物類』) (신편p.573 /신p.407)

■ **肺屬物類** ○ 其液爲涕, 其榮爲毛, 其臭爲腥, 其數爲九, 其穀爲稻, 其畜爲雞, 一作馬. 其蟲爲介, 其果爲桃, 其菜爲葱. 『內經』

④ 폐에 배속되는 것들[**肺屬物類**] ○ 진액에서는 콧물이 되며, 겉에 나타난 것은 털이 되고, 냄새에서는 비린내가 되며, 숫자에서는 9가 되고, 곡식에서는 벼가 되며, 집짐승에서는 닭 혹 말이라고도 한다. 이 되고, 오충(五蟲)에서는 개충(介蟲)이 되고, 과실에서는 복숭아가 되며, 채소에서는 파가 된다. 『내경』(『素問·五常政大論 70』) (『寶鑑·內景三·肺臟·肺屬物類』) (신편p.582 /신p.412)

■ **腎屬物類** ○ 其液爲唾, 其榮爲髮, 其臭爲腐, 其數爲六, 其穀爲豆, 其畜爲彘, 其蟲爲鱗, 其果爲栗, 其菜爲藿. 『內經』

⑤ 신장에 배속되는 것들[**腎屬物類**] ○ 진액에서는 침이 되며, 겉으로 나타난 것은 머리털이 되고, 냄새에서는 썩은 냄새가 되며, 숫자에서는 6이 되고, 곡식에서는 콩이 되며, 집짐승에서는 돼지가 되고, 오충(五蟲)에서는 인충(鱗蟲)이 되며, 과실에서는 밤이 되고, 채소에서는 콩잎이 된다. 『내경』(『素問·五常政大論 70』) (『寶鑑·內景三·腎臟·腎屬物類』) (신편p.590 /신p.418)

第二節

委和之紀, 是謂勝生. 生氣不政, 化氣迺揚, 長氣自平, 收令迺早,
凉雨時降, 風雲並興, 草木晩榮, 蒼乾凋落, 物秀而實, 膚肉內充.
其氣斂, 其用聚, 「其動緛戾拘緩,」① (「口眼喎斜」) 其發驚駭, 其藏肝,
其果棗李㉠, 其實核殼, 其穀稷稻, 其味酸辛, 其色白蒼, 其畜犬雞, 其蟲毛介,
其主霧露凄滄, 其聲角商, 其病搖動注恐, 從金化也.
少角與判商同, 上角與正角同, 上商與正商同. 其病支廢癰腫瘡瘍, 其甘蟲,
邪傷肝也.
上宮與正宮同. 蕭飂肅殺, 則炎赫沸騰, 眚於三, 所謂復也,
其主飛蠹蛆雉. 迺爲雷霆.

◆ **口眼喎斜** ○ 口眼喎斜者, 多屬胃土. 風木不及, 金乘之, 土寡于畏也. 內經曰, 木不及曰委和, 委和之紀, 其動緛戾拘緩. 緛者縮短也, 戾者口目喎斜也, 拘者筋脈拘强也, 緩者筋脈弛縱也. 木爲金乘, 則縮短牽引而喎斜拘强也. 木弱則土寡于畏, 故土兼化而緩縱也. 『綱目』

① 구안와사(**口眼喎斜**) ○ 구안와사는 대부분 위토(胃土)에 속한다. 풍목(風木)이 불급(不及)하면 금(金)이 타고 오르게 되므로 토(土)가 제약을 적게 받는다. 『내경(內經)』(『素問·五常政大論 70』)에서 "목운(木運)이 불급(不及)한 것을 '위화(委和)'라고 한다. 위화(委和)의 해에 나타나는 인체의 변동은 연(緛)·여(戾)·구(拘)·완(緩)이다"라고 하였다. '연(緛)'은 줄어든다는 것이고, '여(戾)'는 입과 눈이 비뚤어진다는 것이며, '구(拘)'는 근맥(筋脈)이 오그라들고 땅기면서 뻣뻣해진다는 것이고, '완(緩)'은 근맥이 늘어진다는 것이다. 목(木)이 금(金)에 억눌리게 되면 줄어들고 땅기기 때문에 입이 비뚤어지고 오그라들며 땅기면서 뻣뻣해진다. 목(木)이 약해지면 토(土)가 제약을 적게 받게 되므로 토운(土

㉠ 李 : 校釋本에는 '桃'로 고쳤다.

運)까지 변화되어 늘어지는 것이다.『강목』(『寶鑑·雜病二·風·口眼喎斜』) (신편p.1752 /신p.1032)

◉『寶鑑』에서는 '口眼喎斜' 조문에 '清陽湯, 秦艽升麻湯, 不換金丹, 牽正散, 理氣祛風散, 清痰順氣湯, 犀角升麻湯, 天仙膏'를 예시하였다.

복명지기 시위승장 장기불선 장기반포 수기자정 화령내형
伏明之紀, 是謂勝長. 長氣不宣, 藏氣反布, 收氣自政, 化令迺衡,

한청삭거 서령내박 승화물생 생이부장 성실이치 우화이로
寒清數擧, 暑令迺薄, 承化物生, 生而不長, 成實而稚, 遇化已老,

양기굴복 칩충조장
陽氣屈伏, 蟄蟲早藏.

기기울 기용폭 기동창복변역 기발통 기장심
其氣鬱, 其用暴, 其動彰伏變易, 其發痛, 其藏心,

기과율도 기실락유 기곡두도 기미고함 기색현단 기축마체 기충우린
其果栗桃, 其實絡濡, 其穀豆稻, 其味苦鹹, 其色玄丹, 其畜馬彘, 其蟲羽鱗,

기주빙설상한 기성치우 기병혼혹비망 종수화야
其主冰雪霜寒, 其聲徵羽, 其病昏惑悲忘, 從水化也.

소치여소우동 상상여정상동 사상심야
少徵與少羽同, 上商與正商同, 邪傷心也.

응참률렬 즉폭우림음 생어구
凝慘凓冽, 則暴雨霖霪, 眚於九,

기주취주 뢰정진경 침음음우
其主驟注, 雷霆震驚, 沈黅淫雨.

비감지기 시위감화 화기불령 생정독창 장기정 우내건 수기평
卑監之紀, 是謂減化. 化氣不令, 生政獨彰, 長氣整, 雨迺愆, 收氣平,

풍한병흥 초목영미 수이불실 성이비야
風寒並興, 草木榮美, 秀而不實, 成而粃也.

기기산 기용정정 기동양용 분궤옹종 기발유체 기장비
其氣散, 其用靜定, 其動瘍涌, 分潰癰腫, 其發濡滯, 其藏脾,

기과리율 기실유핵 기곡두마 기미산감 기색창황 기축우견 기충라모
其果李栗, 其實濡㉠核, 其穀豆麻, 其味酸甘, 其色蒼黃, 其畜牛犬, 其蟲倮毛,

기주표노진발 기성궁각 기병류만비색 종목화야
其主飄怒振發, 其聲宮角, 其病留滿否塞, 從木化也.

소궁여소각동 상궁여정궁동 상각여정각동 기병손설 사상비야
少宮與少角同, 上宮與正宮同, 上角與正角同. 其病飧泄, 邪傷脾也.

진랍표양 즉창건산락 기생사유
振拉飄揚, 則蒼乾散落, 其眚四維,

기주패절호랑 청기내용 생정내욕
其主敗折虎狼, 清氣迺用, 生政迺辱.

종혁지기 시위절수 수기내후 생기내양 장화합덕 화정내선 서류이번
從革之紀, 是謂折收. 收氣迺後, 生氣迺揚, 長化合德, 火政迺宣, 庶類以蕃.

기기양 기용조절 기동갱금무궐 기발해천 기장폐
其氣揚, 其用躁切, 其動鏗禁瞀厥, 其發欬喘, 其藏肺,

기과리행 기실각락 기곡마맥 기미고신 기색백단 기축계양 기충개우
其果李杏, 其實殼絡, 其穀麻麥, 其味苦辛, 其色白丹, 其畜雞羊, 其蟲介羽,

㉠ 濡 : 校釋本에는 '肉'으로 고쳤다.

기주명요염삭 기성상치 기병체해구뉵 종화화야
其主明曜炎爍, 其聲商徵, 其病嚔欬鼽衄, 從火化也.

소상여소치동 상상여정상동 상각여정각동 사상폐야
少商與少徵同, 上商與正商同, 上角與正角同. 邪傷肺也.

염광혁렬 즉빙설상박 생어칠
炎光赫烈, 則冰雪霜雹, 眚於七,

기주린복체서 세기조지 내생대한
其主鱗伏彘鼠, 歲氣早至, 迺生大寒.

학류지기 시위반양 장령불거 화기내창 장기선포
涸流之紀, 是謂反陽. 藏令不擧, 化氣迺昌, 長氣宣布,

칩충불장 토윤수천감 초목조무 영수만성
蟄蟲不藏, 土潤水泉減, 草木條茂, 榮秀滿盛.

기기체 기용삼설 기동견지 기발조고 기장신
其氣滯, 其用滲泄, 其動堅止, 其發燥槁, 其藏腎,

기과조행 기실유육 기곡서직 기미감함 기색금현 기축체우 기충린라
其果棗杏, 其實濡肉, 其穀黍稷, 其味甘鹹, 其色黅玄, 其畜彘牛, 其蟲鱗倮,

기주애울혼예 기성우궁 기병위궐견하 종토화야
其主埃鬱昏翳, 其聲羽宮, 其病痿厥堅下, 從土化也.

소우여소궁동 상궁여정궁동 기병륭비 사상신야
少羽與少宮同, 上宮與正宮同. 其病癃閟, 邪傷腎也.

애혼취우 즉진랍최발 생어일
埃昏驟雨, 則振拉摧拔, 眚於一,

기주모현호학 변화부장
其主毛顯狐狢, 變化不藏.

고승위이행 불속이지 포학무덕 재반급지
故乘危而行, 不速而至, 暴虐無德, 災反及之.

미자복미 심자복심 기지상야
微者復微, 甚者復甚, 氣之常也.

第三節

발생지기 시위계진 토소설 창기달 양화포화 음기내수 생기순화 만물이영
發生之紀, 是謂啓敕, 土疏泄, 蒼氣達, 陽和布化, 陰氣迺隨, 生氣淳化, 萬物以榮.

기화생 기기미 기정산 기령조서
其化生, 其氣美, 其政散, 其令條舒,

기동도현전질 기덕명미계탁 기변진랍최발
其動掉眩巓疾, 其德鳴靡啓坼, 其變振拉摧拔.

기곡마도 기축계견 기과리도 기색청황백 기미산감신
其穀麻稻, 其畜雞犬, 其果李桃, 其色青黃白, 其味酸甘辛,

기상춘 기경족궐음소양 기장간비
其象春, 其經足厥陰少陽, 其藏肝脾,

기충모개 기물중견외견 기병노
其蟲毛介, 其物中堅外堅, 其病怒.

태각여상상동 상치즉기기역 기병토리
太角與上商同㉠, 上徵則其氣逆, 其病吐利.

불무기덕 즉수기복 추기경절 심즉숙살
不務其德, 則收氣復, 秋氣勁切, 甚則肅殺,

청기대지 초목조령 사내상간
清氣大至, 草木凋零, 邪迺傷肝.

혁희지기 시위번무 음기내화 양기외영 염서시화 물득이창
赫曦之紀, 是謂蕃茂, 陰氣內化, 陽氣外榮, 炎暑施化, 物得以昌.

기화장 기기고 기정동 기령명현
其化長, 其氣高, 其政動, 其令鳴顯,

기동염작망요 기덕훤서울증 기변염렬비등
其動炎灼妄擾, 其德暄暑鬱蒸, 其變炎烈沸騰.

기곡맥두 기축양체 기과행율 기색적백현 기미고신함
其穀麥豆, 其畜羊彘, 其果杏栗, 其色赤白玄, 其味苦辛鹹,

기상하 기경수소음태양 수궐음소양 기장심폐
其象夏, 其經手少陰太陽, 手厥陰少陽, 其藏心肺,

기충우린 기물맥유
其蟲羽鱗, 其物脈濡,

기병소학 창양혈류 광망목적
其病笑瘧, 瘡瘍血流, 狂妄目赤.

상우여정치동 기수제 기병치
上羽與正徵同, 其收齊, 其病痓,

상치이수기후야
上徵而收氣後也,

폭렬기정 장기내복 시현응참 심즉우수상박절한 사상심야
暴烈其政, 藏氣迺復, 時見凝慘, 甚則雨水霜雹切寒, 邪傷心也.

돈부지기 시위광화 후덕청정 순장이영 지음내실 물화충성
敦阜之紀, 是謂廣化, 厚德清靜, 順長以盈, 至陰內實, 物化充成,

연애몽울 현어후토 대우시행 습기내용 조정내벽
煙埃朦鬱, 見於厚土, 大雨時行, 濕氣迺用, 燥政迺辟.

기화원 기기풍 기정정 기령주비
其化圓, 其氣豐, 其政靜, 其令周備,

기동유적병축 기덕유윤중뇨 기변진경표취붕궤
其動濡積幷稸, 其德柔潤重淖, 其變震驚飄驟崩潰,

기곡직마 기축우견 기과조리 기색금현창 기미감함산
其穀稷麻, 其畜牛犬, 其果棗李, 其色黅玄蒼, 其味甘鹹酸,

기상장하 기경족태음양명 기장비신
其象長夏, 其經足太陰陽明, 其藏脾腎,

기충라모 기물기핵
其蟲倮毛, 其物肌核,

기병복만 사지불거 대풍신지 사상비야
其病腹滿, 四支不擧, 大風迅至, 邪傷脾也.

견성지기 시위수인 천기결 지기명 양기수 음치화
堅成之紀, 是謂收引, 天氣潔, 地氣明, 陽氣隨, 陰治化,

㉠ 太角與上商同 : 校釋本에는 빠져 있다.

조행기정 물이사성 수기번포 화흡부종
燥行其政，物以司成，收氣繁布，化洽不終.

기화성 기기삭 기정숙 기령예절
其化成，其氣削，其政肅，其令銳切，

기동폭절양주 기덕무로소슬 기변숙살조령
其動暴折瘍疰，其德霧露蕭飋，其變肅殺凋零.

기곡도서 기축계마 기과도행 기색백청단 기미신산고
其穀稻黍，其畜雞馬，其果桃杏，其色白青丹，其味辛酸苦，

기상추 기경수태음양명 기장폐간
其象秋，其經手太陰陽明，其藏肺肝，

기충개우 기물각락
其蟲介羽，其物殼絡，

기병천갈 흉빙앙식
其病喘喝，胸憑仰息，

상치여정상동 기생제 기병해
上徵與正商同，其生齊，其病欬，

정폭변즉명목불영 유취초수
政暴變則名木不榮，柔脆焦首，

장기사구 대화류 염삭차지 만장고 사상폐야
長氣斯救，大火流，炎爍且至，蔓將槁，邪傷肺也.

유연지기 시위봉장 한사물화 천지엄응 장정이포 장령불양
流衍之紀，是謂封藏，寒司物化，天地嚴凝，藏政以布，長令不揚.

기화름 기기견 기정밀 기령유주
其化凜，其氣堅，其政謐，其令流注，

기동표설옥용 기덕응참한분 기변빙설상박
其動漂泄沃涌，其德凝慘寒雰，其變冰雪霜雹，

기곡두직 기축체우 기과율조 기색흑단금 기미함고감
其穀豆稷，其畜彘牛，其果栗棗，其色黑丹黅，其味鹹苦甘，

기상동 기경족소음태양 기장신심
其象冬，其經足少陰太陽，其藏腎心，

기충린라 기물유만 기병창
其蟲鱗倮，其物濡滿，其病脹.

상우이장기불화야
上羽而長氣不化也.

정과즉화기대거 이애혼기교 대우시강 사상신야
政過則化氣大擧，而埃昏氣交，大雨時降，邪傷腎也.

고왈 불항기덕 즉소승래복
故曰，不恒其德，則所勝來復，

정항기리 즉소승동화 차지위야
政恒其理，則所勝同化. 此之謂也.

天不足西北 地不滿東南 陰陽高下 壽夭治法 (『類經二十五卷·運氣類』, p.1029)

第二章

第一節

『帝曰, 天不足西北, 左寒而右凉, 地不滿東南, 右熱而左溫, 其故何也?

岐伯曰, 陰陽之氣, 高下之理, 太少之異也.

東南方, 陽也, 陽者, 其精降於下, 故右熱而左溫;

西北方, 陰也, 陰者, 其精奉於上, 故左寒而右凉.

是以地有高下, 氣有溫凉, 高者氣寒, 下者氣熱,

故適寒凉者脹, 之溫熱者瘡,

下之則脹已, ①(「脹滿治法」)「汗之則瘡已,」②(「返魂丹」)

此腠理開閉之常, 太少之異耳.』③(「天地不足之方」)

『帝曰, 其於壽夭, 何如?

岐伯曰, 陰精所奉, 其人壽; 陽精所降, 其人夭.』④(「地理有壽夭之異」)

帝曰, 善. 其病也, 治之柰何?

岐伯曰, 西北之氣, 散而寒之; 東南之氣, 收而溫之, 所謂同病異治也.

故曰, 氣寒氣凉, 治以寒凉, 行水漬之; 氣溫氣熱, 治以溫熱, 強其內守.

必同其氣, 可使平也, 假者反之.

➡ '天不足西北, 地不滿東南'은 『素問·陰陽應象大論 05』 4장 3절, 『素問·五常政大論 70』 2장 1절, 『素問·六元正紀大論 71』 2장 2절 끝부분을 참고하라.

◆ 脹滿治法 ○ 適寒凉者脹. 下之則脹已. 『內經』

① 창만을 치료하는 방법[脹滿治法] ○ 기후가 한량(寒凉)한 지역에서는 창만(脹滿) 같은 질병에 잘 걸린다. 하법(下法)을 써서 치료하면 창만은 낫는다. 『내경』(『素問·五常政大論 70』) (『寶鑑·雜病六·脹滿·脹滿治法』) (신편p.2467 /신p.1388)

◉ 『寶鑑』에서는 '脹滿治法' 조문에 '穀脹에는 雞矢醴散, 大異香散/ 水脹에는 防己椒藶丸, 木香散, 椒豉元/ 氣脹에는 三和湯, 分心氣飮, 氣鍼元, 金蟾散/ 血脹에는 人參芎歸湯, 散血消腫湯, 桃奴丸/ 寒脹에는 中滿分消湯, 溫胃湯, 順氣木香散, 厚朴橘皮煎/ 熱脹에는 七物厚朴湯, 枳殼剉散, 中滿分消丸/ 蠱脹에는 消蠱湯, 消脹飮子, 諸蠱保命丹/ 脹滿通治藥에는 半夏厚朴湯, 廣朮潰堅湯, 濟生紫蘇子湯, 大正氣散, 四香散, 撞關飮子, 沈香飮, 分消湯, 四聖丸, 木香檳榔丸, 四炒枳殼丸, 木香分氣丸, 消脹元, 木香消脹元, 蕇澄茄元'을 예시하였다.

• 返魂丹 ○ 治十三種疔瘡危惡者. 雄黃·白礬枯, 各二錢, 朱砂·膽礬, 各一錢半, 蟾酥·血竭·銅綠, 各一錢, 輕

粉·沒藥·乳香, 各五分, 麝香一字, 蝸牛生不拘多少. 右爲末, 以蝸牛·蟾酥硏爛, 和丸芡實大, 每一丸, 令病人先嚼葱白三寸許, 放在掌心, 將藥丸褁在葱內, 以熱酒一盞呑下, 煖處臥, 汗出爲效. ○ 內經曰, 汗之則瘡已. 盖此藥能化毒爲汗也. 『瑞竹』

② 반혼단(返魂丹) ○ 13가지 정창(疔瘡)으로 위독해진 것을 치료한다. ○ 웅황·백반(구운 것) 각각 2돈, 주사·담반 각각 1돈 반, 섬수·혈갈·동록 각각 1돈, 경분·몰약·유향 각각 5푼, 사향 1자(字), 와우(산 것) 적당한 양. ○ 위의 약들을 가루내어 와우·섬수를 갈아서 짓이긴 것에 반죽하여 검실만하게 환을 만들어 매번 1환씩 환자로 하여금 먼저 총백 3치 정도 되는 것을 씹게 하여 손바닥에 놓고 거기에 환을 싸서 따끈한 술 1잔으로 넘기게 한 다음 따뜻한 곳에 누워서 땀을 내도록 하면 효험이 난다. ○ 『내경(內經)』(『素問·五常政大論 70』)에서는 "땀을 내면 창병(瘡病)이 낫는다"라고 하였는데, 이 약은 능히 독기를 땀으로 내보내는 작용을 한다. 『서죽』(『寶鑑·雜病八·癰疽(下)·返魂丹』) (신편p.2702 /신p.1512)

■ **天地不足之方** ○ 黃帝曰, 天不足西北, 左寒而右凉. 地不滿東南, 右熱而左溫. 其故何也. 岐伯曰, 陰陽之氣, 高下之理, 大小之異也. 東南方, 陽也, 陽者其精降於下, 故右熱而左溫. 西北方, 陰也, 陰者其精奉於上, 故左寒而右凉. 是以地有高下, 氣有溫凉, 高者氣寒, 下者氣熱. 故適寒凉者脹, 之溫熱者瘡. 下之則脹已, 汗之則瘡已. 此腠理開閉之常, 大小之異耳. 『內經』

③ 천지의 기가 부족한 방위[天地不足之方] ○ 황제(黃帝)가 묻기를, "하늘의 양기(陽氣)는 서북방이 부족하므로 북방은 차고 서방은 서늘하며, 땅의 음기(陰氣)는 동남방이 차 있지 않으므로 남방은 덥고 동방은 따뜻한데, 이것은 어찌된 까닭입니까?"라고 하였다. 이에 기백(岐伯)이 대답하기를, "그것은 음양(陰陽)의 기운이 높고 낮은 것과 크고 작은 것이 다르기 때문입니다. 동남방은 양(陽)에 속하는데, 양(陽)의 정기(精氣)는 위에서 아래로 내려가므로 남방은 덥고 동방은 따뜻한 것입니다. 서북방은 음(陰)에 속하는데, 음(陰)의 정기(精氣)는 아래에서 위로 올라가므로 북방은 차고 서방은 서늘한 것입니다. 지대는 고저(高低)가 있고, 기후는 온량(溫凉)이 있어서 지대가 높은 곳은 기후가 차고, 낮은 곳은 기후가 덥습니다. 차거나 서늘한 곳에서는 창만(脹滿)이 잘 생기고, 따뜻하거나 더운 곳에서는 창양(瘡瘍)이 잘 생깁니다. 창만은 하법(下法)을 쓰면 낫고, 창양은 한법(汗法)을 쓰면 낫습니다. 이것은 기후·지리적 조건이 주리(腠理)의 개폐에 영향을 주어 나타나는 정황으로서, 태과(太過)와 불급(不及)에 따른 것입니다"라고 하였다. 『내경』(『素問·五常政大論 70』) (『寶鑑·雜病一·天地運氣·天地不足之方』) (신편p.1576 /신p.926)

■ **地理有壽夭之異** ○ 黃帝曰, 其於壽夭何如. 岐伯曰, 陰精所奉, 其人壽, 陽精所降, 其人夭. 『內經』

④ 지리적 조건에 따라 장수와 단명의 차이가 있다[地理有壽夭之異] ○ 황제(黃帝)가 묻기를, "기후가 차고 더운 것과 지대가 높고 낮은 것이 사람의 수요(壽夭)에 어떤 영향을 미칩니까?"라고 하였다. 이에 기백(岐伯)이 대답하기를, "음정(陰精)이 상승하는 서북 지방은 양기(陽氣)가 견고하여 사람들이 대개 장수하고, 양정(陽精)이 하강하는 동남 지방은 양기(陽氣)가 늘 소모되고 흩어져서 사람들이 대개 일찍 죽습니다"라고 하였다. 『내경』(『素問·五常政大論 70』) (『寶鑑·雜病一·天地運氣·地理有壽夭之異』) (신편p.1577 /신p.927)

第二節

제 왈 선 일주지기 생화수요부동 기고하야
『帝曰, 善. 一州之氣, 生化壽夭不同, 其故何也?

기백왈 고하지리 지세사연야
岐伯曰, 高下之理, 地勢使然也.

숭고즉음기치지 오하즉양기치지
崇高則陰氣治之, 汚下則陽氣治之.

양승자선천 음승자후천 차지리지상 생화지도야
陽勝者先天, 陰勝者後天, 此地理之常, 生化之道也.

帝曰, 其有壽夭乎?

岐伯曰, 高者其氣壽, 下者其氣夭.

地之小大異也, 小者小異, 大者大異.』① (「地理有壽夭之異」)

故治病者, 必明天道地理, 陰陽更勝, 氣之先後, 人之壽夭, 生化之期,

乃可以知人之形氣矣.

■ **地理有壽夭之異** ○ 帝曰, 一州之氣, 生化壽夭不同, 其故何也. 岐伯曰, 高下之理, 地勢使然也. 崇高則陰氣治之, 汚下則陽氣治之. 陽勝者先天, 陰勝者後天. 帝曰, 其有壽夭乎. 岐伯曰, 高者, 其氣壽, 下者, 其氣夭. 地之小大異也, 小者小異, 大者大異. 『內經』

① 지리적 조건에 따라 장수와 단명의 차이가 있다[**地理有壽夭之異**] ○ 황제(黃帝)가 묻기를, "사람들이 한 지역에 살면서도 성장(成長)과 수요(壽夭)가 다른 것은 무엇 때문입니까?"라고 하였다. 이에 기백(岐伯)이 대답하기를, "그것은 지대의 고저가 달라서 그런 것입니다. 지대가 높은 곳은 음기(陰氣)가 성하고, 지대가 낮은 곳은 양기(陽氣)가 성합니다. 양기(陽氣)가 성한 지방은 기후가 더워서 만물이 절기보다 앞서 성장하고, 음기(陰氣)가 성한 지방은 만물이 절기보다 늦게 성장합니다"라고 대답하였다. 황제가 묻기를, "수요(壽夭)에도 차이가 있습니까?"라고 물었다. 이에 기백이 대답하기를, "지대가 높은 지방은 음기(陰氣)가 성하여 사람들이 대개 장수하고, 지대가 낮은 지방은 양기(陽氣)가 밖으로 새나가 사람들이 대개 일찍 죽습니다. 지대의 고저 정도에 따라 수요(壽夭)의 정도도 차이가 나는데, 지대의 차이가 작으면 수요의 차이도 작고, 지대의 차이가 크면 수요의 차이도 큽니다"라고 하였다. 『내경』(『素問·五常政大論 70』) (『寶鑑·雜病一·天地運氣·地理有壽夭之異』) (신편p.1577 /신p.927)

天氣地氣 制有所從 Ⅰ (『類經二十五卷·運氣類』, p.1020)

第三章

帝曰, 善. 其歲有不病, 而藏氣不應不用者, 何也?

岐伯曰, 天氣制之, 氣有所從也.

帝曰, 願卒聞之.

岐伯曰, 少陽司天, 火氣下臨, 肺氣上從, 白起金用, 草木眚.

火見燔焫, 革金且耗, 大暑以行, 欬嚏鼽衄鼻窒, 曰瘍㉠, 寒熱胕腫.

風行于地, 塵沙飛揚, 心痛胃脘痛, 厥逆鬲不通, 其主暴速.

㉠ 瘍 : 校釋本에는 '瘡瘍'으로 '瘡'을 보충하였다.

양명사천 조기하림 간기상종 창기목용이립 토내생
陽明司天, 燥氣下臨, 肝氣上從, 蒼起木用而立, 土迺眚.

처창삭지 목벌초위 협통목적 도진고율 근위불능구립
淒滄數至, 木伐草萎, 脇痛目赤, 掉振鼓慄, 筋痿不能久立.

폭열지 토내서 양기울발 소변변 한열여학 심즉심통
暴熱至, 土迺暑, 陽氣鬱發, 小便變, 寒熱如瘧, 甚則心痛,

화행우고 유수불빙 칩충내현
火行于槁㉠, 流水不冰, 蟄蟲迺見.

태양사천 한기하림 심기상종 이화차명 단기금내생
太陽司天, 寒氣下臨, 心氣上從, 而火且明, 丹起金迺眚.

한청시거 승즉수빙
寒淸時擧, 勝則水冰.

화기고명 심열번 익건선갈 구체 선비삭흠
火氣高明, 心熱煩, 嗌乾善渴, 鼽嚏, 善悲數欠.

열기망행 한내복 상불시강 선망 심즉심통
熱氣妄行, 寒迺復, 霜不時降, 善忘, 甚則心痛.

토내윤 수풍연 한객지 침음화
土迺潤, 水豐衍, 寒客至, 沈陰化,

습기변물 수음내축 중만불식 피군육가 근맥불리 심즉부종
濕氣變物, 水飮內稸, 中滿不食, 皮㾯肉苛, 筋脈不利, 甚則胕腫,

신후옹
身後癰.

궐음사천 풍기하림 비기상종 이토차륭 황기수내생
厥陰司天, 風氣下臨, 脾氣上從, 而土且隆. 黃起水迺眚.

토용혁 체중기육위 식감구상
土用革, 體重肌肉痿, 食減口爽.

풍행태허 운물요동 목전이명
風行太虛, 雲物搖動, 目轉耳鳴.

화종기폭 지내서 대열소삭 적옥하
火縱其暴, 地迺暑, 大熱消爍, 赤沃下,

칩충삭현 유수불빙 기발기속
蟄蟲數見, 流水不冰, 其發機速.

소음사천 열기하림 폐기상종 백기금용 초목생
少陰司天, 熱氣下臨, 肺氣上從, 白起金用, 草木眚.

천구한열 체구뉵비질
喘嘔寒熱, 嚏鼽衄鼻窒.

대서유행 심즉창양번작 금삭석류
大暑流行, 甚則瘡瘍燔灼, 金爍石流.

지내조청 처창삭지 협통선태식 숙살행 초목변
地迺燥淸, 淒滄數至, 脇痛善太息, 肅殺行, 草木變.

태음사천 습기하림 신기상종 흑기수변 애모운우
太陰司天, 濕氣下臨, 腎氣上從, 黑起水變㉡, 埃冒雲雨,

㉠ 槁 : 章句索引本, 校釋本에는 '稿'로 되어 있다.
㉡ 黑起水變 : 校釋本에는 이 뒤에 '火乃眚'을 보충하였다.

胸中不利, 陰痿氣大衰而不起不用, 當其時, 反腰脽痛, 動轉不便也, 厥逆.

地迺藏陰, 大寒且至, 蟄蟲早附, 心下否痛, 地裂冰堅, 少腹痛, 時害於食.

乘金則止水增, 味迺鹹, 行水減也.

歲有胎孕不育 根有神機氣立 (『類經二十五卷·運氣類』, p.1026)

第四章

帝曰, 歲有胎孕不育, 治之不全, 何氣使然?

岐伯曰, 六氣五類, 有相勝制也, 同者盛之, 異者衰之, 此天地之道, 生化之常也.

故厥陰司天, 毛蟲靜, 羽蟲育, 介蟲不成;

在泉, 毛蟲育, 倮蟲耗, 羽蟲不育.

少陰司天, 羽蟲靜, 介蟲育, 毛蟲不成;

在泉, 羽蟲育, 介蟲耗不育.

太陰司天, 倮蟲靜, 鱗蟲育, 羽蟲不成;

在泉, 倮蟲育, 鱗蟲不成㉠.

少陽司天, 羽蟲靜, 毛蟲育, 倮蟲不成;

在泉, 羽蟲育, 介蟲耗, 毛蟲不育.

陽明司天, 介蟲靜, 羽蟲育, 介蟲不成;

在泉, 介蟲育, 毛蟲耗, 羽蟲不成.

太陽司天, 鱗蟲靜, 倮蟲育;

在泉, 鱗蟲耗, 倮蟲不育㉡.

㉠ 鱗蟲不成 : 校釋本에는 '鱗蟲耗不成'으로 '耗'를 보충하였다.

㉡ 鱗蟲耗, 倮蟲不育. : 校釋本에는 '鱗蟲育, 羽蟲耗, 倮蟲不育.'으로 '育, 羽蟲'을 보충하였다.

제승소불성지운 즉심야
諸乘所不成之運，則甚也.

고기주유소제 세립유소생
故氣主有所制，歲立有所生.

지기제기승 천기제승기
地氣制己勝，天氣制勝己.

천제색 지제형
天制色，地制形.

오류쇠성 각수기기지소의야
五類衰盛，各隨其氣之所宜也.

고유태잉불육 치지부전 차기지상야 소위중근야
故有胎孕不育，治之不全，此氣之常也，所謂中根也，

근우외자역오 고생화지별 유오기 오미 오색 오류 오의야
根于外者亦五，故生化之別，有五氣，五味，五色，五類，五宜也.

제왈 하위야
帝曰，何謂也?

기백왈 근우중자 명왈신기 신거즉기식
岐伯曰，『根于中者，命曰神機，神去則機息;』① (「形氣定壽夭」)

근우외자 명왈기립 기지즉화절
根于外者，命曰氣立，氣止則化絶.

고각유제 각유승 각유생 각유성
故各有制，各有勝，各有生，各有成.

고왈 부지년지소가 기지동이 부족이언생화 차지위야
故曰，不知年之所加，氣之同異，不足以言生化，此之謂也.

■ 形氣定壽夭 ○ 內經曰, 根于中者命曰神機, 神去則機息.

① 형과 기는 수요를 정한다[形氣定壽夭] ○『내경(內經)』(『素問·五常政大論 70』)에서는 "자기 몸속에 뿌리를 박은 것을 '신기(神機)'라고 한다. 신(神)이 없어지면 생화(生化)의 기능도 사라진다"라고 하였다. (『寶鑑·內景一·身形·形氣定壽夭』) (신편p.202 /신p.204)

◉『寶鑑』에서는 「身形門」 '養性延年藥餌' 조문에 '瓊玉膏, 三精丸, 延年益壽不老丹, 五老還童丹, 延齡固本丹, 斑龍丸, 二黃元, 玄菟固本丸, 固本酒'를 예시하였다.

天氣地氣 制有所從 II (『類經二十五卷·運氣類』, p.1020)

第五章

제왈 기시이생화 기산이유형 기포이번육 기종이상변 기치일야
帝曰，氣始而生化，氣散而有形，氣布而蕃育，氣終而象變，其致一也.

연이오미소자 생화유박후 성숙유소다 종시부동 기고하야
然而五味所資，生化有薄厚，成熟有少多，終始不同，其故何也?

기백왈 지기제지야 비천불생 지불장야
岐伯曰，地氣制之也，非天不生，地不長也.

제왈 원문기도
帝曰，願聞其道.

기백왈 한열조습 부동기화야
岐伯曰, 寒熱燥濕, 不同其化也.

고소양재천 한독불생 기미신 기치고산 기곡창단
故少陽在泉, 寒毒不生, 其味辛, 其治苦酸, 其穀蒼丹.

양명재천 습독불생 기미산 기기습 기치신고감 기곡단소
陽明在泉, 濕毒不生, 其味酸, 其氣濕, 其治辛苦甘, 其穀丹素.

태양재천 열독불생 기미고 기치담함 기곡금거
太陽在泉, 熱毒不生, 其味苦, 其治淡鹹, 其穀黅秬.

궐음재천 청독불생 기미감 기치산고 기곡창적 기기전 기미정
厥陰在泉, 清毒不生, 其味甘, 其治酸苦, 其穀蒼赤, 其氣專, 其味正.

소음재천 한독불생 기미신 기치신고감 기곡백단
少陰在泉, 寒毒不生, 其味辛, 其治辛苦甘, 其穀白丹.

태음재천 조독불생 기미함 기기열 기치감함 기곡금거
太陰在泉, 燥毒不生, 其味鹹, 其氣熱, 其治甘鹹, 其穀黅秬.

화순즉함수 기전즉신화이구치
化淳則鹹守, 氣專則辛化而俱治.

第六章

고왈 보상하자종지 치상하자역지 이소재한열성쇠이조지
故曰, 補上下者從之; 治上下者逆之. 以所在寒熱盛衰而調之.

고왈 상취하취 내취외취 이구기과 능독자이후약 불승독자이박약
故曰, 上取下取, 內取外取, 以求其過. 能毒者以厚藥, 不勝毒者以薄藥,

차지위야
此之謂也.

기반자 병재상 취지하 병재하 취지상 병재중 방취지
氣反者, 病在上, 取之下; 病在下, 取之上; 病在中, 傍取之.

치열이한 온이행지 치한이열 량이행지
治熱以寒, 溫而行之; 治寒以熱, 涼而行之;

치온이청 랭이행지 치청이온 열이행지
治溫以清, 冷而行之; 治清以溫, 熱而行之.

고소지삭지 토지하지 보지사지 구신동법
故消之削之, 吐之下之, 補之寫之, 久新同法.

病之中外 治有先後 (『類經十二卷·論治類』, p.409)

제왈 병재중이불실불견 차취차산 내하
帝曰, 病在中而不實不堅, 且聚且散, 奈何?

기백왈 실호재 문야
岐伯曰, 悉乎哉, 問也!

무적자구기장 허즉보지 약이거지 식이수지 행수지지 화기중외
無積者求其藏, 虛則補之, 藥以祛之, 食以隨之, 行水漬之, 和其中外,

가사필이
可使畢已.

有毒無毒 制方有約 必先歲氣 無伐天和 (『類經十二卷·論治類』, p.421)

제왈 유독무독 복유약호
『帝曰, 有毒無毒, 服有約乎?

기백왈 병유구신 방유대소 유독무독 고의상제의
岐伯曰, 病有久新, 方有大小, 有毒無毒, 固宜常制矣.

대독치병 십거기육
大毒治病, 十去其六;

상독치병 십거기칠
常毒治病, 十去其七;

소독치병 십거기팔
小毒治病, 十去其八;

무독치병 십거기구
無毒治病, 十去其九.

곡육과채 식양진지 무사과지 상기정야
穀肉果菜, 食養盡之, 無使過之, 傷其正也.』① (「服藥法」)

부진 행부여법
不盡, 行復如法.

필선세기 무벌천화
『必先歲氣, 無伐天和.』② (「天和六脈」)(「毋伐天和」)

무성성 무허허 이유인천 앙
無盛盛, 無虛虛, 而遺人天㉠殃.

무치사 무실정 절인장명
無致邪, 無失正, 絶人長命.

◆ **服藥法** ○ 黃帝曰, 有毒無毒, 服有約乎. 岐伯曰, 病有久新, 方有大小, 有毒無毒, 固有常制矣. 大毒治病, 十去其六. 常毒治病, 十去其七. 小毒治病, 十去其八. 無毒治病, 十去其九. 穀肉果菜, 食養盡之, 無使過之, 傷其正也. 『內經』

① 약을 복용하는 방법[服藥法] ○ 황제(黃帝)가 묻기를, "독성이 있는 약물과 독성이 없는 약물을 복용할 때 일정한 법칙이 있습니까?"라고 하였다. 이에 기백(岐伯)이 대답하기를, "질병에는 오래된 것과 새로 생긴 것이 있고, 처방에는 대방(大方)과 소방(小方)이 있으며, 약물에는 독성이 있는 것과 독성이 없는 것이 있으므로 복용법에도 당연히 일정한 법칙이 있는 것입니다. 독성이 심한 약물로 병을 치료할 때는 병이 10분의 6 정도 나으면 더 이상의 복용을 그쳐야 하고, 독성이 보통 정도인 약물로 병을 치료할 때는 병이 10분의 7 정도 나으면 더 이상의 복용을 그쳐야 하며, 독성이 작은 약물로 병을 치료할 때는 병이 10분의 8 정도 나으면 더 이상의 복용을 그쳐야 하고, 독성이 없는 약물로 병을 치료할 때는 병이 10분의 9 정도 나으면 더 이상의 복용을 그쳐야 합니다. 이후에는 곡식·고기·과일·채소 등의 음식으로 영양을 보충하여 정기(正氣)가 회복되도록 하고 사기(邪氣)가 다 없어지도록 하면 되는 것이지 지나치게 약물을 복용하여 정기를 손상시켜서는 안되는 것입니다"라고 하였다. 『내경』(『素問·五常政大論 70』) (『寶鑑·湯液一·湯液序例·服藥法』) (신편p.3288 /신p.1816)

■ **天和六脈** ○ 內經曰, 必先歲氣, 毋伐天和.

② 천화육맥(天和六脈) ○ 『내경(內經)』(『素問·五常政大論 70』)에서는 "반드시 세기(歲氣)를 먼저 헤아려서 천화(天和)를 상하게 해서는 안된다"라고 하였다. (『寶鑑·雜病一·診脈·天和六脈』) (신편p.1645 /신p.974)

◆ **毋伐天和** ○ 諸病四時用藥之法, 不問寒熱溫凉, 如春時則加淸凉風藥, 夏月加大寒之藥, 秋月加溫氣藥, 冬月加大熱藥. 是不絶生化之源也. 錢仲陽醫小兒, 深得此理. 內經曰, 必先歲氣, 毋伐天和. 是爲至治. 東垣

㉠ 天 : 章句索引本, 校釋本에는 '夭'로 되어 있다.

② 천화를 상하게 해서는 안된다[毋伐天和] ○ 모든 병에 대하여 사철 약을 쓰는 방법은 한(寒)·열(熱)·온(溫)·량(凉)을 막론하고, 봄에는 성질이 서늘한 풍약(風藥)을 가하고, 여름에는 성질이 몹시 찬 약을 가하며, 가을에는 성질이 따뜻한 약을 가하고, 겨울에는 성질이 몹시 뜨거운 약을 가하여 쓴다. 이것은 생화(生化) 작용의 근원을 끊어지지 않게 하려는 것이다. 전중양(錢仲陽)은 소아병을 치료하면서 이런 이치를 깊이 알게 되었다고 하였다. 『내경(內經)』(『素問·五常政大論 70』)에서 "세기(歲氣)를 먼저 헤아려서 천화(天和)를 상하게 해서는 안된다"라고 한 것은 지극히 이치에 닿는 치료법이다. 동원 (『寶鑑·雜病一·用藥·毋伐天和』) (신편p.1668 /신p.988)

久病而瘠 必養必和 (『類經十二卷·論治類』, p.422)

제왈 기구병자 유기종불강 병거이척 내하
帝曰，其久病者，有氣從不康，病去而瘠，奈何?

기백왈 소호재 성인지문야 화불가대 시불가위
岐伯曰，昭乎哉，聖人之問也！化不可代，時不可違.

부경락이통 혈기이종 복기부족 여중제동
夫經絡以通，血氣以從，復其不足，與衆齊同.

양지화지 정이대시 근수기기 무사경이 기형내창 생기이장 명왈성왕
養之和之，靜以待時，謹守其氣，無使傾移，其形迺彰，生氣以長，命曰聖王.

고대요왈 무대화 무위시 필양필화 대기래복 차지위야
故大要曰，無代化，無違時，必養必和，待其來復，此之謂也.

제왈 선
帝曰，善.

六元正紀大論篇 第七十一

六十年運氣 病治之紀 I (『類經二十六卷·運氣類』, p.1034)

第一章

第一節

황제문왈 육화육변 승복음치 감고신함산담선후 여지지의
黃帝問曰, 六化六變, 勝復淫治, 甘苦辛鹹酸淡先後, 余知之矣.

부오운지화 혹종오기 혹역천기 혹종천기이역지기 혹종지기이역천기
夫五運之化, 或從五㉠氣, 或逆天氣, 或從天氣而逆地氣, 或從地氣而逆天氣,

혹상득혹불상득 여미능명기사
或相得或不相得, 余未能明其事.

욕통천지기 종지지리 화기운 조기화
欲通天之紀, 從地之理, 和其運, 調其化,

사상하합덕 무상탈륜 천지승강 불실기의 오운선행 물괴기정 조지정미
使上下合德, 無相奪倫, 天地升降, 不失其宜, 五運宣行, 勿乖其政, 調之正味,

종역내하
從逆奈何?

기백계수재배대왈 소호재 문야
歧伯稽首再拜對曰, 昭乎哉, 問也!

차천지지강기 변화지연원 비성제숙능궁기지리여
此天地之綱紀, 變化之淵源, 非聖帝孰能窮其至理歟!

신수불민 청진기도 령종불멸 구이불역
臣雖不敏, 請陳其道, 令終不滅, 久而不易.

제왈 원부자추이차지 종기류서 분기부주 별기종사 소기기수 명기정화
帝曰, 願夫子推而次之, 從其類序, 分其部主, 別其宗司, 昭其氣數, 明其正化,

가득문호
可得聞乎?

기백왈 선립기년 이명기기 금목수화토운행지수 한서조습풍화림어지화
歧伯曰, 先立其年, 以明其氣, 金木水火土運行之數, 寒暑燥濕風火臨御之化,

즉천도가견 민기가조 음양권서 근이무혹
則天道可見, 民氣可調, 陰陽卷舒, 近而無惑.

수지가수자 청수언지
數之可數者, 請遂言之.

第二節

제왈 태양지정 내하
帝曰, 太陽之政, 奈何?

㉠ 五 : 校釋本에는 '天'으로 고쳤다.

岐伯曰，辰戌之紀也.

太陽，太角，太陰，壬辰，壬戌，

其運風，其化鳴紊啓坼，其變振拉摧拔，其病眩掉目瞑.

太角初正，少徵，太宮，少商，太羽終.

太陽，太徵，太陰，戊辰，戊戌，同正徵，

其運熱，其化暄暑鬱燠，其變炎烈沸騰，其病熱鬱.

太徵，少宮，太商，少羽終，少角初.

太陽，太宮，太陰，甲辰歲會同天符，甲戌歲會同天符，

其運陰埃㉠，其化柔潤重澤，其變震驚飄驟，其病濕下重.

太宮，少商，太羽終，太角初，少徵.

太陽，太商，太陰，庚辰，庚戌.

其運涼，其化霧露蕭飋，其變肅殺凋零，其病燥，背瞀胸滿.

太商，少羽終，少角初，太徵，少宮.

太陽，太羽，太陰，丙辰天符，丙戌天符，

其運寒㉡，其化凝慘凓冽，其變冰雪霜雹，其病大寒留於谿谷.

太羽終，太角初，少徵，太宮，少商.

凡此太陽司天之政，氣化運行先天，天氣肅，地氣靜，

寒臨太虛，陽氣不令，水土合德，上應辰星鎭星.

其穀玄黅，其政肅，其令徐.

寒政大擧，澤無陽燄，則火發待時.

少陽中治，時雨迺涯，止極雨散，還於太陰，雲朝北極，濕化迺布，澤流萬物，

寒敷于上，雷動于下，寒濕之氣，持於氣交.

民病寒濕，發肌肉萎，足痿不收，濡寫血溢.

㉠ 埃：校釋本에는 '雨'로 고쳤다.

㉡ 寒：校釋本에는 '寒肅'으로 '肅'을 보충하였다.

초지기 지기천 기내대온 초내조영
初之氣, 地氣遷, 氣迺大溫, 草迺早榮.

민내려 온병내작 신열 두통 구토 기주창양
民迺厲, 溫病迺作, 身熱, 頭痛, 嘔吐, 肌腠瘡瘍.

이지기 대량반지 민내참 초내우한 화기수억
二之氣, 大凉反至, 民迺慘, 草迺遇寒, 火氣遂抑.

민병기울중만 한내시
民病氣鬱中滿, 寒迺始.

삼지기 천정포 한기행 우내강
三之氣, 天政布, 寒氣行, 雨迺降.

민병한 반열중 옹저주하 심열무민 불치자사
民病寒, 反熱中, 癰疽注下, 心熱瞀悶, 不治者死.

사지기 풍습교쟁 풍화위우 내장내화내성
四之氣, 風濕交爭, 風化爲雨, 迺長迺化迺成.

민병대열소기 기육위족위 주하적백
民病大熱少氣, 肌肉萎足痿㉠, 注下赤白.

오지기 양부화 초내장내화내성
五之氣, 陽復化, 草迺長迺化迺成.

민내서
民迺舒.

종지기 지기정 습령행 음응태허 애혼교야
終之氣, 地氣正, 濕令行, 陰凝太虛, 埃昏郊野.

민내참처 한풍이지 반자잉내사
民迺慘悽, 寒風以至, 反者孕迺死.

고세의고이조지온지 필절기울기 선자기화원
故歲宜苦以燥之溫之, 必折其鬱氣, 先資其化源,

억기운기 부기불승 무사폭과이생기질
抑其運氣, 扶其不勝, 無使暴過而生其疾,

식세곡이전기진 피허사이안기정 적기동이 다소제지
食歲穀以全其眞, 避虛邪以安其正, 適氣同異, 多少制之.

동한습자조열화 이한습자조습화
同寒濕者燥熱化, 異寒濕者燥濕化,

고동자다지 이자소지 용한원한 용량원량 용온원온 용열원열 식의동법
故同者多之, 異者少之, 用寒遠寒, 用凉遠凉, 用溫遠溫, 用熱遠熱, 食宜同法.

유가자반상 반시자병 소위시야
有假者反常, 反是者病, 所謂時也.

『신대역 동의보감』946쪽의 '辰戌之歲客主加臨圖' 참조.

第三節

제왈 선 양명지정 내하
帝曰, 善. 陽明之政, 奈何?

기백왈 묘유지기야
岐伯曰, 卯酉之紀也.

㉠ 痿 : 四庫全書本에는 '萎'로 되어 있다.

陽明, 少角, 少陰, 清熱勝復同, 同正商.

丁卯歲會, 丁酉, 其運風清熱.

少角初正, 太徵, 少宮, 太商, 少羽終.

陽明, 少徵, 少陰, 寒雨勝復同, 同正商.

癸卯同歲會, 癸酉同歲會, 其運熱寒雨.

少徵, 太宮, 少商, 太羽終, 太角初.

陽明, 少宮, 少陰, 風涼勝復同.

己卯, 己酉, 其運雨風涼.

少宮, 太商, 少羽終, 少角初, 太徵.

陽明, 少商, 少陰, 熱寒勝復同, 同正商.

乙卯天符, 乙酉歲會太一天符, 其運涼熱寒.

少商, 太羽終, 太角初, 少徵, 太宮.

陽明, 少羽, 少陰, 雨風勝復同, 辛卯少宮同.

辛酉, 辛卯,㉠ 其運寒雨風.

少羽終, 少角初, 太徵, 太宮, 太商.

凡此陽明司天之政, 氣化運行後天,

天氣急, 地氣明, 陽專其令, 炎暑大行, 物燥以堅, 淳風迺治.

風燥橫運, 流於氣交, 多陽少陰, 雲趨雨府, 濕化迺敷, 燥極而澤.

其穀白丹, 間穀命太者, 其耗白甲品羽, 金火合德, 上應太白熒惑.

其政切, 其令暴, 蟄蟲迺見, 流水不冰.

民病欬嗌塞, 寒熱, 發暴振慄, 癃閟, 清先而勁, 毛蟲迺死, 熱後而暴, 介蟲迺殃.

其發躁, 勝復之作, 擾而大亂, 清熱之氣, 持於氣交.

初之氣, 地氣遷, 陰始凝, 氣始肅, 水迺冰, 寒雨化.

㉠ 辛酉, 辛卯, : 校釋本에는 '辛卯, 辛酉,'로 되어 있다.

기병중열창 면목부종 선면 구뉵체흠구 소변황적 심즉림
其病中熱脹, 面目浮腫, 善眠, 鼽衄嚏欠嘔, 小便黃赤, 甚則淋.

이지기 양내포 민내서 물내생영
二之氣, 陽迺布, 民迺舒, 物迺生榮.

려대지 민선폭사
厲大至, 民善暴死.

삼지기 천정포 량내행 조열교합 조극이택
三之氣, 天政布, 凉迺行, 燥熱交合, 燥極而澤.

민병한열
民病寒熱.

사지기 한우강
四之氣, 寒雨降.

병폭부 진율섬망 소기익건인음 급위심통 옹종창양 학한지질
病暴仆, 振慄譫妄, 少氣嗌乾引飮, 及爲心痛, 癰腫瘡瘍, 瘧寒之疾,

골위혈변
骨痿血便.

오지기 춘령반행 초내생영
五之氣, 春令反行, 草迺生榮.

민기화
民氣和.

종지기 양기포 후반온 칩충래현 유수불빙
終之氣, 陽氣布, 候反溫, 蟄蟲來見, 流水不冰.

민내강평 기병온
民迺康平, 其病溫.

고식세곡이안기기 식간곡이거기사 세의이함이고이신 한지청지산지
故食歲穀以安其氣, 食間穀以去其邪, 歲宜以鹹以苦以辛, 汗之淸之散之.

안기운기 무사수사 절기울기 자기화원
安其運氣, 無使受邪, 折其鬱氣, 資其化源.

이한열경중소다기제 동열자다천화 동청자다지화
以寒熱輕重少多其制. 同熱者多天化, 同淸者多地化.

용량원량 용열원열 용한원한 용온원온 식의동법
用凉遠凉, 用熱遠熱, 用寒遠寒, 用溫遠溫, 食宜同法.

유가자반지 차기도야
有假者反之, 此其道也.

반시자 란천지지경 요음양지기야
反是者, 亂天地之經, 擾陰陽之紀也.

➡ 『신대역 동의보감』 945쪽의 '卯酉之歲客主加臨圖' 참조.

第四節

제왈 선 소양지정 내하
帝曰, 善. 少陽之政, 奈何?

기백왈 인신지기야
岐伯曰, 寅申之紀也.

소양 태각 궐음 임인 임신
少陽, 太角, 厥陰, 壬寅同天符, 壬申同天符,

기운풍고 기화명문계탁 기변진랍최발 기병도현지협경해
其運風鼓, 其化鳴紊啓坼, 其變振拉摧拔, 其病掉眩支脇驚駭.

태각 소치 태궁 소상 태우
太角初正, 少徵, 太宮, 少商, 太羽終.

소양 태치 궐음 무인천부 무신천부
少陽, 太徵, 厥陰, 戊寅天符, 戊申天符,

기운서 기화훤효울욱 기변염렬비등 기병상열울 혈설 심통
其運暑, 其化暄囂鬱燠, 其變炎烈沸騰, 其病上熱鬱, 血泄㉠, 心痛.

태치 소궁 태상 소우 소각
太徵, 少宮, 太商, 少羽終, 少角初.

소양 태궁 궐음 갑인 갑신
少陽, 太宮, 厥陰, 甲寅, 甲申,

기운음우 기화유윤중택 기변진경표취 기병체중 부종 비음
其運陰雨, 其化柔潤重澤, 其變震驚飄驟, 其病體重, 胕腫, 痞飮.

태궁 소상 태우 태각 소치
太宮, 少商, 太羽終, 太角初, 少徵.

소양 태상 궐음 경인 경신 동정상
少陽, 太商, 厥陰, 庚寅, 庚申, 同正商,

기운량 기화무로청절 기변숙살조령 기병견배흉중
其運涼, 其化霧露清切, 其變肅殺凋零, 其病肩背胸中.

태상 소우 소각 태치 소궁
太商, 少羽終, 少角初, 太徵, 少宮.

소양 태우 궐음 병인 병신
少陽, 太羽, 厥陰, 丙寅, 丙申,

기운한숙 기화응참율렬 기변빙설상박 기병한 부종
其運寒肅㉡, 其化凝慘凓冽, 其變冰雪霜雹, 其病寒, 浮腫.

태우 태각 소치 태궁 소상
太羽終, 太角初, 少徵, 太宮, 少商.

범차소양사천지정 기화운행선천 천기정 지기요
凡此少陽司天之政, 氣化運行先天, 天氣正, 地氣擾,

풍내폭거 목언사비 염화내류 음행양화 우내시응 화목동덕 상응형혹세성
風迺暴擧, 木偃沙飛, 炎火迺流, 陰行陽化, 雨迺時應, 火木同德, 上應熒惑歲星.

기곡단창 기정엄 기령요
其穀丹蒼, 其政嚴, 其令擾.

고풍열참포 운물비등 태음횡류 한내시지 량우병기
故風熱參布, 雲物沸騰, 太陰橫流, 寒迺時至, 涼雨並起.

민병한중 외발창양 내위설만
民病寒中, 外發瘡瘍, 內爲泄滿,

고성인우지 화이부쟁
故聖人遇之, 和而不爭.

왕복지작 민병한열학설 롱명구토 상불종색변
往復之作, 民病寒熱瘧泄, 聾瞑嘔吐, 上怫腫色變.

㉠ 血泄 : 四庫全書本, 章句索引本, 校釋本에는 '血溢, 血泄'로 되어 있다.
㉡ 寒肅 : 校釋本에는 '寒'으로 '肅'을 삭제하였다.

초지기 지기천 풍승내요 한내거 후내대온 초목조영 한래불살 온병내기
初之氣，地氣遷，風勝迺搖，寒迺去，候迺大溫，草木早榮，寒來不殺，溫病迺起.

기병기불어상 혈일목적 해역두통 혈붕 협만 부주중창
其病氣怫於上，血溢目赤，欬逆頭痛，血崩，脇滿，膚腠中瘡.

이지기 화반울 백애사기 운추우부 풍불승습 우내령 민내강
二之氣，火反鬱，白埃四起，雲趨雨府，風不勝濕，雨迺零，民迺康.

기병열울어상 해역구토 창발어중 흉익불리 두통신열 혼궤농창
其病熱鬱於上，欬逆嘔吐，瘡發於中，胸嗌不利，頭痛身熱，昏憒膿瘡.

삼지기 천정포 염서지 소양림상 우내애
三之氣，天政布，炎暑至，少陽臨上，雨迺涯.

민병열중 롱명혈일 농창해구 구뉵갈체흠 후비목적 선폭사
民病熱中，聾瞑血溢，膿瘡欬嘔，鼽衄渴嚏欠，喉痺目赤，善暴死.

사지기 량내지 염서간화 백로강 민기화평
四之氣，凉迺至，炎暑間化，白露降，民氣和平.

기병만신중
其病滿身重.

오지기 양내거 한내래 우내강 기문내폐 강목조조
五之氣，陽迺去，寒迺來，雨迺降，氣門迺閉，剛木早凋.

민피한사 군자주밀
民避寒邪，君子周密.

종지기 지기정 풍내지 만물반생 몽무이행
終之氣，地氣正，風迺至，萬物反生，霿霧以行.

기병관 폐불금 심통 양기불장이해
其病關㉠閉不禁，心痛，陽氣不藏而欬.

억기운기 찬소불승 필절기울기 선취화원 폭과불생 가질불기
抑其運氣，贊所不勝，必折其鬱氣，先取化源，暴過不生，苛疾不起.

고세의함신의산 삼지설지 지지발지 관기한온 이조기과
故歲宜鹹辛宜酸，滲之泄之，漬之發之，觀氣寒溫，以調其過.

동풍열자다한화 이풍열자소한화
同風熱者多寒化，異風熱者少寒化.

용열원열 용온원온 용한원한 용량원량 식의동법 차기도야
用熱遠熱，用溫遠溫，用寒遠寒，用凉遠凉，食宜同法，此其道也.

유가자반지 반시자 병지계야
有假者反之. 反是者，病之階也.

▶『신대역 동의보감』945쪽의 '寅申之歲客主加臨圖' 참조.

第五節

제왈 선 태음지정 내하
帝曰，善. 太陰之政，奈何?

기백왈 축미지기야
岐伯曰，丑未之紀也.

㉠ 關 : 四庫全書本에는 '開'로 되어 있다.

太陰, 少角, 太陽, 清熱勝復同, 同正宮,

丁丑, 丁未, 其運風, 清熱.

少角初正, 太徵, 少宮, 太商, 少羽終.

太陰, 少徵, 太陽, 寒雨勝復同,

癸丑, 癸未, 其運熱寒雨.

少徵, 太宮, 少商, 太羽終, 太角㉠.

太陰, 少宮, 太陽, 風清勝復同, 同正宮,

己丑太一天符, 己未太一天符, 其運雨風清.

少宮, 太商, 少羽終, 少角初, 太徵.

太陰, 少商, 太陽, 熱寒勝復同,

乙丑, 乙未, 其運涼熱寒.

少商, 太羽終, 太角初, 少徵, 太宮.

太陰, 少羽, 太陽, 雨風勝復同, 同正宮.

辛丑㉡, 辛未㉢, 其運寒雨風.

少羽終, 少角初, 太徵, 少宮, 太商.

凡此太陰司天之政, 氣化運行後天, 陰專其政, 陽氣退辟, 大風時起, 天氣下降, 地氣上騰, 原野昏霿, 白埃四起, 雲奔南極, 寒雨數至, 物成於差夏.

民病寒濕, 腹滿身䐜憤胕腫, 痞逆寒厥拘急.

濕寒合德, 黃黑埃昏, 流行氣交, 上應鎭星辰星.

其政肅, 其令寂, 其穀黅玄.

故陰凝於上, 寒積於下, 寒水勝火則爲冰雹, 陽光不治, 殺氣迺行.

㉠ 太角 : 校釋本에는 '太角初'로 '初'를 보충하였다.
㉡ 辛丑 : 校釋本에는 '辛丑同歲會'로 되어 있다.
㉢ 辛未 : 校釋本에는 '辛未同歲會'로 되어 있다.

고 유 여 의 고 불 급 의 하 유 여 의 만 불 급 의 조
故有餘宜高, 不及宜下; 有餘宜晩, 不及宜早.

토 지 리 기 지 화 야 민 기 역 종 지 간 곡 명 기 태 야
土之利, 氣之化也, 民氣亦從之, 間穀命其太也.

초 지 기 지 기 천 한 내 거 춘 기 정 풍 내 래 생 포 만 물 이 영 민 기 조 서
初之氣, 地氣遷, 寒迺去, 春氣正, 風迺來, 生布萬物以榮, 民氣條舒,

풍 습 상 박 우 내 후
風濕相薄, 雨迺後.

민 병 혈 일 근 락 구 강 관 절 불 리 신 중 근 위
民病血溢, 筋絡拘强, 關節不利, 身重筋痿.

이 지 기 대 화 정 물 승 화 민 내 화
二之氣, 大火正, 物承化, 民迺和.

기 병 온 려 대 행 원 근 함 약 습 증 상 박 우 내 시 강
其病溫厲大行, 遠近咸若, 濕蒸相薄, 雨迺時降.

삼 지 기 천 정 포 습 기 강 지 기 등 우 내 시 강 한 내 수 지
三之氣, 天政布, 濕氣降, 地氣騰, 雨迺時降, 寒迺隨之.

감 어 한 습 즉 민 병 신 중 부 종 흉 복 만
感於寒濕, 則民病身重胕腫, 胸腹滿.

사 지 기 외 화 림 욕 증 화 지 기 등 천 기 비 격
四之氣, 畏火臨, 溽蒸化, 地氣騰, 天氣否隔,

한 풍 효 모 증 열 상 박 초 목 응 연 습 화 불 류 즉 백 로 음 포 이 성 추 령
寒風曉暮, 蒸熱相薄, 草木凝煙, 濕化不流, 則白露陰布, 以成秋令.

민 병 주 리 열 혈 폭 일 학 심 복 만 열 려 창 심 즉 부 종
民病腠理熱, 血暴溢瘧, 心腹滿熱臚脹, 甚則胕腫.

오 지 기 참 령 이 행 한 로 하 상 내 조 강 초 목 황 락 한 기 급 체
五之氣, 慘令已行, 寒露下, 霜迺早降, 草木黃落, 寒氣及體,

군 자 주 밀 민 병 피 주
君子周密, 民病皮腠.

종 지 기 한 대 거 습 대 화 상 내 적 음 내 응 수 견 빙 양 광 불 치
終之氣, 寒大擧, 濕大化, 霜迺積, 陰迺凝, 水堅冰, 陽光不治.

감 어 한 즉 병 인 관 절 금 고 요 수 통 한 습 추 어 기 교 이 위 질 야
感於寒, 則病人關節禁固, 腰脽痛, 寒濕推㉠於氣交而爲疾也.

필 절 기 울 기 이 취 화 원 익 기 세 기 무 사 사 승 식 세 곡 이 전 기 진 식 간 곡 이 보 기 정
必折其鬱氣, 而取化源, 益其歲氣, 無使邪勝, 食歲穀以全其眞, 食間穀以保其精.

고 세 의 이 고 조 지 온 지 심 자 발 지 설 지 불 발 불 설 즉 습 기 외 일 육 궤 피 탁
故歲宜以苦燥之溫之, 甚者發之泄之, 不發不泄, 則濕氣外溢, 肉潰皮拆,

이 수 혈 교 류
而水血交流.

필 찬 기 양 화 령 어 심 한 종 기 이 동 소 다 기 판 야
必贊其陽火, 令禦甚寒, 從氣異同, 少多其判㉡也.

동 한 자 이 열 화 동 습 자 이 조 화 이 자 소 지 동 자 다 지
同寒者以熱化, 同濕者以燥化, 異者少之, 同者多之.

용 량 원 량 용 한 원 한 용 온 원 온 용 열 원 열 식 의 동 법
用涼遠涼, 用寒遠寒, 用溫遠溫, 用熱遠熱, 食宜同法.

가 자 반 지 차 기 도 야 반 시 자 병 야
假者反之, 此其道也. 反是者病也.

㉠ 推 : 校釋本에는 '持'로 고쳤다.
㉡ 判 : 校釋本에는 '制'로 고쳤다.

『신대역 동의보감』 943쪽의 '丑未之歲客主加臨圖' 참조.

第六節

帝曰, 善. 少陰之政, 奈何?

歧伯曰, 子午之紀也.

少陰, 太角, 陽明, 壬子, 壬午,

其運風鼓, 其化鳴紊啓坼, 其變振拉摧拔, 其病支滿.

太角初正, 少徵, 太宮, 少商, 太羽終.

少陰, 太徵, 陽明, 戊子天符, 戊午太一天符,

其運炎暑, 其化暄曜鬱燠, 其變炎烈沸騰, 其病上熱, 血溢.

太徵, 少宮, 太商, 少羽終, 少角初.

少陰, 太宮, 陽明, 甲子, 甲午,

其運陰雨, 其化柔潤時雨㉠, 其變震驚飄驟, 其病中滿身重.

太宮, 少商, 太羽終, 太角初, 少徵.

少陰, 太商, 陽明, 庚子同天符, 庚午同天符, 同正商,

其運涼勁, 其化霧露蕭飋, 其變肅殺凋零. 其病下清.

太商, 少羽終, 少角初, 太徵, 少宮.

少陰, 太羽, 陽明, 丙子歲會, 丙午,

其運寒, 其化凝慘凓冽, 其變冰雪霜雹, 其病寒下.

太羽終, 太角初, 少徵, 太宮, 少商.

凡此少陰司天之政, 氣化運行先天,

地氣肅, 天氣明, 寒交暑, 熱加燥, 雲馳雨府, 濕化迺行, 時雨迺降,

金火合德, 上應熒惑太白.

㉠ 時雨 : 校釋本에는 '重澤'으로 고쳤다.

기정명 기령절 기곡단백
其政明, 其令切, 其穀丹白.

수화한열지어기교이위병시야 열병생어상 청병생어하 한열릉범이쟁어중
水火寒熱持於氣交而爲病始也, 熱病生於上, 淸病生於下, 寒熱凌犯而爭於中.

민병해천 혈일 혈설 구체 목적자양 한궐입위 심통요통 복대익건 종상
民病欬喘, 血溢, 血泄, 鼽嚏, 目赤眥瘍, 寒厥入胃, 心痛腰痛, 腹大嗌乾, 腫上.

초지기 지기천 조 장거 한내시 칩부장 수내빙 상부강 풍내지 양기울
初之氣, 地氣遷, 燥㉠將去, 寒迺始, 蟄復藏, 水迺冰, 霜復降, 風迺至㉡, 陽氣鬱.

민반주밀 관절금고 요수통 염서장기 중외창양
民反周密, 關節禁固, 腰脽痛, 炎暑將起, 中外瘡瘍.

이지기 양기포 풍내행 춘기이정 만물응영 한기시지 민내화
二之氣, 陽氣布, 風迺行, 春氣以正, 萬物應榮, 寒氣時至, 民迺和.

기병림 목명목적 기울어상이열
其病淋, 目瞑目赤, 氣鬱於上而熱.

삼지기 천정포 대화행 서류번선 한기시지
三之氣, 天政布, 大火行, 庶類蕃鮮, 寒氣時至.

민병기궐심통 한열경작 해천목적
民病氣厥心痛, 寒熱更作, 欬喘目赤.

사지기 욕서지 대우시행 한열호지
四之氣, 溽暑至, 大雨時行, 寒熱互至.

민병한열 익건황단 구뉵음발
民病寒熱, 嗌乾黃癉, 鼽衄飮發.

오지기 외화림 서반지 양내화 만물내생내장영
五之氣, 畏火臨, 暑反至, 陽迺化, 萬物迺生迺長榮㉢,

민내강 기병온
民迺康, 其病溫.

종지기 조령행 여화내격 종어상 해천 심즉혈일
終之氣, 燥令行, 餘火內格, 腫於上, 欬喘, 甚則血溢.

한기삭거 즉몽무예 병생피주 내사어협 하련소복이작한중 지장역야
寒氣數擧, 則霿霧翳, 病生皮腠, 內舍於脇, 下連少腹而作寒中, 地將易也.

필억기운기 자기세승 절기울발 선취화원 무사폭과이생기병야
必抑其運氣, 資其歲勝, 折其鬱發, 先取化源, 無使暴過而生其病也.

식세곡이전진기 식간곡이피허사
食歲穀以全眞氣, 食間穀以辟虛邪.

세의함이연지 이조기상 심즉이고발지
歲宜鹹以耎之, 而調其上, 甚則以苦發之;

이산수지 이안기하 심즉이고설지
以酸收之, 而安其下, 甚則以苦泄之.

적기동이이다소지 동천기자이한청화 동지기자이온열화
適氣同異而多少之, 同天氣者以寒淸化, 同地氣者以溫熱化.

용열원열 용량원량 용온원온 용한원한 식의동법
用熱遠熱, 用涼遠涼, 用溫遠溫, 用寒遠寒, 食宜同法.

유가즉반 차기도야 반시자병작의
有假則反, 此其道也. 反是者病作矣.

㉠ 燥 : 校釋本에는 '暑'로 고쳤다.
㉡ 至 : 校釋本에는 '冽'로 고쳤다.
㉢ 榮 : 校釋本에는 '迺榮'으로 '迺'를 보충하였다.

『신대역 동의보감』 943쪽의 ‘子午之歲客主加臨圖’ 참조.

第七節

帝曰, 善. 厥陰之政, 奈何?

岐伯曰, 巳亥之紀也.

厥陰, 少角, 少陽, 清熱勝復同, 同正角.

丁巳天符, 丁亥天符, 其運風清熱.

少角初正, 太徵, 少宮, 太商, 少羽終.

厥陰, 少徵, 少陽, 寒雨勝復同.

癸巳同歲會, 癸亥同歲會, 其運熱寒雨.

少徵, 太宮, 少商, 太羽終, 太角初.

厥陰, 少宮, 少陽, 風清勝復同, 同正角.

己巳, 己亥, 其運雨風清.

少宮, 太商, 少羽終, 少角初, 太徵.

厥陰, 少商, 少陽, 熱寒勝復同, 同正角.

乙巳, 乙亥, 其運涼熱寒.

少商, 太羽終, 太角初, 少徵, 太宮.

厥陰, 少羽, 少陽, 雨風勝復同.

辛巳, 辛亥, 其運寒雨風.

少羽終, 少角初, 太徵, 少宮, 太商.

凡此厥陰司天之政, 氣化運行後天, 諸同正歲, 氣化運行同天, 天氣擾, 地氣正, 風生高遠, 炎熱從之, 雲趨雨府, 濕化迺行, 風火同德, 上應歲星熒惑. 其政撓, 其令速, 其穀蒼丹, 間穀言太者, 其耗文角品羽.

풍조화열 승복경작 칩충래현 유수불빙 열병행어하 풍병행어상
風燥火熱，勝復更作，蟄蟲來見，流水不冰，熱病行於下，風病行於上，

풍조승복 형어중
風燥勝復，形於中.

초지기 한시숙 살기방지
初之氣，寒始肅，殺氣方至，

민병한어우지하
民病寒於右之下.

이지기 한불거 화설수빙 살기시화 상내강 명초상초 한우삭지
二之氣，寒不去，華雪水冰，殺氣施化，霜迺降，名草上焦，寒雨數至.

양복화 민병열어중
陽復化，民病熱於中.

삼지기 천정포 풍내시거
三之氣，天政布，風迺時擧.

민병읍출 이명도현
民病泣出，耳鳴掉眩.

사지기 욕서 습열상박 쟁어좌지상
四之氣，溽暑『濕熱相薄，爭於左之上.

민병황단 이위부종
民病黃癉』①（「黃疸之因」）而爲胕腫.

오지기 조습경승 침음내포 한기급체 풍우내행
五之氣，燥濕更勝，沈陰迺布，寒氣及體，風雨迺行.

종지기 외화사령 양내대화 칩충출현 유수불빙 지기대발 초내생
終之氣，畏火司令，陽迺大化，蟄蟲出見，流水不冰，地氣大發，草迺生，

인내서 기병온려
人迺舒，其病溫厲.

필절기울기 자기화원 찬기운기 무사사승
必折其鬱氣，資其化源，贊其運氣，無使邪勝.

세의이신조상 이함조하 외화지기 무망범지
歲宜以辛調上，以鹹調下，畏火之氣，無妄犯之.

용온원온 용열원열 용량원량 용한원한 식의동법
用溫遠溫，用熱遠熱，用凉遠凉，用寒遠寒，食宜同法.

유가반상 차지도야 반시자병
有假反常，此之道也. 反是者病.

➡ 『신대역 동의보감』 946쪽의 ‘巳亥之歲客主加臨圖’ 참조.

■ 黃疸之因 ○ 經曰，濕熱相交，民病癉. 『入門』

① 황달의 원인[黃疸之因] ○ 『내경(內經)』(『素問·六元正紀大論 71』)에서는 “습열(濕熱)이 뒤섞이면 사람들은 단(癉)을 앓는다”라고 하였다. 『입문』(「傷寒·正傷寒·黃疸」) (『寶鑑·雜病六·黃疸·黃疸之因』) (신편p.2513 /신p.1413)

至有先後 行有位次 I (『類經二十六卷·運氣類』, p.1083)

第八節

제왈 선 부자언 가위실의 연하이명기응호
帝曰, 善. 夫子言㉠可謂悉矣, 然何以明其應乎?

기백왈 소호재 문야
岐伯曰, 昭乎哉, 問也!

부육기자 행유차 지유위 고상이정월삭일평단시지 도기위이지기소재의
夫六氣者, 行有次, 止有位, 故常以正月朔日平旦視之, 覩其位而知其所在矣.

운유여 기지선 운불급 기지후 차천지도 기지상야
運有餘, 其至先. 運不及, 其至後. 此天之道, 氣之常也.

운비유여 비부족 시위정세 기지당기시야
運非有餘, 非不足, 是謂正歲, 其至當其時也.

제왈 승복지기 기상재야 재생시지 후야내하
帝曰, 勝復之氣, 其常在也, 災眚時至, 候也奈何?

기백왈 비기화자 시위재야
岐伯曰, 非氣化者, 是謂災也.

數有終始 氣有同化 (『類經二十六卷·運氣類』, p.1086)

제왈 천지지수 종시내하
帝曰, 天地之數, 終始奈何?

기백왈 실호재 문야 시명도야 수지시 기어상이종어하
岐伯曰, 悉乎哉, 問也! 是明道也. 數之始, 起於上而終於下.

세반지전 천기주지 세반지후 지기주지 상하교호 기교주지 세기필의
歲半之前, 天氣主之; 歲半之後, 地氣主之; 上下交互, 氣交主之, 歲紀畢矣.

고왈 위명기월가지호 소위기야
故曰, 位明氣月可知乎, 所謂氣也.

제왈 여사기사 즉이행지 불합기수하야
帝曰, 余司其事, 則而行之, 不合其數何也?

기백왈 기용유다소 화흡유성쇠 쇠성다소 동기화야
岐伯曰, 氣用有多少, 化洽有盛衰, 衰盛多少, 同其化也.

제왈 원문동화하여
帝曰, 願聞同化何如?

기백왈 풍온춘화동
岐伯曰, 風溫春化同,

열훈혼화하화동 승여복동
熱曛昏火夏化同, 勝與復同,

조청연로추화동
燥淸煙露秋化同,

운우혼명애장하화동
雲雨昏暝埃長夏化同,

㉠ 言 : 校釋本에는 '之言'으로 되어 있다.

한기상설빙동화동 차천지오운육기지화 경용성쇠지상야
寒氣霜雪冰冬化同. 此天地五運六氣之化, 更用盛衰之常也.

天符歲會 (『類經二十四卷·運氣類』, p.951)

제왈 오운행동천화자 명왈천부 여지지의 원문동지화자 하위야
帝曰, 五運行同天化者, 命曰天符, 余知之矣. 願聞同地化者, 何謂也?

기백왈 태과이동천화자삼 불급이동천화자역삼
岐伯曰, 太過而同天化者三, 不及而同天化者亦三,

태과이동지화자삼 불급이동지화자역삼 차범이십사세야
太過而同地化者三, 不及而同地化者亦三, 此凡二十四歲也.

제왈 원문기소위야
帝曰, 願聞其所謂也.

기백왈 갑진갑술태궁하가태음
岐伯曰, 甲辰甲戌太宮下加太陰,

임인임신태각하가궐음
壬寅壬申太角下加厥陰,

경자경오태상하가양명 여시자삼
庚子庚午太商下加陽明, 如是者三.

계사계해소치하가소양
癸巳癸亥少徵下加少陽,

신축신미소우하가태양
辛丑辛未少羽下加太陽,

계묘계유소치하가소음 여시자삼
癸卯癸酉少徵下加少陰, 如是者三.

무자무오태치상림소음
戊子戊午太徵上臨少陰,

무인무신태치상림소양
戊寅戊申太徵上臨少陽,

병진병술태우상림태양 여시자삼
丙辰丙戌太羽上臨太陽, 如是者三.

정사정해소각상림궐음
丁巳丁亥少角上臨厥陰,

을묘을유소상상림양명
乙卯乙酉少商上臨陽明,

기축기미소궁상림태음 여시자삼
己丑己未少宮上臨太陰, 如是者三.

제차이십사세 즉불가불림야
除此二十四歲, 則不加不臨也.

제왈 가자하위
帝曰, 加者何謂?

기백왈 태과이가동천부 불급이가동세회야
岐伯曰, 太過而加同天符, 不及而加同歲會也.

제왈 림자하위
帝曰, 臨者何謂?

기백왈 태과불급 개왈천부 이변행유다소 병형유미심 생사유조안이
岐伯曰, 太過不及, 皆曰天符, 而變行有多少, 病形有微甚, 生死有早晏耳.

用寒遠寒 用熱遠熱 Ⅰ (『類經二十六卷·運氣類』, p.1087)

제왈 부자언용한원한 용열원열 여미지기연야 원문하위원
帝曰, 夫子言用寒遠寒, 用熱遠熱, 余未知其然也. 願聞何謂遠.

기백왈 열무범열 한무범한 종자화 역자병 불가불경외이원지 소위시흥육위야
岐伯曰, 熱無犯熱, 寒無犯寒, 從者和, 逆者病, 不可不敬畏而遠之, 所謂時與六位也.

제왈 온량하여
帝曰, 溫凉何如?

기백왈 사기이열 용열무범
岐伯曰, 司氣以熱, 用熱無犯;

사기이한 용한무범
司氣以寒, 用寒無犯;

사기이량 용량무범
司氣以凉, 用凉無犯;

사기이온 용온무범
司氣以溫, 用溫無犯;

간기동기주무범 이기주즉소범지 시위사외 필근찰지
間氣同其主無犯, 異其主則小犯之. 是謂四畏, 必謹察之.

제왈 선 기범자하여
帝曰, 善. 其犯者何如?

기백왈 천기반시 즉가의시 급승기주즉가범 이평위기 이불가과 시위사기반승자
岐伯曰, 天氣反時, 則可依時, 及勝其主則可犯, 以平爲期, 而不可過, 是謂邪氣反勝者.

고왈 무실천신 무역기의 무익기승 무찬기복 시위지치
故曰, 『無失天信, 無逆氣宜;』① (「毋伐天和」) 無翼其勝, 無贊其復, 是謂至治.

◘ 毋伐天和 ○ 又曰, 無失天信, 無逆氣宜.

① 천화를 상하게 해서는 안된다[毋伐天和] ○ 또한 『내경(內經)』(『素問·六元正紀大論 71』)에서는 "정상적인 시령(時令)을 잃지 말고, 육기(六氣)를 거스르지 말아야 한다"라고 하였다. (『寶鑑·雜病一·用藥·毋伐天和』) (신편p.1668 /신p.988)

六十年運氣 病治之紀 Ⅱ (『類經二十六卷·運氣類』, p.1034)

第二章

第一節

제왈 선 오운기행주세지기 기유상수호
帝曰, 善. 五運氣行主歲之紀, 其有常數乎?

기백왈 신청차지
岐伯曰, 臣請次之.

갑자, 갑오세, 상소음화, 중태궁토운, 하양명금
甲子, 甲午歲, 上少陰火, 中太宮土運, 下陽明金.

열화이, 우화오, 조화사, 소위정화일야
熱化二, 雨化五, 燥化四, 所謂正化日也.

기화상함한, 중고열, 하산열, 소위약식의야
其化上鹹寒, 中苦熱, 下酸熱㉠, 所謂藥食宜也.

을축, 을미세, 상태음토, 중소상금운, 하태양수
乙丑, 乙未歲, 上太陰土, 中少商金運, 下太陽水.

열화한화승복동, 소위사기화일야, 재칠궁
熱化寒化勝復同, 所謂邪氣化日也, 災七宮.

습화오, 청화사, 한화육, 소위정화일야
濕化五, 清化四, 寒化六, 所謂正化日也.

기화상고열, 중산화, 하감열, 소위약식의야
其化上苦熱, 中酸和, 下甘熱, 所謂藥食宜也.

병인, 병신세, 상소양상화, 중태우수운, 하궐음목
丙寅, 丙申歲, 上少陽相火, 中太羽水運, 下厥陰木.

화화이, 한화육, 풍화삼, 소위정화일야
火化二, 寒化六, 風化三, 所謂正化日也.

기화상함한, 중함온, 하신온, 소위약식의야
其化上鹹寒, 中鹹溫, 下辛溫㉡, 所謂藥食宜也.

정묘, 정유세, 상양명금, 중소각목운, 하소음화
丁卯歲會, 丁酉歲, 上陽明金, 中少角木運, 下少陰火.

청화열화승복동, 소위사기화일야, 재삼궁
清化熱化勝復同, 所謂邪氣化日也, 災三宮.

조화구, 풍화삼, 열화칠, 소위정화일야
燥化九, 風化三, 熱化七, 所謂正化日也.

기화상고소온, 중신화, 하함한, 소위약식의야
其化上苦小溫, 中辛和, 下鹹寒, 所謂藥食宜也.

무진, 무술세, 상태양수, 중태치화운, 하태음토
戊辰, 戊戌歲, 上太陽水, 中太徵火運, 下太陰土.

한화육, 열화칠, 습화오, 소위정화일야
寒化六, 熱化七, 濕化五, 所謂正化日也.

기화상고온, 중감화, 하감온, 소위약식의야
其化上苦溫, 中甘和, 下甘溫, 所謂藥食宜也.

기사, 기해세, 상궐음목, 중소궁토운, 하소양상화
己巳, 己亥歲, 上厥陰木, 中少宮土運, 下少陽相火.

풍화청화승복동, 소위사기화일야, 재오궁
風化清化勝復同, 所謂邪氣化日也, 災五宮.

풍화삼, 습화오, 화화칠, 소위정화일야
風化三, 濕化五, 火化七, 所謂正化日也.

기화상신량, 중감화, 하함한, 소위약식의야
其化上辛涼, 中甘和, 下鹹寒, 所謂藥食宜也.

경오, 경자세, 상소음화, 중태상금운, 하양명금
庚午同天符, 庚子歲同天符, 上少陰火, 中太商金運, 下陽明金.

열화칠, 청화구, 조화구, 소위정화 야
熱化七, 清化九, 燥化九, 所謂正化日也.

㉠ 熱 : 校釋本에는 '溫'으로 고쳤다.
㉡ 溫 : 校釋本에는 '凉'으로 고쳤다.

기화상함한 중신온 하산온 소위약식의야
其化上鹹寒, 中辛溫, 下酸溫, 所謂藥食宜也.

신미 신축세 상태음토 중소우수운 하태양수
辛未同歲會, 辛丑歲同歲會, 上太陰土, 中少羽水運, 下太陽水.

우화풍화승복동 소위사기화일야 재일궁
雨化風化勝復同, 所謂邪氣化日也, 災一宮.

우화오 한화일 소위정화일야
雨化五, 寒化一, 所謂正化日也.

기화상고열 중고화 하고열 소위약식의야
其化上苦熱, 中苦和, 下苦㉠熱, 所謂藥食宜也.

임신 임인세 상소양상화 중태각목운 하궐음목
壬申同天符, 壬寅歲同天符, 上少陽相火, 中太角木運, 下厥陰木.

화화이 풍화팔 소위정화일야
火化二, 風化八, 所謂正化日也.

기화상함한 중산화 하신량 소위약식의야
其化上鹹寒, 中酸和, 下辛凉, 所謂藥食宜也.

계유 계묘세 상양명금 중소치화운 하소음화
癸酉同歲會, 癸卯歲同歲會, 上陽明金, 中少徵火運, 下少陰火.

한화우화승복동 소위사기화일야 재구궁
寒化雨化勝復同, 所謂邪氣化日也, 災九宮.

조화구 열화이 소위정화일야
燥化九, 熱化二, 所謂正化日也.

기화상고소온 중함온 하함한 소위약식의야
其化上苦小溫, 中鹹溫, 下鹹寒, 所謂藥食宜也.

갑술 갑진세 상태양수 중태궁토운 하태음토
甲戌歲會同天符, 甲辰歲歲會同天符, 上太陽水, 中太宮土運, 下太陰土.

한화육 습화오 정화일야
寒化六, 濕化五, 正化日也.

기화상고열 중고온 하고온 약식의야
其化上苦熱, 中苦溫, 下苦溫, 藥食宜也.

을해 을사세 상궐음목 중소상금운 하소양상화
乙亥, 乙巳歲, 上厥陰木, 中少商金運, 下少陽相火.

열화한화승복동 사기화일야 재칠궁
熱化寒化勝復同, 邪氣化日也, 災七宮.

풍화팔 청화사 화화이 정화도야
風化八, 清化四, 火化二, 正化度也.

기화상신량 중산화 하함한 약식의야
其化上辛凉, 中酸和, 下鹹寒, 藥食宜也.

병자 병오세 상소음화 중태우수운 하양명금
丙子歲會, 丙午歲, 上少陰火, 中太羽水運, 下陽明金.

열화이 한화육 청화사 정화도야
熱化二, 寒化六, 清化四, 正化度也.

기화상함한 중함열 하산온 약식의야
其化上鹹寒, 中鹹熱㉡, 下酸溫, 藥食宜也.

정축 정미세 상태음토 중소각목운 하태양수
丁丑, 丁未歲, 上太陰土, 中少角木運, 下太陽水.

㉠ 苦 : 校釋本에는 '甘'으로 고쳤다.
㉡ 熱 : 校釋本에는 '溫'으로 고쳤다.

청화열화승복동 사기화도야 재삼궁
淸化熱化勝復同, 邪氣化度也, 災三宮.

우화오 풍화삼 한화일 정화도야
雨化五, 風化三, 寒化一, 正化度也.

기화상고온 중신온 하감열 약식의야
其化上苦溫, 中辛溫㉠, 下甘熱, 藥食宜也.

무인 무신세 상소양상화 중태치화운 하궐음목
戊寅, 戊申歲天符, 上少陽相火, 中太徵火運, 下厥陰木.

화화칠 풍화삼 정화도야
火化七, 風化三, 正化度也.

기화상함한 중감화 하신량 약식의야
其化上鹹寒, 中甘和, 下辛凉, 藥食宜也.

기묘 기유세 상양명금 중소궁토운 하소음화
己卯, 己酉歲, 上陽明金, 中少宮土運, 下少陰火.

풍화청화승복동 사기화도야 재오궁
風化淸化勝復同, 邪氣化度也, 災五宮.

청화구 우화오 열화칠 정화도야
淸化九, 雨化五, 熱化七, 正化度也.

기화상고소온 중감화 하함한 약식의야
其化上苦小溫, 中甘和, 下鹹寒, 藥食宜也.

경진 경술세 상태양수 중태상금운 하태음토
庚辰, 庚戌歲, 上太陽水, 中太商金運, 下太陰土.

한화일 청화구 우화오 정화 야
寒化一, 淸化九, 雨化五, 正化度也.

기화상고열 중신온 하감열 약식의야
其化上苦熱, 中辛溫, 下甘熱, 藥食宜也.

신사 신해세 상궐음목 중소우수운 하소양상화
辛巳, 辛亥歲, 上厥陰木, 中少羽水運, 下少陽相火.

우화풍화승복동 사기화도야 재일궁
雨化風化勝復同, 邪氣化度也, 災一宮.

풍화삼 한화일 화화칠 정화도야
風化三, 寒化一, 火化七, 正化度也.

기화상신량 중고화 하함한 약식의야
其化上辛凉, 中苦和, 下鹹寒, 藥食宜也.

임오 임자세 상소음화 중태각목운 하양명금
壬午, 壬子歲, 上少陰火, 中太角木運, 下陽明金.

열화이 풍화팔 청화사 정화도야
熱化二, 風化八, 淸化四, 正化度也.

기화상함한 중산량 하산온 약식의야
其化上鹹寒, 中酸凉㉡, 下酸溫, 藥食宜也.

계미 계축세 상태음토 중소치화운 하태양수
癸未, 癸丑歲, 上太陰土, 中少徵火運, 下太陽水.

한화우화승복동 사기화도야 재구궁
寒化雨化勝復同, 邪氣化度也, 災九宮.

우화오 화화이 한화일 정화도야
雨化五, 火化二, 寒化一, 正化度也.

㉠ 溫 : 校釋本에는 '和'로 고쳤다.
㉡ 凉 : 校釋本에는 '和'로 고쳤다.

기화상고온 중함온 하감열 약식의야
其化上苦溫, 中鹹溫, 下甘熱, 藥食宜也.

갑신 갑인세 상소양상화 중태궁토운 하궐음목
甲申, 甲寅歲, 上少陽相火, 中太宮土運, 下厥陰木.

화화이 우화오 풍화팔 정화도야
火化二, 雨化五, 風化八, 正化度也.

기화상함한 중함화 하신량 약식의야
其化上鹹寒, 中鹹和, 下辛涼, 藥食宜也.

을유 을묘세 상양명금 중소상금운 하소음화
乙酉太一天符, 乙卯歲天符, 上陽明金, 中少商金運, 下少陰火.

열화한화승복동 사기화도야 재칠궁
熱化寒化勝復同, 邪氣化度也, 災七宮.

조화사 청화사 열화이 정화도야
燥化四, 清化四, 熱化二, 正化度也.

기화상고소온 중고 화 하함한 약식의야
其化上苦小溫, 中苦㉠和, 下鹹寒, 藥食宜也.

병술 병진세 상태양수 중태우수운 하태음토
丙戌天符, 丙辰歲天符, 上太陽水, 中太羽水運, 下太陰土.

한화육 우화오 정화도야
寒化六, 雨化五, 正化度也.

기화상고열 중함온 하감열 약식의야
其化上苦熱, 中鹹溫, 下甘熱, 藥食宜也.

정해 정사세 상궐음목 중소각목운 하소양상화
丁亥天符, 丁巳歲天符, 上厥陰木, 中少角木運, 下少陽相火.

청화열화승복동 사기화도야 재삼궁
清化熱化勝復同, 邪氣化度也, 災三宮.

풍화삼 화화칠 정화도야 기화상신량 중신화 하함한 약식의야
風化三, 火化七, 正化度也. 其化上辛涼, 中辛和, 下鹹寒, 藥食宜也.

무자 무오세 상소음화 중태치화운 하양명금
戊子天符, 戊午歲太一天符, 上少陰火, 中太徵火運, 下陽明金.

열화칠 청화구 정화도야
熱化七, 清化九, 正化度也.

기화상함한 중감한 하산온 약식의야
其化上鹹寒, 中甘寒㉡, 下酸溫, 藥食宜也.

기축 기미세 상태음토 중소궁토운 하태양수
己丑太一天符, 己未歲太一天符, 上太陰土, 中少宮土運, 下太陽水.

풍화청화승복동 사기화도야 재오궁
風化清化勝復同, 邪氣化度也, 災五宮.

우화오 한화일 정화도야
雨化五, 寒化一, 正化度也.

기화상고열 중감화 하감열 약식의야
其化上苦熱, 中甘和, 下甘熱, 藥食宜也.

경인 경신세 상소양상화 중태상금운 하궐음목
庚寅, 庚申歲, 上少陽相火, 中太商金運, 下厥陰木.

화화칠 청화구 풍화삼 정화도야
火化七, 清化九, 風化三, 正化度也.

㉠ 苦 : 校釋本에는 '酸'으로 고쳤다.
㉡ 寒 : 校釋本에는 '和'로 고쳤다.

기화상함한 중신온 하신량 약식의야
其化上鹹寒, 中辛溫, 下辛涼, 藥食宜也.

신묘 신유세 상양명금 중소우수운 하소음화
辛卯, 辛酉歲, 上陽明金, 中少羽水運, 下少陰火.

우화풍화승복동 사기화도야 재일궁
雨化風化勝復同, 邪氣化度也, 災一宮.

청화구 한화일 열화칠 정화도야
淸化九, 寒化一, 熱化七, 正化度也.

기화상고소온 중고화 하함한 약식의야
其化上苦小溫, 中苦和, 下鹹寒, 藥食宜也.

임진 임술세 상태양수 중태각목운 하태음토
壬辰, 壬戌歲, 上太陽水, 中太角木運, 下太陰土.

한화육 풍화팔 우화오 정화도야
寒化六, 風化八, 雨化五, 正化度也.

기화상고온 중산화 하감온 약식의야
其化上苦溫, 中酸和, 下甘溫, 藥食宜也.

계사 계해 상궐음목 중소치화운 하소양상화
癸巳同歲會, 癸亥㉠同歲會, 上厥陰木, 中少徵火運, 下少陽相火,

한화우화승복동 사기화도야 재구궁
寒化雨化勝復同, 邪氣化度也, 災九宮.

풍화팔 화화이 정화도야
風化八, 火化二, 正化度也.

기화상신량 중함화 하함한 약식의야
其化上辛涼, 中鹹和㉡, 下鹹寒, 藥食宜也.

범차정기지기 승복정화 개유상수 불가불찰
凡此定期之紀, 勝復正化, 皆有常數, 不可不察.

고지기요자 일언이종 부지기요 류산무궁 차지위야
故知其要者, 一言而終, 不知其要, 流散無窮, 此之謂也.

五鬱之發之治 I (『類經二十六卷·運氣類』, p.1101)

第二節

제왈 선 오운지기 역복세호
帝曰, 善. 五運之氣, 亦復歲乎?

기백왈 울극내발 대시이작야
岐伯曰, 鬱極迺發, 待時而作也.

제왈 청문기소위야
帝曰, 請問其所謂也.

기백왈 오상지기 태과불급 기발이야
岐伯曰, 五常之氣, 太過不及, 其發異也.

제왈 원졸문지
帝曰, 願卒聞之.

㉠ 癸亥 : 校釋本에는 '癸亥歲'로 '歲'를 보충하였다.
㉡ 和 : 校釋本에는 '溫'으로 고쳤다.

기백왈 태과자폭 불급자서 폭자위병심 서자위병지
岐伯曰, 太過者暴, 不及者徐. 暴者爲病甚, 徐者爲病持.

제왈 태과불급 기수하여
帝曰, 太過不及, 其數何如?

기백왈 태과자기수성 불급자기수생 토상이생야
岐伯曰, 太過者其數成, 不及者其數生, 土常以生也.

제왈 기발야하여
帝曰, 其發也何如?

기백왈 토울지발 암곡진경 뢰은기교 애혼황흑 화위백기
岐伯曰, 土鬱之發, 巖谷震驚, 雷殷氣交, 埃昏黃黑, 化爲白氣,

표취고심 격석비공 홍수내종 천류만연 전목토구
飄驟高深, 擊石飛空, 洪水迺從, 川流漫衍, 田牧土駒.

화기내부 선위시우 시생시장 시화시성
化氣迺敷, 善爲時雨, 始生始長, 始化始成.

고민병심복창 장명이위수후
故民病心腹脹, 腸鳴而爲數後,

심즉심통협진 구토곽란 음발주하 부종신중
甚則心痛脇䐜, 『嘔吐霍亂, 飮發注下,』① (「霍亂之因」) 胕腫身重.

운분우부 하옹조양 산택애혼 기내발야 이기사기
雲奔雨府, 霞擁朝陽, 山澤埃昏, 其迺發也, 以其四氣.

운횡천산 부유생멸 불지선조
雲橫天山, 浮游生滅, 怫之先兆㉠.

■ 霍亂之因 ○ 內經曰, 土鬱之發, 民病, 嘔吐霍亂, 注下.

① 곽란의 원인[霍亂之因] ○ 『내경(內經)』(『素問·六元正紀大論 71』)에서는 "토기(土氣)가 울결(鬱結)되었다가 발작하면 사람들은 구토(嘔吐)와 곽란(霍亂)을 앓고 물을 쏟는 듯이 설사를 한다"라고 하였고, 또한 "태음(太陰)의 기(氣)가 주관하는 해가 되면 복부가 창만(脹滿)하고 곽란으로 토하고 설사하는 증상이 나타난다"라고 하였다. (『寶鑑·雜病五·霍亂·霍亂之因』) (신편p.2229 /신p.1271)

금울지발 천결지명 풍청기절 대량내거 초수부연
金鬱之發, 天潔地明, 風淸氣切, 大凉迺擧, 草樹浮煙,

조기이행 몽무삭기 살기래지 초목창건 금내유성
燥氣以行, 霿霧數起, 殺氣來至, 草木蒼乾, 金迺有聲.

고민병해역 심협만인소복 선폭통 불가반측 익건면진색악
故民病欬逆, 心脇滿引少腹, 善暴痛, 不可反側, 嗌乾面塵色惡.

산택초고 토응상로 불내발야 기기오
山澤焦枯, 土凝霜鹵, 怫迺發也, 其氣五.

야령백로 림망성처 불지조야
夜零白露, 林莽聲悽, 怫之兆也.

수울지발 양기내피 음기폭거 대한내지 천택엄응 한분결위상설
水鬱之發, 陽氣迺辟, 陰氣暴擧, 大寒迺至, 川澤嚴凝, 寒雰結爲霜雪,

심즉황흑혼예 유행기교 내위상살 수내현상
甚則黃黑昏翳, 流行氣交, 迺爲霜殺, 水迺見祥.

고민병한객심통 요수통 대관절불리 굴신불편 선궐역 비견복만
故民病寒客心痛, 腰脽痛, 大關節不利, 屈伸不便, 善厥逆, 痞堅腹滿.

㉠ 兆 : 校釋本에는 '兆也'로 '也'를 보충하였다.

양광불치 공적침음 백애혼명 이내발야 기기이화전후

陽光不治, 空積沈陰, 白埃昏暝, 而迺發也. 其氣二火前後.

태허심현 기유마산 미현이은 색흑미황 불지선조야

太虛深玄, 氣猶麻散, 微見而隱, 色黑微黃, 怫之先兆也.

목울지발 태허애혼 운물이요 대풍내지 옥발절목 목유변

「木鬱之發, 太虛埃昏, 雲物以擾, 大風迺至, 屋發折木, 木有變.

고민병위완당심이통 상지양협 격인불통 식음불하

故民病胃脘當心而痛, 上支兩脇, 鬲咽不通,」①(「胃心痛」) 食飮不下,

심즉이명현전 목불식인 선폭강부

甚則耳鳴眩轉, 目不識人, 善暴僵仆.

태허창애 천산일색 혹기 탁색

太虛蒼埃, 天山一色, 或氣㉠濁色,

황흑울약 횡운불기우 이내발야 기기무상

黃黑鬱若, 橫雲不起雨, 而迺發也, 其氣無常.

장천초언 유엽정음 송음고산 호소암수 불지선조야

長川草偃, 柔葉呈陰, 松吟高山, 虎嘯巖岫, 怫之先兆也.

◆ **胃心痛** ○ 者, 腹脹而心痛, 胃脘當心而痛. 內經曰, 木鬱之發, 民病胃脘當心而痛, 上支兩脇, 嗝咽不通. 又, 厥陰之勝, 胃脘當心而痛. 『綱目』

① **위심통(胃心痛)** ○ 위심통이란 배가 불러 오르면서 가슴이 아픈 것인데, 위가 아프면서 가슴까지 아픈 것이다. 『내경(內經)』(『素問·六元正紀大論 71』)에서는 "목기(木氣, 肝氣)가 몰려서 발작할 때, 사람들은 흔히 위가 아픈 것이 가슴까지 다다라 양쪽 옆구리까지 뻗치고 목이 막혀 잘 통하지 못하는 병에 걸린다"라고 하였다. 또한 『내경(內經)』(『素問·至眞要大論 74』)에서는 "궐음(厥陰)의 풍기(風氣)가 지나치게 승(勝)하면 위가 아프면서 가슴까지 아프다"라고 하였다. 『강목』(『寶鑑·外形三·胸·胃心痛』) (신편p.1208 /신p.741)

◉ 『寶鑑』에서는 '胃心痛' 조문에 '草豆蔻丸, 加味枳朮丸, 淸熱解鬱湯, 淸鬱散'을 예시하였다.

화울지발 태허종 예 대명불창 염화행 대서지 산택번료 재목류진

火鬱之發, 太虛腫㉡翳, 大明不彰, 炎火行, 大暑至, 山澤燔燎, 材木流津,

광하등연 토부상로 지수내감 만초초황 풍행혹언 습화내후

廣廈騰煙, 土浮霜鹵, 止水迺減, 蔓草焦黃, 風行惑言, 濕化迺後.

고민병소기 창양옹종 협복흉배 면수사지 진분려창

故民病少氣, 瘡瘍癰腫, 脇腹胸背, 面首四支, 䐜憤臚脹,

양비구역 계종골통 절내유동 주하온학 복중폭통

瘍疿嘔逆, 瘛瘲骨痛, 節迺有動, 注下溫瘧, 腹中暴痛,

혈일유주 정액내소 목적심열 심즉무민오뇌 선폭사

血溢流注, 精液迺少, 目赤心熱, 甚則瞀悶懊憹, 善暴死.

각종대온 한유현부 기내발야 기기사

刻終大溫, 汗濡玄府, 其迺發也, 其氣四.

동복즉정 양극반음 습령내화내성

動復則靜, 陽極反陰, 濕令迺化迺成.

화발수응 산천빙설 염양오택 불지선조야

華發水凝, 山川冰雪, 焰陽午澤, 怫之先兆也.

㉠ 氣 : 校釋本에는 '爲'로 고쳤다.

㉡ 腫 : 校釋本에는 '曛'으로 고쳤다.

유불지응 이후보야 개관기극 이내발야 목발무시 수수화야
有怫之應，而後報也，皆觀其極，而迺發也．木發無時，水隨火也．

근후기시 병가여기 실시반세 오기불행 생화수장 정무항야
謹候其時，病可與期，失時反歲，五氣不行，生化收藏，政無恒也．

제왈 수발이박설 토발이표취 목발이훼절 금발이청명 화발이훈매 하기사연
帝曰，水發而雹雪，土發而飄驟，木發而毀折，金發而清明，火發而曛昧，何氣使然？

기백왈 기유다소 발유미심
岐伯曰，氣有多少，發有微甚．

미자당기기 심자겸기하 징기하기이현가지야
微者當其氣，甚者兼其下，徵其下氣而見可知也．

제왈 선 오기지발 부당위자하야
帝曰，善．五氣之發，不當位者何也？

기백왈 명기차
岐伯曰，命其差．

제왈 차유수호
帝曰，差有數乎？

기백왈 후개삼십도이유기야
岐伯曰，後皆三十度而有奇也．

至有先後 行有位次 II (『類經二十六卷·運氣類』, p.1083)

제왈 기지이선후자하
帝曰，氣至而先後者何？

기백왈 운태과즉기지선 운불급즉기지후 차후지상야
岐伯曰，運太過則其至先，運不及則其至後，此候之常也．

제왈 당시이지자하야
帝曰，當時而至者何也？

기백왈 비태과비불급 즉지당시 비시자생야
岐伯曰，非太過非不及，則至當時，非是者眚也．

제왈 선 기유비시이화자 하야
帝曰，善．氣有非時而化者，何也？

기백왈 태과자당기시 불급자귀기기승야
岐伯曰，太過者當其時，不及者歸其己勝也．

제왈 사시지기 지유조안고하좌우 기후하여
帝曰，四時之氣，至有早晏高下左右，其候何如？

기백왈 행유역순 지유지속 고태과자화선천 불급자화후천
岐伯曰，行有逆順，至有遲速，故太過者化先天，不及者化後天．

제왈 원문기행 하위야
帝曰，願聞其行，何謂也？

기백왈 춘기서행 하기북행 추기동행 동기남행
岐伯曰，春氣西行，夏氣北行，秋氣東行，冬氣南行．

고춘기시어하 추기시어상 하기시어중 동기시어표
故春氣始於下，秋氣始於上，夏氣始於中，冬氣始於標．

춘기시어좌 추기시어우 동기시어후 하기시어전 차사시정화지상
春氣始於左, 秋氣始於右, 冬氣始於後, 夏氣始於前, 此四時正化之常.

고지고지지 동기상재 지하지지 춘기상재 필근찰지
故至高之地, 冬氣常在, 至下之地, 春氣常在, 必謹察之.

제왈 선
帝曰, 善.

六氣正紀十二變 (『類經二十六卷·運氣類』, p.1090)

第三章

第一節

황제문왈 오운육기지응현 육화지정 육변지기 하여
黃帝問曰, 五運六氣之應見, 六化之正, 六變之紀, 何如?

기백대왈 부육기정기 유화유변 유승유복 유용유병 부동기후 제욕하호
岐伯對曰, 夫六氣正紀, 有化有變, 有勝有復, 有用有病, 不同其候. 帝欲何乎?

제왈 원진문지
帝曰, 願盡聞之.

기백왈 청수언지
岐伯曰, 請遂言之.

부기지소지야
夫氣之所至也,

궐음소지위화평
厥陰所至爲和平,

소음소지위훤
少陰所至爲暄,

태음소지위애욕
太陰所至爲埃溽,

소양소지위염서
少陽所至爲炎暑,

양명소지위청경
陽明所至爲淸勁,

태양소지위한분 시화지상야
太陽所至爲寒雰. 時化之常也.

궐음소지위풍부 위문계
厥陰所至爲風府, 爲璺啓,

소음소지위화부 위서영
少陰所至爲火府, 爲舒榮,

태음소지위우부 위원영
太陰所至爲雨府, 爲員盈,

소양소지위열부 위행출
少陽所至爲熱府, 爲行出,

양 명 소 지 위 사 살 부 위 경 창
陽明所至爲司殺府, 爲庚蒼,

태 양 소 지 위 한 부 위 귀 장 사 화 지 상 야
太陽所至爲寒府, 爲歸藏. 司化之常也.

궐 음 소 지 위 생 위 풍 요
厥陰所至爲生爲風搖,

소 음 소 지 위 영 위 형 현
少陰所至爲榮爲形見,

태 음 소 지 위 화 위 운 우
太陰所至爲化爲雲雨,

소 양 소 지 위 장 위 번 선
少陽所至爲長爲蕃鮮,

양 명 소 지 위 수 위 무 로
陽明所至爲收爲霧露,

태 양 소 지 위 장 위 주 밀 기 화 지 상 야
太陽所至爲藏爲周密. 氣化之常也.

궐 음 소 지 위 풍 생 종 위 숙
厥陰所至爲風生, 終爲肅,

소 음 소 지 위 열 생 중 위 한
少陰所至爲熱生, 中爲寒,

태 음 소 지 위 습 생 종 위 주 우
太陰所至爲濕生, 終爲注雨,

소 양 소 지 위 화 생 종 위 증 욕
少陽所至爲火生, 終爲蒸溽,

양 명 소 지 위 조 생 종 위 량
陽明所至爲燥生, 終爲凉,

태 양 소 지 위 한 생 중 위 온 덕 화 지 상 야
太陽所至爲寒生, 中爲溫. 德化之常也.

궐 음 소 지 위 모 화
厥陰所至爲毛化,

소 음 소 지 위 우 화
少陰所至爲羽化,

태 음 소 지 위 라 화
太陰所至爲倮化,

소 양 소 지 위 우 화
少陽所至爲羽化,

양 명 소 지 위 개 화
陽明所至爲介化,

태 양 소 지 위 린 화 덕 화 지 상 야
太陽所至爲鱗化. 德化之常也.

궐 음 소 지 위 생 화
厥陰所至爲生化,

소음소지위영화
少陰所至爲榮化,

태음소지위유화
太陰所至爲濡化,

소양소지위무화
少陽所至爲茂化,

양명소지위견화
陽明所至爲堅化,

태양소지위장화 포정지상야
太陽所至爲藏化. 布政之常也.

궐음소지위표노태 량
厥陰所至爲飄怒太㉠涼,

소음소지위대훤한
少陰所至爲大暄寒,

태음소지위뇌정취주열풍
太陰所至爲雷霆驟注烈風,

소양소지위표풍번료상응
少陽所至爲飄風燔燎霜凝,

양명소지위산락온
陽明所至爲散落溫,

태양소지위한설빙박백애 기변지상야
太陽所至爲寒雪冰雹白埃. 氣變之常也.

궐음소지위요동 위영수
厥陰所至爲撓動, 爲迎隨,

소음소지위고명염 위훈
少陰所至爲高明焰, 爲曛,

태음소지위침음 위백애 위회명
太陰所至爲沈陰, 爲白埃, 爲晦暝,

소양소지위광현 위동운 위훈
少陽所至爲光顯, 爲彤雲, 爲曛,

양명소지위연애 위상 위경절 위처명
陽明所至爲煙埃, 爲霜, 爲勁切, 爲悽鳴,

태양소지위강고 위견망 위립 령행지상야
太陽所至爲剛固, 爲堅芒, 爲立. 令行之常也.

궐음소지위리급
厥陰所至爲裏急,

소음소지위양진신열
少陰所至爲瘍胗身熱,

태음소지위적음비격
『太陰所至爲積飮否隔,』①(「胸痞」)

소양소지위체구위창양
少陽所至爲嚏嘔爲瘡瘍,

양명소지위부허
陽明所至爲浮虛,

㉠ 太 : 校釋本에는 '大'로 되어 있다.

태양소지위굴신불리 병지상야
太陽所至爲屈伸不利. 病之常也.

궐음소지위지통
厥陰所至爲支痛,

소음소지위경혹 오한전율 섬망
少陰所至爲驚惑, 惡寒戰慄, 譫妄,

태음소지위축만
太陰所至爲稸滿,

소양소지위경조 무매폭병
少陽所至爲驚躁, 瞀昧暴病,

양명소지위구고음고슬비천행족병
陽明所至爲鼽尻陰股膝髀腨胻足病,

태양소지위요통 병지상야
太陽所至爲腰痛. 病之常也.

궐음소지위연려
厥陰所至爲緛戾,

소음소지위비망뉵멸
『少陰所至爲悲妄衄衊,』② (「衄血」)(「血汗」)

태음소지위중만곽란토하
『太陰所至爲中滿霍亂吐下,』③ (「霍亂之因」)

소양소지위후비이명구용
「少陽所至爲喉痹耳鳴嘔涌,」④ (「噎膈反胃病因」)

양명소지위준게
陽明所至爲皴揭,

태양소지위침한경 병지상야
太陽所至爲寢汗痙. 病之常也.

궐음소지위협통 구설
厥陰所至爲脇痛, 嘔泄,

소음소지위어소
少陰所至爲語笑,

태음소지위중부종
太陰所至爲重胕腫,

소양소지위폭주 순계 폭사
少陽所至爲暴注, 瞤瘛, 暴死,

양명소지위구체
陽明所至爲鼽嚏,

태양소지위류설 금지 병지상야
太陽所至爲流泄, 禁止. 病之常也.

범차십이변자 보덕이덕 보화이화 보정이정 보령이령
凡此十二變者, 報德以德, 報化以化, 報政以政, 報令以令,

기고즉고 기하즉하 기후즉후 기전즉전 기중즉중 기외즉외 위지상야
氣高則高, 氣下則下, 氣後則後, 氣前則前, 氣中則中, 氣外則外, 位之常也.

고 풍 승 즉 동 열 승 즉 종 조 승 즉 건 한 승 즉 부 습 승 즉 유 설 심 즉 수 폐 부 종
故風勝則動, 熱勝則腫, 燥勝則乾, 寒勝則浮, 『濕勝則濡泄, 甚則水閉胕腫.』⑤
(「浮腫形證」)(「大便病因」)
수 기 소 재 이 언 기 변 이
隨氣所在, 以言其變耳.

◘ 胸痞 ○ 內經曰, 太陰所至爲積飮痞隔.

① 흉비(胸痞) ○ 『내경(內經)』(『素問·六元正紀大論 71』)에서는 "태음(太陰)의 기(氣)가 도래하면 수음(水飮)이 몰려서 가슴이 거북하고 막히는 병증[痞隔]을 앓는다"라고 하였다. (『寶鑑·外形三·胸·胸痞』) (신편p.1229 /신p.748)

◉ 『寶鑑』에서는 '胸痞' 조문에 '枳實理中元, 加減陷胸湯, 柴梗半夏湯, 瓜蔞實丸, 黃連消痞丸, 平補枳朮丸, 枳實消痞丸, 橘皮枳朮丸, 香砂養胃湯, 加味枳朮丸, 桔梗枳殼湯, 解鬱和中湯, 二陳湯加減'을 예시하였다.

◆ 衄血 ○ 又曰, 少陰所至爲衄衊.

② 코피[衄血] ○ 『내경(內經)』(『素問·六元正紀大論 71』)에서는 "소음(少陰)의 기(氣)가 도래하면 코피가 나는 병에 걸린다"라고 하였다. (『寶鑑·內景二·血·衄血』) (신편p.382 /신p.305)

◉ 『寶鑑』에서는 '衄血' 조문에 '莎芎散, 三黃補血湯, 雞蘇散, 陶氏生地芩連湯, 保命生地黃散, 淸衄湯, 解鬱湯, 犀角地黃湯 가감, 麻黃升麻湯, 麻黃桂枝湯, 滑石丸, 犀角地黃湯'을 예시하였다.

◘ 血汗 ○ 內經曰, 少陰所至爲衄衊. 釋曰, 衊, 血汗也.

② 혈한(血汗) ○ 『내경(內經)』(『素問·六元正紀大論 71』)에서는 "소음(少陰)의 기가 도래했을 때는 육멸(衄衊)의 병을 앓게 된다"라고 하였다. 주석에서는 "멸(衊)은 혈한(血汗)이다"라고 하였다. (『寶鑑·內景二·血·血汗』) (신편p.408 /신p.318)

◉ 『寶鑑』에서는 '血汗' 조문에 '定命散, 黃芪建中湯, 妙香散, 葎草汁方'을 예시하였다.

■ 霍亂之因 ○ 又曰, 太陰所至爲中滿, 霍亂吐下.

③ 곽란의 원인[霍亂之因] ○ 또한 "태음(太陰)의 기(氣)가 주관하는 해가 되면 복부가 창만(脹滿)하고 곽란으로 토하고 설사하는 증상이 나타난다"라고 하였다. (『寶鑑·雜病五·霍亂·霍亂之因』) (신편p.2229 /신p.1271)

◘ 噎膈反胃病因 ○ 內經曰, 少陽所至爲嘔涌, 溢食不下, 此理明矣. 『入門』

④ 열격과 반위의 원인[噎膈反胃病因] ○ 『내경』(『素問·六元正紀大論 71』)에서 "소양(少陽)이 주관하는 해에는 구토가 나고 음식이 도로 올라오면서 내려가지 않는다"라고 하였는데, 이 이치는 명백하다. 『입문』(「雜病分類·痰類·關格」) (『寶鑑·雜病五·嘔吐·噎膈反胃病因』) (신편p.2260 /신p.1287)

■ 浮腫形證 ○ 濕勝則濡泄, 甚則水閉胕腫. 『內經』

⑤ 부종의 형태와 증상[浮腫形證] ○ 습(濕)이 성하면 설사를 하다가 심해지면 수기(水氣)가 막혀서 부종이 생긴다. 『내경』(『素問·六元正紀大論 71』) (『寶鑑·雜病六·浮腫·浮腫形證』) (신편p.2436 /신p.1373)

■ 大便病因 ○ 濕勝則濡泄. 『內經』

⑤ 대변병의 원인[大便病因] ○ 습기(濕氣)가 지나치면 유설(濡泄)이 생긴다. 『내경』(『素問·六元正紀大論 71』) (『寶鑑·內景四·大便·大便病因』) (신편p.775 /신p.515)

第二節

제 왈 원 문 기 용 야
帝曰, 願聞其用也.

기백왈 부육기지용 각귀불승이위화
岐伯曰, 夫六氣之用, 各歸不勝而爲化.

고태음우화 시어태양
故太陰雨化, 施於太陽;

태양한화 시어소음
太陽寒化, 施於少陰;

소음열화 시어양명
少陰熱化, 施於陽明;

양명조화 시어궐음
陽明燥化, 施於厥陰;

궐음풍화 시어태음 각명기소재이징지야
厥陰風化, 施於太陰. 各命其所在以徵之也.

제왈 자득기위하여
帝曰, 自得其位何如?

기백왈 자득기위 상화야
岐伯曰, 自得其位, 常化也.

제왈 원문소재야
帝曰, 願聞所在也.

기백왈 명기위이방월가지야
岐伯曰, 命其位而方月可知也.

➡ 本節은 아주 중요한데, '太陰雨化, 施於太陽'은 '濕勝寒'이라는 뜻이고, '太陽寒化, 施於少陰'은 '寒勝熱'이라는 뜻이며, '少陰熱化, 施於陽明'은 '熱勝燥'라는 뜻이고, '陽明燥化, 施於厥陰'은 '燥勝風'이라는 뜻이며, '厥陰風化, 施於太陰'은 '風勝濕'이라는 뜻이기 때문이다. 이는 『素問·陰陽應象大論 05』에 나오는 '燥勝寒'과는 다르며, '濕勝寒'이라는 내용이 새로이 제창된다.

上下盈虛 (『類經二十六卷·運氣類』, p.1100)

제왈 육위지기 영허하여
帝曰, 六位之氣, 盈虛何如?

기백왈 태소이야 태자지지서이상 소자폭이망
岐伯曰, 太少異也, 太者之至徐而常, 少者暴而亡.

제왈 천지지기 영허하여
帝曰, 天地之氣, 盈虛何如?

기백왈 천기부족 지기수지
岐伯曰, 天氣不足, 地氣隨之;

지기부족 천기종지 운거기중 이상선야
地氣不足, 天氣從之, 運居其中, 而常先也.

오소불승 귀소동화 수운귀종 이생기병야
惡所不勝, 歸所同和, 隨運歸從, 而生其病也.

고상승즉천기강이하 하승즉지기천이상
故上勝則天氣降而下, 下勝則地氣遷而上.

다소이차기분 미자소차 심자대차 심즉위역기교 역즉대변생이병작의
多㉠少而差其分, 微者小差, 甚者大差, 甚則位易氣交, 易則大變生而病作矣.

대요왈 심기오분 미기칠분 기차가견 차지위야
大要曰, 甚紀五分, 微紀七分, 其差可見, 此之謂也.

㉠ 多 : 校釋本에는 이 앞에 '勝'을 보충하였다.

用寒遠寒 用熱遠熱 Ⅱ (『類經二十六卷·運氣類』, p.1087)

第三節

제왈 선 론언열무범열 한무범한 여욕불원한 불원열내하
帝曰, 善. 論言熱無犯熱, 寒無犯寒. 余欲不遠寒, 不遠熱奈何?

기백왈 실호재 문야 발표불원열 공리불원한
岐伯曰, 悉乎哉, 問也! 發表不遠熱, 攻裏不遠寒.

제왈 불발불공이범한범열 하여
帝曰, 不發不攻而犯寒犯熱, 何如?

기백왈 한열내적 기병익심
岐伯曰, 寒熱內賊, 其病益甚.

제왈 원문무병자 하여
帝曰, 願聞無病者, 何如?

기백왈 무자생지 유자심지
岐伯曰, 無者生之, 有者甚之.

제왈 생자하여
帝曰, 生者何如?

기백왈 불원열즉열지 불원한즉한지
岐伯曰, 不遠熱則熱至, 不遠寒則寒至,

한지즉견비복만 통급하리지병생의
寒至則堅否腹滿, 痛急下利之病生矣;

열지즉신열 토하곽란 옹저창양 무울주하 순계종창 구구뉵두통
熱至則身熱, 吐下霍亂, 癰疽瘡瘍, 瞀鬱注下, 瞤瘛腫脹, 嘔鼽衄頭痛,

골절변 육통 혈일혈설 임비지병생의
骨節變, 肉痛, 血溢血泄, 淋閟之病生矣.

제왈 치지내하
帝曰, 治之奈何?

기백왈 시필순지 범자치이승야
岐伯曰, 時必順之, 犯者治以勝也.

婦人重身 毒之何如 (『類經十二卷·論治類』, p.423)

황제문왈 부인중신 독지하여
黃帝問曰, 婦人重身, 毒之何如?

기백왈 유고무운 역무운야
岐伯曰, 有故無殞, 亦無殞也.

제왈 원문기고 하위야
帝曰, 願聞其故, 何謂也?

기백왈 대적대취 기가범야 쇠기태반이지 과자사
岐伯曰, 「大積大聚, 其可犯也, 衰其太半而止, 過者死.」① (「積聚治法」)

◘ 積聚治法 ○ 內經曰, 破積用毒藥, 衰其太半而止藥. 凡大積大聚, 消其太半乃止藥, 過劑則死. 東垣

① 적취를 치료하는 방법[積聚治法] ○ 『내경(內經)』(『素問·六元正紀大論 71』)에서는 "적(積)을 부수는 데는 성질이 독한 약을 쓰더라도 병이 2/3정도 나으면 약을 더 쓰지 말아야 한다"라고 하였다. 무릇 큰

적(積)이나 취(聚)일 때는 독한 약을 쓰더라도 병이 2/3정도 나으면 약을 더 쓰지 말아야 하는데, 그것은 약을 지나치게 쓰면 죽기 때문이다. 동원 (『寶鑑·雜病六·積聚·積聚治法』) (신편p.2400 /신p.1354)

◉ 『寶鑑』에서는 '積聚治法' 조문에 '增損五積丸, 肥氣丸, 伏梁丸, 痞氣丸, 息賁丸, 奔豚丸, 散聚湯, 香稜丸, 大七氣湯, 大阿魏丸, 大安丸, 烏白丸, 阿魏丸, 木香檳榔丸, 通玄二八丹, 消塊丸, 消積正元散, 奔豚湯, 散聚湯, 香稜丸, 潰堅湯, 潰堅丸, 眞人化鐵湯'을 예시하였다.

五鬱之發之治 II (『類經二十六卷·運氣類』, p.1101)

제 왈 선 울지심자 치지내하
帝曰, 善. 鬱之甚者, 治之奈何?

기 백 왈 목울달지 화울발지 토울탈지 금울설지 수울절지
岐伯曰, 『木鬱達之, 火鬱發之, 土鬱奪之, 金鬱泄之, 水鬱折之.』① (「五鬱治法」)

(「六鬱爲積聚癥瘕痃癖之本」)(「面戴陽證」)

연조기기 과자절지 이기외야 소위사지
然調其氣, 過者折之, 以其畏也, 所謂寫之.

제 왈 가자하여
帝曰, 假者何如?

기 백 왈 유가기기 즉무금야
岐伯曰, 有假其氣, 則無禁也.

소위주기부족 객기승야
所謂主氣不足, 客氣勝也.

◘ 五鬱治法 ○ 木鬱達之, 謂吐令條達也. 火鬱發之, 謂汗令疎散也. 土鬱奪之, 謂下無壅碍也. 金鬱泄之, 謂解表利小便也. 水鬱折之, 謂制其衝逆也. 『內經』

① 다섯 가지 울증에 대한 치료법[五鬱治法] ○ '간목(肝木)이 울결(鬱結)된 것은 창달(暢達)시킨다'는 것은 토하게 하여 소통시킨다는 것이다. '심화(心火)가 울결된 것은 발산(發散)시킨다'는 것은 땀을 내게 하여 발산시킨다는 것이다. '비토(脾土)가 울결된 것은 하탈(下奪)시킨다'는 것은 설사시켜 막힌 것을 없앤다는 것이다. '폐금(肺金)이 울결된 것은 삼설(滲泄)시킨다'는 것은 땀을 내거나 소변을 나오게 한다는 것이다. '신수(腎水)가 울결된 것은 억제시킨다'는 것은 치밀어 오르는 것을 억제한다는 것이다. 『내경』(『素問·六元正紀大論 71』) (『寶鑑·雜病一·用藥·五鬱治法』) (신편p.1670 /신p.989)

◘ 六鬱爲積聚癥瘕痃癖之本 ○ 內經曰, 木鬱達之, 火鬱發之, 土鬱奪之, 金鬱泄之, 水鬱折之. 張子和曰, 木鬱達之, 謂吐之, 令其條達也. 火鬱發之, 謂汗之, 令其疎散也. 土鬱奪之, 謂下之, 令無壅碍也. 金鬱泄之, 謂滲泄解表利小便也. 水鬱折之, 謂抑之, 制其衝逆也. 此治五鬱之大要耳. 『正傳』

① 육울은 적취·징가·현벽의 원인이다[六鬱爲積聚癥瘕痃癖之本] ○ 『내경(內經)』(『素問·六元正紀大論 71』)에서 "목기(木氣)가 몰렸을 때는 통하게 해야 하고, 화기(火氣)가 몰렸을 때는 발산시켜야 하며, 토기(土氣)가 몰렸을 때는 빼내야 하고, 금기(金氣)가 몰렸을 때는 배설시켜야 하고, 수기(水氣)가 몰렸을 때는 꺾어 주어야 한다"라고 한 것에 대해 장자화(張子和)는 "목기(木氣)가 몰렸을 때는 통하게 해야 한다는 것은 토법(吐法)을 써서 위로 통하게 하라는 것이다. 화기(火氣)가 몰렸을 때는 발산시켜야 한다는 것은 한법(汗法)을 써서 흩어지게 하라는 것이다. 토기(土氣)가 몰렸을 때는 빼내야 한다는 것은 하법(下法)을 써서 막힌 것을 없애라는 것이다. 그리고 금기(金氣)가 몰렸을 때는 배설시켜야 한다는 것은 삼설(滲泄)시켜 땀이 조금 나게 하고 오줌이 잘 나오게 하라는 말이다. 수기(水氣)가 몰렸을 때는 꺾어주어야 한다는 것은 억눌러서 치밀어 오르는 기운을 제지하라는 말이다"라고 하였는데, 이것은 다섯 가지 울증을 치료하는 대체적인 요령이다. 『정전』(「卷二·鬱證」) (『寶鑑·雜病六·積聚·六鬱爲積聚癥瘕痃癖之本』) (신편p.2389 /신p.1349)

◘ 面戴陽證 ○ 經曰, 火鬱則發之. 東垣

① 면대양증(面戴陽證) ○『내경(內經)』(『素問·六元正紀大論 71』)에서 "화(火)가 몰리면 발산시켜야 한다" 라고 하였다. 동원 (『寶鑑·外形一·面·面戴陽證』) (신편p.929 /신p.595)

◉『寶鑑』에서는 '面戴陽證' 조문에 '通脈四逆湯'을 예시하였다.

제왈 지재 성인지법
帝曰, 至哉, 聖人之法㉠!

천지대화 운행지절 임어지기 음양지정 한서지령 비부자숙능통지
天地大化, 運行之節, 臨御之紀, 陰陽之政, 寒暑之令, 非夫子孰能通之!

청장지영란지실 서왈육원정기
請藏之靈蘭之室, 署曰六元正紀.

비재계불감시 신전야
非齋戒不敢示, 愼傳也.

㉠ 法 : 四庫全書本, 章句索引本, 校釋本에는 '道'로 되어 있다.

刺法論篇 第七十二

升降不前 須窮刺法 (『類經二十八卷·運氣類』, p.1154)

황제문왈 승강불전 기교유변 즉성폭울 여이지지 여하예구생령 가득각호
黃帝問曰, 升降不前, 氣交有變, 卽成暴鬱, 余已知之. 如何預救生靈, 可得却乎?

기백계수재배대왈 소호재문
岐伯稽首再拜對曰, 昭乎哉問!

신문부자언 기명천원 수궁법자 가이절울부운 보약전진 사성견여
臣聞夫子言, 旣明天元, 須窮法刺, 可以折鬱扶運, 補弱全眞, 瀉盛蠲餘,

령제사고
令除斯苦.

제왈 원졸문지
帝曰, 願卒聞之.

기백왈 승지불전 즉유심흉야
岐伯曰, 升之不前, 卽有甚凶也.

목욕승이천주질억지 목욕발울 역수대시 당자족궐음지정
木欲升而天柱窒抑之, 木欲發鬱, 亦須待時, 當刺足厥陰之井.

화욕승이천봉질억지 화욕발울 역수대시 군화상화동자포락지형
火欲升而天蓬窒抑之, 火欲發鬱, 亦須待時, 君火相火同刺包絡之滎.

토욕승이천충질억지 토욕발울 역수대시 당자족태음지수
土欲升而天衝窒抑之, 土欲發鬱, 亦須待時, 當刺足太陰之兪.

금욕승이천영질억지 금욕발울 역수대시 당자수태음지경
金欲升而天英窒抑之, 金欲發鬱, 亦須待時, 當刺手太陰之經.

수욕승이천내 질억지 수욕발울 역수대시 당자족소음지합
水欲升而天內㉠室抑之, 水欲發鬱, 亦須待時, 當刺足少陰之合.

제왈 승지불전 가이예비 원문기강 가이선방
帝曰, 升之不前, 可以預備, 願聞其降, 可以先防.

기백왈 기명기승 필달기강야 승강지도 개가선치야
岐伯曰, 旣明其升, 必達其降也. 升降之道, 皆可先治也.

목욕강이지효질억지 강이불입 억지울발 산이가득위
木欲降而地皛窒抑之, 降而不入, 抑之鬱發, 散而可得位,

강이울발 폭여천간지대시야
降而鬱發, 暴如天間之待時也,

강이불하 울가속의 강가절기소승야
降而不下, 鬱可速矣, 降可折其所勝也,

당자수태음지소출 자수양명지소입
當刺手太陰之所出, 刺手陽明之所入.

화욕강이지현질억지 강이불입 억지울발 산이가의
火欲降而地玄窒抑之, 降而不入, 抑之鬱發, 散而可矣,

당절기소승 가산기울
當折其所勝, 可散其鬱,

㉠ 內 : 校釋本에는 '芮'로 되어 있다.

당자족소음지소출 자족태양지소입
當刺足少陰之所出, 刺足太陽之所入.

토욕강이지창질억지 강이불하 억지울발 산이가입
土欲降而地蒼窒抑之, 降而不下, 抑之鬱發, 散而可入,

당절기승 가산기울
當折其勝, 可散其鬱,

당자족궐음지소출 자족소양지소입
當刺足厥陰之所出, 刺足少陽之所入.

금욕강이지동질억지 강이불하산 억지울발 산이가입
金欲降而地彤窒抑之, 降而不下散㉠, 抑之鬱發, 散而可入,

당절기승 가산기울
當折其勝, 可散其鬱,

당자심포각 소출 자수소양소입야
當刺心包胳㉡所出, 刺手少陽所入也.

수욕강이지부질억지 강이불하 억지울발 산이가입
水欲降而地阜窒抑之, 降而不下, 抑之鬱發, 散而可入,

당절기토 가산기울
當折其土, 可散其鬱,

당자족태음지소출 자족양명지소입
當刺足太陰之所出, 刺足陽明之所入.

제왈 오운지지 유전후여승강왕래 유소승억지 가득문호자법
帝曰, 五運之至, 有前後與升降往來, 有所承抑之, 可得聞乎刺法?

기백왈 당취기화원야 시고태과취지 불급자지
岐伯曰, 當取其化源也. 是故太過取之, 不及資之.

태과취지 차억기울 취기운지화원 령절울기
太過取之, 次抑其鬱, 取其運之化源, 令折鬱氣;

불급부자 이부운기 이피허사야 자취지법 령출밀어
不及扶資, 以扶運氣, 以避虛邪也. 資取之法, 令出密語.

司天不遷正不退位之刺 (『類經二十八卷·運氣類』, p.1165)

황제문왈 승강지자 이지요 원문사천미득천정 사사화지실기상정 즉만화지혹기개망
黃帝問曰, 升降之刺, 以知要㉢. 願聞司天未得遷正, 使司化之失其常政, 卽萬化之或其皆妄.

연여민위병 가득선제 욕제군생 원문기설
然與民爲病, 可得先除, 欲濟群生, 願聞其說.

기백계수재배왈 실호재문 언기지리 성념자민 욕제군생 신내진진사도 가신통미
岐伯稽首再拜曰, 悉乎哉問! 言其至理, 聖念慈憫, 欲濟群生, 臣乃盡陳斯道, 可申洞微.

태양부포 즉궐음불천정 불천정기색어상 당사족궐음지소류
太陽復布, 卽厥陰不遷正, 不遷正氣塞於上, 當寫足厥陰之所流.

궐음부포 소음불천정 불천정즉기색어상 당자심포각 맥지소류
厥陰復布, 少陰不遷正, 不遷正卽氣塞於上, 當刺心包胳㉣脈之所流.

소음부포 태음불천정 불천정즉기류어상 당자족태음지소류
少陰復布, 太陰不遷正, 不遷正卽氣留於上, 當刺足太陰之所流.

㉠ 下散 : 校釋本에는 '下'로 되어 있다.
㉡ 胳 : 校釋本에는 '絡'으로 되어 있다.
㉢ 要 : 校釋本에는 '其要'로 되어 있다.
㉣ 胳 : 校釋本에는 '絡'으로 되어 있다.

太陰復布, 少陽不遷正, 不遷正則氣塞未通, 當刺手少陽之所流.

少陽復布, 則陽明不遷正, 不遷正則氣未通上, 當刺手太陰之所流.

陽明復布, 太陽不遷正, 不遷正則復塞其氣, 當刺足少陰之所流.

帝曰, 遷正不前, 以通其要. 願聞不退, 欲折其餘, 無令過失, 可得明乎?

岐伯曰, 氣過有餘, 復作布正, 是名不過㉠位也.

使地氣不得後化, 新司天未可遷正, 故復布化令如故也.

巳亥之歲, 天數有餘, 故厥陰不退位也, 風行於上, 木化布天, 當刺足厥陰之所入.

子午之歲, 天數有餘, 故少陰不退位也, 熱行於上, 火餘化布天, 當刺手厥陰之所入.

丑未之歲, 天數有餘, 故太陰不退位也, 濕行於上, 雨化布天, 當刺足太陰之所入.

寅申之歲, 天數有餘, 故少陽不退位也, 熱行於上, 火化布天, 當刺手少陽之所入.

卯酉之歲, 天數有餘, 故陽明不退位也, 金行於上, 燥化布天, 當刺手太陰之所入.

辰戌之歲, 天數有餘, 故太陽不退位也, 寒行於上, 凜水化布天, 當刺足少陰之所入.

故天地氣逆, 化成民病, 以法刺之, 預可平痾.

剛柔失守 三年化疫之刺 (『類經二十八卷·運氣類』, p.1172)

黃帝問曰, 剛柔二干, 失守其位, 使天運之氣皆虛乎? 與民爲病, 可得平乎?

岐伯曰, 深乎哉問! 明其奧旨. 天地迭移, 三年化疫, 是謂根之可見, 必有逃門.

假令甲子, 剛柔失守, 剛未正, 柔孤而有虧, 時序不令, 卽音律非從, 如此三年, 變大疫也.

詳其微甚, 察其淺深, 欲至而可刺, 刺之, 當先補腎兪, 次三日, 可刺足太陰之所注.

又有下位己卯不至, 而甲子孤立者, 次三年作土癘, 其法補瀉, 一如甲子同法也.

㉠ 過 : 校釋本에는 '退'로 되어 있다.

其刺以畢，又不須夜行及遠行，令七日潔，清淨齊㉠戒，所有自來.
腎有久病者，可以寅時而㉡向南，淨神不亂思，閉氣不息七徧，
以引頸嚥氣順之，如嚥甚硬物，如此七徧，後餌舌下津，令無數.

假令丙寅，剛柔失守，上剛干失守，下柔不可獨主之，中水運非太過，
不可執法而定之，
布天有餘，而失守上正，天地不合，卽律呂音異，如此卽天運失序，
後三年變疫.
詳其微甚，差有大小，徐至卽後三年至，甚卽首三年，
當先補心兪，次五日可刺腎之所入.
又有下位地甲子辛巳柔不附剛，亦名失守，卽地運皆虛，
後三年變水癘，卽刺法皆如此矣.
其刺如畢，愼其大喜，欲情於中，如不忌，卽其氣復散也，
令靜七日，心欲實，令少思.

假令庚辰，剛柔失守，上位失守，下位無合，乙庚金運，故非相招，布天未退，
中運勝來，
上下相錯，謂之失守，姑洗林鐘，商音不應也，如此則天運化易，
三年變大疫.
詳其天數，差有微甚，微卽微，三年至，甚卽甚，三年至，
當先補肝兪，次三日，可刺肺之所行.
刺畢，可靜神七日，愼勿大怒，怒必眞氣却散之.
又或在下地甲子乙未失守者，卽乙柔干，卽上庚獨治之，
亦名失守者，卽□□㉢孤主之.

㉠ 齊：校釋本에는 '齋'로 되어 있다.
㉡ 而：釋本에는 '面'으로 되어 있다.
㉢ □□：校釋本에는 '天運'으로 되어 있다.

삼년변려 명왈금려 기지대시야 상기지수지등차 역추기미심
三年變癘, 名曰金癘, 其至待時也, 詳其地數之等差, 亦推其微甚,

가지지속이
可知遲速爾.

제위을경실수 자법동 간욕평 즉물노
諸位乙庚失守, 刺法同, 肝欲平, 卽勿怒.

가령임오 강유실수 상임미천정 하정독연 즉수양년
假令壬午, 剛柔失守, 上壬未遷正, 下丁獨然, 卽雖陽年,

휴급부동 상하실수 상초기유기 차지미심 각유기수야
虧及不同, 上下失守, 相招其有期, 差之微甚, 各有其數也,

율려이각 실이불화 동음유일 미심여견 삼년대역
律呂二角, 失而不和, 同音有日, 微甚如見, 三年大疫.

당자비지수 차삼일 가자간지소출야
當刺脾之兪, 次三日, 可刺肝之所出也.

자필 정신칠일 물대취가악 기기부산
刺畢, 靜神七日, 勿大醉歌樂, 其氣復散,

우물포식 물식생물 욕령비실
又勿飽食, 勿食生物, 欲令脾實,

기무체포 무구좌 식무태산 무식일체생물 의감의담
氣無滯飽, 無久坐, 食無太酸, 無食一切生物, 宜甘宜淡.

우혹지하갑자정유실수기위 미득중사 즉기부당위
又或地下甲子丁酉失守其位, 未得中司, 卽氣不當位,

하불여임봉합자 역명실수 비명합덕
下不與壬奉合者, 亦名失守, 非名合德.

고유불부강 즉지운불합 삼년변려 기자법 일여목역지법
故柔不附剛, 卽地運不合, 三年變癘, 其刺法, 一如木疫之法.

가령무신 강유실수 무계수화운 양년불태과야
假令戊申, 剛柔失守, 戊癸雖火運, 陽年不太過也.

상실기강 유지독주 기기부정 고유사간 질이기위 차유천심
上失其剛, 柔地獨主, 其氣不正, 故有邪干, 迭移其位, 差有淺深,

욕지장합 음률선동
欲至將合, 音律先同.

여차천운실시 삼년지중 화역지의 당자폐지수
如此天運失時, 三年之中, 火疫至矣. 當刺肺之兪.

자필 정신칠일 물대비상야 비상즉폐동 이진기부산야
刺畢, 靜神七日, 勿大悲傷也, 悲傷卽肺動, 而眞氣復散也,

인욕실폐자 요재식기야
人欲實肺者, 要在息氣也.

우혹지하갑자계해실수자 즉유실수위야 즉상실기강야
又或地下甲子癸亥失守者, 卽柔失守位也, 卽上失其剛也,

즉역명무계불상합덕자야
卽亦名戊癸不相合德者也.

즉운여지허 후삼년변려 즉명화려
卽運與地虛, 後三年變癘, 卽名火癘.

시고입지오년 이명실수 이습 법자
是故立地五年, 以明失守, 以濕㉠法刺㉡.

㉠ 濕 : 校釋本에는 '竆'으로 되어 있다.
㉡ 法刺 : 校釋本에는 '刺法'으로 고쳤다.

어 시 역 지 여 려 즉 시 상 하 강 유 지 명 야 궁 귀 일 체 야 즉 자 역 법 지 유 오 법
於是疫之與癘, 卽是上下剛柔之名也, 窮歸一體也, 卽刺疫法, 只有五法.

즉 총 기 제 위 실 수 고 지 귀 오 행 이 통 지 야
卽總其諸位失守, 故只歸五行而統之也.

➡ 鬱로 5가지 疫癘가 생기는 것에 관하여 서술하였다.

辟療五疫 (『類經十二卷·論治類』, p.444)

황 제 왈 여 문 오 역 지 지 개 상 염 역 무 문 대 소 병 상 상 사 불 시 구 료 여 하 가 득 불 상 이 역 자
黃帝曰, 余聞五疫之至, 皆相染易, 無問大小, 病狀相似, 不施救療, 如何可得不相移易者?

기 백 왈 불 상 염 자 정 기 존 내 사 불 가 간 피 기 독 기 천 빈 종 래 부 득 기 왕
歧伯曰, 不相染者, 正氣存內, 邪不可干, 避其毒氣, 天牝從來, 復得其往,

기 출 어 뇌 즉 불 사 간
氣出於腦, 卽不邪干.

기 출 어 뇌 즉 실 선 상 심 여 일 욕 장 입 어 역 실
氣出於腦, 卽室先想心如日, 欲將入於疫室,

선 상 청 기 자 간 이 출 좌 행 어 동 화 작 림 목
先想青氣自肝而出, 左行於東, 化作林木;

차 상 백 기 자 폐 이 출 우 행 어 서 화 작 과 갑
次想白氣自肺而出, 右行於西, 化作戈甲;

차 상 적 기 자 심 이 출 남 행 어 상 화 작 염 명
次想赤氣自心而出, 南行於上, 化作焰明;

차 상 흑 기 자 신 이 출 북 행 어 하 화 작 수
次想黑氣自腎而出, 北行於下, 化作水;

차 상 황 기 자 비 이 출 존 어 중 앙 화 작 토
次想黃氣自脾而出, 存於中央, 化作土.

오 기 호 신 지 필 이 상 두 상 여 북 두 지 황 황 연 후 가 입 어 역 실
五氣護身之畢, 以想頭上如北斗之煌煌, 然後可入於疫室.

우 일 법 어 춘 분 지 일 일 미 출 이 토 지
又一法, 於春分之日, 日未出而吐之.

우 일 법 어 우 수 일 후 삼 욕 이 약 설 한
又一法, 於雨水日後, 三浴以藥泄汗.

우 일 법 소 금 단 방 진 사 이 량 수 마 웅 황 일 량 엽 자 자 황 일 량 자 금 반 량
又一法, 小金丹方. 辰砂二兩, 水磨雄黃一兩, 葉子雌黃一兩, 紫金半兩,

동 입 합 중 외 고 료 지 일 척 축 지 실 불 용 로 불 수 약 제 용 화 이 십 근 하 지 야
同入合中, 外固了, 地一尺築地實, 不用爐, 不須藥制, 用火二十斤煆㉠之也,

칠 일 종 후 랭 칠 일 취 차 일 출 합 자 매 약 지 중 칠 일 취 출 순 일 연 지 삼 일
七日終, 候冷七日取, 次日出合子, 埋藥地中七日, 取出順日研之三日,

련 백 사 밀 위 환 여 오 동 자 대
煉白沙蜜爲丸, 如梧桐子大,

매 일 망 동 흡 일 화 기 일 구 빙 수 하 일 환 화 기 연 지 복 십 립 무 역 간 야
每日望東吸日華氣一口, 冰水下一丸, 和氣嚥之, 服十粒, 無疫干也.

➡ "正氣存內, 邪不可干."은 養生이나 豫防的 측면을 강조하는 말이다.

㉠ 煆 : 校釋本에는 '煅'으로 되어 있다.

藏神失守位 邪鬼外干之刺 (『類經二十八卷·運氣類』, p.1187)

황제문왈 인허즉신유실수위 사귀신외간 시치요망 하이전진 원문자법
黃帝問曰, 人虛卽神游失守位, 使鬼神外干, 是致夭亡, 何以全眞, 願聞刺法.

기백계수재배왈 소호재문 위신이실수 수재기체 연불치사 혹유사간 고령요수
岐伯稽首再拜曰, 昭乎哉問! 謂神移失守, 雖在其體, 然不致死, 或有邪干, 故令夭壽.

지여궐음실수 천이허 인기간허
只如厥陰失守, 天以虛, 人氣肝虛,

감천중허 즉혼유어상 사간궐대기
感天重虛, 卽魂游於上, 邪干厥大氣,

신온유가자지 자기족소양지소과 차자간지수
身溫猶可刺之, 刺其足少陽之所過, 次刺肝之兪.

인병심허 우우군상이화사천실수 감이삼허
人病心虛, 又遇君相二火司天失守, 感而三虛,

우화불급 흑시귀범지 령인폭망
遇火不及, 黑尸鬼犯之, 令人暴亡,

가자수소양지소과 부자심수
可刺手少陽之所過, 復刺心兪.

인비병 우우태음사천실수 감이삼허
人脾病, 又遇太陰司天失守, 感而三虛,

우우토불급 청시귀사범지어인 령인폭망
又遇土不及, 靑尸鬼邪犯之於人, 令人暴亡,

가자족양명지소과 부자비지수
可刺足陽明之所過, 復刺脾之兪.

인폐병 우양명사천실수 감이삼허
人肺病, 遇陽明司天失守, 感而三虛,

우우금불급 유적시귀간인 령인폭망
又遇金不及, 有赤尸鬼干人, 令人暴亡,

가자수양명지소과 부자폐수
可刺手陽明之所過, 復刺肺兪.

인신병 우우태양사천실수 감이삼허
人腎病, 又遇太陽司天失守, 感而三虛,

우우수운불급지년 유황시귀간범인정기 흡인신혼 치폭망
又遇水運不及之年, 有黃尸鬼干犯人正氣, 吸人神魂, 致暴亡,

가자족태양지소과 자족소양지수
可刺足太陽之所過, 刺足少陽之兪㉠.

황제문왈 십이장지상사 신실위 사신채지불원 공사간범 치지가자 원문기요
黃帝問曰, 十二藏之相使, 神失位, 使神彩之不圓, 恐邪干犯, 治之可刺, 願聞其要.

기백계수재배왈 실호재문 지리 도진종 차비성제 언구사원 시위기신합도 계부상천
岐伯稽首再拜曰, 悉乎哉問, 至理, 道眞宗, 此非聖帝, 焉究斯源. 是謂氣神合道, 契符上天.

심자 군주지관 신명출언 가자수소음지원
心者, 君主之官, 神明出焉, 可刺手少陰之源.

폐자 상부지관 치절출언 가자수태음지원
肺者, 相傅之官, 治節出焉, 可刺手太陰之源.

간자 장군지관 모려출언 가자족궐음지원
肝者, 將軍之官, 謀慮出焉, 可刺足厥陰之源.

㉠ 刺足少陽之兪 : 校釋本에는 '復刺腎兪'로 되어 있다.

담자 중정지관 결단출언 가자족소양지원
膽者, 中正之官, 決斷出焉, 可刺足少陽之源.

단중자 신사지관 희락출언 가자심포각 소류
膻中者, 臣使之官, 喜樂出焉, 可刺心包胳㉠所流.

비위간의지관 지주출언 가자비지원
脾爲諫議之官, 知周出焉, 可刺脾之源.

위위창름지관 오미출언 가자위지원
胃爲倉廩之官, 五味出焉, 可刺胃之源.

대장자 전도지관 변화출언 가자대장지원
大腸者, 傳道之官, 變化出焉, 可刺大腸之源.

소장자 수성지관 화물출언 가자소장지원
小腸者, 受盛之官, 化物出焉, 可刺小腸之源.

신자 작강지관 기교출언 자기신지원
腎者, 作强之官, 伎巧出焉, 刺其腎之源.

삼초자 결독지관 수도출언 자삼초지원
三焦者, 決瀆之官, 水道出焉, 刺三焦之源.

방광자 주도지관 정액장언 기화즉능출의 자방광지원
膀胱者, 州都之官, 精液藏焉, 氣化則能出矣, 刺膀胱之源.

범차십이관자 부득상실야
凡此十二官者, 不得相失也.

시고자법유전신양진지지 역법유수진지도 비치질야 고요수양화신야
是故刺法有全神養眞之旨, 亦法有修眞之道, 非治疾也, 故要修養和神也.

도귀상존 보신고근 정기불산 신수불분
道貴常存, 補神固根, 精氣不散, 神守不分,

연즉신수이수불거 역 전진 인신불수 비달지진
然卽神守而雖不去, 亦㉡全眞; 人神不守, 非達至眞.

지진지요 재호천현 신수천식 부입본원 명왈귀종
至眞之要, 在乎天玄, 神守天息, 復入本元, 命曰歸宗.

➡ 마지막 부분은 『素問·靈蘭秘典論 08』과 참조하라.

㉠ 胳 : 校釋本에는 '絡'으로 되어 있다.
㉡ 亦 : 校釋本에는 '亦能'으로 되어 있다.

本病論篇 第七十三

升降不前 氣變民病之異 (『類經二十八卷·運氣類』, p.1158)

황제문왈 천원구질 여이지지 원문기교 하명실수
黃帝問曰, 天元九窒, 余已知之, 願聞氣交, 何名失守?

기백왈 위기상하승강 천정퇴위 각유경론 상하각유부전 고명실수야
岐伯曰, 謂其上下升降, 遷正退位, 各有經論, 上下各有不前, 故名失守也.

시고기교실역위 기교내변 변역비상 즉사시실서 만화불안 변민병야
是故氣交失易位, 氣交迺變, 變易非常, 卽四時失序, 萬化不安, 變民病也.

제왈 승강부전 원문기고 기교유변 하이명지
帝曰, 升降不前, 願聞其故, 氣交有變, 何以明知?

기백왈 소호문재 명호도의
岐伯曰, 昭乎問哉! 明乎道矣.

기교유변 시위 천지기 단욕강이부득강자 지질형지
氣交有變, 是謂㉠天地機, 但欲降而不得降者, 地窒刑之.

우유오운태과 이선천선이지자 즉교부전
又有五運太過, 而先天先而至者, 卽交不前,

단욕승이부득기승 중운억지 단욕강이부득기강 중운억지
但欲升而不得其升, 中運抑之; 但欲降而不得其降, 中運抑之.

어시유승지부전강지불하자 유강지불하승이지천자 유승강구부전
於是有升之不前降之不下者, 有降之不下升而至天者, 有升降俱不前,

작여차지분별 즉기교지변 변지유이 상각각부동 재유미심자야
作如此之分別, 卽氣交之變, 變之有異, 常各各不同, 災有微甚者也.

제왈 원문기교우회승억지유 변성민병경중하여
帝曰, 願聞氣交遇會勝抑之由, 變成民病輕重何如?

기백왈 승상회 억복사연
岐伯曰, 勝相會, 抑伏使然.

시고진술지세 목기승지 주봉천주 승이부전
是故辰戌之歲, 木氣升之, 主逢天柱, 勝而不前;

우우경술 금운선천 중운승지 홀연부전
又遇庚戌, 金運先天, 中運勝之, 忽然不前.

목운승천 금내억지 승이부전 즉청생풍소 숙살어춘 로상부강
木運升天, 金迺抑之, 升而不前, 卽清生風少, 肅殺於春, 露霜復降,

초목내위
草木乃萎.

민병온역조발 인익내건 사지 만 지절개통
民病溫疫早發, 咽嗌迺乾, 四肢㉡滿, 肢節皆痛.

구이화울 즉대풍최랍 절운명문 민병졸중편 비 수족불인
久而化鬱, 卽大風摧拉, 折隕鳴紊, 民病卒中徧㉢痺, 手足不仁.

㉠ 謂 : 校釋本에는 '爲'로 되어 있다.
㉡ 四肢 : 校釋本에는 '兩脇'으로 고쳤다.
㉢ 徧 : 校釋本에는 '偏'으로 되어 있다.

시고사해지세 군화승천 주질천봉 승지부전
是故巳亥之歲，君火升天，主窒天蓬，勝之不前；

우궐음목천정 즉소음미득승천 수운이지기중자
又厥陰木遷正，則少陰未得升天，水運以至其中者.

군화욕승 이중수운억지 승지부전 즉청한부작 냉생단모
君火欲升，而中水運抑之，升之不前，卽清寒復作，冷生旦暮.

민병복양 이내생번열 심신경계 한열간작
民病伏陽，而內生煩熱，心神驚悸，寒熱間作.

일구성울 즉폭열내지
日久成鬱，卽暴熱迺至，

적풍종예 화역 온려난작
赤風腫翳，化疫，溫癘暖作；

적기장 이화화역 개번이조갈 갈심치지이설지가지
赤氣瘴㉠而化火疫，皆煩而躁渴，渴甚治之以泄之可止.

시고자오지세 태음승천 주질천충 승지부전
是故子午之歲，太陰升天，主窒天冲，勝之不前；

우혹우임자 목운선천이지자 중목우 억지야
又或遇壬子，木運先天而至者，中木遇㉡抑之也.

승천부전 즉풍애사기 시거애혼 우습불화
升天不前，卽風埃四起，時擧埃昏，雨濕不化.

민병풍궐연조 편 비불수 창만
民病風厥涎潮，徧㉢痺不隨，脹滿.

구이복울 즉황애화역야 민병요망 검지부황달만폐
久而伏鬱，卽黃埃化疫也，民病夭亡，臉肢府黃疸滿閉，

습령불포 우화내미
濕令弗布，雨化迺微.

시고축미지년 소양승천 주질천봉 승지부전
是故丑未之年，少陽升天，主窒天蓬，勝之不前；

우혹우태음미천정자 즉소음 미승천야 수운이지자
又或遇太陰未遷正者，卽少陰㉣未升天也，水運以至者.

승천부전 즉한분반포 늠렬여동 수부학 빙재결
升天不前，卽寒雰反布，凜冽如冬，水復涸，冰再結，

훤난사작 냉부포지 한훤불시
暄暖乍作，冷復布之，寒暄不時.

민병복양재내 번열생중 심신경해 한열간쟁
民病伏陽在內，煩熱生中，心神驚駭，寒熱間爭.

이구성울 즉폭열내생
以久成鬱，卽暴熱迺生，

적풍기동 예 화성울려 내화작복열내번 비이생궐 심즉혈일
赤風氣瞳㉤翳，化成鬱癘，迺化作伏熱內煩，痺而生厥，甚則血溢.

㉠ 瘴：校釋本에는 '彰'으로 되어 있다.
㉡ 遇：校釋本에는 '運'으로 고쳤다.
㉢ 徧：校釋本에는 '偏'으로 되어 있다.
㉣ 陰：校釋本에는 '陽'으로 되어 있다.
㉤ 瞳：校釋本에는 '腫'으로 고쳤다.

시고인신지년 양명승천 주질천영 승지부전
是故寅申之年, 陽明升天, 主窒天英, 勝之不前;

우혹우무신무인 화운선천이지
又或遇戊申戊寅, 火運先天而至;

금욕승천 화운억지 승지부전 즉시우불강 서풍삭거 함로조생
金欲升天, 火運抑之, 升之不前, 卽時雨不降, 西風數擧, 鹹鹵燥生.

민병상열 천수혈일
民病上熱, 喘嗽血溢.

구이화울 즉백애예무 청생살기 민병협만비상 한구체익건
久而化鬱, 卽白埃翳霧, 淸生殺氣, 民病脇滿悲傷, 寒鼽嚏嗌乾,

수탁피부조
手拆皮膚燥.

시고묘유지년 태양승천 토질천내 승지부전
是故卯酉之年, 太陽升天, 土㉠窒天內㉡, 勝之不前;

우우양명미천정자 즉태양미승천야 토운이지
又遇陽明未遷正者, 卽太陽未升天也, 土運以至.

수욕승천 토운억지 승지부전 즉습이열증 한생우간
水欲升天, 土運抑之, 升之不前, 卽濕而熱蒸, 寒生雨間.

민병주불 식불급화
民病注不㉢, 食不及化.

구이성울 냉래객열 빙박졸지
久而成鬱, 冷來客熱, 冰雹卒至.

민병궐역이얼 열생어내 기비어외 족경산동 반생심계오열
民病厥逆而噦, 熱生於內, 氣痺於外, 足脛痠疼, 反生心悸懊熱,

폭번이부궐
暴煩而復厥.

황제왈 승지부전 여이진지기지 원문강지불하 가득명호
黃帝曰, 升之不前, 余已盡知其旨. 願聞降之不下, 可得明乎?

기백왈 실호재문 시지위천지미지 가이진진사도
岐伯曰, 悉乎哉問! 是之謂天地微旨, 可以盡陳斯道.

소위승이필강야 지천삼년 차세필강 강이입지 시위좌간야
所謂升已必降也, 至天三年, 次歲必降, 降而入地, 始爲左間也.

여차승강왕래 명지육기자의
如此升降往來, 命之六紀者矣.

시고축미지세 궐음강지 주질지효 승이부전 우혹우소음미퇴위 즉궐음미강하
是故丑未之歲, 厥陰降地, 主窒地皛, 勝而不前; 又或遇少陰未退位, 卽厥陰未降下,

금운이지중 금운승지 강지미하 억지변울 목욕강하
金運以至中, 金運承之, 降之未下, 抑之變鬱, 木欲降下,

금승지 강이불하
金承之, 降而不下,

창애원현 백기승지 풍거애혼 청조 행살 상로부하 숙살포령
蒼埃遠見, 白氣承之, 風擧埃昏, 淸躁㉣行殺, 霜露復下, 肅殺布令.

㉠ 土 : 校釋本에는 '主'로 되어 있다.
㉡ 內 : 校釋本에는 '芮'로 되어 있다.
㉢ 不 : 校釋本에는 '下'로 되어 있다.
㉣ 躁 : 校釋本에는 '燥'로 고쳤다.

구이불강 억지화울 즉작풍조 상복 훤이반청 초목맹동
久而不降, 抑之化鬱, 卽作風躁㉠相伏, 暄而反清, 草木萌動,

살상내칩 미현 구청상장
殺霜乃蟄㉡未見, 懼清傷藏.

시고인신지세 소음강지 주질지현 승지불입
是故寅申之歲, 少陰降地, 主窒地玄, 勝之不入;

우혹우병신병인 수운태과 선천이지 군화욕강 수운승지 강이불하
又或遇丙申丙寅, 水運太過, 先天而至, 君火欲降, 水運承之, 降而不下,

즉동운재현 흑기반생 훤난여서 한상포설 늠렬부작 천운참처
卽彤雲纔見, 黑氣反生, 暄暖如舒, 寒常布雪, 凜冽復作, 天雲慘悽.

구이불강 복지화울 한승부열 적풍화역 민병면적심번 두통목현야
久而不降, 伏之化鬱, 寒勝復熱, 赤風化疫, 民病面赤心煩, 頭痛目眩也.

적기창이온병욕작야
赤氣彰而溫病欲作也.

시고묘유지세 태음강지 주질지창 승지불입
是故卯酉之歲, 太陰降地, 主窒地蒼, 勝之不入;

우혹소양미퇴위자 즉태음미득강야 혹목운이지 목운승지 강이불하
又或少陽未退位者, 卽太陰未得降也; 或木運以至, 木運承之, 降而不下,

즉황운현이청하창 울증작이대풍 무예애승 절손내작
卽黃雲見而青霞彰, 鬱蒸作而大風, 霧翳埃勝, 折損迺作.

구이불강야 복지화울 천애황기 지포습증
久而不降也, 伏之化鬱, 天埃黃氣, 地布濕蒸,

민병사지불거 혼현지절통 복만전억
民病四肢不擧, 昏眩肢節痛, 腹滿填臆.

시고진술지세 소양강지 주질지현 승지불입
是故辰戌之歲, 少陽降地, 主窒地玄, 勝之不入;

우혹우수운태과 선천이지야 수운승지 수강불하
又或遇水運太過, 先天而至也. 水運承之, 水降不下,

즉동운재현 흑기반생 훤난욕생 냉기졸지 심즉빙박야
卽彤雲纔見, 黑氣反生, 暄暖欲生, 冷氣卒至, 甚卽冰雹也.

구이불강 복지화울 냉기부열 적풍화역 민병면적심번두통목현야
久而不降, 伏之化鬱, 冷氣復熱, 赤風化疫, 民病面赤心煩頭痛目眩也.

적기창이열병욕작야
赤氣彰而熱病欲作也.

시고사해지세 양명강지 주질지동 승이불입 우혹우태음 미퇴위
是故巳亥之歲, 陽明降地, 主窒地彤, 勝而不入; 又或遇太陰㉢未退位,

즉소양미득강
卽少陽未得降;

즉화운이지지 화운승지 불하
卽火運以至之, 火運承之, 不下㉣,

즉천청이숙 적기내창 훤열반작
卽天清而肅, 赤氣迺彰, 暄熱反作.

민개혼권 야와불안 인건인음 오열내번 대청조모 훤환부작
民皆昏倦, 夜臥不安, 咽乾引飮, 懊熱內煩, 大清朝暮, 暄還復作;

㉠ 躁 : 校釋本에는 '燥'로 고쳤다.
㉡ 乃蟄 : 校釋本에는 '乃下; 蟄蟲'으로 되어 있다.
㉢ 陰 : 校釋本에는 '陽'으로 고쳤다.
㉣ 不下 : 校釋本에는 '降而不下'로 '降而'를 보충하였다.

구이불강 복지화울 천청박한 원생백기
久而不降, 伏之化鬱, 天淸薄寒, 遠生白氣.

민병도현 수족직이불인 양협작통 만목망망
民病掉眩, 手足直而不仁, 兩脇作痛, 滿目忙忙㉠.

시고자오지년 태양강지 주질지부승지 강이불입
是故子午之年, 太陽降地, 主窒地阜勝之, 降而不入;

우혹우토운태과 선천이지 토운승지 강이불입
又或遇土運太過, 先天而至, 土運承之, 降而不入㉡,

즉천창흑기 명암처참 재시황애이포습 한화령기 증습부령
卽天彰黑氣, 暝暗悽慘, 纔施黃埃而布濕, 寒化令氣, 蒸濕復令.

구이불강 복지화울 민병대궐 사지중태 음위소력 천포침음
久而不降, 伏之化鬱, 民病大厥, 四肢重怠, 陰痿少力, 天布沈陰,

증습간작
蒸濕間作.

不遷正退位 氣變民病之異 (『類經二十八卷·運氣類』, p.1168)

제왈 승강부전 석지기종 원문천정 가득명호
帝曰, 升降不前, 晰知其宗, 願聞遷正, 可得明乎?

기백왈 정사중위 시위천정위 사천부득기천정자 즉전사천이과교사지일
岐伯曰, 正司中位, 是謂遷正位, 司天不得其遷正者, 卽前司天以過交司之日.

즉우사천태과유여일야 즉잉구치천수 신사천미득천정야
卽遇司天太過有餘日也, 卽仍舊治天數, 新司天未得遷正也.

궐음불천정 즉풍훤불시 화훼위췌
厥陰不遷正, 卽風暄不時, 花卉萎瘁.

민병림수 목계전 전근희노 소변적
民病淋溲, 目系轉, 轉筋喜怒, 小便赤.

풍욕령이한유불거 온훤부정 춘정실시
風欲令而寒由不去, 溫暄不正, 春正失時.

소음불천정 즉냉기불퇴 춘랭후한 훤난불시
少陰不遷正, 卽冷氣不退, 春冷後寒, 暄暖不時.

민병한열 사지번통 요척강직
民病寒熱, 四肢煩痛, 腰脊强直.

목기수유여 위불과어군화야
木氣雖有餘, 位不過於君火也.

태음불천정 즉운우실령 만물고초 당생불발
太陰不遷正, 卽雲雨失令, 萬物枯焦, 當生不發.

민병수족지절종만 대복수종 전억불식 손설협만 사지불거
民病手足肢節腫滿, 大腹水腫, 塡臆不食, 飧泄脇滿, 四肢不擧.

우화욕령 열유치지 온후어기 항이불택
雨化欲令, 熱猶治之, 溫煦於氣, 亢而不澤.

㉠ 忙忙 : 校釋本에는 '晾晾'으로 되어 있다.
㉡ 入 : 校釋本에는 '下'로 고쳤다.

少陽不遷正, 卽炎灼弗令, 苗莠不榮, 酷暑於秋, 肅殺晩至, 霜露不時.

民病痎瘧骨熱, 心悸驚駭, 甚時血溢.

陽明不遷正, 則暑化於前, 肅㉠於後, 草木反榮.

民病寒熱鼽嚔, 皮毛折, 爪甲枯焦㉡, 甚則喘嗽息高, 悲傷不樂.

熱化乃布, 燥化未令, 卽清勁未行, 肺金復病.

太陽不遷正, 卽冬清反寒, 易令於春, 殺霜在前, 寒冰於後,

陽光復治, 凜冽不作, 雰雲待時.

民病溫癘至, 喉閉溢㉢乾, 煩燥而渴, 喘息而有音也.

寒化待燥, 猶治天氣, 過失序, 與民作災.

帝曰, 遷正早晩, 以命其旨, 願聞退位, 可得明哉?

岐伯曰, 所謂不退者, 卽天數未終, 卽天數有餘, 名曰復布政.

故名曰再治天也, 卽天令如故而不退位也.

厥陰不退位, 卽大風早擧, 時雨不降, 濕令不化.

民病溫疫疵廢風生, 民病皆肢節痛, 頭目痛,

伏熱內煩, 咽喉乾引飮.

少陰不退位, 卽溫生春冬, 蟄蟲早至, 草木發生.

民病膈熱咽乾, 血溢驚駭, 小便赤澀, 丹瘤瘮瘡瘍留毒.

太陰不退位, 而取寒暑不時, 埃昏布作, 溫令不去.

民病四肢少力, 食飮不下, 泄注淋滿, 足脛寒, 陰痿閉塞,

失溺小便數.

少陽不退位, 卽熱生於春, 暑迺後化, 冬溫不凍, 流水不冰, 蟄蟲出見.

民病少氣, 寒熱更作, 便血上熱, 小腹堅滿, 小便赤沃, 甚則血溢.

㉠ 肅 : 校釋本에는 '肅殺'로 되어 있다.
㉡ 焦 : 校釋本에는 '焦'로 되어 있다.
㉢ 溢 : 校釋本에는 '嗌'으로 되어 있다.

양명불퇴위 즉춘생청랭 초목만영 한열간작
陽明不退位, 卽春生淸冷, 草木晩榮, 寒熱間作.

민병구토폭주 식음불하 대변건조 사지불거 목명도현
民病嘔吐暴注, 食飮不下, 大便乾燥, 四肢不擧, 目瞑掉眩.

태양불퇴위 즉춘한부작 빙박내강 침음혼예 이지기한유불거
太陽不退位, 卽春寒復作, 冰雹迺降, 沈陰昏翳, 二之氣寒猶不去.

민병비궐 음위실뇨 요슬개통 온려만발
民病痺厥, 陰痿失溺, 腰膝皆痛, 溫癘晩發.㉠

제왈 천세조만 여이지지 원문지수 가득문호
帝曰, 天歲早晩, 余以知之, 願聞地數, 可得聞乎?

기백왈 지하천정승 급퇴위 부전지법 즉지토산화 만물실시지화야
岐伯曰, 地下遷正升㉡及退位, 不前之法, 卽地土産化, 萬物失時之化也.

剛柔失守之義 (『類經二十八卷·運氣類』, p.1181)

제왈 여문천지이갑자 십간십이지 상하경위천지 수유질이 실수기위 가득소호
帝曰, 余聞天地二甲子, 十干十二支. 上下經緯天地, 數有迭移, 失守其位, 可得昭乎?

기백왈 실지질위자 위수득세정 미득정위지사 즉사시부절 즉생대역
岐伯曰, 失之迭位者, 謂雖得歲正, 未得正位之司, 卽四時不節, 卽生大疫.

주현주밀어운 양년삼십년 제육년천형 계유태과이십사년
注玄珠密語云, 陽年三十年, 除六年天刑, 計有太過二十四年,

제차육년 개작태과지용 령불연지지 금언질지질위 개가작기불급야
除此六年, 皆作太過之用, 令不然之旨. 今言迭支迭位, 皆可作其不及也.㉢

가령갑자양년 토운태질 여계해천수유여자 년수교득갑자 궐음유상치천
假令甲子陽年, 土運太窒, 如癸亥天數有餘者, 年雖交得甲子, 厥陰猶尚治天,

지이천정 양명재천 거세소양이작우간 즉궐음지지양명
地已遷正, 陽明在泉, 去歲少陽以作右間, 卽厥陰之地陽明,

고불상화봉자야
故不相和奉者也.

계사상회 토운태과 허반수목승 고비태과야 하이언토운태과
癸巳相會, 土運太過, 虛反受木勝, 故非太過也. 何以言土運太過?

황황종불응태질 목기승이금환복 금기복이소음여지
况黃鍾不應太窒, 木旣勝而金還復, 金旣復而少陰如至,

즉목승여화이금복미
卽木勝如火而金復微.

여차즉갑기실수 후삼년 화성토역 만지어 묘 조지병인 토역지야
如此則甲己失守, 後三年, 化成土疫, 晩至於㉣卯, 早至丙寅, 土疫至也.

대소선악 추기천지 상호태일
大小善惡, 推其天地, 詳乎太一.

㉠ 太陽不退位, …, 溫癘晩發. : 이 41자는 원래 빠진 것이나 校釋本에 따라 삽입하였다.
㉡ 升 : 校釋本에는 '升天'으로 '天'을 보충하였다.
㉢ 校釋本에는 "注玄珠密語云, …… 皆可作其不及也."를 삭제하였다.
㉣ 於 : 校釋本에는 '丁'으로 되어 있다.

우지여갑자년 여갑지자이합 응교사이치천
又只如甲子年, 如甲至子而合, 應交司而治天,

즉하기묘미천정 이무인소양미퇴위자 역갑기하유합야
卽下己卯未遷正, 而戊寅少陽未退位者, 亦甲己下有合也㉠,

즉토운비태과 이목내승허이승토야 금차우행복승지 즉반사화야
卽土運非太過, 而木乃乘虛而勝土也, 金次又行復勝之, 卽反邪化也.

음양천지수이이 고기대소선악 일여천지지법지야
陰陽天地殊異爾, 故其大小善惡, 一如天地之法旨也.

가령병인양년태과 여을축천수유여자 수교득병인 태음상치천야
假令丙寅陽年太過, 如乙丑天數有餘者, 雖交得丙寅, 太陰尙治天也,

지이천정 궐음사지 거세태양 이작우간
地已遷正, 厥陰司地, 去歲太陽, 以作右間,

즉천태음이지궐 고지불봉천화야
卽天太陰而地厥㉡, 故地不奉天化也.

을신상회 수운태허 반수토승 고비태과 즉태주지관 태우불응
乙辛相會, 水運太虛, 反受土勝, 故非太過, 卽太簇之管, 太羽不應.

토승이우화 수 복즉풍
土勝而雨化, 水㉢復卽風.

차자병신실수기회 후삼년화성수역 만지기사 조지무진
此者丙辛失守其會, 後三年化成水疫, 晩至己巳, 早至戊辰,

심즉속 미즉서 수역지야
甚卽速, 微卽徐, 水疫至也.

대소선악 추기천지수내 태을유궁
大小善惡, 推其天地數乃㉣太乙游宮.

우지여병인년 병지인차합 응교사이치천
又只如丙寅年, 丙至寅且合, 應交司而治天,

즉신사미득천정 이경진태양미퇴위자 역병신불합덕야
卽辛巳未得遷正, 而庚辰太陽未退位者, 亦丙辛不合德也,

즉수운역소허이소승 혹유복
卽水運亦小虛而小勝, 或有復.

후삼년화려 명왈수려 기상여수역 치법여전
後三年化癘, 名曰水癘, 其狀如水疫. 治法如前.

가령경진양년태과 여기묘천수유여자 수교득경진년야 양명유상치천
假令庚辰陽年太過, 如己卯天數有餘者, 雖交得庚辰年也, 陽明猶尙治天,

지이천정 태음사지 거세소음이작우간
地以㉤遷正, 太陰司地, 去歲少陰以作右間,

즉천양명이지태음야 고지하 봉천야
卽天陽明而地太陰也, 故地下㉥奉天也.

㉠ 亦甲己下有合也 : 校釋本에는 '亦甲己未合德也'로 고쳤다.
㉡ 厥 : 校釋本에는 '厥陰'으로 되어 있다.
㉢ 水 : 校釋本에는 '木'으로 고쳤다.
㉣ 乃 : 校釋本에는 '及'으로 고쳤다.
㉤ 以 : 校釋本에는 '已'로 되어 있다.
㉥ 下 : 校釋本에는 '不'로 고쳤다.

을사상회 금운태허 반수화승 고비태과야 즉고선지관 태상불응
乙巳相會，金運太虛，反受火勝，故非太過也，卽姑洗之管，太商不應.

화승열화 수복한형
火勝熱化，水復寒刑.

차을경실수 기후삼년 화성금역야 속지임오 서지계미 금역지야
此乙庚失守，其後三年，化成金疫也，速至壬午，徐至癸未，金疫至也.

대소선악 추본년천수 급태일야
大小善惡，推本年天數，及太一也.

우지여경진 여경지진 차응교사이치천
又只如庚辰，如庚至辰，且應交司而治天，

즉하을미미득천정자 즉지갑오소음미퇴위자 차을경불합덕야
卽下乙未未得遷正者，卽地甲午少陰未退位者，且乙庚不合德也，

즉하을미간 실강 역금운소허야 유소승 혹무복
卽下乙未干㉠失剛，亦金運小虛也，有小勝，或無復.

후삼년화려 명왈금려 기상여금역야 치법여전
後三年化癘，名曰金癘，其狀如金疫也. 治法如前.

가령임오양년태과 여신사천수유여자 수교후임오년야 궐음유상치천
假令壬午陽年太過，如辛巳天數有餘者，雖交後壬午年也，厥陰猶尙治天，

지이천정 양명재천 거세병신소양이작우간
地已遷正，陽明在泉，去歲丙申少陽以作右間，

즉천궐음이지양명 고지불봉천자야
卽天厥陰而地陽明，故地不奉天者也.

정신상합회 목운태허 반수금승 고비태과야 즉유빈지관 태각불응
丁辛相合會，木運太虛，反受金勝，故非太過也，卽蕤賓之管，太角不應.

금행조승 화화열복 심즉속 미즉서 역지
金行燥勝，火化熱復，甚卽速，微卽徐，疫至.

대소선악 추역지지년 천수급태일
大小善惡，推疫至之年，天數及太一.

우지여임지오 차응교사이치지
又只如壬至午㉡，且應交司而治之，

즉하정유미득천정자 즉지하병신소양 미득퇴위자 견정임불합덕야
卽下丁酉未得遷正者，卽地下丙申少陽，未得退位者，見丁壬不合德也，

즉정유간실강 역목운소허야 유소승소복
卽丁柔干失剛，亦木運小虛也，有小勝小復.

후삼년화려 명왈목려 기상여풍역 법치 여전
後三年化癘，名曰木癘，其狀如風疫. 法治㉢如前.

가령무신양년태과 여정미천수태과자 수교득무신년야 태음유상치천
假令戊申陽年太過，如丁未天數太過者，雖交得戊申年也，太陰猶尙治天，

지이천정 궐음재천 거세임술태양이퇴위작우간
地已遷正，厥陰在泉，去歲壬戌太陽以退位作右間，

즉천정미 지계해 고지불봉천화야
卽天丁未，地癸亥，故地不奉天化也.

㉠ 干 : 校釋本에는 '柔干'으로 '柔'를 보충하였다.
㉡ 壬至午 : 校釋本에는 '壬午, 如壬至午'로 보충하여 고쳤다.
㉢ 法治 : 校釋本에는 '治法'으로 되어 있다.

정계상회 화운태허 반수화 승 고비태과야 즉이칙지관 상태치불응
丁癸相會, 火運太虛, 反受火㉠勝, 故非太過也, 卽夷則之管, 上太徵不應.

차무계실수기회 후삼년화역야 속지경술
此戊癸失守其會, 後三年化疫也, 速至庚戌.

대소선악 추역지지년 천수급태일
大小善惡, 推疫至之年, 天數及太一.

우지여무신여무지신 차응교사이치천
又只如戊申如戊至申, 且應交司而治天,

즉하계해미득천정자 즉지하임술태양미퇴위자 견무계미합덕야
卽下癸亥未得遷正者, 卽地下壬戌太陽未退位者, 見戊癸未合德也,

즉하계유간실강 견화운소허야 유소승 혹무복야
卽下癸柔干失剛, 見火運小虛也, 有小勝, 或無復也,

후삼년화려 명왈화려야 치법여전 치지법 가한지설지
後三年化癘, 名曰火癘也. 治法如前, 治之法, 可寒之泄之.

神失守位 邪鬼外干之義 (『類經二十八卷·運氣類』, p.1193)

황제왈 인기부족 천기여허 인신실수 신광불취 사귀간인 치유요망 가득문호
黃帝曰, 人氣不足, 天氣如虛, 人神失守, 神光不聚, 邪鬼干人, 致有夭亡, 可得聞乎?

기백왈 인지오장 일장부족 우회천허 감사지지야
岐伯曰, 人之五藏, 一藏不足, 又會天虛, 感邪之至也.

인우수사려 즉상심
人憂愁思慮, 卽傷心.

우혹우소음사천 천수불급 태음작접간지 즉위천허야
又或遇少陰司天, 天數不及, 太陰作接間至, 卽謂天虛也,

차즉인기천기동허야
此卽人氣天氣同虛也.

우우경이탈정 한출어심 인이삼허 신명실수
又遇驚而奪精, 汗出於心, 因而三虛, 神明失守.

심위군주지관 신명출언
心爲君主之官, 神明出焉.

신실수위 즉신유상단전 재제태일제군니환군 하
神失守位, 卽神游上丹田, 在帝太一帝君泥丸君㉡下.

신기실수 신광불취 각우화불급지세 유흑시귀현지 령인폭망
神旣失守, 神光不聚, 却遇火不及之歲, 有黑尸鬼見之, 令人暴亡.

인음식노권 즉상비
人飮食勞倦, 卽傷脾.

우혹우태음사천 천수불급 즉소양작접간지 즉위지 허야
又或遇太陰司天, 天數不及, 卽少陽作接間至, 卽謂之㉢虛也,

차즉인기허이천기허야
此卽人氣虛而天氣虛也.

우우음식포심 한출어위 취포행방 한출어비 인이삼허 비신실수
又遇飮食飽甚, 汗出於胃, 醉飽行房, 汗出於脾, 因而三虛, 脾神失守.

㉠ 火 : 校釋本에는 '水'로 되어 있다.
㉡ 君 : 校釋本에는 '宮'으로 되어 있다.
㉢ 之 : 校釋本에는 '天'으로 고쳤다.

비위간의지관 지주출언
脾爲諫議之官, 智周出焉.

신기실수 신광실위이불취야
神旣失守, 神光失位而不聚也,

각우토불급지년 혹기년혹갑년실수 혹태음천허 청시귀현지
却遇土不及之年, 或己年或甲年失守, 或太陰天虛, 青尸鬼見之,

령인졸망
令人卒亡.

인구좌습지 강력입수 즉상신
人久坐濕地, 强力入水, 卽傷腎.

신위작강지관 기교출언
腎爲作强之官, 伎巧出焉.

인이삼허 신신실수 신지실위 신광불취
因而三虛, 腎神失守, 神志失位, 神光不聚,

각우수불급지년 혹신불회부 혹병년실수 혹태양사천허
却遇水不及之年, 或辛不會符, 或丙年失守, 或太陽司天虛,

유황시귀지현지 령인폭망
有黃尸鬼至見之, 令人暴亡.

인혹에노 기역상이불하 즉상간야
人或恚怒, 氣逆上而不下, 卽傷肝也.

우우궐음사천 천수불급 즉소음작접간지 시위천허야
又遇厥陰司天, 天數不及, 卽少陰作接間至, 是謂天虛也,

차위천허인허야
此謂天虛人虛也.

우우질주공구 한출어간
又遇疾走恐懼, 汗出於肝.

간위장군지관 모려출언
肝爲將軍之官, 謀慮出焉.

신위실수 신광불취
神位失守, 神光不聚,

우우목불급년 혹정년불부 혹임년실수 혹궐음사천허야
又遇木不及年, 或丁年不符, 或壬年失守, 或厥陰司天虛也,

유백시귀현지 령인폭망야
有白尸鬼見之, 令人暴亡也.

이상오실수자 천허이인허야 신유실수기위 즉유오시귀간인 령인폭망야
已上五失守者, 天虛而人虛也, 神游失守其位, 卽有五尸鬼干人, 令人暴亡也,

위지왈시궐
謂之曰尸厥.

인범오신역위 즉신광불원야
人犯五神易位, 卽神光不圓也.

비단시귀 즉일체사범자 개시신실수위고야
非但尸鬼, 卽一切邪犯者, 皆是神失守位故也.

차위득수자생 실수자사 득신자창 실신자망
此謂得守者生, 失守者死, 得神者昌, 失神者亡.

至眞要大論篇 第七十四

六氣之化 分司天地 主歲紀歲 間氣紀步 少陰不司氣化 (『類經二十七卷·運氣類』, p.1110)

第一章

第一節

황제문왈 오기교합 영허경작 여지지의 육기분치 사천지자 기지하여
黃帝問曰, 五氣交合, 盈虛更作, 余知之矣. 六氣分治, 司天地者, 其至何如?

기백재배대왈 명호재 문야 천지지대기 인신지통응야
岐伯再拜對曰, 明乎哉, 問也! 天地之大紀, 人神之通應也.

제왈 원문상합소소 하합명명내하
帝曰, 願聞上合昭昭, 下合冥冥奈何?

기백왈 차도지소주 공지소의야
岐伯曰, 此道之所主, 工之所疑也.

제왈 원문기도야
帝曰, 願聞其道也.

기백왈 궐음사천 기화이풍
岐伯曰, 厥陰司天, 其化以風;

소음사천 기화이열
少陰司天, 其化以熱;

태음사천 기화이습
太陰司天, 其化以濕;

소양사천 기화이화
少陽司天, 其化以火;

양명사천 기화이조
陽明司天, 其化以燥;

태양사천 기화이한 이소림장위 명기병자야
太陽司天, 其化以寒. 以所臨藏位, 命其病者也.

제왈 지화내하
帝曰, 地化奈何?

기백왈 사천동후 간기개연
岐伯曰, 司天同候, 間氣皆然.

제왈 간기하위
帝曰, 間氣何謂?

기백왈 사좌우자 시위간기야
岐伯曰, 司左右者, 是謂間氣也.

제왈 하이이지
帝曰, 何以異之?

기백왈 주세자 기세 간기자 기보야
岐伯曰, 主歲者, 紀歲, 間氣者, 紀步也.

제왈 선 세주내하
帝曰, 善. 歲主奈何?

기백왈 궐음사천위풍화 재천위산화 사기위창화 간기위동화
岐伯曰, 厥陰司天爲風化, 在泉爲酸化, 司氣爲蒼化, 間氣爲動化.

소음사천위열화 재천위고화 불사기화 거기위작화
少陰司天爲熱化, 在泉爲苦化, 不司氣化, 居氣爲灼化.

태음사천위습화 재천위감화 사기위금화 간기위유화
太陰司天爲濕化, 在泉爲甘化, 司氣爲黅化, 間氣爲柔化.

소양사천위화화 재천위고화 사기위단화 간기위명화
少陽司天爲火化, 在泉爲苦化, 司氣爲丹化, 間氣爲明化.

양명사천위조화 재천위신화 사기위소화 간기위청화
陽明司天爲燥化, 在泉爲辛化, 司氣爲素化, 間氣爲清化.

태양사천위한화 재천위함화 사기위현화 간기위장화
太陽司天爲寒化, 在泉爲鹹化, 司氣爲玄化, 間氣爲藏化.

고치병자 필명육화분치 오미오색소생 오장소의 내가이언영허병생지서야
故治病者, 必明六化分治, 五味五色所生, 五藏所宜, 迺可以言盈虛病生之緖也.

第二節

제왈 궐음재천이산화선 여지지의 풍화지행야 하여
帝曰, 厥陰在泉而酸化先, 余知之矣. 風化之行也, 何如?

기백왈 풍행우지 소위본야 여기동법
岐伯曰, 風行于地, 所謂本也, 餘氣同法.

본호천자 천지기야 본호지자 지지기야 천지합기 육절분이만물화생의
本乎天者, 天之氣也; 本乎地者, 地之氣也. 天地合氣, 六節分而萬物化生矣.

고왈 근후기의 무실병기 차지위야
故曰, 謹候氣宜, 無失病機, 此之謂也.

제왈 기주병하여
帝曰, 其主病何如?

기백왈 사세비물 즉무유주의
岐伯曰, 司歲備物, 則無遺主矣.

제왈 선 세물 하야
帝曰, 先㉠歲物, 何也?

기백왈 천지지전정야
岐伯曰, 天地之專精也.

제왈 사기자하여
帝曰, 司氣者何如?

기백왈 사기자주세동 연유여부족야
岐伯曰, 司氣者主歲同, 然有餘不足也.

제왈 비사세물하위야
帝曰, 非司歲物何謂也?

기백왈 산야 고질동이이등야
岐伯曰, 散也, 故質同而異等也.

기미유박후 성용유조정 치보유다소 력화유천심 차지위야
氣味有薄厚, 性用有躁靜, 治保有多少, 力化有淺深, 此之謂也.

제왈 세주장해하위
帝曰, 歲主藏害何謂?

기백왈 이소불승명지 즉기요야
岐伯曰, 以所不勝命之, 則其要也.

㉠ 先 : 校釋本에는 '司'로 고쳤다.

제왈 치지내하
帝曰, 治之奈何?

기백왈 상음우하 소승평지 외음우내 소승치지
岐伯曰, 上淫于下, 所勝平之, 外淫于內, 所勝治之.

제왈 선 평기하여
帝曰, 善. 平氣何如?

기백왈 근찰음양소재이조지 이평위기
岐伯曰, 謹察陰陽所在而調之, 以平爲期.

정자정치 반자반치
正者正治, 反者反治.

南政北政 陰陽交 尺寸反 (『類經二十三卷·運氣類』, p.942)

第三節

제왈 부자언찰음양소재이조지
帝曰, 夫子言察陰陽所在而調之,

론언인영여촌구상응 약인승 소대제등 명왈평
論言人迎與寸口相應, 若引繩, 小大齊等, 命曰平.

음지소재촌구 하여
陰之所在寸口, 何如?

기백왈 시세남북 가지지의
岐伯曰, 視歲南北, 可知之矣.

제왈 원졸문지
帝曰, 願卒聞之.

기백왈 북정지세 소음재천 즉촌구불응
岐伯曰, 北政之歲, 少陰在泉, 則寸口不應,

궐음재천 즉우불응
厥陰在泉, 則右不應,

태음재천 즉좌불응
太陰在泉, 則左不應.

남정지세 소음사천 즉촌구불응
南政之歲, 少陰司天, 則寸口不應,

궐음사천 즉우불응
厥陰司天, 則右不應,

태음사천 즉좌불응 제불응자 반기진즉현의
太陰司天, 則左不應. 諸不應者, 反其診則見矣.

제왈 척후하여
帝曰, 尺候何如?

기백왈 북정지세 삼음재하 즉촌불응
岐伯曰, 北政之歲, 三陰在下, 則寸不應,

삼음재상 즉척불응
三陰在上, 則尺不應.

정지세 삼음재천 즉촌불응
南政之歲, 三陰在天, 則寸不應,

삼음재천 즉척불응 좌우동
三陰在泉, 則尺不應, 左右同.

고왈 지기요자 일언이종 부지기요 류산무궁 차지위야
故曰, 知其要者, 一言而終, 不知其要, 流散無窮, 此之謂也.

▶ 本節은 脈에 있어서 南政·北政을 설명하였다. 맥을 볼 때 이를 따지면 運氣를 파악할 수 있다.

天地淫勝病治 (『類經二十七卷·運氣類』, p.1116)

第二章

第一節

제왈 선 천지지기 내음이병하여
帝曰, 善. 天地之氣, 內淫而病何如?

기백왈 세궐음재천 풍음소승 즉지기불명 평야매 초내조수
岐伯曰, 歲厥陰在泉, 風淫所勝, 則地氣不明, 平野昧, 草迺早秀.

민병쇄쇄진한 선신삭흠 심통지만 양협이급 음식불하 격인불통
民病洒洒振寒, 善伸數欠, 心痛支滿, 兩脇裏急, 飮食不下, 鬲咽不通,

식즉구 복창선애 득후여기 즉쾌연여쇠 신체개중
食則嘔, 腹脹善噫, 得後與氣, 則快然如衰, 身體皆重.

세소음재천 열음소승 즉염부천택 음처반명
歲少陰在泉, 熱淫所勝, 則焰浮川澤, 陰處反明.

민병복중상명 기상충 흉천 불능구립
民病腹中常鳴, 氣上衝, 胸喘, 不能久立,

한열피부통 목명치통 졸종 오한발열여학
寒熱皮膚痛, 目瞑齒痛, 頔腫, 惡寒發熱如瘧,

소복중통 복대 칩충부장
少腹中痛, 腹大, 蟄蟲不藏.

세태음재천 초내조영 습음소승 즉애혼암곡 황반현흑 지음지교
歲太陰在泉, 草乃早榮, 濕淫所勝, 則埃昏巖谷, 黃反見黑, 至陰之交.

민병음적 심통 이롱 혼혼돈돈 익종후비 음병혈현
民病飮積, 心痛, 耳聾, 渾渾焞焞, 嗌腫喉痹, 陰病血見,

소복통종 부득소변 병충두통
少腹痛腫, 不得小便, 病衝頭痛,

목사탈 항사발 요사절 비불가이회 괵여결 천여별
目似脫, 項似拔, 腰似折, 髀不可以回, 膕如結, 腨如別.

세소양재천 화음소승 즉염명교야 한열경지
歲少陽在泉, 火淫所勝, 則焰明郊野, 寒熱更至.

민병주설적백 소복통 뇨적 심즉혈변 소음동후
民病注泄赤白, 少腹痛, 溺赤, 甚則血便, 少陰同候.

세양명재천 조음소승 즉몽무청명
歲陽明在泉, 燥淫所勝, 則霿霧淸瞑.

민병희구 구유고 선태식 심협통 불능반측
民病喜嘔, 嘔有苦, 善太息, 心脇痛, 不能反側,

甚則嗌乾, 面塵, 身無膏澤, 足外反熱.

歲太陽在泉, 寒淫所勝, 則凝肅慘慄.

民病少腹控睾, 引腰脊, 上衝心痛, 血見, 嗌痛, 頷腫.

帝曰, 善. 治之奈何?

岐伯曰, 諸氣在泉,

風淫于內, 治以辛涼, 佐以苦, 以甘緩之, 以辛散之.

熱淫于內, 治以鹹寒, 佐以甘苦, 以酸收之, 以苦發之.

濕淫于內, 治以苦熱, 佐以酸淡, 以苦燥之, 以淡泄之.

火淫于內, 治以鹹冷, 佐以苦辛, 以酸收之, 以苦發之.

燥淫于內, 治以苦溫, 佐以甘辛, 以苦下之.

寒淫于內, 治以甘熱, 佐以苦辛, 以鹹寫之, 以辛潤之, 以苦堅之.

➡ 本節부터 五味로 병을 치료하는 방법이 나오는데, 司天·在泉과 勝復에 있어서 六淫을 치료하는 방법이 제시된다. 張元素의 『醫學啓源·五行制方生剋法』에서 本節을 인용하여 制方의 원칙을 세웠다.

第二節

帝曰, 善. 天氣之變何如?

岐伯曰, 厥陰司天, 風淫所勝, 則太虛埃昏, 雲物以擾, 寒生春氣, 流水不冰.

民病胃脘, 當心而痛, 上支兩脇, 鬲咽不通, 飮食不下, 舌本强,

食則嘔, 冷泄腹脹, 溏泄瘕水閉.

蟄蟲不去, 病本于脾. 衝陽絶, 死不治.

少陰司天, 熱淫所勝, 怫熱至, 火行其政.

民病胸中煩熱, 嗌乾, 右胠滿, 皮膚痛, 寒熱欬喘.

大雨且至. 唾血血泄, 鼽衄嚏嘔, 溺色變,

甚則瘡瘍胕腫, 肩背臂臑及缺盆中痛, 心痛, 肺瞋, 腹大滿, 膨膨而喘欬.

병 본 우 폐 척 택 절 사 불 치
病本于肺. 尺澤絶, 死不治.

태 음 사 천 습 음 소 승 즉 침 음 차 포 우 변 고 고
太陰司天, 濕淫所勝, 則沈陰且布. 雨變枯槁.

부 종 골 통 음 비 음 비 자 안 지 부 득 요 척 두 항 통 시 현 대 변 난
胕腫骨痛陰痺, 陰痺者, 按之不得, 腰脊頭項痛, 時眩, 大便難,

음 기 불 용 기 불 욕 식 해 타 즉 유 혈 심 여 현
陰氣不用, 飢不欲食, 欬唾則有血, 心如懸.

병 본 우 신 태 계 절 사 불 치
病本于腎. 太谿絶, 死不治.

소 양 사 천 화 음 소 승 즉 온 기 유 행 금 정 불 평
少陽司天, 火淫所勝, 則溫氣流行. 金政不平.

민 병 두 통 발 열 오 한 이 학 열 상 피 부 통 색 변 황 적 전 이 위 수
民病頭痛, 發熱惡寒而瘧, 熱上皮膚痛, 色變黃赤, 傳而爲水,

신 면 부 종 복 만 앙 식 설 주 적 백 창 양 해 타 혈 번 심 흉 중 열 심 즉 구 뉵
身面胕腫, 腹滿仰息, 泄注赤白, 瘡瘍, 欬唾血, 煩心, 胸中熱, 甚則鼽衄.

병 본 우 폐 천 부 절 사 불 치
病本于肺. 天府絶, 死不治.

양 명 사 천 조 음 소 승 즉 목 내 만 영 초 내 만 생 근 골 내 변
陽明司天, 燥淫所勝, 則木迺晩榮, 草迺晩生, 筋骨內變.

민 병 좌 거 협 통 한 청 우 중 감 이 학 대 량 혁 후 해 복 중 명 주 설 목 당
民病左胠脇痛, 寒淸于中感而瘧, 大凉革候, 欬, 腹中鳴, 注泄, 鶩溏.

명 목 렴 생 울 우 하 초 초 상 수 심 협 폭 통 불 가 반 측 익 건 면 진 요 통
名木斂生, 菀于下, 草焦上首. 心脇暴痛, 不可反側, 嗌乾, 面塵腰痛,

장 부 퇴 산 부 인 소 복 통 목 매 자 양 창 좌 옹
丈夫㿉疝, 婦人少腹痛, 目昧眥, 瘍瘡痤癰.

칩 충 래 현 병 본 우 간 태 충 절 사 불 치
蟄蟲來見, 病本于肝. 太衝絶, 死不治.

태 양 사 천 한 음 소 승 즉 한 기 반 지 수 차 빙 혈 변 우 중 발 위 옹 양
『太陽司天, 寒淫所勝, 則寒氣反至, 水且冰, 血變于中, 發爲癰瘍.

민 병 궐 심 통 구 혈 혈 설 구 뉵 선 비 시 현 부
民病厥心痛, 嘔血, 血泄, 鼽衄, 善悲, 時眩仆.

운 화 염 렬 우 폭 내 박
運火炎烈, 雨暴迺雹.

흉 복 만 수 열 주 련 액 종 심 담 담 대 동 흉 협 위 완 불 안
胸腹滿, 手熱肘攣掖腫, 心澹澹大動,』①(「心澹澹大動」) 胸脇胃脘不安,

면 적 목 황 선 애 익 건 심 즉 색 태 갈 이 욕 음
面赤目黃, 善噫嗌乾, 甚則色炲, 渴而欲飮.

병 본 우 심 신 문 절 사 불 치 소 위 동 기 지 기 장 야
病本于心. 神門絶, 死不治. 所謂動氣, 知其藏也.

제 왈 선 치 지 내 하
帝曰, 善. 治之奈何?

기 백 왈 사 천 지 기 풍 음 소 승 평 이 신 량 좌 이 고 감 이 감 완 지 이 산 사 지
岐伯曰, 司天之氣, 風淫所勝, 平以辛凉, 佐以苦甘, 以甘緩之, 以酸寫之.

열 음 소 승 평 이 함 한 좌 이 고 감 이 산 수 지
熱淫所勝, 平以鹹寒, 佐以苦甘, 以酸收之.

습 음 소 승 평 이 고 열 좌 이 산 신 이 고 조 지 이 담 설 지
濕淫所勝, 平以苦熱, 佐以酸辛, 以苦燥之, 以淡泄之.

濕上甚而熱, 治以苦溫, 佐以甘辛, 以汗爲故而止.

火淫所勝, 平以酸㉠冷, 佐以苦甘, 以酸收之, 以苦發之, 以酸復之, 熱淫同.

燥淫所勝, 平以苦濕㉡, 佐以酸辛, 以苦下之.

寒淫所勝, 平以辛熱, 佐以甘苦, 以鹹寫之.

◘ **心澹澹大動** ○ 內經曰, 太陽司天, 寒淫所勝, 則病心澹澹大動, 是寒傷心主也.

① 가슴이 울렁거리면서 몹시 뛰는 증상[心澹澹大動] ○『내경(內經)』(『素問·至眞要大論 74』)에서는 "태양한수(太陽寒水)가 사천(司天)한 해에 한기(寒氣)가 지나치게 승(勝)하면 심(心)이 울렁거리면서[澹澹] 몹시 뛰는데, 이것은 한기가 심을 손상시킨 것이다"라고 하였다. (『寶鑑·內景一·神·心澹澹大動』) (신편 p.339 /신p.282)

◉『寶鑑』에서는 '心澹澹大動' 조문에 '二陳湯, 芎夏湯'을 예시하였다.

邪氣反勝之治 (『類經二十七卷·運氣類』, p.1123)

第三節

帝曰, 善. 邪氣反勝, 治之奈何?

岐伯曰, 風司于地, 淸反勝之, 治以酸溫, 佐以苦甘, 以辛平之.

熱司于地, 寒反勝之, 治以甘熱, 佐以苦辛, 以鹹平之.

濕司于地, 熱反勝之, 治以苦冷, 佐以鹹甘, 以苦平之.

火司于地, 寒反勝之, 治以甘熱, 佐以苦辛, 以鹹平之.

燥司于地, 熱反勝之, 治以平寒, 佐以苦甘, 以酸平之, 以和爲利㉢.

寒司于地, 熱反勝之, 治以鹹冷, 佐以甘辛, 以苦平之.

帝曰, 其司天邪勝, 何如?

岐伯曰, 風化於天, 淸反勝之, 治以酸溫, 佐以甘苦.

熱化於天, 寒反勝之, 治以甘溫, 佐以苦酸辛.

濕化於天, 熱反勝之, 治以苦寒, 佐以苦酸.

㉠ 酸 : 校釋本에는 '鹹'으로 고쳤다.
㉡ 濕 : 校釋本에는 '溫'으로 고쳤다.
㉢ 利 : 校釋本에는 '制'로 고쳤다.

火化於天, 寒反勝之, 治以甘熱, 佐以苦辛.

燥化於天, 熱反勝之, 治以辛寒, 佐以苦甘.

寒化於天, 熱反勝之, 治以鹹冷, 佐以苦辛.

六氣相勝病治 (『類經二十七卷·運氣類』, p.1124)

第四節

帝曰, 六氣相勝奈何?

岐伯曰, 「厥陰之勝, 耳鳴頭眩, 憒憒欲吐, 胃鬲如寒;

大風數擧, 倮蟲不滋;

胠脇氣幷, 化而爲熱, 小便黃赤, 胃脘當心而痛,」① (「胃心痛」)

上支兩脇, 腸鳴飱泄, 少腹痛, 注下赤白, 甚則嘔吐, 鬲咽不通.

少陰之勝, 心下熱, 善飢, 齊下反動, 氣遊三焦;

炎暑至, 木迺津, 草迺萎;

嘔逆躁煩, 腹滿痛, 溏泄, 傳爲赤沃.

「太陰之勝, 火氣內鬱, 瘡瘍於中, 流散於外,

病在胠脇, 甚則心痛, 熱格, 頭痛, 喉痹, 項强,

獨勝則濕氣內鬱, 寒迫下焦, 痛留頂, 互引眉間, 胃滿;

雨數至,㉠ 燥化迺見;

少腹滿, 腰脽重强, 內不便, 善注泄, 足下溫, 頭重,

足脛胕腫, 飮發於中, 胕腫於上.」② (「脚氣病因」)(「當歸拈痛湯」)

少陽之勝, 熱客於胃, 煩心, 心痛, 目赤, 欲嘔, 嘔酸, 善飢, 耳痛, 溺赤, 善驚, 譫妄;

暴熱消爍, 草萎水涸, 介蟲迺屈.

少腹痛, 下沃赤白.

㉠ 雨數至 : 校釋本에는 이 다음에 '鱗見於陸,'이 보충되었다.

양명지승 청발어중 좌거협통 당설 내위익색 외발퇴산
陽明之勝, 淸發於中, 左胠脇痛, 溏泄, 內爲嗌塞, 外發㿗疝;

대량숙살 화영개용 모충내앙
大凉肅殺, 華英改容, 毛蟲迺殃;

흉중불편 익색이해
胸中不便, 嗌塞而欬.

태양지승 응률차지 비시수빙 우내후화
太陽之勝, 凝凓且至, 非時水冰, 羽迺後化;

치학발 한궐입위즉내생심통 음중내양 은곡불리 호인음고
痔瘧發, 寒厥入胃則內生心痛, 陰中迺瘍, 隱曲不利, 互引陰股,

근육구가 혈맥응읍 락만색변 혹위혈설 피부비종 복만식감
筋肉拘苛, 血脈凝泣, 絡滿色變, 或爲血泄, 皮膚否腫, 腹滿食減,

열반상행 두항신정뇌호중통 목여탈 한입하초 전위유사
熱反上行, 頭項囟頂腦戶中痛, 目如脫, 寒入下焦, 傳爲濡寫.

제왈 치지내하
帝曰, 治之奈何?

기백왈 궐음지승 치이감청 좌이고신 이산사지
岐伯曰, 厥陰之勝, 治以甘淸, 佐以苦辛, 以酸寫之.

소음지승 치이신한 좌이고함 이감사지
少陰之勝, 治以辛寒, 佐以苦鹹, 以甘寫之.

태음지승 치이함열 좌이신감 이고사지
太陰之勝, 治以鹹熱, 佐以辛甘, 以苦寫之.

소양지승 치이신한 좌이감함 이감사지
少陽之勝, 治以辛寒, 佐以甘鹹, 以甘寫之.

양명지승 치이산온 좌이신감 이고설지
陽明之勝, 治以酸溫, 佐以辛甘, 以苦泄㉠之.

태양지승 치이감열 좌이신산 이함사지
太陽之勝, 治以甘熱, 佐以辛酸, 以鹹寫之.

◆ **胃心痛** ○ 者, 腹脹而心痛, 胃脘當心而痛. 內經曰, 木鬱之發, 民病胃脘當心而痛, 上支兩脇, 嗝咽不通. 又, 厥陰之勝, 胃脘當心而痛. 『綱目』

① 위심통(**胃心痛**) ○ 위심통이란 배가 불러 오르면서 가슴이 아픈 것인데, 위가 아프면서 가슴까지 아픈 것이다. 『내경(內經)』(『素問·六元正紀大論 71』)에서는 "목기(木氣, 肝氣)가 몰려서 발작할 때, 사람들은 흔히 위가 아픈 것이 가슴까지 다다라 양쪽 옆구리까지 뻗치고 목이 막혀 잘 통하지 못하는 병에 걸린다"라고 하였다. 또한 『내경(內經)』(『素問·至眞要大論 74』)에서는 "궐음(厥陰)의 풍기(風氣)가 지나치게 승(勝)하면 위가 아프면서 가슴까지 아프다"라고 하였다. 『강목』 (『寶鑑·外形三·胸·胃心痛』) (신편p.1208 /신p.741)

◉ 『寶鑑』에서는 '胃心痛' 조문에 '草豆蔲丸, 加味枳朮丸, 淸熱解鬱湯, 淸鬱散'을 예시하였다.

◆ **脚氣病因** ○ 水性潤下, 氣不能呴, 故下疰於足脛, 積久而作腫痛, 此飮食下流之所致也. 內經曰, 太陰之勝, 火氣內鬱, 流散於外, 足脛胕腫, 飮發於中, 胕腫於下. 加之房事不節, 陰盛陽虛, 遂成痼疾. 孫眞人云, 古人少有此疾, 自永嘉南渡, 衣冠士人多有之. 亦此意也. 東垣

② 각기병의 원인[**脚氣病因**] ○ 물의 성질은 적셔 주고 아래로 내려가는 것인데 기(氣)가 불어 올려 주지 못하므로 발과 정강이로 내려가서 오랫동안 쌓여 붓고 아픈데, 이것은 음식의 기운이 내려 몰려서 생기는 것이다. 『내경(內經)』(『素問·至眞要大論 74』)에서는 "태음(太陰)의 습기(濕氣)가 지나치게 성하면 화기(火氣)가 속에 몰리고, 습기(濕氣)가 밖으로 흩어지면 발과 정강이가 붓는다. 또한 수음(水飮)의 사기(邪氣)가 속으로 퍼지면 하체가 붓는다"라고 하였다. 이런 데다가 방사(房事)를 조절하지

㉠ 泄 : 校釋本에는 '寫'로 되어 있다.

못하면 음(陰)이 성해지고 양(陽)이 허해져서 결국 고질이 된다. 손진인(孫眞人, 孫思邈)이 말하길, "옛날 사람들에게는 이 병이 적었다. 진(晋)나라 영가(永嘉) 연간에 수도를 남쪽으로 옮긴 후부터 사대부에게 이 병이 많이 생겼다"라고 하였다. 이것도 역시 위와 같은 뜻으로 한 말이다. 동원 (『寶鑑·外形四·足·脚氣病因』) (신편p.1428 /신p.847)

- **當歸拈痛湯** ○ 一相公領兵至南方, 忽得脚氣, 遍身微腫, 其痛手不可近, 足脛尤甚. 內經云, 飮發於中, 胕腫於下. 又云, 諸痛爲實. 血實宜決之. 以三稜鍼數刺腫上, 血突出高二尺餘, 漸漸如線, 其色黑紫. 頃時腫消痛減. 以當歸拈痛湯服之, 是夜得睡, 明日再服而愈. 『寶鑑』

② **당귀염통탕(當歸拈痛湯)** ○ 어떤 상공(相公, 재상)이 군대를 거느리고 남방으로 출전하였다가 갑자기 각기병에 걸려 온몸이 약간 붓고 손도 대지 못하게 아파하였는데, 발과 정강이가 더욱 심하였다. ○ 『내경(內經)』(『素問·至眞要大論 74』)에서는 "음사(飮邪)가 속에서 퍼지면 하체가 붓는다"라고 하였다. 또한 『영추(靈樞)』(「終始 09」)에서는 "모든 통증은 다 실증(實證)이다"라고 하였고, 『내경(內經)』(『素問·陰陽應象大論 05』)에서는 "혈(血)이 실(實)한 것은 피를 빼주어야 한다"라고 하였다. 그리하여 삼릉침(三稜鍼)으로 부은 곳을 여러 번 찔렀더니 피가 두어 자 남짓하게 솟구쳐 오르다가 점차 실같이 가늘어지면서 멎었는데, 그 빛은 검은 자주색이었다. 그 후 조금 지나서 부은 것이 내리고 통증도 덜해졌다. 그리하여 다시 당귀염통탕을 먹였더니 그날 밤에는 잠을 잘 자고, 그 이튿날에 다시 달여 먹였더니 병이 나았다. 『보감』 (『寶鑑·外形四·足·當歸拈痛湯』) (신편p.1433 /신p.850)

六氣之復病治 (『類經二十七卷·運氣類』, p.1127)

第五節

제왈 육기지복 하여
帝曰, 六氣之復, 何如?

기백왈 실호재 문야
岐伯曰, 悉乎哉, 問也!

궐음지복 소복견만 이급폭통
厥陰之復, 少腹堅滿, 裏急暴痛;

언목비사 라충불영
偃木飛沙, 倮蟲不榮;

궐심통 한발구토 음식불입 입이부출 근골도현 청궐
厥心痛, 汗發嘔吐, 飮食不入, 入而復出, 筋骨掉眩, 淸厥,

심즉입비 식비이토
甚則入脾, 食痹而吐;

충양절 사불치
衝陽絶, 死不治.

소음지복 욱열내작 번조구체 소복교통 화현번설 익조
少陰之復, 燠熱內作, 煩燥鼽嚏, 少腹絞痛, 火見燔焫, 嗌燥,

분주시지 기동어좌 상행어우 해 피부통 폭음 심통 울모부지인
分注時止, 氣動於左, 上行於右, 欬, 皮膚痛, 暴瘖, 心痛, 鬱冒不知人,

내쇄석오한 진율 섬망 한이이열 갈이욕음 소기골위
迺洒淅惡寒, 振慄, 譫妄, 寒已而熱, 渴而欲飮, 少氣骨痿,

격장불편 외위부종 얼애
隔腸不便, 外爲浮腫, 噦噫;

적기후화 유수불빙 열기대행 개충불복
赤氣後化, 流水不冰, 熱氣大行, 介蟲不復;

병비진창양 옹저좌치 심즉입폐 해이비연
病痱胗瘡瘍, 癰疽痤痔, 甚則入肺, 欬而鼻淵;

천부절 사불치
天府絶, 死不治.

태음지복 습변내거 체중중만 식음불화 음기상궐 흉중불편 음발어중
太陰之復, 濕變迺擧, 體重中滿, 食飮不化, 陰氣上厥, 胸中不便, 飮發於中,

해천유성
欬喘有聲.

대우시행 린현어륙
大雨時行, 鱗見於陸;

두정 통중 이도계우심 구이밀묵 타토청액 심즉입신 규사무도
頭頂㉠痛重, 而掉瘛尤甚, 嘔而密默, 唾吐淸液, 甚則入腎, 竅寫無度;

태계절 사불치
太谿絶, 死不治.

소양지복 대열장지 고조번설 개충내모
少陽之復, 大熱將至, 枯燥燔爇, 介蟲迺耗;

경계해뉵 심열번조 변삭증풍 궐기상행 면여부애 목내순계
驚瘛欬衄, 心熱煩躁, 便數憎風, 厥氣上行, 面如浮埃, 目乃瞤瘛,

화기내발 상위구미 구역 혈일혈설 발이위학
火氣內發, 上爲口糜, 嘔逆, 血溢血泄, 發而爲瘧,

오한고율 한극반열 익락초고 갈인수장 색변황적 소기맥위
惡寒鼓慄, 寒極反熱, 嗌絡焦槁, 渴引水漿, 色變黃赤, 少氣脈萎,

화이위수 전위부종 심즉입폐 해이혈설
化而爲水, 傳爲胕腫, 甚則入肺, 欬而血泄;

척택절 사불치
尺澤絶, 死不治.

양명지복 청기대거 삼목창건 모충내려
陽明之復, 淸氣大擧, 森木蒼乾, 毛蟲迺厲,

병생거협 기귀어좌 선태식 심즉심통비만 복창이설 구고해얼 번심
病生胠脇, 氣歸於左, 善太息, 甚則心痛否滿, 腹脹而泄, 嘔苦欬噦, 煩心,

병재격중 두통 심즉입간 경해근련
病在鬲中, 頭痛, 甚則入肝, 驚駭筋攣;

태충절 사불치
太衝絶, 死不治.

태양지복 궐기상행 수응우빙 우충내사
太陽之復, 厥氣上行, 水凝雨冰, 羽蟲迺死;

심위생한 흉격불리 심통비만 두통선비 시현부
心胃生寒, 胸膈不利, 心痛否滿, 頭痛善悲, 時眩仆,

식감 요수반통 굴신불편
食減, 腰脽反痛, 屈伸不便;

지열빙견 양광불치
地裂冰堅, 陽光不治;

소복공고 인요척 상충심 타출청수 급위얼애
『少腹控睾, 引腰脊, 上衝心, 唾出淸水, 及爲噦噫.』① (「疝病證候」)

심즉입심 선망선비
甚則入心, 善忘善悲;

신문절 사불치
神門絶, 死不治.

㉠ 頂 : 校釋本에는 '項'으로 고쳤다.

帝曰, 善. 治之奈何?

岐伯曰, 厥陰之復, 治以酸寒, 佐以甘辛, 以酸寫㉠之, 以甘緩之.

少陰之復, 治以鹹寒, 佐以苦辛, 以甘寫之, 以酸收之, 辛苦發之, 以鹹耎之.

太陰之復, 治以苦熱, 佐以酸辛, 以苦寫之, 燥之, 泄之.

少陽之復, 治以鹹冷, 佐以苦辛, 以鹹耎之, 以酸收之, 辛苦發之, 發不遠熱, 無犯溫凉. 少陰同法.

陽明之復, 治以辛溫, 佐以苦甘, 以苦泄之, 以苦下之, 以酸補之.

太陽之復, 治以鹹熱, 佐以甘辛, 以苦堅之.

治諸勝復, 寒者熱之, 熱者寒之, 溫者淸之, 淸者溫之, 散者收之, 抑者散之, 燥者潤之, 急者緩之, 堅者耎之, 脆者堅之, 『衰者補之, 强者寫之, 各安其氣, 必淸必靜, 則病氣衰去, 歸其所宗, 此治之大體也.』②

(「用藥大體」)

◘ 疝病證候 ○ 內經曰, 小腹控睾引腰脊, 上衝心, 唾出淸水, 及爲噦噫, 邪在小腸也.

① 산증의 증상[疝病證候] ○ 『내경(內經)』(『素問·至眞要大論 74』)에서는 "아랫배에서 음낭까지 땅기는 것이 허리에까지 뻗치고, 가슴으로 치밀어 오르며 멀건 침이 나오고, 딸꾹질이나 트림이 나는 것은 사기(邪氣)가 소장(小腸)에 있기 때문이다"라고 하였다. (『寶鑑·外形四·前陰·疝病證候』) (신편p.1479 /신p.875)

■ 用藥大體 ○ 衰者補之, 强者瀉之, 各安其氣, 必淸必靜, 則病氣衰去, 歸其所宗. 此治之大體也. 『內經』

② 약을 쓰는 대체적인 방법[用藥大體] ○ 쇠약하면 보(補)해주고, 지나치게 성(盛)하면 사(瀉)해주는 등 각종 방법을 써서 심기(心氣)를 안정시켜 편안하게 해주면 병기(病氣)가 물러나서 제 자리를 찾는다. 이것이 대체적인 치료법이다. 『내경』(『素問·至眞要大論 74』) (『寶鑑·雜病一·用藥·用藥大體』) (신편p.1663 /신p.985)

天樞上下 勝復有常 (『類經二十七卷·運氣類』, p.1132)

第三章

第一節

帝曰, 善. 氣之上下, 何謂也?

㉠ 寫 : 校釋本에는 '泄'로 되어 있다.

기백왈, 신반이상, 기기삼의, 천지분야, 천기주지;
岐伯曰, 身半以上, 其氣三矣, 天之分也, 天氣主之;

신반이하, 기기삼의, 지지분야, 지기주지;
身半以下, 其氣三矣, 地之分也, 地氣主之;

이명명기, 이기명처, 이언기병. 반, 소위천추야.
以名命氣, 以氣命處, 而言其病. 半, 所謂天樞也.

고상승이하구병자, 이지명지;
故上勝而下俱病者, 以地名之;

하승이상구병자, 이천명지.
下勝而上俱病者, 以天名之.

소위승지, 보기굴복이미발야,
所謂勝至, 報氣屈伏而未發也,

복지즉불이천지이명, 개여복기위법야.
復至則不以天地異名, 皆如復氣爲法也.

第二節

제왈, 승복지동, 시유상호? 기유필호?
帝曰, 勝復之動, 時有常乎? 氣有必乎?

기백왈, 시유상위, 이기무필야.
岐伯曰, 時有常位, 而氣無必也.

제왈, 원문기도야.
帝曰, 願聞其道也.

기백왈, 초기종삼기, 천기주지, 승지상야;
岐伯曰, 初氣終三氣, 天氣主之, 勝之常也;

사기진종기, 지기주지, 복지상야;
四氣盡終氣, 地氣主之, 復之常也;

유승즉복, 무승즉비.
有勝則復, 無勝則否.

제왈, 선. 복이이승하여?
帝曰, 善. 復已而勝何如?

기백왈, 승지즉복, 무상수야, 쇠내지이.
岐伯曰, 勝至則復, 無常數也, 衰迺止耳.

복이이승, 불복즉해, 차상생야.
復已而勝, 不復則害, 此傷生也.

제왈, 복이반병, 하야?
帝曰, 復而反病, 何也?

기백왈, 거비기위, 불상득야.
岐伯曰, 居非其位, 不相得也.

대복기승, 즉주승지, 고반병야, 소위화조열야.
大復其勝, 則主勝之, 故反病也, 所謂火燥熱也.

제왈, 치지하여?
帝曰, 治之何如?

기백왈, 부기지승야, 미자수지, 심자제지;
岐伯曰, 夫氣之勝也, 微者隨之, 甚者制之;

기지복야, 화자평지, 폭자탈지.
氣之復也, 和者平之, 暴者奪之.

개수승기, 안기굴복, 무문기수, 이평위기, 차기도야.
皆隨勝氣, 安其屈伏, 無問其數, 以平爲期, 此其道也.

客主勝而無復 病治各有正味 (『類經二十七卷·運氣類』, p.1134)

第三節

제왈 선 객주지승복 내하
帝曰, 善. 客主之勝復, 奈何?

기백왈 객주지기 승이무복야
岐伯曰, 客主之氣, 勝而無復也.

제왈 기역종하여
帝曰, 其逆從何如?

기백왈 주승역 객승종 천지도야
岐伯曰, 主勝逆, 客勝從, 天之道也.

제왈 기생병하여
帝曰, 其生病何如?

기백왈 궐음사천 객승즉이명도현 심즉해
岐伯曰, 厥陰司天, 客勝則耳鳴掉眩, 甚則欬;

주승즉흉협통 설난이언
主勝則胸脇痛, 舌難以言.

소음사천 객승즉구체경항강 견배무열 두통소기 발열
少陰司天, 客勝則鼽嚏頸項强, 肩背瞀熱, 頭痛少氣, 發熱,

이롱목명 심즉부종 혈일창양 해천
耳聾目瞑, 甚則胕腫, 血溢瘡瘍, 欬喘;

주승즉심열번조 심즉협통지만
主勝則心熱煩躁, 甚則脇痛支滿.

태음사천 객승즉수면부종 호흡기천
太陰司天, 客勝則首面胕腫, 呼吸氣喘;

주승즉흉복만 식이이무
主勝則胸腹滿, 食已而瞀.

소양사천 객승즉단진외발 급위단표창양 구역후비 두통익종
少陽司天, 客勝則丹胗外發, 及爲丹熛瘡瘍, 嘔逆喉痺, 頭痛嗌腫,

이롱혈일 내위계종
耳聾血溢, 內爲瘛瘲.

주승즉흉만해앙식 심이유혈수열
主勝則胸滿欬仰息, 甚而有血手熱.

양명사천 청복내여 즉해뉵익색 심격중열 해부지이백혈출자사
陽明司天, 淸復內餘, 則欬衄嗌塞, 心鬲中熱, 欬不止而白血出者死.

태양사천 객승즉흉중불리 출청체 감한즉해
太陽司天, 客勝則胸中不利, 出淸涕, 感寒則欬;

주승즉후익중명
主勝則喉嗌中鳴.

궐음재천 객승즉대관절불리 내위경강구계 외위불편
厥陰在泉, 客勝則大關節不利, 內爲痙强拘瘛, 外爲不便;

주승즉근골요병 요복시통
主勝則筋骨繇併, 腰腹時痛.

소음재천 객승즉요통고고슬비천행족병 무열이산 부종불능구립 수변변
少陰在泉, 客勝則腰痛尻股膝髀腨胻足病, 瞀熱以酸, 胕腫不能久立, 溲便變;

주승즉궐기상행 심통발열 격중중비개작 발어거협
主勝則厥氣上行, 心痛發熱, 鬲中衆痹皆作, 發於胠脇,

백한불장사역이기
魄汗不藏四逆而起.

태음재천 객승즉족위하중 변수불시 습객하초 발이유사 급위종은곡지질
太陰在泉, 客勝則足痿下重, 便溲不時, 濕客下焦, 發而濡寫, 及爲腫隱曲之疾;

주승즉한기역만 식음불하 심즉위산
主勝則寒氣逆滿, 食飮不下, 甚則爲疝.

소양재천 객승즉요복통이반오한 심즉하백뇨백
少陽在泉, 客勝則腰腹痛而反惡寒, 甚則下白溺白;

주승즉열반상행이객어심 심통발열 격중이구 소음동후
主勝則熱反上行而客於心, 心痛發熱, 格中而嘔, 少陰同候.

양명재천 객승즉청기동하 소복견만 이삭변사
陽明在泉, 客勝則淸氣動下, 少腹堅滿, 而數便寫;

주승즉요중복통 소복생한 하위목당 즉한궐어장
主勝則腰重腹痛, 少腹生寒, 下爲鶩溏, 則寒厥於腸,

상충흉중 심즉천불능구립
上衝胸中, 甚則喘不能久立.

태양재천 한복내여 즉요고통 굴신불리 고경족슬중통
太陽在泉, 寒復內餘, 則腰尻痛, 屈伸不利, 股脛足膝中痛.

제왈 선 치지내하
帝曰, 善. 治之奈何?

기백왈 고자억지 하자거지
岐伯曰, 高者抑之, 下者擧之;

유여절지 부족보지
有餘折之, 不足補之;

좌이소리 화이소의
佐以所利, 和以所宜;

필안기주객 적기한온 동자역지 이자종지
必安其主客, 適其寒溫, 同者逆之, 異者從之.

제왈 치한이열 치열이한 기상득자역지 불상득자종지 여이지지의 기어정미하여
帝曰, 治寒以熱, 治熱以寒, 氣相得者逆之, 不相得者從之, 余以知之矣, 其於正味何如?

기백왈 목위지주 기사이산 기보이신
岐伯曰, 木位之主, 其寫以酸, 其補以辛.

화위지주 기사이감 기보이함
火位之主, 其寫以甘㉠, 其補以鹹.

토위지주 기사이고 기보이감
土位之主, 其寫以苦㉡, 其補以甘㉢.

금위지주 기사이신 기보이산
金位之主, 其寫以辛, 其補以酸.

수위지주 기사이함 기보이고
水位之主, 其寫以鹹, 其補以苦.

궐음지객 이신보지 이산사지 이감완지
厥陰之客, 以辛補之, 以酸寫之, 以甘緩之.

소음지객 이함보지 이감사지 이함수지
少陰之客, 以鹹補之, 以甘寫之, 以鹹㉣收之.

㉠ 甘 : 校釋本에는 '苦'로 되어야 한다고 보았다.
㉡ 苦 : 校釋本에는 '甘'으로 되어야 한다고 보았다.
㉢ 甘 : 校釋本에는 '酸'으로 되어야 한다고 보았다.
㉣ 鹹 : 校釋本에는 '酸'으로 고쳤다.

태음지객 이감보지 이고사지 이감완지
太陰之客, 以甘補之, 以苦寫之, 以甘緩之.

소양지객 이함보지 이감사지 이함연지
少陽之客, 以鹹補之, 以甘寫之, 以鹹耎之.

양명지객 이산보지 이신사지 이고설지
陽明之客, 以酸補之, 以辛寫之, 以苦泄之.

태양지객 이고보지 이함사지 이고견지 이신윤지 개발주리 치진액통기야
太陽之客, 以苦補之, 以鹹寫之, 以苦堅之, 以辛潤之, 開發腠理, 致津液通氣也.

三陰三陽 幽明分至 I (『類經二十七卷·運氣類』, p.1143)

第四章

第一節

제왈 선 원문음양지삼야하위
帝曰, 善. 願聞陰陽之三也何謂.

기백왈 기유다소이용야
岐伯曰, 氣有多少異用也.

제왈 양명하위야
帝曰, 陽明何謂也?

기백왈 양양합명야
岐伯曰, 兩陽合明也.

제왈 궐음하 야
帝曰, 厥陰何㉠也?

기백왈 양음교진야
岐伯曰, 兩陰交盡也.

治有緩急 方有奇偶 (『類經十二卷·論治類』, p.403)

제왈 기유다소 병유성쇠 치유완급 방유대소 원문기약내하
帝曰, 氣有多少, 病有盛衰, 治有緩急, 方有大小, 願聞其約奈何.

기백왈 기유고하 병유원근 증유중외 치유경중 적기지소위고야
岐伯曰, 氣有高下, 病有遠近, 證有中外, 治有輕重, 適其至所爲故也.

대요왈 군일신이 기지제야
大要曰, 『君一臣二, 奇之制也;

군이신사 우지제야
君二臣四, 偶之制也;

군이신삼 기지제야
君二臣三, 奇之制也;

군삼 신육 우지제야
君三㉡臣六, 偶之制也.

㉠ 何 : 校釋本에는 '何謂'로 되어야 한다고 보았다.
㉡ 三 : 四庫全書本, 章句索引本, 校釋本에는 '二'로 되어 있다.

고 왈 근자기지 원자우지
故曰, 近者奇之, 遠者偶之,

한자불이기 하자불이우
汗者不以奇, 下者不以偶㉠,

보상치상 제이완
補上治上, 制以緩,

보하치하 제이급
補下治下, 制以急,

급즉기미후 완즉기미박 적기지소 차지위야
急則氣味厚, 緩則氣味薄, 適其至所, 此之謂也.』① (「七方」)

병소원 이중도기미지 자 식이과지 무월기제도야
病所遠, 而中道氣味之㉡者, 食而過之, 無越其制度也.

시고평기지도 근이기우 제소기복야
是故平氣之道, 近而奇偶, 制小其服也;

원이기우 제대기복야
遠而奇偶, 制大其服也.

대즉수소 소즉수다 다즉구지 소즉이지
大則數少, 小則數多, 多則九之, 少則二之.

기지불거 즉우지 시위중방
奇之不去, 則偶之, 是謂重方.

우지불거 즉반좌이취지 소위한열온량 반종기병야
偶之不去, 則反佐以取之, 所謂寒熱溫涼, 反從其病也.

◘ 이 부분에서는 君藥·臣藥의 조합으로 奇方과 偶方을 쓰는 이치에 관하여 설명하였다.

◈ 七方 ○ 君一臣二, 奇之制也. 君二臣四, 偶之制也. 君二臣三, 奇之制也. 君二臣六, 偶之制也. 故曰, 去咽嗌近者奇之, 遠者偶之. 汗者不以奇, 下者不以偶. 補上治上制以緩, 補下治下制以急. 急則氣味厚, 緩則氣味薄, 適其所至, 此之謂也.『內經』

① 7방(七方) ○ 군약이 1가지, 신약이 2가지인 것은 기방(奇方)이다. 군약이 2가지, 신약이 4가지로 된 것은 우방(偶方)이다. 군약이 2가지, 신약이 3가지로 된 것은 기방이다. 군약이 2가지, 신약이 6가지로 된 것은 우방이다. 그러므로 병이 인후 가까이에 있을 때는 기방을 쓰고, 먼 곳에 있을 때는 우방을 쓴다. 땀을 내는 데는 기방을 쓰지 않고, 설사를 시키는 데는 우방을 쓰지 않는다. 상초를 보하거나 상초의 병을 치료하는 데는 완방을 쓰고, 하초를 보하거나 하초의 병을 치료하는 데는 급방을 쓴다. 급방은 기미가 진한[厚] 약을 쓰고, 완방은 기미가 연한[薄] 약을 쓰는데, 약기운이 알맞게 가게 한다는 것이 이것을 말하는 것이다. 주(註)에서는 "기방(奇方)은 옛날의 단방(單方)을 말하는 것이고, 우방(偶方)은 옛날의 복방(複方)을 말하는 것이다"라고 하였다.『내경』(『素問·至眞要大論 74』) (『寶鑑·湯液一·湯液序例·七方』) (신편p.3283 /신p.1813)

病反其本 得標之病 治反其本 得標之方 (『類經十卷·標本類』, p.388)

제왈 선 병생어본 여지지의 생어표자 치지내하
帝曰, 善. 病生於本, 余知之矣, 生於標者, 治之奈何?

기백왈 병반기본 득표지병 치반기본 득표지방
岐伯曰, 病反其本, 得標之病, 治反其本, 得標之方.

㉠ 汗者不以奇, 下者不以偶. : 校釋本에는 '汗者不以偶, 下者不以奇.'로 되어야 한다고 보았다.

㉡ 之 : 校釋本에는 '乏'의 잘못으로 보고 있다.

六氣之勝 五藏受邪脈應 (『類經二十七卷·運氣類』, p.1139)

第二節

제왈 선 육기지승 하이후지
帝曰, 善. 六氣之勝, 何以候之?

기백왈 승기지야
岐伯曰, 乘其至也.

청기대래 조지승야 풍목수사 간병생언
淸氣大來, 燥之勝也, 風木受邪, 肝病生焉.

열기대래 화지승야 금조수사 폐병생언
熱氣大來, 火之勝也, 金燥受邪, 肺病生焉.

한기대래 수지승야 화열수사 심병생언
寒氣大來, 水之勝也, 火熱受邪, 心病生焉.

습기대래 토지승야 한수수사 신병생언
濕氣大來, 土之勝也, 寒水受邪, 腎病生焉.

풍기대래 목지승야 토습수사 비병생언 소위감사이생병야
風氣大來, 木之勝也, 土濕受邪, 脾病生焉. 所謂感邪而生病也.

승년지허 즉사심야
乘年之虛, 則邪甚也;

실시지화 역사심야
失時之和, 亦邪甚也;

우월지공 역사심야
遇月之空, 亦邪甚也.

중감어사즉병위의
重感於邪則病危矣.

유승지기 기필래복야
有勝之氣, 其必來復也.

제왈 기맥지하여
帝曰, 其脈至何如?

기백왈 궐음지지 기맥현
岐伯曰, 厥陰之至, 其脈弦,

소음지지 기맥구
少陰之至, 其脈鉤,

태음지지 기맥침
太陰之至, 其脈沈,

소양지지 대이부
少陽之至, 大而浮,

양명지지 단이색
陽明之至, 短而澁,

태양지지 대이장
太陽之至, 大而長,

지이화즉평
至而和則平,

지이심즉병
至而甚則病,

지 이 반 자 병
至而反者病,

지 이 부 지 자 병
至而不至者病,

미 지 이 지 자 병
未至而至者病,

음 양 역 자 위
陰陽易者危.

六氣標本 所從不同 (『類經十卷·標本類』, p.385)

제 왈 육 기 표 본 소 종 부 동 내 하
帝曰, 六氣標本所從不同, 奈何?

기 백 왈 기 유 종 본 자 유 종 표 본 자 유 부 종 표 본 자 야
岐伯曰, 氣有從本者, 有從標本者, 有不從標本者也.

제 왈 원 졸 문 지
帝曰, 願卒聞之.

기 백 왈 소 양 태 음 종 본
岐伯曰, 少陽太陰從本,

소 음 태 양 종 본 종 표
少陰太陽從本從標,

양 명 궐 음 부 종 표 본 종 호 중 야
陽明厥陰不從標本, 從乎中也.

고 종 본 자 화 생 어 본
故從本者化生於本,

종 표 본 자 유 표 본 지 화
從標本者有標本之化,

종 중 자 이 중 기 위 화 야
從中者以中氣爲化也.

제 왈 맥 종 이 병 반 자 기 진 하 여
『帝曰, 脈從而病反者, 其診何如?

기 백 왈 맥 지 이 종 안 지 불 고 제 양 개 연
岐伯曰, 脈至而從, 按之不鼓, 諸陽皆然.

제 왈 제 음 지 반 기 맥 하 여
帝曰, 諸陰之反, 其脈何如?

기 백 왈 맥 지 이 종 안 지 고 심 이 성 야
岐伯曰, 脈至而從, 按之鼓甚而盛也.』① (「辨證·脈從病反」)(「診脈·脈從病反」)(「脈不鼓擊不可下」)

■ **脈從病反** ○ 黃帝曰, 脈從而病反者, 何如. 岐伯曰, 脈至而從, 按之不鼓, 諸陽皆然. 帝曰, 諸陰之反, 何如. 岐伯曰, 脈至而從, 按之鼓甚而盛也. 『內經』

① 맥이 증을 따르지만 병은 상반되는 경우[脈從病反] ○ 황제(黃帝)가 묻기를, "맥상(脈象)과 병증(病證)이 일치되는 듯하나 실제로는 상반되는 경우, 어떻게 진찰해야 합니까?"라고 하였다. 이에 기백(岐伯)이 대답하기를, "만약 맥상과 병증이 일치되는 듯하나 맥을 짚어보았을 때 뛰지 않는다면 이것은 양증(陽證)에 속하는 것이 아닌데, 양증(陽證)을 구별하는 법은 모두 이와 같습니다"라고 하였다. 황제(黃帝)가 묻기를, "음증(陰證)인 듯하면서도 실제로는 상반되는 경우, 그 맥상은 어떠합니까?"라고 하였다. 이에 기백(岐伯)이 대답하기를, "맥상이 병증과 일치되는 듯하나 맥을 짚어보았을 때 맥이

크게 뛰고 힘이 있는 것입니다"라고 하였다. 『내경』(『素問·至眞要大論 74』) (『寶鑑·雜病一·辨證·脈從病反』) (신편p.1634 /신p.967)

◉ 『寶鑑』에서는 '脈從病反' 조문에 '四逆湯, 白虎湯, 承氣湯'을 예시하였다.

◘ **脈從病反** ○ 黃帝曰, 脈從而病反者, 其診何如. 岐伯曰, 脈至而從, 按之不鼓, 諸陽皆然. ○ 帝曰, 諸陰之反, 其脈何如. 岐伯曰, 脈至而從, 按之鼓甚而盛也. 『內經』

① 맥이 증을 따르지만 병은 상반되는 경우[脈從病反] ○ 황제(黃帝)가 묻기를, "맥상(脈象)과 병증(病證)이 일치되는 듯하나 실제로는 상반되는 경우, 어떻게 진찰해야 합니까?"라고 하였다. 이에 기백(岐伯)이 대답하기를, "만약 맥상과 병증이 일치되는 듯하나 맥을 짚어보았을 때 뛰지 않는다면 이것은 양증(陽證)에 속하는 것이 아닌데, 양증(陽證)을 구분하는 법은 모두 이와 같습니다"라고 하였다. ○ 황제(黃帝)가 묻기를, "음증(陰證)인 듯하면서도 실제로는 상반되는 경우, 그 맥상은 어떠합니까?"라고 하였다. 이에 기백(岐伯)이 대답하기를, "맥상이 병증과 일치되는 듯하나 맥을 짚어보았을 때 맥이 크게 뛰고 힘이 있는 것입니다"라고 하였다. 『내경』(『素問·至眞要大論 74』) (『寶鑑·雜病一·診脈·脈從病反』) (신편p.1654 /신p.979)

◆ **脈不鼓擊不可下** ○ 一少年傷寒, 目赤煩渴, 脈七八至. 醫欲用承氣湯下之, 東垣偶來, 診之大駭曰, 幾殺此兒. 彼以脈數爲熱, 今脈七至是極熱也. 殊不知內經云, 病有脈從而病反者, 何也. 岐伯曰, 脈至而從, 按之不鼓, 諸陽皆然. 此陰盛膈陽於外, 非熱也. 取薑附來, 吾以熱因寒用之法治之. 藥未就而病者爪甲已靑, 遂頓服八兩, 汗漸出而愈. 東垣

① 맥이 세게 뛰지 않으면 설사시키지 못한다[脈不鼓擊不可下] ○ 한 소년이 상한병(傷寒病)으로 눈이 충혈되고 번갈(煩渴)이 나며, 맥이 한 번 숨쉬는 동안에 7~8차례나 뛰었다. 그래서 의원은 승기탕(承氣湯)(➡方藥合編·下8)을 써서 설사시키려고 하였는데, 동원(東垣)이 우연히 왔다가 진찰해보고 크게 놀라 말하기를, "이 아이를 죽일 뻔했소. 저 의원은 맥이 삭(數)한 것을 열로 보았는데, 지금 맥이 7차례나 뛰는 것으로 보아 이는 열이 몹시 심한 것이라고 할 수 있을 것입니다. 그러나 『내경(內經)』(『素問·至眞要大論 74』)에서 '병증과 맥상이 일치하는 듯이 보이나 실제로는 상반되는 것은 어떻게 진찰해야 합니까?'라는 질문에 기백(岐伯)이 '맥상과 병증이 일치되는 듯하나 꾹 눌러 짚었을 때 세게 뛰지 않는 것은 양증(陽證)에 속하는 것이 아닌 바, 양증(陽證)을 구별하는 방법은 모두 이와 같습니다'라고 한 내용을 알지 못한 것입니다. 이것은 음성격양증(陰盛隔陽證)으로 실제로는 열증(熱證)이 아닙니다. 가서 건강과 부자를 가져오시오. 내가 열인한용(熱因寒用)의 방법으로써 치료해보이겠습니다"라고 하였다. 약을 먹기 전에 환자의 손톱은 이미 파래졌는데, 그 약 8냥을 단번에 먹고 나서는 땀이 점점 나면서 나았다. 동원 (『寶鑑·雜病三·寒(下)·脈不鼓擊不可下』) (신편p.1943 /신p.1131)

病有標本 取有逆順 (『類經十卷·標本類』, p.386)

시고백병지기 유생어본자 유생어표자
是故百病之起, 有生於本者, 有生於標者,

유생어중기자 유취본이득자 유취표이득자 유취중기이득자 유취표본이득자
有生於中氣者, 有取本而得者, 有取標而得者, 有取中氣而得者, 有取標本而得者,

유역취이득자 유종취이득자 역 정순야 약순 역야
有逆取而得者, 有從取而得者, 逆, 正順也, 若順, 逆也.

고왈 지표여본 용지불태 명지역순 정행무문 차지위야
故曰, 知標與本, 用之不殆, 明知逆順, 正行無問, 此之謂也.

부지시자 부족이언진 족이란경
不知是者, 不足以言診, 足以亂經.

고대요왈 조공희희 이위가지 언열미이 한병부시
故大要曰, 粗工嘻嘻, 以爲可知, 言熱未已, 寒病復始,

동기이형 미진란경 차지위야
同氣異形, 迷診亂經, 此之謂也.

부표본지도 요이박 소이대 가이언일이지백병지해
夫標本之道, 要而博, 小而大, 可以言一而知百病之害,

언표여본 역이물손
言標與本, 易而勿損;

찰본여표 기가령조
察本與標, 氣可令調;

명지승복 위만민식 천지도필의
明知勝復, 爲萬民式, 天之道畢矣.

勝復早晏脈應 (『類經二十七卷·運氣類』, p.1141)

第三節

제왈 승복지변 조안하여
帝曰, 勝復之變, 早晏何如?

기백왈 부소승자 승지이병 병이온온 이복이맹야
岐伯曰, 夫所勝者, 勝至已病, 病已慍慍, 而復已萌也.

부 소복자 승진이기 득위이심 승유미심 복유소다
夫㉠所復者, 勝盡而起, 得位而甚, 勝有微甚, 復有少多,

승화이화 승허이허 천지상야
勝和而和, 勝虛而虛, 天之常也.

제왈 승복지작 동부당위 혹후시이지 기고하야
帝曰, 勝復之作, 動不當位, 或後時而至, 其故何也?

기백왈 부기지생 여기화쇠성이야
岐伯曰, 夫氣之生, 與其化衰盛異也.

한서온량 성쇠지용 기재사유
寒暑溫涼, 盛衰之用, 其在四維.

고양지동 시어온 성어서
故陽之動, 始於溫, 盛於暑;

음지동 시어청 성어한 춘하추동 각차기분
陰之動, 始於淸, 盛於寒. 春夏秋冬, 各差其分.

고대요왈 피춘지난 위하지서 피추지분 위동지노
故大要曰, 彼春之暖, 爲夏之暑, 彼秋之忿, 爲冬之怒,

근안사유 척후개귀 기종가견 기시가지 차지위야
謹按四維, 斥候皆歸, 其終可見, 其始可知, 此之謂也.

제왈 차유수호
帝曰, 差有數乎?

기백왈 우 범삼십도야
岐伯曰, 又㉡凡三十度也.

㉠ 夫 : 校釋本에는 '天'으로 보기도 한다.
㉡ 又 : 校釋本에는 '差'의 잘못으로 보고 있다.

제왈 기맥응개하여
帝曰, 其脈應皆何如?

기백왈 차동정법 대시이거야
岐伯曰, 差同正法, 待時而去也.

맥요왈 춘불침 하불현 동불색 추불삭 시위사색
脈要曰, 春不沈, 夏不弦, 冬不濇, 秋不數, 是謂四塞.

침심왈병 현심왈병 색심왈병 삭심왈병
沈甚曰病, 弦甚曰病, 濇甚曰病, 數甚曰病,

참현왈병 부현왈병 미거이거왈병 거이불거왈병 반자사
參見曰病, 復見曰病, 未去而去曰病, 去而不去曰病, 反者死.

고왈 기지상수사야 여권형지부득상실야
故曰, 氣之相守司也, 如權衡之不得相失也.

부음양지기 청정즉생화치 동즉가질기 차지위야
夫陰陽之氣, 淸靜則生化治, 動則苛疾起, 此之謂也.

三陰三陽 幽明分至 II (『類經二十七卷·運氣類』, p.1143)

제왈 유명하여
帝曰, 幽明何如?

기백왈 양음교진 고왈유 양양합명 고왈명 유명지배 한서지이야
岐伯曰, 兩陰交盡, 故曰幽; 兩陽合明, 故曰明. 幽明之配, 寒暑之異也.

제왈 분지하여
帝曰, 分至何如?

기백왈 기지지위지 기분지위분 지즉기동 분즉기이 소위천지지정기야
岐伯曰, 氣至之謂至, 氣分之謂分, 至則氣同, 分則氣異, 所謂天地之正紀也.

六氣補寫 用有先後 (『類經二十七卷·運氣類』, p.1144)

제왈 부자언춘추기시우전 동하기시우후 여이지지의
帝曰, 夫子言春秋氣始于前, 冬夏氣始于後, 余已知之矣.

연육기왕복 주세불상야 기보사내하
然六氣往復, 主歲不常也, 其補寫奈何?

기백왈 상하소주 수기유리 정기미 즉기요야 좌우동법
岐伯曰, 上下所主, 隨其攸利, 正其味, 則其要也, 左右同法.

대요왈 소양지주 선감후함
大要曰, 少陽之主, 先甘後鹹,

양명지주 선신후산
陽明之主, 先辛後酸,

태양지주 선함후고
太陽之主, 先鹹後苦,

궐음지주 선산후신
厥陰之主, 先酸後辛,

소음지주 선감후함
少陰之主, 先甘後鹹,

태음지주 선고후감 좌이소리 자이소생 시위득기
太陰之主, 先苦後甘. 佐以所利, 資以所生, 是謂得氣.

病機 (『類經十三卷·疾病類』, p.447)

第五章

第一節

제왈 선 부백병지생야 개생어풍한서습조화 이지화지변야
帝曰, 善. 夫百病之生也, 皆生於風寒暑濕燥火, 以之化之變也.

경언성자사지 허자보지
經言盛者寫之, 虛者補之,

여석이방사 이방사용지 상미능십전
余錫以方士, 而方士用之, 尙未能十全,

여욕령요도필행 부고상응 유발자설한 공교신성 가득문호
余欲令要道必行, 桴鼓相應, 猶拔刺雪汗, 工巧神聖, 可得聞乎?

기백왈 심찰병기 무실기의 차지위야
岐伯曰, 審察病機, 無失氣宜, 此之謂也.

제왈 원문병기하여
『帝曰, 願聞病機何如.

기백왈 제풍도현 개속어간
岐伯曰, 諸風掉眩, 皆屬於肝,① (「眩暈」)

제한수인 개속어신
諸寒收引, 皆屬於腎,

제기분울 개속어폐
諸氣膹鬱, 皆屬於肺,

제습종만 개속어비
諸濕腫滿, 皆屬於脾,② (「浮腫之因」)

제열무계 개속어화
諸熱瞀瘛, 皆屬於火,

제통양창 개속어심
「諸痛痒瘡, 皆屬於心,」③ (「痘瘄疹三證專由胎毒」)

제궐고설 개속어하
諸厥固泄, 皆屬於下,

제위천구 개속어상
諸痿喘嘔, 皆屬於上,

제금고율 여상신수 개속어화
諸禁鼓慄, 如喪神守, 皆屬於火,

제경항강 개속어습
諸痙項强, 皆屬於濕,④ (「項强」)

제역충상 개속어화
諸逆衝上, 皆屬於火,⑤ (「氣逆」)(「嘔吐之因」)(「咳逆證」)

제창복대 개속어열
諸脹腹大, 皆屬於熱,⑥ (「脹滿治法」)

제조광월 개속어화
諸躁狂越, 皆屬於火,

제폭강직 개속어풍
諸暴强直, 皆屬於風,

제병유성 고지여고 개속어열
諸病有聲, 鼓之如鼓, 皆屬於熱,

제병부종 동산경해 개속어화
諸病胕腫, 疼酸驚駭, 皆屬於火,

제전반려 수액혼탁 개속어열
諸轉反戾, 水液渾濁, 皆屬於熱,⑦ (「辨尿色」)(「赤白濁」)

제병수액 징철청랭 개속어한
諸病水液, 澄澈淸冷, 皆屬於寒,

제구토산 폭주하박 개속어열
「諸嘔吐酸, 暴注下迫, 皆屬於熱.」⑧ (「呑酸吐酸」)』⑨ (「內經病機」)

고대요왈 근수병기 각사기속
故大要曰, 謹守病機, 各司其屬,

유자구지 무자구지 성자책지 허자책지
有者求之, 無者求之; 盛者責之, 虛者責之.

필선오승 소기혈기 령기조달 이치화평 차지위야
必先五勝, 疏其血氣, 令其調達, 而致和平, 此之謂也.

◘ 이 부분이 '19病機'로서 잘 알려져 있다. 劉完素의 『素問玄機原病式』에서 자세히 설명하였다.

◘ **眩暈** ○ 內經曰, 諸風掉眩, 皆屬於肝.

① **현훈(眩暈)** ○ 『내경(內經)』(『素問·至眞要大論 74』)에서는 "풍사(風邪)로 인해 머리가 진동하면서 어질어질한 증상은 다 간(肝)에 속한다"라고 하였다. (『寶鑑·外形一·頭·眩暈』) (신편p.885 /신p.573)

◉ 『寶鑑』에서는 '眩暈' 조문에 '四君子湯 가감, 二陳湯과 四物湯의 합방에 가감한 것'을 예시하였다.

■ **浮腫之因** ○ 諸濕腫滿, 皆屬脾土. 『內經』

② **부종의 원인[浮腫之因]** ○ 무릇 습사(濕邪)가 일으키는 부종(浮腫)과 창만(脹滿)은 다 비토(脾土)에 속한다. 『내경』(『素問·至眞要大論 74』) (『寶鑑·雜病六·浮腫·浮腫之因』) (신편p.2434 /신p.1372)

◘ **痘瘢疹三證專由胎毒** ○ 內經曰, 諸痛痒瘡瘍, 皆屬心火. 盖因胎毒藏於命門, 遇少陰·少陽司天, 君相二火太過, 熱毒流行之年則發作矣. 『正傳』

③ **두·반·진 삼증은 태독이 원인이다[痘瘢疹三證專由胎毒]** ○ 『내경(內經)』(『素問·至眞要大論 74』)에서는 "여러 가지 아프고 가렵고 허는 증상들은 다 심화(心火)에 속한다"라고 하였는데, 대개 태독(胎毒)이 명문(命門)에 잠복하여 있다가 소음(少陰)과 소양(少陽)이 사천(司天)하여 군화(君火)와 상화(相火)가 태과(太過)할 때 열독(熱毒)이 유행하는 해를 만나면 발작하는 것이다. 『정전』(「卷八·小兒科」) (『寶鑑·雜病十一·小兒·痘瘢疹三證專由胎毒』) (신편p.3185 /신p.1763)

◘ **項强** ○ 諸痙項强, 皆屬於濕. 『內經』

④ **항강(項强)** ○ 목이 땅기고 뻣뻣한 증상은 다 습(濕)에 속한다. 『내경』(『素問·至眞要大論 74』) (『寶鑑·外形二·頸項·項强』) (신편p.1178 /신p.727)

◉ 『寶鑑』에서는 '項强' 조문에 '木瓜煎, 椒附散, 回首散, 羌活勝濕湯, 二陳湯 가감'을 예시하였다.

◘ 氣逆 ○ 內經曰, 諸逆衝上, 皆屬於火.

⑤ 기역(氣逆) ○ 『내경(內經)』(『素問·至眞要大論 74』)에서는 "모든 기가 거꾸로 치솟는 것은 다 화(火)에 속한다"라고 하였다. (『寶鑑·內景一·氣·氣逆』) (신편p.301 /신p.260)

◉ 『寶鑑』에서는 '氣逆' 조문에 '退熱淸氣湯, 導氣枳殼丸, 滋陰降火丸'을 예시하였다.

■ 嘔吐之因 ○ 內經曰, 諸嘔吐逆衝上, 皆屬於火.

⑤ 구토의 원인[嘔吐之因] ○ 『내경(內經)』(『素問·至眞要大論 74』)에서는 "여러 가지로 구토(嘔吐)와 치밀어 오르는 증상은 다 화(火)에 속한다"라고 하였다. (『寶鑑·雜病五·嘔吐·嘔吐之因』) (신편p.2247 /신p.1281)

◘ 咳逆證 ○ 咳逆, 一曰吃逆, 乃氣病也, 氣自臍下直衝上, 出於口而作聲之名也. 內經曰, 諸逆衝上, 皆屬於火. 古方悉以胃弱言之, 而不及火, 且以丁香·柿蔕·竹茹·陳皮等劑治之, 未審孰爲降火, 孰爲補虛. 人之陰氣, 依胃爲養, 胃土損傷, 則木來侮之矣. 陰爲火所乘, 不得內守, 木挾相火乘之, 故直衝淸道而上. 言胃弱者, 陰弱也, 虛之甚也. 『丹心』

⑤ 해역증(咳逆證) ○ 해역(咳逆, 딸꾹질)을 '흘역(吃逆)'이라고도 하는데, 이것은 기(氣)로 인하여 생기는 병으로서, 기가 배꼽 아래에서 상부로 곧바로 치밀어 올라 입으로 나오면서 소리가 나는 것을 이른다. 『내경(內經)』(『素問·至眞要大論 74』)에서는 "대체로 기(氣)가 치밀어 오르는 증상은 다 화사(火邪)로 인하여 생긴 병에 속한다"라고 하였다. 그러나 고방(古方)에서는 이것은 다 위(胃)가 허약하기 때문이라고 하고, 화사(火邪)를 언급하지는 않았으며, 또한 정향·감꼭지·죽여·진피 등으로 치료는 하였으나 어느 것이 화(火)를 내리는 것이고 어느 것이 허(虛)한 것을 보(補)하는 것인지는 살피지 않았다. 음기(陰氣)는 위(胃)에 의지하여 길러지는데, 위토(胃土)가 손상되면 간목(肝木)이 넘본다. 따라서 음기(陰氣)가 화(火)에 눌리어 제자리를 지키지 못하고, 간목(肝木)이 상화(相火)를 낀 채 타고 오르게 되므로 곧바로 청도(淸道)를 따라 상부로 거슬러 오르는 것이다. 위(胃)가 약하다는 것은 음기가 허약해진다는 것으로서 이렇게 되면 몸이 몹시 허약해진다. 『단심』(『寶鑑·雜病五·咳嗽·咳逆證』) (신편p.2361 /신p.1337)

◘ 脹滿治法 ○ 諸腹脹大, 皆屬於熱. 大概寒脹多, 而熱脹少也. 『內經』

⑥ 창만을 치료하는 방법[脹滿治法] ○ 배가 몹시 불러 오르는 여러 가지 병은 다 열증(熱證)에 속한다. 그러나 대체로 한창(寒脹)이 많고 열창(熱脹)은 적다. 『내경』(『素問·至眞要大論 74』) (『寶鑑·雜病六·脹滿·脹滿治法』) (신편p.2467 /신p.1388)

◉ 『寶鑑』에서는 '脹滿治法' 조문에 '穀脹에는 雞矢醴散, 大異香散/ 水脹에는 防己椒藶丸, 木香散, 椒豉元/ 氣脹에는 三和湯, 分心氣飮, 氣鍼元, 金蟾散/ 血脹에는 人參芎歸湯, 散血消腫湯, 桃奴丸/ 寒脹에는 中滿分消湯, 溫胃湯, 順氣木香散, 厚朴橘皮煎/ 熱脹에는 七物厚朴湯, 枳殼剉散, 中滿分消丸/ 蠱脹에는 消蠱湯, 消脹飮子, 諸蠱保命丹/ 脹滿通治藥에는 半夏厚朴湯, 廣朮潰堅湯, 濟生紫蘇子湯, 大正氣散, 四香散, 撞關飮子, 沈香飮, 分消湯, 四聖丸, 木香檳榔丸, 四炒枳殼丸, 木香分氣丸, 消脹元, 木香消脹元, 蓽澄茄元'을 예시하였다.

■ 辨尿色 ○ 水液渾濁, 皆屬於熱. 『內經』

⑦ 오줌의 색깔을 변별한다[辨尿色] ○ 배출되는 수액(水液)이 혼탁한 것은 다 열증(熱證)에 속한다. (『素問·至眞要大論 74』) (『寶鑑·內景四·小便·辨尿色』) (신편p.713 /신p.485)

◘ 赤白濁 ○ 內經曰, 水液渾濁, 皆屬於熱.

⑦ 적탁과 백탁[赤白濁] ○ 『내경(內經)』(『素問·至眞要大論 74』)에서는 "수액(水液)이 혼탁한 것은 다 열증(熱證)에 속한다"라고 하였다. (『寶鑑·內景四·小便·赤白濁』) (신편p.751 /신p.504)

◉ 『寶鑑』에서는 '赤白濁' 조문에 '二陳湯 가감, 星半蛤粉丸, 四物湯 가감, 珍珠粉丸, 樗柏丸, 辰砂妙香散, 金蓮丸, 萆薢分淸飮, 小兎絲子元, 蒼朮難名丹, 四炒固眞丹, 蠟苓元, 補中益氣湯, 加減珍珠粉丸, 四君子湯과 五苓散의 합방, 秘精元, 固本元, 半苓丸, 導赤湯, 加味淸心飮, 淸心蓮子飮, 芡實元, 妙應丸, 水火分淸飮, 桑螵蛸散, 酒煮當歸丸'을 예시하였다.

◘ 呑酸吐酸 ○ 內經病機曰, 諸嘔吐酸, 皆屬於熱. 傷寒論曰, 嘔家雖有陽明證, 愼不可下. 以雜病論之. 嘔吐酸水者, 甚則酸水浸其心, 不任其苦. 其次則吐出酸水, 令上下牙酸澁, 不能相對. 以辛熱熱劑療之, 必差矣. 若以病機之法作熱攻之者, 誤矣. 東垣 ○ 內經以諸嘔吐酸, 皆屬於熱, 惟李東垣獨以爲寒, 誠一偏之見也. 河間原病式曰, 酸者, 肝木之味也, 由火盛制金, 不能平木, 則肝木自甚, 故爲酸. 是以肝熱則口酸也.

所以中酸, 不宜食粘滑油膩者, 謂能令氣鬱不通暢. 故宜飡糲食菜蔬者, 能令氣之通利也.『正傳』

⑧ 탄산·토산(呑酸吐酸) ○『내경(內經)』(『素問·至眞要大論 74』)의 병기론(病機論)에서는 "신물을 토하는 것은 모두 열(熱)에 속한다"라고 하였고, 『상한론(傷寒論)』에서는 "토하는 경우는 양명증(陽明證)이 있어도 설사를 시키지 못한다"라고 하였으니, 잡병(雜病)으로 논한다면 신물을 토하는 것이 심하면 신물이 명치를 자극하여 괴로움을 견디기 어렵고, 그 다음은 신물을 토하면서 위아래의 이가 시리고 텁텁하여 입을 다물지 못하게 되는데, 이때는 맵고 성질이 열한 약을 쓰면 반드시 차도를 본다. 그러나 만약 『내경(內經)』의 병기론에 있는 법대로 열증으로 보고 치는 약을 쓴다면 이는 잘못이다. 동원 ○『내경(內經)』(『素問·至眞要大論 74』)에서 "신물을 토하는 것은 다 열에 속한다"라고 하였는데, 오직 이동원(李東垣)만이 한(寒)이라고 주장한 것은 일면만 본 것이다. 하간(河間)의 『원병식(原病式)』에서는 "신 것은 간목(肝木)의 맛이니, 화(火)가 성(盛)하여 금(金)을 억제하면 금(金)이 목(木)을 억제하지 못하여 간목(肝木)이 스스로 성하여지므로 신맛이 도는 것이다"라고 하였다. 그래서 간에 열이 있으면 입맛이 신 것이다. 그러므로 신물이 올라오는 사람은 찰지고 미끄러우며 기름기 있는 음식을 먹지 말아야 하는 바, 그것은 그러한 음식이 기가 몰려서 통하지 못하게 하기 때문이다. 따라서 기름기가 적은 밥과 채소를 먹어야 하는데, 그것은 그러한 음식이 기를 통하게 하기 때문이다. 『정전』(「卷三·呑酸」) (『寶鑑·雜病四·內傷·呑酸吐酸』) (신편p.2127 /신p.1220)

■ 內經病機 ○ 黃帝曰, 願問病機何如. 岐伯曰, 諸風掉眩, 皆屬於肝. ○ 諸寒收引, 皆屬於腎. ○ 諸氣膹鬱, 皆屬於肺. ○ 諸濕腫滿, 皆屬於脾. ○ 諸熱瞀瘈, 皆屬於火. ○ 諸痛痒瘡, 皆屬於心. ○ 諸厥固泄, 皆屬於下. ○ 諸痿喘嘔, 皆屬於上. ○ 諸禁鼓慄, 如喪神守, 皆屬於火. ○ 諸痙項强, 皆屬於濕. ○ 諸逆衝上, 皆屬於火. ○ 諸腹脹大, 皆屬於熱. ○ 諸躁狂越, 皆屬於火. ○ 諸暴强直, 皆屬於風. ○ 諸病有聲, 鼓之如鼓, 皆屬於熱. ○ 諸病胕腫, 疼痠驚駭, 皆屬於火. ○ 諸轉反戾, 水液渾濁, 皆屬於熱. ○ 諸病水液澄澈淸冷, 皆屬於寒. ○ 諸嘔吐酸, 暴注下迫, 皆屬於熱.『內經』

⑨ 내경의 병기[內經病機] ○ 황제(黃帝)가 말하길, "병기(病機)란 어떤 것인지 여쭈어보고 싶습니다"라고 하였다. 이에 기백(岐伯)이 대답하기를, "풍병(風病)으로 몸이 흔들리고 머리가 어지러운 것은 다 간(肝)에 속합니다. ○ 한병(寒病)으로 근맥(筋脈)이 땅기고 수축되는 것은 다 신(腎)에 속합니다. ○ 기병(氣病)으로 숨이 차고 가슴이 답답한 것은 다 폐(肺)에 속합니다. ○ 습병(濕病)으로 인한 부종(浮腫)과 창만(脹滿) 등은 다 비(脾)에 속합니다. ○ 열병(熱病)으로 눈이 어지럽고 수족에 경련이 이는 것은 다 화(火)에 속합니다. ○ 아프고 가려운 창양(瘡瘍)은 다 심(心)에 속합니다. ○ 궐역(厥逆), 대소변이 통하지 않거나 참을 수 없는 것은 다 하초(下焦)에 속합니다. ○ 위증(痿證)·천역(喘逆)·구토(嘔吐)는 다 상초(上焦)에 속합니다. ○ 입을 꽉 다물고 열지 못하며, 어금니를 부딪치고 추워서 떨며, 정신이 불안한 것은 다 화(火)에 속합니다. ○ 경병(痓病)과 뒷목이 뻣뻣한 것은 다 습(濕)에 속합니다. ○ 기(氣)가 거슬러 올라 치미는 것은 다 화(火)에 속합니다. ○ 복부가 창만(脹滿)해지는 것은 다 열(熱)에 속합니다. ○ 번조증(煩躁證)과 발광하는 것은 다 화(火)에 속합니다. ○ 갑자기 뻣뻣해지는 것은 다 풍(風)에 속합니다. ○ 뱃속에서 소리가 절로 나거나 두드리면 북소리처럼 소리가 나는 것은 다 열(熱)에 속합니다. ○ 붓고 아프고 시큰거리며, 놀라서 편안하지 못한 것은 다 화(火)에 속합니다. ○ 근육이 뒤틀리고 등이 뒤로 젖혀지며 오줌이 뿌연 것은 다 열(熱)에 속합니다. ○ 소변이 맑고 냉한 것은 다 한(寒)에 속합니다. ○ 신물을 토하고 갑자기 설사를 하는 것은 다 열(熱)에 속합니다"라고 하였다. 『내경』(『素問·至眞要大論 74』) (『寶鑑·雜病一·審病·內經病機』) (신편p.1614 /신p.953)

氣味方制 治法逆從 (『類經十二卷·論治類』, p.405)

第二節

『帝曰, 善. 五味陰陽之用何如?

기백왈 신감발산위양 산고용설위음 함미용설위음 담미삼설위양
岐伯曰, 辛甘發散爲陽, 酸苦涌泄爲陰, 鹹味涌泄爲陰, 淡味滲泄爲陽.

육자혹수혹산 혹완혹급 혹조혹윤 혹연혹견
六者或收或散, 或緩或急, 或燥或潤, 或耎或堅,

이소리이행지 조기기 사기평야
以所利而行之, 調其氣, 使其平也.』① (「五味藥性」)

제왈 비조기이득자 치지내하 유독무독 하선하후 원문기도
帝曰, 非調氣而得者, 治之奈何? 有毒無毒, 何先何後? 願聞其道.

기백왈 유독무독 소치위주 적대소위제야
岐伯曰, 有毒無毒, 所治爲主, 適大小爲制也.

제왈 청언기제
帝曰, 請言其制.

기백왈 군일신이 제지소야
岐伯曰, 『君一臣二, 制之小也;

군일신삼좌오 제지중야
君一臣三佐五, 制之中也;

군일신삼좌구 제지대야
君一臣三佐九, 制之大也.』② (「七方」)

한자열지 열자한지
『寒者熱之, 熱者寒之,

미자역지 심자종지
微者逆之, 甚者從之,

견자삭지 객자제지 로자온지
堅者削之, 客者除之, 勞者溫之,

결자산지 류자공지
結者散之, 留者攻之,

조자유지 급자완지
燥者濡之, 急者緩之,

산자수지 손자온지
散者收之, 損者溫之,

일자행지 경자평지
逸者行之, 驚者平之,

상지하지 마지욕지 박지겁지 개지발지 적사위고
上之下之, 摩之浴之, 薄之劫之, 開之發之, 適事爲故.』③ (「用藥大體」)(「勞倦傷治法」)

➡ "辛甘發散爲陽, 酸苦涌泄爲陰, 鹹味涌泄爲陰, 淡味滲泄爲陽."에서 "辛甘發散爲陽, 酸苦涌泄爲陰."은 『素問·陰陽應象大論 05』에 나온다. 이 부분은 五味論의 주요 내용에 속한다. 뒷부분에 나오는 내용은 治法의 大綱에 해당한다.

五味藥性 ○ 黃帝曰, 五味陰陽之用如何. 岐伯對曰, 辛甘發散爲陽, 酸苦涌泄爲陰. 鹹味涌泄爲陰, 淡味滲泄爲陽. 六者, 或收或散, 或緩或急, 或燥或潤, 或耎或堅, 以所利而行之, 調其氣, 使之平也. 『內經』

① 오미의 약성[五味藥性] ○ 황제(黃帝)가 묻기를, "오미(五味)의 음양(陰陽) 구분과 작용은 어떠합니까?"라고 하였다. 이에 기백(岐伯)이 대답하기를, "매운맛과 단맛은 발산(發散)시키는 작용을 하여 양에 속하고, 신맛과 쓴맛은 토하게 하고 설사시키는 작용을 하여 음에 속하며, 짠맛도 토하게 하고 설사시키는 작용을 하여 음에 속하고, 담박한 맛은 스며들거나 스며나가게 하는 작용을 하여 양에 속합니다. 이 여섯 가지 맛은 수렴하게도 하고 흩어지게도 하며, 누그러뜨리기도 하고 땅겨지게도 하며, 마르게도 하고 적셔 주기도 하며, 연해지게도 하고 굳어지게도 하므로 병의 상태에 따라 써서 기운을 조화시켜 오장(五臟)의 기(氣)가 고르게 되도록 하여야 합니다"라고 하였다. 『내경』(『素問·至眞要大論 74』)

(『寶鑑·湯液一·湯液序例·五味藥性』) (신편p.3289 /신p.1817)

◘ **七方** ○ 君一臣二, 制之小也. 君一臣三佐五, 制之中也. 君一臣三佐九, 制之大也. 『內經』

② **7방(七方)** ○ 군약이 1가지이고 신약이 2가지인 것은 소방(小方)이다. 군약이 1가지, 신약이 2가지, 좌약이 5가지로 된 것은 중방(中方)이다. 군약이 1가지, 신약이 3가지, 좌약이 9가지로 된 것은 대방(大方)이다. 『내경』(『素問·至眞要大論 74』) (『寶鑑·湯液一·湯液序例·七方』) (신편p.3283 /신p.1813)

■ **用藥大體** ○ 寒者熱之, 熱者寒之, 微者逆之, 甚者從之, 堅者削之, 客者除之, 勞者溫之, 結者散之, 留者攻之, 燥者濡之, 急者緩之, 散者收之, 損者益之, 逸者行之, 驚者平之. 上之下之, 摩之浴之, 薄之劫之, 開之發之, 適事爲故. 『內經』

③ **약을 쓰는 대체적인 방법[用藥大體]** ○ 한성병(寒性病)은 열약(熱藥)을 써서 치료하고, 열성약(熱性藥)은 한약(寒藥)을 써서 치료한다. 병정(病情)이 가벼운 것은 병기(病氣)를 거슬러서 치료하고, 병정이 무거운 것은 가상(假象)을 따라 치료한다. 굳고 실한 것은 약하게 하고, 사기가 들어온 것은 몰아내고, 피로하여 상한 것은 따뜻하게 보양해주고, 울결(鬱結)된 것은 흩어주고, 정체되어 있는 것은 공(攻)해주고, 건조한 것은 적셔주고, 오그라든 것은 펴주고, 흩어진 것은 수렴해주고, 허손(虛損)된 것은 따뜻하게 보해주고, 머물러 있는 것은 돌아가게 하고, 놀란 것은 안정시켜준다. 상부에 있는 것은 위로 넘쳐 나오게 하고, 하부에 있는 것은 밑으로 새나가게 한다. 안마를 해주기도 하고, 목욕을 해주기도 한다. 사기를 몰아내기도 하고, 사기의 발작을 끊어버리기도 한다. 열리게 하여 발산시키기도 한다. 이렇게 병정(病情)에 따라 알맞은 방법을 쓴다. 『내경』(『素問·至眞要大論 74』) (『寶鑑·雜病一·用藥·用藥大體』) (신편p.1663 /신p.985)

◘ **勞倦傷治法** ○ 內經曰, 勞者溫之, 損者益之. 夫勞則動之太過, 而神不寧矣, 故溫之. 溫也者, 養也. 溫之者, 所以調其飮食, 適其起居, 澄心息慮, 從容以待其眞氣之復常也. 又, 經曰, 形不足者, 溫之以氣. 其溫字亦是滋養之義, 非指溫藥也. 『沂洄』

③ **노권상의 치료법[勞倦傷治法]** ○ 『내경(內經)』(『素問·至眞要大論 74』)에서는 "과로로 인한 병증이면 온양(溫養)하여 주고, 허손(虛損)으로 인한 병증이면 보익(補益)하여 준다"라고 하였다. 대체로 과로한 것은 힘든 일을 지나치게 하여 신기(神氣)가 편안치 못한 것이기 때문에 온양(溫養)하여 주는 것이다. '온(溫)'이라는 것은 자양(滋養)한다는 것이다. 따라서 온양(溫養)하여 준다는 것은 음식을 조절하고 일상생활을 알맞게 하며, 마음을 가라앉히고 생각을 줄여 조용히 진기(眞氣)가 회복되기를 기다리는 것이다. 또한 『내경』(『素問·陰陽應象大論 05』)에서는 "형체가 허약한 사람은 기분(氣分)에 작용하는 약을 써서 온보(溫補)하여 준다"라고 하였는데, 이 '온(溫)'자 역시 자양(滋養)한다는 뜻이지 온약(溫藥)을 가리키는 것은 아니다. 『소회』(『寶鑑·雜病四·內傷·勞倦傷治法』) (신편p.2111 /신p.1212)

第三節

제왈 하위역종
帝曰, 何謂逆從?

기백왈 역자정치 종자반치 종소종다 관기사야
岐伯曰, 『逆者正治, 從者反治, 從少從多, 觀其事也.

제왈 반치하위
帝曰, 反治何謂?

기백왈 열인한용 한인열용
岐伯曰, 熱因寒用, 寒因熱用;

색인색용 통인통용
塞因塞用, 通因通用.

必伏其所主, 而先其所因, 其始則同, 其終則異,

可使破積, 可使潰堅, 可使氣和, 可使必已.』① (「用藥權變」)

帝曰, 善. 氣調而得者何如?

岐伯曰, 逆之從之, 逆而從之, 從而逆之, 疎氣令調, 則其道也.

▶ 이 부분은 正治와 反治를 설명하고 있다. "熱因寒用, 寒因熱用, 塞因塞用, 通因通用."은 매우 유명한 反治法이다.

◆ **用藥權變** ○ 內經曰, 寒者熱之, 熱者寒之. 微者逆之, 甚者從之. 逆者正治, 從者反治. 從少從多, 觀其事也. 帝曰, 何謂反治. 岐伯曰, 熱因寒用, 寒因熱用, 塞因塞用, 通因通用. 必伏其所主, 而先其所因. 其始則同, 其終則異. 可使破積, 可使潰堅, 可使氣和, 可使必已.

③, ① 약은 병에 맞게 변통해서 써야 한다[**用藥權變**] ○『내경(內經)』(『素問·至眞要大論 74』)에서는 "한성병(寒性病)은 열약(熱藥)을 써서 치료하고, 열성병(熱性病)은 한약(寒藥)을 써서 치료한다. 병정(病情)이 경미(輕微)한 경우는 병기(病氣)에 거슬러서 역치(逆治)하고, 병정이 중(重)한 경우는 가상(假象)에 따라 종치(從治)한다. 역치라는 것은 정치법(正治法)을 말하는 것이고, 종치라는 것은 반치법(反治法)을 말하는 것이다. 반치법을 쓸 때 약의 양은 병정(病情)에 근거하여 결정한다. 황제(黃帝)가 묻기를, '무엇을 반치법(反治法)이라 합니까?'라고 하였다. 이에 기백(岐伯)이 대답하기를, '열인한용(熱因寒用), 한인열용(寒因熱用), 색인색용(塞因塞用), 통인통용(通因通用)이 그것입니다. 질병의 본질을 제압하려면 반드시 발병의 원인을 먼저 살펴야 합니다. 반치법을 처음 쓰려고 할 때는 약성(藥性)과 병성(病性)이 동일해 보이지만 최종적으로 보면 그 약성과 병성은 상반되는 것입니다. 따라서 반치법을 이용하면 적체된 것을 깨뜨리고, 굳게 뭉친 것을 흩어버리며, 기기(氣機)를 조화시키고, 질병을 낫게 할 수 있는 것입니다' 하였다"라고 하였다. (『寶鑑·雜病一·用藥·用藥權變』) (신편p.1670 /신p.989)

病之中外 治有先後 I (『類經十二卷·論治類』, p.409)

帝曰, 善. 病之中外何如?

岐伯曰, 從內之外者, 調其內;

從外之內者, 治其外.

從內之外, 而盛於外者, 先調其內, 而後治其外;

從外之內, 而盛於內者, 先治其外, 而後調其內.

中外不相及, 則治主病.

如瘧證 (『類經十六卷·疾病類』, p.615)

第四節

『帝曰, 善. 火熱復, 惡寒發熱, 有如瘧狀, 或一日發, 或間數日發, 其故何也?

岐伯曰, 勝復之氣, 會遇之時, 有多少也.

陰氣多而陽氣少, 則其發日遠;

陽氣多而陰氣少, 則其發日近. 此勝復相薄, 盛衰之節, 瘧亦同法.』① (「寒熱似瘧」)

◘ 寒熱似瘧 ○ 帝曰, 火熱復, 惡寒發熱, 有如瘧狀, 或一日發, 或間日發, 其故何也. 岐伯曰, 勝復之氣, 會遇之時, 有多少也. 陰氣多而陽氣少, 則其發日遠. 陽氣多而陰氣少, 則其發日近. 此勝復相薄, 盛衰之節, 瘧亦同法. 『內經』

① 오한과 신열이 학질과 비슷한 것[寒熱似瘧] ○ 황제(黃帝)가 묻기를, "화열(火熱)의 기(氣)가 회복되어 오한과 신열이 반복해서 일어나 학질과 같은 모습을 띠면서 혹은 하루에 한차례 발작하고 혹은 수일에 한차례 발작하는데, 이것은 무슨 까닭입니까?"라고 물었다. 이에 기백(岐伯)이 대답하기를, "그것은 승기(勝氣)와 복기(復氣)가 서로 만나는 때에 음기(陰氣)와 양기(陽氣)의 많고 적음에 따라 그러한 것입니다. 음기가 많고 양기가 적으면 발작하는 간격이 길고, 양기가 많고 음기가 적으면 발작하는 간격이 짧은 것입니다. 이것은 승기와 복기가 서로 다투는 것을 표현하는 것으로서 또한 한열(寒熱)의 성쇠가 서로 조절하려는 것이기도 합니다. 학질의 병리 또한 이와 같습니다"라고 하였다. 『내경』 (『素問·至眞要大論 74』) (『寶鑑·雜病七·痎瘧·寒熱似瘧』) (신편p.2566 /신p.1440)

◉ 『寶鑑』에서는 '寒熱似瘧' 조문에 '小柴胡湯, 人參養胃湯, 補中益氣湯 가감'을 예시하였다.

寒之而熱 取之陰 熱之而寒 取之陽 (『類經十二卷·論治類』, p.411)

帝曰, 論言治寒以熱, 治熱以寒, 而方士不能廢繩墨, 而更其道也.

『有病熱者, 寒之而熱; 有病寒者, 熱之而寒. 二者皆在, 新病復起, 奈何治?

岐伯曰, 諸寒之而熱者, 取之陰. 熱之而寒者, 取之陽, 所謂求其屬也.』① (「求屬法」)

帝曰, 善. 服寒而反熱, 服熱而反寒, 其故何也?

岐伯曰, 治其王氣, 是以反也.

帝曰, 不治王而然者, 何也?

岐伯曰, 悉乎哉, 問也! 不治五味屬也㉠.

㉠ 不治五味屬也 : 校釋本에는 '不味王, 味屬也.'로 보기도 한다.

부오미입위 각귀소희공 산선입간 고선입심 감선입비 신선입폐 함선입신
『夫五味入胃，各歸所喜攻. 酸先入肝，苦先入心，甘先入脾，辛先入肺，鹹先入腎.

구이증기 물화지상야 기증이구 요 지유야
久而增氣，物化之常也；氣增而久，夭㉠之由也.』② (「五味藥性」)

■ **求屬法** ○ 黃帝曰, 有病熱者, 寒之而熱. 有病寒者, 熱之而寒. 二者皆在, 新病復起, 奈何. 岐伯對曰, 諸寒之而熱者取之陰, 熱之而寒者取之陽, 所謂求其屬也. 『內經』

① 근본을 찾는 방법[求屬法] ○ 황제(黃帝)가 묻기를, "어떤 열나는 병은 한약(寒藥)을 복용한 후에 더욱 열이 나고, 어떤 춥게 느끼는 병은 열약(熱藥)을 복용한 후에 더욱 차가워지며, 더구나 원래 있던 한열 증상은 그대로 있을 뿐만 아니라 새로운 병이 다시 일어나는데, 어떻게 해야 합니까?"라고 하였다. 이에 기백(岐伯)이 대답하기를, "한약(寒藥)을 써서 치료하여도 도리어 열이 나는 경우는 음(陰)을 자양해주고, 열약(熱藥)을 써서 치료하여도 도리어 한(寒)한 경우는 양(陽)을 보해 주어야 하는데, 이것이 이른바 근본을 찾아 치료한다는 것[求其屬]입니다"라고 하였다. 『내경』(『素問·至眞要大論 74』) (『寶鑑·雜病一·辨證·求屬法』) (신편p.1626 /신p.961)

◘ **五味藥性** ○ 夫五味入胃, 各歸其所喜攻. 酸先入肝, 苦先入心, 甘先入脾, 辛先入肺, 鹹先入腎. 久而增氣, 物化之常. 氣增而久, 夭之由也. 『內經』

② 오미의 약성[五味藥性] ○ 대체로 오미는 위(胃)에 들어갔다가는 각기 오행(五行)에 소속된 바에 따라 들어간다. 즉 신맛은 먼저 간(肝)으로 가고, 쓴맛은 먼저 심(心)으로 가며, 단맛은 먼저 비(脾)로 가고, 매운맛은 먼저 폐(肺)로 가며, 짠맛은 먼저 신(腎)으로 간다. 오래되면 기(氣)가 증가하는 것은 만물이 변화하는 상도(常度)이다. 그러므로 한 가지 맛만 오랫동안 먹는 것은 일찍 죽는 원인이 된다. 『내경』(『素問·至眞要大論 74』) (『寶鑑·湯液一·湯液序例·五味藥性』) (신편p.3289 /신p.1817)

方制君臣 上下三品 (『類經十二卷·論治類』, p.409)

第五節

제왈 선 방제군신 하위야
『帝曰，善. 方制君臣，何謂也？

기백왈 주병지위군 좌군지위신 응신지위사 비상하삼품지위야
岐伯曰，主病之謂君，佐君之謂臣，應臣之謂使，非上下三品之謂也.

제왈 삼품하위
帝曰，三品何謂？

기백왈 소이명선악지수관야
岐伯曰，所以明善惡之殊貫也.』① (「制藥方法」)

➡ 君藥·臣藥·使藥은 등급을 따지는 것이 아니라, 각각의 역할이 다르다는 것을 의미한다고 설명하였다.

◘ **制藥方法** ○ 帝曰, 方制君臣, 何謂也. 岐伯對曰, 主病之謂君, 佐君之謂臣, 應臣之謂使, 非上中下三品之謂也. 帝曰, 三品何謂. 對曰, 所以明善惡之殊貫也. 『內經』

① 약을 조제하는 방법[制藥方法] ○ 황제(黃帝)가 묻기를, "약을 지을 때 군약(君藥)이다 신약(臣藥)이다 하는 것은 무엇을 말하는 것입니까?"라고 하였다. 이에 기백(岐伯)이 대답하기를, "병을 주로 다스리는 것을 군약(君藥)이라고 하고, 군약을 도와주는 것을 신약(臣藥)이라고 하며, 신약에 응하는 것을 사약(使藥)이라고 하는데, 이것은 상·중·하 3품(品)이란 뜻이 아닙니다"라고 하였다. 황제가 묻기

㉠ 夭 : 校釋本에는 '反'의 잘못으로 보기도 한다.

를, "3품이란 것은 무엇을 말하는 것입니까?"라고 하였다. 이에 기백이 대답하기를, "이른바 상약(上藥)·중약(中藥)·하약(下藥) 등 3품의 약성에는 좋고 나쁜 것이 분명하여 그에 따라 차등을 둔 것입니다"라고 하였다. 『내경』(『素問·至眞要大論 74』) (『寶鑑·湯液一·湯液序例·制藥方法』) (신편p.3280 /신p.1811)

病之中外 治有先後 Ⅱ (『類經十二卷·論治類』, p.409)

제왈 선 병지중외하여
帝曰, 善. 病之中外何如?

기백왈 조기지방 필별음양 정기중외 각수기향
岐伯曰, 調氣之方, 必別陰陽, 定其中外, 各守其鄕.

내자내치 외자외치
內者內治, 外者外治,

미자조지 기차평지 성자탈지 한지하지
「微者調之, 其次平之; 盛者奪之, 汗之下之.

한열온량 쇠지이속 수기유리
寒熱溫涼, 衰之以屬, 隨其攸利.」① (「求屬之法」)

근도여법 만거만전 기혈정평 장유천명
謹道如法, 萬擧萬全, 氣血正平, 長有天命.

제왈 선
帝曰, 善.

◘ 求屬之法 ○ 內經曰, 微者調之, 其次平之, 盛者奪之, 汗之下之. 寒熱溫涼, 衰之以屬, 隨其攸利. 註曰, 假如小寒之氣, 溫以和之. 大寒之氣, 熱以取之. 甚寒之氣, 則下奪之, 奪之不已, 則逆折之, 折之不盡, 則求其屬以衰之. 小熱之氣, 凉以和之. 大熱之氣, 寒以取之. 甚熱之氣, 則汗發之, 發之不已, 則逆制之, 制之不盡, 則求其屬以衰之. 東垣

① 소속을 찾아 치료하는 방법[求屬之法] ○ 『내경(內經)』(『素問·至眞要大論 74』)에서는 "증상이 경미한 경우는 조리시켜주고, 다소 심해진 경우는 평정시켜 주고, 아주 심해진 경우는 제거시켜 주는데, 표증(表證)이면 한법(汗法)을 쓰고 이증(裏證)이면 하법(下法)을 쓴다. 그리고 약물의 한(寒)·열(熱)·온(溫)·량(凉)에 따라 소속된 장부(臟腑)를 찾아 사기(邪氣)를 덜어주는데, 마땅한 바를 따라 한다"라고 하였다. 주해에서는 "가령 한기(寒氣)가 조금 있으면 온약(溫藥)으로 조리시켜 주고, 한기가 다소 심하면 열약(熱藥)으로 평정시켜 주고, 한기가 아주 심하면 설사시켜서 사기(邪氣)를 제거시켜 주는데, 그래도 낫지 않으면 역치법(逆治法)으로 내리누르고, 내리눌러도 완전히 낫지 않으면 소속된 장부를 찾아 사기를 덜어준다. 열기(熱氣)가 조금 있으면 양약(凉藥)으로 조리시켜 주고, 열기가 다소 심하면 한약(寒藥)으로 평정시켜 주고, 열기가 아주 심하면 땀을 내서 발산(發散)시켜 주는데, 그래도 낫지 않으면 역치법(逆治法)으로 억제하고, 억제하여도 완전히 낫지 않으면 소속된 장부를 찾아 사기를 덜어준다"라고 하였다. 동원 (『寶鑑·雜病一·用藥·求屬之法』) (신편p.1674 /신p.992)

著至教論篇 第七十五

三陽幷至 其絶在腎 (『類經十三卷·疾病類』, p.483)

第一章

황제좌명당 소뇌공이문지왈 자지의지도호
黃帝坐明堂, 召雷公而問之曰, 子知醫之道乎?

뇌공대왈 송이파 능해 해이미능별 별이미능명 명이미능창 족이치군료 부족지 후왕
雷公對曰, 誦而頗㉠能解, 解而未能別, 別而未能明, 明而未能彰, 足以治群僚, 不足至㉡侯王.

원득수수천지도 사시음양합지 별 성신여일월광
願得受樹天之度, 四時陰陽合之, 別㉢星辰與日月光,

이창경술 후세익명 상통신농 저지교의어이황
以彰經術, 後世益明, 上通神農, 著至教疑於二皇.

제왈 선 무실지 차개음양표리상하자웅 상수응야
帝曰, 善, 無失之! 此皆陰陽表裏上下雌雄, 相輸應也,

이도상지천문 하지지리 중지인사 가이장구 이교중서 역불의태
而道上知天文, 下知地理, 中知人事, 可以長久, 以敎衆庶, 亦不疑殆.

의도론편 가전후세 가이위보
醫道論篇, 可傳後世, 可以爲寶.

뇌공왈 청수도 풍송용해
雷公曰, 請受道, 諷誦用解.

第二章

제왈 자불문음양전호
帝曰, 子不聞陰陽傳乎?

왈 부지
曰, 不知.

왈 부삼양천위업 상하무상 합이병지 편해음양
曰, 夫三陽天爲業, 上下無常, 合而病至, 偏害陰陽.

뇌공왈 삼양막당 청문기해
雷公曰, 三陽莫當, 請聞其解.

제왈 삼양독지자 시삼양병지 병지여풍우 상위전질 하위루병
帝曰, 三陽獨至者, 是三陽幷至, 幷至如風雨, 上爲巓疾, 下爲漏病.

외무기 내무정 부중경기 진무상하이서별
外無期, 內無正, 不中經紀, 診無上下以書別.

뇌공왈 신치소유 설의이이
雷公曰, 臣治踈愈, 說意而已.

제왈 삼양자 지양야 적병즉위경 병기질풍 지여벽력
帝曰, 三陽者, 至陽也, 積幷則爲驚, 病起疾風, 至如礔礰,

㉠ 頗 : 校釋本에는 '未'로 고쳤다.
㉡ 至 : 校釋本에는 '治'로 되어 있다.
㉢ 別 : 校釋本에는 '列'로 보기도 한다.

구규개색 양기방일 건익후색
九竅皆塞, 陽氣滂溢, 乾嗌喉塞.

병어음즉상하무상 박위장벽
幷於陰則上下無常, 薄爲腸澼.

차위삼양직심 좌부득기 와자변신전 삼양지병
此謂三陽直心, 坐不得起, 臥者便身全, 三陽之病.

차이지천하 하이별음양 응사시 합지오행
且以知天下, 何以別陰陽, 應四時, 合之五行.

뇌공왈 양언불별 음언불리 청기수해 이위지도
雷公曰, 陽言不別, 陰言不理, 請起受解, 以爲至道.

제왈 자약수전 부지합지도이혹사교 어자지도지요 병상오장 근골이소
帝曰, 子若受傳, 不知合至道以惑師敎, 語子至道之要, 病傷五藏, 筋骨以消.

자언불명불별 시세주학진의
子言不明不別, 是世主學盡矣.

신차절 완완일모 종용불출 인사불은
腎且絶, 惋惋日暮, 從容不出, 人事不殷.

示從容論篇 第七十六

三陰比類之病 (『類經十三卷·疾病類』, p.485)

第一章

황제연좌, 소뇌공이문지왈
黃帝燕坐, 召雷公而問之曰,

여수술송서자, 약능람㉠관잡학, 급어비류, 통합도리, 위여언자소장,
汝受術誦書者, 若能覽㉠觀雜學, 及於比類, 通合道理, 爲余言子所長,

오장육부, 담위대소장비포방광, 뇌수체타, 곡읍비애, 수소종행,
五藏六府, 膽胃大小腸脾胞膀胱, 腦髓涕唾, 哭泣悲哀, 水所從行,

차개인지소생, 치지과실, 자무명지, 가이십전, 즉불능지, 위세소원.
此皆人之所生, 治之過失, 子務明之, 可以十全, 卽不能知, 爲世所怨.

뇌공왈, 신청송맥경상하편, 심중다의, 별이비류, 유미능이십전, 우안족이명지.
雷公曰, 臣請誦脈經上下篇, 甚衆多矣, 別異比類, 猶未能以十全, 又安足以明之.

제왈, 자별시통오장지과, 육부지소불화, 침석지패, 독약소의, 탕액자미, 구언기상,
帝曰, 子別試通五藏之過, 六府之所不和, 鍼石之敗, 毒藥所宜, 湯液滋味, 具言其狀,

실언이대, 청문부지.
悉言以對, 請問不知.

뇌공왈, 『간허, 신허, 비허, 개령인체중번원,』
雷公曰, 『肝虛, 腎虛, 脾虛, 皆令人體重煩寃,』① (「身重嗜臥」)

당투독약, 자구폄석탕액, 혹이혹불이, 원문기해.
當投毒藥, 刺灸砭石湯液, 或已或不已, 願聞其解.

제왈, 공하년지장이문지소, 여진문이자류야.
帝曰, 公何年之長而問之少, 余眞問以自謬也.

오문자요명, 자언상하편이대, 하야?
吾問子窈冥, 子言上下篇以對, 何也?

부비허부사폐, 신소부사비, 간급침산사신, 차개공지소시란야, 연종용득지.
夫脾虛浮似肺, 腎小浮似脾, 肝急沈散似腎, 此皆工之所時亂也, 然從容得之.

약부삼장, 토목수삼거, 차동자지소지, 문지하야?
若夫三藏, 土木水參居, 此童子之所知, 問之何也?

◘ **身重嗜臥** ○ 肝虛腎虛脾虛, 皆令人體重煩寃. 『內經』

① 몸이 무거우면 잠을 즐긴다[**身重嗜臥**] ○ 간허(肝虛)·신허(腎虛)·비허(脾虛)는 모두 몸이 무겁고 답답하며 괴롭게 만든다. (『素問·示從容論76』) (『寶鑑·內景二·夢·身重嗜臥』) (신편p.434 /신p.332)

◉ 『**寶鑑**』에서는 '**身重嗜臥**' 조문에 '**平胃散**'을 예시하였다.

㉠ 覽 : 四庫全書本, 章句索引本, 校釋本에는 '攬'으로 되어 있다.

第二章

뇌공왈 어차유인 두통근련골중 겁연소기 얼애복만 시경 불기와 차하장지발야
雷公曰，於此有人，頭痛筋攣骨重，怯然少氣，噦噫腹滿，時驚，不嗜臥，此何藏之發也?

맥부이현 절지석견 부지기해 부문소이삼장자 이지기비류야
脈浮而弦，切之石堅，不知其解，復問所以三藏者，以知其比類也.

제왈 부종용지위야
帝曰，夫從容之謂也.

부년장즉구지어부 년소즉구지어경 년장즉구지어장
夫年長則求之於府，年少則求之於經，年壯則求之於藏.

금자소언개실 팔풍울숙 오장소삭 전사상수
今子所言皆失，八風菀熟㉠，五藏消爍，傳邪相受.

부부이현자 시신부족야
夫浮而弦者，是腎不足也;

침이석자 시신기내착야
沈而石者，是腎氣內著也;

겁연소기자 시수도불행 형기소삭야
『怯然少氣者，是水道不行，形氣消索也;』① (「少氣」)

해수번원자 시신기지역야
『欬嗽煩寃者，是腎氣之逆也.』② (「喘嗽上氣出於腎虛」)

일인지기 병재일장야 약언삼장구행 부재법야
一人之氣，病在一藏也. 若言三藏俱行，不在法也.

뇌공왈 어차유인 사지해타 천해혈설
雷公曰，於此有人，四支解墯㉡，喘欬血泄，

이우진지 이위상폐 절맥부대이긴 우불감치
而愚診之，以爲傷肺，切脈浮大而緊，愚不敢治.

조공하폄석 병유 다출혈 혈지신경 차하물야
粗工下砭石，病愈，多出血，血止身輕，此何物也?

제왈 자소능치 지역중다 여차병실의 비이홍비 역충어천
帝曰，子所能治，知亦衆多，與此病失矣. 譬以鴻飛，亦冲於天.

부성인지치병 순법수도 원물비류 화지명명 순상급하 하필수경
夫聖人之治病，循法守度，援物比類，化之冥冥，循上及下，何必守經?

금부맥부대허자 시비기지외절 거위외귀양명야
今夫脈浮大虛者，是脾氣之外絶，去胃外歸陽明也.

부이화불승삼수 시이맥란이무상야
夫二火不勝三水，是以脈亂而無常也.

사지해타 차비정지불행야
『四支解墯，此脾精之不行也.』③ (「四肢不用」)

천해자 시수기병양명야
喘欬者，是水氣幷陽明也.

혈설자 맥급혈무소행야
血泄者，脈急血無所行也.

약부이위상폐자 유실이광야 불인비류 시지불명야
若夫以爲傷肺者，由失以狂也，不引比類，是知不明也.

부상폐자 비기불수위기불청
夫傷肺者，脾氣不守胃氣不淸，

㉠ 熟 : 校釋本에는 '熱'로 고쳤다.
㉡ 墯 : 四庫全書本, 校釋本에는 '墮'로 되어 있다.

경기불위사, 진장괴결, 경맥방절, 오장누설, 불뉵즉구,
經氣不爲使, 眞藏壞決, 經脈傍絶, 五藏漏泄, 不衄則嘔,

차이자, 불상류야.
此二者, 不相類也.

비여천지무형, 지지무리, 백여흑상거원의, 시실오과의.
譬如天之無形, 地之無理, 白與黑相去遠矣, 是失吾過矣.

이자지지, 고불고자, 명인비류종용, 시이명왈진경, 시위지도야.
以子知之, 故不告子, 明引比類從容, 是以名曰診輕, 是謂至道也.

◘ 少氣 ○ 內經曰, 怯然少氣者, 是水道不行, 形氣消索也.

① 소기(少氣) ○『내경(內經)』(『素問·示從容論 76』)에서는 "겁이 많고 기운이 떨어지는 것은 물길이 잘 돌아가지 못하여 형기(形氣)가 소진된 것이다."라고 하였다. (『寶鑑·內景一·氣·少氣』) (신편p.293 /신p.256)

◉『寶鑑』에서는 '少氣' 조문에 '生脈散, 人參膏, 獨參湯, 黃芪湯, 四君子湯, 人參黃芪湯, 益氣丸, 補中益氣湯, 益胃升陽湯'을 예시하였다.

◘ 喘嗽上氣出於腎虛 ○ 咳嗽煩冤者, 腎氣之逆也.『內經』

② 천식이나 해수로 기가 치밀어 오르는 것은 신이 허하기 때문이다[喘嗽上氣出於腎虛] ○ 기침이 나면서 속이 답답하고 안절부절 못하는 것은 신기(腎氣)가 치밀어 오르기 때문이다.『내경』(『素問·示從容論 76』) (『寶鑑·雜病五·咳嗽·喘嗽上氣出於腎虛』) (신편p.2349 /신p.1331)

◉『寶鑑』에서는 '喘嗽上氣出於腎虛' 조문에 '補骨脂安腎元, 安腎元, 八味丸'을 예시하였다.

◘ 四肢不用 ○ 四肢解墮者, 脾精之不行也.『內經』

③ 사지를 못 쓰는 것[四肢不用] ○ 사지가 나른한 것은 비(脾)의 정기(精氣)가 수송되지 못하기 때문이다.『내경』(『素問·示從容論 76』) (『寶鑑·外形四·手·四肢不用』) (신편p.1409 /신p.837)

◉『寶鑑』에서는 '四肢不用' 조문에 '三化湯, 調胃承氣湯, 十全大補湯'을 예시하였다.

疏五過論篇 第七十七

五過四德 (『類經十二卷·論治類』, p.437)

第一章

黃帝曰, 嗚呼, 遠哉! 閔閔乎若視深淵, 若迎浮雲, 視深淵尙可測, 迎浮雲莫知其際.

聖人之術, 爲萬民式, 論裁志意, 必有法則, 循經守數, 按循醫事, 爲萬民副.

故事有五過四德, 汝知之乎?

雷公避席再拜曰, 臣年幼小, 蒙愚以惑, 不聞五過與四德, 比類形名, 虛引其經, 心無所對.

第二章

帝曰, 凡未診病者, 必問『嘗貴後賤, 雖不中邪, 病從內生, 名曰脫營;

嘗富後貧, 名曰失精; 五氣留連, 病有所幷.

醫工診之, 不在藏府, 不變軀形, 診之而疑, 不知病名;

身體日減, 氣虛無精, 病深無氣, 洒洒然時驚.

病深者, 以其外耗於衛, 內奪於榮.』① (「脫營失精證」)

良工所失, 不知病情, 此亦治之一過也.

凡欲診病者, 必問飮食居處.

『暴樂暴苦, 始樂後苦, 皆傷精氣, 精氣竭絶, 形體毁沮.』② (「內傷精神」)

暴怒傷陰, 暴喜傷陽, 厥氣上行, 滿脈去形.

愚醫治之, 不知補寫, 不知病情, 精華日脫, 邪氣乃幷, 此治之二過也.

善爲脈者, 必以比類奇恒從容知之. 爲工而不知道, 此診之不足貴, 此治之三過也.

診有三常, 必問貴賤, 封君敗傷, 及欲侯王.

고귀탈세 수불중사 정신내상 신필패망
『故貴脫勢, 雖不中邪, 精神內傷, 身必敗亡;

시부후빈 수불상사 피초근굴 위벽위련
始富後貧, 雖不傷邪, 皮焦筋屈, 痿躄爲攣.』③ (「內傷精神」)

의불능엄 불능동신 외위유약
醫不能嚴, 不能動神, 外爲柔弱,

란지실상 병불능이 즉의사불행 차치지사과야
亂至失常, 病不能移, 則醫事不行. 此治之四過也.

범진자 필지종시 유지여서 절맥문명 당합남녀
凡診者, 必知終始, 有知餘緖, 切脈問名, 當合男女.

이절울결 우공희노 오장공허 혈기이수 공불능지 하술지어
離絶菀結, 憂恐喜怒, 五藏空虛, 血氣離守, 工不能知, 何術之語!

상부대상 참근절맥 신체부행 령택불식
嘗富大傷, 斬筋絶脈, 身體復行, 令澤不息,

고상패결 류박귀양 농적한경
故傷敗結, 留薄歸陽, 膿積寒炅.

조공치지 극자음양 신체해산 사지전근 사일유기
粗工治之, 亟刺陰陽, 身體解散, 四支轉筋, 死日有期,

의불능명 불문소발 유언사일 역위조공 차치지오과야
醫不能明, 不問所發, 唯言死日, 亦爲粗工, 此治之五過也.

◘ **脫營失精證** ○ 內經曰, 嘗貴後賤, 名曰脫營. 嘗富後貧, 名曰失精. 雖不中邪, 病從內生. 身體日減, 氣虛無精, 病深無氣, 洒洒然時驚. 病深者, 以其外耗於衛, 內奪於榮.

① 탈영증·실정증[脫營失精證] ○ 『내경(內經)』(『素問·疏五過論 77』)에서는 "이전에는 고귀하다가 나중에 비천하게 되어 병이 들었다면 이를 '탈영(脫營)'이라 하고, 이전에는 부유하다가 나중에는 빈곤하게 되어 병이 발생했다면 이를 '실정(失精)'이라고 한다. 이런 경우는 비록 외사(外邪)에 감염되지 않았더라도 질병은 내부로부터 발생할 수 있는 것이다. 이 때 환자의 신체는 날로 수척해지고 기(氣)는 허해지며 정(精)은 줄어들다가 병이 심해지면 기력이 없어지고 추위를 느끼며 잘 놀란다. 이렇게 병이 심해지는 것은 정지(情志)가 억눌려 밖으로 위기(衛氣)가 손상되고, 안으로는 영혈(榮血)이 소모된 까닭이다"라고 하였다. (『寶鑑·內景一·神·脫營失精證』) (신편p.357 /신p.292)

◉ 『寶鑑』에서는 '脫營失精證' 조문에 '交感丹, 香鹽散, 天王補心丹, 加減鎭心丹, 升陽順氣湯, 淸心補血湯'을 예시하였다.

■ **內傷精神** ○ 內經曰, 故貴脫勢, 雖不中邪, 精神內傷, 身必敗亡. 始富後貧, 雖不傷邪, 皮焦筋屈, 痿躄爲攣. 暴樂暴苦, 始樂後苦, 皆傷精氣, 精氣竭絶, 形體毁沮.

②, ③ 정신을 상한 것[內傷精神] ○ 『내경(內經)』(『素問·疏五過論 77』)에서는 "이전에는 고귀한 신분이었다가 권세를 잃게 되면 비록 외사(外邪)를 받지 않았다 하더라도 정신적 상처를 입게 되어 속으로 음정(陰精)이 소모되므로 몸이 상하고 죽기도 한다. 만약 이전에는 부유하다가 나중에 빈곤하게 되었다면 비록 사기(邪氣)에 손상되지는 않았다 하더라도 피모(皮毛)가 마르고 근맥(筋脈)이 땅겨서 굴신이 순조롭지 못하고 위벽(痿躄)이 되어 경련이 일고 오그라들어 걸을 수 없다. 지나치게 즐거워하거나 지나치게 괴로워하거나, 처음에는 즐거워하다가 나중에는 괴로워하는 것들은 모두 정기(精氣)를 손상시키는데, 정기가 점차 줄어들면 형체도 날로 망가진다"라고 하였다. (『寶鑑·雜病一·辨證·內傷精神』) (신편p.1625 /신p.961)

第三章

범차오자 개수술불통 인사불명야
凡此五者，皆受術不通，人事不明也.

고왈 성인지치병야 필지천지음양 사시경기 오장육부 자웅표리
故曰，聖人之治病也，必知天地陰陽，四時經紀，五藏六府，雌雄表裏；

자구폄석 독약소주
刺灸砭石，毒藥所主；

종용인사 이명경도 귀천빈부 각이품리 문년소장 용겁지리
從容人事，以明經道，貴賤貧富，各異品理；問年少長，勇怯之理.

심어분부 지병본시 팔정구후 진필부의
審於分部，知病本始，八正九候，診必副矣.

치병지도 기내위보 순구기리 구지부득 과재표리
治病之道，氣內爲寶，循求其理；求之不得，過在表裏.

수수거치 무실수리 능행차술 종신불태
守數據治，無失兪理，能行此術，終身不殆.

부지수리 오장울숙 옹발육부 진병불심 시위실상 근수차치 여경상명
不知兪理，五藏菀熟㉠，癰發六府. 診病不審，是謂失常. 謹守此治，與經相明.

상경하경 규탁음양 기항오중 결이명당 심어종시 가이횡행
上經下經，揆度陰陽，奇恒五中，決以明堂，審於終始，可以橫行.

㉠ 熟 : 校釋本에는 '熱'로 고쳤다.

徵四失論篇 第七十八

四失 (『類經十二卷·論治類』, p.442)

황제재명당 뇌공시좌
黃帝在明堂, 雷公侍坐.

황제왈 부자소통서수사중다의 시언득실지의 소이득지 소이실지
黃帝曰, 夫子所通書受事衆多矣, 試言得失之意, 所以得之, 所以失之.

뇌공대왈 순경수업 개언십전 기시유과실자 청문기사해야
雷公對曰, 循經受業, 皆言十全, 其時有過失者, 請聞其事解也.

제왈 자년소지미급사 장언이잡합야
帝曰, 子年少智未及邪, 將言以雜合耶?

부경맥십이 락맥삼백육십오 차개인지소명지 공지소순용야
夫經脈十二, 絡脈三百六十五, 此皆人之所明知, 工之所循用也.

소이불십전자 정신부전 지의불리 외내상실 고시의태
所以不十全者, 精神不專, 志意不理, 外內相失, 故時疑殆.

진부지음양역종지리 차치지일실의
診不知陰陽逆從之理, 此治之一失矣.

수사부졸 망작잡술 류언위도 경명자공 망용폄석 후유신구 차치지이실야
受師不卒, 妄作雜術, 謬言爲道, 更名自功, 妄用砭石, 後遺身咎, 此治之二失也.

부적빈부귀천지거 좌지박후 형지한온
不適貧富貴賤之居, 坐之薄厚, 形之寒溫,

부적음식지의 불별인지용겁 부지비류 족이자란 부족이자명 차치지삼실야
不適飮食之宜, 不別人之勇怯, 不知比類, 足以自亂, 不足以自明, 此治之三失也.

진병불문기시 우환음식지실절 기거지과도 혹상어독
診病不問其始, 憂患飮食之失節, 起居之過度, 或傷於毒,

불선언차 졸지촌구 하병능중 망언작명 위조소궁 차치지사실야
不先言此, 卒持寸口, 何病能中, 妄言作名, 爲粗所窮, 此治之四失也.

시이세인지어자 치천리지외 불명척촌지론 진무인사
是以世人之語者, 馳千里之外; 不明尺寸之論, 診無人事.

치수지도 종용지보 좌지촌구 진부중오맥 백병소기 시이자원 유사기구
治數之道, 從容之葆; 坐持寸口, 診不中五脈, 百病所起, 始以自怨, 遺師其咎.

시고치불능순리 기술어시 망치시유 우심자득
是故治不能循理, 棄術於市, 妄治時愈, 愚心自得.

오호 요요명명 숙지기도
嗚呼, 窈窈冥冥, 熟知其道!

도지대자 의어천지 배어사해 여부지도지유 수이명위회
道之大者, 擬於天地, 配於四海, 汝不知道之諭, 受以明爲晦.

陰陽類論篇 第七十九

陰陽貴賤合病 (『類經十三卷·疾病類』, p.477)

第一章

孟春始至，黃帝燕坐，臨觀八極，正八風之氣，而問雷公

曰，陰陽之類，經脈之道，五中所主，何藏最貴?

雷公對曰，春甲乙靑，中主肝，治七十二日，是脈之主時，臣以其藏最貴.

帝曰，却念上下經陰陽從容，子所言貴，最其下也.

雷公致齋七日，旦復侍坐.

帝曰，三陽爲經，二陽爲維，一陽爲游部，此知五藏終始.

三陽爲表，二陰爲裏，一陰至絶，作朔晦，却具合以正其理.

雷公曰，受業未能明.

帝曰，所謂三陽者，太陽爲經，三陽脈至手太陰，弦浮而不沈，決以度，察以心，

合之陰陽之論.

所謂二陽者，陽明也，至手太陰，弦而沈，急不鼓，炅至以病皆死.

一陽者，少陽也，至手太陰上連人迎，弦急懸不絶，此少陽之病也，

專陰則死.

三陰者，六經之所主也，交於太陰，伏鼓不浮，上空志心.

二陰至肺，其氣歸膀胱，外連脾胃.

一陰獨至，經絶，氣浮不鼓，鉤而滑.

此六脈者，乍陰乍陽，交屬相幷，繆通五藏，合於陰陽，先至爲主，後至爲客.

第二章

뇌공왈 신실진의 수전경맥 송득종용지도 이합종용 부지음양 부지자웅

雷公曰, 臣悉盡意, 受傳經脈, 頌得從容之道, 以合從容, 不知陰陽, 不知雌雄.

제왈 삼양위부 이양위위 일양위기

帝曰, 三陽爲父, 二陽爲衛, 一陽爲紀;

삼음위모 이음위자 일음위독사

三陰爲母, 二陰爲雌, 一陰爲獨使.

이양일음 양명주병 불승일음 연 이동 구규개침

二陽一陰, 陽明主病, 不勝一陰, 耎㉠而動, 九竅皆沈.

삼양일음 태양맥승 일음불능지 내란오장 외위경해

三陽一陰, 太陽脈勝, 一陰不能止, 內亂五藏, 外爲驚駭.

이음이양 병재폐 소음맥침 승폐상비 외상사지

二陰二陽, 病在肺, 少陰脈沈, 勝肺傷脾, 外傷四支.

이음이양 개교지 병재신 매리망행 전질위광

二陰二陽, 皆交至, 病在腎, 罵詈妄行, 巓疾爲狂.

이음일양 병출어신 음기객유어심 완하공규 제폐색불통 사지별리

二陰一陽, 病出於腎, 陰氣客遊於心, 脘下空竅, 堤閉塞不通, 四支別離.

일음일양 대절 차음기지심 상하무상 출입부지 후인건조 병재토비

一陰一陽, 代絶, 此陰氣至心, 上下無常, 出入不知, 喉咽乾燥, 病在土脾.

이양삼음 지음개재 음불과양 양기불능지음 음양병절 부위혈가 침위농부

二陽三陰, 至陰皆在, 陰不過陽, 陽氣不能止陰, 陰陽並絶, 浮爲血瘕, 沈爲膿胕.

음양개장 하지음양

陰陽皆壯, 下至陰陽.

상합소소 하합명명 진결사생지기 수합세수

上合昭昭, 下合冥冥, 診決死生之期, 遂合歲首.

四時病死期 (『類經十八卷·疾病類』, p.722)

第三章

뇌공왈 청문단기

雷公曰, 請問短期.

황제불응 뇌공부문

黃帝不應, 雷公復問.

황제왈 재경론중

黃帝曰, 在經論中.

뇌공왈 청문 단기

雷公曰, 請聞㉡短期.

황제왈 동삼월지병 병합어양자 지춘정월맥유사징 개귀출춘

黃帝曰, 冬三月之病, 病合於陽者, 至春正月脈有死徵, 皆歸出春.

동삼월지병 재리이진 초여류엽개살 춘음양개절 기재맹춘

冬三月之病, 在理已盡, 草與柳葉皆殺, 春陰陽皆絶, 期在孟春.

㉠ 耎 : 校釋本에는 '脈耎'으로 되어 있다.

㉡ 聞 : 四庫全書本에는 '問'으로 되어 있다.

춘삼월지병 왈양살 음양개절 기재초건
春三月之病, 曰陽殺, 陰陽皆絶, 期在草乾.

하삼월지병 지음불과십일 음양교 기재렴수
夏三月之病, 至陰不過十日, 陰陽交, 期在溓水.

추삼월지병 삼양구기 불치자이
秋三月之病, 三陽俱起, 不治自已.

음양교합자 립불능좌 좌불능기
陰陽交合者, 立不能坐, 坐不能起.

삼양독지 기재석수
三陽獨至, 期在石水.

이음독지 기재성수
二陰獨至, 期在盛水.

方盛衰論篇 第八十

陰陽之逆 厥而爲夢 (『類經十八卷·疾病類』, p.697)

第一章

雷公請問, 氣之多少, 何者爲逆, 何者爲從.

黃帝答曰, 陽從左, 陰從右; 老從上, 少從下.

是以春夏歸陽爲生, 歸秋冬爲死, 反之則歸秋冬爲生. 是以氣㉠多少逆皆爲厥.

問曰, 有餘者厥耶?

答曰, 一上不下, 寒厥到膝, 少者秋冬死, 老者秋冬生.

氣上不下, 頭痛巓疾, 求陽不得, 求陰不審, 五部隔無徵,

若居曠野, 若伏空室, 緜緜乎屬不滿日.

是以少氣之厥, 令人妄夢, 其極至迷. 三陽絶, 三陰微, 是爲少氣.

是以『肺氣虛則使人夢見白物, 見人斬血藉藉, 得其時則夢見兵戰.

腎氣虛, 則使人夢見舟船溺人, 得其時則夢伏水中, 若有畏恐.

肝氣虛, 則夢見菌香生草, 得其時則夢伏樹下不敢起.

心氣虛, 則夢救火陽物, 得其時則夢燔灼.

脾氣虛, 則夢飮食不足, 得其時則夢築垣蓋屋.』① (「五藏虛實爲夢」)

此皆五藏氣虛, 陽氣有餘, 陰氣不足, 合之五診, 調之陰陽, 以在經脈.

■ 五藏虛實爲夢 ○ 肝氣虛則夢見菌香生草, 實則夢伏樹下不敢起. 心氣虛則夢救火陽物, 實則夢燔灼. 脾氣虛則夢飮食不足, 實則夢築垣蓋屋. 肺氣虛則夢見白物, 見人斬血藉藉, 實則夢見兵戰. 腎氣虛則夢見舟船溺人, 實則夢伏水中, 若有畏恐. 『內經』

① 오장의 허실에 따라 꿈을 꾼다[五藏虛實爲夢] ○ 간기(肝氣)가 허(虛)하면 꿈에 버섯이나 생초를 보고, 실(實)하면 나무 아래에 엎어져서 일어나지 못하는 꿈을 꾼다. 심기(心氣)가 허하면 불을 끄는 꿈이나 양기가 성한 물건[陽物]을 꿈꾸고, 실하면 불타는 꿈을 꾼다. 비기(脾氣)가 허하면 음식이 부

㉠ 氣 : 校釋本에는 '氣之'로 '之'를 보충하였다.

족한 꿈을 꾸고, 실하면 흙담장을 쌓고 지붕을 덮는 꿈을 꾼다. 폐기(肺氣)가 허하면 꿈에 흰 물건을 보거나 어떤 사람이 피살되어 유혈이 낭자한 것을 보고, 실하면 전쟁하는 것이 보인다. 신기(腎氣)가 허하면 꿈에 배를 타고 가다 물에 빠진 사람이 보이고, 실하면 물에 엎어지거나 무서운 꿈을 꾼다. 『내경』(『素問·方盛衰論 80』) (『寶鑑·內景二·夢·五藏虛實爲夢』) (신편p.424 /신p.327)

診有十度 診有陰陽 (『類經五卷·脈色類』, p.176)

第二章

진 유 십 도　탁 인 맥 도　장 도　육 도　근 도　수 도
診有十度, 度人脈度, 藏度, 肉度, 筋度, 兪度.

음 양 기 진　인 병 자 구
陰陽氣盡, 人病自具.

맥 동 무 상　산 음 파 양　맥 탈 불 구　진 무 상 행　진 필 상 하　탁 민 군 경
脈動無常, 散陰頗陽, 脈脫不具, 診無常行. 診必上下, 度民君卿.

수 사 불 졸　사 술 불 명　불 찰 역 종　시 위 망 행
受師不卒, 使術不明, 不察逆從, 是爲妄行,

지 자 실 웅　기 음 부 양　부 지 병 합　진 고 불 명　전 지 후 세　반 론 자 장
持雌失雄, 棄陰附陽, 不知幷合, 診故不明, 傳之後世, 反論自章.

지 음 허　천 기 절　지 양 성　지 기 부 족
至陰虛, 天氣絶; 至陽盛, 地氣不足.

음 양 병 교　지 인 지 소 행　음 양 병 교 자　양 기 선 지　음 기 후 지
陰陽並交, 至人之所行. 陰陽並交者, 陽氣先至, 陰氣後至.

시 이 성 인 지 진 지 도　선 후 음 양 이 지 지 기 항 지 세　내 육 십 수
是以聖人持診之道, 先後陰陽而持之奇恒之勢, 乃六十首.

진 합 미 지 사　추 음 양 지 변　장 오 중 지 정
診合微之事, 追陰陽之變, 章五中之情,

기 중 지 론　취 허 실 지 요　정 오 도 지 사　지 차 내 족 이 진
其中之論, 取虛實之要, 定五度之事, 知此乃足以診.

시 이 절 음 부 득 양　진 소 망　득 양 부 득 음　수 학 불 침
是以切陰不得陽, 診消亡; 得陽不得陰, 守學不湛.

지 좌 부 지 우　지 우 부 지 좌　지 상 부 지 하　지 선 부 지 후　고 치 불 구
知左不知右, 知右不知左, 知上不知下, 知先不知後, 故治不久.

지 추 지 선　지 병 지 불 병　지 고 지 하　지 좌 지 기　지 행 지 지　용 지 유 기　진 도 내 구
知醜知善, 知病知不病, 知高知下, 知坐知起, 知行知止, 用之有紀, 診道乃具,

만 세 불 태
萬世不殆.

기 소 유 여　지 소 부 족　탁 사 상 하　맥 사 인 격
起所有餘, 知所不足, 度事上下, 脈事因格.

시 이 형 약 기 허 사　형 기 유 여　맥 기 부 족 사　맥 기 유 여　형 기 부 족 생
是以形弱氣虛死; 形氣有餘, 脈氣不足死; 脈氣有餘, 形氣不足生.

➡ '脈度, 藏度, 肉度, 筋度, 兪度'가 무엇을 가리키든, 대체로 「脈度 17」·「骨度 14」·「經水 12」·「經脈 10」·「經筋 13」·「經別 11」·「皮部論 56」, 「本藏 47」·「本輸 02」·「本神 08」을 참고해야 한다.

診有大方 (『類經五卷·脈色類』, p.178)

第三章

시 이 진 유 대 방
是以診有大方,

좌 기 유 상 출 입 유 행 이 전 신 명 필 청 필 정 상 관 하 관 사 팔 정 사
坐起有常, 出入有行; 以轉神明, 必淸必淨; 上觀下觀, 司八正邪,

별 오 중 부 안 맥 동 정 순 척 활 색 한 온 지 의
別五中部, 按脈動靜, 循尺滑濇, 寒溫之意,

시 기 대 소 합 지 병 태 역 종 이 득 부 지 병 명 진 가 십 전
視其大小, 合之病能, 逆從以得, 復知病名, 診可十全,

불 실 인 정 고 진 지 혹 시 식 시 의 고 불 실 조 리 도 심 명 찰 고 능 장 구
不失人情, 故診之或視息視意, 故不失條理, 道甚明察, 故能長久.

부 지 차 도 실 경 절 리 망 언 망 기 차 위 실 도
不知此道, 失經絶理, 亡㉠言妄期, 此謂失道.

㉠ 亡 : 四庫全書本에는 '妄'으로 되어 있다.

解精微論篇 第八十一

涕淚 (『類經十八卷·疾病類』, p.685)

第一章

황제재명당 뇌공청왈 신수업전지 행교이경론 종용형법 음양 자구 탕약소자
黃帝在明堂, 雷公請曰, 臣授業傳之, 行敎以經論, 從容形法, 陰陽, 刺灸, 湯藥所滋.

행치유현불초 미필능십전
行治有賢不肖, 未必能十全.

약선언비애희노 조습한서 음양부녀
若先言悲哀喜怒, 燥濕寒暑, 陰陽婦女,

청문기소이연자 비천부귀 인지형체소종 군하통사 임사이적도술 근문명의
請問其所以然者, 卑賤富貴, 人之形體所從, 群下通使, 臨事以適道術, 謹聞命矣.

청문유참우부루지문 부재경자 욕문기상
請問有毚愚仆漏之問, 不在經者, 欲聞其狀.

제왈 대의
帝曰, 大矣.

공청문 곡읍이루불출자 약출이소체 기고하야
公請問, 哭泣而淚不出者, 若出而少涕, 其故何也?

제왈 재경유야
帝曰, 在經有也.

부문 부지수소종생 체소종출야
復問, 不知水所從生, 涕所從出也.

제왈 약문차자 무익어치야 공지소지 도지소생야
帝曰, 若問此者, 無益於治也, 工之所知, 道之所生也.

第二章

부심자 오장지전정야 목자기규야 화색자기영야
『夫心者, 五藏之專精也, 目者其竅也, 華色者其榮也.』① (「五色占吉凶」)

시이인유덕야 즉기화어목 유망 우지어색
是以人有德也, 則氣和於目, 有亡, 憂知於色.

시이비애즉읍하 읍하수소유생
是以悲哀則泣下, 泣下水所由生.

수종자적수야 적수자지음야 지음자신지정야
水宗者積水也, 積水者至陰也, 至陰者腎之精也.

종정지수소이불출자 시정지지야 보지과지 고수불행야
宗精之水所以不出者, 是精持之也, 輔之裹之, 故水不行也.

부수지정위지 화지정위신 수화상감 신지구비 시이목지수생야
夫水之精爲志, 火之精爲神, 水火相感, 神志倶悲, 是以目之水生也.

고언언왈 심비명왈지비 지여심정 공주어목야
故諺言曰, 心悲名曰志悲, 志與心精, 共湊於目也.

시이구비즉신기전어심정 상부전어지이지독비 고읍출야
是以倶悲則神氣傳於心精, 上不傳於志而志獨悲, 故泣出也.

■ 五色占吉凶 ○ 夫心者, 五藏之專精也, 目者其竅也, 華色者其榮也. 『內經』

① 오색으로 길흉을 판단한다[五色占吉凶] ○ 심장(心臟)은 오장(五臟)의 정기(精氣)를 주관하는데, 눈은 그것이 외부로 통하는 구멍이고, 밝게 빛나는 안색은 그것의 상태가 겉으로 표현된 것이다. 『내경』(『素問·解精微論 81』) (『寶鑑·雜病一·審病·五色占吉凶』) (신편p.1610 /신p.951)

第三章

읍체자뇌야 뇌자음야
『泣涕者腦也, 腦者陰也,

수자 골지충야 고뇌삼위체
髓者, 骨之充也, 故腦滲爲涕.』① (「涕」)(「腦爲髓海」)(「精爲身本」)(「骨爲髓府」)

지자 골지주야 시이수류이체종지자 기행류야
志者, 骨之主也, 是以水流而涕從之者, 其行類也.

부체지여읍자 비여인지형제 급즉구사 생즉구생 기지이조비
夫涕之與泣者, 譬如人之兄弟, 急則倶死, 生則倶生, 其志以早悲,

시이체읍구출이횡행야
是以涕泣倶出而橫行也.

부인체읍구출이상종자 소속지류야
夫人涕泣倶出而相從者, 所屬之類也.

◆ 涕 ○ 內經曰, 泣涕者腦也, 腦者陰也, 腦滲爲涕.

① 콧물[涕] ○『내경(內經)』(『素問·解精微論 81』)에서는 "콧물은 뇌에 속한 것이고, 뇌는 양(陽)에 속한다. 뇌수(腦髓)가 스며 나와서 콧물이 된다"라고 하였다. (『寶鑑·內景二·津液·涕』) (신편p.486 /신p.360)

■ 腦爲髓海 ○ 髓者骨之充也. 『內經』

① 뇌는 골수의 바다이다[腦爲髓海] ○ 골수라는 것은 뼛속을 채우고 있는 것을 말한다. 『내경』(『素問·解精微論 81』) (『寶鑑·外形一·頭·腦爲髓海』) (신편p.880 /신p.570)

■ 精爲身本 ○ 髓者, 骨之充.

① 정은 몸의 근본이다[精爲身本] ○ 수(髓)란 것은 뼛속에 차 있는 것이다. (『素問·解精微論 81』) (『寶鑑·內景一·精·精爲身本』) (신편p.245 /신p.230)

■ 骨爲髓府 ○ 髓者, 骨之充也. 『內經』

① 뼈는 골수가 모이는 곳이다[骨爲髓府] ○ 골수는 뼛속을 채우는 것이다. 『내경』(『素問·解精微論 81』) (『寶鑑·外形三·骨·骨爲髓府』) (신편p.1403 /신p.833)

第四章

뇌공왈 대의 청문인곡읍이루불출자 약출이소 체부종지하야
雷公曰，大矣！請問人哭泣而淚不出者，若出而少，涕不從之何也？

제왈 부읍불출자 곡불비야
帝曰，夫泣不出者，哭不悲也.

불읍자 신부자야 신부자즉지불비 음양상지 읍안능독래
不泣者，神不慈也；神不慈則志不悲，陰陽相持，泣安能獨來？

부지비자완 완즉충음 충음즉지거목 지거즉신불수정 정신거목 체읍출야
夫志悲者惋，惋則冲陰，冲陰則志去目，志去則神不守精，精神去目，涕泣出也.

차자독불송불념부경언호
且子獨不誦不念夫經言乎？

궐즉목무소견
厥則目無所見.

부인궐즉양기병어상 음기병어하
夫人厥則陽氣幷於上，陰氣幷於下.

양병어상 즉화독광야 음병어하 즉족한 족한즉창야
陽幷於上，則火獨光也；陰幷於下，則足寒，足寒則脹也.

부일수불승오화 고목자맹
夫一水不勝五火，故目眥盲.

시이기 충풍 읍하이부지
是以氣㉠衝風，泣下而不止.

부풍지중목야 양기내수어정 시화기번목 고견풍즉읍하야
夫風之中目也，陽氣內守於精，是火氣燔目，故見風則泣下也.

유이비지 부화질풍생내능우 차지류야
有以比之，夫火疾風生乃能雨，此之類也.

㉠ 氣：四庫全書本，章句索引本，校釋本에는 '氣'자가 없다.

黃帝內經靈樞讀誦本

目 次

九鍼十二原 第一 法天

九鍼之要 (『類經十九卷·鍼刺類』, p.726)

第一章

黃帝問於岐伯曰，余子萬民，養百姓，而收㉠租稅．余哀其不給，而屬有疾病．

余欲勿使被毒藥，無用砭石，

欲以微鍼通其經脈，調其血氣，營其逆順出入之會，令可傳於後世．

必明爲之法，令終而不滅，久而不絕，易用難忘;

爲之經紀，異其章㉡，別其表裏;

爲之終始，令各有形，先立鍼經，願聞其情．

第二章

岐伯答曰，臣請推而次之，令有綱紀，始於一，終於九焉．請言其道．

小鍼之要，易陳而難入，麤守形，上守神，神乎神，客在門，未覩其疾，惡知其原．

刺之微在速遲，麤守關，上守機，

機之動，不離其空，空中之機，淸靜而微，其來不可逢，其往不可追．

知機之道者，不可掛以髮，不知機道，叩之不發，

知其往來，要與之期，麤之闇乎，妙哉工獨有之．

往者爲逆，來者爲順，明知逆順，正行無問．

逆㉢而奪之，惡得無虛，追而濟之，惡得無實，迎之隨之，以意和之，鍼道畢矣．

㉠ 收 : 四庫全書本, 章句索引本, 校釋本에는 '收其'로 되어 있다.

㉡ 異其章 : 校釋本에는 '異其篇章'으로 보충하였다.

㉢ 逆 : 四庫全書本에는 '迎'으로 되어 있다. 3편 「小鍼解」에 '迎而奪之者, 寫也; 追而濟之者, 補也.'이므로 '迎'이 맞다.

本章부터는 『靈樞·小鍼解 03』를 참고하여야 한다.

用鍼虛實補寫 (『類經十九卷·鍼刺類』, p.741)

第三章

범용침자 허즉실지 만즉설지 완진즉제지 사승즉허지
凡用鍼者, 虛則實之, 滿則泄之, 宛陳則除之, 邪勝則虛之.

대요왈 서이질즉실 질이서즉허
大要曰, 徐而疾則實, 疾而徐則虛.

언실여허 약유약무 찰후여선 약존약망 위허여실 약득약실
言實與虛, 若有若無; 察後與先, 若存若亡; 爲虛與實, 若得若失.

허실지요 구침최묘 보사지시 이침위지
虛實之要, 九鍼最妙, 補寫之時, 以鍼爲之.

사왈 필지납지 방이출지 배양득침 사기득설
寫曰, 必持內之, 放而出之, 排陽得鍼, 邪氣得泄.

안이인침 시위내온 혈부득산 기부득출야
按而引鍼, 是謂內溫, 血不得散, 氣不得出也.

보왈수지 수지 의약망 지 약행약안 여문맹지 여류여환
補曰隨之, 隨之, 意若妄㉠之, 若行若按, 如蚊虻止, 如留如還,

거여현절 영좌속우 기기고지 외문이 폐 중기내실 필무류혈
去如絃絶, 令左屬右, 其氣故止, 外門以㉡閉, 中氣乃實, 必無留血,

급취주지
急取誅之.

지침지도 견자위보 정지직자 무침좌우
持鍼之道, 堅者爲寶, 正指直刺, 無鍼左右;

신재추호 속의병자 심시혈맥자 자지무태
神在秋毫, 屬意病者; 審視血脈者㉢, 刺之無殆.

방자지시 필재현양 급여양위 신속물거 지병존망
方刺之時, 必在懸陽, 及與兩衛, 神屬勿去, 知病存亡.

혈맥자 재수횡거 시지독징 절지독견
血脈者, 在腧橫居, 視之獨澄, 切之獨堅.

九鍼 (『類經十九卷·鍼刺類』, p.729)

第四章

구침지명 각부동형
九鍼之名, 各不同形.

일왈참침 장일촌육푼
『一曰鑱鍼, 長一寸六分;』① (「鑱鍼」)

㉠ 妄 : 四庫全書本에는 '忘'으로 되어 있다.
㉡ 以 : 四庫全書本, 章句索引本, 校釋本에는 '已'로 되어 있다.
㉢ 者 : 校釋本에는 '者'자를 삭제하였다.

이 왈 원 침 장 일 촌 육 푼
『二曰員鍼, 長一寸六分;』② (「圓鍼」)

삼 왈 시 침 장 삼 촌 반
三曰鍉鍼, 長三寸半;

사 왈 봉 침 장 일 촌 육 푼
四曰鋒鍼, 長一寸六分;

오 왈 피 침 장 사 촌 광 이 푼 반
五曰鈹鍼, 長四寸, 廣二分半;

육 왈 원 리 침 장 일 촌 육 푼
六曰員利鍼, 長一寸六分;

칠 왈 호 침 장 삼 촌 육 푼
七曰毫鍼, 長三寸六分;

팔 왈 장 침 장 칠 촌
八曰長鍼, 長七寸;

구 왈 대 침 장 사 촌
九曰大鍼, 長四寸.

참 침 자 두 대 말 예 거 사 양 기
『鑱鍼者, 頭大末銳, 去㉠寫陽氣.』① (「鑱鍼」)

원 침 자 침 여 란 형 개 마 분 간 부 득 상 기 육 이 사 분 기
『員鍼者, 鍼如卵形, 揩摩分間, 不得傷肌肉, 以寫分氣.』② (「圓鍼」)

시 침 자 봉 여 서 속 지 예 주 안 맥 물 함 이 치 기 기
鍉鍼者, 鋒如黍粟之銳, 主按脈勿陷, 以致其氣.

봉 침 자 인 삼 우 이 발 고 질
鋒鍼者, 刃三隅, 以發痼疾.

피 침 자 말 여 검 봉 이 취 대 농
『鈹鍼者, 末如劍鋒, 以取大膿.』③ (「癰疽鍼法」)

원 리 침 자 대 여 리 차 원 차 예 중 신 미 대 이 취 폭 기
員利鍼者, 大㉡如氂, 且員且銳, 中身微大, 以取暴氣.

호 침 자 첨 여 문 맹 훼 정 이 서 왕 미 이 구 류 지 이 양 이 취 통 비
毫鍼者, 尖如蚊虻喙, 靜以徐往, 微以久留之, 而養㉢以取痛痹.

장 침 자 봉 리 신 박 가 이 취 원 비
長鍼者, 鋒利身薄, 可以取遠痹.

대 침 자 첨 여 정 기 봉 미 원 이 사 기 관 지 수 야 구 침 필 의
大鍼者, 尖如挺㉣, 其鋒微員, 以寫機關之水也. 九鍼畢矣.

☞ 九鍼은 『素問·鍼解 54』·『靈樞·九鍼十二原 01』·『靈樞·官鍼 07』·『靈樞·九鍼論 78』을 참고하라.

◆ **一曰鑱鍼** ○ 長一寸六分, 頭大末銳, 主瀉陽氣. 『靈樞』

① 1. **참침(鑱鍼)** ○ 길이는 1치 6푼이며 침 끝이 크고 예리한데, 주로 양기(陽氣)를 사(瀉)하는 데 쓴다. 『영추』(「九鍼十二原 01」) (『寶鑑·鍼灸篇·一曰鑱鍼』) (신편p.3645 /신p.2051)

◆ **二曰圓鍼** ○ 長一寸六分, 鍼如卵形, 揩摩分間, 不得傷肌肉, 以瀉分氣. 『靈樞』

② 2. **원침(圓鍼)** ○ 길이는 1치 6푼이고 침 끝이 알처럼 둥글게 생겼는데, 분육(分肉)의 사이를 문지르고 기육(肌肉)을 상하지 않게 하여 분육의 사기(邪氣)를 사(瀉)하는 데 쓴다. 『영추』(「九鍼十二原 01」) (『寶鑑·鍼灸篇·二曰圓鍼』) (신편p.3646 /신p.2051)

㉠ 去 : 校釋本에는 '主'로 고쳤다.
㉡ 大 : 校釋本에는 '尖'으로 고쳤다.
㉢ 微以久留之, 而養 : 校釋本에는 '微以久留, 正氣因之, 眞邪俱往, 出鍼而養,'으로 보충하여 고쳤다.
㉣ 挺 : 章句索引本, 校釋本에는 '梃'으로 되어 있다.

■ 癰疽鍼法 ○ 鈹鍼者, 末如劍鋒, 以取大膿.『靈樞』

③ 옹저일 때의 침법[癰疽鍼法] ○ 피침(鈹鍼)은 침끝이 칼끝과 같으므로 옹저(癰疽)의 고름을 빼내는 데 쓴다.『영추』(「九鍼十二原 01」)(『寶鑑·雜病八·癰疽(下)·癰疽鍼法』)(신편p.2715 /신p.1519)

鍼分三氣 失宜爲害 (『類經二十二卷·鍼刺類』, p.902)

第五章

부기지재맥야 사기재상 탁기재중 청기재하
夫氣之在脈也, 邪氣在上, 濁氣在中, 清氣在下.

고침함맥즉사기출 침중맥즉탁기출 침태심즉사기반침 병익
故鍼陷脈則邪氣出, 鍼中脈則濁氣出, 鍼太深則邪氣反沈, 病益.

고왈 피육근맥 각유소처 병각유소의 각부동형 각이임기소의
故曰, 皮肉筋脈, 各有所處, 病各有所宜, 各不同形, 各以任其所宜.

무실무허 손부족이익유여 시위심병 병익심
無實無虛㉠, 損不足而益有餘, 是謂甚病, 病益甚.

취오맥자사 취삼맥자광 탈음자사 탈양자광 침해필의
取五脈者死, 取三脈者恇, 奪陰者死, 奪陽者狂, 鍼害畢矣.

候氣 I (『類經十九卷·鍼刺類』, p.774)

자지이기부지 무문기수 자지이기지 내거지 물부침
刺之而氣不至, 無問其數; 刺之而氣至, 乃去之, 勿復鍼.

침각유소의 각부동형 각임기소위
鍼各有所宜, 各不同形, 各任其所爲.

자지요 기지이유효 효지신 약풍지취운 명호약견창천 자지도필의
刺之要, 氣至而有效, 效之信, 若風之吹雲, 明乎若見蒼天, 刺之道畢矣.

井滎腧經合數 (『類經八卷·經絡類』, p.317)

第六章

황제왈 원문오장육부소출지처
黃帝曰, 願聞五藏六府所出之處.

기백왈 오장오수 오오이십오수 육부육수 육육삼십육수
岐伯曰, 五藏五腧, 五五二十五腧. 六府六腧, 六六三十六腧.

경맥십이 락맥십오 범이십칠기이상하
經脈十二, 絡脈十五, 凡二十七氣以上下,

㉠ 無實無虛 : 校釋本에는 '無實實, 無虛虛.'로 고쳤다.

『所出爲井, 所溜爲滎, 所注爲腧, 所行爲經, 所入爲合,』① (「五腧主病」)

二十七氣所行, 皆在五腧也.

『節之交, 三百六十五會.

知其要者, 一言而終, 不知其要, 流散無窮.

所言節者, 神氣之所遊行出入也, 非皮肉筋骨也.』② (「十二經脈流注腧穴」)

➡ "所出爲井, 所溜爲滎, 所注爲腧, 所行爲經, 所入爲合, 二十七氣所行, 皆在五腧也."는 「靈樞·本輸 02」에 제시되는 五輸穴의 원리이다. 五輸穴에 관하여서 『難經』 62難부터 68難까지의 내용을 참고하라.

◆ 五腧主病 ○ 經言所出爲井, 所流爲滎, 所注爲腧, 所行爲經, 所入爲合. 『難經』

① 오수혈이 주관하는 병[五腧主病] ○ 『내경(內經)』(『靈樞·九鍼十二原 01』)에서는 "경기(經氣)가 나오는 곳이 정혈(井穴)이고, 경기가 세세히 흐르는 곳이 형혈(滎穴)이며, 경기가 모이는 곳이 수혈(腧穴)이고, 경기가 흘러나가는 곳이 경혈(經穴)이며, 경기가 합하여 들어가는 곳이 합혈(合穴)이다"라고 하였다. 『난경』(「68難」) (『寶鑑·鍼灸篇·五腧主病』) (신편p.3745 /신p.2111)

◆ 十二經脈流注腧穴 ○ 節之交, 三百六十五會. 所言節者, 神氣之所遊行出入也, 非皮肉筋骨也. 『靈樞』

② 12경맥의 순행과 수혈[十二經脈流注腧穴] ○ 절(節)이 교차하는 곳이 365곳이니, 절(節)이라는 것은 신기(神氣)가 드나드는 곳이지 피부·살·힘줄·뼈가 아니다. 『영추』(「九鍼十二原 01」) (『寶鑑·鍼灸篇·十二經脈流注腧穴』) (신편p.3664 /신p.2063)

候氣 II (『類經十九卷·鍼刺類』, p.774)

觀㉠其色, 察其目, 知其散復; 一其形, 聽其動靜, 知其邪正.

右主推之, 左持而禦之, 氣至而去之.

用鍼先診 反治爲害 (『類經二十二卷·鍼刺類』, p.904)

凡將用鍼, 必先診脈, 視氣之劇易, 乃可以治也.

五藏之氣, 已絶於內, 而用鍼者反實其外, 是謂重竭.

重竭必死, 其死也靜, 治之者, 輒反其氣, 取腋與膺;

五藏之氣, 已絶於外, 而用鍼者, 反實其內, 是謂逆厥,

㉠ 觀 : 四庫全書本, 章句索引本, 校釋本에는 '覩'로 되어 있다. 3편 「小鍼解」에 '覩'라 언급되므로 '覩'가 맞다.

역궐즉필사 기사야조 치지자 반취사말
逆厥則必死, 其死也躁, 治之者, 反取四末.

자지해중이불거 즉정설 해중이거 즉치기
刺之害中而不去, 則精泄; 害中而去, 則致氣.

정설즉병익심이광 치기즉생위옹양
精泄則病益甚而恇, 致氣則生爲癰瘍.

十二原 (『類經八卷·經絡類』, p.318)

第七章

오장유육부 육부유십이원 십이원출어사관 사관주치오장
『五藏有六府, 六府有十二原, 十二原出於四關, 四關主治五藏.

오장유질 당취지십이원
五藏有疾, 當取之十二原.

십이원자 오장지소이품삼백육십오절기미야
十二原者, 五藏之所以稟三百六十五節氣味也.

오장유질야 응출십이원 십이 원각유소출
五藏有疾也, 應出十二原, 十二㉠原各有所出.

명지기원 도기응 이지오장지해의
明知其原, 覩其應, 而知五藏之害矣.

양중지소음 폐야 기원출어태연 태연이
陽中之少陰, 肺也, 其原出於太淵, 太淵二.

양중지태양 심야 기원출어대릉 대릉이
陽中之太陽, 心也, 其原出於大陵, 大陵二.

음중지소양 간야 기원출어태충 태충이
陰中之少陽, 肝也, 其原出於太衝, 太衝二.

음중지지음 비야 기원출어태백 태백이
陰中之至陰, 脾也, 其原出於太白, 太白二.

음중지태음 신야 기원출어태계 태계이
陰中之太陰, 腎也, 其原出於太谿, 太谿二.

고지원 출어구미 구미일
膏之原, 出於鳩尾, 鳩尾一.

황지원 출어발앙 발앙일
肓之原, 出於脖胦, 脖胦一.

범차십이원자 주치오장육부지유질자야
凡此十二原者, 主治五藏六府之有疾者也.』① (「五臟六腑有疾當取十二原」)

◘ 脖胦은 배꼽(臍, 臍)이다.

◘ **五臟六腑有疾當取十二原** ○ 五藏有六府, 六府有十二原. 十二原出于四關, 主治五藏. 五藏有疾, 當取之十二原. 十二原者, 五藏之所以稟三百六十五節氣味也. 五藏有疾, 應出十二原, 而原各有出. 陽中之少陰肺也, 其原出於太淵. 陽中之太陽心也, 其原出於大陵. 陰中之少陽肝也, 其原出於太衝. 陰中之至陰脾也, 其原出於太白. 陰中之太陰腎也, 其原出於太谿. 膏之原出于鳩尾, 肓之原出于氣海. 此十二原主治五藏六府之有疾也. 『靈樞』

㉠ 十二 : 校釋本에는 '而'로 고쳤다.

① 오장육부에 병이 있으면 12개의 원혈을 써야 한다[**五臟六腑有疾當取十二原**] ○ 오장(五臟)에는 육부(六腑)가 있고, 육부에는 12개의 원혈(原穴)이 있다. 12개의 원혈은 사지관절에서 나오는데, 주로 오장의 병을 치료한다. 그러므로 오장에 병이 있으면 12개의 원혈을 취혈해야 한다. 12개의 원혈은 오장에서 수곡기미를 받아 365관절로 모으기 때문이다. 그러므로 오장에 병이 있으면 반응이 12개의 원혈에 나타나는데, 원혈은 각각 경기가 나오는 곳이다. 양(陽) 속의 소음(少陰)은 폐(肺)인데 그 원혈(原穴)은 태연혈(太淵穴)이고, 양 속의 태양(太陽)은 심(心)인데 그 원혈은 대릉혈(大陵穴)이며, 음(陰) 속의 소양(少陽)은 간(肝)이데 그 원혈은 태충혈(太衝穴)이고, 음 속의 지음(至陰)은 비(脾)인데 그 원혈은 태백혈(太白穴)이며, 음 속의 태음(太陰)은 신(腎)인데 그 원혈은 태계혈(太谿穴)이다. 고(膏)의 원혈은 구미혈(鳩尾穴)이고, 황(肓)의 원혈은 기해혈(氣海穴)이다. 이 12개의 원혈은 주로 오장육부에 생긴 병을 치료한다. 『영추』(「九鍼十二原 01」) (『寶鑑·鍼灸篇·五臟六腑有疾當取十二原』) (신편 p.3745 /신p.2111)

刺胸背腹病 (『類經二十二卷·鍼刺類』, p.872)

창 취 삼 양 　손 설 취 삼 음
脹取三陽, 飧泄取三陰.

久病可刺 (『類經二十二卷·鍼刺類』, p.890)

第八章

금 부 오 장 지 유 질 야 　비 유 자 야 　유 오 야 　유 결 야 　유 폐 야
今夫『五藏之有疾也, 譬猶刺也, 猶汚也, 猶結也, 猶閉也.

자 수 구 　유 가 발 야
刺雖久, 猶可拔也;

오 수 구 　유 가 설 야
汚雖久, 猶可雪也;

결 수 구 　유 가 해 야
結雖久, 猶可解也;

폐 수 구 　유 가 결 야
閉雖久, 猶可決也.

혹 언 구 질 지 불 가 취 자 　비 기 설 야
或言久疾之不可取者, 非其說也.

부 선 용 침 자 　취 기 질 야 　유 발 자 야 　유 설 오 야 　유 해 결 야 　유 결 폐 야
夫善用鍼者, 取其疾也, 猶拔刺也, 猶雪汚也, 猶解結也, 猶決閉也.

질 수 구 　유 가 필 야 　언 불 가 치 자 　미 득 기 술 야
疾雖久, 猶可畢也. 言不可治者, 未得其術也.』① (「鍼要得術」)

◘ **鍼要得術** ○ 五藏之有疾也, 譬猶刺也, 猶汚也, 猶結也, 猶閉也. 善用鍼者, 取其疾也, 猶拔刺也, 猶雪汚也, 猶解結也, 猶決閉也, 疾雖久猶可畢也. 言不可治者, 未得其術也. 『靈樞』

① 침을 놓는 데는 기술이 있어야 한다[**鍼要得術**] ○ 오장에 병이 있으면 마치 가시로 찌르는 것 같고, 때가 묻어 더러워진 것과 같으며, 묶인 것 같고, 막힌 것 같다. 따라서 침을 잘 놓을 줄 아는 사람은 그 병을 치료하는 것이 마치 가시를 빼내는 것 같고, 때를 씻어버리는 것 같으며, 묶인 것을 푸는 것과 같고, 막힌 것을 소통시키는 것과 같으므로 병이 비록 오래되었어도 치료할 수 있는 것이다.

그런데 병이 오래되어 치료할 수 없다고 하는 것은 그 사람이 기술이 없기 때문이다. 『영추』(「九鍼十二原01」) (『寶鑑·鍼灸篇·鍼要得術』) (신편p.3663 /신p.2062)

刺諸病諸痛 (『類經二十二卷·鍼刺類』, p.891)

자 제 열 자 여 이 수 탐 탕
刺諸熱者, 如以手探湯;

자 한 청 자 여 인 불 욕 행
刺寒淸者, 如人不欲行.

음 유 양 질 자 취 지 하 릉 삼 리 정 왕 무 태 기 하 내 지 불 하 부 시 야
陰有陽疾者, 取之下陵三里, 正往無殆, 氣下乃止, 不下復始也.

질 고 이 내 자 취 지 음 지 릉 천
疾高而內者, 取之陰之陵泉;

질 고 이 외 자 취 지 양 지 릉 천 야
疾高而外者, 取之陽之陵泉也.

本輸 第二 法地

五藏五腧 六府六腧 (『類經八卷·經絡類』, p.319)

第一章

황제문어기백왈, 범자지도, 필통십이경락지소종시,
黃帝問於歧伯曰, 凡刺之道, 必通十二經絡之所終始,

락맥지소별처, 오수지소류, 육부지소여합, 사시지소출입, 오장지소류처,
絡脈之所別處, 五輸之所留, 六府之所與合, 四時之所出入, 五藏之所溜處,

활수지도, 천심지상, 고하소지. 원문기해.
闊數之度, 淺深之狀, 高下所至. 願聞其解.

기백왈, 청언기차야.
歧伯曰, 請言其次也.

第二章

第一節

폐출어소상, 소상자, 수대지단내측야, 위정목;
肺出於少商, 少商者, 手大指端內側也, 爲井木;

류어어제, 어제자, 수어야, 위형;
溜於魚際, 魚際者, 手魚也, 爲滎;

주어태연, 태연, 어후일촌함자중야, 위수;
注於太淵, 太淵, 魚後一寸陷者中也, 爲腧;

행어경거, 경거, 촌구중야, 동이불거, 위경;
行於經渠, 經渠, 寸口中也, 動而不居, 爲經;

입어척택, 척택, 주중지동맥야, 위합. 수태음경야.
入於尺澤, 尺澤, 肘中之動脈也, 爲合. 手太陰經也.

심출어중충, 중충, 수중지지단야, 위정목;
心出於中衝, 中衝, 手中指之端也, 爲井木;

류어노궁, 노궁, 장중중지본절지내간야, 위형;
溜於勞宮, 勞宮, 掌中中指本節之內間也, 爲滎;

주어대릉, 대릉, 장후양골지간방하자야, 위수;
注於大陵, 大陵, 掌後兩骨之間方下者也, 爲腧;

행어간사, 간사지도, 양근지간, 삼촌지중야, 유과즉지, 무과즉지, 위경;
行於間使, 「間使之道, 兩筋之間, 三寸之中也, 有過則至, 無過則止, 爲經;」①

(「間使二穴」)

入於曲澤，曲澤，肘內廉下陷者之中也，屈而得之，爲合．手少陰也㉠．

• 間使二穴 ○ 靈樞云，在兩筋之間，三寸之中也．有過則至，無過則止．註云，其穴有大絡爲限，故入絡過腧，掌後正勞宮後三寸，寸止處是穴．故曰有過則至，無過則止．『綱目』

① 간사(間使, 2개 혈) ○『영추(靈樞)』(「本輸 02」)에서는 "손목에서 뒤로 3치 올라가 두 힘줄 사이에 있다. 밀리면 더 가게 하고, 밀리지 않으면 멈춘다"라고 하였는데, 주해에서는 "이 경혈은 큰 낙맥(絡脈)이 있다고 보아 낙맥에 들어가서 수혈(腧穴)을 지나 손바닥 뒤 바로 노궁혈(勞宮穴)에서 뒤로 3치 나가 끝에 있다. 그래서 밀리면 더 가게 하고 밀리지 않으면 멈춘다고 한 것이다"라고 하였다.『강목』(『寶鑑·鍼灸篇·間使二穴』) (신편p.3708 /신p.2089)

第二節

肝出於大敦，大敦者，足大指之端及三毛之中也，爲井木；

溜於行間，行間，足大指間也，爲滎；

注於太衝，太衝，行間上二寸陷者之中也，爲腧；

行於中封，『中封，內踝之前一寸半，陷者之中，

使逆則宛，使和則通，搖足而得之，』①(「中封二穴」) 爲經；

入於曲泉，曲泉，輔骨之下，大筋之上也，屈膝而得之，爲合．足厥陰也㉡．

• 中封二穴 ○ 在內踝之前一寸半，陷者之中．使逆則宛，使和則通，搖足而得之．『靈樞』

① 중봉(中封, 2개 혈) ○ 발 안쪽 복사뼈에서 앞으로 1치 5푼 나가 우묵한 곳에 있다. 발끝을 위로 들면 우묵하게 들어가고, 발끝을 내리면 나오는데, 발끝을 들었다 놓았다 하면서 경혈을 취한다.『영추』(「本輸 02」) (『寶鑑·鍼灸篇·中封二穴』) (신편p.3723 /신p.2098)

脾出於隱白，隱白者，足大指之端內側也，爲井木；

溜於大都，大都，本節之後，下陷者之中也，爲滎；

注於太白，太白，腕㉢骨之下也，爲腧；

行於商丘，商丘，內踝之下，陷者之中也，爲經；

入於陰之陵泉，陰之陵泉，輔骨之下，陷者之中也，伸而得之，爲合．足太陰也㉣．

㉠ 手少陰也 : 校釋本에는 '手少陰經也'로 '經'을 보충하였다.
㉡ 足厥陰也 : 校釋本에는 '足厥陰經也'로 '經'을 보충하였다.
㉢ 腕 : 校釋本에는 '核'으로 고쳤다.
㉣ 足太陰也 : 校釋本에는 '足太陰經也'로 '經'을 보충하였다.

腎出於湧泉, 湧泉者, 足心也, 爲井木;

溜於然谷, 『然谷, 然骨之下者也,』① (「然谷二穴」) 爲滎;

注於太谿, 太谿, 內踝之後, 跟骨之上, 陷中者也㉠, 爲腧;

行於復留, 『復留, 上內踝二寸, 動而不休,』② (「復溜二穴」) 爲經;

入於陰谷, 『陰谷, 輔骨之後, 大筋之下, 小筋之上者, 按之應手, 屈膝而得之,』③ (「陰谷二穴」) 爲合. 足少陰經也.

• 然谷二穴 ○ 然谷者, 然骨之下者. 『靈樞』

① 연곡(然谷, 2개 혈) ○ 연곡혈(然谷穴)은 연골(然骨, 舟狀骨)의 아래다. 『영추』(「本輸 02」) (『寶鑑·鍼灸篇·然谷二穴』) (신편p.3702 /신p.2086)

• 復溜二穴 ○ 上內踝二寸, 動而不休. 『靈樞』

② 부류(復溜, 2개 혈) ○ 안쪽 복사뼈에서 위로 2치 올라가 맥이 쉬지 않고 뛰는 곳에 있다. 『영추』(「本輸 02」) (『寶鑑·鍼灸篇·復溜二穴』) (신편p.3703 /신p.2086)

• 陰谷二穴 ○ 在輔骨之後, 大筋之下, 小筋之上, 有動脈, 按之應手, 屈膝而得之. 『靈樞』

③ 음곡(陰谷, 2개 혈) ○ 보골의 뒤 큰 힘줄 아래와 작은 힘줄 위 사이에 손으로 누르면 맥이 뛰는 곳에 있는데, 무릎을 구부리고 경혈을 취한다. 『영추』(「本輸 02」) (『寶鑑·鍼灸篇·陰谷二穴』) (신편p.3704 /신p.2087)

第三節

膀胱出於至陰, 至陰者, 足小指之端也, 爲井金;

溜於通谷, 通谷, 本節之前外側也, 爲滎;

注於束骨, 束骨, 本節之後陷者中也, 爲腧;

過於京骨, 京骨, 足外側大骨之下, 爲原;

行於崑崙, 崑崙, 在外踝之後, 跟骨之上, 爲經;

入於委中, 委中, 膕中央, 爲合, 委而取之. 足太陽也㉡.

膽出於竅陰, 竅陰者, 足小指次指之端也, 爲井金;

溜於俠谿, 俠谿, 足小指次指之間也, 爲滎;

㉠ 陷中者也 : 校釋本에는 '陷者中也'로 고쳤다.

㉡ 足太陽也 : 校釋本에는 '足太陽經也'로 '經'을 보충하였다.

주어임읍 임읍 상행일촌반함자중야 위수
注於臨泣, 臨泣, 上行一寸半陷者中也, 爲腧;

과어구허 구허 외과지전하 함자중야 위원
過於丘墟, 丘墟, 外踝之前下, 陷者中也, 爲原;

행어양보 양보 외과지상 보골지전 급절골지단야 위경
行於陽輔, 陽輔, 外踝之上, 輔骨之前, 及絶骨之端也, 爲經;

입어양지릉천 양지릉천 재슬외함자중야 위합 신이득지 족소양야
入於陽之陵泉, 陽之陵泉, 在膝外陷者中也, 爲合, 伸而得之. 足少陽也㉠.

위출어여태 려태자 족대지내차지지단야 위정금
胃出於厲兌, 厲兌者, 足大指內次指之端也, 爲井金;

류어내정 내정 차지외간야 위형
溜於內庭, 內庭, 次指外間也, 爲滎;

주어함곡 함곡자 상중지내간 상행이촌함자중야 위수
注於陷谷, 陷谷者, 上中指內間, 上行二寸陷者中也, 爲腧;

과어충양 충양 족부상오촌함자중야 위원 요족이득지
過於衝陽, 『衝陽, 足跗上五寸陷者中也, 爲原, 搖足而得之;』①(「衝陽二穴」)

행어해계 해계 상충양일촌반함자중야 위경
行於解谿, 『解谿, 上衝陽一寸半陷者中也,』②(「解谿二穴」) 爲經;

입어하릉 하릉 슬하삼촌 행골외삼리야 위합
入於下陵, 下陵, 『膝下三寸, 胻骨外三里也,』③(「三里二穴」) 爲合;

부하삼리삼촌 위거허상렴 부하상렴삼촌 위거허하렴야
『復下三里三寸, 爲巨虛上廉, 復下上廉三寸, 爲巨虛下廉也;

대장속상 소장속하 족양명위맥야 대장소장 개속어위 시족양명야
大腸屬上, 小腸屬下, 足陽明胃脈也. 大腸小腸, 皆屬於胃, 是足陽明也㉡.』③(「三里二穴」)

• 衝陽二穴 ○ 在足跗上五寸陷者中, 搖足而得之. 『靈樞』

① 충양(衝陽, 2개 혈) ○ 발등에서 위로 5치 올라가 우묵한 가운데 있으며, 발을 쳐들었다 놓았다 하면서 잡는다. 『영추』(「本輸 02」) (『寶鑑·鍼灸篇·衝陽二穴』) (신편p.3673 /신p.2069)

• 解谿二穴 ○ 上衝陽一寸半陷者中. 『靈樞』

② 해계(解谿, 2개 혈) ○ 충양혈에서 위로 1치 5푼 올라가 우묵한 곳에 있다. 『영추』(「本輸 02」) (『寶鑑·鍼灸篇·解谿二穴』) (신편p.3674 /신p.2069)

• 三里二穴 ○ 在膝下三寸陷中, 胻骨外廉, 兩筋肉分間. 『內經』 ○ 三里下三寸爲上廉, 復下三寸爲下廉, 大腸屬上廉, 小腸屬下廉, 足陽明胃脈也. 然則是大腸小腸皆屬于胃也. 『靈樞』

③ 삼리(三里, 2개 혈) ○ 무릎에서 아래로 3치 내려가 정강이뼈 바깥쪽 면 두 근육 사이 우묵한 곳에 있다. 『내경』(『靈樞·本輸 02』) ○ 족삼리혈(足三里穴)에서 3치 아래가 상렴혈(上廉穴)이고, 거기서 다시 3치 아래가 하렴혈(下廉穴)인데, 대장(大腸)은 상렴혈에 속하고, 소장(小腸)은 하렴혈에 속하는 바, 다 족양명위경(足陽明胃經)과 연관되어 있다. 그러므로 대장과 소장은 다 위(胃)에 속한다. 『영추』(「本輸 02」) (『寶鑑·鍼灸篇·三里二穴』) (신편p.3675 /신p.2069)

㉠ 足少陽也 : 校釋本에는 '足少陽經也'로 '經'을 보충하였다.

㉡ 足陽明也 : 校釋本에는 '足陽明經也'로 '經'을 보충하였다..

第四節

삼초자 상합수소양 출어관충 관충자 수소지차지지단야 위정금
三焦者, 上合手少陽, 出於關衝, 關衝者, 手小指次指之端也, 爲井金;

류어액문 액문 소지차지지간야 위형
溜於液門, 液門, 小指次指之間也, 爲滎;

주어중저 중저 본절지후함중자야 위수
注於中渚, 中渚, 本節之後陷中者也,㉠ 爲腧;

과어양지 양지 재완상함자지중야 위원
過於陽池, 陽池, 在腕上陷者之中也, 爲原;

행어지구 지구 상완삼촌 양골지간함자중야 위경
行於支溝, 支溝, 上腕三寸, 兩骨之間陷者中也, 爲經;

입어천정 천정 재주외대골지상함자중야 위합 굴주내득지
入於天井, 天井, 在肘外大骨之上陷者中也, 爲合, 屈肘乃得之;

삼초하수 재어족대지지전소양지후 출어괵중외렴 명왈위양
三焦下腧, 在於足大指之前少陽之後, 出於膕中外廉, 名曰委陽,

시태양락야 수소양경야
是太陽絡也, 手少陽經也.

삼초자 족소양태음지소장 태양지별야 상과오촌 별입관천장 출어위양
『三焦者, 足少陽太陰之所將, 太陽之別也, 上踝五寸, 別入貫腨腸, 出於委陽,

병태양지정 입락방광 약하초 실즉폐륭 허즉유뇨
並太陽之正, 入絡膀胱, 約下焦, 實則閉癃, 虛則遺溺,

유뇨즉보지 폐륭즉사지
遺溺則補之, 閉癃則寫之.』① (「足三焦別脈」)

◘ 足三焦別脈 ○ 足三焦者, 足太陽之別也. 上踝五寸, 別入貫腨腸, 出于委陽, 穴名. 並太陽之正, 入絡膀胱, 約下焦. 其病實則閉癃, 虛則遺尿. 遺尿則補之, 閉癃則瀉之. 『靈樞』

① 족삼초의 별맥[足三焦別脈] ○ 족삼초(足三焦)는 족태양경(足太陽經)에서 갈라진 것인데, 바깥 복사뼈에서 5치 올라가서 갈라져 장딴지를 꿰뚫고 위양(委陽) 혈명이다. 으로 가서 족태양경의 본경맥과 합하여 올라가 방광(膀胱)을 얽고 하초에 결합한다. 그 병이 실(實)하면 오줌이 막히고, 허(虛)하면 유뇨증(遺尿症)이 생긴다. 유뇨증이 생기면 보(補)하고, 오줌이 막히면 사(瀉)한다. 『영추』(「本輸 02」) (『寶鑑·鍼灸篇·足三焦別脈』) (신편p.3747 /신p.2112)

수태양 소장자 상합어태양 출어소택 소택 소지지단야 위정금
手太陽㉡小腸者, 上合於太陽, 出於少澤, 少澤, 小指之端也, 爲井金;

류어전곡 전곡 재수외렴본절전함자중야 위형
溜於前谷, 前谷, 在手外廉本節前陷者中也, 爲滎;

주어후계 후계자 재수외측본절지후야 위수
注於後谿, 後谿者, 在手外側本節之後也, 爲腧;

과어완골 완골 재수외측완골지전 위원
過於腕骨, 腕骨, 在手外側腕骨之前, 爲原;

행어양곡 양곡 재예골지하함자중야 위경
行於陽谷, 陽谷, 在銳骨之下陷者中也, 爲經;

입어소해 소해 재주내대골지외 거단반촌함자중야 신비이득지 위합
入於小海, 小海, 在肘內大骨之外, 去端半寸陷者中也, 伸臂而得之, 爲合.

㉠ 陷中者也 : 校釋本에는 '陷者中也'로 고쳤다.
㉡ 手太陽 : 校釋本에는 '手太陽'을 삭제하였다.

수 태 양 경 야
手太陽經也.

대 장 상 합 수 양 명 출 어 상 양 상 양 대 지 차 지 지 단 야 위 정 금
大腸上合手陽明, 出於商陽, 商陽, 大指次指之端也, 爲井金;

류 어 본 절 지 전 이 간 위 형 주 어 본 절 지 후 삼 간 위 수
溜於本節之前二間, 爲滎. 注於本節之後三間, 爲腧;

과 어 합 곡 합 곡 재 대 지 기 골 지 간 위 원
過於合谷, 合谷, 在大指歧骨之間, 爲原;

행 어 양 계 양 계 재 양 근 간 함 자 중 야 위 경
行於陽谿, 陽谿, 在兩筋間陷者中也, 爲經;

입 어 곡 지 재 주 외 보 골 함 자 중 야 굴 비 이 득 지 위 합 수 양 명 야
入於曲池, 在肘外輔骨陷者中也㉠, 屈臂而得之, 爲合. 手陽明也.

第五節

시 위 오 장 육 부 지 수 오 오 이 십 오 수 육 육 삼 십 육 수 야
是謂五藏六府之腧, 五五二十五腧, 六六三十六腧也.

육 부 개 출 족 지 삼 양 상 합 어 수 자 야
六府皆出足之三陽, 上合於手者也.

項腋頭面諸經之次 (『類經七卷·經絡類』, p.306)

第三章

결 분 지 중 임 맥 야 명 왈 천 돌
『缺盆之中, 任脈也, 名曰天突;

일 차 임 맥 측 지 동 맥 족 양 명 야 명 왈 인 영
一次任脈側之動脈, 足陽明也, 名曰人迎;

이 차 맥 수 양 명 야 명 왈 부 돌
二次脈手陽明也, 名曰扶突;

삼 차 맥 수 태 양 야 명 왈 천 창
三次脈手太陽也, 名曰天窓;

사 차 맥 족 소 양 야 명 왈 천 용
四次脈足少陽也, 名曰天容;

오 차 맥 수 소 양 야 명 왈 천 유
五次脈手少陽也, 名曰天牖;

육 차 맥 족 태 양 야 명 왈 천 주
六次脈足太陽也, 名曰天柱;

칠 차 맥 경 중 앙 지 맥 독 맥 야 명 왈 풍 부
七次脈頸中央之脈, 督脈也, 名曰風府.』① (「頸項部位」)

액 내 동 맥 수 태 음 야 명 왈 천 부
腋內動脈, 手太陰也, 名曰天府.

㉠ 中也 : 四庫全書本, 章句索引本, 校釋本에는 '中'으로 되어 있다.

액 하 삼 촌　수 심 주 야　명 왈 천 지
腋下三寸, 手心主也, 名曰天池.

자 상 관 자　거 불 능 흠　자 하 관 자　흠 불 능 거
『刺上關者, 呿不能欠; 刺下關者, 欠不能呿;

자 독 비 자　굴 불 능 신　자 양 관 자　신 불 능 굴
刺犢鼻者, 屈不能伸; 刺兩關者, 伸不能屈.』② (「失鍼致傷」)

■ **頸項部位** ○ 缺盆之中, 任脈也, 名曰天突. 一次任脈側之動脈, 足陽明也, 名曰人迎. 二次手陽明之脈, 名曰扶突. 三次手太陽之脈, 名曰天窓. 四次足少陽之脈, 名曰天容. 五次手少陽之脈, 名曰天牖. 六次足太陽之脈, 名曰天柱. 七次項中央督脈, 名曰風府. 『靈樞』

① 목의 부위[**頸項部位**] ○ 앞목을 '경(頸)'이라 하고 뒷목을 '항(項)'이라 한다. ○ 좌우 결분(缺盆)의 중간은 임맥(任脈)에 속하는 천돌혈(天突穴)이다. 임맥에서 옆으로 첫번째 줄은 족양명경(足陽明經)에 속하는 인영혈(人迎穴)이다. 옆으로 두번째 줄은 수양명경(手陽明經)에 속하는 부돌혈(扶突穴)이다. 옆으로 세번째 줄은 수태양경(手太陽經)에 속하는 천창혈(天窓穴)이다. 옆으로 네번째 줄은 족소양경(足少陽經)에 속하는 천용혈(天容穴)이다. 옆으로 다섯번째 줄은 수소양경(手少陽經)에 속하는 천유혈(天牖穴)이다. 옆으로 여섯번째 줄은 족태양경(足太陽經)에 속하는 천주혈(天柱穴)이다. 옆으로 일곱번째 줄은 뒷목의 중앙 독맥(督脈) 위의 풍부혈(風府穴)이다. 『영추』(「本輸 02」) (『寶鑑·外形二·頸項·頸項部位』) (신편p.1178 /신p.727)

◆ **失鍼致傷** ○ 刺上關者, 呿不能欠. ○ 刺下關者, 欠不能呿. ○ 刺犢鼻者, 屈不能伸. ○ 刺兩關者, 伸不能屈. 『靈樞』

② 침을 잘못 놓으면 상하게 한다[**失鍼致傷**] ○ 상관혈(上關穴)을 잘못 찌르면 입을 벌리고 다물지 못한다. ○ 하관혈(下關穴)을 잘못 찌르면 입을 다물고 벌리지 못한다. ○ 독비혈(犢鼻穴)을 잘못 찌르면 다리를 구부리고 펴지 못한다. ○ 양관(兩關)을 잘못 찌르면 다리를 펴고 구부리지 못한다. 『영추』(「本輸 02」) (『寶鑑·鍼灸篇·失鍼致傷』) (신편p.3750 /신p.2114)

第四章

족 양 명　협 후 지 동 맥 야　기 수 재 응 중　수 양 명　차 재 기 수 외　부 지 곡 협 일 촌
足陽明, 挾喉之動脈也, 其腧在膺中; 手陽明, 次在其腧外, 不至曲頰一寸.

수 태 양 당 곡 협
手太陽當曲頰.

족 소 양 재 이 하 곡 협 지 후　수 소 양 출 이 후　상 가 완 골 지 상
足少陽在耳下曲頰之後; 手少陽出耳後, 上加完骨之上;

족 태 양 협 항 대 근 지 중 발 제
足太陽挾項大筋之中髮際.

勿迎五里 能殺生人 (『類經二十二卷·鍼刺類』, p.905)

음 척 동 맥 재 오 리　오 수 지 금 야
陰尺動脈在五里, 五腧之禁也.

藏府有相合 三焦曰孤府 (『類經三卷·藏象類』, p.66)

第五章

폐 합 대 장 대 장 자 전 도 지 부
『肺合大腸, 大腸者, 傳道之府;

심 합 소 장 소 장 자 수 성 지 부
心合小腸, 小腸者, 受盛之府;

간 합 담 담 자 중 정 지 부
肝合膽, 膽者, 中精之府;

비 합 위 위 자 오 곡 지 부
脾合胃, 胃者, 五穀之府;

신 합 방 광 방 광 자 진 액 지 부 야 소 양 속 신 신 상 련 폐 고 장 양 장
腎合膀胱, 膀胱者, 津液之府也. 少陽㉠屬腎, 腎上連肺, 故將兩藏.

삼 초 자 중 독 지 부 야 수 도 출 언 속 방 광 시 고 지 부 야
三焦者, 中瀆之府也, 水道出焉, 屬膀胱, 是孤之府也.

시 육 부 지 소 여 합 자
是六府之所與合者.』① (「臟腑有合」)

➡ 本章에서 '膽者, 中精之府', '膀胱者, 津液之府也.', '三焦者, 中瀆之府也,'는 중요 구절이므로 외워두어야 한다.

■ **臟腑有合** ○ 靈樞曰, 肺合大腸, 大腸者, 傳道之府. 心合小腸, 小腸者, 受盛之府. 肝合膽, 膽者, 中正之府. 脾合胃, 胃者, 五穀之府. 腎合膀胱, 膀胱者, 津液之府也. 少陰屬腎, 腎上連肺, 故將兩藏. 三焦者, 中瀆之府, 水道出焉, 屬膀胱, 是孤之府也. 是六府之所與合者也.

① 장과 부의 배합[**臟腑有合**] ○『영추(靈樞)』(「本輸 02」)에서는 "폐(肺)는 대장(大腸)과 서로 배합되는데, 대장은 조박(糟粕)을 전하여 내보내는 부(腑)이다. 심(心)은 소장(小腸)과 서로 배합되는데, 소장을 위(胃)에서 부숙(腐熟)시킨 음식물을 받아들이는 부이다. 간(肝)은 담(膽)과 서로 배합되는데, 담은 청정(淸淨)하여 더럽고 탁한 것을 받지 않는 부이다. 비(脾)는 위(胃)와 서로 배합되는데, 위는 음식물을 받아들이는 부이다. 신(腎)은 방광(膀胱)과 서로 배합되는데, 방광은 수액(水液)이 모여드는 부이다. 소음(少陰)은 신(腎)에 속하는데, 그 경맥(經脈)의 분포는 위로 폐(肺)에 연결되어 신은 방광과 삼초(三焦)를 통솔한다. 삼초(三焦)는 체내 수액의 운행을 주관하는 부이므로 수도(水道)가 이에서 나오고, 밑으로는 방광과 연계되지만 오장과 배합되는 바가 없어 '고독한 부'라고 한다. 이것이 육부가 오장과 배합되는 상황이다"라고 하였다. (『寶鑑·內景三·五臟六腑·臟腑有合』) (신편p.544 /신p.388)

四時之刺 (『類經二十卷·鍼刺類』, p.780)

第六章

춘 취 락 맥 제 형 대 경 분 육 지 간 심 자 심 취 지 간 자 천 취 지
春取絡脈諸滎大經分肉之間, 甚者深取之, 間者淺取之;

하 취 제 수 손 락 기 육 피 부 지 상
夏取諸腧孫絡肌肉皮膚之上;

㉠ 少陽 : 校釋本에는 '少陰'으로 고쳤다.

추 취 제 합 여 여 춘 법
秋取諸合，餘如春法；

동 취 제 정 제 수 지 분 욕 심 이 류 지 차 사 시 지 서 기 지 소 처 병 지 소 사 장 지 소 의
冬取諸井諸腧之分，欲深而留之．此四時之序，氣之所處，病之所舍，藏之所宜．

刺四支病 (『類經二十二卷·鍼刺類』, p.888)

전 근 자 립 이 취 지 가 령 수 이
轉筋者，立而取之，可令遂已；

위 궐 자 장 이 자 지 가 령 립 쾌 야
痿厥者，張而刺之，可令立快也．

小鍼解 第三 法人

本篇은『靈樞·九鍼十二原 01』에서 '小鍼之要, 易陳而難入'으로 시작되는 내용을 풀이한 바, '小鍼解'라는 명칭이 붙었다. 서로 참고해서 보아야 한다.

九鍼之要 (『類經十九卷·鍼刺類』, p.726)

第一章

소위이진자 이언야 난입자 난저어인야
所謂易陳者, 易言也; 難入者, 難著於人也.

추수형자 수자법야 상수신자 수인지혈기유여부족 가보사야
麤守形者, 守刺法也; 上守神者, 守人之血氣有餘不足, 可補寫也.

신객자 정사공회야 신자 정기야
神客者, 正邪共會也. 神者, 正氣也.

객자 사기야 재문자 사순정기지소출입야
客者, 邪氣也. 在門者, 邪循正氣之所出入也.

미도기질자 선지사정하경지질야 오지기원자 선지하경지병 소취지처야
未覩其疾者, 先知邪正何經之疾也; 惡知其原者, 先知何經之病, 所取之處也.

자지미재 삭지자 서질지의야
刺之微在㉠數遲者, 徐疾之意也.

추수관자 수사지이부지혈기정사지왕래야 상수기자 지수기야
麤守關者, 守四肢而不知血氣正邪之往來也; 上守機者, 知守氣也.

기지동불리기공중자 지기지허실 용침지서질야
機之動不離其空中者, 知氣之虛實, 用鍼之徐疾也.

공중지기청정이미자 침이득기 밀의수기물실야
空中之機淸淨以微者, 鍼以得氣, 密意守氣勿失也.

기래불가봉자 기성불가보야 기왕불가추자 기허불가사야
其來不可逢者, 氣盛不可補也; 其往不可追者, 氣虛不可寫也.

불가괘이발자 언기이실야
不可掛以髮者, 言氣易失也.

구지불발자 언부지보사지의야 혈기이진이기불하야
扣之不發者, 言不知補寫之意也, 血氣已盡而氣不下也.

지기왕래자 지기지역순성허야 요여지기자 지기지가취지시야
知其往來者, 知氣之逆順盛虛也; 要與之期者, 知氣之可取之時也.

추지암자 명명부지기지미밀야 묘재 공독유지자 진지침의야
麤之闇者, 冥冥不知氣之微密也; 妙哉! 工獨有之者, 盡知鍼意也.

왕자위역자 언기지허이소 소자역야
往者爲逆者, 言氣之虛而小, 小者逆也;

래자위순자 언형기지평 평자순야
來者爲順者, 言形氣之平, 平者順也.

㉠ 在 : 四庫全書本에는 '者'로 되어 있다.

명지역순 정행무간 자 언지소취지처야
明知逆順, 正行無間㉠者, 言知所取之處也.

영이탈지자 사야 추이제지자 보야
「迎而奪之者, 寫也. 追而濟之者, 補也.」① (「鍼法有瀉無補」)

◘ **鍼法有瀉無補** ○ 鍼刺雖有補瀉之法, 予恐但有瀉而無補焉. 經謂瀉者迎而奪之, 以鍼迎其經脈之來氣而出之, 固可以瀉實也. 謂補者隨而濟之, 以鍼隨其經脈之去氣而留之, 未必能補虛也. 不然內經何以曰, 無刺熇熇之熱, 無刺渾渾之脈, 無刺漉漉之汗. 無刺大勞人, 無刺大飢人, 無刺大渴人, 無刺新飽人, 無刺大驚人. 又曰, 形氣不足, 病氣不足, 此陰陽皆不足, 不可刺. 刺之則重竭其氣, 老者絶滅, 壯者不復矣. 若此等語, 皆有瀉無補之謂也. 凡虛損危病久病, 俱不宜用鍼. 『入門』

① 침법에는 사법만 있고 보법은 없다[**鍼法有瀉無補**] ○ 침을 놓는 데는 비록 보법(補法)과 사법(瀉法)이 있다고 하나, 나는 다만 사법만 있고 보법은 없다고 생각한다. 『내경(內經)』(『靈樞·九鍼十二原 01』과 『靈樞·小鍼解 03』)에서 "사법(瀉法)은 마주 받아가서 빼앗는 것이다"라고 한 것은 침을 경맥(經脈)의 순행방향과 반대로 마주 받아가면서 놓아 실(實)하게 오는 사기(邪氣)를 빼앗는 것이므로 진실로 실한 사기를 사(瀉)한다고 할 수 있는 것이고, "보법(補法)은 따르면서 구제[補]해 주는 것이다"라고 한 것은 침을 경맥(經脈)의 순행방향을 따라 놓아 없어진 정기(正氣)를 머무르게 한다는 것이므로 반드시 허(虛)한 것을 보한다고는 할 수 없는 것이다. 그렇지 않으면 무엇 때문에 『내경』(『素問·瘧論 35』와 『素問·刺禁論 52』)에서 "화끈화끈하게 열이 날 때 침을 놓지 말고, 분명하지 못한 맥이 나올 때 침을 놓지 말며, 땀이 뚝뚝 떨어질 때 침을 놓지 말아라. 그리고 몹시 피로한 사람, 몹시 배가 고픈 사람, 몹시 갈증이 나는 사람, 음식을 금방 먹어 배가 부른 사람, 몹시 놀란 사람에게는 다 침을 놓지 말라"라고 하였겠는가? 또 (『靈樞·根結 05』에서) "형기(形氣)가 부족하고 병기(病氣)도 부족한 것은 음양이 다 부족하다는 것이므로 침을 놓을 수 없다. 침을 놓으면 부족한 것을 거듭 부족하게 만들어서 늙은 사람은 죽고, 젊은 사람은 회복되지 못한다"라고 하였겠는가? 이런 말들은 다 침 치료법에는 사법만 있고 보법은 없다는 것을 말한 것이다. 대체로 허손(虛損)으로 위험하게 된 병과 오래된 병은 다 침을 놓아서는 안된다. 『입문』(「鍼灸·灸法」) (『寶鑑·鍼灸篇·鍼法有瀉無補』) (신편p.3661 /신p.2061)

用鍼虛實補寫 (『類經十九卷·鍼刺類』, p.741)

第二章

소위허즉실지자 기구허이당보지야 만즉설지자 기구성이당사지야
所謂虛則實之者, 氣口虛而當補之也; 滿則泄之者, 氣口盛而當寫之也.

완진즉제지자 거혈맥야 사승즉허지자 언제경유성자 개사기사야
宛陳則除之者, 去血脈也; 邪勝則虛之者, 言諸經有盛者, 皆寫其邪也.

서이질즉실자 언서납이질출야 질이서즉허자 언질납이서출야
徐而疾則實者, 言徐內而疾出也; 疾而徐則虛者, 言疾內而徐出也.

언실여허 약유약무자 언실자유기 허자무기야
言實與虛, 若有若無者, 言實者有氣, 虛者無氣也.

찰후여선 약망약존자 언기지허실 보사지선후야 찰기기지이하여상존야
察後與先, 若亡若存者, 言氣之虛實, 補寫之先後也, 察其氣之已下與常存也.

위허여실 약득약실자 언보자필연약유득야 사즉황연약유실야
爲虛與實, 若得若失者, 言補者佖然若有得也, 寫則怳然若有失也.

㉠ 間 : 四庫全書本, 校釋本에는 '問'으로 되어 있다.

鍼分三氣 失宜爲害 (『類經二十二卷·鍼刺類』, p.902)

第三章

부기지재맥야 사기재상자 언사기지중인야고 고사기재상야
夫氣之在脈也, 邪氣在上者, 言邪氣之中人也高, 故邪氣在上也.

탁기재중자 언수곡개입어위 기정기상주어폐 탁류어장위
濁氣在中者, 言水穀皆入於胃, 其精氣上注於肺, 濁溜於腸胃,

언한온부적 음식부절 이병생어장위 고명왈탁기재중야
言寒溫不適, 飮食不絶㉠, 而病生於腸胃, 故命曰濁氣在中也.

청기재하자 언청습지기지중인야 필종족시 고왈청기재하야
清氣在下者, 言清濕地氣之中人也, 必從足始, 故曰清氣在下也.

침함맥즉사기출자 기 지상
鍼陷脈則邪氣出者, 起㉡之上;

침중맥즉사 기출자 취지양명합야
鍼中脈則邪㉢氣出者, 取之陽明合也;

침태심즉사기반침자 언천부지병 불욕심자야 심즉사기종지입 고왈반침야
鍼太深則邪氣反沈者, 言淺浮之病, 不欲深刺也, 深則邪氣從之入, 故曰反沈也.

피육근맥각유소처자 언경락각유소주야
皮肉筋脈各有所處者, 言經絡各有所主也.

취오맥자사 언병재중 기부족 단용침진대사기제음지맥야
取五脈者死, 言病在中, 氣不足, 但用鍼盡大寫其諸陰之脈也;

취삼양지맥자유 언진사삼양지기 령병인광연불복야
取三陽之脈者唯㉣, 言盡寫三陽之氣, 令病人恇然不復也.

탈음자사 언취척지오리 오왕자야 탈양자광 정언야
奪陰者死, 言取尺之五里, 五往者也; 奪陽者狂, 正言也.

候氣 I (『類經十九卷·鍼刺類』, p.774)

第四章

도기색 찰기목 지기산복 일기형 청기동정자
覩其色, 察其目, 知其散復, 一其形, 聽其動靜者,

언상공지상오색어목 유지조척촌소대완급활색 이언소병야
言上工知相五色於目, 有知調尺寸小大緩急滑濇, 以言所病也.

지기사정자 지론허사여정사지풍야
知其邪正者, 知論虛邪與正邪之風也.

우주추지 좌지이어지자 언지침이출입야
右主推之, 左持而御之者, 言持鍼而出入也.

기지이거지자 언보사기조이거지야
氣至而去之者, 言補寫氣調而去之也.

조기재어종시일자 지심야
調氣在於終始一者, 持心也.

㉠ 絶 : 四庫全書本, 章句索引本, 校釋本에는 '節'로 되어 있다.
㉡ 起 : 四庫全書本, 章句索引本, 校釋本에는 '取'로 되어 있다.
㉢ 邪 : 校釋本에는 '濁'으로 되어 있다.
㉣ 唯 : 校釋本에는 '恇'으로 고쳤다.

用鍼先診 反治爲害 Ⅰ (『類經二十二卷·鍼刺類』, p.904)

절지교삼백육십오회자 락맥지삼관제절자야
節之交三百六十五會者, 絡脈之滲灌諸節者也.

候氣 Ⅱ (『類經十九卷·鍼刺類』, p.774)

소위오장지기 이절어내자 맥구기내절부지 반취기외지병처
所謂五藏之氣, 已絶於內者, 脈口氣內絶不至, 反取其外之病處,

여양경지합 유유침이치양기 양기지즉내중갈 중갈즉사의
與陽經之合, 有留鍼以致陽氣, 陽氣至則內重竭, 重竭則死矣,

기사야 무기이동 고정
其死也, 無氣以動, 故靜.

소위오장지기 이절우외자 맥구기외절부지 반취기사말지수
所謂五藏之氣, 已絶于外者, 脈口氣外絶不至, 反取其四末之輸,

유유침이치기음기 음기지즉양기반입 입즉역 역즉사의
有留鍼以致其陰氣, 陰氣至則陽氣反入, 入則逆, 逆則死矣,

기사야 음기유여 고조
其死也, 陰氣有餘, 故躁.

用鍼先診 反治爲害 Ⅱ (『類經二十二卷·鍼刺類』, p.904)

소이찰기목자 오장사오색순명 순명즉성장 성장자 즉언성여평생이야
所以察其目者, 五藏使五色循明, 循明則聲章, 聲章者, 則言聲與平生異也.

邪氣藏府病形 第四 法時

邪氣之中人 陰陽有異 I (『類經十三卷·疾病類』, p.459)

第一章

第一節

黃帝問於岐伯曰, 邪氣之中人也, 奈何?

岐伯答曰, 邪氣之中人高也.

黃帝曰, 高下有度乎?

岐伯曰, 身半已上者, 邪中之也; 身半以下者, 濕中之也.

故曰, 邪之中人也, 無有常, 中於陰則溜於府, 中於陽則溜於經.

黃帝曰, 陰之與陽也, 異名同類, 上下相會, 經絡之相貫, 如環無端.

邪之中人, 或中於陰, 或中於陽, 上下左右, 無有恒常, 其故何也?

岐伯曰, 諸陽之會, 皆在於面.

中人也方乘虛時, 及新用力, 若飮食汗出, 湊㉠理開, 而中於邪.

中於面則下陽明, 中於項則下太陽, 中於頰則下少陽, 其中於膺背兩脇亦中其經.

黃帝曰, 其中於陰, 奈何?

岐伯答曰, 中於陰者, 常從臂胻始.

夫臂與胻, 其陰皮薄, 其肉淖澤, 故俱受於風, 獨傷其陰.

黃帝曰, 此故傷其藏乎?

岐伯答曰, 身之中於風也, 不必動藏, 故邪入於陰經, 則㉡藏氣實, 邪氣入而不能客,

故還之於府. 故中陽則溜於經, 中陰則溜於府.

㉠ 湊 : 四庫全書本, 章句索引本, 校釋本에는 '腠'로 되어 있다.
㉡ 則 : 四庫全書本, 章句索引本, 校釋本에는 '則其'로 되어 있다.

『黃帝曰, 邪之中人藏, 奈何?

岐伯曰, 愁憂恐懼則傷心, 形寒寒飮則傷肺,①(「肺傷證」) 以其兩寒相感, 中外皆傷,

故氣逆而上行.

有所墮墜, 惡血留內, 有㉠所大怒, 氣上而不下, 積於脇下, 則傷肝.②(「肝傷證」)

有所擊仆, 若醉入房, 汗出當風, 則傷脾.③(「脾傷證」)

有所用力擧重, 若入房過度, 汗出浴水, 則傷腎.④(「腎傷證」)』 ⑤(「五臟中邪」)

黃帝曰, 五藏之中風, 奈何?

岐伯曰, 陰陽俱感, 邪乃得往.

黃帝曰, 善哉!

■ **肺傷證** ○ 形寒飮冷則傷肺. 『靈樞』

① 폐장이 상한 증상[**肺傷證**] ○ 몸이 찬 데다가 찬 것을 마시면 폐가 손상된다. 『영추』(「邪氣藏府病形 04」) (『寶鑑·內景三·肺臟·肺傷證』) (신편p.583 /신p.413)

■ **肝傷證** ○ 有所墜墮, 惡血留內, 有所大怒, 氣上不下, 積於脇下則傷肝. 又曰, 大怒氣逆則傷肝. 『靈樞』

② 간이 상한 증상[**肝傷證**] ○ 높은 곳에서 떨어져서 어혈이 체내에 머물러 있거나, 크게 성을 내어 간기(肝氣)가 거슬러 올라가서 내려오지 않고 혈(血)과 기(氣)가 옆구리 아래에 울결(鬱結)되면 간을 손상시킨다. 또한 크게 성을 내어 기가 거슬러 오르면 간을 손상시킨다. 『영추』(「邪氣藏府病形」) (『寶鑑·內景三·肝臟·肝傷證』) (신편p.555 /신p.395)

■ **脾傷證** ○ 有所擊仆, 若醉飽入房, 汗出當風則傷脾. 『靈樞』

③ 비장이 상한 증상[**脾傷證**] ○ 가격을 당하거나 땅에 넘어지든지, 혹은 술과 음식을 지나치게 먹은 다음 합방을 하고서 땀을 낸 상태로 풍사(風邪)를 받으면 비가 손상된다. 『영추』(「邪氣藏府病形 04」) (『寶鑑·內景三·脾臟·脾傷證』) (신편p.574 /신p.407)

■ **腎傷證** ○ 有所用力擧重, 若入房過度, 汗出浴水, 則傷腎. 『靈樞』

④ 신장이 상한 증상[**腎傷證**] ○ 지나치게 힘을 써서 무거운 것을 들거나 방사가 지나치다거나 땀이 났을 때 물에 들어가 목욕하면 신장이 손상된다. 『영추』(「邪氣藏府病形 04」) (『寶鑑·內景三·腎臟·腎傷證』) (신편p.591 /신p.418)

■ **五臟中邪** ○ 黃帝問曰, 邪之中人藏奈何. 岐伯對曰, 愁憂恐懼則傷心. 形寒寒飮則傷肺, 難經寒飮作飮冷. 以其兩寒相感, 中外皆傷, 故氣逆而上行. 有所墮墜, 惡血留內, 若有所大怒, 氣上而不下, 積于脇下, 則傷肝. 有所擊仆, 若醉入房, 汗出當風, 則傷脾. 有所用力擧重, 若入房過度, 汗出浴水, 則傷腎. 『靈樞』

⑤ 오장이 사기를 맞는 것[**五臟中邪**] ○ 황제(黃帝)가 "사기(邪氣)가 오장(五臟)에 침범하는 상황은 어떠합니까?"라고 물었다. 이에 기백(岐伯)이 대답하기를, "걱정·근심과 무서워하고 두려워하는 감정은 심(心)을 상하게 합니다. 추운 곳에서 찬 음식을 먹으면 폐(肺)를 상하게 하는데, 『難經』에는 寒飮이 飮冷으로 되어 있다. 이는 표리(表裏)의 두 한사(寒邪)가 서로 감응하여 내외(內外)를 모두 상하게 하기 때문으로 이렇게 되면 기침을 하는 등 기(氣)가 거슬러 오르는 병증이 나타납니다. 만약 떨어져서 어혈이 체내에 머물거나, 혹은 크게 노하여 간기(肝氣)가 위로 거슬러 올라 내려가지 않고 혈(血)과

㉠ 有 : 四庫全書本, 章句索引本, 校釋本에는 '若有'로 되어 있다.

기(氣)가 옆구리에 울결(鬱結)된다면 간(肝)을 상하게 합니다. 만약 땅에 넘어지거나, 혹은 취한 상태로 입방(入房)하여 땀이 난 데다가 풍사(風邪)에 접촉된다면 비(脾)를 상하게 합니다. 만약 지나치게 힘을 써서 무거운 것을 들거나, 혹은 방사(房事)가 지나쳐서 땀이 흐를 때 목욕을 한다면 신(腎)을 상하게 합니다"라고 하였다. 『영추』(「邪氣藏府病形 04」) (『寶鑑·內景三·五臟六腑·五臟中邪』) (신편p.546 /신p.390)

首面耐寒 因於氣聚 (『類經四卷·藏象類』, p.121)

第二節

『黃帝問於岐伯曰, 首面與身形也, 屬骨連筋, 同血合於㉠氣耳.

天寒則裂地凌冰, 其卒寒, 或手足懈惰, 然而其面不衣, 何也?

岐伯答曰, 十二經脈, 三百六十五絡, 其血氣皆上於面而走空竅,

其精陽氣上走於目而爲睛,

其別氣走於耳而爲聽,

其宗氣上出於鼻而爲臭,

其濁氣出於胃, 走脣舌而爲味.

其氣之津液, 皆上燻㉡于面, 而皮又厚, 其肉堅, 故天熱㉢甚寒不能勝之也.』①

(「人面耐寒」)

■ 人面耐寒 ○ 黃帝問曰, 首面與身形也, 屬骨連筋, 同血合於氣耳. 天寒則裂地凌氷, 其卒寒, 或手足解惰, 然而其面不衣何也. 岐伯答曰, 人之十二經脈, 三百六十五絡, 其血氣皆上於面而走空竅. 其精陽氣, 上走於目而爲睛. 其別氣, 走於耳而爲聽. 其宗氣, 上出於鼻而爲臭. 其濁氣, 出於胃走脣舌而爲味. 其氣之津液皆上熏於面, 而皮又厚, 其肉堅, 故大熱甚寒, 不能勝之也. 『靈樞』

① 얼굴은 추위에 견뎌낸다[人面耐寒] ○ 황제(黃帝)가 묻기를 "사람의 머리와 얼굴, 전신은 근골(筋骨)이 서로 밀접하게 관련되어 있고, 기혈(氣血)이 머리와 얼굴 및 전신에서 운행되는 것도 마찬가지입니다. 날씨가 추워져서 땅이 갈라지고 얼음과 눈이 사람을 엄습해오면 기후가 갑자기 추워져서 사람들은 손발을 오그리고 움직이기를 싫어합니다. 그러나 얼굴은 밖으로 노출되고도 몸이 옷을 입고 추위를 막는 것과 같이 하지 않아도 되니, 이것은 어찌된 까닭입니까?"라고 하였다. 기백(岐伯)이 대답하기를 "인체의 12경맥(十二經脈)과 365락맥(三百六十五絡脈)의 혈기(血氣)는 모두 얼굴로 올라가 칠규(七竅)로 달립니다. 그리하여 경락(經絡)의 정기(精氣)와 양기(陽氣)는 모두 눈으로 주입되어 영양(營養)함으로써 눈이 볼 수 있게 하고, 그 기(氣)가 옆으로 귀로 달려가 귀가 들을 수 있게 하며, 그 가슴 속의 종기(宗氣)는 코를 영양하여 코가 냄새를 맡을 수 있게 하고, 위(胃)에서 나온 수곡(水穀)의 정기(精氣)는 입술과 혀를 영양하여 혀가 맛을 느낄 수 있게 합니다. 이렇게 각종의 기(氣)가 변화된 진액(津液)이 모두 위로 올라가 얼굴을 훈증함으로써 얼굴의 피부는 비교적 두껍고

㉠ 於 : 校釋本에는 '於'자를 삭제하였다.
㉡ 燻 : 校釋本에는 '燻'으로 되어 있다.
㉢ 熱 : 章句索引本, 校釋本에는 '氣'로 되어 있다.

살갗은 비교적 단단하기 때문에 심한 더위나 추위도 능히 감당하는 것입니다"라고 하였다. 『영추』(「邪氣藏府病形 04」) (『寶鑑·外形一·面·人面耐寒』) (신편p.924 /신p.593)

邪氣之中人 陰陽有異 Ⅱ (『類經十三卷·疾病類』, p.459)

第二章

第一節

황제왈 사지중인 기병형하여
黃帝曰, 邪之中人, 其病形何如?

기백왈 허사지중신야 쇄석동형
歧伯曰, 虛邪之中身也, 洒淅動形;

정사지중인야미 선현우색 부지우신 약유약무 약망약존 유형무형
正邪之中人也微, 先見于色, 不知于身, 若有若無, 若亡若存, 有形無形,

막지기정
莫知其情.

황제왈 선재
黃帝曰, 善哉!

三診六變 與尺相應 (『類經五卷·脈色類』, p.204)

황제문어기백왈 여문지
黃帝問於歧伯曰, 余聞之,

견기색 지기병 명왈명
『見其色, 知其病, 命曰明.

안기맥 지기병 명왈신
按其脈, 知其病, 命曰神.

문기병 지기처 명왈공
問其病, 知其處, 命曰工.』① (「神聖工巧」)

여원문견이지지 안이득지 문이극지 위지내하
余願聞見而知之, 按而得之, 問而極之, 爲之奈何?

기백답왈 부색맥여척지상응야 여부고영향지상응야 부득상실야
歧伯答曰, 夫色脈與尺之相應也, 如桴鼓影響之相應也, 不得相失也,

차역본말근엽지출후야 고근사즉엽고의
此亦本末根葉之出候也, 故根死則葉枯矣.

색맥형육 부득상실야 고지일즉위공 지이즉위신 지삼즉신차명의
色脈形肉, 不得相失也, 故知一則爲工, 知二則爲神, 知三則神且明矣.

■ 神聖工巧 ○ 靈樞曰, 望而知之謂之神, 聞而知之謂之聖, 問而知之謂之工, 切脈而知之謂之巧. 以內知之曰神, 以外知之曰聖, 神聖工巧謂之四象.

① 신·성·공·교(神聖工巧) ○ 『영추(靈樞)』(「邪氣藏府病形 04」)에서는 "망진(望診)만으로 병정(病情)을 알아내는 것을 '신(神)'이라 하고, 문진(聞診)으로 병정을 알아내는 것을 '성(聖)'이라 하며, 문진(問診)으로 병정을 알아내는 것을 '공(工)'이라 하고, 절진(切診)으로 병정을 알아내는 것을 '교(巧)'라

한다. 외적 증상(症狀) 없이도 내적 병변(病變)을 알아내는 것을 '신(神)'이라 하고, 외적 증상을 통하여 병변을 알아내는 것을 '성(聖)'이라 하니, 이 신(神)·성(聖)·공(工)·교(巧)를 '사상(四象)'이라 한다"라고 하였다. (『寶鑑·雜病一·審病·神聖工巧』) (신편p.1607 /신p.949)

第二節

황제왈 원졸문지
黃帝曰, 願卒聞之.

기백답왈 색청자 기맥현야 적자 기맥구야 황자 기맥대야
岐伯答曰, 色青者, 其脈弦也; 赤者, 其脈鉤也; 黃者, 其脈代也;

백자 기맥모 흑자 기맥석
白者, 其脈毛; 黑者, 其脈石.

견기색이부득기맥 반득기상승지맥 즉사의
見其色而不得其脈, 反得其相勝之脈, 則死矣;

득기상생지맥 즉병이의
得其相生之脈, 則病已矣.

황제문어기백왈 오장지소생 변화지병형 하여
黃帝問於岐伯曰, 五藏之所生, 變化之病形, 何如?

기백답왈 선정기오색오맥지응 기병내가별야
岐伯答曰, 先定其五色五脈之應, 其病乃可別也.

第三節

황제왈 색맥이정 별지내하
黃帝曰, 色脈已定, 別之奈何?

기백왈 조기맥지완급소대활색 이병변정의
岐伯曰, 調其脈之緩急小大滑濇, 而病變定矣.

황제왈 조지내하
黃帝曰, 調之奈何?

기백답왈 맥급자 척지피부역급 맥완자 척지피부역완
岐伯答曰, 脈急者, 尺之皮膚亦急; 脈緩者, 尺之皮膚亦緩.

맥소자 척지피부역감이소기 맥대자 척지피부역분이기
脈小者, 尺之皮膚亦減而少氣; 脈大者, 尺之皮膚亦賁而起.

맥활자 척지피부역활 맥색자 척지피부역색
脈滑者, 尺之皮膚亦滑; 脈濇者, 尺之皮膚亦濇.

범차변자 유미유심
凡此變者, 有微有甚.

고선조척자 부대어촌 선조맥자 부대어색
故善調尺者, 不待於寸; 善調脈者, 不待於色.

능참합이행지자 가이위상공 상공십전구
能參合而行之者, 可以爲上工, 上工十全九;

행이자위중공 중공십전칠
行二者爲中工, 中工十全七;

행일자위하공 십전육
行一者爲下工, 十全六㉠.

㉠ 十全六 : 四庫全書本, 章句索引本, 校釋本에는 '下工十全六'으로 되어 있다.

藏脈六變 刺不同 (『類經六卷·脈色類』, p.210)

第四節

黃帝曰, 請問脈之緩急小大滑濇之病形何如?

岐伯曰, 臣請言五藏之病變也.

心脈急甚者爲瘛瘲, 微急爲心痛引背, 食不下;

緩甚爲狂笑, 微緩爲伏梁, 在心下上下行, 時唾血.

大甚爲喉吤, 微大爲心痹引背, 善淚出;

小甚爲善噦, 微小爲消癉.

滑甚爲善渴, 『微滑爲心疝』①(「前陰·脈法」) 引臍, 小腹鳴;

『濇甚爲瘖,』②(「言語·脈法」) 微濇爲血溢, 維厥, 耳鳴, 顚疾.

『肺脈急甚爲顚㉠疾,』③(「神·脈法」) 微急爲肺寒熱, 怠惰, 欬唾血,

引腰背胸若鼻息肉不通.

緩甚爲多汗, 微緩爲痿瘻, 偏風, 頭以下汗出不可止;

大甚爲脛腫, 微大爲肺痹引胸背, 起惡日光;

小甚爲泄, 微小爲消癉.

滑甚爲息賁上氣, 微滑爲上下出血.

濇甚爲嘔血, 微濇爲鼠瘻, 在頸支腋之間, 下不勝其上, 其應善痠矣.

肝脈急甚者爲惡言, 微急爲肥氣, 在脇下若覆杯;

緩甚爲善嘔, 微緩爲水瘕痹也.

大甚爲內癰, 善嘔衄, 微大爲肝痹陰縮, 欬引小腹;

小甚爲多飮, 微小爲消癉.

『滑甚爲㿗疝,』④(「前陰·脈法」) 微滑爲遺溺;

濇甚爲溢飮, 微濇爲瘛攣筋痹.

㉠ 顚 : 四庫全書本, 章句索引本, 校釋本에는 '癲'으로 되어 있다.

비맥급심위계종 미급위격중 식음입이환출 후옥말
脾脈急甚爲瘛瘲, 微急爲膈中, 食飮入而還出, 後沃沫;

완심위위궐 미완위풍위 사지불용 심혜연약무병
『緩甚爲痿瘚㉠,』⑤ (「足·脈法」) 微緩爲風痿, 四肢不用, 心慧然若無病.

대심위격부 미대위산 기 복리대농혈 재장위지외
大甚爲擊仆, 微大爲疝㉡氣, 腹裏大膿血, 在腸胃之外;

소심위한열 미소위소단
小甚爲寒熱, 微小爲消癉.

활심위퇴륭 미활위충독회갈복열
滑甚爲㿗癃, 微滑爲蟲毒蛕蝎腹熱;

색심위장궤 미색위내퇴 다하농혈
濇甚爲腸潰㉢, 微濇爲內㿗㉣, 多下膿血.

신맥급심위골전질 미급위침궐분돈 족불수 부득전후
腎脈急甚爲骨癲疾, 微急爲沈厥奔豚, 足不收, 不得前後;

완심위절척 미완위통 통자 식불화 하익환출
『緩甚爲折脊,』⑥ (「背·脈法」) 微緩爲洞, 洞者, 食不化, 下嗌還出.

대심위음위 미대위석수 기제이하지소복수수연 상지위완 사불치
大甚爲陰痿, 微大爲石水, 起臍已下至小腹腄腄然, 上至胃脘㉤, 死不治;

소심위통설 미소위소단
小甚爲洞泄, 微小爲消癉.

활심위륭퇴 미활위골위 좌불능기 기즉목무소견
『滑甚爲癃㿗,』⑦ (「前陰·脈法」) 微滑爲骨痿, 坐不能起, 起則目無所見;

색심위대옹 미색위불월침치
濇甚爲大癰, 微濇爲不月沈痔.

■ 脈法 ○ 肝脈滑甚爲㿗疝, 心脈微滑爲心疝, 腎肝滑甚爲癃㿗. 『內經』

①, ④, ⑦ 맥법(脈法) ○ 간맥(肝脈)이 몹시 활(滑)하면 퇴산(㿗疝)이고, 심맥(心脈)이 미활(微滑)하면 심산(心疝)이며, 신맥(腎脈)과 간맥(肝脈)이 몹시 활(滑)하면 융퇴증(癃㿗證)이다. 『내경』(『靈樞·邪氣藏府病形 04』) (『寶鑑·外形四·前陰·脈法』) (신편p.1474 /신p.872)

■ 脈法 ○ 心脈濇甚爲瘖. 『靈樞』

② 맥법(脈法) ○ 심맥이 몹시 색(濇)한 것은 벙어리가 되려는 것이다. (『靈樞·邪氣藏府病形 04』) (『寶鑑·內景二·言語·脈法』) (신편p.458 /신p.345)

■ 脈法 ○ 靈樞曰, 凡脈急甚, 皆爲癲狂厥疾.

③ 맥법(脈法) ○ 『영추(靈樞)』(「邪氣藏府病形 04」)에서는 "대체로 맥이 몹시 급한 것은 다 전광과 궐병(厥病)이다"라고 하였다. (『寶鑑·內景一·神·脈法』) (신편p.321 /신p.272)

■ 脈法 ○ 脾脈緩甚爲痿厥. 『內經』

⑤ 맥법(脈法) ○ 비맥(脾脈)이 몹시 완(緩)한 것은 위궐(痿厥)이라는 것이다. 『내경』(『靈樞·邪氣藏府病形 04』) (『寶鑑·外形四·足·脈法』) (신편p.1424 /신p.845)

■ 脈法 ○ 靈樞曰, 腎脈緩甚, 爲折脊.

⑥ 맥법(脈法) ○ 『영추(靈樞)』(「邪氣藏府病形 04」)에서는 "신맥(腎脈)이 몹시 완(緩)한 것은 요척추(腰脊

㉠ 瘚 : 四庫全書本, 章句索引本, 校釋本에는 '厥'로 되어 있다.
㉡ 疝 : 校釋本에는 '痞'로 고쳤다.
㉢ 潰 : 四庫全書本, 章句索引本, 校釋本에는 '㿗'로 되어 있다.
㉣ 㿗 : 校釋本에는 '潰'로 고쳤다.
㉤ 脘 : 校釋本에는 '䐐'으로 되어 있다.

椎)의 통증이 부러질 듯한 것이다"라고 하였다. (『寶鑑·外形二·背·脈法』) (신편p.1185 /신p.731)

第三章

第一節

黃帝曰, 病之六變者, 刺之奈何?

岐伯答曰, 諸急者多寒, 緩者多熱;

大者多氣少血, 小者血氣皆少;

滑者陽氣盛, 微有熱, 濇者多血少氣, 微有寒.

是故刺急者, 深內而久留之;

刺緩者, 淺內而疾發鍼, 以去其熱.

刺大者, 微寫其氣, 無出其血.

刺滑者, 疾發鍼而淺內之, 以寫其陽氣而去其熱;

刺濇者, 必中其脈, 隨其逆順而久留之, 必先按而循之,

已發鍼, 疾按其痏, 無令其血出, 以和其脈.

諸小者, 陰陽形氣俱不足, 勿取以鍼, 而調以甘藥也.

六府之病 取之於合 (『類經二十卷·鍼刺類』, p.801)

第二節

黃帝曰, 余聞五藏六府之氣, 滎輸所入爲合, 令何道從入, 入安連過? 願聞其故.

岐伯答曰, 此陽脈之別, 入于內, 屬於府者也.

『黃帝曰, 滎輸與合, 各有名乎?

岐伯答曰, 滎輸治外經, 合治內府.

黃帝曰, 治內府奈何?

岐伯曰, 取之于合.

黃帝曰, 合各有名乎?

岐伯答曰, 胃合於三里,

大腸合入于巨虛上廉,

小腸合入于巨虛下廉,

三焦合入于委陽,

膀胱合入于委中央,

膽合入于陽陵泉.

黃帝曰, 取之奈何?

岐伯答曰, 取之三里者, 低跗取之;

巨虛者, 擧足取之;

委陽者, 屈伸而索之;

委中者, 屈而取之;

陽陵泉者, 正竪膝予之齊, 下至委陽之陽取之.』① (「六合所出所入」)

取諸外經者, 揄㉠申而從之.

■ 本節은 六腑下合穴을 설명한 것이다.

◆ 六合所出所入 ○ 帝曰, 榮腧與合, 各有名乎. 岐伯曰, 滎腧治外經, 合治內府. 帝曰, 合各有名乎. 岐伯曰, 胃合入于三里, 大腸合入于巨虛上廉, 小腸合入于巨虛下廉, 此三府皆出足陽明也. 三焦合入于委陽, 膀胱合入于委中, 此二府皆出足太陽也. 膽合入于陽陵泉, 此一府出足少陽也. 帝曰, 取之奈何. 岐伯曰, 取三里者低跗取之. 取巨虛者, 擧足取之. 委陽者, 屈伸而索之. 委中者, 屈而取之. 陽陵泉者, 正竪膝與之齊, 下至委陽之陽取之. 『靈樞』

① 6개의 합혈이 드나드는 곳[六合所出所入] ○ 황제(黃帝)가 묻기를, "형혈(滎穴)·수혈(腧穴)과 합혈(合穴)은 각각 어떤 기능이 있습니까?"라고 하였다. 이에 기백(岐伯)이 대답하기를, "형혈(滎穴)과 수혈(腧穴)은 외부에 있는 경맥(經脈)의 병을 치료하고, 합혈(合穴)은 내부의 부병(腑病)을 치료합니다"라고 하였다. 황제가 또 묻기를, "합혈(合穴)에는 각기 이름이 있습니까?"라고 하였다. 이에 기백이 대답하기를, "위경(胃經)의 합혈(合穴)은 족삼리혈(足三里穴)로 들어가고, 대장경(大腸經)의 합혈은 거허상렴혈(巨虛上廉穴)로 들어가며, 소장경(小腸經)의 합혈은 거허하렴혈(巨虛下廉穴)로 들어가는데, 이 세 부(腑)의 합혈(合穴)은 모두 족양명경(足陽明經)에서 나옵니다. 삼초경(三焦經)의 합혈은 위양혈(委陽穴)로 들어가고, 방광경(膀胱經)의 합혈은 위중혈(委中穴)로 들어가는데, 이 두 부(腑)의 합혈(合穴)은 모두 족태양경(足太陽經)에서 나옵니다. 담경(膽經)의 합혈은 양릉천혈(陽陵泉穴)로 들어가는데, 이 한 부(腑)의 합혈(合穴)은 족소양경(足少陽經)에서 나옵니다"라고 하였다. 황제가 "취혈은 어떻게 합니까?"라고 하니, 기백이 "족삼리혈(足三里穴)은 발을 낮추고 취혈하며, 거

㉠ 腧 : 校釋本에는 '揄'로 되어 있다.

허혈(巨虛穴)은 발을 들어올려 취혈하고, 위양혈(委陽穴)은 구부렸다 폈다 하면서 취혈하고, 위중혈(委中穴)은 구부리고 취혈하며, 양릉천혈(陽陵泉穴)은 무릎을 바로 세우고 위양혈로 내려가는 바깥쪽에서 취혈합니다"라고 하였다. 『영추』(「邪氣藏府病形 04」) (『寶鑑·鍼灸篇·六合所出所入』) (신편p.3746 /신p.2112)

第三節

黄帝曰, 願聞六府之病.

岐伯答曰, 『面熱者, 足陽明病;① (「面熱」) 魚絡血者, 手陽明病;

兩跗之上脈豎陷者㉠, 足陽明病, 此胃脈也.』② (「胃病證」)

『大腸病者, 腸中切痛而鳴濯濯,

冬日重感于寒卽泄, 當臍而痛, 不能久立,』③ (「大腸病證」)

與胃同候, 取巨虛上廉.

『胃病者, 腹䐜脹, 胃脘當心而痛, 上肢兩脇, 膈咽不通, 食飮不下,』④ (「胃病證」)

取之三里也.

『小腸病者, 小腹痛, 腰脊控睾而痛,

時窘之後, 當耳前熱,』⑤ (「小腸病證」)

若寒甚, 若獨肩上熱甚, 及手小指次指之間熱,

若脈陷者, 此其候也. 手太陽病也, 取之巨虛下廉.

『三焦病者, 腹㉡氣滿, 小腹尤堅, 不得小便, 窘急, 溢則水㉢, 留卽爲脹,』⑥ (「三焦病證」)

候在足太陽之外大絡, 大絡在太陽少陽之間, 亦㉣見于脈, 取委陽.

『膀胱病者, 小腹偏腫而痛, 以手按之, 卽欲小便而不得,

肩上熱若脈陷, 及足小指外廉及脛踝後皆熱』⑦ (「膀胱病證」)

若脈陷, 取委中央㉤.

『膽病者, 善太息,⑧ (「太息」) 口苦, 嘔宿汁, 心下澹澹, 恐人將捕之,⑨ (「心澹澹大動」)

㉠ 兩跗之上脈豎陷者 : 校釋本에는 '兩胕之上脈堅若陷者'로 고쳤다.
㉡ 腹 : 校釋本에는 '腹脹'으로 '脹'을 보충하였다.
㉢ 水 : 校釋本에는 '爲水'로 '爲'를 보충하였다.
㉣ 亦 : 校釋本에는 '赤'으로 고쳤다.
㉤ 委中央 : 校釋本에는 '委中'으로 '央'을 삭제하였다.

嗌中吤吤然, 數唾,』⑩ (「膽病證」)

在足少陽之本末, 亦視其脈之陷下者, 灸之, 其寒熱者, 取陽陵泉.

◘ 五臟病은 『素問·藏氣法時論 22』·『靈樞·五邪 20』에 나오고, 六腑病은 『靈樞·邪氣藏府病形 04』에 나온다.

◘ **面熱** ○ 面熱者, 足陽明病. 『靈樞』

① 얼굴이 뜨거운 것[面熱] ○ 얼굴이 뜨거운 것은 족양명병(足陽明病)이다. 『영추』(「邪氣藏府病形 04」) (『寶鑑·外形一·面·面熱』) (신편p.925 /신p.593)

◉ 『寶鑑』에서는 '面熱' 조문에 '調胃承氣湯 가감, 升麻黃連湯'을 예시하였다.

◘ **胃病證** ○ 面熱者, 足陽明病. 兩跗之上脈堅堅者, 足陽明病, 此胃脈也. 『靈樞』

② 위병의 증상[胃病證] ○ 얼굴에 열이 있는 것은 족양명경(足陽明經)의 병변(病變)이다. 발등 위의 충양맥(衝陽脈) 부위가 솟아서 단단해진 것은 족양명경의 병변인데, 이는 위맥(胃脈)이다. 『영추』(「邪氣藏府病形 04」) (『寶鑑·內景三·胃腑·胃病證』) (신편p.606 /신p.428)

◘ **大腸病證** ○ 大腸病者, 腸中切痛而鳴濯濯. 冬日重感于寒卽泄, 當臍而痛, 不能久立. 『靈樞』

③ 대장병의 증상[大腸病證] ○ 대장병(大腸病)의 증상은 뱃속이 끊어질 듯이 아프면서 꾸르륵꾸르륵 소리가 난다. 그런데 겨울에 또 한사(寒邪)에 손상되면 곧 설사가 나고 배꼽 부위가 아프며, 오랫동안 서 있지 못하는 것이다. (『靈樞·邪氣藏府病形 04』) (『寶鑑·內景三·大腸腑·大腸病證』) (신편p.618 /신p.434)

◘ **胃病證** ○ 胃病者, 腹䐜脹, 胃脘當心而痛, 上支兩脇, 膈噎不通, 飮食不下. 『靈樞』

④ 위병의 증상[胃病證] ○ 위(胃)에 병이 있는 사람은 배가 불러 오르고 위완(胃脘)의 한가운데가 아프며, 양쪽 옆구리가 치받치고, 가슴과 목구멍이 막혀 통하지 않으며, 음식이 잘 내려가지 않는 것이다. (『靈樞·邪氣藏府病形 04』) (『寶鑑·內景三·胃腑·胃病證』) (신편p.606 /신p.428)

◘ **小腸病證** ○ 小腸病者, 小腹痛·腰脊控睾而痛, 睾陰丸也. 時窘之候, 當耳前熱. 『靈樞』

⑤ 소장병의 증상[小腸病證] ○ 소장병의 증상은 아랫배가 아프고, 허리뼈에서 고환 고환은 불알이다. 으로 땅기며, 때때로 노책증(努責證)이 있은 후에 귀 앞에 열이 나는 것이다. (『靈樞·邪氣藏府病形 04』) (『寶鑑·內景三·小腸腑·小腸病證』) (신편p.614 /신p.432)

◘ **三焦病證** ○ 三焦病者, 腹氣滿, 小腹尤堅, 不得小便, 窘急, 溢則水, 留卽爲脹. 『靈樞』

⑥ 삼초병의 증상[三焦病證] ○ 삼초병(三焦病)의 증상은 복부에 기가 가득 차고 아랫배가 더욱 딴딴해지며, 소변을 보지 못해 요의(尿意)가 절실해지는데, 수액(水液)이 피하(皮下)로 넘치면 수종(水腫)이 되고 복부에 머무르면 아랫배가 불러 오르게 된다. (『靈樞·邪氣藏府病形 04』) (『寶鑑·內景三·三焦腑·三焦病證』) (신편p.631 /신p.442)

◘ **膀胱病證** ○ 膀胱病者, 小腹偏腫而痛, 以手按之, 卽欲小便而不得, 肩上熱, 若脈陷, 及足小指外廉脛踝後皆熱. 『靈樞』

⑦ 방광병의 증상[膀胱病證] ○ 방광병(膀胱病)일 때의 증상은 아랫배만 부으면서 아픈데, 그곳을 손으로 누르면 곧 소변이 나올 것 같으나 그렇다고 나오지는 않으며, 방광경맥(膀胱經脈)이 지나는 어깨 부위에 열감이 있고 낙맥(絡脈)이 꺼져들어 일어나지 않으며, 새끼발가락의 바깥쪽과 종아리의 뒤에 열이 나는 것이다. 『영추』(「邪氣藏府病形 04」) (『寶鑑·內景三·膀胱腑·膀胱病證』) (신편p.624 /신p.438)

◘ **太息** ○ 膽病者, 善太息. 『靈樞』

⑧ 한숨[太息] ○ 담(膽)에 병이 생기면 한숨을 잘 쉰다. (『靈樞·邪氣藏府病形 04』) (『寶鑑·內景二·言語·太息』) (신편p.462 /신p.348)

◘ **心澹澹大動** ○ 又曰, 膽病者, 心中澹澹, 恐如人將捕.

⑨ 가슴이 울렁거리면서 몹시 뛰는 증상[**心澹澹大動**] ○ 또한 『영추(靈樞)』(「邪氣藏府病形 04」)에서는 "담(膽)이 병들면 가슴이 울렁거리면서 누가 잡으러 오는 것처럼 두려워한다"라고 하였다. (『寶鑑·內景一·神·心澹澹大動』) (신편p.339 /신p.282)

◉ 『**寶鑑**』에서는 '**心澹澹大動**' 조문에 '**二陳湯, 芎夏湯**'을 예시하였다.

◘ **膽病證** ○ 膽病者, 善太息, 口苦, 嘔有苦汁, 心中澹澹, 恐如人將捕之, 嗌中吤吤然, 數唾. 『靈樞』

⑩ 담병의 증상[**膽病證**] ○ 담병의 증상은 한숨을 잘 쉬고 입맛이 쓰며, 쓴 물을 토하고, 가슴이 두근거리고 누가 잡으러 오는 듯이 두려워하며, 목구멍에 무엇이 걸린 듯하여 자주 침을 뱉는 것이다. 『영추』 (「邪氣藏府病形 04」) (『寶鑑·內景三·膽腑·膽病證』) (신편p.601 /신p.424)

第四節

황제왈 자지유도호
黃帝曰, 刺之有道乎?

기백답왈 자차자 필중기혈 무중육절
岐伯答曰, 刺此者, 必中氣穴, 無中肉節.

중기혈즉침염 우항 중육절즉피부통
中氣穴則鍼染㉠于巷, 中肉節卽皮膚痛.

보사반즉병익독
補寫反則病益篤.

중근즉근완 사기불출 여기진상박 란이불거 반환내착
中筋則筋緩, 邪氣不出, 與其眞相搏, 亂而不去, 反還內著.

용침불심 이순위역야
用鍼不審, 以順爲逆也.

㉠ 染 : 校釋本에는 '游'로 고쳤다.

根結 第五 法音

諸經根結開闔病刺 (『類經九卷·經絡類』, p.364)

第一章

기백왈 천지상감 한난상이 음양지도 숙소숙다 음도우 양도기
歧伯曰, 天地相感, 寒暖相移, 陰陽之道, 孰少孰多, 陰道偶, 陽道奇.

발어춘하 음기소 양기다 음양부조 하보하사
發於春夏, 陰氣少, 陽氣多, 陰陽不調, 何補何寫?

발어추동 양기소 음기다 음기성이양기쇠
發於秋冬, 陽氣少, 陰氣多, 陰氣盛而陽氣衰,

고경엽고고 습우하귀 음양상이 하사하보
故莖葉枯槁, 濕雨下歸, 陰陽相移, 何寫何補?

기사리경 불가승수 부지근결 오장육부 절관패추 개합이주
奇邪離經, 不可勝數, 不知根結, 五藏六府, 折關敗樞, 開闔而走,

음양대실 불가부취
陰陽大失, 不可復取.

구침지현 요재종시 고능지종시 일언이필 부지종시 침도함절
九鍼之玄, 要在終始; 故能知終始, 一言而畢, 不知終始, 鍼道咸絕.

第二章

태양근우지음 결우명문 명문자 목야
『太陽根于至陰, 結于命門. 命門者, 目也.』① (「足太陽膀胱經流注」)

양명근우여태 결우상대 상대자 겸이야
『陽明根于厲兌, 結于顙大. 顙大者, 鉗耳也.』② (「足陽明胃經流注」)

소양근우규음 결우창롱 창롱자 이중야
『少陽根于竅陰, 結于窓籠. 窓籠者, 耳中也.』③ (「足少陽膽經流注」)

태양위개 양명위합 소양위추
太陽爲開, 陽明爲闔, 少陽爲樞.

고개절즉내 절독이폭병기의 고폭병자 취지태양 시유여부족
故開折則內㉠節瀆而暴病起矣, 故暴病者, 取之太陽, 視有餘不足.

독자 피육완초이약야
瀆者, 皮肉宛膲而弱也.

합절즉기무소지식이위질기의 고위질자 취지양명 시유여부족
闔折則氣無所止息而痿疾起矣, 故痿疾者, 取之陽明, 視有餘不足.

무소지식자 진기계류 사기거지야
無所止息者, 眞氣稽留, 邪氣居之也.

㉠ 內 : 校釋本에는 '肉'으로 되어 있다.

추절즉골요이불안어지 고골요자 취지소양 시유여부족
樞折卽骨繇而不安於地, 故骨繇者, 取之少陽, 視有餘不足.

골요자 절완이불수야 소위골요자 요고야 당궁기본야
骨繇者, 節緩而不收也. 所謂骨繇者, 搖故也, 當窮其本也.

태음근우은백 결우태창
『太陰根于隱白, 結于太倉.』④ (「足太陰脾經流注」)

소음근우용천 결우염천
『少陰根于湧泉, 結于廉泉.』⑤ (「足少陰腎經流注」)

궐음근우대돈 결우옥영 락우단중
『厥陰根于大敦, 結于玉英, 絡于膻中.』⑥ (「足厥陰肝經流注」)

태음위개 궐음위합 소음위추
太陰爲開, 厥陰爲闔, 少陰爲樞.

고개절즉창름무소수격통 격통자 취지태음 시유여부족
故開折則倉廩無所輸膈洞, 膈洞者, 取之太陰, 視有餘不足,

고개절자 기부족이생병야
故開折者, 氣不足而生病也.

합절즉기절 이희비 비자 취지궐음 시유여부족
闔折卽氣絶㉠而喜悲, 悲者, 取之厥陰, 視有餘不足.

추절즉맥유소결이불통 불통자 취지소음 시유여부족
樞折則脈有所結而不通, 不通者, 取之少陰, 視有餘不足,

유결자 개취지부족
有結者, 皆取之不足㉡.

➡ 『素問·陰陽離合論』 06과 참고하여 보아야 한다. 經脈의 根은 발가락 끝이나, 結은 經脈의 다른 끝 또는 중간 지점이다. 주석자가 보기에 經脈의 結은 반드시 정중앙 명문맥에 가깝게 위치해야 하고, '顙大者, 鉗耳也'나 '窻籠者, 耳中也'는 삽입된 내용으로 인식된다. 이는 병이 났을 때 暴病·痿疾·骨搖가 잘 해석되지 않기 때문이다. 하나의 경맥은 정중앙선과 臟腑를 거쳐 四肢 말단까지 이어져야 한다는 것이 주석자의 견해이다. 生死와 연관이 되려면 반드시 정중앙 명문맥을 통과해야 하기 때문이다. 本篇이 중요시되지 못하는 이유는 '顙大', '窻籠', '玉英'의 위치를 모르는 데다가, 본문에서 주석처럼 붙은 문장을 신뢰하면 내용이 이해되지 않기 때문이다. 주석처럼 붙은 문장을 빼고 다시 생각해보기 바란다. 몸의 정중선에서 三陰三陽의 위치를 잡는 것은 本篇에서 시작해야 하지, 『素問·陰陽離合論 06』부터 시작하면 알기 어렵다. 『素問·脈解 49』는 논리상 전혀 다른 관점으로 서술하기 때문에 서로 같이 논해서는 안된다.

➡ 痿證에 陽明을 치료한다는 내용은, 『靈樞·根結 05』에 "太陽爲開, 陽明爲闔, 少陽爲樞. ……闔折則氣無所止息而痿疾起矣故, 痿疾者, 取之陽明, 視有餘不足. 無所止息者, 眞氣稽留, 邪氣居之也."라 한 바가 있다. 『素問·痿論 44』에서 "陽明虛則宗筋縱, 帶脈不引, 故足痿不用也."라고 하였으니, 陽明의 結 부위는 반드시 帶脈이 지나는 정중앙 부위이다. 帶脈이 배꼽과 命門穴을 두르기는 하나, 氣街는 배꼽이 아니므로, 膽經을 거쳐 氣街와 이어지는 아래쪽 帶脈을 가리킨다. 衝脈과 陽明이 宗筋에 이어지되, 宗筋之會는 氣街이니, 결국 陽明의 結은 關元이라 보아야 한다. 만약 『靈樞·根結 05』에 '結于顙大. 顙大者, 鉗耳也.'라고 한 바에 따라 귀 주위가 어떻다고 해버리면 痿證과는 별 관계가 없게 된다. 적어도 '顙大者, 鉗耳也'는 삽입된 내용으로 치고 '顙大'를 關元으로 보아야 痿證과 연결지어 생각할 수 있다. 이는 『靈樞·寒熱病 21』에 "身有所傷, 血出多及中風寒, 若有所墮墜, 四支懈惰不收, 名曰體惰. 取其小腹臍下三結交. 三結交者, 陽明太陰也, 臍下三寸關元也."라고 한 것으로 증명된다. 이러한 생각은 痿證을 치료하는 방법으로 關元을 치료하는 것 이외에도, 陽明病의 大小便 이상이나, 狂症에 있어 '높은 곳에 올라가는' 증상을 설명할 수 있다. 본 주석은 『素問·痿論 44』의 주석을 참조하라.

➡ 三陰三陽의 結을 온몸의 정중앙에 배속한다는 점이 본 주석의 특이한 점이다. 손발끝의 根에서 시작하여 원기가 모이는 곳은 응당 온몸의 정중앙선이라야 한다. 陽의 開闔樞와 陰의 開闔樞는 각각 몸에 배속해야 한다. 눈이 太陽으로 開이고, 關元이 陽明으로서 闔이면 少陽으로서 樞는 靈臺 부근으로 봐야 한다. 몸을 좌우로 펴거나 오므리는 데에 중요한 지점이다. 太倉은 몸의 앞쪽으로 봐야 하는데, 少陽이 몸의 뒤쪽에 위치하기 때문이고, 이것이 太陰으로서 開가 된다. 闔·樞는 몸의 뒤쪽 상하에 각각 위치해야 하는데, 少陰을 廉泉의 뒤쪽으

㉠ 絶 : 校釋本에는 '弛'로 고쳤다.
㉡ 不足 : 校釋本에는 '不足'을 삭제하였다.

로 보아 樞로 잡으면 厥陰은 玉英(『靈樞·脹論 35』에 '廉泉玉英者, 津液之道也.'라고 하였으므로 요도 부근을 의미한다고 본다)의 반대쪽 후면으로 잡아야 한다. 이렇게 하면, 태양·태음, 양명·궐음, 소양·소음이 開·闔·樞의 순서로 배열되고, 『傷寒論』의 六經病을 해석하는데 용이한 바가 있다. 이는 『素問·脈解 49』의 배속과는 전혀 다르기에, 같이 운용하면 이론적으로 도출할 수 없다.

➡ 窗籠이 나오는 바, 『靈樞·衛氣 52』 2장을 참고하라.

◆ 足太陽膀胱經流注 ○ 太陽根于至陰, 結于命門. 命門者目也. 『靈樞』

① 족태양방광경의 순행[足太陽膀胱經流注] ○ 족태양경맥(足太陽經脈)은 지음혈(至陰穴)에서 시작하여 명문(命門)에서 끝난다. 명문(命門)은 눈이다. 『영추』(「根結 05」) (『寶鑑·鍼灸篇·足太陽膀胱經流注』) (신편p.3690 /신p.2078)

◆ 足陽明胃經流注 ○ 陽明根于厲兌, 結于顙大. 顙大者, 鉗耳也. 『靈樞』

② 족양명위경의 순행[足陽明胃經流注] ○ 족양명경맥(足陽明經脈)은 여태(厲兌)에서 시작되어 상대(顙大)에서 끝난다. 상대(顙大)는 겸이(鉗耳), 즉 귀에서 올라간 곳이다. 『영추』(「根結 05」) (『寶鑑·鍼灸篇·足陽明胃經流注』) (신편p.3672 /신p.2067)

◆ 足少陽膽經流注 ○ 少陽根于竅陰, 結于窗籠. 窗籠者, 耳中也. 『靈樞』

③ 족소양담경의 순행[足少陽膽經流注] ○ 족소양경맥(足少陽經脈)은 규음혈(竅陰穴)에서 시작하여 창롱(窗籠)에 가서 끝난다. 창롱(窗籠)이란 귓속을 말한 것이다. 『영추』(「根結 05」) (『寶鑑·鍼灸篇·足少陽膽經流注』) (신편p.3713 /신p.2092)

◆ 足太陰脾經流注 ○ 太陰根于隱白, 結于太倉. 『靈樞』

④ 족태음비경의 순행[足太陰脾經流注] ○ 족태음경맥(足太陰經脈)은 은백혈(隱白穴)에서 시작하여 태창혈(太倉穴)에 가서 끝난다. 『영추』(「根結 05」) (『寶鑑·鍼灸篇·足太陰脾經流注』) (신편p.3680 /신p.2073)

◆ 足少陰腎經流注 ○ 少陰根于涌泉, 結于廉泉. 『靈樞』

⑤ 족소음신경의 순행[足少陰腎經流注] ○ 족소음경맥(足少陰經脈)은 용천혈(涌泉穴)에서 시작하여 염천혈(廉泉穴)에 가서 끝난다. 『영추』(「根結 05」) (『寶鑑·鍼灸篇·足少陰腎經流注』) (신편p.3701 /신p.2085)

◆ 足厥陰肝經流注 ○ 厥陰根于大敦, 結于玉英, 絡于膻中. 『靈樞』

⑥ 족궐음간경의 순행[足厥陰肝經流注] ○ 족궐음간경(足厥陰肝經)은 대돈혈(大敦穴)에서 시작하여 옥영혈(玉英穴, 玉堂穴)에서 끝나며, 단중혈(膻中穴)과 연계된다. 『영추』(「根結 05」) (『寶鑑·鍼灸篇·足厥陰肝經流注』) (신편p.3721 /신p.2097)

第三章

第一節

족태양근우지음 류우경골 주우곤륜 입우천주비양야
足太陽根于至陰, 溜于京骨, 注于崑崙, 入于天柱飛揚也.

족소양근우규음 류우구허 주우양보 입우천용광명야
足少陽根于竅陰, 溜于丘墟, 注于陽輔, 入于天容光明也.

족양명근우여태 류우충양 주우하릉 입우인영풍륭야
足陽明根于厲兌, 溜于衝陽, 注于下陵, 入于人迎豐隆也.

수태양근우소택 류우양곡 주우소해 입우천창지정야
手太陽根于少澤, 溜于陽谷, 注于少海, 入于天窓支正也.

수소양근우관충 류우양지 주우지구 입우대 유외관야
手少陽根于關衝, 溜于陽池, 注于支溝, 入于大㉠牖外關也.

㉠ 大 : 四庫全書本, 章句索引本, 校釋本에는 '天'으로 되어 있다.

수양명근우상양 류우합곡 주우양계 입우부돌편력야
手陽明根于商陽, 溜于合谷, 注于陽谿, 入于扶突偏歷也.

차소위십이경자 성락개당취지
此所謂十二經者, 盛絡皆當取之.

五藏之氣 脈有常數 (『類經五卷·脈色類』, p.169)

第二節

일일일야오십영 이영오장지정 불응수자 명왈광생
一日一夜五十營, 以營五藏之精. 不應數者, 名曰狂生.

소위오십영자 오장개수기 지기맥구 수기지야
『所謂五十營者, 五藏皆受氣, 持其脈口, 數其至也.

오십동이불일대자 오장개수기
五十動而不一代者, 五藏皆受氣;

사십동일대자 일장무기
四十動一代者, 一藏無氣;

삼십동일대자 이장무기
三十動一代者, 二藏無氣;

이십동일대자 삼장무기
二十動一代者, 三藏無氣;

십동일대자 사장무기
十動一代者, 四藏無氣;

불만십동일대자 오장무기 여지단기
不滿十動一代者, 五藏無氣, 予之短期.』① (「止代脈定死期」)

요재종시 소위오십동이불일대자 이위상야 이지오장지기
要在終始. 所謂五十動而不一代者, 以爲常也, 以知五藏之期.

여지단기자 사삭사소야
予之短期者, 乍數乍疏也.

◇ **止代脈定死期** ○ 所謂五十營者, 五藏皆受氣, 持其寸口, 數其至也. 五十動而不一代者, 五藏皆受氣也. 四十動一代者, 一藏無氣. 三十動一代者, 二藏無氣. 二十動一代者, 三藏無氣. 十動一代者, 四藏無氣. 不滿十動一代者, 五藏無氣. 予之短期. 『靈樞』

① 지맥·대맥으로 죽을 때를 안다[**止代脈定死期**] ○ 소위 50영(五十營)이란 것은 오장(五臟)이 모두 정기(精氣)의 영양(營養)을 받게 해주는 것으로서, 촌구맥(寸口脈)의 부위에서 그 박동수를 계산하여 장기(臟氣)의 성쇠를 예측해볼 수 있는 것이다. 만약 맥박이 50번을 뛰면서 그치는 것이 없다면 이것은 오장이 건전하여 정기(精氣)를 고루 받는다는 것이다. 만약 맥박이 40번을 뛰면서 한 번 그친다면 이것은 한 장기(臟器)의 기능이 불건전하여 정기(精氣)를 못 받는다는 것이다. 만약 맥박이 30번을 뛰면서 한 번 그친다면 이것은 두 장기의 기능이 불건전하여 정기를 못 받는다는 것이다. 만약 맥박이 20번을 뛰면서 한 번 그친다면 이것은 세 장기의 기능이 불건전하여 정기를 못 받는다는 것이다. 만약 맥박이 10번을 뛰면서 한 번 그친다면 이것은 네 장기의 기능이 불건전하여 정기를 못 받는다는 것이다. 만약 맥박이 10번도 뛰지 못하고 한 번 그친다면 이것은 오장의 기능이 다 건전하지 못하여 정기를 못 받는다는 것이다. 이러한 상황에 따라 죽을 때를 예측할 수 있다. 『영추』(「根結 05」) (『寶鑑·雜病一·診脈·止代脈定死期』) (신편p.1649 /신p.976)

貴賤逆順 (『類經二十二卷·鍼刺類』, p.896)

第四章

第一節

황제왈 역순오체자 언인골절지소대 육지견취 피지후박 혈지청탁 기지활색
黃帝曰, 逆順五體者, 言人骨節之小大, 肉之堅脆, 皮之厚薄, 血之淸濁, 氣之滑濇,

맥지장단 혈지다소 경락지수 여이지지의 차개포의필부지사야
脈之長短, 血之多少, 經絡之數, 余已知之矣, 此皆布衣匹夫之士也.

부왕공대인 혈식지군 신체유취 기육연약 혈기표한활리
夫王公大人, 血食之君, 身體柔脆, 肌肉軟弱, 血氣慓悍滑利,

기자지서질천심다소 가득동지호
其刺之徐疾淺深多少, 可得同之乎?

기백답왈 고량숙곽지미 하가동야
岐伯答曰, 膏粱菽藿之味, 何可同也?

기활즉출질 기기색즉출지 기한즉침소이입천 기색즉침대이입심
氣滑卽出疾, 其氣濇則出遲, 氣悍則鍼小而入淺, 氣濇則鍼大而入深,

심즉욕류 천즉욕질
深則欲留, 淺則欲疾.

이차관지 자포의자심이류지 자대인자미이서지 차개인기표한활리야
以此觀之, 刺布衣者深以留之, 刺大人者微以徐之, 此皆因氣慓悍滑利也.

第二節

황제왈 형기지역순내하
『黃帝曰, 形氣之逆順奈何?

기백왈 형기부족 병기유여 시사승야 급사지
岐伯曰, 形氣不足, 病氣有餘, 是邪勝也, 急寫之;

형기유여 병기부족 급보지
形氣有餘, 病氣不足, 急補之.

형기부족 병기부족 차음양기구부족야 불가자지
「形氣不足, 病氣不足, 此陰陽氣俱不足也, 不可刺之.

자지즉중부족 중부족즉음양구갈 혈기개진 오장공허 근골수고
刺之則重不足, 重不足則陰陽俱竭, 血氣皆盡, 五藏空虛, 筋骨髓枯,

노자절멸 장자불복의
老者絶滅, 壯者不復矣.」① (「鍼法有瀉無補」)

형기유여 병기유여 차위음양구유여야 급사기사 조기허실
形氣有餘, 病氣有餘, 此謂陰陽俱有餘也, 急寫其邪, 調其虛實.② (「形氣用補瀉」)

고왈 유여자사지 부족자보지 차지위야
故曰, 有餘者寫之, 不足者補之, 此之謂也.

고왈 자부지역순 진사상박
故曰, 刺不知逆順, 眞邪相搏.

滿而補之, 則陰陽四溢, 腸胃充郭, 肝肺內䐜, 陰陽相錯.

虛而寫之, 則經脈空虛, 血氣竭枯, 腸胃㒍辟, 皮膚薄著, 毛腠夭膲, 予之死期.

故曰, 用鍼之要, 在于知調陰與陽㉠, 調陰與陽, 精氣乃光, 合形與氣, 使神內藏.

故曰, 上工平氣, 中工亂脈㉡, 下工絶氣危生, 故曰下工不可不愼也.』③ (「用鍼宜審逆順」)

必審㉢五藏變化之病, 五脈之應, 經絡之實虛, 皮之柔麤, 而後取之也.

◘ **鍼法有瀉無補** ○ 鍼刺雖有補瀉之法, 予恐但有瀉而無補焉. 經謂瀉者迎而奪之, 以鍼迎其經脈之來氣而出之, 固可以瀉實也. 謂補者隨而濟之, 以鍼隨其經脈之去氣而留之, 未必能補虛也. 不然內經何以曰, 無刺熇熇之熱, 無刺渾渾之脈, 無刺漉漉之汗. 無刺大勞人, 無刺大飢人, 無刺大渴人, 無刺新飽人, 無刺大驚人. 又曰, 形氣不足, 病氣不足, 此陰陽皆不足, 不可刺. 刺之則重竭其氣, 老者絶滅, 壯者不復矣. 若此等語, 皆有瀉無補之謂也. 凡虛損危病久病, 俱不宜用鍼. 『入門』

① **침법에는 사법만 있고 보법은 없다[鍼法有瀉無補]** ○ 침을 놓는 데는 비록 보법(補法)과 사법(瀉法)이 있다고 하나, 나는 다만 사법만 있고 보법은 없다고 생각한다. 『내경(內經)』(『靈樞·九鍼十二原 01』과 『靈樞·小鍼解 03』)에서 "사법(瀉法)은 마주 받아가서 빼앗는 것이다"라고 한 것은 침을 경맥(經脈)의 순행방향과 반대로 마주 받아가면서 놓아 실(實)하게 오는 사기(邪氣)를 빼앗는 것이므로 진실로 실한 사기를 사(瀉)한다고 할 수 있는 것이고, "보법(補法)은 따르면서 구제[補]해 주는 것이다"라고 한 것은 침을 경맥(經脈)의 순행방향을 따라 놓아 없어진 정기(正氣)를 머무르게 한다는 것이므로 반드시 허(虛)한 것을 보한다고는 할 수 없는 것이다. 그렇지 않으면 무엇 때문에 『내경』(『素問·瘧論 35』와 『素問·刺禁論 52』)에서 "화끈화끈하게 열이 날 때 침을 놓지 말고, 분명하지 못한 맥이 나올 때 침을 놓지 말며, 땀이 뚝뚝 떨어질 때 침을 놓지 말아라. 그리고 몹시 피로한 사람, 몹시 배가 고픈 사람, 몹시 갈증이 나는 사람, 음식을 금방 먹어 배가 부른 사람, 몹시 놀란 사람에게는 다 침을 놓지 말라"라고 하였겠는가? 또 (『靈樞·根結 05』에서) "형기(形氣)가 부족하고 병기(病氣)도 부족한 것은 음양이 다 부족하다는 것이므로 침을 놓을 수 없다. 침을 놓으면 부족한 것을 거듭 부족하게 만들어서 늙은 사람은 죽고, 젊은 사람은 회복되지 못한다"라고 하였겠는가? 이런 말들은 다 침 치료법에는 사법만 있고 보법은 없다는 것을 말한 것이다. 대체로 허손(虛損)으로 위험하게 된 병과 오래된 병은 다 침을 놓아서는 안된다. 『입문』(「鍼灸·灸法」) (『寶鑑·鍼灸篇·鍼法有瀉無補』) (신편p.3661 /신p.2061)

■ **形氣用補瀉** ○ 靈樞曰, 形氣不足, 病氣有餘, 是邪勝也, 急當瀉之. 形氣有餘, 病氣不足, 急當補之. 形氣不足, 病氣不足, 此陰陽俱不足也, 不可刺之. 刺之則重不足, 重不足則陰陽俱竭, 血氣皆盡, 五藏空虛, 筋骨髓枯. 老者絶滅, 壯者不復矣. 形氣有餘, 病氣有餘, 此謂陰陽俱有餘也, 急瀉其邪, 調其虛實.

② **형기에 따라 보법이나 사법을 쓴다[形氣用補瀉]** ○ 『영추(靈樞)』(「根結 05」)에서는 "형기(形氣)가 부족(不足)하고 병기(病氣)가 유여(有餘)한 것은 사기(邪氣)가 승(勝)한 것이기 때문에 빨리 사법(瀉法)을 써서 사기를 제거해야 한다. 형기가 유여하고 병기가 부족하면 빨리 보법(補法)을 써야 한다. 형기가 부족하고 병기도 부족한 것은 음양(陰陽)의 기(氣)가 다 부족한 것이므로 이때는 침을 놓지 말아야 한다. 침을 놓으면 더욱 부족해지고, 더욱 부족해지면 음양(陰陽)이 함께 고갈되고 혈기(血氣)도 다 없어지기 때문에 오장(五臟)의 정기(精氣)가 공허해지고, 따라서 근골(筋骨)이 마르게

㉠ 陰與陽 : 校釋本에는 '陰與陽'을 삭제하였다.
㉡ 脈 : 校釋本에는 '經'으로 고쳤다.
㉢ 審 : 校釋本에는 '審其'로 '其'를 보충하였다.

된다. 이와 같이 되면 노인은 죽고, 건장한 사람도 회복되기 어렵다. 형기가 유여하고 병기도 유여한 것은 음양이 다 유여한 것이므로 빨리 사법(瀉法)을 써서 사기를 제거하고 허실(虛實)을 조화시켜야 한다"라고 하였다. (『寶鑑·雜病一·用藥·形氣用補瀉』) (신편p.1662 /신p.984)

◆ **用鍼宜審逆順** ○ 帝曰, 形氣之逆順奈何. 岐伯曰, 形氣不足, 病氣有餘, 是邪勝也, 急瀉之. 形氣有餘, 病氣不足, 急補之. 形氣不足, 病氣不足, 此陰陽俱不足也, 不可刺之. 刺之重不足, 重不足則陰陽俱竭, 血氣皆盡, 五藏空虛, 筋骨髓枯, 老者絶滅, 壯者不復矣. 形氣有餘, 病氣有餘, 此謂陰陽俱有餘也, 急瀉其邪, 調其虛實. 故曰, 有餘者瀉之, 不足者補之, 此之謂也. 『靈樞』 ○ 刺不知逆順, 眞邪相薄, 滿而補之, 則陰陽四溢, 腸胃充郭, 肝肺內䐜, 陰陽相錯. 虛而瀉之, 則經脈空虛, 血氣枯竭, 腸胃僵僻, 皮膚薄着, 毛腠夭焦, 予之死期. 故曰, 用鍼之要, 在于知調陰與陽. 調陰與陽, 精氣乃光, 合形與氣, 使神內藏. 故曰, 上工平氣, 中工亂脈, 下工絶氣危生. 故曰, 下工不可不愼也. 『靈樞』

③ 침을 놓을 때 역증과 순증을 가려야 한다[**用鍼宜審逆順**] ○ 황제(黃帝)가 묻기를, "형기(形氣)와 병기(病氣)의 강약이 일치하지 않는 역증(逆證)과 일치하는 순증(順證)일 경우 그 치료는 어떻게 해야 합니까?"라고 하였다. 이에 기백(岐伯)이 대답하기를, "형기가 부족하고 병기가 실한 것은 사기(邪氣)가 성하다는 것이므로 급히 사법(瀉法)을 써야 합니다. 형기가 실하고 병기가 부족한 경우에는 급히 보법(補法)을 써야 합니다. 형기가 부족하고 병기도 부족한 것은 음과 양이 다 부족하다는 것이므로 침을 놓을 수 없습니다. 만약 침을 놓으면 부족한 것을 거듭 부족하게 만들어서 음양이 다 없어지고 혈기도 다 없어져 오장(五臟)이 모두 허해지고 근골(筋骨)과 골수(骨髓)가 말라 늙은 사람은 죽고 젊은 사람은 다시 회복되지 못합니다. 형기가 실하고 병기도 실한 것은 음과 양이 모두 실하다는 것이므로 급히 사기를 사하여 허실을 고르게 하여야 합니다. 그러므로 '실한 경우에는 사(瀉)하고 허한 경우에는 보(補)한다'는 것은 이것을 말하는 것입니다"라고 하였다. 『영추』(「根結 05」) ○ 침을 놓을 때 역증(逆證)과 순증(順證)을 모르고 진기(眞氣)와 사기(邪氣)가 소장(消長)하는 사정을 몰라 사기가 충만하여졌을 때 보법을 쓰면 음양표리(陰陽表裏)의 사기가 사방으로 넘쳐서 장위(腸胃)는 막히고 간(肝)과 폐(肺)는 부어서 음양내외의 기혈운행이 착란된다. 허할 때 사법을 쓰면 경맥이 공허해지고 혈기가 고갈되며, 장위가 쭈그러들고 피부가 얇아져 뼈에 붙으며, 땀구멍이 마르고 털은 윤기가 없어지는데, 이렇게 되면 머지않아 죽는다. 그러므로 침을 놓는 데 주요한 것은 음과 양의 성쇠를 조절할 줄 아는 것이다. 음과 양을 조절해야 정기(精氣)가 맑아지고 형체와 신기(神氣)가 합하게 되어 신기가 속에 있게 된다. 그러므로 상공(上工)은 음양의 기를 고르게 하고, 중공(中工)은 경맥의 기혈을 혼란시키고, 하공(下工)은 정기(精氣)를 끊어지게 하여 생명을 위태롭게 한다. 그러므로 하공은 침을 삼가야 한다. 『영추』(「根結 05」) (『寶鑑·鍼灸篇·用鍼宜審逆順』) (신편p.3660 /신p.2060)

壽夭剛柔 第六 法律

陰陽形氣 外內易難 (『類經二十一卷·鍼刺類』, p.827)

第一章

황제문어소사왈, 여문인지생야, 유강유유, 유약유강, 유단유장, 유음유양, 원문기방.
黃帝問於少師曰, 余聞人之生也, 有剛有柔, 有弱有强, 有短有長, 有陰有陽, 願聞其方.

소사답왈, 음중유음, 양중유양,
少師答曰, 陰中有陰, 陽中有陽,

심지음양, 자지유방;
審知陰陽, 刺之有方;

득병소시, 자지유리;
得病所始, 刺之有理;

근탁병단, 여시상응,
謹度病端, 與時相應,

내합어오장육부, 외합어근골피부, 시고내유음양, 외역유음양.
內合於五藏六府, 外合於筋骨皮膚, 是故內有陰陽, 外亦有陰陽.

재내자, 오장위음, 육부위양;
在內者, 五藏爲陰, 六府爲陽;

재외자, 근골위음, 피부위양.
在外者, 筋骨爲陰, 皮膚爲陽.

고왈, 병재음지음자, 자음지형수;
故曰, 病在陰之陰者, 刺陰之榮輸;

병재양지양자, 자양지합;
病在陽之陽者, 刺陽之合;

병재양지음자, 자음지경;
病在陽之陰者, 刺陰之經;

병재음지양자, 자락맥.
病在陰之陽者, 刺絡脈.

고왈, 병재양자, 명왈풍; 병재음자, 명왈비; 음양구병, 명왈풍비.
故曰,『病在陽者, 命曰風; 病在陰者, 命曰痺; 陰陽俱病, 命曰風痺.』①(「風痺與痿相類」)

병유형이불통자, 양지류야;
『病有形而不痛者, 陽之類也;

무형이통자, 음지류야.
無形而痛者, 陰之類也.

무형이통자, 기양완이음상지야, 급치기음, 무공기양;
無形而痛者, 其陽完而陰傷之也, 急治其陰, 無攻其陽;

유형이불통자, 기음완이양상지야, 급치기양, 무공기음.
有形而不痛者, 其陰完而陽傷之也, 急治其陽, 無攻其陰.

음양구동, 사유형사무형, 가이번심, 명왈음승기양,
陰陽俱動, 乍有形乍無形, 加以煩心, 命曰陰勝其陽,

차 위 불 표 불 리　기 형 불 구
此謂不表不裏，其形不久.』② (「凡病有形無形」)

◘ 風痺與痿相類 ○ 靈樞曰，病在陽者命曰風，病在陰者命曰痺. 陰陽俱病，命曰風痺. 陽者表與上也，陰者裏與下也.

① 풍비는 위증과 비슷하다[風痺與痿相類] ○『영추(靈樞)』(「壽夭剛柔 06」)에서는 “병이 양(陽)에 있으면 ‘풍(風)’이라고 하고, 음(陰)에 있으면 ‘비(痺)’라고 하며, 음과 양에 다 병이 있으면 ‘풍비(風痺)’라고 한다”라고 하였다. 양(陽)이라는 것은 겉과 위를 말하고, 음(陰)이라는 것은 속과 아래를 말한다. (『寶鑑·雜病二·風·風痺與痿相類』) (신편p.1782 /신p.1049)

■ 凡病有形無形 ○ 靈樞曰，有形而不痛者，陽之類也. 無形而痛者，陰之類也. 無形而痛者，陽完而陰傷之也. 急治其陰，無攻其陽. 有形而不痛者，其陰完而陽傷之也. 急治其陽，無攻其陰. 陰陽俱動，乍有形，乍無形，加以煩心，命曰陰勝其陽. 此謂不表不裏，其形不久也.

② 형체상의 증상이 있는 것과 없는 것[凡病有形無形] ○『영추(靈樞)』(「壽夭剛柔 06」)에서는 “외부 형체상의 증상만 있고 내부 장부(臟腑)의 통증은 없는 것은 흔히 양증(陽證)에 속하는 것이다. 외부 형체상의 증상은 없고 장부의 통증만이 나타나는 것은 흔히 음증(陰證)에 속하는 것이다. 외부 증상은 없고 장부에 통증이 있는 것은 양(陽)은 온전하고 음(陰)이 손상된 것이므로 이런 경우는 음경(陰經)의 혈위(穴位)를 취하여 치료할 일이지 양경(陽經)에 침을 놓아서는 안된다. 외부 증상만 있고 장부에는 통증이 없는 것은 음(陰)은 온전하고 양(陽)이 손상된 것이므로 이런 경우는 양경(陽經)의 혈위(穴位)를 취하여 침을 놓고 음경(陰經)을 다치게 해서는 안된다. 만약 표리(表裏)에 동시에 발병했다면 형체상으로도 갑자기 증상이 나타나고 내장으로도 나타날 뿐만 아니라 환자는 번조증(煩躁證)까지 보이는데, 이것은 내장의 병이 체표상의 병을 덮친 것으로서, 이것은 병사(病邪)가 단순히 겉에만 있는 것도 아니고 또한 속에만 있는 것도 아닌 표리가 동시에 병을 앓고 있는 것으로서 예후가 불량한 것이다”라고 하였다. (『寶鑑·雜病一·辨證·凡病有形無形』) (신편p.1637 /신p.968)

第二章

황 제 문 어 백 고 왈　여 문 형 기　병 지 선 후 외 내 지 응　내 하
黃帝問於伯高曰，余聞形氣，病之先後外內之應，奈何?

백 고 답 왈　풍 한 상 형　우 공 분 노 상 기
伯高答曰，風寒傷形，憂恐忿怒傷氣.

기 상 장　내 병 장　한 상 형　내 응 형
氣傷藏，乃病藏；寒傷形，乃應形.

풍 상 근 맥　근 맥 내 응
風傷筋脈，筋脈乃應.

차 형 기 외 내 지 상 응 야
此形氣外內之相應也.

황 제 왈　자 지 내 하
黃帝曰，刺之奈何?

백 고 답 왈　병 구 일 자　삼 자 이 이　병 일 월 자　십 자 이 이　다 소 원 근　이 차 쇠 지
伯高答曰，病九日者，三刺而已；病一月者，十刺而已. 多少遠近，以此衰之.

구 비 불 거 신 자　시 기 혈 락　진 출 기 혈
久痺不去身者，視其血絡，盡出其血.

황 제 왈　외 내 지 병　난 이 지 치　내 하
黃帝曰，外內之病，難易之治，奈何?

伯高答曰, 形先病而未入藏者, 刺之半其日;

藏先病而形乃應者, 刺之倍其日. 此外內難易之應也.

壽夭 (『類經三卷·藏象類』, p.109)

第三章

黃帝問於伯高曰, 余聞形有緩急, 氣有盛衰, 骨有大小, 肉有堅脆, 皮有厚薄,

其以立壽夭奈何?

伯高曰, 『形與氣相任則壽, 不相任則夭;

皮與肉相果則壽, 不相果則夭;

血氣經絡勝形則壽, 不勝形則夭.

黃帝曰, 何謂形之緩急?

伯高答曰, 形充而皮膚緩者則壽, 形充而皮膚急者則夭.

形充而脈堅大者順也, 形充而脈小以弱者氣衰, 衰則危矣.

若形充而顴不起者骨小, 骨小而㉠夭矣.

形充而大肉䐃堅而有分者肉堅, 肉堅則壽矣.

形充而大肉無分理不堅者肉脆, 肉脆則夭矣.』① (「形氣定壽夭」)

此天之生命, 所以立形定氣, 而視壽夭者,

必明乎此, 立形定氣而後以臨病人, 決死生.

黃帝曰, 余聞壽夭, 無以度之.

伯高答曰, 牆基卑, 高不及其地者, 不滿三十而死;

其有因加疾者, 不及二十而死也.

黃帝曰, 形氣之相勝, 以立壽夭奈何?

伯高答曰, 平人而氣勝形者壽;

㉠ 而 : 校釋本에는 '則'으로 되어 있다.

병 이 형 육 탈　기 승 형 자 사
病而形肉脫, 氣勝形者死;

형 승 기 자 위 의
形勝氣者危矣.

■ **形氣定壽夭** ○ 靈樞經曰, 形與氣相任則壽, 不相任則夭. 皮與肉相果則壽, 不相果則夭. 血氣經絡勝形則壽, 不勝形則夭. 形充而皮膚緩者則壽, 形充而皮膚急者則夭. 形充而脈堅大者順也, 形充而脈小以弱者氣衰, 氣衰則危矣. 形充而顴不起者骨小, 骨小而夭矣. 形充而大肉䐃堅而有分者肉堅, 肉堅則壽矣. 形充而大肉無分理不堅者肉脆, 肉脆則夭矣.

① 형과 기는 수요를 정한다[**形氣定壽夭**] ○ 『영추(靈樞)』(「壽夭剛柔 06」)에서는 "형체(形體)와 정기(正氣)가 서로 부합되면 오래 살지만, 서로 부합되지 않으면 일찍 죽는다. 피부와 근육이 서로 부합되면 오래 살지만, 부합되지 않으면 일찍 죽는다. 요컨대 혈기(血氣)와 경락(經絡)이 형체를 충분히 감당하면 오래 살지만, 형체를 감당하지 못하면 일찍 죽는다. 형체가 충실하고 피부가 부드러운 사람은 오래 살지만, 형체는 충실하여도 피부가 빳빳한 사람은 일찍 죽는다. 형체가 충실하고 맥이 굳세고 큰 사람은 순(順)하다 할 것이나, 형체가 충실해도 맥이 작고 약한 사람은 기가 쇠약한 것인데, 기가 쇠약하면 위험하다. 형체는 충실해도 관골(顴骨)이 나오지 않은 사람은 골격이 작은데, 골격이 작으면 일찍 죽는다. 형체가 충실하고 큰 근육이 알통이 나오고 단단하며 군살이 없는 사람은 근육이 단단한데, 근육이 단단하면 오래 산다. 형체가 충실하여도 큰 근육이 밋밋하고 무른 사람은 근육이 물렁물렁한데, 근육이 물렁물렁하면 일찍 죽는다"라고 하였다. (『寶鑑·內景一·身形·形氣定壽夭』) (신편p.202 /신p.204)

◉ 『寶鑑』에서는 「身形門」 '養性延年藥餌' 조문에 '瓊玉膏, 三精丸, 延年益壽不老丹, 五老還童丹, 延齡固本丹, 斑龍丸, 二黃元, 玄菟固本丸, 固本酒'를 예시하였다.

刺有三變 營衛寒痹 (『類經二十一卷·鍼刺類』, p.830)

第四章

황 제 왈　여 문 자 유 삼 변　하 위 삼 변
黃帝曰, 余聞刺有三變, 何謂三變?

백 고 왈　유 자 영 자　유 자 위 자　유 자 한 비 지 류 경 자
伯高曰㉠, 有刺營者, 有刺衛者, 有刺寒痹之留經者.

황 제 왈　자 삼 변 자 내 하
黃帝曰, 刺三變者奈何?

백 고 답 왈　자 영 자 출 혈　자 위 자 출 기　자 한 비 자 내 열
伯高答曰, 刺營者出血, 刺衛者出氣, 刺寒痹者內熱.

황 제 왈　영 위 한 비 지 위 병 내 하
『黃帝曰, 營衛寒痹之爲病奈何?

백 고 답 왈　영 지 생 병 야　한 열 소 기　혈 상 하 행
伯高答曰, 營之生病也, 寒熱少氣, 血上下行;

위 지 생 병 야　기 통　시 래 시 거　불 개 분 향　풍 한 객 우 장 위 지 중
衛之生病也, 氣通㉡時來時去, 怫愾賁響, 風寒客于腸胃之中.

한 비 지 위 병 야　류 이 불 거　시 통 이 피 불 인
寒痹之爲病也, 留而不去, 時痛而皮不仁.』① (「榮衛生病」)

㉠ 曰 : 四庫全書本, 章句索引本, 校釋本에는 '答曰'로 되어 있다.
㉡ 通 : 四庫全書本, 章句索引本, 校釋本에는 '痛'으로 되어 있다.

황제왈 자한비내열내하
黃帝曰, 刺寒痺內熱奈何?

백고답왈 자포의자 이화쉬지 자대인자 이약울지
伯高答曰, 刺布衣者, 以火焠之; 刺大人者, 以藥熨之.

황제왈 약울내하
黃帝曰, 藥熨奈何?

백고답왈 용순주이십근 촉초일승 건강일근 계심일근
伯高答曰, 用淳酒二十斤㉠, 蜀椒一升, 乾薑一斤, 桂心一斤.

범사종 개부저 지주중 용면서일근 세백포사장 병납주중
凡四種, 皆㕮咀, 漬酒中, 用綿絮一斤, 細白布四丈, 幷內酒中.

치주마시온중 개봉도 물사설
置酒馬矢煴中, 蓋封塗, 勿使泄,

오일오야 출포면서 폭건지 건부지 이진기즙
五日五夜, 出布綿絮, 曝乾之, 乾復漬, 以盡其汁.

매지필 수기일 내출건
每漬必, 晬其日, 乃出乾.

건 병용재여면서 복포위복건 장육칠척 위육칠건
乾, 幷用滓與綿絮, 複布爲複巾, 長六七尺, 爲六七巾,

즉용지생상탄자건 이울한비소자지처 령열입지우병소 한부자건이울지
則用之生桑炭炙巾, 以熨寒痺所刺之處, 令熱入至于病所, 寒復炙巾以熨之,

삼십편이지
三十遍而止.

한출 이건식신 역삼십 이지
汗出, 以巾拭身, 亦三十㉡而止.

기보내중 무견풍
起步內中, 無見風.

매자필울 여차병이의 차소위내열야
每刺必熨, 如此病已矣, 此所謂內熱也.

■ **榮衛生病** ○ 黃帝問曰, 榮衛寒痺之爲病奈何. 伯高答曰, 榮之所生也, 寒熱少氣, 血上下行. 衛之生病也, 氣痛時來時去, 怫愾賁響, 風寒客于腸胃之中. 寒痺之爲病也, 留而不去, 時痛而皮不仁也. 『靈樞』

① 영위에 병이 생긴 것[榮衛生病] ○ 황제(黃帝)가 묻기를, "영분병(榮分病), 위분병(衛分病)과 한비병(寒痹病)의 증상은 어떤 것입니까?"라고 하였다. 이에 백고(伯高)가 대답하기를, "영분병(榮分病)은 흔히 한열(寒熱) 증상이 왔다 갔다 하고 숨이 가쁘며 피가 상하로 멋대로 운행합니다. 위분병(衛分病)은 흔히 통증이 나타났다 멎었다 하고 가슴속이 답답하며 한숨을 쉬는데, 이것은 풍한사(風寒邪)가 장위(腸胃)를 침범하여 그런 것입니다. 한비병(寒痹病)은 흔히 한사(寒邪)가 경맥(經脈)에 머물러 막혀서 통하지 않아 생기는 것인데, 근골(筋骨)이 아프고 피부가 마비되는 증상이 나타납니다"라고 하였다. 『영추』(「壽夭剛柔 06」) (『寶鑑·雜病一·辨證·榮衛生病』) (신편p.1636 /신p.968)

㉠ 斤 : 四庫全書本, 章句索引本, 校釋本에는 '升'으로 되어 있다.
㉡ 三十 : 四庫全書本, 章句索引本, 校釋本에는 '三十遍'으로 되어 있다.

官鍼 第七 法星

九鍼之宜 各有所爲 (『類經十九卷·鍼刺類』, p.735)

第一章

범 자 지 요 관 침 최 묘
凡刺之要, 官鍼最妙.

구 침 지 의 각 유 소 위 장 단 대 소 각 유 소 시 야 부 득 기 용 병 불 능 이
九鍼之宜, 各有所爲, 長短大小, 各有所施也㉠, 不得其用, 病弗能移.

질 천 침 심 내 상 양 육 피 부 위 옹
疾淺鍼深, 內傷良肉, 皮膚爲癰;

병 심 침 천 병 기 불 사 지 위 대 농
病深鍼淺, 病氣不寫, 支㉡爲大膿.

병 소 침 대 기 사 태 심 질 필 위 해
病小鍼大, 氣寫太甚, 疾必爲害;

병 대 침 소 기 불 사 설 역 부 위 패
病大鍼小, 氣不寫泄㉢, 亦復爲敗.

실 침 지 의 대 자 사 소 자 불 이
失鍼之宜, 大者寫㉣, 小者不移.

이 언 기 과 청 언 기 소 시
已言其過, 請言其所施.

第二章

병 재 피 부 무 상 처 자 취 이 참 침 어 병 소 부 백 물 취
病在皮膚無常處者, 取以鑱鍼於病所, 膚白勿取.

병 재 분 육 간 취 이 원 침 어 병 소
病在分肉間, 取以員鍼於病所.

병 재 경 락 고 비 자 취 이 봉 침
病在經絡痼痺者, 取以鋒鍼.

병 재 맥 기 소 당 보 지 자 취 지 시 침 어 정 형 분 수
病在脈, 氣少當補之者, 取之鍉鍼於井滎分輸.

병 위 대 농 자 취 이 피 침
病爲大膿者, 取以鈹鍼.

병 비 기 폭 발 자 취 이 원 리 침
病痺氣暴發者, 取以員利鍼.

㉠ 也 : 校釋本에는 '也'자를 삭제하였다.
㉡ 支 : 校釋本에는 '反'으로 고쳤다.
㉢ 寫泄 : 四庫全書本, 章句索引本, 校釋本에는 '泄瀉'로 되어 있다.
㉣ 寫 : 校釋本에는 '大寫'로 '大'를 보충하였다.

병 비 기 통 이 불 거 자　취 이 호 침
病痹氣痛而不去者，取以毫鍼.

병 재 중 자　취 이 장 침
病在中者，取以長鍼.

병 수 종 불 능 통 관 절 자　취 이 대 침
病水腫不能通關節者，取以大鍼.

병 재 오 장 고 거 자　취 이 봉 침　사 어 정 형 분 수　취 이 사 시
病在五藏固居者，取以鋒鍼，寫於井滎分輸，取以四時.

➡ 九鍼은 『素問·鍼解 54』·『靈樞·九鍼十二原 01』·『靈樞·官鍼 07』·『靈樞·九鍼論 78』을 참고하라.

➡ 本章은 『靈樞·刺節眞邪 75』 2장 7절을 참고하라.

九變十二節 (『類經十九卷·鍼刺類』, p.737)

第三章

범 자 유 구　일　응 구 변　일 왈 수 자　수 자 자　자 제 경 형 수 장 수 야
凡刺有九，日㉠應九變，一曰輸刺，輸刺者，刺諸經滎輸藏腧也.

이 왈 원 도 자　원 도 자 자　병 재 상　취 지 하　자 부 수 야
二曰遠道刺，遠道刺者，病在上，取之下，刺府腧也.

삼 왈 경 자　경 자 자　자 대 경 지 결 락 경 분 야
三曰經刺，經刺者，刺大經之結絡經分也.

사 왈 락 자　락 자 자　자 소 락 지 혈 맥 야
四曰絡刺，絡刺者，刺小絡之血脈也.

오 왈 분 자　분 자 자　자 분 육 지 간 야
五曰分刺，分刺者，刺分肉之間也.

육 왈 대 사 자　대 사 자 자　자 대 농 이 피 침 야
六曰大寫刺，大寫刺者，刺大膿以鈹鍼也.

칠 왈 모 자　모 자 자　자 부 비　피 부 야
七曰毛刺，毛刺者，刺浮痹㉡皮膚也.

팔 왈 거 자　거 자 자　좌 취 우　우 취 좌
八曰巨刺，巨刺者，左取右，右取左.

구 왈 쉬 자　쉬 자 자　자 번 침 즉 취 비 야
九曰焠刺，焠刺者，刺燔鍼則取痹也.

➡ 本章의 내용은 九刺라 한다.

第四章

범 자 유 십 이 절　이 응 십 이 경
凡刺有十二節，以應十二經.

㉠ 日 : 章句索引本, 校釋本에는 '以'로 되어 있다.
㉡ 痹 : 校釋本에는 '痹于'로 '于'를 보충하였다.

일 왈 우 자 우 자 자 이 수 직 심 약 배 직 통 소 일 자 전 일 자 후 이 치 심 비
一曰偶刺, 偶刺者, 以手直心若背, 直痛所, 一刺前一刺後, 以治心痹,
자 차 자 방 침 지 야
刺此者傍鍼之也.

이 왈 보 자 보 자 자 자 통 무 상 처 야 상 하 행 자 직 납 무 발 침 이 좌 수 수 병 소 안 지
二曰報刺, 報刺者, 刺痛無常處也, 上下行者, 直內無拔鍼, 以左手隨病所按之,
내 출 침 부 자 지 야
乃出鍼復刺之也.

삼 왈 회 자 회 자 직 자 방 지 거 지 전 후 회 근 급 이 치 근 비 야
三曰恢刺, 恢刺㉠, 直刺傍之, 擧之前後恢筋急, 以治筋痹也.

사 왈 제 자 제 자 자 직 입 일 방 입 이 이 치 한 기 소 심 자 혹 왈 삼 자
四曰齊刺, 齊刺者, 直入一傍入二, 以治寒氣小深者, 或曰三刺,
삼 자 자 치 비 기 소 심 자 야
三刺者治痹氣小深者也.

오 왈 양 자 양 자 자 정 납 일 방 납 사 이 부 지 이 치 한 기 지 박 대 자 야
五曰揚刺, 揚刺者, 正內一, 傍內四, 而浮之, 以治寒氣之博大者也.

육 왈 직 침 자 직 침 자 자 인 피 내 자 지 이 치 한 기 지 천 자 야
六曰直鍼刺, 直鍼刺者, 引皮乃刺之, 以治寒氣之淺者也.

칠 왈 수 자 수 자 자 직 입 직 출 희 발 침 이 심 지 이 치 기 성 이 열 자 야
七曰輸刺, 輸刺者, 直入直出, 稀發鍼而深之, 以治氣盛而熱者也.

팔 왈 단 자 단 자 자 자 골 비 초 요 이 심 지 치 침 골 소 이 상 하 마 골 야
八曰短刺, 短刺者, 刺骨痹, 稍搖而深之, 致鍼骨所, 以上下摩骨也.

구 왈 부 자 부 자 자 방 입 이 부 지 이 치 기 급 이 한 자 야
九曰浮刺, 浮刺者, 傍入而浮之, 以治肌急而寒者也.

십 왈 음 자 음 자 자 좌 우 솔 자 지 이 치 한 궐 중 한 궐 족 과 후 소 음 야
十曰陰刺, 陰刺者, 左右率㉡刺之, 以治寒厥, 中寒厥, 足踝後少陰也.

십 일 왈 방 침 자 방 침 자 자 직 자 방 자 각 일 이 치 류 비 구 거 자 야
十一曰傍鍼刺, 傍鍼刺者, 直刺傍刺各一, 以治留痹久居者也.

십 이 왈 찬 자 찬 자 자 직 입 직 출 삭 발 침 이 천 지 출 혈 시 위 치 옹 종 야
十二曰贊刺, 贊刺者, 直入直出, 數發鍼而淺之出血, 是謂治癰腫也.

➡ 本章의 내용은 十二刺라 한다.

三刺淺深 五刺五藏 (『類經十九卷·鍼刺類』, p.739)

第五章

맥 지 소 거 심 불 현 자 자 지 미 납 침 이 구 류 지 이 치 기 공 맥 기 야
脈之所居深不見者, 刺之微內鍼而久留之, 以致其空脈氣也.

맥 천 자 물 자 안 절 기 맥 내 자 지 무 령 정 출 독 출 기 사 기 이
脈淺者勿刺, 按絶其脈乃刺之, 無令精出, 獨出其邪氣耳.

소 위 삼 자 즉 곡 기 출 자 선 천 자 절 피 이 출 양 사
所謂三刺, 則穀氣出者, 先淺刺絶皮, 以出陽邪;

재 자 즉 음 사 출 자 소 익 심 절 피 치 기 육 미 입 분 육 간 야 이 입 분 육 지 간 즉 곡 기 출
再刺則陰邪出者, 少益深, 絶皮致肌肉, 未入分肉間也. 已入分肉之間, 則穀氣出.

㉠ 恢刺 : 章句索引本, 校釋本에는 '恢刺者'로 되어 있다.
㉡ 率 : 校釋本에는 '卒'로 고쳤다.

고자법왈 시자천지 이축사기 이래혈기 후자심지 이치음기지사
故刺法曰，始刺淺之，以逐邪氣，而來血氣；後刺深之，以致陰氣之邪；
최후자극심지 이하곡기 차지위야
最後刺極深之，以下穀氣，此之謂也.

고용침자 부지년지소가 기지성쇠 허실지소기 불가이위공야
故用鍼者，不知年之所加，氣之盛衰，虛實之所起，不可以爲工也.

第六章

범자유오 이응오장
凡刺有五，以應五藏.

일왈반자 반자자 천납이질발침 무침상육 여발모상 취 피기
一曰半刺，半刺者，淺內而疾發鍼，無鍼傷肉，如拔毛狀，取㉠皮氣，
차폐지응야
此肺之應也.

이왈표문자 표문자자 좌우전후침지 중맥위고 이취경락지혈자
二曰豹文刺，豹文刺者，左右前後鍼之，中脈爲故，以取經絡之血者，
차심지응야
此心之應也.

삼왈관자 관자자 직자좌우 진근상 이취근비 신무출혈 차간지응야
三曰關刺，關刺者，直刺左右，盡筋上，以取筋痺，愼無出血，此肝之應也，
혹왈연자 일왈기자
或曰淵刺，一曰豈刺.

사왈합곡자 합곡자자 좌우계족 침우분육지간 이취기비 차비지응야
四曰合谷刺，合谷刺者，左右鷄足，鍼于分肉之間，以取肌痺，此脾之應也.

오왈수자 수자자 직입직출 심납지지골 이취골비 차신지응야
五曰輸刺，輸刺者，直入直出，深內之至骨，以取骨痺，此腎之應也.

➡ 本章의 내용은 五刺라 한다.

㉠ 取 : 四庫全書本, 章句索引本, 校釋本에는 '以取'로 되어 있다.

本神 第八 法風

本神 (『類經三卷·藏象類』, p.91)

第一章

第一節

황 제 문 어 기 백 왈 범 자 지 법 선 필 본 어 신
黃帝問於岐伯曰, 凡刺之法, 先必本於神.

혈 맥 영 기 정 신 차 오 장 지 소 장 야
血脈營氣精神, 此五藏之所藏也,

지 기 음 일 리 장 즉 정 실 혼 백 비 양 지 의 황 란 지 려 거 신 자 하 인 이 연 호
至其淫泆離藏則精失, 魂魄飛揚, 志意恍亂, 智慮去身者, 何因而然乎?

천 지 죄 여 인 지 과 호
天之罪與, 人之過乎?

하 위 덕 기 생 정 신 혼 백 심 의 지 사 지 려 청 문 기 고
何謂德氣生精神魂魄心意志思智慮? 請問其故.

第二節

기 백 답 왈 천 지 재 아 자 덕 야 지 지 재 아 자 기 야 덕 류 기 박 이 생 자 야 고 생 지 래 위 지 정
岐伯答曰, 天之在我者德也, 地之在我者氣也, 德流氣薄而生者也, 故生之來謂之精.

양 정 상 박 위 지 신 수 신 왕 래 자 위 지 혼 병 정 이 출 입 자 위 지 백
『兩精相搏謂之神; 隨神往來者, 謂之魂. 並精而出入者, 謂之魄.

소 이 임 물 자 위 지 심
所以任物者, 謂之心;

심 유 소 억 위 지 의
心有所憶, 謂之意;

의 지 소 존 위 지 지
意之所存, 謂之志;

인 지 이 존 변 위 지 사
因志而存變, 謂之思;

인 사 이 원 모 위 지 려
因思而遠慕, 謂之慮;① (「思」)

인 려 이 처 물 위 지 지
因慮而處物, 謂之智.』② (「五藏藏七神」)

◆ 思 ○ 靈樞曰, 因志而存變謂之思, 因思而遠慕謂之慮.

① 생각하는 것[思] ○ 『영추(靈樞)』(「本神 08」)에서는 "지(志)에 근거하여 반복적으로 사물의 변화를 연구하는 것을 '사(思)'라 하고, 사(思)에 의하여 멀리까지 추상(推想)하는 것을 '려(慮)'라고 한다"라

고 하였다. (『寶鑑·內景一·神·思』) (신편p.326 /신p.275)

■ **五藏藏七神** ○ 靈樞曰, 兩精相薄[搏]謂之神, 隨神往來謂之魂, 並精出入謂之魄, 心有所憶謂之意, 意之所存謂之志, 因慮而處物謂之智也.

② 오장은 칠신을 저장한다[五藏藏七神] ○『영추(靈樞)』(「本神 08」)에서는 "음양의 두 정(精)이 서로 결합하여 낳는 생명활동을 '신(神)'이라 하고, 신(神)을 따라 왕래하며 나타나는 지각기능을 '혼(魂)'이라 하고, 정기(精氣)의 출입에 따라 생겨나는 기능을 '백(魄)'이라 하고, 심(心) 속에서 스스로 생각하는 것을 '의(意)'라 하고, 생각을 하다가 나중까지 남아 있는 것을 '지(志)'라 하고, 사려(思慮)에 의해 상응하는 사물에 대해 처리할 수 있는 방법을 '지(智)'라고 한다"라고 하였다. (『寶鑑·內景一·神·五藏藏七神』) (신편p.320 /신p.271)

第三節

고지자지양생야 필순사시이적한서 화희노이안거처 절음양이조강유
故智者之養生也, 必順四時而適寒暑, 和喜怒而安居處, 節陰陽而調剛柔,

여시즉벽사부지 장생구시
如是則僻邪不至, 長生久視.

시고 출척사려자즉상신 신상즉공구류음이부지
是故『怵惕思慮者則傷神, 神傷則恐懼流淫而不止.

인비애동중자 갈절이실생
因悲哀動中者, 竭絶而失生;① (「悲」)

희락자 신탄산이부장
喜樂者, 神憚散而不藏;② (「喜」)

수우자 기폐색이불행
愁憂者, 氣閉塞而不行;③ (「憂」)

성노자 미혹이불치
盛怒者, 迷惑而不治;

공구자 신탕탄이불수
恐懼者, 神蕩憚而不收.④ (「恐」)』 ⑤ (「神統七情傷則爲病」)

◆ **悲** ○ 又曰, 悲哀動中者, 竭絶而失生.

① 슬퍼하는 것[悲] ○『영추(靈樞)』(「本神 08」)에서는 "비애가 내부를 요동케 하면 기가 끊어져 생명을 잃게 된다"라고 하였다. (『寶鑑·內景一·神·悲』) (신편p.326 /신p.275)

◆ **喜** ○ 靈樞曰, 喜樂者, 神蕩散而不藏.

② 기뻐하는 것[喜] ○『영추(靈樞)』(「本神 08」)에서는 "너무 기뻐하면 신(神)이 흩어져서 저장하지 못한다"라고 하였다. (『寶鑑·內景一·神·喜』) (신편p.324 /신p.274)

◆ **憂** ○ 又曰, 愁憂者, 氣閉塞而不行.

③ 근심하는 것[憂] ○『영추(靈樞)』(「本神 08」)에서는 "근심하면 기가 막혀서 운행되지 못한다"라고 하였다. (『寶鑑·內景一·神·憂』) (신편p.325 /신p.274)

◆ **恐** ○ 又曰, 恐懼者, 神蕩散而不收.

④ 무서워하는 것[恐] ○ 또한『영추(靈樞)』(「本神 08」)에서는 "무서워하면 정신이 분산되어 수습하지 못한다"라고 하였다. (『寶鑑·內景一·神·恐』) (신편p.326 /신p.275)

◘ **神統七情傷則爲病** ○ 又曰, 怵惕思慮者, 恐懼流淫而不止. 悲哀動中者, 竭絶而失生. 喜樂無極者, 神蕩散而不藏. 愁憂不解者, 氣閉塞而不行. 盛怒者, 迷惑而不治. 恐懼者, 神蕩散而不收.

⑤ 신은 칠정을 거느리는데, 이것이 상하면 병이 된다[神統七情傷則爲病] ○ 또한 『영추(靈樞)』(「本神 08」)에서는“두려운 생각이 지나치면 두려운 정서가 겉으로 드러난다. 비애(悲哀)가 내부를 요동케 하면 기가 끊어져 죽는다. 희락(喜樂)이 지나치면 신(神)이 흩어져서 저장되지 못한다. 근심이 풀리지 않으면 기가 막혀서 운행하지 못한다. 지나치게 성내면 미혹되어 마음을 다스리지 못한다. 무서움이 지나치면 신(神)이 흩어져서 수렴되질 못한다”라고 하였다. (『寶鑑·內景一·神·神統七情傷則爲病』) (신편 p.322 /신p.273)

第二章

『心怵惕思慮則傷神, 神傷則恐懼自失,①(「思」) 破䐃脫肉, 毛悴色夭, 死於冬.

脾憂愁㉠而不解則傷意,②(「憂」) 意傷則悗亂, 四支㉡不擧, 毛悴色夭, 死於春.

肝悲哀動中則傷魂,③(「悲」) 魂傷則狂忘不精, 不精則不正當,

人陰縮而攣筋,④(「陰囊病死候」) 兩脇骨不擧, 毛悴色夭, 死于秋.

肺喜樂無極則傷魄,⑤(「喜」) 傷魄㉢則狂, 狂者意不存人, 皮革焦, 毛悴色夭,

死于夏.

腎盛怒而不止則傷志, 志傷則喜忘其前言,⑥(「健忘」) 腰脊不可以俛仰屈伸,

毛悴色夭, 死于季夏.

恐懼而不解則傷精,⑦(「恐」) 精傷則骨痠痿厥, 精時自下.⑧(「精滑脫屬虛」)

是故五藏, 主藏精者也, 不可傷,

傷則失守而陰虛, 陰虛則無氣, 無氣則死矣.』⑨(「神統七情傷則爲病」)

是故用鍼者, 察觀病人之態, 以知精神魂魄之存亡得失之意,

五者以傷, 鍼不可以治之也.

◆ 思 ○ 又曰, 怵惕思慮則傷神, 神傷則恐懼流淫而不止.

① 생각하는 것[思] ○ 『영추(靈樞)』(「本神 08」)에서는 “지나치게 두려워하고 생각하면 신(神)을 상하게 되고, 신이 상하면 때때로 두려워하는 정서가 드러나서 그치지 않는다”라고 하였다. (『寶鑑·內景一·神·思』) (신편p.326 /신p.275)

◆ 憂 ○ 靈樞曰, 愁憂不解則傷意, 意爲脾神也.

② 근심하는 것[憂] ○ 『영추(靈樞)』(「本神 08」)에서는 “근심이 풀리지 않으면 의(意)를 상하게 되는데, 의(意)는 비(脾)의 신(神)이다”라고 하였다. (『寶鑑·內景一·神·憂』) (신편p.325 /신p.274)

㉠ 憂愁 : 四庫全書本, 章句索引本, 校釋本에는 ‘愁憂’로 되어 있다.
㉡ 支 : 四庫全書本, 章句索引本, 校釋本에는 ‘肢’로 되어 있다.
㉢ 傷魄 : 四庫全書本, 章句索引本, 校釋本에는 ‘魄傷’으로 되어 있다.

◆ 悲 ○ 靈樞曰, 悲哀動中則傷魂.

③ 슬퍼하는 것[悲] ○『영추(靈樞)』(「本神 08」)에서는 "비애가 내부를 요동케 하면 혼(魂)을 상하게 한다"라고 하였다. (『寶鑑·內景一·神·悲』) (신편p.326 /신p.275)

◘ 陰囊病死候 ○ 靈樞曰, 悲哀動中則傷魂, 魂傷則陰縮而攣.

④ 음낭병의 죽을 증상[陰囊病死候] ○『영추(靈樞)』(「本神 08」)에서는 "과도하게 슬퍼하여 마음이 동하면 혼(魂)이 상하고, 혼이 상하면 음낭이 오그라들면서 땅긴다"라고 하였다. (『寶鑑·外形四·前陰·陰囊病死候』) (신편p.1509 /신p.891)

◆ 喜 ○ 又曰, 喜樂無極則傷魄, 魄爲肺神也.

⑤ 기뻐하는 것[喜] ○『영추(靈樞)』(「本神 08」)에서는 "한없이 기뻐하면 백(魄)을 상하게 되는데, 백은 폐(肺)의 신(神)이기 때문이다"라고 하였다. (『寶鑑·內景一·神·喜』) (신편p.324 /신p.274)

◘ 健忘 ○ 又曰, 腎盛怒而不止則傷志, 志傷則喜忘其前言.

⑥ 건망(健忘) ○ 또한『영추(靈樞)』(「本神 08」)에서는 "신(腎)은 크게 노하여 그치지 않으면 지(志)를 상하게 하고, 지가 상하게 되면 종종 자기가 했던 말을 잊어버린다"라고 하였다. (『寶鑑·內景一·神·健忘』) (신편p.335 /신p.280)

◉『寶鑑』에서는 '健忘' 조문에 '引神歸舍丹, 定志丸, 開心散, 加減固本丸, 加味茯苓湯, 聰明湯, 歸脾湯, 加減補心湯, 天王補心丹, 降心丹, 壯元丸, 加味壽星元, 朱子讀書丸'을 예시하였다.

◆ 恐 ○ 又曰, 恐懼而不解則傷精.

⑦ 무서워하는 것[恐] ○ 또한『영추(靈樞)』(「本神 08」)에서는 "무서움이 풀리지 않으면 정(精)을 상하게 한다"라고 하였다. (『寶鑑·內景一·神·恐』) (신편p.326 /신p.275)

◘ 精滑脫屬虛 ○ 靈樞曰, 恐懼而不解則傷精, 精傷則骨痠痿厥精時自下.

⑧ 정활·정탈은 허증에 속한다[精滑脫屬虛] ○『영추(靈樞)』(「本神 08」)에서는 "무서운 일을 겪고 그것을 풀어주지 않으면 정기(精氣)를 상하고, 정기가 상하면 골산(骨痠)·위궐(痿厥)이 있고, 정액이 때때로 절로 흐른다"라고 하였다. (『寶鑑·內景一·精·精滑脫屬虛』) (신편p.258 /신p.238)

◉『寶鑑』에서는 '精滑脫屬虛' 조문에 '桂枝龍骨牡蠣湯, 加減珍珠粉丸, 珍珠粉丸, 金鎖正元丹, 秘眞丹, 淸心蓮子飮, 定志丸, 巴戟丸, 補眞玉露丸, 固精丸, 芡實丸, 鎖陽丹, 玉鎖丹, 秘元丹, 約精元, 九龍丹'을 예시하였다.

◘ 神統七情傷則爲病 ○ 靈樞曰, 心怵惕思慮則傷神, 神傷則恐懼自失, 破䐃脫肉, 毛悴色夭, 死于冬. 脾憂愁而不解則傷意, 意傷則悗亂, 四肢不擧, 毛悴色夭, 死于春. 肝悲哀動中則傷魂, 魂傷則狂忘不精, 不精則不正當人, 陰縮而攣筋, 兩脇骨不擧, 毛悴色夭, 死于秋. 肺喜樂無極則傷魄, 魄傷則狂, 狂者意不存人, 皮革焦, 毛悴色夭, 死于夏. 腎盛怒而不止則傷志, 志傷則喜忘其前言, 腰脊不可以俛仰屈伸, 毛悴色夭, 死于季夏. 恐懼而不解則傷精, 精傷則骨痠痿厥, 精時自下. 是故五藏主藏精者也, 不可傷, 傷則失守而陰虛, 陰虛則無氣, 無氣則死矣.

⑨ 신은 칠정을 거느리는데, 이것이 상하면 병이 된다[神統七情傷則爲病] ○『영추(靈樞)』(「本神 08」)에서는 "심(心)은 두려운 생각이 지나치면 신(神)을 상하게 되고, 신(神)이 상하게 되면 자기 스스로 두려움을 제어하지 못하는데, 오래되면 팔뚝이나 장딴지 같은 부위의 살이 빠지고 모발이 건조해지며 안색이 초췌해진다. 이런 경우는 겨울에 죽는다. 비(脾)는 지나친 근심을 풀어주지 않으면 의(意)를 상하게 되고, 의(意)가 상하게 되면 가슴이 답답하고 수족에 힘이 빠져 움직이지 못하며, 더 나아가 모발이 건조해지고 안색이 초췌해진다. 이런 경우는 봄에 죽는다. 간(肝)은 슬픔이 지나쳐서 내부를 요동케 하면 혼(魂)을 상하게 되고, 혼(魂)이 상하게 되면 정신이 문란해져 간이 혈(血)을 저장하는 작용을 잃게 되어 성기가 위축되고 근맥(筋脈)에 경련이 일어나며 양쪽 갈비뼈가 아프고, 더 나아가 모발이 건조해지고 안색이 초췌해진다. 이런 경우는 가을에 죽는다. 폐(肺)는 기쁨과 즐거움이 지나치면 백(魄)을 상하게 되고, 백(魄)이 상하게 되면 광병(狂病)이 되는데, 광병이 발전하여 의식활동과 관찰능력을 잃게 되면 그 사람은 피부가 마르고, 더 나아가 모발이 건조해지고 안색이 초췌해진다.

이런 경우는 여름에 죽는다. 신(腎)은 지나친 노여움을 막지 못하면 지(志)를 상하게 되고, 지(志)가 상하게 되면 자신이 했던 말을 잊어버리고 등과 허리가 아파 뜻대로 굴신하질 못하며, 더 나아가 모발이 건조해지고 안색이 초췌해진다. 이런 경우는 늦여름에 죽는다. 지나친 두려움을 풀어주지 않으면 정(精)을 상하게 되고, 정(精)이 상하면 뼈가 시큰거리고 위궐(痿厥)을 앓게 되어 유정(遺精)의 증상을 보인다. 이로 볼 때 오장은 정기(精氣)의 저장을 주관하는 곳으로, 저장된 정기는 손상되어서는 안 되는데, 손상된다면 정기가 지켜질 수 없어 음이 허해지게 되고, 음이 허해지면 반드시 기(氣)가 없어지게 되는데, 이렇게 되면 죽는다"라고 하였다. (『寶鑑·內景一·神·神統七情傷則爲病』) (신편p.322 /신p.273)

五藏異藏 虛實異病 (『類經三卷·藏象類』, p.96)

第三章

『肝藏血, 血舍魂, 肝氣虛則恐, 實則怒.』① (「肝病虛實」)

『脾藏營, 營舍意, 脾氣虛則四肢不用, 五藏不安, 實則腹脹, 經溲不利.』② (「脾病虛實」)

『心藏脈, 脈舍神, 心氣虛則悲, 實則笑不休.』③ (「悲」)(「喜」)(「笑」)(「心病虛實」)

『肺藏氣, 氣舍魄, 肺氣虛則鼻塞不利少氣, 實則喘喝胸盈仰息.』④ (「少氣」) (「肺病虛實」)

『腎藏精,』⑤ (「夢泄亦屬鬱」)(「耳者腎之竅」) 精舍志, 『腎氣虛則厥, 實則脹,』⑥ (「腎病虛實」) 五藏不安.

必審五藏之病形, 以知其氣之虛實, 謹而調之也.

◘ 肝病虛實 ○ 肝藏血, 血舍魂, 肝氣虛則恐, 實則怒. 『靈樞』

① 간병의 허실[肝病虛實] ○ 간은 혈을 저장하는데, 혈(血)은 혼(魂)이 머무는 곳이므로 간기(肝氣)가 허(虛)하면 무서워하는 정서가 나타나고, 간기가 실(實)하면 성을 잘 낸다. (『靈樞·本神 08』) (『寶鑑·內景三·肝臟·肝病虛實』) (신편p.556 /신p.396)

◘ 脾病虛實 ○ 脾藏營, 營舍意, 脾氣虛則四肢不用, 五藏不安, 實則腹脹, 涇溲不利. 『靈樞』

② 비병의 허실[脾病虛實] ○ 비장은 영(營)을 저장하는데, 영(營)에 의(意)가 붙어 있으므로 비기(脾氣)가 허하면 사지가 뜻대로 움직이지 않고, 오장이 편안하지 않으며, 실하면 배가 불러 오르고 경(涇)과 수(溲)가 잘 나오지 않는다. 『영추』(「本神 08」) (『寶鑑·內景三·脾臟·脾病虛實』) (신편p.575 /신p.408)

◆ 悲 ○ 又曰, 心虛則悲, 悲則憂.

③ 슬퍼하는 것[悲] ○ 또 『내경(內經)』(『靈樞·本神 08』)에서는 "심기(心氣)가 허하면 슬퍼지고, 슬퍼하면 근심스러워진다"라고 하였다. (『寶鑑·內景一·神·悲』) (신편p.326 /신p.275)

◆ 喜 ○ 又曰, 心實則笑, 笑則喜.

③ 기뻐하는 것[喜] ○ 또한 『내경(內經)』(『靈樞·本神 08』)에서는 "심기가 실하면 웃게 되고, 웃으면 기뻐진다"라고 하였다. (『寶鑑·內景一·神·喜』) (신편p.324 /신p.274)

◘ 笑 ○ 靈樞曰, 心氣虛則悲, 實則笑不休.

③ 웃음소리[笑] ○『영추(靈樞)』(「本神 08」)에서는 “심기(心氣)가 허(虛)하면 슬퍼하고, 실(實)하면 웃음이 그치지 않는다”라고 하였다. (『寶鑑·內景二·言語·笑』) (신편p.460 /신p.346)

◘ 心病虛實 ○ 心藏脈, 脈舍神, 心氣虛則悲, 實則笑不休.『靈樞』

③ 심병의 허실[心病虛實] ○ 심(心)은 맥(脈)을 저장하고, 맥에 신(神)을 머물게 하므로 심기(心氣)가 허하면 슬퍼하는 정서가 나타나고, 실하면 웃음이 그치지 않는다. (『靈樞·本神 08』) (『寶鑑·內景三·心臟·心病虛實』) (신편p.565 /신p.402)

◘ 少氣 ○ 靈樞曰, 肺藏氣, 氣不足則息微少氣.

④ 소기(少氣) ○『영추(靈樞)』(「本神 08」)에서는 “폐(肺)는 기를 저장하는데, 기가 부족하면 호흡이 얕아지고 기운이 떨어진다”라고 하였다. (『寶鑑·內景一·氣·少氣』) (신편p.293 /신p.256)

◉『寶鑑』에서는 ‘少氣’ 조문에 ‘生脈散, 人參膏, 獨參湯, 黃芪湯, 四君子湯, 人參黃芪湯, 益氣丸, 補中益氣湯, 益胃升陽湯’을 예시하였다.

◘ 肺病虛實 ○ 肺氣虛則鼻息不利少氣, 實則喘喝胸憑仰息.『靈樞』

④ 폐병의 허실[肺病虛實] ○ 폐기가 허하면 코가 막혀 숨을 쉬기가 힘들고 숨결이 약해지며, 실(實)하면 숨이 차서 헐떡거리는 소리를 내고, 가슴이 갑갑하여 고개를 젖히고 숨을 쉰다.『영추』(「本神 08」) (『寶鑑·內景三·肺臟·肺病虛實』) (신편p.584 /신p.414)

◘ 夢泄亦屬鬱 ○ 又曰, 腎藏精.

⑤ 몽설은 또한 울증에 속한다[夢泄亦屬鬱] ○ 또한『영추(靈樞)』(「本神 08」)에서는 “신장(腎臟)은 정(精)을 저장한다”라고 하였다. (『寶鑑·內景一·精·夢泄亦屬鬱』) (신편p.256 /신p.237)

◉『寶鑑』에서는 ‘夢泄亦屬鬱’ 조문에 ‘猪苓丸, 沈香和中丸, 加減八味湯, 滋腎丸, 導赤散, 神芎丸’을 예시하였다.

■ 耳者腎之竅 ○ 內經曰, 腎藏精. 靈樞曰, 精脫者, 耳聾. 夫腎爲足少陰之經, 乃藏精而氣通于耳. 耳者宗脈之所聚也. 若精氣調和則腎藏强盛, 耳聞五音. 若勞傷氣血, 兼受風邪, 損於腎藏而精脫者, 則耳聾無聞也.『寶鑑』

⑤ 귀는 신의 구멍이다[耳者腎之竅] ○『내경(內經)』(『靈樞·本神 08』)에서는 “신(腎)은 정(精)을 저장한다”라고 하였다.『영추(靈樞)』(「決氣 30」)에서는 “정(精)이 허탈해지면 귀가 어두워진다”라고 하였다. 무릇 신(腎)은 족소음경(足少陰經)인데, 정(精)을 저장하고 그 기는 귀로 통한다. 귀는 여러 경맥[宗脈]이 모이는 곳이다. 만약 정기(精氣)가 조화롭다면 신기(腎氣)가 강성해져서 귀가 오음을 들을 수 있다. 그러나 만약 과로로 기혈(氣血)을 손상시키고 겸하여 풍사(風邪)까지 받아서 신(腎)을 손상시키고 정기가 허탈해지면 귀가 어두워져서 들을 수 없게 된다.『보감』(『寶鑑·外形二·耳·耳者腎之竅』) (신편p.1035 /신p.654)

◘ 腎病虛實 ○ 腎氣虛則厥, 實則脹.『靈樞』

⑥ 신병의 허실[腎病虛實] ○ 신기(腎氣)가 허하면 궐증(厥證)이 생기고, 실하면 창만(脹滿)이 생긴다. (『靈樞·本神 08』) (『寶鑑·內景三·腎臟·腎病虛實』) (신편p.592 /신p.419)

終始 第九 法野

四盛關格之刺 (『類經二十卷·鍼刺類』, p.811)

第一章

범자지도 필어종시 명지종시 오장위기 음양정의
凡刺之道, 畢於終始, 明知終始, 『五藏爲紀, 陰陽定矣.

음자주장 양자주부 양수기어사말 음수기어오장
陰者主藏, 陽者主府, 陽受氣於四末, 陰受氣於五藏.』① (「察病玄機」)

고사자영지 보자수지 지영지수 기가령화
故寫者迎之, 補者隨之, 知迎知隨, 氣可令和.

화기지방 필통음양 오장위음 육부위양
和氣之方, 必通陰陽, 五藏爲陰, 六府爲陽.

전지후세 이혈위맹 경지자창 만지자망 무도행사 필득천 앙
傳之後世, 以血爲盟, 敬之者昌, 慢之者亡, 無道行私, 必得天㉠殃.

근봉천도 청언종시
謹奉天道, 請言終始.

종시자 경맥위기
終始者, 經脈爲紀.

지기맥구인영 이지음양유여부족 평여불평 천도필의
持其脈口人迎, 以知陰陽有餘不足, 平與不平, 天道畢矣.

소위평인자불병
所謂平人者不病,

불병자 맥구인영응사시야
不病者, 脈口人迎應四時也,

상하상응이구왕래야
上下相應而俱往來也,

육경지맥불결동야
六經之脈不結動也,

본말지한온지 상수사야
本末之寒溫之㉡相守司也,

형육혈기필상칭야 시위평인
形肉血氣必相稱也, 是謂平人.

소기자 맥구인영구소 이불칭척촌야
少氣者, 脈口人迎俱少, 而不稱尺寸也.

여시자 즉음양구부족 보양즉음갈 사음즉양탈
如是者, 則陰陽俱不足, 補陽則陰竭, 寫陰則陽脫.

여시자 가장이감약 불 가음이지제
如是者, 可將以甘藥, 不㉢可飮以至劑.

㉠ 天 : 四庫全書本, 章句索引本, 校釋本에는 '夭'로 되어 있다.
㉡ 溫之 : 校釋本에는 '之'자를 삭제하였다.
㉢ 不 : 校釋本에는 '不愈'로 '愈'를 보충하였다.

여차자 불구 불이자 인이사지 즉오장기괴의
如此者, 弗灸, 不已者㉠, 因而寫之, 則五藏氣壞矣.

➡ 平人에 관해서는『素問·平人氣象論 18』1장,『素問·調經論 62』3장,『靈樞·終始 09』1장에 나온다.

■ 察病玄機 ○ 靈樞曰, 五藏爲紀, 陰陽定矣. 陰者主藏, 陽者主府. 陽受氣于四末, 陰受氣于五藏.

① 병을 진찰하는 묘한 방법[察病玄機] ○『영추(靈樞)』(「終始 09」)에서는 "오장(五臟)을 강령(綱領)으로 삼은 다음 음경(陰經)과 양경(陽經)의 관계를 확정해야 한다. 수족삼음경(手足三陰經)은 오장을 주관하고, 수족삼양경(手足三陽經)은 육부(六腑)를 주관한다. 양경은 사지의 맥기(脈氣)를 이어 받고, 음경은 오장의 맥기를 이어 받는다"라고 하였다. (『寶鑑·雜病一·審病·察病玄機』) (신편p.1612 /신p.952)

第二章

인영일성 병재족소양 일성이조 병재수소양
人迎一盛, 病在足少陽, 一盛而躁, 病在手少陽;

인영이성 병재족태양 이성이조 병재수태양
人迎二盛, 病在足太陽, 二盛而躁, 病在手太陽;

인영삼성 병재족양명 삼성이조 병재수양명
人迎三盛, 病在足陽明, 三盛而躁, 病在手陽明;

인영사성 차대차삭 명왈일양 일양위외격
人迎四盛, 且大且數, 名曰溢陽, 溢陽爲外格.

맥구일성 병재족궐음 궐음 일성이조 재수심주
脈口一盛, 病在足厥陰, 厥陰㉡一盛而躁, 在手心主;

맥구이성 병재족소음 이성이조 재수소음
脈口二盛, 病在足少陰, 二盛而躁, 在手少陰;

맥구삼성 병재족태음 삼성이조 재수태음
脈口三盛, 病在足太陰, 三盛而躁, 在手太陰;

맥구사성 차대차삭자 명왈일음 일음위내관 내관불통 사불치
脈口四盛, 且大且數者, 名曰溢陰, 溢陰爲內關, 內關不通, 死不治.

인영여태음맥구구성사배이상 명왈관격 관격자 여지단기
『人迎與太陰脈口俱盛四倍以上, 命曰關格.』① (「關格證」) **關格者, 與之短期.**

인영일성 사족소양이보족궐음 이사일보 일일취지
人迎一盛, 寫足少陽而補足厥陰, 二寫一補, 日一取之,

필절이험지 소 취지상 기화내지
必切而驗之, 疏㉢取之上, 氣和乃止.

인영이성 사족태양 보 족소음 이사일보 이일일취지
人迎二盛, 寫足太陽, 補㉣足少陰, 二寫一補, 二日一取之,

필절이험지 소 취지상 기화내지
必切而驗之, 疏㉤取之上, 氣和乃止.

인영삼성 사족양명이보족태음 이사일보 일이취지
人迎三盛, 寫足陽明而補足太陰, 二寫一補, 日二取之,

㉠ 不已者 : 校釋本에는 '不已'로 되어 있다.
㉡ 厥陰 : 四庫全書本, 章句索引本, 校釋本에는 '厥陰'이 없다.
㉢ 疏 : 校釋本에는 '躁'로 고쳤다.
㉣ 補 : 校釋本에는 '而補'로 '而'를 보충하였다.
㉤ 疏 : 校釋本에는 '躁'로 고쳤다.

필절이험지 소 취지상 기화내지
必切而驗之, 疏㉠取之上, 氣和乃止.

맥구일성 사족궐음이보족소양 이보일사 일일취지
脈口一盛, 寫足厥陰而補足少陽, 二補一寫, 日一取之,

필절이험지 소이취상 기화내지
必切而驗之, 疏而取上㉡, 氣和乃止.

맥구이성 사족소음이보족태양 이보일사 이일일취지
脈口二盛, 寫足少陰而補足太陽, 二補一寫, 二日一取之,

필절이험지 소 취지상 기화내지
必切而驗之, 疏㉢取之上, 氣和乃止.

맥구삼성 사족태음 이보족양명 이보일사 일이취지
脈口三盛, 寫足太陰㉣而補足陽明, 二補一寫, 日二取之,

필절이험지 소 이취지상 기화내지
必切而驗之, 疏㉤而取之上, 氣和乃止.

소이일이취지자 양명 주위 대부우곡기 고가일이취지야
所以日二取之者, 陽明㉥主胃, 大富于穀氣, 故可日二取之也.

인영여맥구구성삼배이 상 명왈음양구일
人迎與脈口俱盛三倍已㉦上, 命曰陰陽俱溢,

여시자불개 즉혈맥폐색 기무소행 류음우중 오장내상
如是者不開, 則血脈閉塞, 氣無所行, 流淫于中, 五藏內傷.

여차자 인이구지 즉변역이위타병의
如此者, 因而灸之, 則變易而爲他病矣.

◘ **關格證** ○ 內經曰, 人迎脈大於氣口四倍, 名曰格. 氣口脈大於人迎四倍, 名曰關.

① 관격증(關格證) ○ 『내경(內經)』(『素問·六節藏象論 09』, 『靈樞·終始 09』)에서는 "인영맥(人迎脈)이 기구맥(氣口脈)보다 4배나 큰 것을 격이라고 한다. 기구맥이 인영맥보다 4배나 큰 것을 관이라고 한다"라고 하였다. (『寶鑑·內景四·小便·關格證』) (신편p.726 /신p.492)

◉ 『寶鑑』에서는 '關格證' 조문에 '八正散, 芒硝湯, 大承氣湯, 補中益氣湯, 枳縮二陳湯'을 예시하였다.

候氣 (『類經十九卷·鍼刺類』, p.774)

第三章

범자지도 기조이지 보음사양 음기익창 이목총명 반차자 혈기불행
凡刺之道, 氣調而止, 補陰寫陽, 音氣益彰, 耳目聰明, 反此者, 血氣不行.

소위기지이유효자
所謂氣至而有效者,

사즉익허 허자 맥대여기고이불견야 견여기고자 적수언고 병미거야
寫則益虛, 虛者, 脈大如其故而不堅也, 堅如其故者, 適雖言故㉧, 病未去也;

㉠ 疏 : 校釋本에는 '躁'로 고쳤다.
㉡ 疏而取上 : 校釋本에는 '躁取之上'으로 고쳤다.
㉢ 疏 : 校釋本에는 '躁'로 고쳤다.
㉣ 陰 : 四庫全書本에는 '陽'으로 되어 있다.
㉤ 疏 : 校釋本에는 '躁'로 고쳤다.
㉥ 陽明 : 校釋本에는 '太陰'으로 고쳤다.
㉦ 已 : 四庫全書本, 章句索引本, 校釋本에는 '以'로 되어 있다.
㉧ 故 : 校釋本에는 '快'로 고쳤다.

보즉익실 실자 맥대여기고이익견야 부여기고이불견자
補則益實，實者，脈大如其故而益堅也，夫如其故而不堅者，

적수언쾌 병미거야
適雖言快，病未去也.

고보즉실 사즉허 통수불수침 병필쇠거
故補則實，寫則虛，痛雖不隨鍼㉠，病必衰去.

필선통십이경맥지소생병 이후가득전우종시의
必先通十二經脈之所生病，而後可得傳于終始矣.

고음양불상이 허실불상경 취지기경
故陰陽不相移，虛實不相傾，取之其經.

범자지속 삼자지곡기
凡刺之屬，三刺至穀氣.

사벽망합 음양역거 역순상반 침부이처 사시부득 계류음일
邪僻妄合，陰陽易居，逆順相反，沈浮異處，四時不得，稽留淫泆，

수침이거
須鍼而去.

고일자즉양사출 재자즉음사출 삼자즉곡기지 곡기지이지
故一刺則陽邪出，再刺則陰邪出，三刺則穀氣至，穀氣至而止.

소위곡기지자 이보이실 이사이허 고이지곡기지야
所謂穀氣至者，已補而實，已寫而虛，故以知穀氣至也.

사기독거자 음여양미능조 이병지유야
邪氣獨去者，陰與陽未能調，而病知愈也.

고왈 보즉실 사즉허 통수불수침 병필쇠거의
故曰，補則實，寫則虛，痛雖不隨鍼㉡，病必衰去矣.

陰陽虛實 補寫先後 I (『類經十九卷·鍼刺類』, p.746)

第四章

음성이양허 선보기양 후사기음이화지
陰盛而陽虛，先補其陽，後寫其陰而和之.

음허이양성 선보기음 후사기양이화지
陰虛而陽盛，先補其陰，後寫其陽而和之.

삼맥동우족대지지간 필심기실허
三脈動于足大指之間，必審其實虛.

허이사지 시위중허 중허병익심
虛而寫之，是謂重虛，重虛病益甚.

범자차자 이지안지 맥동이실차질자질사지 허이서자즉보지
凡刺此者，以指按之，脈動而實且疾者疾寫之，虛而徐者則補之，

반차자 병익심
反此者，病益甚.

기동야 양명재상 궐음재중 소음재하
其動也，陽明在上，厥陰在中，少陰在下.

㉠ 鍼 : 校釋本에는 '鍼減'으로 '減'을 보충하였다.
㉡ 鍼 : 校釋本에는 '鍼減'으로 '減'을 보충하였다.

刺四支病 Ⅰ (『類經二十二卷·鍼刺類』, p.888)

응수중응 배수중배 견박 허자 취지상
膺腧中膺, 背腧中背, 肩膊㉠虛者, 取之上.

刺頭項七竅病 (『類經二十一卷·鍼刺類』, p.862)

중설 자설주이피침야
重舌, 刺舌柱以鈹鍼也.

刺四支病 Ⅱ (『類經二十二卷·鍼刺類』, p.888)

수굴이불신자 기병재근 신이불굴자 기병재골 재골수골 재근수근
『手屈而不伸者, 其病在筋. 伸而不屈者, 其病在骨. 在骨守骨, 在筋守筋.』① (「肩臂病因」)

◘ 肩臂病因 ○ 手屈而不伸者, 其病在筋. 伸而不屈者, 其病在骨. 在骨守骨, 在筋守筋. 『靈樞』

① 어깨와 팔의 병의 원인[肩臂病因] ○ 팔이 굽어서 펴지지 않는 것은 근육에 병이 생긴 것이다. 폈다가 굽혀지질 않는 것은 뼈에 병이 생긴 것이다. 병이 뼈에 있으면 뼈를 치료하고, 근육에 병이 있으면 근육을 치료해야 한다. 『영추』(「終始 09」) (『寶鑑·外形四·手·肩臂病因』) (신편p.1412 /신p.838)

◉ 『寶鑑』에서는 '肩臂病因' 조문에 '五積散, 烏藥順氣散, 蠲痺湯 가감, 薑黃散, 舒經湯, 活絡湯, 白芥子散, 五靈脂散, 應痛元'을 예시하였다.

陰陽虛實 補寫先後 Ⅱ (『類經十九卷·鍼刺類』, p.746)

보수일방실 심취지 희안기유 이극출기사기
補須一方實, 深取之, 稀按其痏, 以極出其邪氣.

일방허 천자지 이양기맥 질안기유 무사사기득입
一方虛, 淺刺之, 以養其脈, 疾按其痏, 無使邪氣得入.

사기래야긴이질 곡기래야서이화
『邪氣來也緊而疾, 穀氣來也徐而和.

맥실자 심자지 이설기기
脈實者, 深刺之, 以泄其氣;

맥허자 천자지 사정기무득출 이양기맥 독출기사기
脈虛者, 淺刺之, 使精氣無得出, 以養其脈, 獨出其邪氣.』① (「鍼補瀉法」)

㉠ 膊 : 校釋本에는 '髆'으로 고쳤다.

◘ **鍼補瀉法** ○ 候氣有二, 一曰邪氣, 二曰穀氣. 邪氣來也緊而疾, 穀氣來也徐而和. 緊而疾者, 補而未實, 瀉而未虛也. 徐而和者, 補而已實, 已當作易. 瀉而已虛也. ○ 脈實者, 深刺之以泄其氣. 脈虛者, 淺刺之使精氣無得出, 以養其脈, 獨出其邪氣也. 『靈樞』

① 침의 보사법[鍼補瀉法] ○ 기(氣)를 살펴보는 것은 두 가지가 있는데, 하나는 사기(邪氣)이고, 다른 하나는 곡기(穀氣)이다. 사기가 올 때에는 맥이 급하고 빠르며, 곡기가 올 때에는 맥이 느리고 고르다. 맥이 급하고 빠른 경우는 보법(補法)을 써도 실(實)해지지 않고 사법(瀉法)을 써도 허(虛)해지지 않으며, 맥이 느리고 고른 경우는 보법을 쓰면 쉽게 실하여지고 사법을 쓰면 쉽게 허하여진다. ○ 맥이 실한 경우는 깊이 찔러서 그 사기를 사하고, 맥이 허한 경우는 얕게 찔러서 정기(精氣)가 새나가지 못하게 하고 그 맥기(脈氣)를 자양하면서 사기만 나가게 한다. 『영추』(「終始 09」) (『寶鑑·鍼灸篇·鍼補瀉法』) (신편p.3658 /신p.2059)

刺諸病諸痛 (『類經二十二卷·鍼刺類』, p.891)

第五章

第一節

자 제 통 자 기 맥 개 실
「刺諸痛者, 其脈皆實.」① (「當歸拈痛湯」)

고 왈 종 요 이 상 자 수 태 음 양 명 개 주 지 종 요 이 하 자 족 태 음 양 명 개 주 지
故曰㉠從腰以上者, 手太陰陽明皆主之; 從腰以下者, 足太陰陽明皆主之.

병 재 상 자 하 취 지 병 재 하 자 고 취 지 병 재 두 자 취 지 족 병 재 요 자 취 지 괵
病在上者, 下取之; 病在下者, 高取之; 病在頭者, 取之足; 病在腰者, 取之膕.

병 생 우 두 자 두 중 생 어 수 자 비 중 생 우 족 자 족 중
病生于頭者, 頭重; 生於手者, 臂重; 生于足者, 足重.

치 병 자 선 자 기 병 소 종 생 자 야
治病者, 先刺其病所從生者也.

• **當歸拈痛湯** ○ 一相公領兵至南方, 忽得脚氣, 遍身微腫, 其痛手不可近, 足脛尤甚. 內經云, 飮發於中, 胕腫於下. 又云, 諸痛爲實. 血實宜決之. 以三稜鍼數刺腫上, 血突出高二尺餘, 漸漸如線, 其色黑紫. 頃時腫消痛減. 以當歸拈痛湯服之, 是夜得睡, 明日再服而愈. 『寶鑑』

① 당귀염통탕(當歸拈痛湯) ○ 어떤 상공(相公, 재상)이 군대를 거느리고 남방으로 출전하였다가 갑자기 각기병에 걸려 온몸이 약간 붓고 손도 대지 못하게 아파하였는데, 발과 정강이가 더욱 심하였다. ○ 『내경(內經)』(『素問·至眞要大論 74』)에서는 "음사(飮邪)가 속에서 퍼지면 하체가 붓는다"라고 하였다. 또한 『영추(靈樞)』(「終始 09」)에서는 "모든 통증은 다 실증(實證)이다"라고 하였고, 『내경(內經)』(『素問·陰陽應象大論 05』)에서는 "혈(血)이 실(實)한 것은 피를 빼주어야 한다"라고 하였다. 그리하여 삼릉침(三稜鍼)으로 부은 곳을 여러 번 찔렀더니 피가 두어 자 남짓하게 솟구쳐 오르다가 점차 실같이 가늘어지면서 멎었는데, 그 빛은 검은 자주색이었다. 그 후 조금 지나서 부은 것이 내리고 통증도 덜해졌다. 그리하여 다시 당귀염통탕을 먹였더니 그날 밤에는 잠을 잘 자고, 그 이튿날에 다시 달여 먹였더니 병이 나았다. 『보감』(『寶鑑·外形四·足·當歸拈痛湯』) (신편p.1433 /신p.850)

㉠ 故曰 : 校釋本에는 '故曰'을 삭제하였다.

四時之刺 (『類經二十卷·鍼刺類』, p.780)

第二節

춘기재모 하기재피부 추기재분육 동기재근골 자차병자 각이기시위제
春氣在毛㉠, 夏氣在皮膚, 秋氣在分肉, 冬氣在筋骨, 刺此病者, 各以其時爲齊.

고자비인자 이추동지제 자수인자 이춘하지제
故刺肥人者, 以秋冬之齊. 刺瘦人者, 以春夏之齊.

刺諸病諸痛 (『類經二十二卷·鍼刺類』, p.891)

第三節

병통자음야 통이이수안지부득자음야 심자지
病痛者陰也, 痛而以手按之不得者陰也, 深刺之.

병재상자 양야 병재하자 음야 양자 양야 천자지
病在上者, 陽也; 病在下者, 陰也. 癢者, 陽也, 淺刺之.㉡

병선기 음자 선치기음이후치기양 병선기 양자 선치기양이후치기음
病先起㉢陰者, 先治其陰而後治其陽; 病先起㉣陽者, 先治其陽而後治其陰.

刺厥痹 (『類經二十二卷·鍼刺類』, p.884)

第四節

자열궐자 류침반위한 자한궐자 류침반위열
刺熱厥者, 留鍼反爲寒; 刺寒厥者, 留鍼反爲熱.

자열궐자 이음일양 자한궐자 이양일음
刺熱厥者, 二陰一陽; 刺寒厥者, 二陽一陰.

소위이음자 이자음야 일양자 일자양야
所謂二陰者, 二刺陰也; 一陽者, 一刺陽也.

久病可刺 (『類經二十二卷·鍼刺類』, p.890)

第五節

구병자 사기입심
久病者, 邪氣入深.

자차병자 심납이구류지 간일이부자지 필선조기좌우 거기혈맥 자도필의
刺此病者, 深內而久留之, 間日而復刺之, 必先調其左右, 去其血脈, 刺道畢矣.

㉠ 毛 : 校釋本에는 '毫毛'로 '毫'를 보충하였다.

㉡ 病在上者, 陽也. 病在下者, 陰也. 癢者, 陽也, 淺刺之. : 校釋本에는 "癢者, 陽也, 淺刺之. 病在上者, 陽也. 病在下者, 陰也."로 '癢者, 陽也, 淺刺之.'의 위치를 옮겼다.

㉢ 起 : 校釋本에는 '起于'로 '于'를 보충하였다.

㉣ 起 : 校釋本에는 '起于'로 '于'를 보충하였다.

得氣失氣 在十二禁 (『類經二十二卷·鍼刺類』, p.907)

第六章

第一節

범자지법 필찰기형기
凡刺之法, 必察其形氣.

형육미탈 소기이맥우조 조궐자 필위무자지 산기가수 취기가포
形肉未脫, 少氣而脈又躁, 躁厥者, 必爲繆刺之, 散氣可收, 聚氣可布.

심거정처 점신왕래 폐호색유 혼백불산 전의일신 정기지 분
深居靜處, 占神往來, 閉戶塞牖, 魂魄不散, 專意一神, 精氣之㉠分,

무문인성 이수기정 필일기신 령지재침
毋聞人聲, 以收其精, 必一其神, 令志在鍼,

천이류지 미이부지 이이기신 기지내휴
淺而留之, 微而浮之, 以移其神, 氣至乃休.

남내여외 견거물출 근수물납 시위득기
男內女外, 堅拒勿出, 謹守勿內, 是謂得氣.

第二節

범자지금 신내물자 신자물내
『凡刺之禁, 新內勿刺, 新刺勿內;

이취물자 이자물취
已醉勿刺, 已刺勿醉;

신노물자 이자물노
新怒勿刺, 已刺勿怒;

신로물자 이자물로
新勞勿刺, 已刺勿勞;

이포물자 이자물포
已飽勿刺, 已刺勿飽;

이기물자 이자물기
已饑勿刺, 已刺勿饑;

이갈물자 이자물갈
已渴勿刺, 已刺勿渴;

대경대공 필정기기 내자지
大驚大恐, 必定其氣, 乃刺之.

승거래자 와이휴지 여식경 내자지
乘車來者, 臥而休之, 如食頃, 乃刺之.

출 행래자 좌이휴지 여행십리경 내자지
出㉡行來者, 坐而休之, 如行十里頃, 乃刺之.』① (「鍼灸禁忌」)

범차십이금자 기맥란기산 역기영위 경기불차
凡此十二禁者, 其脈亂氣散, 逆其營衛, 經氣不次,

㉠ 之 : 校釋本에는 '不'로 고쳤다.
㉡ 出 : 校釋本에는 '步'로 고쳤다.

因而刺之, 則陽病入於陰, 陰病出爲陽, 則邪氣復生, 麤工勿㉠察, 是謂伐身, 形體淫泆㉡, 乃消腦髓, 津液不化, 脫其五味, 是謂失氣也.

◘ 鍼灸禁忌 ○ 凡鍼刺之禁. ○ 新內勿刺, 已刺勿內. ○ 已刺勿醉, 已醉勿刺. ○ 新怒勿刺, 已刺勿怒. ○ 新勞勿刺, 已刺勿勞. ○ 已飽勿刺, 已刺勿飽. ○ 已飢勿刺, 已刺勿飢. ○ 已渴勿刺, 已刺勿渴. ○ 大驚大恐, 必定其氣, 乃刺之. ○ 乘車來者, 臥而休之, 如食頃, 乃刺之. 出行來者, 坐而休之, 如行十里久, 乃刺之. 『靈樞』

① 침뜸에서 금해야 할 것[鍼灸禁忌] ○ 무릇 침을 놓을 때 금해야 할 것은, ○ 성생활 직후에는 침을 놓지 말고, 침을 놓은 다음에는 곧 성생활을 하지 말아야 한다. ○ 침을 놓은 다음에는 곧 술을 마시지 말아야 하고, 술을 마신 다음에는 침을 놓지 말아야 한다. ○ 성낸 뒤에 바로 침을 놓지 말고, 침을 놓은 다음에는 성을 내지 말아야 한다. ○ 몹시 피로하였을 때는 침을 놓지 말고, 침을 놓은 다음에는 피로하게 하지 말아야 한다. ○ 배가 몹시 부른 때는 침을 놓지 말고, 침을 놓은 다음에는 배가 부르게 먹지 말아야 한다. ○ 배가 고플 때는 침을 놓지 말고, 침을 놓은 다음에는 배가 고프지 않게 해야 한다. ○ 갈증이 날 때는 침을 놓지 말고, 침을 놓은 다음에 갈증이 나지 않게 해야 한다. ○ 몹시 놀라고 무서워한 뒤에는 반드시 그 기가 안정된 다음에 침을 놓아야 한다. ○ 수레를 타고 온 사람은 누워서 밥 먹을 동안만큼 쉬게 한 다음 침을 놓으며, 걸어온 사람은 10리를 걸어갈 동안만큼 앉아서 쉬게 한 다음 침을 놓아야 한다. 『영추』(「終始 09」) (『寶鑑·鍼灸篇·鍼灸禁忌』) (신편p.3662 /신p.2061)

第七章

太陽之脈, 其終也, 戴眼, 反折, 瘛瘲, 其色白, 絶皮乃絶汗, 絶汗則終矣.

少陽終者, 耳聾, 百節盡縱, 目系絶, 目系絶一日半則死矣, 其死也, 色靑白乃死.

陽明終者, 口目動作, 喜驚, 妄言, 色黃, 其上下之經盛而不行, 則終矣.

『少陰終者, 面黑, 齒長而垢, 腹脹閉塞, 上下不通而終矣.』① (「腎絶候」)(「面見五色」)

『厥陰終者, 中熱, 嗌乾, 喜溺, 心煩, 甚則舌卷, 卵上縮而終矣.』② (「肝絶候」)

『太陰終者, 腹脹閉, 不得息, 氣噫善嘔, 嘔則逆, 逆則面赤,
不逆則上下不通, 上下不通則面黑, 皮毛燋而終矣.』③ (「脾絶候」)

➡ 經脈의 기운이 끊어져 생기는 병증을 설명한 곳은 『素問·診要經終論 16』 5장, 『靈樞·終始 09』 7장, 『靈樞·經脈 10』 3장이다.

◘ 腎絶候 ○ 少陰終者, 面黑, 齒長而垢, 腹脹閉塞, 上下不通而終矣. 『內經』

① 신기가 끊어진 증후[腎絶候] ○ 소음경맥(少陰經脈)의 기가 끊어지면 얼굴색이 검게 되고, 이가 드러나고 때가 끼며, 배가 불러 오르고 막혀서 위아래가 통하지 못하게 되어 죽는다. 『내경』(『(靈樞·終始 09』)

㉠ 勿 : 校釋本에는 '不'로 고쳤다.
㉡ 泆 : 校釋本에는 '濼'으로 고쳤다.

(『寶鑑·內景三·腎臟·腎絶候』) (신편p.595 /신p.421)

◘ 面見五色 ○ 太陽病終者, 面色白, 絶汗出. 少陰病終者, 面黑齒長而垢. 太陰病終者, 面黑皮毛焦.『靈樞』

① 얼굴에 다섯 가지 빛이 나타나는 것[面見五色] ○ 태양병(太陽病)으로 죽을 것 같은 사람은 얼굴빛이 희고 구슬땀이 난다. 소음병(少陰病)으로 죽을 것 같은 사람은 얼굴빛이 검고 이가 드러나고 때가 낀다. 태음병(太陰病)으로 죽을 것 같은 사람은 얼굴빛이 검고 머리털이 부스러진다.『영추』(「終始 09」) (『寶鑑·外形一·面·面見五色』) (신편p.927 /신p.594)

◉ 『寶鑑』에서는 '面見五色' 조문에 '升麻白芷湯, 冲和順氣湯'을 예시하였다.

◘ 肝絶候 ○ 厥陰終者, 中熱嗌乾, 善尿心煩, 甚則舌卷卵上縮而終矣.『靈樞』

② 간기가 끊어진 증후[肝絶候] ○ 궐음경맥(厥陰經脈)의 기(氣)가 끊어지면 속에 열이 생겨서 목구멍이 마르고, 오줌을 자주 누고 가슴이 답답해지는데, 심하면 혀가 말려들고 고환이 위로 땅겨 들면서 죽는다.『영추』(「終始 09」) (『寶鑑·內景三·肝臟·肝絶候』) (신편p.558 /신p.397)

◘ 脾絶候 ○ 太陰終者, 腹脹閉不得息, 善噫, 善嘔, 嘔則逆, 逆則面赤. 不逆則上下不通, 上下不通則面黑, 皮毛焦而終矣.『靈樞』

③ 비기가 끊어진 증후[脾絶候] ○ 태음경맥의 기가 끊어지면 배가 불러 오르고 막혀서 숨을 쉬지 못하고, 트림과 구역질을 잘 하는데, 구역질을 하면 기(氣)가 치밀어 오르고, 기가 치밀어 오르면 얼굴이 벌겋게 된다. 만약 위로 치밀어 오르지 않으면 위아래가 통하지 않고, 위아래가 통하지 않으면 얼굴색이 검게 되고 피모(皮毛)가 탄 것처럼 되면서 죽는다.『영추』(「終始 09」) (『寶鑑·內景三·脾臟·脾絶候』) (신편p.577 /신p.409)

經脈 第十

人始生先成精 脈道通血氣行 (『類經七卷·經絡類』, p.259)

第一章

뇌공문어황제왈 금맥 지언 범자지리 경맥위시
雷公問於黃帝曰, 禁脈㉠之言, 凡刺之理, 經脈爲始,

영기소행 제 기도량 내차오장 외별육부 원진문기도
營其所行, 制㉡其度量, 內次五藏, 外別六府, 願盡聞其道.

황제왈 인시생 선성정 정성이뇌수생 골위간 맥위영 근위강 육위장
黃帝曰, 人始生, 先成精, 精成而腦髓生, 骨爲幹, 脈爲營, 筋爲剛, 肉爲牆,

피부견이모발장 곡입어위 맥도이통 혈기내행
皮膚堅而毛髮長, 『穀入於胃, 脈道以通, 血氣乃行.』① (「陰血生於水穀」)

■ 陰血生於水穀 ○ 又曰, 穀入於胃, 脈道乃行, 水入於經, 其血乃成.

① 음혈은 음식물에서 생긴다[陰血生於水穀] ○ 또한 "음식이 위(胃)에 들어가야 맥이 운행하고, 물이 경맥(經脈)에 들어가야 혈이 생긴다"라고 하였다. (『寶鑑·內景二·血·陰血生於水穀』) (신편p.373 /신p.300)

十二經脈 (『類經七卷·經絡類』, p.260)

十二經病 (『類經十四卷·疾病類』, p.491)

뇌공왈 원졸문경맥지시생
雷公曰, 願卒聞經脈之始生.

황제왈 경맥자 소이능결사생 처백병 조허실 불가불통
黃帝曰, 經脈者, 所以能決死生, 處百病, 調虛實, 不可不通㉢.

第二章

第一節

폐수태음지맥 기우중초 하락대장
『肺手太陰之脈, 起于中焦, 下絡大腸,

환순위구 상격속폐
還循胃口, 上膈屬肺;

㉠ 脈 : 校釋本에는 '服'으로 고쳤다.
㉡ 制 : 校釋本에는 '知'로 고쳤다.
㉢ 通 : 校釋本에는 '通也'로 '也'를 보충하였다.

종폐계 횡출액하
從肺系, 橫出腋下,

하순노내 행소음심주지전
下循臑內, 行少陰心主之前,

하주중 순비내상골하렴 입촌구
下肘中, 循臂內上骨下廉, 入寸口,

상어 순어제 출대지지단
上魚, 循魚際, 出大指之端;

기지자 종완후직출차지내렴 출기단
其支者, 從腕後直出次指內廉, 出其端.

시동즉병 폐창만 팽팽이천해 상 분중통 심즉교양수이무 차위비궐
是動則病, 肺脹滿, 膨膨而喘欬, 上㉠盆中痛, 甚則交兩手而瞀, 此爲臂厥.

시주폐소생병자 해상기 천갈 번심 흉만
是主肺所生病者, 欬上氣, 喘渴㉡, 煩心, 胸滿,①(「火喘」)

노비내전렴통궐 장중열
臑臂內前廉痛厥, 掌中熱.②(「手·鍼灸法」)

기성유여 즉견배통 풍한 한출중풍 소변삭이흠
氣盛有餘, 則肩背痛, 風寒㉢汗出中風㉣, 小便數而欠.

기허즉견배통 한 소기부족이식 뇨색변
氣虛則肩背痛, 寒, 少氣不足以息, 溺色變.

위차제병 성즉사지 허즉보지 열즉질지 한즉류지
爲此諸病, 盛則寫之, 虛則補之; 熱則疾之, 寒則留之;

함하즉구지 불성불허 이경취지
「陷下則灸之,」③(「灸法」) 不盛不虛, 以經取之.

성자 촌구대삼배우인영 허자 즉촌구반소우인영야
盛者, 寸口大三倍于人迎; 虛者, 則寸口反小于人迎也.』④(「手太陰肺經流注」)

➡ 『靈樞·經別 11』에 "手太陰之正, 別入淵腋少陰之前, 入走肺, 散之大腸, 上出缺盆, 循喉嚨, 復合陽明, 此爲六合也."라 하고, 『靈樞·經脈 10』에 "手太陰之別, 名曰列缺, 起于腕上分間, 並太陰之經直入掌中, 散入于魚際. 其病實則手銳掌熱, 虛則欠㰦, 小便遺數. 取之去腕一寸半, 別走陽明也."이라 하였으며, 『靈樞·經筋 13』에 "手太陰之筋, 起于大指之上, 循指上行, 結于魚後, 行寸口外側, 上循臂, 結肘中, 上臑內廉, 入腋下, 出缺盆, 結肩前髃, 上結缺盆, 下結胸裏, 散貫賁, 合賁, 下抵季脅. 其病當所過者, 支轉筋痛, 甚成息賁, 脅急吐血."이라 하였다. 이와 같이 流注를 공부할 때는 관련 조문을 모아서 보아야 한다. 그러한 취지에서 이후 이런 식으로 정리하였다.

◆ **火喘** ○ 手太陰之脈, 是動則肺脹滿, 膨膨而喘咳. 所生病者, 咳嗽, 上氣喘喝, 煩心胸滿. 『靈樞』

① **화천(火喘)** ○ 수태음폐경(手太陰肺經)의 시동병(是動病), 즉 외사(外邪)가 폐경맥(肺經脈)에 침입하여 발생하는 병증은 폐(肺)가 창만(脹滿)하고 폐기(肺氣)가 잘 통하지 않아 숨이 차고 기침이 나는 것이다. 소생병(所生病), 즉 폐장(肺臟)에서 발생한 질병이 폐경(肺經)에 영향을 미치어 발생하는 병증은 기침을 하고 기가 치밀어 올라 숨이 차고 가슴이 답답하며 그득한 것이다. 『영추』(「經脈 10」) (『寶鑑·雜病五·咳嗽·火喘』) (신편p.2334 /신p.1323)

◉ 『寶鑑』에서는 '火喘' 조문에 '滋腎丸, 導水丸, 白虎湯 가감, 導痰湯 가감, 麥門冬湯, 加減瀉白散, 滋陰降火湯, 加味生脈散, 瀉火淸肺湯, 玉液散, 玉華散'을 예시하였다.

■ **鍼灸法** ○ 手太陰之脈病, 臑臂內前廉痛厥, 掌中熱.

② **침구법(鍼灸法)** ○ 『영추(靈樞)』(「經脈 10」)에서는 "수태음폐경맥(手太陰肺經脈)이 외사의 침범을 받았

㉠ 上 : 四庫全書本, 章句索引本, 校釋本에는 '缺'로 되어 있다.
㉡ 渴 : 校釋本에는 '喝'로 고쳤다.
㉢ 風寒 : 校釋本에는 '寒'을 삭제하였다.
㉣ 中風 : 校釋本에는 '中風'을 삭제하였다.

을 때 발생하는 병증은 어깻죽지·팔뚝의 안쪽 앞이 아프고 싸늘하며 손바닥이 뜨겁다"라고 하였다. (『寶鑑·外形四·手·鍼灸法』) (신편p.1422 /신p.843)

◘ 灸法 ○ 靈樞曰, 陷下則灸之. 東垣云, 陷下者, 皮毛不任風寒, 知陽氣下陷也.

③ 뜸뜨는 방법[灸法] ○『영추(靈樞)』(「經脈 10」)에서는 "처져 내려앉는 곳에는 뜸을 뜨라"라고 하였다. 동원(東垣)이 이르길, "처져 내려앉았다는 것은 피모(皮毛)가 풍한(風寒)을 이겨내지 못하여 양기(陽氣)가 처져 내려앉았다는 것임을 알 수 있다"라고 하였다. (『寶鑑·鍼灸篇·灸法』) (신편p.3653 /신p.2056)

◘ 手太陰肺經流注 ○ 手太陰之脈, 起於中焦, 中府穴. 下絡大腸, 環循胃口, 上膈屬肺, 從肺系橫出腋下, 天府穴. 下循臑內, 肩下臂上通名曰臑. 行少陰心主之前, 下肘中, 臂上臑下接處曰肘. 卽尺澤穴. 循臂內, 臑下掌上名曰臂. 臂有二骨. 上骨下廉, 入寸口, 經渠穴·太淵穴. 上魚, 循魚際, 魚際穴. 出大指之端. 少商穴. 其支者, 列缺穴. 從腕後直出次指內廉, 出其端. 交入手陽明. 是動則病肺脹滿, 膨膨而喘咳, 缺盆中痛, 甚則交兩手而瞀, 此謂臂厥. 是主肺所生病者, 咳嗽, 上氣喘喝, 煩心胸滿, 臑臂內前廉痛厥, 掌中熱. 氣盛有餘, 則肩背痛, 風寒, 汗出, 中風, 小便數而欠. 氣虛則肩背痛寒, 少氣不足以息. 盛者寸口大三倍於人迎, 虛者則寸口反小於人迎也. 『靈樞』

④ 수태음폐경의 순행[手太陰肺經流注] ○ 수태음경맥(手太陰經脈)은 중초(中焦) 중부혈(中府穴). 에서 시작하여 아래로 내려가 대장(大腸)과 연계되고, 위(胃)의 분문(賁門)을 따라 횡격막(橫膈膜)을 뚫고 올라가 폐(肺)에 연락되고, 폐 기관 옆을 따라 올라가 겨드랑이 밑 천부혈(天府穴). 으로 가서 팔죽지 어깨 아래에서 팔뚝 위를 통틀어 팔죽지라고 한다. 안쪽으로 내려가서 수소음심경(手少陰心經)과 수궐음심포경(手厥陰心包經)의 앞으로 내려가 팔꿈치 팔뚝 위와 팔죽지 아래와 연결된 곳을 팔꿈치라고 한다. 곧 척택혈(尺澤穴)이다. 로 내려간다. 다시 팔뚝 팔죽지 아래와 손바닥 위를 팔뚝이라고 하며, 팔뚝에는 두 개의 뼈가 있다. 안쪽 요골의 아래로 내려가 촌구(寸口) 경거혈(經渠穴)·태연혈(太淵穴). 를 지나 어복(魚腹)으로 올라가 어제(魚際) 어제혈(魚際穴). 를 거쳐 엄지손가락 끝 소상혈(少商穴). 으로 나간다. 그 갈라진 가지 열결혈(列缺穴)에서 는 손목 뒤에서 바로 집게손가락 안쪽으로 나와 그 끝으로 나간다. 여기서 수양명대장경맥(手陽明大腸經脈)과 교회(交會)한다. 시동병(是動病)은 폐가 몹시 팽팽하고 그득하여 숨이 차고 기침이 나며, 결분(缺盆) 속이 아프고, 심하면 두 손을 교차해서 팔죽지를 잡게 되고 정신이 아찔해지는데, 이것을 '비궐(臂厥)'이라고 한다. 주로 폐와 관련된 병으로서, 소생병(所生病)은 기침이 나고, 숨이 차서 헐떡거리고 답답하며, 가슴에 열이 나고 가슴이 그득하며 팔죽지와 팔뚝의 안쪽 앞이 아프고 차며, 손바닥에 열이 난다. 이 경맥의 기(氣)가 실(實)하면 어깨와 등이 아프며, 풍한(風寒)이 침입하여 기가 실하여지면 땀이 나고, 중풍(中風)이 생기고 오줌이 잦으며 하품을 한다. 기(氣)가 허(虛)하면 어깨와 잔등이 아프고 시리며, 숨을 얇게 쉬고 깊이 쉴 힘이 없다. 기(氣)가 실할 때는 촌구맥(寸口脈)이 인영맥(人迎脈)보다 3배나 크며, 허할 때는 도리어 촌구맥이 인영맥보다 작다. 『영추』(「經脈 10」) (『寶鑑·鍼灸篇·手太陰肺經流注』) (신편p.3664 /신p.2063)

第二節

『大腸手陽明之脈, 起于大指次指之端, 循指上廉, 出合谷兩骨之間,

上入兩筋之中, 循臂上廉,

入肘外廉, 上臑外前廉,

上肩, 出髃骨之前廉, 上出于柱骨之會上,

下入缺盆, 絡肺,

하격 속대장
下膈, 屬大腸.

기지자 종결분상경 관협 입하치중
其支者, 從缺盆上頸, 貫頰, 入下齒中,

환출협구 교인중 좌지우 우지좌 상협비공
還出挾口, 交人中, 左之右, 右之左, 上挾鼻孔.

시동즉병 치통 경종
是動則病, 齒痛, 頸腫.

시주진액소생병자 목황 구건 구뉵 후비 견전노통 대지차지통불용
是主津液所生病者, 目黃, 口乾, 鼽衄, 喉痹, 肩前臑痛, 大指次指痛不用.①

(「手·鍼灸法」)

기유여 즉당맥소과자열종 허즉한율불복
氣有餘, 則當脈所過者熱腫, 虛則寒慄不復.

위차제병 성즉사지 허즉보지 열즉질지 한즉류지
爲此諸病, 盛則寫之, 虛則補之; 熱則疾之, 寒則留之;

함하즉구지 불성불허 이경취지
陷下則灸之, 不盛不虛, 以經取之.

성자 인영대삼배우촌구 허자 인영반소어촌구야
盛者, 人迎大三倍于寸口; 虛者, 人迎反小於寸口也.』② (「手陽明大腸經流注」)

➡ 所生病에 있어서 大腸脈에 '是主津液所生病者'가 언급되는 바, 이 같은 예를 모으면, 大腸主津, 胃主血, 小腸主液, 心包主脈, 三焦主氣, 膽主骨이 되는데, 이들을 살펴보면 해당 經脈이 그렇다는 것이지 해당 臟腑가 그리 한다는 내용은 아니다.

➡ 『靈樞·經別 11』에 "手陽明之正, 從手, 循膺乳, 別于(肩髃), 入柱骨, 下走大腸, 屬于肺, 上循喉嚨, 出缺盆, 合于陽明也."라 하고, 『靈樞·經脈 10』에 "手陽明之別, 名曰偏歷, 去腕三寸, 別走太陰; 其別者, 上循臂, 乘肩髃, 上曲頰偏齒; 其別者, 入耳, 合于宗脈. 實則齲聾, 虛則齒寒痺隔. 取之所別也."라 하였으며, 『靈樞·經筋 13』에 "手陽明之筋, 起于大指次指之端, 結于腕, 上循臂, 上結于肘外, 上臑, 結于髃; 其支者, 繞肩胛, 挾脊; 直者, 從肩髃, 上頸; 其支者, 上頰, 結于頄; 直者, 上出手太陽之前, 上左角, 絡頭, 下右頷. 其病當所過者支痛及轉筋, 肩不擧, 頸不可左右視."이라 하였다.

■ 鍼灸法 ○ 靈樞曰, 手陽明之脈病, 肩前臑痛, 大指次指痛不用.

① 침구법(鍼灸法) ○ 『영추(靈樞)』(「經脈 10」)에서는 "수양명대장경맥(手陽明大腸經脈)이 외사(外邪)의 침범을 받았을 때 발생하는 병증은 어깻죽지 앞쪽이 아프면서 집게손가락이 아파서 쓰지 못한다."라고 하였다. (『寶鑑·外形四·手·鍼灸法』) (신편p.1422 /신p.843)

◘ 手陽明大腸經流注 ○ 手陽明之脈, 起於大指次指之端內側, 商陽穴. 循指上廉, 本節前二間穴, 本節後三間穴. 出合谷兩骨之間, 合谷穴. 上入兩筋之中, 陽谿穴. 循臂上廉, 偏歷穴. 入肘外廉, 曲池穴. 上循臑外前廉, 上肩, 出髃骨之前廉, 肩髃穴. 上出柱骨之會上, 天鼎穴. 下入缺盆絡肺, 下膈屬大腸. 其支者, 從缺盆上頸貫頰, 入下齒中, 還出挾口, 交人中, 穴名. 左之右, 右之左, 上挾鼻孔. 迎香穴. 自此交入足陽明. 是動則病齒痛䪼腫. 是主津所生病者, 目黃, 口乾, 鼽衄, 喉痹, 肩前臑痛, 大指次指痛不用. 氣有餘則當脈所過者熱腫, 虛則寒慄不復. 盛者人迎大三倍於寸口, 虛者人迎反小於寸口也. 『靈樞』

② 수양명대장경의 순행[手陽明大腸經流注] ○ 수양명경맥(手陽明經脈)은 집게손가락 끝 안쪽 상양혈(商陽穴). 에서 시작하여 손가락 윗쪽 모서리를 따라 밑마디 앞은 이간혈(二間穴), 밑마디 뒤는 삼간혈(三間穴). 올라가 엄지손가락과 집게손가락이 갈라진 뼈 사이 합곡혈(合谷穴). 를 지나 위로 두 힘줄 가운데 양계혈(陽谿穴). 로 가서 팔뚝 윗쪽 편력혈(偏歷穴). 을 따라 올라가 팔꿈치 바깥쪽 곡지혈(曲池穴). 으로 간 다음 위로 올라가 팔죽지 바깥쪽 앞 모서리를 따라 어깨로 올라가서 우골(髃骨) 견우혈(肩髃穴). 앞쪽으로 나왔다가 다시 올라가 주골(柱骨)이 모이는 곳 천정혈(天鼎穴). 으로 나와서 아래로 내려가 결분(缺盆)에 들어가 폐(肺)에 연락하고 횡격막(橫膈膜)을 뚫고 내려가서 대장(大腸)에 귀속된다. 그 한 가지는 결분에서 목으로 올라가 뺨을 뚫고 아랫잇몸으로 들어갔다가 다시 나와 입 주위를 돌아 인중혈(人中穴)에서

양쪽 경맥이 교차되는데, 곧 왼쪽의 것은 오른쪽으로 가고, 오른쪽의 것은 왼쪽으로 가서 각각 콧방울 옆 영향혈(迎香穴) 에서 끝난다. 여기서 족양명위경(足陽明胃經)에 들어가 교차된다. 시동병(是動病)은 이가 아프고 광대뼈 부위가 붓는다. 대장(大腸)은 진액(津液)을 주관하니, 이로써 생긴 소생병(所生病)은 눈이 누렇고 입이 마르며, 맑은 콧물이 흐르거나 코피가 나고 후비(喉痹)가 생기며, 어깨 앞쪽과 팔죽지가 아프고, 집게손가락이 아파서 쓰지 못한다. 이 경맥(經脈)의 기(氣)가 실(實)하면 경맥이 지나가는 부위에 열이 나고 부으며, 허(虛)하면 춥고 떨리는 것이 멎지 않는다. 실(實)할 때는 인영맥(人迎脈)이 촌구맥(寸口脈)보다 3배나 크고, 허(虛)할 때는 반대로 인영맥이 촌구맥보다 작다. 『영추』(「經脈 10」)
(『寶鑑·鍼灸篇·手陽明大腸經流注』) (신편p.3667 /신p.2065)

第三節

『胃足陽明之脈, 起於鼻之㉠交頞中, 旁納㉡太陽之脈, 下循鼻外, 入上齒中,
還出挾口, 環脣, 下交承漿,
却循頤後下廉, 出大迎, 循頰車, 上耳前, 過客主人, 循髮際, 至額顱.
其支者, 從大迎前, 下人迎, 循喉嚨, 入缺盆,
下膈, 屬胃, 絡脾;
其直者, 從缺盆下乳內廉, 下挾臍, 入氣街中;
其支者, 起于胃口, 下循腹裏, 下至氣街中而合,
以下髀關, 抵伏兎, 下㉢膝臏中,
下循脛外廉, 下足跗, 入中指內間;
其支者, 下廉三寸而別, 下入中指外間;
其支者, 別跗上, 入大指間, 出其端.
是動則病, 洒洒振寒, 善呻㉣, 數欠,①(「欠」) 顔黑,②(「面見五色」)
病至則㉤惡人與火, 聞木聲㉥則惕然而驚,
心欲動, 獨閉戶塞牖而處㉦.③(「惡人欲獨處」)
甚則欲上高而歌,④(「歌」) 棄衣而走, 賁響腹脹, 是謂㉧骭厥.

㉠ 之 : 校釋本에는 '之'를 삭제하였다.
㉡ 納 : 校釋本에는 '約'으로 고쳤다.
㉢ 下 : 校釋本에는 '入'을 보충하여 '下入'으로 하였다.
㉣ 呻 : 校釋本에는 '伸'으로 고쳤다.
㉤ 則 : 校釋本에는 '則'을 삭제하였다.
㉥ 聲 : 校釋本에는 '音'으로 고쳤다.
㉦ 心欲動, 獨閉戶塞牖而處. : 校釋本에는 '心動, 欲獨閉戶牖而處.'로 고쳤다.
㉧ 謂 : 校釋本에는 '爲'로 되어 있다.

是主血所生病者，狂瘧溫淫，汗出，鼽衄，口喎，脣胗，頸腫，喉痹，大腹水腫，

膝臏腫痛，循膺乳氣街股伏兎骭外廉足跗上皆痛，中指不用.

氣盛則身以前皆熱，其有餘于胃，則消穀善饑，溺色黃;⑤ (「辨尿色」)

氣不足，則身以前皆寒慄. 胃中寒，則脹滿.

爲此諸病，盛則寫之，虛則補之；熱則疾之，寒則留之；

陷下則灸之，不盛不虛，以經取之.

盛者，人迎大三倍于寸口；虛者，人迎反小於寸口也.』⑥ (「足陽明胃經流注」)

▶ 『靈樞·經別 11』에 "足陽明之正，上至髀，入于腹裏，屬胃，散之脾，上通于心，上循咽，出于口，上頞頔，還繫目系，合于陽明也."라 하고，『靈樞·經脈 10』에 "足陽明之別，名曰豐隆，去踝八寸，別走太陰；其別者，循脛骨外廉，上絡頭項，合諸經之氣，下絡喉嗌. 其病氣逆則喉痺瘁瘖，實則狂顚，虛則足不收，脛枯. 取之所別也."라 하였으며，『靈樞·經筋 13』에 "足陽明之筋，起于中三指，結于跗上，邪外上加于輔骨，上結于膝外廉，直上結于髀樞，上循脅，屬脊. 其直者，上循骭，結于膝；其支者，結于外輔骨，合少陽；其直者，上循伏兎，上結于髀，聚于陰器，上腹而布，至缺盆而結，上頸，上挾口，合于頄，下結于鼻，上合于太陽，太陽爲目上綱，陽明爲目下綱. 其支者，從頰，結于耳前. 其病，足中指支脛轉筋，脚跳堅，伏兎轉筋，髀前腫，癀疝，腹筋急，引缺盆及頰，卒口僻. 急者，目不合；熱則筋縱，目不開. 頰筋有寒則，急引頰移口，有熱則筋弛縱，緩不勝收故，僻. 足之陽明，手之太陽，筋急則口目爲噼，眥急不能卒視，治皆如右方也."라 하였다.

◘ 欠 ○ 又曰，足陽明之脈病，善伸數欠. 『靈樞』

① 하품[欠] ○ 또한 "족양명경맥(足陽明經脈)에 병이 생기면 기지개를 잘 켜면서 자주 하품을 합니다"라고 하였다. 『영추』(「經脈 10」) (『寶鑑·內景二·言語·欠』) (신편p.461 /신p.347)

◘ 面見五色 ○ 足陽明之脈病，顔黑. 『靈樞』

② 얼굴에 다섯 가지 빛이 나타나는 것[面見五色] ○ 족양명경맥(足陽明經脈)의 병일 때는 얼굴이 검게 된다. 『영추』(「經脈 10」) (『寶鑑·外形一·面·面見五色』) (신편p.927 /신p.594)

◉ 『寶鑑』에서는 '面見五色' 조문에 '升麻白芷湯，冲和順氣湯'을 예시하였다.

◘ 惡人欲獨處 ○ 內經曰，足陽明之脈，是動則病，惡人與火，欲獨閉戶牖而處. 少陰之虛，亦欲獨閉戶牖而處.

③ 사람을 싫어하고 혼자 있으려 하는 것[惡人欲獨處] ○ 『내경(內經)』(『靈樞·經脈 10』)에서는 "족양명경맥(足陽明經脈)이 동(動)하면 병이 생겨 사람과 불을 싫어하고，방문을 닫고 혼자 있으려고 한다. 소음경(少陰經)이 허하여도 역시 방문을 닫고 혼자 있으려고 한다"라고 하였다. (『寶鑑·內景二·夢·惡人欲獨處』) (신편p.435 /신p.333)

◘ 歌 ○ 靈樞曰，足陽明之脈病甚，則欲上高而歌.

④ 노래소리[歌] ○ 『영추(靈樞)』(「經脈 10」)에서는 "족양명경맥의 병이 심해지면 높은 곳에 올라가서 노래를 부르려 한다"라고 하였다. (『寶鑑·內景二·言語·歌』) (신편p.461 /신p.347)

■ 辨尿色 ○ 足陽明之脈病氣盛則尿色黃. 『內經』

⑤ 오줌의 색깔을 변별한다[辨尿色] ○ 족양명경맥(足陽明經脈)의 병기(病氣)가 성하면 오줌빛이 노랗다. 『내경』(『靈樞·經脈 10』) (『寶鑑·內景四·小便·辨尿色』) (신편p.713 /신p.485)

◘ 足陽明胃經流注 ○ 足陽明之脈，起於鼻之交頞中，傍約太陽之脈，下循鼻外，迎香穴. 入上齒中，還出挾

口環脣, 下交承漿, 穴名. 却循頤後下廉, 出大迎, 穴名. 循頰車, 穴名. 上耳前, 過客主人, 穴名. 循髮際, 至額顱. 其支者從大迎前下人迎, 穴名. 循喉嚨, 入缺盆, 下膈, 屬胃絡脾. 其直者, 從缺盆下乳內廉, 下挾臍, 入氣衝中. 穴名. 其支者, 起胃下口, 循腹裏, 下至氣衝中而合, 以下髀關, 穴名. 抵伏兎, 穴名. 下入膝臏中, 腿下脛上接處曰膝臏, 謂膝之盖骨也. 下循䯒外廉, 卽上廉·下廉·解谿穴也. 下足跗, 足面曰趺, 衝陽穴也. 入中指內間. 陷谷穴. 其支者, 下膝三寸而別, 下入中指外間. 內庭穴. 其支者, 別跗上, 入大指間, 出其端. 厲兌穴也. 自此交入足太陰. 是動則病凄凄然振寒, 善伸, 數欠, 顔黑. 顔卽額也. 病至則惡人與火, 聞木音則惕然而驚, 心動欲獨閉戶牖而處, 甚則欲上高而歌, 棄衣而走, 賁響腹脹, 是謂骭厥. 骭卽脛之別名. 是主血所生病者, 狂瘧, 溫淫汗出, 鼽衄, 口喎, 脣胗, 頸腫, 喉痹, 大腹水腫, 膝臏腫痛, 循膺·乳·街·股·伏兎·䯒外廉·足跗上皆痛, 中指不用. 氣盛則身以前皆熱, 其有餘於胃則消穀善飢, 尿色黃. 氣不足則身以前皆寒, 胃中寒則脹滿. 盛者人迎大三倍於寸口, 虛者人迎反小於寸口也. 『靈樞』

⑥ 족양명위경의 순행[足陽明胃經流注] ○ 족양명경맥(足陽明經脈)은 콧마루가 교차되는 데서 시작하여 옆으로 족태양경맥(足太陽經脈)에 연락하고, 코 밖 영향혈(迎香穴). 을 따라 아래로 내려와 윗잇몸 가운데로 들어갔다가 나와 입술을 돌아서 아래로 내려가 승장(承漿) 혈 이름. 에서 교차되고, 다시 턱을 따라 뒷모서리로 돌아가서 대영(大迎) 혈 이름. 으로 나와 협거(頰車) 혈 이름. 를 돌아 위로 올라가 귀 앞의 객주인(客主人) 혈 이름. 을 지나 머리털이 돋은 경계를 따라 이마로 간다. 그 한 가지는 대영(大迎) 혈 이름. 에서 인영(人迎) 혈 이름. 앞으로 내려가 울대를 따라 결분(缺盆)에 들어갔다가 횡격막(橫膈膜)을 뚫고 내려가 위(胃)에 속하고 비(脾)에 연락된다. 그 곧은 가지는 결분(缺盆)을 따라 젖 안쪽을 거쳐 배꼽을 끼고 다시 내려가 기충(氣衝) 혈 이름. 속으로 들어간다. 그 한 가지는 위(胃)의 유문(幽門) 부위에서 시작하여 뱃속을 따라 기충혈(氣衝穴) 속에 이르러 곧바로 가는 가지와 합쳐 비관(髀關) 혈 이름. 으로 내려가 복토(伏兎) 혈 이름. 에 이르고, 다시 내려가 종지뼈[膝臏] 넓적다리뼈와 정강이뼈가 맞닿은 곳을 종지뼈라고 하는데, 슬개골을 말하는 것이다. 속으로 들어가서 정강이뼈의 바깥쪽 모서리 곧 상렴(上廉)·하렴(下廉)·해계혈(解谿穴)이다. 를 따라 발등 충양혈(衝陽穴) 으로 내려가 가운뎃발가락 안쪽 사이 함곡혈(陷谷穴). 로 들어간다. 그 한 가지는 무릎 아래 3치 되는 곳에서 갈라져 내려가 발잔등 가운데 뼈 사이 내정혈(內庭穴). 로 들어간다. 다른 한 가지는 발등에서 갈라져 엄지발가락으로 들어가서 그곳 여태혈(厲兌穴)이다. 여기에서 족태음비경(足太陰脾經)과 연락된다. 끝으로 나간다. 시동병(是動病)은 오싹오싹 춥고 떨리며, 기지개를 잘 켜고 하품을 자주 하며, 얼굴 이마를 말한 것이다. 이 시커멓게 된다. 병이 들면 사람과 불을 싫어하고, 나무가 부딪치는 소리를 들으면 깜짝 놀라며, 가슴이 두근거려서 문을 닫고 혼자 있으려 하며, 심하면 높은 곳에 올라가 노래를 부르고, 발가벗고 뛰어다니며, 배가 부글거리면서 불러 오르는데, 이것을 한궐(骭厥) 한(骭)은 정강이뼈의 별명이다. 이라고 한다. 위(胃)는 혈(血)을 주관하니, 이로써 생긴 소생병(所生病)은 광증(狂證)·학질(瘧疾), 온병(溫病)을 앓고 땀이 나며, 코가 막히고 코피가 나며, 입이 비뚤어지고 입술에 구진이 돋으며, 목안이 붓고 후비가 생기며, 배에 물이 차고 무릎이 부으면서 아프다. 그리고 가슴·젖·기가혈(氣街穴) 부위·다리·복토혈(伏兎穴) 부위·정강이뼈 바깥쪽 면·발등이 다 아프며, 가운뎃발가락을 쓰지 못하게 된다. 이 경맥(經脈)의 기(氣)가 실(實)하면 몸 앞쪽에 다 열이 나며, 그 기가 위(胃)에 몰려 실해지면 음식이 잘 소화되어 배가 금방 고프며 오줌빛이 누렇고, 기(氣)가 허(虛)하면 몸 앞이 다 차며 뱃속이 차고 배가 팽팽하게 불러 오른다. 실(實)할 때는 인영맥(人迎脈)이 촌구맥(寸口脈)보다 3배나 크고, 허(虛)할 때는 인영맥이 도리어 촌구맥보다 작다. 『영추』(「經脈 10」) (『寶鑑·鍼灸篇·足陽明胃經流注』) (신편p.3672 /신p.2067)

第四節

비족태음지맥 기어대지지단 순지내측백육제 과핵골후 상내과전렴
『脾足太陰之脈, 起於大指之端, 循指內側白肉際, 過核骨後, 上內踝前廉,

상천 내 순경골후 교출궐음지전
上踹㉠內, 循脛骨後, 交出厥陰之前,

㉠ 踹 : 校釋本에는 '腨'으로 고쳤다.

상 슬고내전렴
上㉠膝股內前廉,

입복 속비 락위
入腹, 屬脾, 絡胃,

상격 협인 연설본 산설하
上膈, 挾咽, 連舌本, 散舌下;

기지자 부종위 별상격 주심중
其支者, 復從胃, 別上膈, 注心中.

시동즉병 설본강 식즉구 위완통 복창 선애
是動則病, 舌本强,① (「言語·鍼灸法」) 食則嘔, 胃脘痛, 腹脹, 善噫,② (「噫氣」)

득후여기즉쾌연여쇠 신체개중
得後與氣則快然如衰, 身體皆重.③ (「身重嗜臥」)

시주비소생병자 설본통 체불능동요 식불하 번심 심하급통
是主脾所生病者, 舌本痛, 體不能動搖, 食不下, 煩心, 心下急痛,

당가설 수폐 황달 불능와 강립 고슬내종궐 족대지불용
溏瘕泄, 水閉, 黃疸, 不能臥, 强立, 股膝內腫厥, 足大指不用.

위차제병 성즉사지 허즉보지 열즉질지 한즉류지
爲此諸病, 盛則寫之, 虛則補之; 熱則疾之, 寒則留之;

함하즉구지 불성불허 이경취지
陷下則灸之, 不盛不虛, 以經取之.

성자 촌구대삼배우인영 허자 촌구반소어인영야
盛者, 寸口大三倍于人迎; 虛者, 寸口反小於人迎也.』④ (「足太陰脾經流注」)

➡ 『靈樞·經別 11』에 "足太陰之正, 上至髀, 合于陽明, 與別俱行, 上結于咽, 貫舌中, 此爲三合也."라 하고, 『靈樞·經脈 10』에 "足太陰之別, 名曰公孫, 去本節之後一寸, 別走陽明; 其別者, 入絡腸胃. 厥氣上逆則霍亂, 實則腹中切痛, 虛則鼓脹. 取之所別也."라 하였으며, 『靈樞·經筋 13』에 "足太陰之筋, 起于大指之端內側, 上結于內踝; 其直者, 絡于膝內輔骨, 上循陰股, 結于髀, 聚于陰器, 上腹, 結于齊, 循腹裏, 結于肋, 散于胸中; 其內者, 著于脊. 其病足大指支, 內踝痛, 轉筋痛, 膝內輔骨痛, 陰股引髀而痛, 陰器紐痛, 下引齊兩脅痛, 引膺中脊內痛."이라 하였다.

■ **鍼灸法** ○ 足太陰之脈病, 舌本强, 不能言. 『靈樞』

① 침구법(鍼灸法) ○ 족태음경맥(足太陰經脈)에 병이 생기면 혀뿌리가 뻣뻣해져 말을 할 수 없게 된다. 『영추』(「經脈 10」) (『寶鑑·內景二·言語·鍼灸法』) (신편p.464 /신p.349)

◆ **噫氣** ○ 足太陰之脈病是動, 則病腹脹, 善噫. 『靈樞』

② 애기(噫氣) ○ 족태음비경(足太陰脾經)의 시동병(是動病)은 배가 불러 오르고 트림을 자주 하는 것이다. (『靈樞·經脈 10』) (『寶鑑·雜病四·內傷·噫氣』) (신편p.2135 /신p.1224)

◉ 『寶鑑』에서는 '噫氣' 조문에 '如聖湯, 祛痰火丸, 二陳湯 가감, 六君子湯 가감, 星半湯, 順氣和中湯, 枳殼散, 破鬱丹, 勻氣丸, 小調中湯'을 예시하였다.

◆ **身重嗜臥** ○ 又曰, 足太陰之脈病, 身體皆重. 『內經』

③ 몸이 무거우면 잠을 즐긴다[**身重嗜臥**] ○ 『영추(靈樞)』(「經脈 10」)에서는 "족태음경맥에 병이 생겨도 몸이 무겁다"라고 하였다. 『내경』(『寶鑑·內景二·夢·身重嗜臥』) (신편p.434 /신p.332)

◉ 『寶鑑』에서는 '**身重嗜臥**' 조문에 '平胃散'을 예시하였다.

◆ **足太陰脾經流注** ○ 足太陰之脈, 起於大指之端, 隱白穴. 循指內側白肉際, 大都穴. 過核骨後, 太白穴. 上內踝前廉, 商丘穴. 上腨內, 腨謂脛之魚腹也. 循胻骨後, 交出厥陰之前, 上循膝股內前廉, 陰陵泉穴. 入腹, 屬脾, 絡胃, 上膈, 挾咽, 連舌本, 散舌下. 其支者, 復從胃別上膈, 注心中. 自此交入手少陰. 是動則病舌本强, 食則嘔, 胃脘痛, 腹脹, 善噫, 得後與氣則快然如衰, 身體皆重. 是主脾所生病者, 舌本痛, 體不能動搖, 食不下, 煩心,

---

㉠ 上 : 校釋本에는 '上循'으로 '循'을 보충하였다.

心下急痛, 寒瘧, 溏, 瘕泄, 水下, 黃疸, 不能臥, 强立股膝內腫厥, 足大指不用. 盛者寸口大三倍於人迎, 虛者寸口反小於人迎也. 『靈樞』

④ 족태음비경의 순행[足太陰脾經流注] ○ 족태음경맥(足太陰經脈)은 엄지발가락 끝 은백혈(隱白穴). 에서 시작하여 발가락 내측 흰 살 경계 대도혈(大都穴). 를 따라 내민 뼈[核骨] 뒤 태백혈(太白穴). 를 지나 안쪽 복사뼈 앞쪽 상구혈(商丘穴). 으로 올라가 장딴지 장딴지는 정강이의 고기의 배 같은 곳이다. 로 가서 정강이뼈 뒤를 따라 족궐음경맥(足厥陰經脈)의 앞에서 교차되어 올라가 무릎과 허벅다리 내측 앞모서리 음릉천혈(陰陵泉穴). 를 따라 뱃속으로 들어가 비(脾)에 속하고 위(胃)에 연락된다. 그리고 횡격막(橫膈膜)을 뚫고 올라가 목을 끼고 혀뿌리에 가서 혀 밑에서 흩어진다. 그 한 가지는 다시 위(胃)에서 갈라져서 위로 올라가 횡격막을 뚫고 심(心)으로 간다. 여기서 수소음심경(手少陰心經)과 연계된다. 시동병(是動病)은 혀뿌리가 뻣뻣해지고 음식을 먹으면 구토를 하며, 위(胃)가 아프고 헛배가 부르며 트림을 많이 하는데, 대변을 보거나 방귀가 나가면 시원하여 나은 것 같지만, 온몸이 무겁다. 비(脾)와 관련된 병으로서, 소생병(所生病)은 혀뿌리가 아프고 몸을 움직일 수 없으며, 음식이 소화되지 않고 가슴이 답답하며, 명치끝이 격렬하게 아프고 한학(寒瘧)을 앓으며, 설사가 나고, 황달(黃疸)이 생기고 편안히 자지 못하며, 서 있기 힘들고 허벅다리와 무릎이 붓고 차며, 엄지발가락을 쓰지 못한다. 이 경맥의 기(氣)가 실(實)할 때는 촌구맥(寸口脈)이 인영맥(人迎脈)보다 3배나 크며, 허(虛)할 때는 촌구맥이 도리어 인영맥보다 작다. 『영추』(「經脈 10」) (『寶鑑·鍼灸篇·足太陰脾經流注』) (신편p.3680 /신p.2073)

第五節

심 수 소 음 지 맥 기 우 심 중 출 속 심 계
『心手少陰之脈, 起于心中, 出屬心系,

하 격 락 소 장
下膈, 絡小腸;

기 지 자 종 심 계 상 협 인 계 목 계
其支者, 從心系, 上挾咽, 繫目系.

기 직 자 부 종 심 계 각 상 폐 하 출 액 하
其直者, 復從心系, 却上肺, 下㉠出腋下,

하 순 노 내 후 렴 행 수 태 음 심 주 지 후
下循臑內後廉, 行手太陰心主之後,

하 주 내 순 비 내 후 렴 저 장 후 예 골 지 단
下肘內, 循臂內後廉, 抵掌後銳骨之端,

입 장 내 후 렴 순 소 지 지 내 출 기 단
入掌內後廉, 循小指之內, 出其端.

시 동 즉 병 익 건 심 통 갈 이 욕 음 시 위 비 궐
是動則病, 嗌乾, 心痛, 渴而欲飮, 是爲臂厥.

시 주 심 소 생 병 자 목 황 협 통 노 비 내 후 렴 통 궐 장 중 열 통
是主心所生病者, 目黃, 脇痛, 臑臂內後廉痛厥, 掌中熱痛.① (「手·鍼灸法」)

위 차 제 병 성 즉 사 지 허 즉 보 지 열 즉 질 지 한 즉 류 지
爲此諸病, 盛則寫之, 虛則補之; 熱則疾之, 寒則留之;

함 하 즉 구 지 불 성 불 허 이 경 취 지
陷下則灸之, 不盛不虛, 以經取之.

성 자 촌 구 대 재 배 어 인 영 허 자 촌 구 반 소 어 인 영 야
盛者, 寸口大再倍於人迎; 虛者, 寸口反小於人迎也.』② (「手少陰心經流注」)

➡ 『靈樞·經別 11』에 "手少陰之正, 別入于(淵腋)兩筋之間(, 屬于心, 上走喉嚨, 出于面, 合目內眥, 此爲四合也."라

㉠ 下 : 校釋本에는 '下'를 삭제하였다.

하고, 『靈樞·經脈 10』에 "手少陰之別, 名曰通里, 去腕一寸, 別而上行, 循經入于心中, 繫舌本, 屬目系. 其實則支膈, 虛則不能言. 取之掌腕後一寸, 別走太陽也."라 하였으며, 『靈樞·經筋 13』에 "手少陰之筋, 起于小指之內側, 結于銳骨, 上結肘內廉, 上入腋, 交太陰, 挾乳裏, 結于胸中, 循臂, 下繫于臍. 其病內急心承伏梁, 下爲肘網. 其病當所過者, 支轉筋, 筋痛. 其成伏梁唾血膿者, 死不治. 經筋之病, 寒則反折筋急, 熱則筋弛縱不收, 陰痿不用. 陽急則反折, 陰急則俛不伸. 焠刺者, 刺寒急也, 熱則筋縱不收, 無用燔鍼, 名曰季冬痺也."라 하였다.

■ 鍼灸法 ○ 手少陰之脈病, 臑臂內後廉痛厥, 掌中熱痛.

① 침구법(鍼灸法) ○ 『영추(靈樞)』(「經脈 10」)에서는 "수소음심경맥(手少陰心經脈)이 외사의 침범을 받았을 때 발생하는 병증은 어깻죽지와 팔뚝의 안쪽 뒤가 아프고 시리며 손바닥이 뜨거우면서 아프다"라고 하였다. (『寶鑑·外形四·手·鍼灸法』) (신편p.1422 /신p.843)

◘ 手少陰心經流注 ○ 手少陰之脈, 起於心中, 出屬心系, 下膈絡小腸. 其支者, 從心系上挾咽喉, 繫目. 其直者, 復從心系却上肺, 下出腋下, 下循臑內後廉, 行太陰心主之後, 下肘內, 少海穴. 循臂內後廉, 靈道穴. 抵掌後銳骨之端, 神門穴. 入掌內後廉, 少府穴. 循小指之內出其端. 少衝穴. 自此交入手太陽. 是動則病嗌乾心痛, 渴而欲飮, 是謂臂厥. 是主心所生病者, 目黃, 脇痛, 臑臂內後廉痛厥, 掌中熱. 盛者寸口大再倍於人迎, 虛者寸口反小於人迎也. 『靈樞』

② 수소음심경의 순행[手少陰心經流注] ○ 수소음경맥(手少陰經脈)은 심(心)에서 시작하여 심계(心系)에 속하고, 횡격막(橫膈膜)을 뚫고 내려가 소장(小腸)에 연락한다. 한 가지는 심계로부터 인후를 끼고 올라가 눈에서 끝난다. 곧바로 가는 가지는 다시 심계로부터 폐(肺)로 올라갔다가 겨드랑이 밑으로 나와서 팔죽지 안쪽 뒷모서리를 따라 수태음경맥(手太陰經脈)과 수궐음심포경맥(手厥陰心包經脈)의 뒤로 팔꿈치 안 소해혈(少海穴). 으로 내려와 팔뚝 안쪽 뒷모서리 영도혈(靈道穴). 를 따라 손바닥 뒤 뾰족한 뼈의 끝 신문혈(神門穴). 에 이르고, 손바닥 안쪽 뒷모서리 소부혈(少府穴) 로 들어가 새끼손가락 안쪽으로 따라 그 끝 소충혈(少衝穴). 여기서부터 수태양소장경(手太陽小腸經)에 연계되어 있다. 에 가서 끝난다. 시동병(是動病)은 목이 마르고 가슴이 아프며, 목이 말라 물을 마시려고 하는데, 이것을 '비궐(臂厥)'이라고 한다. 심(心)과 관련된 병으로서, 소생병(所生病)은 눈이 누렇고 옆구리가 아프며, 팔죽지와 팔뚝 내후면이 아프고 차며 손바닥에 열이 난다. 이 경맥의 기(氣)가 실(實)할 때는 촌구맥(寸口脈)이 인영맥(人迎脈)보다 2배가 크고, 허(虛)할 때는 촌구맥이 인영맥보다 오히려 작다. 『영추』(「經脈 10」) (『寶鑑·鍼灸篇·手少陰心經流注』) (신편p.3684 /신p.2075)

第六節

소장수태양지맥 기우소지지단 순수외측상완 출과중
『小腸手太陽之脈, 起于小指之端, 循手外側上腕, 出踝中,

직상순비골하렴 출주내측양근 지간
直上循臂骨下廉, 出肘內側兩筋㉠之間,

상순노외후렴
上循臑外後廉,

출견해 요견갑 교견상
出肩解, 繞肩胛, 交肩上,

입결분 락심
入缺盆, 絡心,

순인하격 저위 속소장
循咽下膈, 抵胃, 屬小腸.

기지자 종결분순경 상협 지목예자 각입이중
其支者, 從缺盆循頸, 上頰, 至目銳眥, 却入耳中;

㉠ 筋 : 校釋本에는 '骨'로 고쳤다.

기 지 자　별 협 상 졸　저 비　지 목 내 자
其支者，別頰上䪼，抵鼻，至目內眥，

사 락 우 관
斜絡于顴.

시 동 즉 병　익 통　함 종　불 가 이 고　견 사 발　노 사 절
是動則病，嗌痛，頷腫，不可以顧，肩似拔，臑似折.① (「手·鍼灸法」)

시 주 액 소 생 병 자　이 롱 목 황　협 종　경 함 견 노 주 비 외 후 렴 통
是主液所生病者，耳聾目黃，頰腫，頸頷肩臑肘臂外後廉痛.

위 차 제 병　성 즉 사 지　허 즉 보 지　열 즉 질 지　한 즉 류 지
爲此諸病，盛則寫之，虛則補之；熱則疾之，寒則留之；

함 하 즉 구 지　불 성 불 허　이 경 취 지
陷下則灸之，不盛不虛，以經取之.

성 자　인 영 대 재 배 우 촌 구　허 자　인 영 반 소 우 촌 구 야
盛者，人迎大再倍于寸口；虛者，人迎反小于寸口也.』② (「手太陽小腸經流注」)

『靈樞·經別 11』에 "手太陽之正，指地，別于肩解，入腋，走心，繫小腸也."라 하고，『靈樞·經脈 10』에 "手太陽之別，名曰支正，上去五寸，內注少陰；其別者，上走肘，絡肩髃. 實則節弛肘廢，虛則生肬，小者如指痂疥. 取之所別也."라 하였으며，『靈樞·經筋 13』에 "手太陽之筋，起于小指之上，結于腕，上循臂內廉，結于肘內銳骨之後，彈之應小指之上，入結于腋下；其支者，後走腋後廉，上繞肩胛，循頸出，走太陽之前，結于耳後完骨；其支者，入耳中；直者，出耳上，下結于頷，上屬目外眥. 其病小指支肘內銳骨後廉痛，循臂陰，入腋下，腋下痛，腋後廉痛，繞肩胛引頸而痛，應耳中鳴，痛引頷，目瞑，良久乃得視，頸筋急則爲筋瘻頸腫. 寒熱在頸者，治在燔鍼刧刺之，以知爲數，以痛爲輸，其爲腫者，復而銳之. 本支者，上曲牙，循耳前，屬目外眥，上頷，結于角，其痛當所過者支轉筋."이라 하였다.

■ 鍼灸法 ○ 手太陽之脈病，肩似拔，臑似折.

① 침구법(鍼灸法) ○ 『영추(靈樞)』(「經脈 10」)에서는 "수태양소장경맥(手太陽小腸經脈)이 외사의 침범을 받았을 때 발생하는 병증은 어깨가 빠져 나가는 것 같고, 어깻죽지가 부러져 나가는 것처럼 아프다"라고 하였다. (『寶鑑·外形四·手·鍼灸法』) (신편p.1422 /신p.843)

◆ 手太陽小腸經流注 ○ 手太陽之脈，起於小指之端，少澤穴. 循手外側，本節前，前谷穴. 本節後，後谿穴. 上腕，腕前，腕骨穴. 腕中，陽谷穴. 出踝中，直上循臂骨下廉，出肘內側兩骨之間，小海穴. 上循臑外後廉，出肩解，繞肩胛，交肩上，入缺盆，向腋，絡心，循咽，下膈，抵胃，屬小腸. 其支者，從缺盆貫頸上頰，至目銳眥，却入耳中. 其支者，別頰上䪼，抵鼻，至目內眥，斜絡於顴. 顴頰骨也. 自此交入足太陽. 是動則病嗌痛頷腫，不可回顧，肩似拔，臑似折. 是主液所生病者，耳聾，目黃，頰頷腫，頸肩臑肘臂外後廉痛. 盛者人迎再倍於寸口，虛者人迎反小於寸口也. 『靈樞』

② 수태양소장경의 순행[手太陽小腸經流注] ○ 수태양경맥(手太陽經脈)은 새끼손가락 끝 소택혈(少澤穴). 에서 시작하여 손등 바깥쪽 본절 앞은 전곡혈(前谷穴)이고, 본절 뒤는 후계혈(後谿穴)이다. 을 따라 손목 손목 앞은 완골혈(腕骨穴)이고, 손목 가운데는 양곡혈(陽谷穴)이다. 으로 올라가 외과(外踝)로 나온 다음에 팔뼈 아랫모서리를 따라 곧바로 올라가 팔꿈치 안쪽의 두 뼈 사이 소해혈(小海穴) 로 나와 팔죽지 뒤쪽 바깥모서리를 따라 올라가 어깨 뒤쪽으로 나온 다음 어깨뼈를 돌아서 어깨위로 올라가 교차하고, 결분(缺盆)으로 들어가 겨드랑이쪽으로 갔다가 심(心)을 얽고, 식도를 따라 횡격막(橫膈膜)을 뚫고 내려가 위(胃)를 거쳐 소장(小腸)에 가서 속(屬)한다. 그 한 가지는 결분에서 목을 지나 뺨으로 올라가 눈초리로 갔다가 다시 귀로 들어간다. 다른 한 가지는 뺨에서 갈라져 콧마루로 올라가 코를 거쳐 목내자(目內眥)로 나와 비스듬히 광대뼈[顴] 광대뼈라는 것은 뺨의 뼈를 말하는 것이다. 여기서 족태양방광경(足太陽膀胱經)에 연락된다. 에서 끝난다. 시동병(是動病)은 목젖이 아프고 턱이 부어 목을 돌릴 수 없고 어깨가 빠지는 것 같으며, 팔죽지가 꺾어지는 것 같다. 소장(小腸)은 진액(津液)을 주관하는데, 이로써 생긴 소생병(所生病)은 귀가 먹고 눈이 누렇게 되며, 뺨과 턱이 붓고 목과 어깨·팔죽지·팔꿈치·팔뚝의 외후면이 아프다. 이 경맥의 기(氣)가 실(實)할 때는 인영맥(人迎脈)이 촌구맥(寸口脈)보다 2배나 크고, 허(虛)할 때는 인영맥이 도리어 촌구맥보다 작다. 『영추』(「經脈 10」) (『寶鑑·鍼灸篇·手太陽小腸經流注』) (신편p.3686 /신p.2076)

第七節

『膀胱足太陽之脈，起于目內眥，上額，交巓.

其支者，從巓至耳上角；

其直者，從巓入絡腦，

還出別下項，循肩髆內，挾脊，抵腰中，

入循膂，絡腎，屬膀胱；

其支者，從腰中，下挾脊，貫臀，入膕中；

其支者，從髆內左右別下貫胛，挾脊內，

過髀樞，循髀外，從㉠後廉下合膕中，

以下貫踹內，出外踝之後，

循京骨，至小指㉡外側.

是動則病，衝頭痛，目似脫，項如㉢拔，①（「正頭痛」）

脊痛，腰似折，②（「脊强」）髀不可以曲，膕如結，踹如裂，是爲踝厥.

是主筋所生病者，痔，瘧，狂，癲疾，頭顖頂㉣痛，目黄，淚出，鼽衄，

項背腰尻膕踹脚皆痛，小指不用.

爲此諸病，盛則寫之，虛則補之；熱則疾之，寒則留之；

陷下則灸之，不盛不虛，以經取之.

盛者，人迎大再倍于寸口；虛者，人迎反小于寸口也.』③（「足太陽膀胱經流注」）

➡ 『靈樞·經別 11』에 “足太陽之正，別入于膕中 ，其一道下尻五寸，別入于肛，屬于膀胱，散之腎，循膂，當心入散；直者，從膂上，出于項，復屬于太陽，此爲一經也.”이라 하고，『靈樞·經脈 10』에 “足太陽之別，名曰飛陽，去踝七寸，別走少陰. 實則鼽窒頭背痛，虛則鼽衄，取之所別也.”라 하였으며，『靈樞·經筋 13』에 “足太陽之筋，起于足小指，上結于踝，邪上結于膝，其下循足外側，結于踵，上循跟，結于膕；其別者，結于踹外，上膕中內廉，與膕中幷，上結于臀，上挾脊，上項；其支者，別入結于舌本；其直者，結于枕骨，上頭，下顔，結于鼻；其支者，爲目上綱，下結于頄；其支者，從腋後外廉，結于肩髃；其支者，入腋下，上出缺盆，上結于完骨；其支者，出缺盆，邪上出于頄. 其病小指支，跟腫痛，膕攣，脊反折，項筋急，肩不擧，腋支，缺盆中紐痛，不可左右搖.”라 하였다.

㉠ 從：校釋本에는 ‘從’자를 삭제하였다.

㉡ 小指：校釋本에는 ‘小指之端’으로 ‘之端’을 보충하였다.

㉢ 如：校釋本에는 ‘似’로 고쳤다.

㉣ 頂：四庫全書本，章句索引本，校釋本에는 ‘項’으로 되어 있다.

◘ **正頭痛** ○ 足太陽之脈, 上額交巓, 直入絡腦, 別下項. 其病衝頭痛, 目似脫, 項似拔. 卽正頭痛也. 『靈樞』

① 정두통(**正頭痛**) ○ 족태양경맥(足太陽經脈)은 이마로 올라갔다가 정수리에서 교차하고 바로 뇌로 들어가서 얽힌 다음 그 별락(別絡)이 목덜미로 내려간다. 따라서 그 병증은 기(氣)가 위로 쳐올라서 두통이 생기고 눈이 빠질 듯이 아프며, 목덜미도 빠질 듯이 아프다. 이것이 곧 정두통(正頭痛)이다. 『영추』(「經脈 10」) (『寶鑑·外形一·頭·正頭痛』) (신편p.894 /신p.577)

◉ 『**寶鑑**』에서는 '**正頭痛**' 조문에 '**川芎茶調散, 一字輕金散, 如聖餠子, 七生丸, 養血祛風湯, 四神散**'을 예시하였다.

◘ **脊强** ○ 足太陽之脈, 病腰脊强痛. 『靈樞』

② 등뼈가 뻣뻣한 것[**脊强**] ○ 족태양경맥(足太陽經脈)이 병들면 허리와 등이 뻣뻣하고 아프다. 『영추』(「經脈 10」) (『寶鑑·外形二·背·脊强』) (신편p.1190 /신p.733)

◉ 『**寶鑑**』에서는 '**脊强**' 조문에 '**烏沈湯, 羌活勝濕湯**'을 예시하였다.

◘ **足太陽膀胱經流注** ○ 足太陽之脈, 起於目內眥, 睛明穴. 上額, 交巓上. 百會穴. 其支者, 從巓, 頂爲中, 頂前曰顖, 頂後曰腦, 頂左右曰角. 至耳上角. 其直者, 從巓入絡腦, 還出別下項, 循肩髆內, 挾脊抵腰中, 入循膂, 絡腎, 屬膀胱. 其支者, 從腰中下貫臀, 入膕中. 膕謂膝解之後, 曲脚之中也, 卽委中穴. 其支者, 從髆內左右, 別下貫胛, 胛謂兩髀骨下竪起肉也. 挾脊內, 過髀樞, 髀骨節也, 卽環跳穴. 循髀外後廉, 下合膕中, 以下貫腨內, 足肚曰腨. 出外踝之後, 崑崙穴. 循京骨, 穴名也. 至小指外側端. 至陰穴也. 自此交入足少陰. 是動則病衝頭痛, 目似脫, 項似拔, 脊痛, 腰似折, 髀不可以曲, 膕如結, 腨如裂, 是謂踝厥. 是主筋所生病者, 痔瘧狂癲疾, 頭腦頂痛, 目黃淚出, 鼽衄, 項背腰尻膕腨脚皆痛, 小指不用. 盛者人迎大再倍於寸口, 虛者人迎反小於寸口也. 『靈樞』

③ 족태양방광경의 순행[**足太陽膀胱經流注**] ○ 족태양경맥(足太陽經脈)은 목내자(目內眥) 정명혈(睛明穴). 에서 시작하여 이마로 올라가서 정수리 백회혈(百會穴). 에서 교차된다. 그 한 가지는 정수리 정수리[頂]는 머리 가운데고, 정수리 앞은 숫구멍[顖]이라 하고, 정수리 뒤는 뇌(腦)라고 하고, 정수리 양옆은 각(角)이라고 한다. 로부터 귀의 윗모서리로 간다. 그 곧바로 가는 가지는 정수리에서 뇌에 들어가 얽힌 다음 다시 나와 갈라져서 뒷목으로 내려가 어깨를 지나 척추를 따라 허리에 내려가서 속으로 들어가 신(腎)을 얽고 방광(膀胱)에 속한다. 다른 한 가지는 허리 속에서 아래로 내려가 궁둥이를 뚫고 오금 오금이라는 것은 무릎관절 뒤 다리가 구부러지는 곳인데, 곧 위중혈(委中穴) 부위다. 가운데로 들어간다. 다른 한 가지는 어깨에서 좌우로 갈라져 내려가 신(胛, 등심살) 신(胛)이란 것은 두 어깨뼈 아래 두드러진 살을 말한다. 을 지나 등으로 내려와 비추(髀樞) 골절인데, 곧 환도혈(環跳穴) 부위다. 를 지나 넓적다리 바깥쪽 뒤를 따라 내려가서 오금 가운데서 다른 가지와 합쳐서 내려가 장딴지 다리에 볼록 나온 살을 장딴지라고 한다. 를 뚫고, 바깥 복사뼈 뒤 곤륜혈(崑崙穴) 로 내려와 경골(京骨) 혈명이다. 을 따라 새끼발가락 바깥쪽 끝 지음혈(至陰穴)이다. 여기서부터 족소음신경(足少陰腎經)과 연계된다. 으로 나간다. 시동병(是動病)은 머리가 치밀어 오르는 것같이 아프고, 눈이 빠져 나오는 것 같으며, 목이 빠지는 것 같고, 척추가 아프며, 허리가 끊어지는 것 같고, 넓적다리를 구부리지 못하며, 오금이 오그라드는 것 같고, 장딴지가 터지는 것 같은데, 이것을 '과궐(踝厥)'이라고 한다. 방광은 힘줄을 주관하니, 이로써 생긴 소생병(所生病)은 치질(痔疾)과 학질(瘧疾), 광증(狂證)과 전질(癲疾)이 생기며, 머리와 정수리가 아프고 눈이 노랗고 눈물이 나며, 코피가 나고, 뒷목과 등, 허리와 꽁무니, 오금과 장딴지, 다리까지 다 아프며, 새끼발가락을 쓰지 못한다. 이 경맥의 기(氣)가 실(實)할 때는 인영맥(人迎脈)이 촌구맥(寸口脈)보다 2배나 크며, 허(虛)할 때는 인영맥이 도리어 촌구맥보다 작다. 『영추』(「經脈 10」) (『寶鑑·鍼灸篇·足太陽膀胱經流注』) (신편p.3690 /신p.2078)

第八節

『腎足少陰之脈, 起于小指之下, 邪走足心, 出于然谷㉠之下,

㉠ 谷 : 校釋本에는 '骨'로 고쳤다.

순내과지후 별입근중 이 상천내
循內踝之後，別入跟中，以㉠上踹內，

출괵내렴 상고내후렴
出膕內廉，上股內後廉，

관척 속신 락방광
貫脊，屬腎，絡膀胱；

기직자 종신상관간격 입폐중 순후롱 협설본
其直者，從腎上貫肝膈，入肺中，循喉嚨，挾舌本；

기지자 종폐출 락심 주흉중
其支者，從肺出，絡心，注胸中.

시동즉병 기불욕식 면여칠시 해타즉유혈 갈갈이천
是動則病，饑不欲食，面如漆柴，①(「面見五色」) 欬唾則有血，喝喝而喘，

좌이욕기 목황황여무소견 심여현약기상
坐而欲起，目䀮䀮如無所見，②(「眼昏」) 心如懸若饑狀.

기부족즉선공 심척척여인장포지 시위골궐
氣不足則善恐，③(「恐」) 心惕惕如人將捕之，是爲骨厥.

시주신소생병자 구열 설건 인종 상기 익건급통 번심 심통 황달 장벽
是主腎所生病者，口熱，舌乾，咽腫，上氣，嗌乾及痛，煩心，心痛，黃疸，腸澼，

척고내후렴통 위궐 기와 족하열이통
脊股內後廉痛，痿厥，嗜臥，足下熱而痛.

위차제병 성즉사지 허즉보지 열즉질지 한즉류지
爲此諸病，盛則寫之，虛則補之；熱則疾之，寒則留之；

함하즉구지 불성불허 이경취지
陷下則灸之，不盛不虛，以經取之.

구즉강식생육 완대피 발 대장중리이보
灸則强食生肉，緩帶被㉡髮，大杖重履而步.

성자 촌구대재배우인영 허자 촌구반소우인영야
盛者，寸口大再倍于人迎；虛者，寸口反小于人迎也.』④(「足少陰腎經流注」)

➡『靈樞·經別 11』에 “足少陰之正，至膕中，別走太陽而合，上至腎，當十四顀，出屬帶脈；直者，繫舌本，復出于項，合于太陽，此爲一合.”이라 하고，『靈樞·經脈 10』에 “足少陰之別，名曰大鍾，當踝後繞跟，別走太陽；其別者，并經上走于心包，下外貫腰脊. 其病氣逆則煩悶，實則閉癃，虛則腰痛，取之所別者也.”라 하였으며，『靈樞·經筋 13』에 “足少陰之筋，起于小指之下，竝足太陰之筋，邪走內踝之下，結于踵，與太陽之筋合，而上結于內輔之下，竝太陰之筋，而上循陰股，結于陰器，循脊內，挾膂，上至項，結于枕骨，與足太陽之筋合. 其病足下轉筋，及所過而結者皆痛及轉筋. 病在此者，主癎瘈及痙，在外者不能俛，在內者不能仰. 故陽病者腰反折不能俛，陰病者不能仰.”이라 하였다.

◘ 面見五色 ○ 足少陰之脈病，面黑如炭色.『靈樞』

① 얼굴에 다섯 가지 빛이 나타나는 것[面見五色] ○ 족소음경맥(足少陰經脈)의 병일 때는 얼굴이 숯처럼 검게 된다.『영추』(「經脈 10」)(『寶鑑·外形一·面·面見五色』)(신편p.927 /신p.594)

◉『寶鑑』에서는 ‘面見五色’ 조문에 ‘升麻白芷湯，冲和順氣湯’을 예시하였다.

◘ 眼昏 ○ 足少陰之脈病，目䀮䀮無所見.『靈樞』

② 눈이 어두운 것[眼昏] ○ 족소음경맥(足少陰經脈)에 병이 생기면 눈앞이 어른어른하여 보이는 것이 없다.『영추』(「經脈 10」)(『寶鑑·外形一·眼·眼昏』)(신편p.997 /신p.635)

◉『寶鑑』에서는 ‘眼昏’ 조문에 ‘人參膏，駐景元，加減駐景元，滋陰地黃元，加味磁朱丸，四物五子元，蔓菁子丸，還睛丸，石決明散，春雪膏，抑靑明目湯’을 예시하였다.

㉠ 以 : 校釋本에는 ‘以’를 삭제하였다.
㉡ 被 : 校釋本에는 ‘披’로 되어 있다.

◆ 恐 ○ 靈樞曰, 足少陰之脈病, 善恐.

③ 무서워하는 것[恐] ○『영추(靈樞)』(「經脈 10」)에서는 "족소음경맥(足少陰經脈)이 병들면 잘 무서워한다"라고 하였다. (『寶鑑·內景一·神·恐』) (신편p.326 /신p.275)

◆ 足少陰腎經流注 ○ 足少陰之脈, 起於小指之下, 斜趨足心, 涌泉穴. 出然骨之下, 然谷穴. 循內踝之後, 太谿穴. 別入跟中, 太鍾穴. 以上腨內, 復溜穴. 出膕內廉, 陰谷穴. 上股內後廉, 貫脊屬腎絡膀胱. 其直者, 從腎上貫肝膈, 入肺中, 循喉嚨, 挾舌本. 其支者, 從肺出絡心, 注胸中. 自此交入手心主. 是動則病飢不欲食, 面黑如炭色, 咳唾則有血, 喉鳴而喘, 坐而欲起, 目䀮䀮如無所見, 心如懸若飢狀, 氣不足則善恐, 心惕惕若人將捕之, 是謂骨厥. 是主腎所生病者, 口熱舌乾, 咽腫, 上氣, 嗌乾及痛, 煩心, 心痛, 黃疸, 腸澼, 脊臀股內後廉痛, 痿厥, 嗜臥, 足下熱而痛. 灸則强食生肉, 勉强飮食, 以生肌肉. 緩帶被髮, 大杖重履而步. 盛者寸口大二倍於人迎, 虛者寸口反小於人迎也.『靈樞』

④ 족소음신경의 순행[足少陰腎經流注] ○ 족소음경맥(足少陰經脈)은 새끼발가락 밑에서 시작하여 발바닥 가운데 용천혈(涌泉穴). 로 비스듬히 가서 연골(然骨) 연곡혈(然谷穴). 의 밑으로 나가 안쪽 복사뼈의 뒤 태계혈(太谿穴). 에 갔다가 발꿈치 가운데 태종혈(太鍾穴). 로 갈라져 들어갔다가 장딴지 속 부류혈(復溜穴). 으로 올라가 오금 내측 음곡혈(陰谷穴). 면으로 나와 허벅지 내후면으로 올라가 척추를 뚫고 들어가 신(腎)에 속하고 방광(膀胱)을 얽는다. 그 곧바로 가는 가지는 신(腎)을 따라 간(肝)과 횡격막(橫膈膜)을 뚫고 올라가 폐(肺) 속으로 들어갔다가 울대를 따라 혀뿌리로 간다. 다른 한 가지는 폐(肺)를 좇아 나와 심(心)에 연결되고 가슴속으로 들어간다. 여기서 수궐음심포경(手厥陰心包經)에 연결된다. 시동병(是動病)은 배가 고프면서도 먹고 싶지 않고, 얼굴빛이 숯처럼 거멓고, 기침을 하면서 침에 피가 섞여 나오고, 목에서 소리가 나고 숨이 차며, 앉았다가 일어서면 눈앞이 캄캄해지면서 아무것도 보이지 않고, 배고픈 것과 같이 가슴이 쓰리며, 기가 부족하면 무서움을 잘 타고, 가슴이 두근거리고 누가 자기를 잡으러 오는 것과 같은 감을 느끼는데, 이것을 '골궐(骨厥)'이라고 한다. 신(腎)과 관련된 병으로서, 소생병(所生病)은 입에 열이 있고 혀가 마르며, 목이 붓고 기가 치밀어 오르며, 목안이 마르고 아프며, 가슴이 답답하고 아프며, 황달(黃疸)과 이질(痢疾)이 생기고, 척추·엉덩이와 허벅지의 내후면이 아프며, 다리에 힘이 없고 차며, 눕기를 좋아하고, 발바닥에 열이 나면서 아프다. 이때는 뜸을 뜨면서 음식을 억지로 먹어 살이 오르게 하고, 음식을 억지로라도 먹으면 살이 오르게 된다. 허리띠를 늦추고 머리를 풀어놓으며, 큰 지팡이를 짚고 무거운 신을 신고 걸어 다녀야 한다. 이 경맥의 기(氣)가 성(盛)할 때는 촌구맥(寸口脈)이 인영맥(人迎脈)보다 2배나 크며, 허(虛)할 때는 촌구맥이 도리어 인영맥보다 작다. 『영추』(「經脈 10」) (『寶鑑·鍼灸篇·足少陰腎經流注』) (신편p.3701 /신p.2085)

第九節

『心主手厥陰心包絡之脈, 起于胸中, 出屬心包絡, 下膈, 歷絡三焦.

其支者, 循胸出脇, 下腋三寸, 上抵腋下,

循臑內, 行太陰少陰之間,

入肘中, 下㉠臂, 行兩筋之間,

入掌中, 循中指, 出其端;

其支者, 別掌中, 循小指次指, 出其端.

㉠ 下 : 校釋本에는 '下循'으로 '循'을 보충하였다.

시 동 즉 병　수 심 열　비 주 련 급　액 종
是動則病, 手心熱, 臂肘攣急, 腋腫;① (「手·鍼灸法」)

심 즉 흉 협 지 만　심 중 담 담　대 동
甚則胸脇支滿, 心中憺憺㉠大動,② (「心澹澹大動」)

면 적　목 황　희 소 불 휴
面赤,③ (「面見五色」) 目黃, 喜笑不休.

시 주 맥 소 생 병 자　번 심　심 통　장 중 열
是主脈所生病者, 煩心, 心痛, 掌中熱.

위 차 제 병　성 즉 사 지　허 즉 보 지　열 즉 질 지　한 즉 류 지
爲此諸病, 盛則寫之, 虛則補之; 熱則疾之, 寒則留之;

함 하 즉 구 지　불 성 불 허　이 경 취 지
陷下則灸之, 不盛不虛, 以經取之.

성 자　촌 구 대 일 배 우 인 영　허 자　촌 구 반 소 우 인 영 야
盛者, 寸口大一倍于人迎; 虛者, 寸口反小于人迎也.』④ (「手厥陰心包經流注」)

➡ 『靈樞·經別 11』에 "手心主之正, 別下淵腋三寸, 入胸中, 別屬三焦, 出循喉嚨, 出耳後, 合少陽完骨之下, 此爲五合也."라 하고, 『靈樞·經脈 10』에 "手心主之別, 名曰內關, 去腕二寸, 出于兩筋之間, 別走少陽, 循經以上, 繫于心包, 絡心系. 實則心痛, 虛則爲煩心. 取之兩筋間也."라고 하였으며, 『靈樞·經筋 13』에 "手心主之筋, 起于中指, 與太陰之筋並行, 結于肘內廉, 上臂陰, 結腋下, 下散前後挾脅; 其支者, 入腋, 散胸中, 結于賁. 其病當所過者, 支轉筋前, 及胸痛息賁."이라 하였다.

■ 鍼灸法 ○ 手厥陰之脈病, 手心熱, 肘臂攣急, 腋腫.

① 침구법(鍼灸法) ○ 『영추(靈樞)』(「經脈 10」)에서는 "수궐음심포경맥(手厥陰心包經脈)이 외사의 침범을 받았을 때 발생하는 병증은 손바닥이 뜨겁고 팔꿈치와 팔이 땅기면서 오그라들고 겨드랑이가 붓는다"라고 하였다. (『寶鑑·外形四·手·鍼灸法』) (신편p.1422 /신p.843)

◆ 心澹澹大動 ○ 靈樞曰, 手厥陰之脈, 是動則心中澹澹大動.

② 가슴이 울렁거리면서 몹시 뛰는 증상[心澹澹大動] ○ 『영추(靈樞)』(「經脈 10」)에서는 "수궐음경맥(手厥陰經脈)의 시동병(是動病)을 앓게 되면 가슴이 울렁거리면서 몹시 뛴다"라고 하였다. (『寶鑑·內景一·神·心澹澹大動』) (신편p.339 /신p.282)

◉ 『寶鑑』에서는 '心澹澹大動' 조문에 '二陳湯, 芎夏湯'을 예시하였다.

◆ 面見五色 ○ 手厥陰之脈病, 面赤. 『靈樞』

③ 얼굴에 다섯 가지 빛이 나타나는 것[面見五色] ○ 수궐음경맥(手厥陰經脈)의 병일 때는 얼굴이 붉게 된다. 『영추』(「經脈 10」) (『寶鑑·外形一·面·面見五色』) (신편p.927 /신p.594)

◉ 『寶鑑』에서는 '面見五色' 조문에 '升麻白芷湯, 冲和順氣湯'을 예시하였다.

◆ 手厥陰心包經流注 ○ 手厥陰之脈, 起於胸中, 出屬心包, 下膈, 歷絡三焦. 其支者, 循胸出脇, 下腋三寸, 上抵腋下, 下循臑內, 行太陰少陰之間, 入肘中, 曲澤穴. 下臂行兩臂之間, 間使穴, 腕中太[大]陵穴. 入掌中, 勞宮穴. 循中指出其端. 中衝穴. 其支別者, 從掌中, 循小指次指出其端. 自此交入手少陽. 是動則病手心熱, 肘臂攣急, 腋腫, 甚則胸脇支滿, 心中澹澹大動, 面赤目黃, 善笑不休. 是主脈所生病者, 煩心, 心痛, 掌中熱. 盛者寸口大一倍於人迎, 虛者寸口反小於人迎也. 『靈樞』

④ 수궐음심포경의 순행[手厥陰心包經流注] ○ 수궐음경맥(手厥陰經脈)은 가슴속에서 시작하여 심포(心包)에 속하고, 횡격막(橫膈膜)을 뚫고 내려가 삼초(三焦)에 연결된다. 그 한 가지는 가슴을 지나 옆구리로 나와 겨드랑이 아래 3치 되는 곳으로 나왔다가 다시 겨드랑이로 올라가 팔죽지를 따라서 수태음경맥(手太陰經脈)과 수소음경맥(手少陰經脈)의 사이를 따라 팔꿈치 곡택혈(曲澤穴). 속으로 들어간다. 계속 팔뚝을 따라 내려와 두 힘줄 사이 간사혈(間使穴)과 손목의 대릉혈(大陵穴). 를 거쳐서, 손바닥 가운

㉠ 憺憺 : 校釋本에는 '澹澹'으로 고쳤다.

데 노궁혈(勞宮穴). 로 들어가서 가운뎃손가락 끝 중충혈(中衝穴). 으로 나간다. 다른 한 가지는 손바닥 가운데에서 약손가락 끝으로 나간다. 여기서 수소양삼초경(手少陽三焦經)과 연계된다. 시동병(是動病)은 손바닥에 열이 나고, 팔꿈치와 팔뚝이 저리고 땅기며, 겨드랑이가 붓고, 심하면 가슴과 옆구리가 결리고 그득하며, 가슴이 몹시 뛰고, 얼굴이 붉으며 눈이 누렇고 자주 실없이 웃는다. 심포는 맥(脈)을 주관하는데, 이로써 생긴 소생병(所生病)은 가슴이 답답하고 아프며, 손바닥에 열이 난다. 이 경맥의 기(氣)가 성(盛)할 때는 촌구맥(寸口脈)이 인영맥(人迎脈)보다 배나 크며, 허(虛)할 때는 촌구맥이 도리어 인영맥보다 작다. 『영추』(「經脈 10」) (『寶鑑·鍼灸篇·手厥陰心包經流注』) (신편p.3706 /신p.2088)

第十節

『三焦手少陽之脈, 起于小指次指之端, 上出兩指之間, 循手表腕,
出臂外兩骨之間, 上貫肘,
循臑外上肩, 而交出足少陽之後,
入缺盆, 布膻中, 散落㉠心包, 下膈循㉡屬三焦;
其支者, 從膻中, 上出缺盆,
上項, 繫㉢耳後, 直上出耳上角,
以屈下頰至䪼;
其支者, 從耳後入耳中, 出走耳前, 過客主人前, 交頰至目銳眥.
是動則病, 耳聾渾渾焞焞, 嗌腫, 喉痺.
是主氣所生病者, 汗出, 目銳眥痛, 頰痛,
耳後肩臑肘臂外皆痛, 小指次指不用.① (「手·鍼灸法」)
爲此諸病, 盛則寫之, 虛則補之; 熱則疾之, 寒則留之;
陷下則灸之, 不盛不虛, 以經取之.
盛者, 人迎大一倍于寸口; 虛者, 人迎反小于寸口也.』② (「手少陽三焦經流注」)

➡ 『靈樞·經別 11』에 "手少陽之正, 指天, 別于巓, , 入缺盆, 下走三焦, 散于胸中也."라 하고, 『靈樞·經脈 10』에 "手少陽之別, 名曰外關, 去腕二寸, 外繞臂, 注胸中, 合心主. 病實則肘攣, 虛則不收. 取之所別也."라 하였으며, 『靈樞·經筋 13』에 "手少陽之筋, 起于小指次指之端, 結于腕, 上循臂, 結于肘, 上繞臑外廉, 上肩, 走頸, 合手太陽; 其支者, 當曲頰, 入繫舌本; 其支者, 上曲牙, 循耳前, 屬目外眥 , 上乘頷 , 結于角. 其病當所過者卽支轉筋, 舌卷."이라 하였다.

㉠ 落 : 校釋本에는 '絡'으로 고쳤다.
㉡ 循 : 校釋本에는 '遍'으로 고쳤다.
㉢ 繫 : 校釋本에는 '俠'으로 고쳤다.

■ 鍼灸法 ○ 手少陽之脈病, 肩臑肘臂外皆痛, 小指次指不用.

① 침구법(鍼灸法) ○ 『영추(靈樞)』(「經脈 10」)에서는 "수소양삼초경맥(手少陽三焦經脈)이 외사의 침범을 받았을 때 발생하는 병증은 어깨·어깻죽지·팔꿈치·팔뚝의 바깥부분이 다 아프고, 집게손가락을 쓰지 못한다"라고 하였다. (『寶鑑·外形四·手·鍼灸法』) (신편p.1422 /신p.843)

◘ 手少陽三焦經流注 ○ 手少陽之脈, 起於小指次指之端外側, 關衝穴. 上出兩指之間, 本節前液門穴, 本節後中渚穴. 循手表腕, 陽池穴. 出臂外兩骨之間, 支溝穴. 上貫肘, 天井穴. 循臑外, 上項, 挾耳後, 直上出耳上角, 以屈下頰, 至䪼. 䪼, 頰骨也. 其支者, 從耳後入耳中, 出走耳前, 過客主人前, 穴名. 交頰, 至目銳眥. 自此交入足少陽. 是動則病耳聾渾渾焞焞, 嗌腫喉痹. 是主氣所生病者, 汗出, 目銳眥痛, 頰痛, 耳後肩臑肘臂外皆痛, 小指次指不用. 盛者人迎大一倍於寸口, 虛者人迎反小於寸口也. 『靈樞』

② 수소양삼초경의 순행[手少陽三焦經流注] ○ 수소양경맥(手少陽經脈)은 넷째 손가락 바깥쪽 끝 관충혈(關衝穴). 에서 시작하여 새끼손가락과의 사이 본절의 앞은 액문혈(液門穴), 본절의 뒤는 중저혈(中渚穴). 로 나와서 손목 겉 양지혈(陽池穴). 을 따라 팔뚝의 바깥쪽 두 뼈 사이 지구혈(支溝穴) 로 나간 다음 계속 팔꿈치 천정혈(天井穴). 를 뚫고 위로 올라가 팔죽지의 바깥쪽을 따라 목으로 올라가서 귀 뒤를 돌아 똑바로 올라가 귀 윗끝으로 나온 다음 구부러져 뺨으로 내려와 광대뼈 광대뼈는 곧 뺨의 뼈다. 에 이른다. 그 한 가지는 귀 뒤에서 귀 속으로 들어갔다가 귀 앞으로 나와서 객주인(客主人) 혈명이다. 의 앞을 지나 뺨에서 교차되어 눈초리에 이른다. 여기서 족소양담경(足少陽膽經)과 교차된다. 시동병(是動病)은 귓속이 웅웅거리면서 잘 들리지 않으며, 목이 붓고 후비증(喉痹證)이 생긴다. 삼초(三焦)는 기(氣)를 주관하니, 이로써 생긴 소생병(所生病)은 땀이 나고 눈초리가 아프며, 뺨이 아프고 귀 뒤쪽과 어깨와 팔죽지·팔꿈치·팔뚝의 바깥쪽이 다 아프며, 넷째 손가락을 쓰지 못한다. 이 경맥의 기(氣)가 성(盛)할 때는 인영맥(人迎脈)이 촌구맥(寸口脈)보다 배나 크고, 허(虛)할 때는 인영맥이 도리어 촌구맥보다 작다. 『영추』(「經脈 10」) (『寶鑑·鍼灸篇·手少陽三焦經流注』) (신편p.3709 /신p.2090)

第十一節

담족소양지맥 기우목예자 상저두각 하이후
『膽足少陽之脈, 起于目銳眥, 上抵頭角, ①(「偏頭痛」) 下耳後,

순경 행수소양지전
循頸, 行手少陽之前,

지견상 각교출수소양지후 입결분
至肩上, 却交出手少陽之後, 入缺盆.

기지자 종이후입이중 출주이전 지목예자후
其支者, 從耳後入耳中, 出走耳前, 至目銳眥後.

기지자 별예자 하대영 합우수소양 저우졸
其支者, 別銳眥, 下大迎, 合于手少陽, 抵于䪼,

하가협차 하경 합결분 이하흉중
下加頰車, 下頸, 合缺盆, 以下胸中,

관격 락간 속담 순협리
貫膈, 絡肝, 屬膽, 循脇裏,

출기가 요모제 횡입비염중
出氣街, 繞毛際, 橫入髀厭中;

기직자 종결분하액 순흉 과계협
其直者, 從缺盆下腋, 循胸, 過季脇,

하합비염중 이하순비양 출슬외렴
下合髀厭中, 以下循髀陽, 出膝外廉,

下外輔骨之前，直下抵絶骨之端，下出外踝之前，

循足跗上，入小指次指之間㉠.

其支者，別跗上，入大指之間，循大指歧骨內，出其端，

還貫爪甲，出三毛.

是動則病，口苦，善太息，②(「太息」) 心脇痛，不能轉側；

甚則面微有塵，③(「面見五色」) 體無膏澤，④(「索澤證」) 足外反熱，是爲陽厥.

是主骨所生病者，頭痛，①(「偏頭痛」) 頷痛，目銳眥痛，缺盆中腫痛，腋下腫，馬刀俠癭，

汗出振寒，瘧，胸脇肋髀膝外至胻絶骨外踝前及諸節皆痛，

小指次指不用.

爲此諸病，盛則寫之，虛則補之；熱則疾之，寒則留之；

陷下則灸之，不盛不虛，以經取之.

盛者，人迎大一倍于寸口；虛者，人迎反小于寸口也.』⑤(「足少陽膽經流注」)

➡『靈樞·經別 11』에 "足少陽之正，繞髀，入毛際，合于厥陰；別者，入季脅之間，循胸裏，屬膽，散之上肝，貫心，以上挾咽，出頤頷中，散于面，繫目系，合少陽于外眥也."라 하고，『靈樞·經脈 10』에 "足少陽之別，名曰光明，去踝五寸，別走厥陰，并經下絡足跗. 實則厥，虛則痿躄，坐不能起. 取之所別也."라 하였으며，『靈樞·經筋 13』에 "足少陽之筋，起于小指次指，上結外踝，上循胻外廉，結于膝外廉；其支者，別起外輔骨，上走髀，前者結于伏兎之上，後者結于尻；其直者，上乘䏚季脅，上走腋前廉，繫于膺乳，結于缺盆；直者，上出腋，貫缺盆，出太陽之前，循耳後，上額角，交巓上，下走頷，上結于頄；支者，結于目眥，爲外維. 其病小指次指支轉筋，引膝外轉筋，膝不可屈伸，膕筋急，前引髀，後引尻，卽上乘䏚季脅痛，上引缺盆膺乳頸，維筋急，從左之右，右目不開，上過右角，竝蹻脈而行，左絡于右故，傷左角，右足不用，命曰維筋相交."라 하였다.

◆ **偏頭痛** ○ 足少陽之脈，起目銳眥，上抵頭角. 其病頭角額痛，此偏頭痛也.『靈樞』

① 편두통(偏頭痛) ○ 족소양경맥(足少陽經脈)은 눈초리에서 시작하여 위로 머리 옆 모서리[頭角]에 다다른다. 따라서 그 병은 옆쪽 머리와 이마가 아픈 것으로 나타나는데, 이것이 편두통이다.『영추』(「經脈 10」)(『寶鑑·外形一·頭·偏頭痛』)(신편p.896 /신p.578)

◉『寶鑑』에서는 '偏頭痛' 조문에 '二陳湯 가감, 二陳湯과 四物湯의 합방에 가감한 것, 大承氣湯, 川芎茶調散, 一字輕金散, 川芎散, 芎犀元'을 예시하였다.

◆ **太息** ○ 又曰，足少陽之脈病，口苦善太息.『靈樞』

② 한숨[太息] ○ 또한 족소양맥(足少陽脈)에 병이 생기면 입이 쓰고 한숨을 잘 쉰다.『영추』(「經脈 10」)(『寶鑑·內景二·言語·太息』)(신편p.462 /신p.348)

◆ **面見五色** ○ 足少陽之脈病，面微塵.『靈樞』

③ 얼굴에 다섯 가지 빛이 나타나는 것[面見五色] ○ 족소양경맥(足少陽經脈)의 병일 때는 얼굴에 기미가 약간 낀다.『영추』(「經脈 10」)(『寶鑑·外形一·面·面見五色』)(신편p.927 /신p.594)

㉠ 入小指次指之間 : 校釋本에는 '出小指次指之端'으로 고쳤다.

◉ 『寶鑑』에서는 '面見五色' 조문에 '升麻白芷湯, 冲和順氣湯'을 예시하였다.

◘ 索澤證 ○ 足少陽之脈病, 體無膏澤. 『靈樞』

④ 삭택증(索澤證) ○ 족소양담경(足少陽膽經)에 병이 들면 전신의 피부가 시들어 광택이 없어진다. 『영추』(「經脈 10」) (『寶鑑·外形三·皮·索澤證』) (신편p.1358 /신p.806)

◉ 『寶鑑』에서는 '索澤證' 조문에 '四君子湯, 八物湯'을 예시하였다.

◘ 足少陽膽經流注 ○ 足少陽之脈, 起於目銳眥, 上抵頭角, 下耳後, 循頸行手少陽之脈前, 至肩上, 却交出手少陽之後, 入缺盆. 其支別者, 從耳後入耳中, 出走耳前, 至目銳眥, 下大迎, 合于手少陽, 抵於䪼, 下加頰車, 下頸合缺盆, 以下胸中, 貫膈, 絡肝, 屬膽, 循脇裏, 出氣衝, 穴名. 繞毛際, 橫入髀厭中. 卽環跳穴. 其直者, 從缺盆下腋, 循胸中過季脇, 脇骨曰肋, 肋盡處曰季脇. 下合髀厭中, 腹下腿上節處是也. 以下循髀陽, 出膝外廉, 陽陵泉穴. 下外輔骨之前, 輔骨謂輔佐行骨, 在胻之外骨. 直下抵絶骨之端, 陽輔穴. 下出外踝之前, 丘墟穴. 循足跗上, 出小指次指之端. 本節前俠谿穴, 本節後臨泣穴, 末乃竅陰穴. 其支者, 從跗上, 入大指歧骨內出其端, 還貫爪甲, 出三毛. 自此交入足厥陰. 是動則病口苦, 善太息, 心脇痛不能轉側, 甚則面微塵, 體無膏澤, 足外反熱, 是爲陽厥. 是主骨所生病者, 頭痛, 角頷痛, 目銳眥痛, 缺盆中腫痛, 腋下腫, 馬刀挾癭, 汗出振寒, 瘧, 胸脇肋髀膝外至脛絶骨外踝前及諸節皆痛, 小指次指不用. 盛者人迎大一倍於寸口, 虛者人迎反小於寸口也. 『靈樞』

⑤ 족소양담경의 순행[足少陽膽經流注] ○ 족소양경맥(足少陽經脈)은 눈초리에서 시작하여 두각(頭角)으로 올라갔다가 귀 뒤로 내려와 목을 따라서 수소양경맥(手少陽經脈)의 앞을 지나 어깨에 가서 다시 수소양경맥의 뒤로 돌아 나와 결분(缺盆)으로 들어간다. 그 한 가지는 귀 뒤에서 귓속으로 들어갔다가 귀 앞으로 나와 눈초리로 간 다음 대영혈(大迎穴)로 내려가서 수소양경맥과 합쳐 광대뼈 아래로 내려가서 협거혈(頰車穴)을 지나 목으로 내려간 후 결분(缺盆)에서 합하여 가슴속으로 내려가 횡격막(橫膈膜)을 뚫고 지나 간(肝)을 연결한 다음 담(膽)에 속하고, 다시 옆구리를 따라 기충(氣衝) 혈명이다. 으로 가서 음모의 경계를 돌아 비염(髀厭) 환도혈(環跳穴). 속으로 들어간다. 곧바로 가는 가지는 결분(缺盆)에서 겨드랑이로 내려와 가슴속을 거쳐 계협(季脇) 옆구리의 뼈를 갈빗대라고 하고, 갈빗대가 끝난 곳을 계협(季脇)이라고 한다. 을 지나 내려와서 비염(髀厭) 배 아래 넓적다리 위에 뼈마디가 있는 곳. 속을 지나서 넓적다리의 바깥쪽으로 내려가 무릎 바깥쪽 양릉천혈(陽陵泉穴). 으로 나와 바깥쪽 보골(輔骨) 보골(輔骨)은 정강이뼈를 보좌하는 뼈로 정강이뼈의 옆에 있는 뼈를 이른다. 앞으로 곧바로 내려가 절골(絶骨)의 끝 양보혈(陽輔穴). 을 거쳐 바깥 복사뼈 앞 구허혈(丘墟穴). 으로 나와 발등을 따라 넷째 발가락 끝 본절 앞은 협계혈(俠谿穴), 본절 위는 임읍혈(臨泣穴), 넷째 발가락 끝은 규음혈(竅陰穴). 으로 나간다. 그 한 가지는 발등에서 갈라져 엄지발가락뼈로 들어가 그 끝으로 나왔다가 발톱을 뚫고 발톱 뒤 털이 있는 곳으로 나온다. 여기서 족궐음간경(足厥陰肝經)과 교차된다. 시동병(是動病)은 입이 쓰고 한숨을 잘 쉬며, 가슴과 옆구리가 아파서 몸을 뒤척이지 못하고, 심하면 얼굴에 약간 때가 낀 것 같고, 몸에 윤기가 없으며 발 바깥쪽에 열이 나는데, 이것을 '양궐(陽厥)'이라고 한다. 담(膽)은 뼈를 주관하는데, 이로써 생긴 소생병(所生病)은 머리가 아프고 옆 턱과 눈초리가 아프며, 결분 속이 붓고 아프며, 겨드랑이 아래가 붓고 마도창(馬刀瘡)이 생기며, 땀이 나고 추워 떨며, 학질이 생기고, 가슴·옆구리·넓적다리와 무릎의 바깥쪽 다리와 절골, 바깥 복사뼈 앞 등 모든 뼈마디가 다 아프며, 넷째 발가락을 쓰지 못한다. 이 경맥의 기(氣)가 성(盛)할 때에는 인영맥(人迎脈)이 촌구맥(寸口脈)보다 배나 크고, 허(虛)할 때는 인영맥이 도리어 촌구맥보다 작다. 『영추』(「經脈 10」) (『寶鑑·鍼灸篇·足少陽膽經流注』) (신편p.3713 /신p.2092)

第十二節

간족궐음지맥 기우대지총모지제 상순족부상렴 거내과일촌

『肝足厥陰之脈, 起于大指叢毛之際, 上循足跗上廉, 去內踝一寸,

상과팔촌 교출태음지후

上踝八寸, 交出太陰之後,

上膕內廉, 循股陰,

入毛中, 過㉠陰器, 抵小㉡腹,① (「前陰諸疾」)

挾胃, 屬肝, 絡膽,

上貫膈, 布脇肋, 循喉嚨之後, 上入頏顙,

連目系, 上出額, 與督脈會于巓;

其支者, 從目系下頰裏, 環唇內.

其支㉢, 復從肝, 別貫膈, 上注肺.

是動則病, 腰痛不可以俛仰, 丈夫㿉疝, 婦人少腹腫;② (「前陰諸疾」)

甚則嗌乾, 面塵, 脫色.③ (「面見五色」)

是㉣肝所生病者, 胸滿, 嘔逆, 飧泄, 狐疝, 遺溺, 閉癃.

爲此諸病, 盛則寫之, 虛則補之; 熱則疾之, 寒則留之;

陷下則灸之, 不盛不虛, 以經取之.

盛者, 寸口大一倍于人迎; 虛者, 寸口反小于人迎也.』④ (「足厥陰肝經流注」)

➡ 『靈樞·經別 11』에 "足厥陰之正, 別跗上, 上至毛際, 合于少陽, 與別俱行, 此爲二合也."라 하고, 『靈樞·經脈 10』에 "足厥陰之別, 名曰蠡溝, 去內踝五寸, 別走少陽; 其別者, 經經脛上睾, 結于莖. 其病氣逆則睾腫卒疝, 實則挺長, 虛則暴癢. 取之所別也."라 하였으며, 『靈樞·經筋 13』에 "足厥陰之筋, 起于大指之上, 上結于內踝之前, 上循脛, 上結內輔之下, 上循陰股, 結于陰器, 絡諸筋. 其病足大指支內踝之前痛, 內輔痛, 陰股痛轉筋, 陰器不用. 傷於內則不起, 傷於寒則陰縮入, 傷於熱則縱挺不收. 治在行水淸陰氣."라 하였다.

■ 前陰諸疾 ○ 經曰, 足厥陰之脈, 入毛中, 過陰器, 抵小腹.

① 전음의 여러 가지 병[前陰諸疾] ○ 『영추(靈樞)』(「經脈 10」)에서는 "족궐음경맥(足厥陰經脈)은 음모(陰毛)가 난 곳으로 들어가 좌우로 교차하여 음기(陰器)를 두르고 아랫배로 올라간다"라고 하였다. (『寶鑑·外形四·前陰·前陰諸疾』) (신편p.1473 /신p.871)

■ 前陰諸疾 ○ 足厥陰之脈病, 爲丈夫㿉疝·狐疝, 婦人小腹腫. 『靈樞』

② 전음의 여러 가지 병[前陰諸疾] ○ 족궐음경맥(足厥陰經脈)이 외사(外邪)의 침범을 받았을 적에 발생하는 병증은 남자는 퇴산(㿉疝)이나 호산(狐疝)이 되고, 여자는 아랫배가 붓는 것이다. 『영추』(「經脈 10」) (『寶鑑·外形四·前陰·前陰諸疾』) (신편p.1473 /신p.871)

◆ 面見五色 ○ 足厥陰之脈病, 面塵, 脫色. 『靈樞』

③ 얼굴에 다섯 가지 빛이 나타나는 것[面見五色] ○ 족궐음경맥(足厥陰經脈)의 병일 때는 얼굴에 기

㉠ 過 : 校釋本에는 '環'으로 고쳤다.
㉡ 小 : 校釋本에는 '少'로 고쳤다.
㉢ 其支 : 四庫全書本, 章句索引本, 校釋本에는 '其支者'로 되어 있다.
㉣ 是 : 校釋本에는 '是主'로 '主'를 보충하였다.

미가 끼고 생기가 없다. 『영추』(「經脈 10」) (『寶鑑·外形一·面·面見五色』) (신편p.927 /신p.594)

◉ 『寶鑑』에서는 '面見五色' 조문에 '升麻白芷湯, 冲和順氣湯'을 예시하였다.

◘ **足厥陰肝經流注** ○ 足厥陰之脈, 起於大指聚毛之際, 大敦穴. 上循足跗上廉, 本節前行間穴, 本節後太衝穴. 去內踝一寸, 中封穴. 上踝八寸, 交出太陰之後, 上膕內廉, 曲泉穴. 循股陰入毛中, 環陰器, 抵小腹, 挾胃, 屬肝, 絡膽, 上貫膈, 布脇肋, 循喉嚨之後, 上入頏顙, 額也. 連目系, 上出額, 與督脈會于巓. 其支者, 從目系下頰裏, 環脣內. 其支者, 復從肝別貫膈, 上注肺中. 自此交入手太陰. 是動則病腰痛不可以俛仰, 丈夫㿗疝, 婦人小腹腫, 甚則嗌乾, 面塵脫色. 是主肝所生病者, 胸滿嘔逆洞泄, 狐疝遺尿閉癃. 盛者寸口大一倍於人迎, 虛者寸口反小於人迎也. 『靈樞』

④ 족궐음간경의 순행[足厥陰肝經流注] ○ 족궐음경맥(足厥陰經脈)은 엄지발가락의 털이 난 곳 대돈혈(大敦穴). 에서 시작하여 발등 윗쪽 본절 앞은 행간혈(行間穴), 본절 뒤는 태충혈(太衝穴). 으로 올라가 안쪽 복사뼈에서 아래로 1치 되는 곳 중봉혈(中封穴). 을 거쳐 안쪽 복사뼈에서 위로 8치 되는 곳으로 올라가 족태음경맥(足太陰經脈)의 뒤로 교차된 다음 위로 오금의 안쪽 곡천혈(曲泉穴). 으로 올라가서 허벅지를 따라 음모(陰毛) 있는 곳으로 들어갔다가 생식기를 돌아서 아랫배로 올라가 위(胃)를 끼고 간(肝)에 속하고 담(膽)에 연계된 후 횡격막(橫膈膜)을 뚫고 올라가 옆구리에 분포되고 울대 뒤쪽을 따라서 올라가 입천장을 거쳐 목계(目系)에 연계된 다음 다시 이마로 나와서 정수리로 올라가 독맥(督脈)과 연계된다. 그 한 가지는 목계에서 뺨 속으로 내려가 입술 안쪽을 돈다. 다른 한 가지는 다시 간(肝)에서 갈라져서 횡격막을 뚫고 올라가 폐(肺)로 들어간다. 여기서 수태음폐경(手太陰肺經)과 교차된다. 시동병(是動病)은 허리가 아파서 굽혔다 폈다 하지 못하고, 남자는 퇴산(㿗疝)이 생기고 부인은 아랫배가 붓는데, 심하면 목이 마르고 얼굴이 때가 낀 것처럼 윤기가 없어진다. 간(肝)과 관련된 병으로서, 소생병(所生病)은 가슴이 그득하고 구역질이 나며 설사하고, 호산(狐疝), 유뇨(遺尿), 오줌이 막히는 등의 증상이 생긴다. 이 경맥의 기(氣)가 성(盛)할 때는 촌구맥(寸口脈)이 인영맥(人迎脈)보다 배나 크고, 허(虛)할 때는 촌구맥이 인영맥보다 도리어 작다. 『영추』(「經脈 10」) (『寶鑑·鍼灸篇·足厥陰肝經流注』) (신편p.3721 /신p.2097)

陰陽氣絶死期 (『類經十八卷·疾病類』, p.721)

第三章

수 태 음 기 절 즉 피 모 초 태 음 자 행 기 온 우 피 모 자 야
『手太陰氣絶, 則皮毛焦, 太陰者, 行氣溫于皮毛者也,

고 기 불 영 즉 피 모 초 피 모 초 즉 진 액 거 피 절 진 액 거 피 절 자 즉 조 고 모 절
故氣不榮則皮毛焦, 皮毛焦則津液去皮節, 津液去皮節者㉠則爪㉡枯毛折,

모 절 자 즉 모 선 사 병 독 정 사 화 승 금 야
毛折者則毛㉢先死, 丙篤丁死, 火勝金也.』① (「肺絶候」)

➡ 經脈의 기운이 끊어져 생기는 병증을 설명한 곳은 『素問·診要經終論 16』 5장, 『靈樞·終始 09』 7장, 『靈樞·經脈 10』 3장이다.

◘ **肺絶候** ○ 手太陰氣絶則皮毛焦. 太陰者, 行氣溫于皮毛者也. 故氣不榮則皮毛焦, 皮毛焦則津液去皮節傷. 皮節傷則爪枯毛折, 毛折者則毛先死. 丙日篤, 丁日死.

① 폐기가 끊어진 증후[肺絶候] ○ 수태음(手太陰)의 맥기(脈氣)가 끊어지면 피모(皮毛)가 마른다. 수태음은 정기(精氣)를 운행시켜 피모를 따뜻하게 적셔주는 작용을 한다. 그러므로 폐기가 허하여 영양

㉠ 津液去皮節者 : 校釋本에는 '津液去則皮節傷, 皮節傷.'으로 고쳤다.
㉡ 爪 : 校釋本에는 '皮'로 고쳤다.
㉢ 毛 : 校釋本에는 '氣'로 고쳤다.

(營養) 작용을 하지 못하면 피모가 마르는데, 피모가 마르는 것은 진액이 피부와 관절을 자양해 주지 못하여 상한 것이다. 또 피부와 관절이 상하면 손발톱이 마르고 모발이 바스러지는데, 모발이 바스러지는 것은 모발이 먼저 상했다는 징조이다. 이러한 병증은 병일(丙日)에 위독해졌다가 정일(丁日)에 가서 죽는다. (『靈樞·經脈 10』) (『寶鑑·內景三·肺臟·肺絶候』) (신편p.585 /신p.415)

수소음기절 즉맥불통
『手少陰氣絶, 則脈不通,㉠

맥불통즉혈불류 혈불류즉모색불택 고기면흑여칠시자 혈선사
脈不通則血不流, 血不流則髦色不澤, 故其面黑如漆柴者, 血先死,

임독계사 수승화야
壬篤癸死, 水勝火也.』① (「心絶候」)

◘ 心絶候 ○ 手少陰氣絶則脈不通, 脈不通則血不流, 血不流則色不澤. 故其面黑如漆柴者, 血先死. 壬日篤, 癸日死. 『靈樞』

① 심기가 끊어진 증후[心絶候] ○ 수소음(手少陰)의 맥기(脈氣)가 끊어지면 맥이 통하지 않고, 맥이 통하지 않으면 혈(血)이 잘 돌지 못하며, 혈이 돌지 못하면 안색이 윤택한 빛을 잃는다. 따라서 안색이 옻빛처럼 거멓게 된 것은 혈맥이 먼저 고갈되었다는 징조이다. 이런 병증은 임일(壬日)이 되면 위독해졌다가 계일(癸日)이 되면 죽는다. 『영추』(「經脈 10」) (『寶鑑·內景三·心臟·心絶候』) (신편p.568 /신p.404)

족태음기절자 즉맥불영기육 순설자 기육지본야
『足太陰氣絶者㉡, 則脈不榮肌肉㉢, 脣舌㉣者, 肌肉之本也,

맥불영즉기육연 기육연즉설위인중만 인중만즉순반
脈不榮則肌肉軟, 肌肉軟則舌萎人中滿, 人中滿則脣反,

순반자 육선사
脣反者, 肉先死,① (「視唇舌占病」)

갑독을사 목승토야
甲篤乙死, 木勝土也.』② (「脾絶候」)

◘ 視脣舌占病 ○ 足太陰氣絶, 則脣反. 脣反者, 死. 脣者, 肉之本, 脣反者, 肉先死也. 『靈樞』

① 입술과 혀를 보고 병을 알아낸다[視唇舌占病] ○ 족태음경(足太陰經)의 기(氣)가 끊어지면 입술이 뒤집어진다. 입술이 뒤집어지는 경우는 죽는다. 입술은 살의 근본인데, 입술이 뒤집어진다는 것은 살이 먼저 죽었다는 것이기 때문이다. 『영추』(「經脈 10」) (『寶鑑·外形二·口舌·視脣舌占病』) (신편p.1104 /신p.686)

◘ 脾絶候 ○ 足太陰氣絶, 則脈不榮肌肉. 脣舌者, 肌肉之本也. 脈不榮則肌肉軟, 肌肉軟則舌痿人中滿, 人中滿則脣反, 脣反者肉先死. 甲日篤, 乙日死. 『靈樞』

② 비기가 끊어진 증후[脾絶候] ○ 족태음(足太陰)의 맥기(脈氣)가 끊어지면 경맥이 영양분을 공급하지 못해 기육(肌肉)을 영양(營養)하지 못한다. 입술과 혀는 기육의 근본이 된다. 경맥이 기육을 영양하지 못하면 기육이 물러지고, 기육이 물러지면 혀가 위축되고 인중 부위가 부풀어 오른다. 인중 부위가 부풀어 오르면 입술이 뒤집히는데, 입술이 뒤집힌다는 것은 기육이 먼저 고갈되었다는 징조이다. 이러한 병증은 갑일(甲日)에 위독해져서 을일(乙日)에 죽는다. (『靈樞·經脈 10』) (『寶鑑·內景三·脾臟·脾絶候』) (신편p.577 /신p.409)

㉠ 手少陰氣絶, 則脈不通, : 校釋本에는 이 다음에 '少陰者心脈也, 心者脈之合也.'를 보충하였다.
㉡ 者 : 校釋本에는 '者'자를 삭제하였다.
㉢ 肌肉 : 校釋本에는 '其口唇'으로 고쳤다.
㉣ 脣舌 : 校釋本에는 '口唇'으로 고쳤다.

『足少陰氣絶, 則骨枯. 少陰者, 冬脈也, 伏行而濡骨髓者也,① (「骨屬腎」)
故骨不濡則肉不能著也, 骨肉不相親則肉軟却,
肉軟却故齒長而垢, 髮無澤, 髮無澤者骨先死,
戊篤己死, 土勝水也.』② (「腎絶候」)

■ **骨屬腎** ○ 少陰者, 冬脈也, 伏行而濡骨髓者也. 『内經』

① 뼈는 신에 속한다[**骨屬腎**] ○ 신(腎)은 수(水)를 주관하고 겨울철에 응하기 때문에 소음신경(少陰腎經)은 동맥(冬脈)이 되는데, 그 맥은 깊은 부위로 운행하면서 골수를 영양하여 준다. 『내경』(『靈樞·經脈 10』) (『寶鑑·外形三·骨·骨屬腎』) (신편p.1403 /신p.833)

◘ **腎絶候** ○ 足少陰氣絶則骨枯. 少陰者, 冬脈也, 伏行而濡骨髓者也. 故骨不濡則肉不能着也. 骨肉不相親則肉軟却, 肉軟却, 故齒長而垢, 髮無澤. 髮無澤者, 骨先死. 戊日篤, 己日死. 『靈樞』

② 신기가 끊어진 증후[**腎絶候**] ○ 족소음의 맥기(脈氣)가 끊어지면 뼈가 마른다. 즉 소음은 겨울에 응하는 경맥으로서, 잠복해 다니면서 골수를 축여 준다. 그런데 만약 뼈가 적셔지지 못하면 살이 붙지 못한다. 뼈와 살이 서로 긴밀히 붙지 못하면 살이 물러지고, 살이 물러지면 이뿌리가 드러나고 때가 끼며 머리털에 윤기가 없어진다. 머리털에 윤기가 없다는 것은 뼈가 먼저 상했다는 징조이다. 이러한 병증은 무일(戊日)에 위독해졌다가 기일(己日)에 죽는다. 『영추』(「經脈 10」) (『寶鑑·內景三·腎臟·腎絶候』) (신편 p.595 /신p.421)

『足厥陰氣絶, 則筋絶㉠,
厥陰者肝脈也, 肝者筋之合也, 筋者聚于陰氣㉡, 而脈絡于舌本也.①
(「陰囊病死候」)
故脈弗榮則筋急, 筋急則引舌與卵, 故脣青舌卷卵縮,② (「舌長舌短」) 則筋先死,
庚篤辛死, 金勝木也.』③ (「肝絶候」)

◘ **陰囊病死候** ○ 傷寒及熱病, 肝氣絶則舌卷·卵上縮而終矣. 盖肝者筋之合也, 筋者聚于陰器而脈絡于舌本, 故如是也. 『靈樞』

① 음낭병의 죽을 증상[**陰囊病死候**] ○ 상한(傷寒)이나 열병(熱病)으로 간기(肝氣)가 끊어지면 혀가 말려 들어가고 음낭이 오그라들면서 죽는다. 그것은 간맥(肝脈)은 근(筋)과 배합되는데 경근(經筋)은 음부에 모여 있고, 간의 낙맥(絡脈)은 혀 밑에 얽혀 있기 때문에 그런 것이다. 『영추』(「經脈 10」) (『寶鑑·外形四·前陰·陰囊病死候』) (신편p.1509 /신p.891)

◘ **舌長舌短** ○ 足厥陰氣絶, 則舌卷而短. 厥陰者, 肝也. 肝主筋, 聚于陰器而絡于舌本. 故肝絶則舌卷卵縮. 『靈樞』

② 혀가 늘어지거나 줄어드는 것[**舌長舌短**] ○ 족궐음간경(足厥陰肝經)의 기(氣)가 끊어지면 혀가 말려 들어가서 짧아진다. 궐음(厥陰)은 간경(肝經)이다. 간은 힘줄을 주관하는데 그 경근(經筋)은 생식기를 돌아 혀뿌리까지 간다. 그러므로 간기(肝氣)가 끊어지면 혀가 말려들고 음낭이 오그라든다. 『영추』

㉠ 筋絶 : 校釋本에는 '筋縮引卵與舌'으로 고쳤다.
㉡ 陰氣 : 校釋本에는 '陰器'로 고쳤다.

(「經脈 10」) (『寶鑑·外形二·口舌·舌長舌短』) (신편p.1100 /신p.684)

◘ 肝絶候 ○ 足厥陰氣絶, 則筋絶. 厥陰者, 肝脈也. 肝者, 筋之合也. 筋者, 聚于陰器, 而絡于舌本也. 故脈不榮, 則筋急. 筋急, 則引舌與卵. 故脣青舌卷卵縮, 則筋先死. 庚日篤, 辛日死. 『靈樞』

③ 간기가 끊어진 증후[肝絶候] ○ 족궐음간경(足厥陰肝經)의 맥기(脈氣)가 쇠갈되면 힘줄이 활력이 떨어진다. 왜냐하면 족궐음경은 간의 경맥에 속하고, 간은 힘줄과 배합되기 때문이다. 힘줄은 음기(陰器)에 모여 있고, 위로는 혀뿌리에 연계되어 있다. 만약 간이 힘줄을 길러주지 못하면 힘줄이 땅기고, 힘줄이 땅기면 혀가 말려들고 고환이 위로 당긴다. 따라서 혀가 말려들고 고환이 위로 당긴다는 것은 힘줄이 이미 상했다는 징조가 된다. 이러한 병증은 경일(庚日)에 위중해지고 신일(辛日)이 되면 죽는다. (『靈樞·經脈 10』) (『寶鑑·內景三·肝臟·肝絶候』) (신편p.558 /신p.397)

『五陰氣俱絶, 則目系轉, 轉則目運, 目運者爲志先死, 志先死則遠一日半死矣.
六陽氣絶㉠, 則陰與陽相離, 離則腠理發泄, 絶汗乃出,㉡
故旦占夕死, 夕占旦死.』① (「氣絶候」)(「絶汗」)

◘ 氣絶候 ○ 靈樞曰, 五陰氣俱絶則目系轉, 轉則目運. 目運者爲志先死, 志先死則遠一日半死矣. 六陽氣俱絶則陰與陽相離, 離則腠理發泄, 絶汗乃出, 故旦占夕死, 夕占旦死. 絶汗者, 大如珠, 出而不流也.

① 기가 끊어진 증후[氣絶候] ○ 『영추(靈樞)』(「經脈 10」)에서는 "오장(五臟)의 음기(陰氣)가 모두 끊어지면 목계(目系)가 돌아가고, 목계가 돌아가면 눈이 아물거린다. 눈이 아물거리는 것은 오지(五志)가 먼저 죽었다는 것인데, 오지가 먼저 상실되었다면 늦어도 하루 반이면 죽는다. 육부(六腑)의 양기(陽氣)가 모두 끊어지면 음과 양이 서로 분리되고, 음양이 분리되면 주리(腠理)가 열리고 정기(精氣)가 새어 절한(絶汗) 絶汗이란 구슬 같은 땀방울이 나오지만 흐르지는 않는 것이다. 이 나오는데, 아침에 그렇게 되면 저녁에 죽고, 저녁에 그렇게 되면 아침에 죽는다는 것을 헤아릴 수 있다"라고 하였다. (『寶鑑·內景一·氣·氣絶候』) (신편p.305 /신p.262)

◘ 絶汗 ○ 六陽氣俱絶, 則絶汗乃出, 朝占夕死, 夕占朝死. 『靈樞』

① 절한(絶汗) ○ 육부양경(六腑陽經)의 맥기(脈氣)가 모두 끊어지면 절한이 나오는데, 아침에 나타나면 저녁에 죽고, 저녁에 나타나면 아침에 죽는다. 『영추』(「經脈 10」) (『寶鑑·內景二·津液·絶汗』) (신편p.484 /신p.358)

經絡之辨 刺診之法 (『類經七卷·經絡類』, p.287)

第四章

經脈十二者, 伏行分肉之間, 深而不見;
其常見者, 足太陰過于外㉢踝之上, 無所隱故也.
諸脈之浮而常見者, 皆絡脈也.

㉠ 絶 : 校釋本에는 '俱絶'로 '俱'를 보충하였다.
㉡ 絶汗乃出 : 校釋本에는 이 다음에 '大如貫珠, 轉出不流, 卽氣先死.'를 보충하였다.
㉢ 外 : 校釋本에는 '內'로 고쳤다.

육경락수양명소양지대락 기우오지간 상합주중
六經絡手陽明少陽之大絡, 起于五指間, 上合肘中.

음주자 위기선행피부 선충락맥 락맥선성
飮酒者, 衛氣先行皮膚, 先充絡脈, 絡脈先盛,

고위기이평 영기내만 이경맥대성
故衛氣已平, 營氣乃滿, 而經脈大盛.

맥지졸연동자 개사기거지 류우본말
脈之卒然動者, 皆邪氣居之, 留于本末;

부동즉열 불견즉함차공 불여중동 시이지기하맥지동 야
不動則熱, 不堅則陷且空, 不與衆同, 是以知其何脈之動㉠也.

뇌공왈 하이지경맥지여락맥이야
雷公曰, 何以知經脈之與絡脈異也?

황제왈 경맥자 상불가견야 기허실야이기구지지 맥지현자개락맥야
黃帝曰, 經脈者, 常不可見也, 其虛實也以氣口知之, 脈之見者皆絡脈也.

뇌공왈 세자무이명기연야
雷公曰, 細子無以明其然也.

황제왈 제락맥개불능경대절지간 필행절도이출 입부합우피중 기회개현우외
黃帝曰, 諸絡脈皆不能經大節之間, 必行絶道而出, 入復合于皮中, 其會皆見于外,

고제자락맥자 필자기결상 심혈자수무결 급취지이사기 사이출기혈
故諸刺絡脈者, 必刺其結上, 甚血者雖無結, 急取之以寫起㉡邪而出其血,

류지발위비야
留之發爲痹也.

범진락맥 맥색청 즉한차통 적즉유열
凡診絡脈, 脈色靑, 則寒且痛, 赤則有熱.

위중한 수어지락다청의 위중유열 어제락적 기폭 흑자 류구비야
『胃中寒, 手魚之絡多靑矣; 胃中有熱, 魚際絡赤,①(「胃病證」) 其暴㉢黑者, 留久痹也;

기유적유흑유청자 한열기야 기청단자 소기야
其有赤有黑有靑者, 寒熱氣也;』②(「手掌以候胃」) 其靑短者, 少氣也.

범자한열자개다혈락 필간일이일취지 혈진내지 내조기허실
凡刺寒熱者皆多血絡, 必間日而一取之, 血盡乃止, 乃調其虛實,

기소이단자소기 심자사지즉민 민심즉부부득언 민즉급좌지야
其小而短者少氣, 甚者寫之則悶, 悶甚則仆不得言, 悶則急坐之也.

◘ **胃病證** ○ 胃中寒, 則手魚際之絡脈多靑. 胃中熱, 則手魚際之絡脈多赤. 『靈樞』

① 위병의 증상[胃病證] ○ 위 속에 한기(寒氣)가 있으면 어제(魚際) 부위의 낙맥(絡脈)이 흔히 푸른 빛을 띤다. 위 속에 열기(熱氣)가 있으면 어제 부위의 낙맥이 붉은 빛을 띤다. (『靈樞·經脈 10』) (『寶鑑·內景三·胃腑·胃病證』) (신편p.606 /신p.428)

◘ **手掌以候胃** ○ 胃中寒則手魚際之絡多靑, 胃中有熱則魚際之絡赤. 其暴黑者, 久留痹也, 其有赤有黑有靑者, 寒熱氣也. 『靈樞』

② 손바닥으로 위의 상태를 본다[手掌以候胃] ○ 위(胃) 속이 차면 손에 있는 어제(魚際)의 낙맥(絡脈)이 흔히 푸른색을 띠고, 위 속에 열이 있으면 어제의 낙맥이 붉은색을 띤다. 그곳이 몹시 검은 것은 사기(邪氣)가 오래 머문 비증(痹證)이란 것이고, 붉기도 하고 검기도 하고 푸르기도 한 것은 한기(寒氣)와 열기(熱氣)가 섞여 있다는 병증(病證)이다. 『영추』(「經脈 10」) (『寶鑑·外形四·手·手掌以候胃』) (신편p.1409 /신p.836)

㉠ 動 : 校釋本에는 '病'으로 고쳤다.
㉡ 起 : 四庫全書本, 章句索引本, 校釋本에는 '其'로 되어 있다.
㉢ 暴 : 校釋本에는 '魚'로 고쳤다.

十五別絡病刺 (『類經七卷·經絡類』, p.283)

第五章

수태음지별 명왈열결 기어완상분간 병태음지경직입장중 산입어어제
『手太陰之別, 名曰列缺, 起於腕上分間, 並太陰之經直入掌中, 散入於魚際.

기병실즉수예장열 허즉흠거 소변유삭
其病實則手銳掌熱, 虛則欠劫, 小便遺數,

취지거완반촌 별주양명야
取之去腕半寸㉠,』① (「手太陰之別名曰列缺」) 別走陽明也.

◆ 手太陰之別名曰列缺 ○ 起於腕上分間, 去腕一寸半. 別走陽明, 並太陰之經, 直入掌中, 散于魚際. 其病實則手銳掌熱, 虛則欠劫, 小便遺數. 取之所別也. 『靈樞』

① 수태음경맥의 낙혈을 열결혈이라 한다[手太陰之別名曰列缺] ○ 이것은 손목 위에서 갈라지는데 손목에서 1치 5푼 위에 있다. 여기서 갈라져 수양명대장경(手陽明大腸經)으로 가며, 또 수태음경(手太陰經)과 합하여 곧바로 손바닥으로 가서 어제혈(魚際穴)에서 흩어진다. 여기에 생긴 병은 실(實)하면 손바닥 뒤 내민 뼈와 손바닥에 열이 나고, 허(虛)하면 하품을 하고 오줌을 자주 누며 유뇨(遺尿)가 있다. 이때는 낙혈(絡穴)인 열결혈(列缺穴)을 취혈한다. 『영추』(「經脈 10」) (『寶鑑·鍼灸篇·手太陰之別名曰列缺』) (신편p.3734 /신p.2104)

수소음지별 명왈통리 거완일촌반 별이상행 순경입어심중 계설본 속목계
『手少陰之別, 名曰通里, 去腕一寸半㉡, 別而上行, 循經入於心中, 繫舌本, 屬目系.

기실즉지격 허즉불능언
其實則支膈, 虛則不能言,① (「言語·脈法」)(「言語·鍼灸法」)

취지장 후일촌 별주태양야
取之掌㉢後一寸,』② (「手少陰之別名曰通里」) 別走太陽也.

■ 脈法 ○ 又曰, 手少陰之別脈, 名曰通里, 別而上行, 入於心中, 繫舌本, 虛則不能言. 『靈樞』

① 맥법(脈法) ○ 또 이르길, "수소음(手少陰)의 별맥(別脈), 즉 통리(通里)라고 하는 것은 갈라져 위로 올라가서 심에 들어가고 혀뿌리에 연결되는데, 이것이 허하면 말을 하지 못한다"라고 하였다. 『영추』(「經脈 10」) (『寶鑑·內景二·言語·脈法』) (신편p.458 /신p.345)

■ 鍼灸法 ○ 又手少陰之別脈, 名曰通里, 虛則不能言, 取此穴. 『靈樞』

① 침구법(鍼灸法) ○ 또한 수소음경(手少陰經)의 별맥(別脈)을 통리(通里)라고 하는데, 그 맥이 허(虛)하면 말을 하지 못한다. 이런 경우에는 이 경혈을 취하여 쓴다. 『영추』(「經脈 10」) (『寶鑑·內景二·言語·鍼灸法』) (신편p.464 /신p.349)

◆ 手少陰之別名曰通里 ○ 去腕一寸半. 別走太陽, 循經入于心中, 繫舌本, 屬目系. 實則支膈, 虛則不能言. 取之所別也. 『靈樞』

② 수소음경맥의 낙혈을 통리혈이라 한다[手少陰之別名曰通里] ○ 이것은 손목에서 1치 5푼 뒤에 있다. 여기서 갈라져 수태양소장경(手太陽小腸經)으로 가며 경맥을 따라 심(心)으로 들어가 혀뿌리에 연계되고, 목계(目系)에 귀속된다. 병이 실(實)하면 흉격부(胸膈部)가 막혀 그득하게 되고, 허(虛)하면

㉠ 半寸 : 校釋本에는 '一寸半'으로 고쳤다.
㉡ 一寸半 : 校釋本에는 '一寸'으로 '半'을 삭제하였다.
㉢ 掌 : 校釋本에는 '腕'으로 고쳤다.

말을 못한다. 이때는 낙혈(絡穴)인 통리혈(通里穴)을 취한다. 『영추』(「經脈 10」) (『寶鑑·鍼灸篇·手少陰之別名曰通里』) (신편p.3734 /신p.2104)

수심주지별 명왈내관 거완이촌 출어양근지간 순경이상 계어심포 락심계
『手心主之別, 名曰內關, 去腕二寸, 出於兩筋之間, 循經以上,㉠ 繫於心包, 絡心系.

실즉심통 허즉위두강
實則心痛, 虛則爲頭强㉡,

취지양근간야
取之兩筋間也.』① (「手厥陰之別名曰內關」)

◆ **手厥陰之別名曰內關** ○ 去腕二寸. 別走少陽, 出于兩筋之間, 循經以上繫于心包, 絡心系. 實則心痛, 虛則爲頭項强. 取之所別也. 『靈樞』

① 수궐음경맥의 낙혈을 내관혈이라 한다[**手厥陰之別名曰內關**] ○ 이것은 손목에서 2치 올라가 있다. 여기서 갈라져 수소양삼초경(手少陽三焦經)으로 나가며, 두 힘줄 사이로 나와 경맥을 따라서 위로 올라가 심포(心包)에 얽히고 심계(心系)에 연계된다. 병이 실(實)하면 가슴이 아프고, 허(虛)하면 머리와 목이 뻣뻣하다. 이때는 낙혈(絡穴)인 내관혈(內關穴)을 취한다. 『영추』(「經脈 10」) (『寶鑑·鍼灸篇·手厥陰之別名曰內關』) (신편p.3735 /신p.2104)

수태양지별 명왈지정 상 완오촌 내주소음
『手太陽之別, 名曰支正, 上㉢腕五寸, 內注少陰;

기별자 상주주 락견우
其別者, 上走肘, 絡肩髃.

실즉절이주폐 허즉생우 소자여지가개
實則節弛肘廢, 虛則生肬, 小者如指痂疥,

취지소별야
取之所別也.』① (「手太陽之別名曰支正」)

◆ **手太陽之別名曰支正** ○ 在腕後五寸. 別走少陰, 其別者, 上走肘, 絡肩髃. 實則節弛肘廢, 虛則生疣. 取之所別也. 『靈樞』

① 수태양경맥의 낙혈을 지정혈이라 한다[**手太陽之別名曰支正**] ○ 이것은 손목에서 5치 올라가 있다. 여기서 갈라져 수소음심경(手少陰心經)으로 가며, 다른 한 가지는 팔꿈치로 올라가고 견우혈(肩髃穴)에 연계된다. 병이 실(實)하면 관절이 이완되어 팔꿈치를 쓰지 못하고, 허(虛)하면 사마귀가 생긴다. 이때는 낙혈(絡穴)인 지정혈(支正穴)을 취한다. 『영추』(「經脈 10」) (『寶鑑·鍼灸篇·手太陽之別名曰支正』) (신편p.3735 /신p.2105)

수양명지별 명왈편력 거완삼촌 별입 태음
『手陽明之別, 名曰偏歷, 去腕三寸, 別入㉣太陰;

기별자 상순비 승견우 상곡협편치 기별자 입이합어종맥
其別者, 上循臂, 乘肩髃, 上曲頰偏齒. 其別者, 入耳合於宗脈.

실즉우롱 허즉치한비격
實則齲聾, 虛則齒寒痹隔,① (「牙齒·鍼灸法」)

㉠ 循經以上 : 校釋本에는 이 위에 '別走少陽,'을 보충하였다.
㉡ 頭强 : 校釋本에는 '煩心'으로 고쳤다.
㉢ 上 : 校釋本에는 '去'로 고쳤다.
㉣ 入 : 校釋本에는 '走'로 고쳤다.

취 지 소 별 야
取之所別也.』②（「手陽明之別名曰偏歷」）

■ **鍼灸法** ○ 手陽明之別, 名曰偏歷, 主齒寒痛, 宜取此.『內經』

① 침구법(鍼灸法) ○ 수양명경의 별락(別絡)을 편력혈(偏歷穴)이라고 하는데, 주로 치아가 한사(寒邪)로 인해 아플 때 이 혈을 취하여 침을 놓는다.『내경』(『靈樞·經脈 10』)（『寶鑑·外形二·牙齒·鍼灸法』）(신편p.1140 /신p.707)

◆ **手陽明之別名曰偏歷** ○ 在腕後三寸. 別走太陰, 其別者, 上循臂, 繞肩髃, 上曲頰偏齒, 其別者, 入耳合於宗脈. 實則齲聾, 虛則齒寒痹隔. 取之所別也.『靈樞』

② 수양명경맥의 낙혈을 편력혈이라 한다[**手陽明之別名曰偏歷**] ○ 이것은 손목에서 3치 뒤에 있다. 여기서 갈라져 수태음폐경(手太陰肺經)으로 가고, 다른 한 가지는 팔을 따라 위로 올라가 견우혈(肩髃穴)을 돌아서 턱관절과 한쪽 이로 올라가며, 여기서 갈라진 것은 귀로 들어가 종맥(宗脈)과 합한다. 병이 실(實)하면 충치가 생기고 귀가 먹으며, 허(虛)하면 치아가 시리고 가슴이 저린다. 이때는 낙혈(絡穴)인 편력혈(偏歷穴)을 취한다.『영추』(「經脈 10」)（『寶鑑·鍼灸篇·手陽明之別名曰偏歷』）(신편p.3736 /신p.2105)

수 소 양 지 별　명 왈 외 관　거 완 이 촌　외 요　비　주 흉 중　합 심 주
『手少陽之別, 名曰外關, 去腕二寸, 外繞㉠臂, 注胸中, 合心主.

병 실 즉 주 련　허 즉 불 수
病實則肘攣, 虛則不收,

취 지 소 별 야
取之所別也.』①（「手少陽之別名曰外關」）

◆ **手少陽之別名曰外關** ○ 在腕後二寸. 外別走心主, 遶臂注胸中. 其病實則肘攣, 虛則不收. 取之所別也.『靈樞』

① 수소양경맥의 낙혈을 외관혈이라 한다[**手少陽之別名曰外關**] ○ 이것은 손목 바깥쪽에서 2치 올라가 있다. 여기서 밖으로 갈라져 수궐음심포경(手厥陰心包經)으로 가며, 팔을 돌아서 가슴으로 들어간다. 여기에 생긴 병은 실(實)하면 팔꿈치가 오그라들고, 허(虛)하면 팔꿈치를 굽히지 못한다. 이때는 낙혈(絡穴)인 외관혈(外關穴)을 취한다.『영추』(「經脈 10」)（『寶鑑·鍼灸篇·手少陽之別名曰外關』）(신편p.3736 /신p.2105)

족 태 양 지 별　명 왈 비 양　거 과 칠 촌　별 주 소 음
『足太陽之別, 名曰飛陽, 去踝七寸, 別走少陰.

실 즉 구 질 두 배 통　허 즉 구 뉵　취 지 소 별 야
實則鼽窒頭背痛, 虛則鼽衄, 取之所別也.』①（「足太陽之別名曰飛陽」）

◆ **足太陽之別名曰飛陽** ○ 在外踝上七寸. 別走少陰. 實則鼻窒, 頭背痛, 虛則鼽衄. 取之所別也.『靈樞』

① 족태양경맥의 낙혈을 비양혈이라 한다[**足太陽之別名曰飛陽**] ○ 이것은 바깥쪽 복사뼈에서 7치 위에 있다. 여기서 갈라져 족소음신경(足少陰腎經)으로 간다. 병이 실(實)하면 콧구멍과 머리와 잔등이 아프고, 허(虛)하면 코피가 난다. 이때는 낙혈(絡穴)인 비양혈(飛陽穴)을 취한다.『영추』(「經脈 10」)（『寶鑑·鍼灸篇·足太陽之別名曰飛陽』）(신편p.3735 /신p.2105)

㉠ 繞 : 四庫全書本에는 '遶'로 되어 있다.

족소양지별 명왈광명 거과오촌 별주궐음 하락족부
『足少陽之別, 名曰光明, 去踝五寸, 別走厥陰, 下絡足跗.㉠

실즉궐 허즉위벽 좌불능기 취지소별야
實則厥, 虛則痿躄, 坐不能起, 取之所別也.』① (「足少陽之別名曰光明」)

◆ 足少陽之別名曰光明 ○ 在外踝上五寸. 別走厥陰, 下絡足跗. 實則厥, 虛則痿躄, 坐不能起. 取之所別也. 『靈樞』

① 족소양경맥의 낙혈을 광명혈이라 한다[足少陽之別名曰光明] ○ 이것은 바깥쪽 복사뼈에서 5치 위에 있다. 여기서 갈라져 족궐음간경(足厥陰肝經)으로 가며 아래로 내려가 발등에 얽힌다. 병이 실(實)하면 궐증(厥證)이 생기고, 허(虛)하면 위벽증(痿躄證)이 생겨 앉아서 일어나지 못한다. 이때는 낙혈(絡穴)인 광명혈(光明穴)을 취한다. 『영추』(「經脈 10」) (『寶鑑·鍼灸篇·足少陽之別名曰光明』) (신편p.3736 /신p.2105)

족양명지별 명왈풍륭 거과팔촌 별주태음
『足陽明之別, 名曰豐隆,① (「咽喉·鍼灸法」) 去踝八寸, 別走太陰;

기별자 순경골외렴 상락두항 합제경지기 하락후익
其別者, 循脛骨外廉, 上絡頭項, 合諸經之氣, 下絡喉嗌.

기병기역즉후비췌음 실즉광전 허즉족불수 경고
其病氣逆則喉痹瘁瘖,① (「咽喉·鍼灸法」) 實則狂顚㉡, 虛則足不收, 脛枯,

취지소별야
取之所別也.』② (「足陽明之別名曰豐隆」)

■ 鍼灸法 ○ 足陽明之別, 名曰豐隆. 其病氣逆, 則喉痹卒瘖, 宜取之. 『靈樞』

① 침구법(鍼灸法) ○ 족양명경(足陽明經)의 별락(別絡)을 풍륭혈(豐隆穴)이라고 한다. 이 경맥에 병이 생겨서 기가 치밀어 오르면 후비가 되어 갑자기 말을 못하게 되는데, 이때 이 혈을 취한다. 『영추』(「經脈 10」) (『寶鑑·外形二·咽喉·鍼灸法』) (신편p.1174 /신p.726)

◆ 足陽明之別名曰豐隆 ○ 在外踝上八寸. 別走太陰, 其別者, 循脛骨外廉, 上絡頭項, 合諸經之氣, 下絡喉嗌. 其病氣逆則喉痹卒瘖, 實則狂癲, 虛則足不收脛枯. 取之所別也. 『靈樞』

② 족양명경맥의 낙혈을 풍륭혈이라 한다[足陽明之別名曰豐隆] ○ 이것은 바깥쪽 복사뼈에서 8치 위에 있다. 여기서 갈라져 족태음비경(足太陰脾經)으로 가며, 또 한 가지는 정강이뼈 바깥쪽을 따라 위로 올라가 머리와 목에 얽히고, 모든 경맥의 기와 합하여 다시 내려가 목구멍에 얽힌다. 여기에 병이 생겨 기(氣)가 치밀어 오르면 목이 막혀 갑자기 말을 못하게 된다. 실(實)하면 전광(癲狂)이 생기고, 허(虛)하면 다리를 구부리지 못하고 정강이의 근육이 여윈다. 이때는 낙혈(絡穴)인 풍륭혈(豐隆穴)을 취한다. 『영추』(「經脈 10」) (『寶鑑·鍼灸篇·足陽明之別名曰豐隆』) (신편p.3736 /신p.2105)

족태음지별 명왈공손 거본절지후일촌 별주양명
『足太陰之別, 名曰公孫, 去本節之後一寸, 別走陽明;

기별자 입락장위
其別者, 入絡腸胃.

궐기상역즉곽란 실즉장 중절통 허즉고창
厥氣上逆則霍亂, 實則腸㉢中切痛, 虛則鼓脹,

취지소별야
取之所別也.』① (「足太陰之別名曰公孫」)

㉠ 下絡足跗 : 校釋本에는 '幷經下絡足跗'로 되어 있다.

㉡ 顚 : 四庫全書本, 章句索引本, 校釋本에는 '巓'으로 되어 있다.

㉢ 腸 : 校釋本에는 '腹'으로 고쳤다.

◆ 足太陰之別名曰公孫 ○ 去本節之後一寸. 別走陽明, 其別者入絡腸胃. 厥氣上逆則霍亂, 實則腸中切痛, 虛則鼓脹. 取之所別也. 『靈樞』

① 족태음경맥의 낙혈을 공손혈이라 한다[足太陰之別名曰公孫] ○ 이것은 엄지발가락 본절에서 1치 뒤에 있다. 여기서 갈라져 족양명위경(足陽明胃經)으로 나가며, 다시 갈라진 것은 장위(腸胃)에 연계된다. 기운이 순조롭지 못하여 위로 거슬러 올라가면 곽란(霍亂)이 생기는데, 병이 실(實)하면 배가 끊어지는 듯이 아프고, 허(虛)하면 고창증(鼓脹證)이 생긴다. 이때는 낙혈(絡穴)인 공손혈(公孫穴)을 취한다. 『영추』(「經脈 10」) (『寶鑑·鍼灸篇·足太陰之別名曰公孫』) (신편p.3734 /신p.2104)

『足少陰之別, 名曰大鍾, 當踝後繞跟, 別走太陽;
其別者, 幷經上走于心包, 下外貫腰脊.
其病氣逆則煩悶, 實則閉癃, 虛則腰痛,
取之所別者也.』① (「足少陰之別名曰太鍾」)

◆ 足少陰之別名曰太鍾 ○ 當踝後繞跟. 別走太陽, 其別者幷經上走于心包下, 外貫腰脊. 其病氣逆則煩悶, 實則閉癃, 虛則腰痛. 取之所別也. 『靈樞』

① 족소음경맥의 낙혈을 태종혈이라 한다[足少陰之別名曰太鍾] ○ 이것은 발 안쪽 복사뼈 뒤 발꿈치를 두른 곳에 있다. 여기서 갈라져 족태양방광경(足太陽膀胱經)으로 가며, 다른 한 가지는 경맥과 합하여 수궐음심포경(手厥陰心包經)으로 올라갔다가 내려와 허리와 등뼈를 뚫고 밖으로 나온다. 여기에 병이 생기면 기(氣)가 치밀어 오르고 답답한데, 실(實)하면 오줌을 누지 못하며, 허(虛)하면 허리가 아프다. 이때는 낙혈(絡穴)인 태종혈(太鍾穴)을 취한다. 『영추』(「經脈 10」) (『寶鑑·鍼灸篇·足少陰之別名曰太鍾』) (신편p.3735 /신p.2104)

『足厥陰之別, 名曰蠡溝, 去內踝五寸, 別走少陽;
其別者, 經脛㉠上睾, 結於莖.
其病氣逆則睾腫卒疝, 實則挺長, 虛則暴癢,
取之所別也.』① (「足厥陰之別名曰蠡溝」)

◆ 足厥陰之別名曰蠡溝 ○ 在內踝上五寸. 別走少陽, 其別者, 循脛上睾, 結于莖. 其病氣逆則睾腫卒疝, 實則挺長, 虛則暴痒. 取之所別也. 『靈樞』

① 족궐음경맥의 낙혈을 여구혈이라 한다[足厥陰之別名曰蠡溝] ○ 이것은 안쪽 복사뼈에서 5치 위에 있다. 여기서 갈라져 족소양담경(足少陽膽經)으로 가며, 다른 한 가지는 정강이를 따라서 올라가 음경에서 고환에 연계된다. 여기에 병이 생겨 기가 치밀어 오르면 고환이 붓고 갑자기 산증(疝證)이 생기는데, 실(實)하면 음경이 붓고, 허(虛)하면 몹시 가렵다. 이때는 낙혈(絡穴)인 여구혈(蠡溝穴)을 취한다. 『영추』(「經脈 10」) (『寶鑑·鍼灸篇·足厥陰之別名曰蠡溝』) (신편p.3735 /신p.2105)

㉠ 經脛 : 校釋本에는 '循經'으로 고쳤다.

임맥지별 명왈미예 하구미 산어복
『任脈之別，名曰尾翳，下鳩尾，散於腹.

실즉복피통 허즉양소 취지소별야
實則腹皮痛，虛則癢搔，取之所別也.』① (「任脈之別名曰會陰」)

◆ **任脈之別名曰會陰** ○ 在兩陰間. 下鳩尾, 散于腹. 其病實則腹皮痛, 虛則瘙痒. 取之所別也. 『靈樞』

① 임맥의 낙혈을 회음혈이라 한다[**任脈之別名曰會陰**] ○ 이것은 전음(前陰)과 후음(後陰) 사이에 있다. 구미혈(鳩尾穴)에서 내려와 배에 흩어져 있다. 여기에 생긴 병이 실(實)하면 뱃가죽이 아프고, 허(虛)하면 가렵다. 이때는 낙혈(絡穴)인 회음혈(會陰穴)을 취한다. 『영추』(「經脈 10」) (『寶鑑·鍼灸篇·任脈之別名曰會陰』) (신편p.3736 /신p.2105)

독맥지별 명왈장강 협려상항 산두상 하당견갑좌우 별주태양 입관려
『督脈之別，名曰長强，挾膂上項，散頭上，下當肩胛左右，別走太陽，入貫膂.

실즉척강 허즉두중 고요지 협척지유과자
實則脊强,① (「脊强」) 虛則頭重，高搖之，挾脊之有過者，

취지소별야
取之所別也.』② (「督脈之別名曰長强」)

◘ **脊强** ○ 督脈之別, 名曰長强. 其病, 實則脊强. 『靈樞』

① 등뼈가 뻣뻣한 것[**脊强**] ○ 독맥(督脈)의 별락(別絡)을 장강(長强)이라고 한다. 이 경맥이 병들어 실해지면 등뼈가 뻣뻣해진다. 『영추』(「經脈 10」) (『寶鑑·外形二·背·脊强』) (신편p.1190 /신p.733)

◉ 『**寶鑑**』에서는 '脊强' 조문에 '烏沈湯, 羌活勝濕湯'을 예시하였다.

◆ **督脈之別名曰長强** ○ 在脊骶端. 挾膂上項, 散頭上下, 當肩胛左右, 別走太陽, 入貫膂. 其病實則脊强, 虛則頭重. 取之所別也. 『靈樞』

② 독맥의 낙혈을 장강혈이라 한다[**督脈之別名曰長强**] ○ 이것은 꽁무니 끝에 있다. 여기서부터 척추를 따라 목으로 올라와 머리 위에서 흩어졌다가 다시 내려가 어깨뼈로 가서 좌우로 갈라져 족태양방광경(足太陽膀胱經)으로 가며 척추를 뚫고 들어간다. 여기에 생긴 병은 실(實)하면 척추가 뻣뻣하고, 허(虛)하면 머리가 무겁다. 이때는 낙혈(絡穴)인 장강혈(長强穴)을 취한다. 『영추』(「經脈 10」) (『寶鑑·鍼灸篇·督脈之別名曰長强』) (신편p.3737 /신p.2106)

비지대락 명왈대포 출연액하삼촌 포흉협
『脾之大絡，名曰大包，出淵腋下三寸，布胸脇.

실즉신진통 허즉백절진개종
實則身盡痛，虛則百節盡皆縱，

차맥약라락지혈자 개취지비지대락맥야
此脈若羅絡之血者，皆取之脾之大絡脈也.』① (「脾之大絡名曰大包」)

◆ **脾之大絡名曰大包** ○ 在淵腋下三寸, 布胸脇. 其病實則身盡痛, 虛則百節皆縱. 此脈若羅絡之血者, 皆取之, 脾之大絡脈也. 『靈樞』

① 비의 대락을 대포라 한다[**脾之大絡名曰大包**] ○ 이것은 연액혈(淵腋穴)의 3치 아래에서 시작되어 가슴과 옆구리에 분포되어 있다. 여기에 생긴 병은 실(實)하면 몸이 다 아프고, 허(虛)하면 모든 뼈마디에 힘이 없다. 이 맥은 그물처럼 얽혔으므로 혈병(血病)은 다 비(脾)의 대락(大絡)의 맥인 대포혈(大包穴)에서 취한다. 『영추』(「經脈 10」) (『寶鑑·鍼灸篇·脾之大絡名曰大包』) (신편p.3737 /신p.2106)

범 차 십 오 락 자 실 즉 필 현 허 즉 필 하 시 지 불 현 구 지 상 하
凡此十五絡者, 實則必見, 虛則必下, 視之不見, 求之上下,

인 경 부 동 락 맥 이 소 별 야
人經不同, 絡脈異所別也.

經別 第十一

十二經離合 (『類經七卷·經絡類』, p.273)

황제문어기백왈 여문인지합어천도야 내유오장 이응오음오색오시오미오위야
黃帝問於岐伯曰, 余聞人之合於天道也, 內有五藏, 以應五音五色五時五味五位也;

외유육부 이응육률
外有六府, 以應六律,

육률건음양제경이합지십이월십이진십이절십이경수십이시십이경맥자
六律建陰陽諸經而合之十二月十二辰十二節十二經水十二時十二經脈者,

차오장육부지소이응천도
此五藏六府之所以應天道㉠.

부십이경맥자 인지소이생 병지소이성 인지소이치 병지소이기
夫十二經脈者, 人之所以生, 病之所以成; 人之所以治, 病之所以起;

학지소시 공지소지야 추지소이 상지소난야 청문기이합출입내하
學之所始, 工之所止也; 麤之所易, 上之所難也. 請問其離合出入奈何?

기백계수재배왈 명호재문야 차추지소과 상지소식야 청졸언지
岐伯稽首再拜曰, 明乎哉問也. 此麤之所過, 上之所息也, 請卒言之.

족태양지정 별입어괵중
足太陽之正, 別入於膕中,

기일도하고오촌 별입어항
其一道下尻五寸, 別入於肛,

속어방광
屬於膀胱,

산지신
散之腎,

순려 당심입산
循膂, 當心入散;

직자 종려상출어항 부속우태양 차위일경야
直者, 從膂上出於項, 復屬于太陽, 此爲一經也.

족소음지정 지괵중 별주태양이합
足少陰之正, 至膕中, 別走太陽而合,

상지신 당십사추 출속대맥
上至腎, 當十四傾㉡, 出屬帶脈;

직자 계설본 부출어항 합어태양 차위일합
直者, 繫舌本, 復出於項, 合於太陽, 此爲一合.

성이제음지별 개위정야
成以諸陰之別, 皆爲正也.

족소양지정 요비 입모제 합어궐음
足少陽之正, 繞髀, 入毛際, 合於厥陰;

㉠ 天道 : 校釋本에는 '天道也'로 '也'를 보충하였다.
㉡ 傾 : 四庫全書本에는 '顀'으로 되어 있다.

별자 입계협지간
別者, 入季脇之間,

순흉리 속담
循胸裏, 屬膽,

산지상간
散之上肝

관심
貫心㉠,

이상협인 출이함중
以上挾咽, 出頤頷中,

산어면 계목계
散於面, 繫目系,

합소양어외자야
合少陽於外眥也.

족궐음지정 별부상
足厥陰之正, 別跗上,

상지모제 합어소양 여별구행 차위이합야
上至毛際, 合於少陽, 與別俱行, 此爲二合也.

족양명지정 상지비
足陽明之正, 上至髀,

입어복리
入於腹裏,

속위 산지비
屬胃, 散之脾,

상통어심
上通於心,

상순인출어구
上循咽出於口,

상알졸 환계목계 합어양명야
上頞䪼, 還繫目系, 合於陽明也.

족태음지정 상지비 합어양명 여별구행
足太陰之正, 上至髀, 合於陽明, 與別俱行,

상결어인 관설중 차위삼합야
上結於咽, 貫舌中, 此爲三合也.

수태양지정 지지별어견해
手太陽之正, 指地別於肩解,

입액주심 계소장야
入腋走心, 繫小腸也.

수소음지정 별입어연액양근지간 속어심
手少陰之正, 別入於淵腋兩筋之間, 屬於心,

상주후롱 출어면 합목내자 차위사합야
上走喉嚨, 出於面, 合目內眥, 此爲四合也.

수소양지정 지천별어전
手少陽之正, 指天別於巔,

입결분 하주삼초 산어흉중야
入缺盆, 下走三焦, 散於胸中也.

㉠ 散之上肝貫心 : 校釋本에는 '散之肝, 上貫心.'으로 고쳤다.

수심주지정 별하연액삼촌 입흉중 별속삼초
手心主之正, 別下淵腋三寸, 入胸中, 別屬三焦,

출순후롱 출이후 합소양완골지하 차위오합야
出循喉嚨, 出耳後, 合少陽完骨之下, 此爲五合也.

수양명지정 종수순응유 별어견우 입주골
手陽明之正, 從手循膺乳, 別於肩髃, 入柱骨,

하주대장 속어폐
下走大腸, 屬於肺,

상순후롱 출결분 합어양명야
上循喉嚨, 出缺盆, 合於陽明也.

수태음지정 별입연액소음지전 입주폐 산지태양
手太陰之正, 別入淵腋少陰之前, 入走肺, 散之太陽㉠,

상출결분 순후롱 부합양명 차 육합야
上出缺盆, 循喉嚨, 復合陽明, 此㉡六合也.

➡ 任脈·督脈은 『素問·骨空論 60』·『靈樞·營氣 16』, 衝脈은 『素問·骨空論 60』·『靈樞·五音五味 65』·『靈樞·逆順肥瘦 38』·『靈樞·動腧 62』, 帶脈은 『素問·痿論 44』·『靈樞·經別 11』, 蹻脈은 『靈樞·脈度 17』·『靈樞·寒熱病 21』을 참고하라.

➡ 經別의 六合을 보면 經脈 表裏相合과 동일하다. 經脈이라 함은 營氣循環에 중심을 둔 것으로, 肺 - 大腸 - 胃 - 脾 - 心 - 小腸 - 膀胱 - 腎 - 心包 - 三焦 - 膽 - 肝의 순서로 흐른다. 그에 반해 經別은 六氣의 寒熱, 燥濕, 風火에 맞추어 서로 相合하는 측면에 중심을 둔 것이다. 經別은 經脈과 같은 등급이라는 것에 유의해야 한다.

㉠ 太陽 : 校釋本에는 '大腸'으로 고쳤다.
㉡ 此 : 校釋本에는 '此爲'로 '爲'를 보충하였다.

經水 第十二

十二經水 陰陽刺灸之度 (『類經九卷·經絡類』, p.373)

第一章

황제문어기백왈 경맥십이자 외합어십이경수 이내속우오장육부
黃帝問於歧伯曰, 經脈十二者, 外合於十二經水, 而內屬于五藏六府.

부십이경수자 기유대소심천광협원근각부동
夫十二經水者, 其有大小深淺廣狹遠近各不同,

오장육부지고하소대 수곡지다소역부등 상응내하
五藏六府之高下小大, 受穀之多少亦不等, 相應奈何?

부경수자 수수이행지
夫經水者, 受水而行之;

오장자 합신기혼백이장지
五藏者, 合神氣魂魄而藏之;

육부자 수곡이행지 수기이양지
六府者, 受穀而行之, 受氣而揚之;

경맥자 수혈이영지
經脈者, 受血而營之.

합이이치내하 자지심천 구지장수 가득문호
合而以治奈何? 刺之深淺, 灸之壯數, 可得聞乎?

第二章

기백답왈 선재문야 천지고 불가도 지지광 불가량 차지위야
歧伯答曰, 善哉問也. 天至高, 不可度, 地至廣, 不可量, 此之謂也.

차부인생어천지지간 육합지내 차천지고 지지광야
且夫人生於天地之間, 六合之內, 此天之高, 地之廣也,

비인력지소 도량이지야
非人力之所㉠度量而至也.

약부팔척지사 피육재차 외가도량절순이득지 기사가해부이시지
若夫八尺之士, 皮肉在此, 外可度量切循而得之, 其死可解剖而視之,

기장지견취 부지대소 곡지다소 맥지장단 혈지청탁 기지다소
其藏之堅脆, 府之大小, 穀之多少, 脈之長短, 血之淸濁, 氣之多少,

십이경지다혈소기 여기소혈다기 여기개다혈기 여기개소혈기
十二經之多血少氣, 與其少血多氣, 與其皆多血氣, 與其皆少血氣,

개유대수
皆有大數.

기치이침애 각조기경기 고기상유합호
其治以鍼艾, 各調其經氣, 固其常有合乎?

㉠ 所 : 四庫全書本, 章句索引本, 校釋本에는 '所能'으로 되어 있다.

第三章

황제왈 여문지 쾌어이 불해어심 원졸문지
黃帝曰, 余聞之, 快於耳, 不解於心, 願卒聞之.

기백답왈 차인지소이참천지이응음양야 불가불찰
岐伯答曰, 此人之所以參天地而應陰陽也, 不可不察.

족태양외합어청수 내속어방광 이통수도언
足太陽外合於清水, 內屬於膀胱, 而通水道焉.

족소양외합어위수 내속어담
足少陽外合於渭水, 內屬於膽.

족양명외합어해수 내속어위
足陽明外合於海水, 內屬於胃.

족태음외합어호수 내속어비
足太陰外合於湖水, 內屬於脾.

족소음외합어여수 내속어신
足少陰外合於汝水, 內屬於腎.

족궐음외합어민수 내속어간
足厥陰外合於澠水, 內屬於肝.

수태양외합어회수 내속어소장 이수도출언
手太陽外合於淮水, 內屬於小腸, 而水道出焉.

수소양외합어탑수 내속어삼초
手少陽外合於漯水, 內屬於三焦.

수양명외합어강수 내속어대장
手陽明外合於江水, 內屬於大腸.

수태음외합어하수 내속어폐
手太陰外合於河水, 內屬於肺.

수소음외합어제수 내속어심
手少陰外合於濟水, 內屬於心.

수심주외합어장수 내속어심포
手心主外合於漳水, 內屬於心包.

범차오장육부십이경수자 외유원천이내유소품
凡此五藏六府十二經水者, 外有源泉而內有所稟,

차개내외상관 여환무단 인경역연
此皆內外相貫, 如環無端, 人經亦然.

고천위양 지위음 요이상위천 요이하위지
故天爲陽, 地爲陰, 腰以上爲天, 腰以下爲地.

고해이북자위음
故海以北者爲陰,

호이북자위음중지음
湖以北者爲陰中之陰,

장이남자위양
漳以南者爲陽,

하이북지장자위양중지음
河以北至漳者爲陽中之陰,

탑이남지강자위양중지태양 차일우지음양야 소이인여천지상참야
漯以南至江者爲陽中之太陽, 此一隅之陰陽也, 所以人與天地相參也.

本章은 주석자가 지도를 가지고 『水經』에 의거하여 그려본 적이 있다. 주석자의 결론은 『東醫寶鑑·身形藏府圖』처럼 오른쪽을 쳐다보는 측면도에 부합하는 내용이라는 것이다. 전제는 四海의 위치를 잡는 것인데, 氣海

는 渤海, 水穀之海는 南海, 髓海는 히말라야 산맥, 血海는 洞庭湖로 보았다.

第四章

黃帝曰, 夫經水之應經脈也, 其遠近淺深, 水血之多少, 各不同. 合而以刺之, 奈何?

岐伯答曰, 足陽明, 五藏六府之海也, 其脈大血多, 氣盛熱壯,

刺此者, 不深弗散, 不留不寫也.

『足陽明刺深六分, 留十呼.

足太陽深五分, 留七呼.

足少陽深四分, 留五呼.

足太陰深三分, 留四呼.

足少陰深二分, 留三呼.

足厥陰深一分, 留二呼.

手之陰陽, 其受氣之道近, 其氣之來疾,

其刺深者, 皆無過二分, 其留皆無過一呼.』① (「鍼刺淺深法」)

其少長大小肥瘦, 以心撩之, 命曰法天之常, 灸之亦然.

灸而過此者, 得惡火則骨枯脈濇; 刺而過此者, 則脫氣.

黃帝曰, 夫經脈之小大, 血之多少, 膚之厚薄, 肉之堅脆, 及膕㉠之大小, 可爲量度乎?

岐伯答曰, 其可爲量度者, 取其中度也, 不甚脫肉而血氣不衰也.

若夫㉡度之人, 痟瘦而形肉脫者, 惡可以度量刺乎?

審切循捫按, 視其寒溫盛衰而調之, 是謂因適而爲之眞也.

➡ 淺深에 있어서 經水 이론의 결론은 多血에 침을 깊게, 多氣에 침을 얕게 찌르는 것이다. 이에 주석자의 생각을 정리하겠다. 기본적인 전제는 經水가 짧은 것들은 땅속에 흐르는 것이 더 길기 때문에 깊다고 보는 것이다. 氣海에 직접 통하지 않는 경맥은 淸水, 渭水, 漢水, 汝水, 湖水로서, 길이가 짧다. 따라서, 足三陰, 足三陽은 깊이 찔러야 한다. 足三陽은 척추에 가까운 부분이므로 足三陰보다 깊게 찔러야 한다. 氣海에 통하는 漯水, 江水, 淮水, 濟水, 河水, 漳水는 기운이 세기에 手三陽, 手三陰은 얕게 찌른다. 이는 "手之陰陽, 其受氣之道近, 其氣之來疾"에 의거한 것이다. 海水는 多血이니 깊게 찌르고, 淸水는 髓海와 연접하므로 渭水보다 깊게 찌르고, 渭水는 少血多氣하니 淸水(방광경)보다 얕게 놓는다.

㉠ 膕 : 校釋本에는 '䐃'으로 고쳤다.

㉡ 夫 : 章句索引本, 校釋本에는 '失'로 되어 있다.

◘ **鍼刺淺深法** ○ 足陽明刺深六分, 留十呼. 足太陽刺深五分, 留七呼. 足少陽刺深四分, 留五呼. 足太陰刺深三分, 留四呼. 足少陰刺深二分, 留三呼. 足厥陰刺深一分, 留二呼. 手之陰陽, 其受氣之道近, 其氣之來疾, 其刺深者皆無過二分, 其留皆無過一呼. 『靈樞』

① 침놓는 깊이를 정하는 방법[**鍼刺淺深法**] ○ 족양명경(足陽明經)에는 6푼 깊이로 자침(刺鍼)하고 10번 숨쉴 동안 유침(留鍼)하며, 족태양경(足太陽經)에는 5푼 깊이로 자침하고 7번 숨쉴 동안 유침하며, 족소양경(足少陽經)에는 4푼 깊이로 자침하고 5번 숨쉴 동안 유침한다. 족태음경(足太陰經)에는 3푼 깊이로 자침하고 4번 숨쉴 동안 유침하며, 족소음경(足少陰經)에는 2푼 깊이로 자침하고 3번 숨쉴 동안 유침하며, 족궐음경(足厥陰經)에는 1푼 깊이로 자침하고 2번 숨쉴 동안 유침한다. 수삼음경(手三陰經)과 수삼양경(手三陽經)은 장부(臟腑)의 기를 받는 길이 가깝고 기가 빨리 오므로 자침의 깊이도 2푼을 넘지 말고, 유침의 시간도 1번 숨쉴 동안을 넘지 말아야 한다. 『영추』(「經水 12」) (『寶鑑·鍼灸篇·鍼刺淺深法』) (신편p.3648 /신p.2053)

經筋 第十三

十二經筋 結支別 (『類經七卷·經絡類』, p.276)

十二經筋痹刺 (『類經十七卷·疾病類』, p.654)

第一節

족태양지근 기어족소지
『足太陽之筋, 起於足小指,

상결어과
上結於踝,

사상결어슬
邪上結於膝,

기하순족외측 결어종
其下循足外側, 結於踵,

상순근 결어괵
上循跟, 結於膕;

기별자 결어천 외 상괵중내렴
其別者, 結於踹㉠外, 上膕中內廉,

여괵중병상결어둔
與膕中幷上結於臀,

상협척상항
上挾脊上項;

기지자 별입결어설본
其支者, 別入結於舌本;

기직자 결어침골 상두
其直者, 結於枕骨, 上頭,

하안 결어비
下顏, 結於鼻;

기지자 위목상망 하결어구
其支者, 爲目上網, 下結於頄;

기지자 종액후외렴 결어견우
其支者, 從腋後外廉, 結於肩髃;

기지자 입액하 상출결분 상결어완골
其支者, 入腋下, 上出缺盆, 上結於完骨;

기지자 출결분 사상출어구
其支者, 出缺盆, 邪上出於頄.

기병소지지 근종통 괵련 척반절 항근급 견불거 액지
其病小指支, 跟腫痛, 膕攣, 脊反折, 項筋急, 肩不擧, 腋支,

결분중뉴통 불가좌우요
缺盆中紐痛, 不可左右搖.

㉠ 踹 : 校釋本에는 '腨'으로 고쳤다.

治在燔鍼刦刺, 以知爲數, 以痛爲輸, 名曰仲春痺也.』① (「足太陽之筋」)

◆ **足太陽之筋** ○ 起於足小指, 上結於踝, 斜上結于膝. 其別者, 結于腨, 上膕中, 結于臀, 上挾脊上項. 其支者, 入結舌本. 其直者, 結于枕骨, 上頭, 下顔, 結于鼻. 其支者, 爲目上綱, 下結于頄. ○ 其病, 小指支跟腫痛, 膕攣, 脊反折, 項筋急, 肩不擧. 治在燔鍼刦刺, 以知爲數, 以痛爲愈. 『靈樞』

① 족태양경근[足太陽之筋] ○ 족태양경근(足太陽經筋)은 새끼발가락에서 시작하여 바깥 복사뼈로 올라가 얽힌 다음 비스듬히 올라가 무릎에서 얽혀 있다. 한 가닥은 바깥 복사뼈에서 장딴지에서 얽혔다가 오금으로 올라가 엉덩이에서 얽히고, 등뼈를 끼고 목덜미까지 올라간다. 여기서 한 가닥은 속으로 들어가 혀뿌리에서 얽혀 있다. 곧바로 올라간 가닥은 침골(枕骨)에서 얽힌 다음 정수리에 올라갔다가 얼굴로 내려와 코에 와서 얽힌다. 한 가닥은 눈두덩의 위쪽으로 내려와 얽혔다가 아래로 내려와 광대뼈에서 얽힌다. ○ 이 경근(經筋)에서 발생하는 병증(病證)은 새끼발가락과 바깥쪽 발뒤축이 부어 아프고 오금이 뒤틀리며, 등뼈가 젖혀지고 목덜미의 근육이 땅기며 어깨를 들지 못하는 것이다. 치료는 번침(燔鍼)으로 빨리 찌르고 빨리 빼는 수법을 써서 병이 나을 때까지 하는데, 아픈 부위를 침을 놓는 혈위(穴位)로 삼는다. 『영추』(「經筋 13」) (『寶鑑·外形三·筋·足太陽之筋』) (신편p.1392 /신p.827)

第二節

『足少陽之筋, 起於小指次指, 上結外踝,

上循脛外廉, 結於膝外廉;

其支者, 別起外輔骨, 上走髀,

前者結於伏兎之上,

後者結於尻;

其直者, 上乘胗季脇, 上走腋前廉, 繫於膺乳, 結於缺盆;

直者, 上出腋, 貫缺盆, 出太陽之前,

循耳後, 上額角,

交巓上,

下走頷, 上結於頄;

支者, 結於目眥爲外維.

其病小指次指支轉筋, 引膝外轉筋, 膝不可屈伸, 膕筋急, 前引髀, 後引尻,

卽上乘胗季脇痛, 上引缺盆膺乳頸, 維筋急,

종 좌 지 우　우 목 불 개　상 과 우 각
從左之右, 右目不開, 上過右角,

병 교 맥 이 행　좌 락 어 우　고 상 좌 각　우 족 불 용　명 왈 유 근 상 교
竝蹻脈而行, 左絡於右, 故傷左角, 右足不用, 命曰維筋相交.

치 재 번 침 겁 자　이 지 위 수　이 통 위 수　명 왈 맹 춘 비 야
治在燔鍼劫刺, 以知爲數, 以痛爲輸, 名曰孟春痹也.』① (「足少陽之筋」)

◆ 足少陽之筋 ○ 起于小指次指, 上結外踝, 結于膝, 其支者, 上走髀. 前者結于伏兎, 後者結于尻. 其直者, 上走胑, 繫于膺乳. 其直者, 上出胑, 貫缺盆, 上額角, 交巓上, 下走頷, 結于頄. ○ 其病, 小指次指轉筋, 膝不可屈伸, 膕筋急, 上引缺盆. 鍼法同上.『靈樞』

① 족소양경근[足少陽之筋] ○ 족소양경근(足少陽經筋)은 넷째발가락에서 시작하여 위로 올라가 바깥복사뼈에서 얽히고, 또 무릎으로 올라가 얽혀 있다. 다른 한 가닥은 갈라져 넓적다리로 올라가는데, 앞으로 간 가닥은 복토(伏兎)에서 얽히고, 뒤로 간 가닥은 꽁무니로 올라가 얽혀 있다. 곧바로 올라간 것은 겨드랑이를 거쳐 젖가슴에서 얽힌다. 그리고 또 곧바로 올라간 가닥은 겨드랑이에서 나와 결분(缺盆)을 뚫고 이마 모서리로 올라가 정수리에서 교차되었다가 턱으로 내려와 광대뼈에서 얽힌다. ○ 이 경근에서 발생하는 병증은 넷째발가락이 뒤틀리고 무릎을 굽혔다 폈다 하지 못하며, 오금의 근육이 땅기고 위로는 결분(缺盆) 부위까지 땅기는 것이다. 침치료법은 족태양경근의 경우와 같다.『영추』(「經筋 13」) (『寶鑑·外形三·筋·足少陽之筋』) (신편p.1393 /신p.827)

第三節

족 양 명 지 근　기 어 중 삼 지　결 어 부 상
『足陽明之筋, 起於中三指, 結於跗上,

사 외 상 가 어 보 골　상 결 어 슬 외 렴
邪外上加於輔骨, 上結於膝外廉,

직 상 결 어 비 추
直上結於髀樞,

상 순 협 속 척
上循脇屬脊.

기 직 자　상 순 한　결 어
其直者, 上循骭, 結於缺㉠;

기 지 자　결 어 외 보 골　합 소 양
其支者, 結於外輔骨, 合少陽;

기 직 자　상 순 복 토　상 결 어 비　취 어 음 기
其直者, 上循伏兎, 上結於髀, 聚於陰器,

상 복 이 포　지 결 분 이 결
上腹而布, 至缺盆而結,

상 경　상 협 구　합 어 구　하 결 어 비　상 합 어 태 양
上頸, 上挾口, 合於頄, 下結於鼻, 上合於太陽,

태 양 위 목 상 망　양 명 위 목 하 망
太陽爲目上網, 陽明爲目下網.① (「眼有內外眥」)

기 지 자　종 협 결 어 이 전
其支者, 從頰結於耳前.

기 병 족 중 지 지 경 전 근　각 도 견　복 토 전 근　비 전 종　퇴 산　복 근 급　인 결 분 급 협
其病足中指支脛轉筋, 脚跳堅, 伏兎轉筋, 髀前腫, 㿉疝, 腹筋急, 引缺盆及頰,

㉠ 缺 : 章句索引本, 校釋本에는 '膝'로 되어 있다. 四部備要本에는 '缺'자를 작게 써놓아 글자가 빠졌다는 뜻을 나타낸 것으로 보인다. 四庫全書本에는 작은 글자로 '闕'을 써놓았다.

卒口僻, 急者, 目不合; 熱則筋縱, 目不開.

頰筋有寒, 則急引頰移口, 有熱則筋弛縱, 緩不勝收, 故僻.

治之以馬膏, 膏其急者, 以白酒和桂, 以塗其緩者,

以桑鉤鉤之, 卽以生桑灰, 置之坎中, 高下以坐等.

以膏熨急頰, 且飮美酒, 噉美炙肉, 不飮酒者, 自强也, 爲之三拊而已.

治在燔鍼劫刺, 以知爲數, 以痛爲輸, 名曰季春痹也.』② (「足陽明之筋」)

■ **眼有內外眥** ○ 足太陽爲目上綱, 足陽明爲目下綱. 『靈樞』

① 눈에는 내자와 외자가 있다[**眼有內外眥**] ○ 족태양경(足太陽經)의 근(筋)은 위의 눈꺼풀에 이어져 있고, 족양명경(足陽明經)의 근은 아래의 눈꺼풀에 이어져 있다. 『영추』(「經筋 13」) (『寶鑑·外形一·眼·眼有內外眥』) (신편p.946 /신p.605)

◆ **足陽明之筋** ○ 起于中二指, 結于跗, 上加輔骨, 上結于膝, 上髀樞, 上脇屬脊. 其直者, 循伏兎, 上結于髀, 聚于陰器, 上腹而布, 至缺盆, 上頸挾口, 合于頄下, 結于鼻上, 合于太陽, 太陽爲目上綱, 陽明爲目下綱. ○ 其病, 足中指轉筋, 髀腫, 㿗疝, 腹筋急, 引缺盆, 口噼, 目不合. 鍼法同上. 『靈樞』

② 족양명경근[**足陽明之筋**] ○ 족양명경근(足陽明經筋)은 가운데의 둘째발가락에서 시작하여 발등에서 얽혔다가 보골(輔骨, 腓骨) 위를 거쳐 무릎에 와서 얽혔다가 고관절을 거쳐 옆구리로 올라가 등뼈에 속한다. 곧게 올라간 가닥은 복토(伏兎)를 지나 넓적다리에서 얽히고, 음부에 모였다가 배로 올라가 퍼지고 결분(缺盆)에 이르고, 목으로 올라가 입을 끼고 광대뼈 아래에서 합친 다음 코에서 얽히며, 태양경근과 합하는데, 태양경근은 위쪽 눈두덩이에서 얽히고, 양명경근은 아래쪽 눈두덩이에서 얽힌다. ○ 이 경근에서 발생하는 병증은 가운뎃발가락이 뒤틀리고 넓적다리가 붓고 퇴산(㿗疝)이 되며, 복근(腹筋)이 땅겨서 결분까지 땅기며, 입이 비뚤어지고 눈이 감기지 않는 것이다. 침치료법은 족태양경근의 경우와 같다. 『영추』(「經筋 13」) (『寶鑑·外形三·筋·足陽明之筋』) (신편p.1393 /신p.828)

第四節

『足太陰之筋, 起於大指之端內側, 上結於內踝;

其直者, 絡㉠於膝內輔骨,

上循陰股, 結於髀,

聚於陰器, 上腹, 結於齊㉡,

循腹裏, 結於肋㉢, 散於胸中;

其內者, 著於脊.

㉠ 絡 : 校釋本에는 '上結'로 고쳤다.

㉡ 齊 : 四庫全書本, 章句索引本, 校釋本에는 '臍'로 되어 있다.

㉢ 肋 : 校釋本에는 '脇'으로 고쳤다.

기병족대지지 내과통 전근통 슬내보골통 음고인비이통 음기뉴통

其病足大指支, 內踝痛, 轉筋痛, 膝內輔骨痛, 陰股引髀而痛, 陰器紐痛,

하 인제 양협통 인응중척내통

下㉠引齊㉡兩脇痛, 引膺中脊內痛.

치재번침겁자 이지위수 이통위수 명왈맹 추비야

治在燔鍼劫刺, 以知爲數, 以痛爲輸, 命曰孟㉢秋痹也.』① (「足太陰之筋」)

◆ **足太陰之筋** ○ 起于大指之端, 上結于內踝. 其直者, 絡于膝, 循陰股, 結于髀, 聚于陰器, 上腹, 結于臍, 循腹裏, 散於胸中, 着於脊. ○ 其病, 足大指轉筋, 膝引髀而痛, 陰器紐痛引臍, 脊痛. 鍼法同上. 『靈樞』

① 족태음경근[足太陰之筋] ○ 족태음경근(足太陰經筋)은 엄지발가락 끝에서 시작하여 위로 올라가 안쪽 복사뼈에서 얽히고, 곧게 올라간 가닥은 무릎에서 얽힌 다음 위로 올라가 안쪽 넓적다리를 지나 허벅다리에 얽히고, 음부에 모였다가 배로 올라와 배꼽에서 얽힌 다음 뱃속을 돌아 올라와 가슴속에서 퍼지고 등뼈에 붙는다. ○ 이 경근에서 발생하는 병증은 엄지발가락이 뒤틀리고 무릎에서 넓적다리까지 땅기면서 아프고, 음부가 조이면서 아파 배꼽까지 땅기고 등뼈가 아픈 것이다. 침치료법은 족태양경근의 경우와 같다. 『영추』(「經筋 13」) (『寶鑑·外形三·筋·足太陰之筋』) (신편p.1393 /신p.828)

第五節

족소음지근 기어소지지하 병족태음지근 사주내과지하 결어종

『足少陰之筋, 起於小指之下, 竝足太陰之筋, 邪走內踝之下, 結於踵,

여태양지근 합이상결어내보지하

與太陽之筋, 合而上結於內輔之下,

병태음지근이상순음고 결어음기

竝太陰之筋而上循陰股, 結於陰器,

순척내

循脊內,

협려상지항 결어침골 여족태양지근합

挾膂上至項, 結於枕骨, 與足太陽之筋合.

기병족하전근 급소과이결자개통급전근

其病足下轉筋, 及所過而結者皆痛及轉筋.

병재차자 주간계급경 재외자불능면 재내자불능앙

病在此者, 主癎瘛及痙, 在外者不能俛, 在內者不能仰.

고양병자요반절불능면 음병자불능앙

故陽病者腰反折不能俛, 陰病者不能仰.

치재번침겁자 이지위수 이통위수 재내자울인음약

治在燔鍼劫刺, 以知爲數, 以痛爲輸, 在內者熨引飮藥.

차근절뉴 뉴발수심자 사불치 명왈중 추비야

此筋折紐, 紐發數甚者, 死不治, 名曰仲㉣秋痹也.』① (「足少陰之筋」)

◆ **足少陰之筋** ○ 起于小指之下, 斜走內踝之下, 結于踵, 上于內輔之下, 循陰股, 結于陰器, 循脊內上至項, 結于枕骨, 與足太陽之筋合. ○ 其病, 足下轉筋, 所過而結者皆痛, 在外者不能俛, 在內者不能仰. 鍼法同上. 『靈樞』

㉠ 下 : 校釋本에는 '上'으로 고쳤다.
㉡ 齊 : 四庫全書本, 章句索引本, 校釋本에는 '臍'로 되어 있다.
㉢ 孟 : 校釋本에는 '仲'으로 고쳤다.
㉣ 仲 : 校釋本에는 '孟'으로 고쳤다.

① 족소음경근[足少陰之筋] ○ 족소음경근(足少陰經筋)은 새끼발가락 밑에서 시작하여 비스듬히 안쪽 복사뼈 아래로 올라가 발뒤축에서 얽힌 다음 안쪽 보골(輔骨) 아래로 올라가 안쪽 허벅다리를 거쳐 음부에 가서 얽히고, 등뼈 안쪽으로 해서 목덜미로 올라가 침골(枕骨)에서 얽히고 족태양경근과 합친다. ○ 이 경근에서 발생하는 병증은 발바닥 근육이 뒤틀리고, 이 경근이 지나가면서 얽힌 곳이 다 아파서 병이 겉에 있으면 몸을 구부리지 못하고, 속에 있으면 몸을 젖히지 못하는 것이다. 침치료법은 족태양경근의 경우와 같다. 『영추』(「經筋 13」) (『寶鑑·外形三·筋·足少陰之筋』) (신편p.1394 /신p.828)

第六節

족궐음지근 기어대지지상 상결어내과지전
『足厥陰之筋, 起於大指之上, 上結於內踝之前,

상순경 상결내보지하
上循脛, 上結內輔之下,

상순음고
上循陰股,

결어음기 락제근
結於陰器, 絡諸筋.

기병족대지지내과지전통 내보통 음고통전근 음기불용
其病足大指支內踝之前痛, 內輔痛, 陰股痛轉筋, 陰器不用.

상어내즉불기 상어한즉음축입 상어열즉종정불수
傷於內則不起, 傷於寒則陰縮入, 傷於熱則縱挺不收.① (「陰縱陰縮」)
(「陰痿」)

치재행수청음기
治在行水淸陰氣.

기병전근자 치재번침겁자 이지위수 이통위수 명왈계추비야
其病轉筋者, 治在燔鍼劫刺, 以知爲數, 以痛爲輸, 命曰季秋痺也.』② (「足厥陰之筋」)

◘ **陰縱陰縮** ○ 經曰, 足厥陰之筋, 傷於內則不起, 傷於寒則陰縮入, 傷於熱則縱挺不收. 『綱目』

① 음종·음축(陰縱陰縮) ○ 『영추(靈樞)』(「經筋 13」)에서 "족궐음경근(足厥陰經筋)이 방사(房事)를 과도하게 하여 상하면 음경이 일어서지 않고, 한사(寒邪)에 상하면 음경이 줄어들며, 열사(熱邪)에 상하면 음경이 늘어져서 줄어들지 않는다"라고 하였다. 『강목』 (『寶鑑·外形四·前陰·陰縱陰縮』) (신편p.1496 /신p.884)

◉ 『寶鑑』에서는 '陰縱陰縮' 조문에 '龍膽瀉肝湯, 小柴胡湯'을 예시하였다.

◘ **陰痿** ○ 經云, 足厥陰之經, 其病傷于內則不起. 『綱目』

① 음위(陰痿) ○ 『영추(靈樞)』(「經筋 13」)에서 "족궐음경맥(足厥陰經脈)이 방사(房事)를 지나치게 하여 손상되면 음경이 발기되지 못한다"라고 하였다. 『강목』 (『寶鑑·外形四·前陰·陰痿』) (신편p.1498 /신p.885)

◉ 『寶鑑』에서는 '陰痿' 조문에 '還少丹, 五精丸, 上丹, 膃肭補天丸, 固本健陽丹, 九仙靈應散'을 예시하였다.

◆ **足厥陰之筋** ○ 起于大指之上, 結于內踝, 上循脛, 上結內輔之下, 上循陰股, 結于陰器, 絡諸筋. ○ 其病, 足大指內踝, 所過而結者皆痛, 陰器不用, 傷於內則不起, 傷於寒則陰縮入, 傷于熱則縱挺不收. 鍼法同上. 『靈樞』

② 족궐음경근[足厥陰之筋] ○ 족궐음경근(足厥陰經筋)은 엄지발가락 위에서 시작하여 위로 올라가 안쪽 복사뼈에서 얽힌 다음 경골(脛骨)을 따라 올라가 안쪽 보골(輔骨) 아래에서 얽혔다가 안쪽 허벅다리로 올라가 음부에서 얽히고, 다른 여러 경근과 연결된다. ○ 이 경근에서 발생하는 병증은 엄지발가락과 안쪽 복사뼈로 올라가면서 경근이 얽힌 곳이 다 아프고, 성기를 쓰지 못하는 것인데, 성생활이 지나쳐서 상하였으면 성기가 발기하지 못하고, 한사(寒邪)에 상하였으면 성기가 움츠러들며, 열사(熱邪)에 상하였으면 늘어져서 원래대로 줄어들지를 않는다. 침치료법은 족태양경근의 경우와 같다. 『영

추』(「經筋 13」)(『寶鑑·外形三·筋·足厥陰之筋』)(신편p.1394 /신p.828)

第七節

수태양지근 기어소지지상 결어완
『手太陽之筋, 起於小指之上, 結於腕,

상순비내렴 결어주내예골지후 탄지응소지지상
上循臂內廉, 結於肘內銳骨之後, 彈之應小指之上,

입결어액하
入結於腋下;

기지자 후주액후렴 상요견갑
其支者, 後走腋後廉, 上繞肩胛,

순경출주 태양지전 결어이후완골
循頸出走㉠太陽之前㉡, 結於耳後完骨.

기지자 입이중
其支者, 入耳中;

직자 출이상
直者, 出耳上,

하결어함
下結於頷,

상속목외자
上屬目外眥.

기병소지지주내예골후렴통 순비음 입액하 액하통 액후렴통 요견갑인경이통
其病小指支肘內銳骨後廉痛, 循臂陰, 入腋下, 腋下痛, 腋後廉痛, 繞肩胛引頸而痛,

응이중명통인함 목명 양구내득시
應耳中鳴痛引頷, 目瞑, 良久乃得視,

경근급즉위근루경종
頸筋急則爲筋瘻頸腫.

한열재경자 치재번침겁자지 이지위수 이통위수
寒熱在頸者, 治在燔鍼劫刺之㉢, 以知爲數, 以痛爲輸,

기위종자 부이예지
其爲腫者, 復而銳之.

본지자 상곡아 순이전 속목외자
本支者, 上曲牙, 循耳前, 屬目外眥,

상함 결어각
上頷, 結於角,

기통당소과자지전근
其痛當所過者支轉筋.

치재번침겁자 이지위수 이통위수 명왈중하비야
治在燔鍼劫刺, 以知爲數, 以痛爲輸,㉣ 名曰仲夏痺也.』① (「手太陽之筋」)

◆ 手太陽之筋 ○ 起于小指之上, 結于腕, 上循臂, 結于肘, 入結于腋下. 其支者, 上繞肩胛, 循頸結于耳後完骨. 其支者, 入耳中. 直者出耳上, 屬目外眥. ○ 其病, 手小指肘內腋下痛, 繞肩胛引頸而痛, 耳鳴, 目瞑. 鍼法同上.『靈樞』

㉠ 走 : 校釋本에는 '足'으로 고쳤다.
㉡ 前 : 校釋本에는 '筋前'으로 '筋'을 보충하였다.
㉢ 刺之 : 校釋本에는 '之'자를 삭제하였다.
㉣ 校釋本에는 '本支者, …… 以痛爲輸'를 삭제하였다.

① 수태양경근[手太陽之筋] ○ 수태양경근(手太陽經筋)은 새끼손가락 위에서 시작하여 손목에서 얽힌 다음 팔뚝을 따라 올라가 팔꿈치에 와서 얽히고, 겨드랑이 아래로 들어가 얽혀 있다. 한 가닥은 견갑(肩胛)으로 올라가 둘러서 목을 거쳐 귀 뒤의 완골(完骨)에 가서 얽힌다. 한 가닥은 귓속으로 들어가고, 곧게 올라간 가닥은 귀 위로 나와 눈초리에 와서 끝난다. ○ 이 경근에서 발생하는 병증은 새끼손가락과 팔꿈치 안쪽 겨드랑이 아래가 아프고, 견갑(肩胛) 주위와 목까지 땅기면서 아프고 이명(耳鳴)이 있고 눈이 잘 보이지 않는 것이다. 침치료법은 족태양경근의 경우와 같다. 『영추』(「經筋 13」) (『寶鑑·外形三·筋·手太陽之筋』) (신편p.1394 /신p.828)

第八節

『手少陽之筋, 起於小指次指之端, 結於腕,
上循臂, 結於肘,
上繞臑外廉, 上肩, 走頸, 合手太陽;
其支者, 當曲頰入繫舌本;
其支者, 上曲牙, 循耳前, 屬目外眥,
上乘頷, 結於角.
其病當所過者卽支轉筋, 舌卷.
治在燔鍼劫刺, 以知爲數, 以痛爲輸, 名曰季夏痺也.』① (「手少陽之筋」)

◆ 手少陽之筋 ○ 起于小指次指之端, 結于腕, 上循臂, 結于肘, 上肩走頸. 其支者, 入繫舌本. 其支者, 上曲牙, 循耳前, 屬目外眥. ○ 其病, 當所過者卽支轉筋, 舌卷. 鍼法同上. 『靈樞』

① 수소양경근[手少陽之筋] ○ 수소양경근(手少陽經筋)은 약손가락 끝에서 시작하여 손목에 와서 얽히고, 팔뚝을 따라 올라와 팔꿈치에 와서 얽힌 다음 어깨로 올라가 목으로 뻗쳐 있다. 한 가닥은 속으로 들어가 혀뿌리에 가서 얽힌다. 한 가닥은 곡아(曲牙)로 올라가 귀 앞을 지나 눈초리에 가서 끝난다. ○ 이 경근에서 발생하는 병증은 이것이 지나가는 곳의 근육이 뒤틀리고 혀가 말려 들어가는 것이다. 침치료법은 족태양경근의 경우와 같다. 『영추』(「經筋 13」) (『寶鑑·外形三·筋·手少陽之筋』) (신편p.1395 /신p.828)

第九節

『手陽明之筋, 起於大指次指之端, 結於腕,
上循臂, 上結於肘外,
上臑, 結於髃;

기 지 자 요 견 갑 협 척
其支者, 繞肩胛, 挾脊;

직 자 종 견 우 상 경
直者, 從肩髃上頸;

기 지 자 상 협 결 어 구
其支者, 上頰, 結於頄;

직 자 상 출 수 태 양 지 전 상 좌 각 락 두
直者, 上出手太陽之前, 上左角, 絡頭,

하 우 함
下右頷.

기 병 당 소 과 자 지 통 급 전 근 견 불 거 경 불 가 좌 우 시
其病當所過者支痛及轉筋, 肩不擧, 頸不可左右視.

치 재 번 침 겁 자 이 지 위 수 이 통 위 수 명 왈 맹 하 비 야
治在燔鍼劫刺, 以知爲數, 以痛爲輸, 名曰孟夏痹也.』① (「手陽明之筋」)

◆ 手陽明之筋 ○ 起于大指次指之端, 結于腕, 循臂結于肘, 上臑, 結于髃. 其支者, 繞肩胛, 挾脊. 其直者, 從肩髃, 上頸. 其支者, 上頰, 結于頄. ○ 其病, 當所過者支痛轉筋, 肩不擧, 頸不可顧. 鍼法同上. 『靈樞』

① 수양명경근[手陽明之筋] ○ 수양명경근(手陽明經筋)은 집게손가락 끝에서 시작하여 손목에 와서 얽힌 다음 팔뚝을 거쳐 팔꿈치에서 얽히고, 팔죽지 위로 올라와 어깨 앞쪽 뼈에서 얽힌다. 한 가닥은 견갑(肩胛)을 둘러서 등뼈를 끼고 있으며, 곧바로 올라간 가닥은 어깨 앞쪽 뼈에서 목으로 올라오고, 한 가닥은 뺨으로 올라와 광대뼈에 와서 얽힌다. ○ 이 경근에서 발생하는 병증은 그것이 지나가는 곳이 아프고 근육이 뒤틀리며, 어깨를 들 수 없고 목을 돌릴 수 없는 것이다. 침치료법은 족태양경근의 경우와 같다. 『영추』(「經筋 13」) (『寶鑑·外形三·筋·手陽明之筋』) (신편p.1395 /신p.829)

第十節

수 태 음 지 근 기 어 대 지 지 상 순 지 상 행 결 어 어 후
『手太陰之筋, 起於大指之上, 循指上行, 結於魚後,

행 촌 구 외 측 상 순 비 결 주 중
行寸口外側, 上循臂, 結肘中,

상 노 내 렴 입 액 하 출 결 분
上臑內廉, 入腋下, 出缺盆,

결 견 전 우
結肩前髃,

상 결 결 분
上結缺盆,

하 결 흉 리 산 관 분 합 분 하 저 계 협
下結胸裏, 散貫賁, 合賁下抵季脅.

기 병 당 소 과 자 지 전 근 통 심 성 식 분 협 급 토 혈
其病當所過者支轉筋痛, 甚成息賁, 脅急吐血.

치 재 번 침 겁 자 이 지 위 수 이 통 위 수 명 왈 중 동 비 야
治在燔鍼劫刺, 以知爲數, 以痛爲輸, 名曰仲冬痹也.』① (「手太陰之筋」)

◆ 手太陰之筋 ○ 起于大指之上, 結于魚, 上循臂, 結肘中, 上臑入腋下, 出缺盆, 結髃上, 下結胸裏, 散貫賁下, 抵季脇. ○ 其病, 當所過者支轉筋, 甚成息賁. 鍼法同上. 『靈樞』

① 수태음경근[手太陰之筋] ○ 수태음경근(手太陰經筋)은 엄지손가락 위에서 시작하여 어제(魚際)에

와서 얽힌 다음 팔뚝을 따라 올라와 팔꿈치 가운데서 얽히고, 팔죽지로 올라가 겨드랑이 아래로 들어갔다가 결분(缺盆)으로 나와 어깨 앞쪽 뼈 위에서 얽힌 다음 아래로 내려와 가슴속에서 얽히고, 다시 흩어져서 분문(賁門) 부위를 뚫고 내려가 계륵부에 와서 끝난다. ○ 이 경근에서 발생하는 병증은 그것이 지나가는 곳의 근육이 뒤틀리고, 심하면 식분(息賁)이 되는 것이다. 침치료법은 족태양경근의 경우와 같다. 『영추』(「經筋 13」) (『寶鑑·外形三·筋·手太陰之筋』) (신편p.1395 /신p.829)

第十一節

『手心主之筋, 起於中指, 與太陰之筋並行, 結於肘內廉,

上臂陰, 結腋下,

下散前後挾脇;

其支者, 入腋散胸中, 結於臂㉠.

其病當所過者支轉筋前, 及胸痛息賁.

治在燔鍼劫刺, 以知爲數, 以痛爲輸, 名曰孟冬痺也.』① (「手心主之筋」)

◆ 手心主之筋 ○ 起于中指, 結于肘, 上臂陰, 結腋下, 挾脇. 其支者, 入腋散胸中, 結于臂. ○ 其病, 當所過者支轉筋, 胸痛息賁. 鍼法同上. 『靈樞』

① 수심주경근[手心主之筋] ○ 수심주경근(手心主經筋, 手厥陰經筋)은 가운뎃손가락에서 시작하여 팔꿈치 안쪽에서 얽혔다가 팔죽지 안쪽으로 올라가 겨드랑이 아래에서 얽힌 다음 옆구리로 내려간다. 한 가닥은 겨드랑이 속으로 들어가 가슴속에서 퍼지고, 팔에 얽힌다. ○ 이 경근에서 발생하는 병증은 그것이 지나가는 곳의 힘줄이 뒤틀리고 가슴이 아프며 식분(息賁)이 생기는 것이다. 침치료법은 족태양경근의 경우와 같다. 『영추』(「經筋 13」) (『寶鑑·外形三·筋·手心主之筋』) (신편p.1395 /신p.829)

第十二節

『手少陰之筋, 起於小指之內側, 結於銳骨,

上結肘內廉,

上入腋, 交太陰,

挾㉡乳裏, 結於胸中,

循臂㉢,

下繫于臍.

㉠ 臂 : 校釋本에는 '賁'으로 고쳤다.
㉡ 挾 : 校釋本에는 '伏'으로 고쳤다.
㉢ 臂 : 校釋本에는 '賁'으로 고쳤다.

기 병 내 급 심 승 복 량 하 위 주 망
其病內急心承伏梁, 下爲肘網.

기 병 당 소 과 자 지 전 근 근 통
其病當所過者, 支轉筋, 筋痛.

치 재 번 침 겁 자 이 지 위 수 이 통 위 수
治在燔鍼劫刺, 以知爲數, 以痛爲輸.

기 성 복 량 타 혈 농 자 사 불 치
其成伏梁唾血膿者, 死不治㉠.』① (「手少陰之筋」)

경 근 지 병 한 즉 반 절 근 급 열 즉 근 이 종 불 수 음 위 불 용
『經筋之病, 寒則反折㉡筋急, 熱則筋弛縱不收, 陰痿不用.

양 급 즉 반 절 음 급 즉 면 불 신
陽急則反折, 陰急則俛不伸.

쉬 자 자 자 한 급 야 열 즉 근 종 불 수 무 용 번 침 명 왈 계 동 비 야
焠刺者, 刺寒急也, 熱則筋縱不收, 無用燔鍼, 名曰季冬痺也.㉢』② (「筋急筋緩」)

족 지 양 명 수 지 태 양 근 급 즉 구 목 위 벽 개 급 불 능 졸 시 치 개 여 우 방 야
足之陽明, 手之太陽, 筋急則口目爲噼, 皆㉣急不能卒視, 治皆如右方也.

◆ **手少陰之筋** ○ 起于小指之內, 結于銳骨, 上結肘, 入腋, 挾乳裏, 結于胸中, 下繫于臍. ○ 其病, 內急, 心承伏梁, 下爲肘網. 其病, 當所過者支轉筋, 筋痛. 鍼法同上. 其成伏梁唾血膿者, 死不治. 『靈樞』

① 수소음경근[**手少陰之筋**] ○ 수소음경근(手少陰經筋)은 새끼손가락의 안쪽에서 시작하여 손목 뒤로 내민 뼈에서 얽혔다가 위로 올라가 팔꿈치에서 얽힌 다음 겨드랑이로 들어가 젖 사이를 지나 가슴속에서 얽히고, 아래로 내려와 배꼽에서 얽힌다. ○ 이 경근에서 발생하는 병증은 속으로는 가슴속이 결리고 심하(心下)에 덩어리가 맺혀 복량(伏梁)이 되며, 겉으로는 아래로 팔꿈치까지 그물을 당기는 듯이 땅기는 느낌이 있는 것이다. 그리고 경근이 지나간 곳의 근육이 뒤틀리고 근육이 아프다. 침치료법은 족태양경근의 경우와 같다. 복량(伏梁)이 되어서 피고름을 뱉으면 치료할 수 없다. 『영추』(「經筋 13」) (『寶鑑·外形三·筋·手少陰之筋』) (신편p.1396 /신p.829)

◆ **筋急筋緩** ○ 靈樞曰, 筋之病, 寒則反折筋急, 熱則筋弛縱不收, 陰痿不用. 寒急用燔鍼, 熱弛無用燔針.

② 힘줄이 땅기거나 늘어지는 것[**筋急筋緩**] ○ 『영추(靈樞)』(「經筋 13」)에서는 "힘줄에 나타나는 병증은 한사(寒邪)에 원인이 있다면 뒤로 젖혀지면서 힘줄이 땅기고, 열사(熱邪)에 원인이 있다면 힘줄이 늘어져서 줄어들지를 않고 음위증(陰痿證)이 생겨 발기가 되지 않는 것이다. 한사로 인해 힘줄이 땅기는 경우에는 번침(燔鍼)을 쓰고, 열사로 인해 늘어진 경우에는 번침을 쓰지 말아야 한다"라고 하였다. (『寶鑑·外形三·筋·筋急筋緩』) (신편p.1396 /신p.829)

◉ 『**寶鑑**』에서는 '筋急筋緩' 조문에 '四物湯 가감, 養血地黃元, 술을 넣고 쑨 모과죽, 金絲膏'를 예시하였다.

㉠ 死不治 : 校釋本에는 '死不治' 다음에 '名曰季冬痺也'가 더 있다.
㉡ 反折 : 校釋本에는 '反折'을 삭제하였다.
㉢ 名曰季冬痺也 : 校釋本에는 이 구절이 없다.
㉣ 皆 : 四庫全書本, 章句索引本에는 '眥'로 되어 있고, 校釋本에는 '目眥'로 되어 있다.

骨度 第十四

骨度 (『類經八卷·經絡類』, p.329)

黃帝問于伯高曰, 脈度言經脈之長短, 何以立之?

伯高曰, 先度其骨節之大小廣狹長短, 而脈度定矣.

黃帝曰, 願聞衆人之度, 『人長七尺五寸者, 其骨節之大小長短各幾何?

伯高曰, 頭之大骨圍二尺六寸,① (「頭部度數」) 胸圍四尺五寸,② (「胸膈度數」)

腰圍四尺二寸.③ (「腰圍度數」)

髮所覆者, 顱至項尺二寸; 髮以下至頤, 長一尺,』④ (「頭部度數」) 君子終㉠折.

『結喉以下至缺盆中, 長四寸;』⑤ (「頸項寸數」)

缺盆以下至髑骬, 長九寸, 過則肺大, 不滿則肺小.

『髑骬以下至天樞, 長八寸, 過則胃大, 不及㉡則胃小.⑥ (「胃腑大小」)

天樞以下至橫骨, 長六寸半, 過則廻腸廣長, 不滿則狹短.⑦ (「大腸外候」)

橫骨長六寸半,』⑧ (「腹圍度數」)

『橫骨上廉以下以至㉢內輔之上廉, 長一尺八寸.

內輔之上廉以下至下廉, 長三寸半; 內輔下廉, 下至內踝, 長一尺三寸;

內踝以下至地, 長三寸.

膝膕以下至跗屬, 長一尺六寸; 跗屬以下至地, 長三寸.』⑨ (「足部度數」)

故骨圍大則太過, 小則不及.

■ 頭部度數 ○ 頭之大骨, 圍二尺六寸. 『靈樞』

① 머리의 치수[頭部度數] ○ 두개골의 둘레는 2자 6치이다. 『영추』(「骨度 14」) (『寶鑑·外形一·頭·頭部度數』) (신편p.881 /신p.570)

㉠ 終 : 校釋本에는 '參'으로 고쳤다.
㉡ 及 : 校釋本에는 '滿'으로 고쳤다.
㉢ 以至 : 四庫全書本, 章句索引本, 校釋本에는 '至'로 되어 있다.

■ 胸膈度數 ○ 胸圍四尺五寸, 缺盆以下至髑骬長九寸. 『靈樞』

② 흉격의 치수[胸膈度數] ○ 가슴[胸]의 둘레는 4자 5치이고, 결분(缺盆)에서 아래로 갈우(髑骬)까지는 길이가 9치이다. 『영추』(「骨度 14」) (『寶鑑·外形三·胸·胸膈度數』) (신편p.1193 /신p.735)

■ 腰圍度數 ○ 腰圍四尺二寸. 『靈樞』

③ 허리 둘레의 치수[腰圍度數] ○ 허리의 둘레는 4자 2치이다. 『영추』(「骨度 14」) (『寶鑑·外形三·腰·腰圍度數』) (신편p.1302 /신p.782)

■ 頭部度數 ○ 髮所覆者, 顱至項二尺二寸, 髮以下至頤, 長一尺. 『靈樞』

④ 머리의 치수[頭部度數] ○ 머리털이 난 이마로부터 목덜미까지는 2자 2치이고, 이마의 머리털이 난 경계로부터 턱까지는 길이가 1자이다. 『영추』(「骨度 14」) (『寶鑑·外形一·頭·頭部度數』) (신편p.881 /신p.570)

■ 頸項寸數 ○ 結喉以下至缺盆中, 長四寸. 『靈樞』

⑤ 목의 치수[頸項寸數] ○ 울대[結喉]에서 결분 중앙까지의 길이는 4치이다. 『영추』(「骨度 14」) (『寶鑑·外形二·頸項·頸項寸數』) (신편p.1178 /신p.727)

■ 胃腑大小 ○ 髑骬以下至天樞, 長八寸, 過則胃大, 不及則胃小. 『靈樞』

⑥ 위의 대소[胃腑大小] ○ 검상돌기에서 배꼽[天樞穴]까지의 길이가 8치인데, 그 길이가 이보다 넘으면 위가 큰 것이고, 이보다 모자라면 위가 작은 것이다. 『영추』(「骨度14」) (『寶鑑·內景三·胃腑·胃腑大小』) (신편p.605 /신p.428)

■ 大腸外候 ○ 天樞以下至橫骨長六寸半, 過則廻腸廣大, 不滿則狹短. 『靈樞』

⑦ 대장의 외적 증후[大腸外候] ○ 천추혈(天樞穴)에서 횡골(橫骨)까지의 길이가 6치 5푼인데, 이보다 길면 회장(廻腸)이 굵고 길며, 이보다 짧으면 좁고 짧다. 『영추』(「骨度 14」) (『寶鑑·內景三·大腸腑·大腸外候』) (신편p.618 /신p.434)

■ 腹圍度數 ○ 髑骬以下至天樞, 長八寸. 天樞二穴, 正當臍兩傍各二寸. 天樞以下至橫骨, 長六寸半. 橫骨長六寸半. 『靈樞』

⑧ 배 둘레의 치수[腹圍度數] ○ 갈우(髑骬, 흉골) 이하로부터 천추(天樞)에 이르기까지는 길이가 8치다. 천추(天樞) 두 혈(穴)은 바로 배꼽에서 양쪽 옆으로 각각 2치 되는 곳에 해당한다. 천추 이하로부터 횡골(橫骨)에 이르기까지는 길이가 6치 반이다. 횡골(橫骨)의 길이도 6치 반이다. 『영추』(「骨度 14」) (『寶鑑·外形三·腹·腹圍度數』) (신편p.1271 /신p.769)

■ 足部度數 ○ 靈樞曰, 橫骨上廉以下, 至內輔之上廉, 長一尺八寸. 內輔之上廉以下, 至下廉, 長三寸半. 內輔下廉, 下至內踝, 長一尺三寸. 內踝以下, 至地, 長三寸. 膝膕以下, 至跗屬, 長一尺六寸. 跗屬以下, 至地, 長三寸.

⑨ 다리의 부위별 치수[足部度數] ○ 『영추(靈樞)』(「骨度 14」)에서는 "횡골(橫骨, 恥骨) 윗모서리에서 아래로 안쪽 보골(輔骨, 腓骨) 윗모서리까지는 길이가 1자 8치이고, 안쪽 보골 윗모서리에서 아랫모서리까지는 길이가 3치 5푼이다. 안쪽 보골 아랫모서리에서 안쪽 복사뼈까지는 길이가 1자 3치이고, 안쪽 복사뼈에서 발바닥까지는 길이가 3치이다. 또한 무릎 오금에서 발뒤축까지는 길이가 1자 6치이고, 발뒤축에서 발바닥까지는 길이가 3치이다"라고 하였다. (『寶鑑·外形四·足·足部度數』) (신편p.1423 /신p.844)

◆ 人身尺寸 ○ 人有長七尺五寸者, 髮以下至頤一尺. ○ 結喉至髑骬 鳩尾骨也. 一尺三寸. ○ 髑骬至天樞八寸. ○ 天樞 穴名. 至橫骨六寸半. ○ 橫骨至內輔上廉一尺八寸. ○ 內輔上廉至下廉三寸半. ○ 內輔下廉至內踝一尺三寸. ○ 內踝至地三寸. ○ 又膝膕至跗屬一尺六寸. ○ 跗屬至地三寸. 『靈樞』

④~⑨ 몸의 치수[人身尺寸] ○ 사람의 키를 7자 5치로 볼 때, 머리털이 돋은 경계에서 아래턱까지는 1자이다. ○ 후두결절에서 명치끝(검상돌기)까지는 1자 3치이다. ○ 명치끝에서 천추혈(天樞穴)까지는 8치이다. ○ 천추혈에서 횡골까지는 6치 5푼이다. ○ 횡골에서 무릎 보골(輔骨) 내측 윗모서리까지는 1자 8치이다. ○ 무릎 보골 내측 윗모서리에서 아랫모서리까지는 3치 5푼이다. ○ 보골 내측 아랫모서리에서 내측 복사뼈까지는 1자 3치이다. ○ 내측 복사뼈에서 발바닥까지는 3치이다. ○ 또한

오금에서 발등까지는 1자 6치이다. ○ 발등에서 발바닥까지는 3치이다. 『영추』(「骨度 14」) (『寶鑑·鍼灸篇·人身尺寸』) (신편p.3651 /신p.2055)

각이하지주골 장일척 행액중불현자 장사촌
角以下至柱骨, 長一尺; 行腋中不見者, 長四寸;

액이하지계협 장일척이촌 계협이하지비추 장육촌
『腋以下至季脇, 長一尺二寸; 季脇以下至髀樞, 長六寸;』① (「脇腋度數」)

비추이하지슬중 장일척구촌 슬이하지외과 장일척육촌
『髀樞以下至膝中, 長一尺九寸; 膝以下至外踝, 長一尺六寸;

외과이하지경골 장삼촌 경골이하지지 장일촌
外踝以下至京骨, 長三寸; 京骨以下至地, 長一寸.』② (「足部度數」)

■ 脇腋度數 ○ 腋以下至季脇, 長一尺二寸, 季脇以下至髀樞, 長六寸. 『靈樞』

① 옆구리와 겨드랑이의 치수[脇腋度數] ○ 겨드랑이 이하로부터 마지막 갈빗대까지는 길이가 1자 2치이며, 마지막 갈빗대 이하로부터 비추(髀樞)까지는 길이가 6치이다. 『영추』(「骨度 14」) (『寶鑑·外形三·脇·脇腋度數』) (신편p.1324 /신p.791)

■ 足部度數 ○ 髀樞以下, 至膝中, 長一尺九寸. 膝以下, 至外踝, 長一尺六寸. 外踝以下, 至京骨, 長三寸. 京骨以下, 至地, 長一寸. 『靈樞』

② 다리의 부위별 치수[足部度數] ○ 비추(髀樞, 股關節)에서 아래로 무릎 가운데까지는 길이가 1자 9치이고, 무릎에서 아래로 바깥쪽 복사뼈까지는 길이가 1자 6치이다. 바깥 복사뼈에서 아래로 경골(京骨)까지는 길이가 3치이고, 경골에서 발바닥까지는 길이가 1치이다. 『영추』(「骨度 14」) (『寶鑑·外形四·足·足部度數』) (신편p.1423 /신p.844)

이후당완골자 광구촌 이전당이문자 광일척삼촌
『耳後當完骨者, 廣九寸; 耳前當耳門者, 廣一尺三寸;』① (「頭部度數」)

양관지간 상거칠촌 양유지간 광구촌반
『兩顴之間, 相去七寸;』② (「面部度數」) 『兩乳之間, 廣九寸半.』③ (「乳間度數」)

양비지간 광육촌반 족장일척이촌 광사촌반
『兩髀之間, 廣六寸半; 足長一尺二寸, 廣四寸半.』④ (「足部度數」)

■ 頭部度數 ○ 耳後當完骨者, 廣九寸. 耳前當耳門者, 廣一尺三寸. 『靈樞』

① 머리의 치수[頭部度數] ○ 귀 뒤의 두 완골(完骨) 사이는 너비가 9치이다. 귀 앞의 두 이문(耳門) 사이는 너비가 1자 3치다. 『영추』(「骨度 14」) (『寶鑑·外形一·頭·頭部度數』) (신편p.881 /신p.570)

■ 面部度數 ○ 兩顴之間相去七寸. 『靈樞』

② 얼굴의 치수[面部度數] ○ 양 관골[顴] 사이는 7치이다. 『영추』(「骨度 14」) (『寶鑑·外形一·面·面部度數』) (신편p.925 /신p.593)

■ 乳間度數 ○ 兩乳之間, 廣九寸半. 『靈樞』

③ 젖 사이의 치수[乳間度數] ○ 양쪽 젖 사이는 너비가 9치 반이다. 『영추』(「骨度 14」) (『寶鑑·外形三·乳·乳間度數』) (신편p.1254 /신p.760)

■ 足部度數 ○ 兩髀之間, 廣六寸半. 足長一尺二寸, 廣四寸半. 『靈樞』

④ 다리의 부위별 치수[足部度數] ○ 양쪽 비추(髀樞) 사이는 너비가 6치 5푼이다. 발의 길이는 1자 2치이고, 너비는 4치 5푼이다. 『영추』(「骨度 14」) (『寶鑑·外形四·足·足部度數』) (신편p.1423 /신p.844)

『肩至肘, 長一尺七寸; 肘至腕, 長一尺二寸半;
腕至中指本節, 長四寸; 本節至其末, 長四寸半.』① (「手部度數」)(「人身尺寸」)

『項髮以下至背㉠骨, 長二㉡寸半;』② (「頸項寸數」)

『膂骨以下至尾骶二十一節, 長三尺.』③ (「背脊骨節有數」)(「脊骨有數」)

上節長一寸四分分之一, 奇分在下, 故上七節至於膂骨, 九寸八分分之七.

此衆人骨之㉢度也, 所以立經脈之長短也.

是故視其經脈之在於身也, 其見浮而堅, 其見明而大者, 多血; 細而沈者, 多氣也.

■ **手部度數** ○ 肩至肘長一尺七寸, 肘至腕長一尺二寸半, 腕至中指本節長四寸, 本節至其末長四寸半. 『靈樞』

① 팔의 부위별 치수[手部度數] ○ 어깨에서 팔꿈치까지는 길이가 1자 7치이고, 팔꿈치에서 손목까지는 길이가 1자 2치 5푼이며, 손목에서 가운뎃손가락 뿌리마디까지는 길이가 4치이고, 뿌리마디로부터 손가락 끝까지는 길이가 4치 5푼이다. 『영추』(「骨度 14」) (『寶鑑·外形四·手·手部度數』) (신편p.1408 /신p.836)

◆ **人身尺寸** ○ 又肩至肘一尺七寸. ○ 跗[肘]至腕一尺二寸半. ○ 腕至中指本節四寸. ○ 本節至末四寸半. 『靈樞』

① 몸의 치수[人身尺寸] ○ 어깨에서 팔꿈치까지는 1자 7치이다. ○ 팔꿈치에서 손목까지는 1자 2치 5푼이다. ○ 손목에서 가운뎃손가락이 붙은 곳까지는 4치이다. ○ 손가락이 붙은 곳에서 손가락 끝까지는 4치 5푼이다. 『영추』(「骨度 14」) (『寶鑑·鍼灸篇·人身尺寸』) (신편p.3651 /신p.2055)

■ **頸項寸數** ○ 項髮以下至背骨, 長二寸半. 『靈樞』

② 목의 치수[頸項寸數] ○ 목 뒤 머리털이 난 곳에서 등뼈까지의 길이는 2치 5푼이다. 『영추』(「骨度 14」) (『寶鑑·外形二·頸項·頸項寸數』) (신편p.1178 /신p.727)

■ **背脊骨節有數** ○ 膂骨以下至尾骶二十一節, 長三尺. 『靈樞』

③ 등뼈마디의 수[背脊骨節有數] ○ 여골(膂骨) 이하로부터 꼬리뼈까지는 21개의 마디로 되어 있고, 길이는 3자이다. 『영추』(「骨度 14」) (『寶鑑·外形二·背·背脊骨節有數』) (신편p.1184 /신p.730)

■ **脊骨有數** ○ 靈樞曰, 膂骨以下至尾骶二十一顀, 長三尺.

③ 척추골의 수[脊骨有數] ○ 『영추(靈樞)』(「骨度 14」)에서는 "척추(脊椎)의 첫마디에서 미저골(尾骶骨)까지는 21개의 추(顀)가 있고, 길이는 3자이다"라고 하였다. (『寶鑑·外形三·骨·脊骨有數』) (신편p.1403 /신p.833)

㉠ 背 : 校釋本에는 '膂'로 고쳤다.
㉡ 二 : 校釋本에는 '三'으로 고쳤다.
㉢ 骨之 : 校釋本에는 '之骨'로 고쳤다.

五十營 第十五

一萬三千五百息 五十營氣脈之數 (『類經八卷·經絡類』, p.353)

第一章

황제왈 여원문오십영 내하
黃帝曰, 余願聞五十營, 奈何?

기백답왈 천주이십팔수 수삼십육분 인기행일주 천팔분
岐伯答曰, 天周二十八宿, 宿三十六分, 人氣行一周, 千八分.

일행이십팔수 인경맥상하좌우전후이십팔맥 주신십육장이척
日行二十八宿, 『人經脈上下左右前後二十八脈, 周身十六丈二尺,

이응이십팔수
以應二十八宿.

第二章

루수하백각 이분주야
漏水下百刻, 以分晝夜.』① (「衛氣行度」)

고인일호 맥재동 기행삼촌 일흡 맥역재동 기행삼촌 호흡정식 기행육촌
故人一呼, 脈再動, 氣行三寸, 一吸, 脈亦再動, 氣行三寸, 呼吸定息, 氣行六寸.

십식 기행육척 일행이분
十息, 氣行六尺, 日行二分.

이백칠십식 기행십육장이척 기행교통어중 일주어신 하수이각
二百七十息, 氣行十六丈二尺, 氣行交通於中, 一周於身, 下水二刻,

일행이십오분
日行二十五分㉠.

오백사십식 기행재주어신 하수사각 일행사십분
五百四十息, 氣行再周於身, 下水四刻, 日行四十分.

이천칠백식 기행십주어신 하수이십각 일행오수이십분
二千七百息, 氣行十周於身, 下水二十刻, 日行五宿二十分.

일만삼천오백식 기행 오십영어신
『一萬三千五百息, 氣行㉡五十營於身,』① (「衛氣行度」)

수하백각 일행이십팔수 누수개진 맥종의
水下百刻, 日行二十八宿, 漏水皆盡, 脈終矣.

➡ '日行二分'은 계산상 맞지 않으므로 빼야 한다. '一周于身, 下水二刻'은 28분 48초로서, 270息을 그 시간에 하면 1분에 9.375息을 하게 된다. 1분에 9번은 폐호흡(18회/분)도 아니고 심박수(72회/분)도 아니라는 것에 유의하라. 분당 9번의 주기를 가진 것은 뇌호흡으로서, 영기순환은 뇌호흡에 따른다.

㉠ 二十五分 : 校釋本에는 '二十分有奇'로 고쳤다.
㉡ 氣行 : 四庫全書本에는 '行氣'로 되어 있다.

■ **衛氣行度** ○ 又曰, 人經脈, 上下左右前後二十八脈, 周身十六丈二尺, 以應二十八宿. 漏水下百刻, 以分晝夜. 故一萬三千五百息, 氣行五十營於身矣.

① 위기가 운행하는 도수[**衛氣行度**] ○ 또한 『영추(靈樞)』(「五十營 15」)에서는 "인체의 경맥(經脈)은 상하·좌우·전후로 분포되어 28맥(二十八脈)을 이루는데, 이것이 온몸을 돌아간 길이는 16장 2척으로서 28맥은 28수(二十八宿)에 상응한다. 누수(漏水)의 백각(百刻)으로 하루 밤낮을 나누고, 이에 따라 사람은 1만 3천5백 번 호흡하고 맥기(脈氣)는 전신을 50바퀴 운행한다"라고 하였다. (『寶鑑·內景一·氣·衛氣行度』) (신편p.277 /신p.246)

第三章

소 위 교 통 자 병 행 일 수 야 고 오 십 영 비 득 진 천 지 지 수 의 범 행 팔 백 일 십 장 야

所謂交通者, 幷行一數也, 故五十營備, 得盡天地之壽矣, 凡行八百一十丈也.

營氣 第十六

營氣運行之次 (『類經八卷·經絡類』, p.345)

黃帝曰, 營氣之道, 內穀爲寶.

穀入於胃, 乃㉠傳之肺, 流溢於中, 布散於外,

精專者, 行於經隧, 常營無已, 終而復始, 是謂天地之紀.

故氣從太陰出, 注手陽明, 上行㉡注足陽明, 下行至跗上,

注大指間, 與太陰合, 上行抵髀.

從脾注心中, 循手少陰出腋下臂, 注小指㉢, 合手太陽;

上行乘腋出䪼內, 注目內眥, 上巓下項, 合足太陽;

循脊下尻, 下行注小指之端, 循足心注足少陰, 上行注腎.

從腎注心, 外散於胸中, 循心主脈出腋下臂, 出兩筋之間, 入掌中,

出中指之端, 還注小指次指之端, 合手少陽;

上行注膻中, 散於三焦.

從三焦注膽, 出脇, 注足少陽, 下行至跗上, 復從跗注大指間, 合足厥陰;

上行至肝.

從肝上注肺, 上循喉嚨, 入頏顙之竅, 究於畜門.

其支別者, 上額循巓下項中, 循脊入骶, 是督脈也,

絡陰器, 上過毛中, 入臍中, 上循腹裏, 入缺盆, 下注肺中, 復出太陰.

此營氣之所㉣行也, 逆順之常也.

㉠ 乃 : 校釋本에는 '氣'로 고쳤다.
㉡ 上行 : 校釋本에는 '上行至面'으로 '至面'을 보충하였다.
㉢ 小指 : 校釋本에는 '小指之端'으로 '之端'을 보충하였다.
㉣ 所 : 校釋本에는 '所'자를 삭제하였다.

➡ 肝經을 지나서 支別이 정수리를 지나 督脈으로 내려갔다가 任脈을 지나 缺盆으로 들어가 肺로 갔다가 手太陰으로 돌게 되니, 營氣循環은 督脈·任脈을 끼고 있다. 그래서, 經穴歌는 督脈·任脈·肺脈의 순으로 외운다.

➡ 任脈·督脈은 『素問·骨空論 60』·『靈樞·營氣 16』, 衝脈은 『素問·骨空論 60』·『靈樞·五音五味 65』·『靈樞·逆順肥瘦 38』·『靈樞·動腧 62』, 帶脈은 『素問·痿論 44』·『靈樞·經別 11』, 蹻脈은 『靈樞·脈度 17』·『靈樞·寒熱病 21』을 참고하라.

脈度 第十七

脈度 (『類經八卷·經絡類』, p.327)

第一章

황제왈 원문맥도
黃帝曰, 願聞脈度.

기백답왈 수지육양 종수지두 장오척 오륙삼장
歧伯答曰, 手之六陽, 從手至頭, 長五尺, 五六三丈.

수지육음 종수지흉중 삼척오촌 삼육일장팔척 오륙삼척 합이장일척
手之六陰, 從手至胸中, 三尺五寸, 三六一丈八尺, 五六三尺, 合二丈一尺.

족지육양 종족상지두 팔척 육팔사장팔척
足之六陽, 從足上至頭, 八尺, 六八四丈八尺.

족지육음 종족지흉중 육척오촌 육육삼장육척 오륙삼척 합삼장구척
足之六陰, 從足至胸中, 六尺五寸, 六六三丈六尺, 五六三尺, 合三丈九尺.

교맥종족지목 칠척오촌 이칠일장사척 이오일척 합일장오척
蹻脈從足至目, 七尺五寸, 二七一丈四尺, 二五一尺, 合一丈五尺.

독맥임맥 각사척오촌 이사팔척 이오일척 합구척
督脈任脈, 各四尺五寸, 二四八尺, 二五一尺, 合九尺.

범도합일십육장이척 차기지대경수야
凡都合一十六丈二尺, 此氣之大經隧也.

經絡之辨 刺診之法 (『類經七卷·經絡類』, p.287)

경맥위리 지이횡자위락 락지별자위손
『經脈爲裏, 支而橫者爲絡, 絡之別者爲孫㉠,

성이혈자 질주지 성자사지 허자음약이보지
盛而血者, 疾誅之, 盛者寫之, 虛者飮藥以補之.』① (「脈有經脈絡脈孫絡脈」)

◘ **脈有經脈絡脈孫絡脈** ○ 經脈爲裏, 支而橫者爲絡, 絡之別者爲孫絡, 盛而血者疾誅之. 盛者瀉之, 虛者飮藥以補之. 『靈樞』

① 맥에는 경맥, 낙맥, 손락맥이 있다[**脈有經脈絡脈孫絡脈**] ○ 경맥(經脈)은 인체의 깊숙한 곳에서 순행하는 것이고, 경맥에서 갈라져 나온 지맥(支脈)으로서 가로로 운행하는 것은 낙맥(絡脈)이며, 낙맥에서 다시 갈라져 나온 것이 손락(孫絡)인데, 손락이 가득차서 혈(血)이 몰려 있으면 빨리 빼버려야 한다. 사기(邪氣)가 성한 경우는 사(瀉)하고, 정기(正氣)가 허(虛)한 경우는 탕약(湯藥)을 먹어 보(補)하여야 한다. 『영추』(「脈度 17」) (『寶鑑·鍼灸篇·脈有經脈絡脈孫絡脈』) (신편p.3737 /신p.2106)

㉠ 孫 : 校釋本에는 이 다음에 '絡, 孫絡之'를 보충하였다.

五藏之氣上通七竅 陰陽不和乃成關格 (『類經八卷·經絡類』, p.339)

第二章

『五藏常內閱於上七竅也,

故肺氣通於鼻, 肺和則鼻能知臭香矣;

心氣通於舌, 心和則舌能知五味矣;① (「舌屬心」)

肝氣通於目, 肝和則目能辨五色矣;

脾氣通於口, 脾和則口能知五穀矣;

腎氣通於耳, 腎和則耳能聞五音矣.

五藏不和則七竅不通, 六府不和則留爲癰.② (「癰疽發病之原」)』 ③ (「五臟通七竅」)

故『邪在府則陽脈不和, 陽脈不和則氣留之, 氣留之則陽氣盛矣.

陽氣太盛則陰㉠不利, 陰脈不利則血留之,④ (「便血」) 血留之則陰氣盛矣.

陰氣太盛, 則陽氣不能榮也, 故曰關.

陽氣太盛, 則陰氣不能榮也, 故曰格.

陰陽俱盛, 不得相榮, 故曰關格.

關格者, 不得盡期而死也.』⑤ (「關格證」)

■ **舌屬心** ○ 又曰, 心氣通於舌, 心和則舌能知五味矣.

① 혀는 심에 속한다[**舌屬心**] ○ 또한 『영추(靈樞)』(「脈度 17」)에서는 "심기(心氣)는 밖으로 혀와 통해 있기 때문에 심기가 조화되어야 혀가 오미(五味)를 변별할 수 있다"라고 하였다. (『寶鑑·外形二·口舌·舌屬心』) (신편p.1083 /신p.677)

■ **癰疽發病之原** ○ 六府不和則留結爲癰.

② 옹저의 원인[**癰疽發病之原**] ○ 육부(六腑)가 조화롭지 못하면 기혈(氣血)이 정체되어서 옹이 생긴다. (『靈樞·脈度 10』) (『寶鑑·雜病七·癰疽(上)·癰疽發病之原』) (신편p.2625 /신p.1471)

■ **五臟通七竅** ○ 靈樞曰, 五藏常內閱于上七竅也. 故肺氣通於鼻, 肺和則鼻能知香臭矣. 心氣通於舌, 心和則舌能知五味矣. 肝氣通於目, 肝和則目能辨五色矣. 脾氣通於口, 脾和則口能知五穀矣. 腎氣通於耳, 腎和則耳能聞五音矣. 五藏不和則七竅 七一作九. 不通, 六府不和則留結爲癰.

③ 오장은 칠규와 통해 있다[**五臟通七竅**] ○ 『영추(靈樞)』(「脈度 17」)에서는 "오장(五臟)의 정기(精氣)는 늘 체내로부터 얼굴의 칠규(七竅)와 통해 있다. 즉, 폐기(肺氣)는 코와 통해 있어서 폐기가 조화로워야 코가 냄새를 판별할 수 있다. 심기(心氣)는 혀와 통해 있어서 심기가 조화로워야 혀가 오미

㉠ 陰 : 校釋本에는 '陰脈'으로 '脈'을 보충하였다.

(五味)를 판별할 수 있다. 간기(肝氣)는 눈과 통해 있어서 간기가 조화로워야 눈이 오색(五色)을 판별할 수 있다. 비기(脾氣)는 입과 통해 있어서 비기가 조화로워야 입이 오곡의 맛을 판별할 수 있다. 신기(腎氣)는 귀와 통해 있어서 신기가 조화로워야 귀가 오음(五音)을 들을 수 있다. 만약 오장의 기가 조화롭지 못하다면 칠규(七竅) 七이 어떤 곳에는 九로 되어 있다. 의 기능이 상실되고, 육부가 조화롭지 못하다면 기혈(氣血)이 울체(鬱滯)되어 옹양(癰瘍)이 발생한다"라고 하였다. (『寶鑑·內景三·五臟六腑·五臟通七竅』) (신편p.544 /신p.389)

◘ **便血** ○ 靈樞曰, 邪在五藏, 則陰脈不和, 陰脈不和, 則血留之. 蓋邪犯五藏, 則三陰脈絡不和而結聚, 血因停留, 溢則滲入腸間而爲便血. 『入門』

④ **변혈(便血)** ○ 『영추(靈樞)』(「脈度 17」)에서는 "사기가 오장에 있으면 음맥이 조화를 잃고, 음맥이 조화를 잃으면 혈(血)의 운행이 멈춘다"라고 하였다. 대체로 사기가 오장을 범하면 삼음맥락(三陰脈絡)이 조화를 잃어 맺힌 채로 뭉치고 피는 그에 따라 머물게 되는데, 그것이 넘치게 되면 장으로 스며들어 변혈이 된다. 『입문』(「雜病分類·血類·便血」) (『寶鑑·內景二·血·便血』) (신편p.401 /신p.315)

◉ 『寶鑑』에서는 '便血' 조문에 '平胃地楡湯, 結陰丹, 黃土湯, 赤小豆當歸散, 胃風湯, 淸臟湯, 楡砂湯, 地楡散, 連殼丸, 加減四物湯, 槐花散, 當歸承氣湯, 厚朴煎, 補中益氣湯, 平胃散 가감, 酒蒸黃連丸'을 예시하였다.

◘ **關格證** ○ 邪在六府則陽脈不和, 陽脈不和則氣留之, 氣留之則陽脈盛矣. 邪在五藏則陰脈不和, 陰脈不和則血留之, 血留之則陰脈盛矣. 陰氣太盛則陽氣不得相營, 故曰格. 陽氣太盛則陰氣不得相營, 故曰關. 陰陽俱盛, 不得相營, 故曰關格. 關格者, 不得盡其命而死矣. 『靈樞』

⑤ **관격증(關格證)** ○ 사기(邪氣)가 육부(六腑)에 있으면 양맥(陽脈)이 조화롭지 못하고, 양맥이 조화롭지 못하면 기가 막혀서 통하질 못하고, 기가 막혀서 통하질 못하면 양맥이 지나치게 성(盛)해진다. 사기가 오장(五臟)에 있으면 음맥(陰脈)이 조화롭지 못하고, 음맥이 조화롭지 못하면 혈(血)이 막혀서 통하질 못하고, 혈이 막혀서 통하질 못하면 음맥이 지나치게 성해진다. 음기(陰氣)가 지나치게 성해지면 양기(陽氣)가 음으로 들어갈 수 없는데, 이것을 '격(格)'이라고 한다. 양기가 지나치게 성해지면 음기가 양으로 들어갈 수 없는데, 이것을 '관(關)'이라고 한다. 음양이 모두 지나치게 성해지면 서로 교류할 수 없는데, 이것을 '관격(關格)'이라고 한다. 관격일 경우에는 그 수명을 다하지 못하고 죽는다. 『영추』(「脈度 17」) (『寶鑑·內景四·小便·關格證』) (신편p.726 /신p.492)

◉ 『寶鑑』에서는 '關格證' 조문에 '八正散, 芒硝湯, 大承氣湯, 補中益氣湯, 枳縮二陳湯'을 예시하였다.

蹻脈分男女 (『類經九卷·經絡類』, p.359)

第三章

황 제 왈　교 맥 안 기 안 지　하 기 영 수
黃帝曰, 蹻脈安起安止, 何氣榮水?

기 백 답 왈　교 맥 자　소 음 지 별　기 어 연 골 지 후　상 내 과 지 상
歧伯答曰, 蹻脈者, 少陰之別, 起於然骨之後, 上內踝之上,

직 상　순 음 고　입 음
直上, 循陰股, 入陰,

상 순 흉 리　입 결 분　상 출 인 영 지 전
上循胸裏, 入缺盆, 上出人迎之前,

입 구　속 목 내 자　합 어 태 양 양 교 이 상 행
入頄, 屬目內眥, 合於太陽陽蹻而上行.

기 병 상 환　즉 위 유 목　기 불 영　즉 목 불 합
氣幷相還, 則爲濡目, 氣不榮, 則目不合.

➡ 任脈·督脈은 『素問·骨空論 60』·『靈樞·營氣 16』, 衝脈은 『素問·骨空論 60』·『靈樞·五音五味 65』·『靈樞·逆順肥瘦 38』·『靈樞·動腧 62』, 帶脈은 『素問·痿論 44』·『靈樞·經別 11』, 蹻脈은 『靈樞·脈度 17』·『靈樞·寒熱病 21』을 참고하라.

第四章

황제왈 기독행오장 불영육부 하야
黃帝曰, 氣獨行五藏, 不榮六府, 何也?

기백답왈 기지부득무행야 여수지류 여일월지행불휴
岐伯答曰, 氣之不得無行也, 如水之流, 如日月之行不休,

고음맥영기장 양맥영기부 여환지무단 막지기기 종이부시
故陰脈榮其藏, 陽脈榮其府, 如環之無端, 莫知其紀, 終而復始.

기유일지기 내개장부 외유주리
其流溢之氣, 內溉藏府, 外濡腠理.

第五章

황제왈 교맥유음양 하맥당기수
黃帝曰, 蹻脈有陰陽, 何脈當其數?

기백답왈 남자수기양 여자수기음 당수자위경 기부당수자위락야
岐伯答曰, 男子數其陽, 女子數其陰, 當數者爲經, 其不當數者爲絡也.

營衛生會 第十八

營衛三焦 Ⅰ (『類經八卷·經絡類』, p.340)

第一章

황제문어기백왈 인언수기 음양언회 하기위영 하기위위 영안종생 위어언회
黃帝問於岐伯曰, 人焉受氣, 陰陽焉會, 何氣爲營, 何氣爲衛, 營安從生, 衛於焉會?

노장부동기 음양이위 원문기회
老壯不同氣, 陰陽異位, 願聞其會.

기백답왈 인수기어곡 곡입어위 이전여폐 오장육부 개이수기
岐伯答曰, 『人受氣於穀, 穀入於胃, 以傳與肺, 五藏六府, 皆以受氣,

기청자위영 탁자위위 영재맥중 위재맥외
其清者爲營, 濁者爲衛, 營在脈中, 衛在脈外,

영주불휴 오십이부대회 음양상관 여환무단
營周不休, 五十而復大會, 陰陽相貫, 如環無端.』① (「氣生於穀」)

위기행어음이십오도 행어양이십오도 분위주야 고기지양이기 지음이지
衛氣行於陰二十五度, 行於陽二十五度, 分爲晝夜, 故氣至陽而起, 至陰而止.

고왈 일중이양롱위중양 야반이음롱위중음
故曰, 日中而陽隴爲重陽, 夜半而陰隴爲重陰,

고태음주내 태양주외 각행이십오도 분위주야
故太陰主內, 太陽主外, 各行二十五度, 分爲晝夜.

야반위음롱 야반후이위음쇠 평단음진이양수기의
夜半爲陰隴, 夜半後而爲陰衰, 平旦陰盡而陽受氣矣.

일중이 양롱 일서이양쇠 일입양진이음수기의
日中而㉠陽隴, 日西而陽衰, 日入陽盡而陰受氣矣.

야반이대회 만민개와 명왈합음 평단음진이양수기
夜半而大會, 萬民皆臥, 命曰合陰, 平旦陰盡而陽受氣.

여시무이 여천지동기
如是無已, 與天地同紀.

➡ 『素問·評熱病論 33』에 '穀生於精'이라 하고, 『靈樞·營衛生會 18』에 '人受氣于穀'이라 하였다.

■ **氣生於穀** ○ 靈樞曰, 人受氣於穀, 穀入於胃, 以傳與肺, 五藏六府皆以受氣. 其清者爲榮, 其濁者爲衛. 榮在脈中, 衛在脈外, 營周不休, 五十度而復大會. 陰陽相貫, 如環無端.

① 기는 음식물에서 생긴다[氣生於穀] ○ 『영추(靈樞)』(「營衛生會 18」)에서는 "사람은 음식물에서 기(氣)를 받는데, 음식물이 위(胃)로 들어가면 소화·흡수되는 과정을 거쳐 그 정미(精微)로운 것은 폐(肺)로 주입되고, 모든 맥이 폐로 모여드는 작용에 따라 오장육부는 이로부터 정미로운 기를 받게 된다. 그 중 맑은 것을 영기(榮氣)라 하고, 탁한 것을 위기(衛氣)라 한다. 영기는 경맥(經脈) 속에서 유행하고, 위기는 경맥 밖에서 유행하여 쉬지 않고 운행하는데, 영·위기가 각기 50회를 돌아 다시 만난다. 이렇게 음양이 내외에서 서로 관통하여 마치 고리처럼 끊임없이 돈다"라고 하였다. (『寶鑑·內景一·氣·氣生於穀』) (신편p.275 /신p.245)

㉠ 而 : 校釋本에는 '爲'로 되어 있다.

第二章

황제왈 노인지불야명자 하기사연 소장지인 불주명자 하기사연
『黃帝曰，老人之不夜瞑者，何氣使然？少壯之人，不晝瞑者，何氣使然？

기백답왈 장자지기혈성 기기육활 기도통 영위지행 불실기상 고주정이야명
岐伯答曰，壯者之氣血盛，其肌肉滑，氣道通，營衛之行，不失其常，故晝精而夜瞑.

노자지기혈쇠 기기육고 기도삽 오장지기상박 기영기쇠소이위기내벌
老者之氣血衰，其肌肉枯，氣道澀，五藏之氣相摶，其營氣衰少而衛氣內伐，

고주부정 야불명
故晝不精，夜不瞑.』① (「老少之睡不同」)

◘ 老少之睡不同 ○ 黃帝問曰, 老人之不夜瞑, 少壯之不晝瞑者, 何氣使然. 岐伯答曰, 壯者之氣血盛, 其肌肉滑, 氣道通, 榮衛之行, 不失其常, 故晝精而夜瞑. 老者之氣血衰, 其肌肉枯, 氣道澁, 五藏之氣相搏, 其榮氣衰少而衛氣內代, 故晝不精而夜不眠. 『靈樞』

① 노소의 수면은 같지 않다[老少之睡不同] ○ 황제(黃帝)가 "노인은 밤에 잘 자지 못하고, 젊은이는 낮에 잘 자지 못하는 것은 무슨 기운이 그렇게 만드는 것입니까?"하고 물었다. 이에 기백(岐伯)이 대답하기를 "젊은이는 기혈(氣血)이 왕성하고 근육이 윤택하며 기가 도는 길이 잘 통하기 때문에 영위기(榮衛氣)가 정상적인 상태를 잃지 않으므로 낮에는 정신이 맑고 밤에는 잠을 잘 잘 수 있는 것입니다. 노인은 기혈이 쇠약하고 근육이 마르고 기가 도는 길이 막혀 오장의 기가 서로 충돌하게 되고, 영기(榮氣)가 쇠약하고 부족해지면서 위기(衛氣)도 안에서 쇠패(衰敗)하게 됩니다. 따라서 낮에도 정신이 맑지 못하고 밤에는 잠을 자지 못하는 것입니다"라고 하였다. 『영추』(「營衛生會 18」) (『寶鑑·內景二·夢·老少之睡不同』) (신편p.432 /신p.332)

第三章

第一節

황제왈 원문영위지소행 개하도종래
黃帝曰，願聞營衛之所行，皆何道從來？

기백답왈 영출어중초 위출어하 초
岐伯答曰，『營出於中焦.』① (「陰血生於水穀」) 衛出於下㉠焦.

황제왈 원문삼초지소출
黃帝曰，願聞三焦之所出.

기백답왈 상초출어위상구 병인이상 관격이포흉중 주액 순태음지분이행
岐伯答曰，『上焦出於胃上口，竝咽以上，貫膈而布胸中，走腋，循太陰之分而行，

환지 양명 상지설 하 족양명
還至㉡陽明，上至舌，下㉢足陽明，

상여영구행어양이십오도 행어음역이십오도일주야
常與營俱行於陽二十五度，行於陰亦二十五度一周也.

고오십도이부대회어수태음의
故五十度而復大會於手太陰矣.』② (「三焦傳受」)

㉠ 下 : 校釋本에는 '上'으로 고쳤다.
㉡ 至 : 校釋本에는 '注手'로 고쳤다.
㉢ 下 : 校釋本에는 '下注'로 '注'를 보충하였다.

■ **陰血生於水穀** ○ 又曰, 榮出於中焦.

① 음혈은 음식물에서 생긴다[**陰血生於水穀**] ○ 그리고 『영추(靈樞)』(「營衛生會 18」)에서는 "영혈(榮血)은 중초에서 생긴다"라고 하였다. (『寶鑑·內景二·血·陰血生於水穀』) (신편p.373 /신p.300)

■ **三焦傳受** ○ 上焦出於胃上口, 並咽以上, 貫膈而布胸中, 走腋, 循太陰之分而行, 還至陽明, 上至舌, 下足陽明, 常與榮俱行於陽二十五度, 行於陰亦二十五度爲一周, 而復大會於手太陰, 命曰衛氣也. 『靈樞』

② 삼초가 받고 전하는 것[**三焦傳受**] ○ 상초(上焦)의 기는 위(胃)의 상구(上口)인 분문(噴門)에서 나와 식도와 나란히 위로 올라가서 횡격막을 뚫고 지나 가슴속에서 퍼지고, 다시 횡으로 달려 겨드랑이 아래에 이르러 수태음폐경(手太陰肺經)의 노선을 따라 순행하고, 수양명경(手陽明經)으로 되돌아와서 위로 올라가 혀에 이르렀다가 아래로 족양명위경(足陽明胃經)을 타고 내려와서 영기(營氣)와 함께 양분(陽分)을 25회 순행하고, 음분(陰分)으로 가서 또한 25회를 순행하여 1주기를 마친 다음 다시 수태음폐경에서 만나는데, 이것을 '위기(衛氣)'라고 한다. 『영추』(「營衛生會 18」) (『寶鑑·內景三·三焦腑·三焦傳受』) (신편p.630 /신p.441)

熱食汗出 (『類經十六卷·疾病類』, p.620)

黃帝曰, 人有熱, 飮食下胃, 其氣未定, 汗則出,
或出於面, 或出於背, 或出於身半, 其不循衛氣之道而出, 何也?

岐伯曰, 此外傷於風, 內開腠理, 毛蒸理泄, 衛氣走之, 固不得循其道,
此氣慓悍滑疾, 見開而出, 故不得從其道, 故命曰漏泄.

營衛三焦 II (『類經八卷·經絡類』, p.340)

第二節

黃帝曰, 願聞中焦之所出.

岐伯答曰, 『中焦亦並胃中㉠, 出上焦之後, 此所受氣者, 泌糟粕, 蒸津液, 化其精微,
上注於肺脈, 乃化而爲血, 以奉生身, 莫貴於此, 故獨得行於經隧, 命曰營氣.』① (「三焦傳受」)

黃帝曰, 夫血之與氣, 異名同類, 何謂也?

岐伯答曰, 營衛者精氣也, 血者神氣也, 故血之與氣, 異名同類焉.
故『奪血者無汗, 奪汗者無血,』② (「無汗」) 故人生有兩死, 而無兩生.

㉠ 中 : 校釋本에는 '口'로 고쳤다.

■ 三焦傳受 ○ 中焦亦並胃中, 出上焦之後. 此所受氣者, 泌糟粕, 蒸津液, 化其精微, 上注於肺脈, 乃化而爲血, 以奉生身, 莫貴於此, 故獨得行於經隧, 命曰榮氣. 『靈樞』

① 삼초가 받고 전하는 것[三焦傳受] ○ 중초(中焦)의 기 또한 위(胃)속에서 출발하여 상초의 뒤에서 나온다. 중초는 음식물의 기미(氣味)를 받아들여 소화시킨 다음 조박(糟粕)을 분별하고, 진액을 증발시켜 정미로운 것으로 변화시킨 다음 위로 폐맥(肺脈)에 주입시키고 다시 혈액으로 변화시켜서 몸을 봉양하는 것이니, 인체에서 이보다 귀한 물질은 없는 까닭에 단독으로 경맥 속을 운행하는 것인데, 이를 '영기(營氣)'라고 한다. 『영추』(「營衛生會 18」) (『寶鑑·內景三·三焦腑·三焦傳受』) (신편p.630 /신p.441)

◘ 無汗 ○ 汗者血之異名. 故靈樞曰, 奪血者無汗, 奪汗者無血.

② 무한(無汗) ○ 땀이란 피를 달리 부른 이름이다. 그러므로 『영추(靈樞)』(「營衛生會 18」)에서는 "피를 많이 흘린 경우에는 땀을 내어서는 안되고, 땀을 많이 흘린 경우에는 피를 상하게 해서는 안된다"라고 하였다. (『寶鑑·內景二·津液·無汗』) (신편p.483 /신p.358)

第三節

황제왈 원문하초지소출
黃帝曰, 願聞下焦之所出.

기백답왈 하초자 별회장 주어방광 이삼입언
岐伯答曰, 『下焦者, 別廻腸, 注於膀胱, 而滲入焉.

고수곡자 상병거어위중 성조박 이구하어대장 이성하초
故水穀者, 常幷居於胃中, 成糟粕, 而俱下於大腸, 而成下焦,

삼이구하 제비별즙 순하초이삼입방광언
滲而俱下, 濟泌別汁, 循下焦而滲入膀胱焉.』① (「三焦傳受」)(「小便原委」)(「膀胱傳受」)

황제왈 인음주 주역입위 곡미숙이소변독선하 하야
黃帝曰, 『人飮酒, 酒亦入胃, 穀未熟而小便獨先下, 何也?

기백답왈 주자 숙곡지액야 기기한이청 고후곡이입 선곡이액출언
岐伯答曰, 酒者, 熟穀之液也, 其氣悍以淸, 故後穀而入, 先穀而液出焉.』② (「飮後卽小便」)

황제왈 선 여문 상초여무 중초여구 하초여독 차지위야
黃帝曰, 善. 余聞『上焦如霧, 中焦如漚, 下焦如瀆,』③ (「三焦形象」) 此之謂也.

■ 三焦傳受 ○ 下焦者, 別廻腸, 注於膀胱而滲入焉. 故水穀者, 常並居於胃中, 成糟粕, 而俱下於大腸, 而成下焦, 滲而俱下, 濟泌別汁, 循下焦而滲入膀胱焉. 『靈樞』

① 삼초가 받고 전하는 것[三焦傳受] ○ 하초(下焦)는 회장(廻腸)에서 갈라져 방광으로 주입하여 그 속으로 스며든다. 따라서 수액과 곡물은 비위 속에서는 같이 머물다가 조박이 되어 함께 대장으로 내려가 하초가 되어 수액을 삼투시키면서 수곡이 함께 내려가 쓸데없는 즙을 분비해 버리고 하초를 따라 방광으로 삼입(滲入)한다. 『영추』(「營衛生會 18」) (『寶鑑·內景三·三焦腑·三焦傳受』) (신편p.630 /신p.441)

■ 小便原委 ○ 靈樞曰, 水穀者, 常並居胃中, 成糟粕而俱下于大腸, 而成下焦. 滲而俱下, 濟泌別汁, 循下焦而滲入膀胱焉.

① 소변의 형성 경위[小便原委] ○ 『영추(靈樞)』(「營衛生會 18」)에서는 "음식물은 늘 비위(脾胃) 속에 같이 있다가 소화·흡수 과정을 거쳐 조박(糟粕)한 것이 대장으로 내려가며, 하초(下焦)의 작용을 받으면 기혈(氣血) 속의 정기(精氣)는 흡수되면서 함께 밑으로 내려가고, 노폐물은 혈(血) 밖으로 배출되어 하초를 따라 방광에 삼투되어 들어간다"라고 하였다. (『寶鑑·內景四·小便·小便原委』) (신편p.711 /신p.484)

■ 膀胱傳受 ○ 水液自小腸泌別, 汁滲入膀胱之中, 胞氣化之, 而爲尿以泄出也. 『內經』

① 방광이 전하고 받는 것[膀胱傳受] ○ 수액(水液)은 소장에서 분별되어 방광으로 스며들고 포(胞)의

기가 그것을 변화시켜 오줌으로 만들어서 내보낸다. 『내경』(『靈樞·營衛生會 18』) (『寶鑑·內景三·膀胱腑·膀胱傳受』) (신편p.623 /신p.438)

◘ 飮後卽小便 ○ 靈樞曰, 人飮酒, 酒入胃, 穀未熟而小便獨先下, 何也. 盖酒者, 熟穀之液, 其氣悍以淸, 故後穀而入, 先穀而液出焉.

② 마신 뒤에 곧바로 소변이 나오는 것[飮後卽小便] ○ 『영추(靈樞)』(「營衛生會 18」)에서는 "사람이 술을 마시면 술 또한 위(胃) 속으로 들어가서 음식은 아직 소화되지도 않았는데 술이 먼저 소변으로 배출되는 것은 어째서인가? 그 까닭은, 술은 곡물이 발효과정을 거쳐 만들어진 액체이므로 그 기운은 날래고 맑기 때문에 음식보다 늦게 위 속으로 들어갔지만 도리어 음식보다 먼저 배출되는 것이다"라고 하였다. (『寶鑑·內景四·小便·飮後卽小便』) (신편p.765 /신p.510)

◉ 『寶鑑』에서는 '飮後卽小便' 조문에 '補中益氣湯'을 예시하였다.

■ 三焦形象 ○ 上焦如霧, 中焦如漚, 下焦如瀆. 『靈樞』

③ 삼초의 형상[三焦形象] ○ 상초(上焦)는 안개와 같고, 중초(中焦)는 거품과 같으며, 하초(下焦)는 도랑물과 같다. 『영추』(「營衛生會 18」) (『寶鑑·內景三·三焦腑·三焦形象』) (신편p.629 /신p.441)

四時氣 第十九

四時之刺 (『類經二十卷·鍼刺類』, p.780)

第一章

황제문어기백왈 부사시지기 각부동형 백병지기 개유소생 구자지도 하자위정
黃帝問於歧伯曰, 夫四時之氣, 各不同形, 百病之起, 皆有所生, 灸刺之道, 何者爲定?

기백답왈 사시지기 각유소재 구자지도 득기혈위정
歧伯答曰, 四時之氣, 各有所在, 灸刺之道, 得氣穴爲定.

고춘취경혈맥분육지간 심자심자지 간자천자지
故春取經血脈分肉之間, 甚者深刺之, 間者淺刺之;

하취성경손락 취분간절피부
夏取盛經孫絡, 取分間絶皮膚;

추취경수 사재부 취지합
秋取經腧, 邪在府, 取之合;

동취정형 필심이유지
冬取井滎, 必深以留之.

第二章

온학한불출 위오십구유
溫瘧汗不出, 爲五十九痏.

腎主水 水俞五十七穴 Ⅰ (『類經二十一卷·鍼刺類』, p.846)

풍수부창 위오십칠유 취피부지혈자 진취지
風㽷膚脹, 爲五十七痏, 取皮膚之血者, 盡取之.

刺胸背腹病 Ⅰ (『類經二十二卷·鍼刺類』, p.872)

손설 보삼음지상 보음릉천 개구류지 열행내지
飧泄, 補三陰之上, 補陰陵泉, 皆久留之, 熱行乃止.

刺四支病 (『類經二十二卷·鍼刺類』, p.888)

전근어양치기양 전근어음치기음 개졸자지
轉筋於陽治其陽, 轉筋於陰治其陰, 皆卒刺之.

腎主水 水俞五十七穴 Ⅱ (『類經二十一卷·鍼刺類』, p.846)

도수 선취환곡하삼촌 이피침침지 이자이용지 이납지 입이복지
徒𤸇, 先取環谷下三寸, 以鈹鍼鍼之, 已刺而筩之, 而內之, 入而復之,

이진기수 필견
以盡其𤸇, 必堅㉠.

래 완즉번만 래 급즉안정 간일일자지 수진내지
來㉡緩則煩悗, 來㉢急則安靜, 間日一刺之, 𤸇盡乃止.

음폐약 방자지시도음지 방음무식 방식무음 무식타식 백삼십오일
飮閉藥, 方刺之時徒飮之, 方飮無食, 方食無飮, 無食他食, 百三十五日.

刺厥痺 (『類經二十二卷·鍼刺類』, p.884)

착비불거 구한불이 졸취기삼리 골위간
着痺不去, 久寒不已, 卒取其三里, 骨爲幹.

刺胸背腹病 Ⅱ (『類經二十二卷·鍼刺類』, p.872)

장중불편 취삼리 성사지 허보지
腸中不便, 取三里, 盛寫之, 虛補之.

刺諸風 (『類經二十一卷·鍼刺類』, p.840)

려풍자 소자기종상
『癘風者, 素刺其腫上,

이자 이예침침기처 안출기악기 종진내지 상식방식 무식타식
已刺, 以銳鍼鍼其處, 按出其惡氣, 腫盡乃止, 常食方食, 無食他食.』①

(「大風瘡·鍼法」)

■ **鍼法** ○ 癘風者, 素刺其腫上, 已刺, 以銳鍼, 鍼其處, 按出其惡氣, 腫盡乃止. 常食方食, 無食他食. 『靈樞』

① 침법(鍼法) ○ 여풍(癘風, 癩病)일 때는 일반적으로 부어오른 부위에 침을 놓을 수 있는데, 침을 놓은 다음에는 다시 뾰족한 침으로 부은 곳을 찌르고 손으로 눌러서 나쁜 기운을 다 빼버리되 부은 것이 다 가라앉을 때까지 한다. 그리고 늘상 먹는 음식을 먹고 다른 음식은 먹지 말아야 한다. 『영추』(「四時氣 19」) (『寶鑑·雜病八·諸瘡·鍼法』) (신편p.2746 /신p.1530)

㉠ 必堅 : 校釋本에는 '必堅束之'로 '束之'를 보충하였다.
㉡ 來 : 校釋本에는 '束'으로 고쳤다.
㉢ 來 : 校釋本에는 '束'으로 고쳤다.

刺胸背腹病 Ⅲ (『類經二十二卷·鍼刺類』, p.872)

『腹中常鳴, 氣上衝胸, 喘不能久立, 邪在大腸,』① (「大腸病證」)

刺肓之原巨虛上廉三里.

『小腹控睾, 引腰脊, 上衝心, 「邪在小腸者,』② (「小腸病證」)

連睾系, 屬于脊, 貫肝肺, 絡心系.

氣盛則厥逆, 上衝腸胃, 燻肝, 散于肓, 結于臍.

故取之肓原以散之, 刺太陰以予之, 取厥陰以下之,」③ (「疝專主肝」)

取巨虛下廉以去之, 按其所過之經以調之.

『善嘔, 嘔有苦, 長太息, 心中憺憺, 恐人將捕之,

邪在膽, 逆在胃, 膽液泄則口苦, 胃氣逆則嘔苦, 故曰嘔膽.

取三里』④ (「嘔吐·鍼灸法」) 以下胃氣逆, 則刺少陽血絡以閉膽逆,

却調其虛實, 以去其邪.

『飮食不下, 膈塞不通, 邪在胃脘.⑤ (「胃病證」)

在上脘則刺抑而下之, 在下脘則散而去之.』⑥ (「內傷·鍼灸法」)

『小腹痛腫, 不得小便, 邪在三焦約,』⑦ (「三焦病證」) 取之太陽大絡;

視其絡脈與厥陰小絡結而血者, 腫上及胃脘, 取三里.

◘ **大腸病證** ○ 腹痛腸鳴, 氣上衝胸喘, 不能久立, 邪在大腸也. 『靈樞』

① 대장병의 증상[大腸病證] ○ 배가 아프면서 부글거리고, 가슴으로 기가 치밀어 올라서 숨이 차며, 오랫동안 서 있지 못하는 것은 사기(邪氣)가 대장에 있기 때문이다. (『靈樞·四時氣 19』) (『寶鑑·內景三·大腸腑·大腸病證』) (신편p.618 /신p.434)

◘ **小腸病證** ○ 小腸控睾, 引腰脊, 上衝心, 邪在小腸也. 『靈樞』

② 소장병의 증상[小腸病證] ○ 아랫배에서 고환으로 땅기고 허리와 등골까지 땅기며, 통증이 명치로 치받는 것은 사기(邪氣)가 소장에 있기 때문이다. 『영추』(「四時氣 19」) (『寶鑑·內景三·小腸腑·小腸病證』) (신편 p.614 /신p.432)

◘ **疝專主肝** ○ 靈樞云, 邪在小腸, 連睾系, 屬於脊, 貫肝, 絡肺, 心系. 氣盛厥逆, 上衝腸胃, 熏肝, 散於肓, 結於臍. 惟取厥陰以下之. 亦以厥陰爲主也. 『入門』

③ 산증은 오로지 간경이 간여한다[疝專主肝] ○ 『영추(靈樞)』(「四時氣 19」)에서 "소장(小腸)에 있는 사기(邪氣)는 고환계[睾系]를 따라 신(腎)에 모였다가 간을 지나서 폐계(肺系)와 심계(心系)에 연락된다. 사기가 성(盛)하면 궐역(厥逆)이 되어 장위(腸胃)로 치밀어 올라서 간(肝)을 훈증한 다음 기해혈

(氣海穴, 肓)에서 흩어졌다가 배꼽에 가서 맺히게 된다. 이런 경우에는 궐음경(厥陰經)의 혈위(穴位)를 취하여 간기(肝氣)의 실(實)함을 사(瀉)해 주어야 한다"라고 한 것 역시 궐음경을 주로 삼은 것이다. 『입문』(「雜病分類·濕類·疝氣」) (『寶鑑·外形四·前陰·疝專主肝』) (신편p.1476 /신p.872)

■ 鍼灸法 ○ 善嘔, 嘔有苦者, 邪在膽, 逆在胃, 取三里·陽陵泉. 『內經』

④ 침구법(鍼灸法) ○ 구역질을 자주 하고 토할 때 쓴물이 올라오는 것은 사기(邪氣)가 담(膽)에 있다가 위기(胃氣)를 타고 올라오기 때문인 바, 이때는 삼리(三里)·양릉천혈(陽陵泉穴)을 취하여 치료한다. 『내경』(『靈樞·四時氣 19』) (『寶鑑·雜病五·嘔吐·鍼灸法』) (신편p.2279 /신p.1298)

◘ 胃病證 ○ 飮食不下, 膈塞不通, 邪在胃脘也. 『靈樞』

⑤ 위병의 증상[胃病證] ○ 음식이 내려가지 않고 가슴이 막혀 통하지 않는 것은 사기(邪氣)가 위 속에 있기 때문이다. (『靈樞·四時氣 19』) (『寶鑑·內景三·胃腑·胃病證』) (신편p.606 /신p.428)

■ 鍼灸法 ○ 飮食不下, 膈塞不通, 邪在胃脘. 刺法, 在上脘則抑而下之, 在下脘則散而去之. 『靈樞』

⑥ 침구법(鍼灸法) ○ 먹은 음식이 내려가지 않고 가슴에 막혀서 통하지 않는 것은 사기(邪氣)가 위완(胃脘)에 있기 때문이다. 이때 침을 놓는 법은, 사기가 상완(上脘)에 있으면 상완혈에 침을 놓아 위로 거슬러 오르는 기를 억제하여 그것을 내려주고, 사기가 하완(下脘)에 있으면 하완혈에 침을 놓아 병사(病邪)를 흩어주어 없어지게 한다. 『영추』(「四時氣 19」) (『寶鑑·雜病四·內傷·鍼灸法』) (신편p.2157 /신p.1236)

◘ 三焦病證 ○ 小腹痛腫, 不得小便, 邪在三焦約也. 『靈樞』

⑦ 삼초병의 증상[三焦病證] ○ 아랫배가 붓고 아프면서 소변을 보지 못하는 것은 병사(病邪)가 삼초에 머물러 막혔기 때문이다. 『영추』(「四時氣 19」) (『寶鑑·內景三·三焦腑·三焦病證』) (신편p.631 /신p.442)

候氣 (『類經十九卷·鍼刺類』, p.774)

第三章

도기색 찰기이 지기산복자 시기목색 이지병지존망야
覩其色, 察其以㉠知其散復者, 視其目色, 以知病之存亡也.

일기형 청기동정자 지기구인영이시기맥
一其形, 聽其動靜者, 持氣口人迎以視其脈,

견차성차활자병일진 맥연자병장하 제경실자병삼일이
堅且盛且滑者病日進, 脈軟者病將下, 諸經實者病三日已.

기구후음 인영후양야
氣口候陰, 人迎候陽也.

㉠ 以 : 四庫全書本에는 '音'으로 되어 있고, 校釋本에는 '目'으로 고쳤다.

五邪 第二十

邪在五藏之刺 (『類經二十卷·鍼刺類』, p.805)

第一節

사재폐 즉병피부통 한열 상기천
『邪在肺, 則病皮膚痛,① (「皮毛屬肺」) 寒熱, 上氣喘,② (「上氣」)

한출 해동견배
汗出, 欬動肩背.』③ (「肺病證」)

취지응중외수 배삼절오장 지방
取之膺中外腧, 背三節五藏㉠之傍,

이수질안지 쾌연 내자지 취지결분중이월지
以手疾按之, 快然, 乃刺之, 取之缺盆中以越之.

➡ 五臟病은 『素問·藏氣法時論 22』·『靈樞·五邪 20』에 나오고, 六腑病은 『靈樞·邪氣藏府病形 04』에 나온다.

➡ 『靈樞·邪客 71』 4장을 참고하라.

■ 皮毛屬肺 ○ 邪在肺, 則病皮膚痛. 『靈樞』

① 피부와 털은 폐에 속한다[皮毛屬肺] ○ 병사(病邪)가 폐에 있으면 피부에 통증이 나타난다. 『영추』(「五邪 20」) (『寶鑑·外形三·皮·皮毛屬肺』) (신편p.1339 /신p.797)

◘ 上氣 ○ 靈樞曰, 邪在肺, 則寒熱上氣.

② 상기(上氣) ○ 『영추(靈樞)』(「五邪 20」)에서는 "사기(邪氣)가 폐(肺)에 있으면 오한이 나면서 신열이 나고 기가 위로 치민다"라고 하였다. (『寶鑑·內景一·氣·上氣』) (신편p.290 /신p.254)

◉ 『寶鑑』에서는 '上氣' 조문에 '蘇子降氣湯, 秘傳降氣湯, 至聖來復丹, 沈香降氣湯, 快氣湯'을 예시하였다.

◘ 肺病證 ○ 邪在肺, 則病皮膚痛, 寒熱, 上氣喘, 汗出, 咳動肩背. 『靈樞』

③ 폐병의 증상[肺病證] ○ 병사(病邪)가 폐에 있으면 피부가 아프고 오한·발열이 나며, 기가 위로 치밀어 올라 숨이 차고 땀이 나며, 기침할 때 어깨와 등이 당겨서 아픈 증상이 나타난다. 『영추』(「五邪 20」) (『寶鑑·內景三·肺臟·肺病證』) (신편p.583 /신p.413)

第二節

사재간 즉양협중통 한중 악혈재내 행 선체 절시각종
『邪在肝, 則兩脇中痛, 寒中, 惡血在內,』① (「肝病證」) 行㉡善掣, 節時脚腫㉢.

취지행간 이인협하 보삼리이온위중
取之行間, 以引脇下, 補三里以溫胃中,

㉠ 節五藏 : 校釋本에는 '椎'로 고쳤다.
㉡ 行 : 校釋本에는 '胻'으로 고쳤다.
㉢ 脚腫 : 校釋本에는 '脚'자를 삭제하였다.

取血脈以散惡血, 取耳間青脈, 以去其掣.

◘ 肝病證 ○ 邪在肝, 則兩脇中痛, 寒中, 惡血在內. 『靈樞』

① 간병의 증상[肝病證] ○ 병사(病邪)가 간에 있으면 양 옆구리 속이 아프니, 한사(寒邪)가 직중(直中)하였거나 악혈(惡血)이 속에 있기 때문이다. 『영추』(「五邪 20」) (『寶鑑·內景三·肝臟·肝病證』) (신편p.555 /신p.395)

第三節

『邪在脾胃, 則病肌肉痛,

陽氣有餘, 陰氣不足, 則熱中善饑;

陽氣不足, 陰氣有餘, 則寒中腸鳴腹痛,』① (「脾病證」)

陰陽俱有餘, 若俱不足, 則有寒有熱, 皆調於三里.

◘ 脾病證 ○ 邪在脾胃, 則病肌肉痛. 陽氣有餘, 陰氣不足, 則熱中善飢. 陽氣不足, 陰氣有餘, 則寒中腸鳴腹痛. 『靈樞』

① 비병의 증상[脾病證] ○ 병사(病邪)가 비위(脾胃)에 있으면 기육(肌肉)이 아픈 병이 생긴다. 양기(陽氣)가 지나치고 음기(陰氣)가 부족하면 속에 열이 생겨서 음식을 쉬 소화시키므로 배가 자주 고프다. 양기가 부족하고 음기가 지나치면 속이 차져서 장에서 소리가 나면서 배가 아프다. 『영추』(「五邪 20」) (『寶鑑·內景三·脾臟·脾病證』) (신편p.574 /신p.407)

第四節

『邪在腎, 則病骨痛, 陰痺.

陰痺者, 按之而不得, 腹脹腰痛, 大便難, 肩背頸項痛㉠,① (「背痛」)

時眩.』② (「腎病證」)

取之湧泉, 崑崙, 視有血者, 盡取之.

◘ 背痛 ○ 又曰, 邪在腎, 則病肩背頸項痛. 『靈樞』

① 등이 아픈 것[背痛] ○ 또한 사기(邪氣)가 신(腎)에 있으면 어깨·등·목이 아프다. 『영추』(「五邪 20」) (『寶鑑·外形二·背·背痛』) (신편p.1186 /신p.732)

◉ 『寶鑑』에서는 '背痛' 조문에 '通氣防風湯, 羌活勝濕湯, 三合湯, 蒼朮復煎湯, 四物湯 가감, 二陳湯 가감, 龍薈丸'을 예시하였다.

㉠ 痛 : 校釋本에는 '强痛'으로 '强'을 보충하였다.

◘ 腎病證 ○ 邪在腎則病骨痛陰痹. 陰痹者, 按之而不得, 腹脹腰痛, 大便難, 肩背頸項痛, 時眩. 『靈樞』

② 신병의 증상[腎病證] ○ 병사(病邪)가 신장에 있으면 뼈가 아프거나 음비증(陰痹證)이 생긴다. '음비증(陰痹證)'은 눌러 보아서는 알 수 없지만 배가 불러 오르고 허리가 아프며, 대변을 보기가 힘들고, 어깨·등·목 등의 부위가 아프고, 때때로 어지러운 등의 증세가 나타난다. 『영추』(「五邪 20」) (『寶鑑·內景三·腎臟·腎病證』) (신편p.592 /신p.418)

第五節

『邪在心, 則病心痛喜悲, 時眩仆,』① (「心病證」) 視有餘不足而調之其輸也.

(사재심 즉병심통희비 시현부 / 시유여부족이조지기수야)

◘ 心病證 ○ 邪在心, 則病心痛, 喜悲, 時眩仆. 『靈樞』

① 심병의 증상[心病證] ○ 병사(病邪)가 심장에 있으면 가슴이 아프고 잘 슬퍼하며, 때때로 눈앞이 어질어질해져서 넘어진다. 『영추』(「五邪 20」) (『寶鑑·內景三·心臟·心病證』) (신편p.565 /신p.402)

寒熱病 第二十一

刺寒熱 (『類經二十一卷·鍼刺類』, p.857)

第一節

皮寒熱者, 不㉠可附席, 毛髮焦, 鼻槁腊, 不得汗, 取三陽之絡, 以補手太陰.

肌寒熱者, 肌痛, 毛髮焦而脣槁腊, 不得汗, 取三陽於下, 以去其血者, 補足太陰, 以出其汗.

骨寒熱者, 病無所安, 汗注不休. 齒未槁, 取其少陰於陰股之絡. 齒已槁, 死不治, 骨厥亦然.

刺厥痹 I (『類經二十二卷·鍼刺類』, p.884)

第二節

骨痹, 擧節不用而痛, 汗注煩心, 取三陰之經補之.

刺諸病諸痛 (『類經二十二卷·鍼刺類』, p.891)

身有所傷, 血出多及中風寒, 若有所墮墜, 四支懈惰㉡不收, 名曰體惰㉢. 取其小腹臍下三結交. 三結交者, 陽明太陰也, 臍下三寸關元也.

➡ 『素問·痿論 44』 3장의 주석을 참고하라.

㉠ 不 : 校釋本에는 '皮不'로 '皮'를 보충하였다.
㉡ 懈惰 : 校釋本에는 '解㑊'으로 고쳤다.
㉢ 惰 : 校釋本에는 '解'로 고쳤다.

刺厥痹 Ⅱ (『類經二十二卷·鍼刺類』, p.884)

궐비자 궐기상급복 취음양지락 시주병야 사양보음경야
厥痹者, 厥氣上及腹, 取陰陽之絡, 視主病也, 寫陽補陰經也.

刺頭項七竅病 (『類經二十一卷·鍼刺類』, p.862)

경측지동맥인영 인영 족양명야 재영근지전
頸側之動脈人迎. 人迎, 足陽明也, 在嬰筋之前.

영근지후 수양명야 명왈부돌
嬰筋之後, 手陽明也, 名曰扶突.

차맥 족 소양맥야 명왈천유
次脈, 足㉠少陽脈也, 名曰天牖.

차맥 족태양야 명왈천주
次脈, 足太陽也, 名曰天柱.

액하동맥 비태음야 명왈천부
腋下動脈, 臂太陰也, 名曰天府.

양영 두통 흉만부득식 취지인영
陽迎㉡頭痛, 胸滿不得息, 取之人迎.

폭음기경 취부돌여설본출혈
『暴瘖氣鞕, 取扶突與舌本出血.』① (「聲音·鍼灸法」)

폭롱기몽 이목불명 취천유
暴聾氣蒙, 耳目不明, 取天牖.

폭련간현 족불임신 취천주
暴攣癎眩, 足不任身, 取天柱.

폭단내역 간폐상박 혈일비구 취천부 차위천유오부
暴癉內逆, 肝肺相搏, 血溢鼻口, 取天府. 此爲天牖五部.

■ 鍼灸法 ○ 暴瘖氣喘, 取扶突·廉泉. 『靈樞』

① 침구법(鍼灸法) ○ 갑자기 말을 못하고 숨이 찬 경우에는 부돌(扶突)과 염천혈(廉泉穴)을 취하여 침을 놓는다. 『영추』(「寒熱病 21」) (『寶鑑·內景二·聲音·鍼灸法』) (신편p.454 /신p.343)

第三節

비양명유입구편치자 명왈대영 하치우취지 비오한보지 불오한사지
臂陽明有入頄偏齒者, 名曰大迎, 下齒齲取之. 臂惡寒補之, 不惡寒寫之.

족태양유입구편치자 다 왈각손 상치우취지 재비여구전
足太陽有入頄偏齒者, 多㉢曰角孫, 上齒齲取之, 在鼻與頄前.

㉠ 足 : 校釋本에는 '手'로 고쳤다.

㉡ 迎 : 校釋本에는 '逆'으로 고쳤다.

㉢ 多 : 章句索引本, 校釋本에는 '名'으로 되어 있다.

방병지시 기맥성 성즉사지 허즉보지
方病之時, 其脈盛, 盛則寫之, 虛則補之.

일왈취지출비외
一曰取之出鼻外.㉠

족양명유협비입어면자 명왈현로 속구 대입계목본
足陽明有挾鼻入於面者, 名曰懸顱, 屬口, 對入繫目本,㉡

시유과자취지 손유여 익부족 반자익기
視有過者取之, 損有餘, 益不足, 反者益其㉢.

족태양유통항입어뇌자 정속목본 명왈안계 두목고통취지 재항중양근간
『足太陽有通項入於腦者, 正屬目本, 名曰眼系, 頭目苦痛取之, 在項中兩筋間,

입뇌내별음교양교 음양상교 양입음 음출양 교어목예자
入腦乃別陰蹻陽蹻, 陰陽相交, 陽入陰, 陰出陽,㉣ 交於目銳眥.

양기성즉진목 음기성즉명목
陽氣盛則瞋目, 陰氣盛則瞑目.』① (「昏沈多睡」)

➡ 任脈·督脈은 『素問·骨空論 60』·『靈樞·營氣 16』, 衝脈은 『素問·骨空論 60』·『靈樞·五音五味 65』·『靈樞·逆順肥瘦 38』·『靈樞·動腧 62』, 帶脈은 『素問·痿論 44』·『靈樞·經別 11』, 蹻脈은 『素問·脈度 17』·『靈樞·寒熱病 21』을 참고하라.

◆ **昏沈多睡** ○ 靈樞曰, 足太陽有通項入于腦者, 正屬目本, 名曰眼系. 在項中兩筋間, 入腦乃別陰蹻陽蹻, 陰陽相交, 陽入陰, 陰出陽, 交于目銳眥. 當作目內眥. 陽氣盛則瞋目, 陰氣盛則瞑目.

① 정신이 혼미해지고 잠이 많은 것[昏沈多睡] ○ 『영추(靈樞)』(「寒熱病 21」)에서는 "족태양경에는 목 뒤를 통해서 뇌로 들어가는 것이 있는데, 바로 눈에 소속되어 있으므로 안계(眼系)라고 한다. 그런데 이는 목 뒤의 가운데 두 힘줄 사이에 그 경혈이 있는 것으로, 그 순행은 뇌로 들어가 음교맥(陰蹻脈)과 양교맥(陽蹻脈)으로 갈라졌다가 다시 음양이 서로 교차되어 양은 음 쪽으로 들어가고, 음은 양 쪽으로 나와서 목예자(目銳眥) 목내자(目內眥)라고 해야 한다. 에서 교차한다. 양기가 성(盛)하면 눈을 부릅뜨고, 음기가 성하면 눈을 감는다"라고 하였다. (『寶鑑·內景二·夢·昏沈多睡』) (신편p.425 /신p.328)

◉ 『寶鑑』에서는 '昏沈多睡' 조문에 '小柴胡湯, 茯苓四逆湯, 四逆湯'을 예시하였다.

刺厥痹 Ⅲ (『類經二十二卷·鍼刺類』, p.884)

第四節

열궐취족태음소양 개류지 한궐취족 양명소음어족 개류지
熱厥取足太陰少陽, 皆留之; 寒厥取足㉤陽明少陰於足, 皆留之.

설종연하 번만 취족소음
「舌縱涎下,」① (「滯頤」) 煩悗, 取足少陰.

진한쇄쇄 고함 부득한출 복창번만 취수태음
振寒洒洒, 鼓頷, 不得汗出, 腹脹煩悗, 取手太陰.

자허자 자기거야 자실자 자기래야
刺虛者, 刺其去也. 刺實者, 刺其來也.

㉠ 校釋本에는 이 다음에 '方病之時, 盛寫虛補.'를 보충하였다.
㉡ 校釋本에는 이 다음에 '頭痛引頷取之,'를 보충하였다.
㉢ 其 : 校釋本에는 '甚'으로 고쳤다.
㉣ 陽入陰, 陰出陽 : 校釋本에는 '陽入陰出, 陰陽'으로 고쳤다.
㉤ 足 : 校釋本에는 '足'자를 삭제하였다.

◘ 滯頤 ○ 內經論舌縱涎下, 皆屬於熱. 可辨冷熱而治之. 熱涎者, 胃火炎上, 宜用通心飮. 方見上. 冷涎者, 胃虛也, 宜用木香半夏丸. 『入門』

① 체이(滯頤) ○ 『내경(內經)』(『靈樞·寒熱病 21』)에서 "혀가 늘어지고 침이 흐르는 것은 다 열증에 속한다"라고 논하였으나 냉증과 열증을 구별하여 치료하는 것이 좋다. 즉, 열증으로 침을 흘리는 것은 위화(胃火)가 위로 올라간 것이니, 통심음(通心飮)(처방은 위를 보라.)을 먹이는 것이 좋고, 냉증으로 침을 흘리는 것은 위(胃)가 허(虛)한 것이니, 목향반하환(木香半夏丸)을 쓰는 것이 좋다. 『입문』(「小兒門·胎毒類·龜胸龜背·滯頤」) (『寶鑑·雜病十一·小兒·滯頤』) (신편p.3180 /신p.1760)

四時之刺 (『類經二十卷·鍼刺類』, p.780)

春取絡脈, 夏取分腠, 秋取氣口, 冬取經輸, 凡此四時, 各以時爲齊.
絡脈治皮膚, 分腠治肌肉, 氣口治筋脈, 經輸治骨髓五藏.

刺癰疽 (『類經二十二卷·鍼刺類』, p.894)

第五節

『身有五部, 伏兎一, 腓二, 腓者腨也, 背三, 五藏之腧四, 項五.
此五部有癰疽者死.』① (「定癰疽死之部分」)

病始手臂者, 先取手陽明太陰而汗出;

病始頭首者, 先取項太陽而汗出;

病始足脛者, 先取足陽明而汗出;

臂太陰可汗出, 足陽明可汗出.

故取陰而汗出甚者, 止之於陽. 取陽而汗出甚者, 止之於陰.

■ 定癰疽死之部分 ○ 身有五部, 伏兎一, 穴名. 腓二, 腓者腨也. 背三, 五藏之兪四, 項五, 此五部有癰疽者, 死. 『靈樞』

① 옹저의 발생 부위에 따라 죽음이 결정된다[定癰疽死之部分] ○ 몸에 있는 다섯 곳의 부위, 즉 첫째 복토(伏兎), 혈이름이다. 둘째 비(腓), 장딴지부위이다. 셋째 등, 넷째 오장의 수혈(兪穴), 다섯째 목, 이렇게 다섯 곳에 옹저(癰疽)가 생기면 죽는다. 『영추』(「寒熱病 21」) (『寶鑑·雜病七·癰疽(上)·定癰疽死之部分』) (신편p.2630 /신p.1474)

범자지해 중이불거즉정설 부중이거즉치기
凡刺之害, 中而不去則精泄, 不中而去則致氣.

정설즉병심이광 치기즉생위옹저야
精泄則病甚而恇, 致氣則生爲癰疽也.

癲狂 第二十二

刺灸癲狂 (『類經二十一卷·鍼刺類』, p.842)

第一章

第一節

목자외결어면자 위예자 재내근비자 위내자
『目眥外決於面者, 爲銳眥; 在內近鼻者, 爲內眥.

상위외자 하위내자
上爲外眥, 下爲內眥.』① (「眼有內外眥」)

전질시생 선불락 두중통 시거목적 심 작극이이번심
癲疾始生, 先不樂, 頭重痛, 視擧目赤, 甚㉠作極已而煩心,

후지어안 취수태양양명태음 혈변이지
候之於顔, 取手太陽陽明太陰, 血變而止.

전질시작 이인구제호천계자
癲疾始作, 而引口啼呼喘悸者,

후지수양명태양 좌강자공기우 우강자공기좌 혈변이지
候之手陽明太陽, 左强者攻其右, 右强者攻其左, 血變而止.

전질시작 선 반강 인이척통
癲疾始作, 先㉡反僵, 因而脊痛,

후지족태양양명태음수태양 혈변이지
候之足太陽陽明太陰手太陽, 血變而止.

■ **眼有內外眥** ○ 目眥外決于面者, 爲銳眥. 在內近鼻者, 爲內眥. 上爲外眥, 下爲內眥. 『靈樞』

① 눈에는 내자와 외자가 있다[眼有內外眥] ○ 안각(眼角)이 얼굴의 바깥쪽에 위치한 것을 목예자(目銳眥)라 한다. 눈의 안쪽으로서 콧마루에 접해 있는 것을 목내자(目內眥)라고 한다. 위의 눈꺼풀은 외자에 속하고, 아래의 눈꺼풀은 내자에 속한다. 『영추』(「癲狂 22」) (『寶鑑·外形一·眼·眼有內外眥』) (신편 p.946 /신p.605)

第二節

치전질자 상여지거 찰기소당취지처
治癲疾者, 常與之居, 察其所當取之處.

병지 시지유과자사지 치기혈어호호지중 지기발시 혈독동의
病至, 視之有過者寫之, 置其血於瓠壺之中, 至其發時, 血獨動矣.

부동 구궁골이십장 궁골자 저골야
不動, 灸窮骨二十壯. 窮骨者, 骶骨也.

㉠ 甚 : 校釋本에는 '其'로 고쳤다.
㉡ 先 : 校釋本에는 '而'로 고쳤다.

第三節

骨癲疾者，顑齒諸腧分肉皆滿而骨居，汗出煩悗.

嘔多沃沫，氣下泄，不治.

筋癲疾者，身倦攣急大，刺項大經之大杼脈㉠.

嘔多沃㉡沫，氣下泄，不治.

脈癲疾者，暴仆，四肢之脈，皆脹而縱.

脈滿，盡刺之出血；不滿，灸之挾項太陽，灸帶脈於腰相去三寸，

諸分肉本輸.

『嘔多沃㉢沫，氣下泄，不治.

癲疾者，疾發如狂者，死不治.』① (「神病不治證」)

◘ 神病不治證 ○ 靈樞曰，癲疾嘔多沃沫，氣下泄，不治. ○ 靈樞曰，癲疾者，疾發如狂，死不治.

① 신병의 불치증[神病不治證] ○『영추(靈樞)』(「癲狂 22」)에서는 “전질(癲疾)로 많은 백말(白沫)을 토하고, 기(氣)가 밑으로 새는 것은 치료하지 못한다”라고 하였다. ○『영추(靈樞)』(「癲狂 22」)에서는 “전질을 앓는 사람이 발작했을 때 광증(狂證)을 보이면 죽지 치료하지 못한다”라고 하였다. (『寶鑑·內景一 神·神病不治證』) (신편p.360 /신p.294)

第四節

狂始生，先自悲也，喜忘苦怒善恐者，得之憂饑.

治之取手太陰陽明，血變而止，及取足太陰陽明.

狂始發，少臥不飢，自高賢也，自辯智也，自尊貴也，善罵詈，日夜不休.

治之取手陽明太陽太陰舌下少陰，視㉣之盛者，皆取之；不盛，釋之也.

狂言驚善笑好歌樂妄行不休者，得之大恐.

治之取手陽明太陽太陰.

㉠ 校釋本에는 이곳의 ‘脈’자를 위의 구절 ‘身倦攣急大’로 옮겨 ‘身倦攣急脈大’로 고쳤다.

㉡ 沃 : 校釋本에는 ‘涎’으로 고쳤다.

㉢ 沃 : 校釋本에는 ‘涎’으로 고쳤다.

㉣ 視 : 校釋本에는 ‘視脈’으로 ‘脈’을 보충하였다.

광 목망견 이망문 선호자 소기지소생야
狂, 目妄見, 耳妄聞, 善呼者, 少氣之所生也.

치지취수태양태음양명족태음두양함
治之取手太陽太陰陽明足太陰頭兩顑.

광자다식 선견귀신 선소이불발어외자 득지유소대희
狂者多食, 善見鬼神, 善笑而不發於外者, 得之有所大喜.

치지취족태음태양양명 후취수태음태양양명
治之取足太陰太陽陽明, 後取手太陰太陽陽明.

광이신발 미응여차자 선취곡천좌우동맥 급성자견혈 유경이
狂而新發, 未應如此者, 先取曲泉左右動脈, 及盛者見血, 有傾已.

불이 이법취지 구골저 이십장
不已, 以法取之, 灸骨骶㉠二十壯.

刺厥痺 (『類經二十二卷·鍼刺類』, p.884)

第二章

풍역 폭사지종 신탑탑 희연시한 기즉번 포즉선변
風逆, 暴四肢腫, 身漯漯, 唏然時寒, 饑則煩, 飽則善變.

취수태음표리 족소음양명지경 육청취형 골청취정경야
取手太陰表裏, 足少陰陽明之經. 肉清取滎, 骨清取井經也.

궐역위병야 족폭청 흉약장열 장약장이도절지 번 이불능식 맥대소개색
厥逆爲病也, 足暴清, 胸若將裂, 腸若將以刀切之, 煩㉡而不能食, 脈大小皆濇.

난취족소음 청취족양명 청즉보지 온즉사지
煖取足少陰, 清取足陽明, 清則補之, 溫則寫之.

궐역복창만 장명 흉만부득식
厥逆腹脹滿, 腸鳴, 胸滿不得息,

취지하흉이협해이동수자 여배수이수안지립쾌자시야
取之下胸二脇欬而動手者, 與背腧以手按之立快者是也.

내폐부득수 자족소음태양여저상이장침 기역즉취기태음양명궐음
內閉不得溲, 刺足少陰太陽與骶上以長鍼, 氣逆則取其太陰陽明厥陰,

심취소음양명동자지경야
甚取少陰陽明動者之經也.

소기 신탑탑야 언흡흡야 골산체중 해타불능동 보족소음
『少氣, 身漯漯也, 言吸吸也, 骨痠體重, 懈惰不能動.』① (「少氣」) 補足少陰.

단기 식단불촉 동작기삭 보족소음 거혈락야
短氣, 息短不屬, 動作氣索, 補足少陰, 去血絡也.

◘ 少氣 ○ 又曰, 腎生氣, 腎虛則少氣力, 言吸吸, 骨痠懈惰不能動.

① 소기(少氣) ○ 또한 『영추(靈樞)』(「癲狂 22」)에서는 "신(腎)은 기를 생기게 하는데, 신이 허하면 기력이 떨어져서 말을 똑똑하게 내뱉지 못하고, 뼈가 쑤시고 몸이 나른하여 잘 움직이지 못한다"라고 하였다. (『寶鑑·內景一·氣·少氣』) (신편p.293 /신p.256)

◉ 『寶鑑』에서는 '少氣' 조문에 '生脈散, 人參膏, 獨參湯, 黃芪湯, 四君子湯, 人參黃芪湯, 益氣丸, 補中益氣湯, 益胃升陽湯'을 예시하였다.

㉠ 骨骶 : 校釋本에는 '骶骨'로 고쳤다.

㉡ 煩 : 校釋本에는 '䐜'으로 고쳤다.

熱病 第二十三

刺諸風 (『類經二十一卷·鍼刺類』, p.840)

第一節

편고 신편불용이통 언불변 지불란 병재분주지간 거침취지
偏枯, 身偏不用而痛, 言不變, 志不亂, 病在分腠之間,㉠ 巨鍼取之,

익기부족 손기유여 내가복야
益其不足, 損其有餘, 乃可復也.

비지위병야 신무통자 사지불수 지란불심 기언미지 가치
痱之爲病也, 身無痛者, 四肢不收, 智亂不甚, 其言微知, 可治;

심즉불능언 불가치야
甚則不能言, 不可治也.

병선기어양 후입어음자 선취기양 후취기음 부이취지
病先起於陽, 後入於陰者, 先取其陽, 後取其陰, 浮而取之.

諸熱病死生刺法 (『類經二十一卷·鍼刺類』, p.850)

第二節

열병삼일 이기구정인영조자 취지제양 오십구자
熱病三日, 而氣口靜人迎躁者, 取之諸陽, 五十九刺,

이사기열이출기한 실기음이보기부족자
以寫其熱而出其汗, 實其陰以補其不足者.

신열심 음양개정자 물자야 기가자자 급취지 불한출즉설
身熱甚, 陰陽皆靜者, 勿刺也; 其可刺者, 急取之, 不汗出則泄㉡.

소위물자자 유사징야
所謂勿刺者, 有死徵也.

열병칠일팔일 맥구동천이단 자 급자지 한차자출 천자수대지간
熱病七日八日, 脈口動喘而短㉢者, 急刺之, 汗且自出, 淺刺手大指間.

열병칠일팔일 맥미소 병자수혈 구중건 일일반이사 맥대자 일일사
熱病七日八日, 脈微小, 病者溲血, 口中乾, 一日半而死, 脈代者, 一日死.

열병이득한출 이맥상조 천 차부열 물자부 천심자사
熱病已得汗出, 而脈尙躁, 喘, 且復熱, 勿刺膚㉣, 喘甚者死.

열병칠일팔일 맥부조 조불산삭 후삼일중유한 삼일불한 사일사
熱病七日八日, 脈不躁, 躁不散數, 後三日中有汗; 三日不汗, 四日死.

㉠ 校釋本에는 이 다음에 '宜溫臥取汗'을 보충하였다.
㉡ 泄 : 校釋本에는 '瀉'로 되어 있다.
㉢ 短 : 校釋本에는 '眩'으로 고쳤다.
㉣ 勿刺膚 : 校釋本에는 '勿庸刺'로 고쳤다.

미 증 한 자 물 주 자 지
未曾汗者, 勿腠刺之.

열 병 선 부 통 질 비 충 면 취 지 피 이 제 일 침 오 십 구
熱病先膚痛窒鼻充面, 取之皮, 以第一鍼, 五十九;

가 진 비 색 피 어 폐 부 득 색 지 화 화 자 심 야
苛軫鼻, 索皮於肺, 不得索之火, 火者心也.

열 병 선 신 색 의 이 열 번 만 건 순 구 익 취 지 피 이 제 일 침 오 십 구
熱病先身澁, 倚㉠而熱, 煩悗, 乾脣口嗌㉡, 取之皮㉢, 以第一鍼, 五十九;

부 창 구 건 한 한 출 색 맥 어 심 부 득 색 지 수 수 자 신 야
膚㉣脹口乾, 寒汗出, 索脈於心, 不得索之水, 水者腎也.

열 병 익 건 다 음 선 경 와 불 능 기 취 지 부 육 이 제 육 침 오 십 구
熱病嗌乾多飮, 善驚, 臥不能起㉤, 取之膚肉, 以第六鍼, 五十九;

목 자 청 색 육 어 비 부 득 색 지 목 목 자 간 야
目眥青, 索肉於脾, 不得索之木, 木者肝也.

열 병 면 청 뇌 통 수 족 조 취 지 근 간 이 제 사 침 어 사 역
熱病面青腦痛, 手足躁, 取之筋間, 以第四鍼, 於四逆;

근 벽 목 침 색 근 어 간 부 득 색 지 금 금 자 폐 야
筋躄目浸, 索筋於肝, 不得索之金, 金者肺也.

열 병 삭 경 계 종 이 광 취 지 맥 이 제 사 침 급 사 유 여 자
熱病數驚, 瘛瘲而狂, 取之脈, 以第四鍼, 急寫有餘者;

전 질 모 발 거 색 혈 어 심 부 득 색 지 수 수 자 신 야
癲疾毛髮去, 索血於心, 不得索之水, 水者腎也.

열 병 신 중 골 통 이 롱 이 호 명 취 지 골 이 제 사 침 오 십 구 자
熱病身重骨痛, 耳聾而好瞑, 取之骨, 以第四鍼, 五十九刺;

골 병 불 식 설 치 이 청 색 골 어 신 부 득 색 지 토 토 자 비 야
骨病不食, 齧齒耳青, 索骨於腎, 不得索之土, 土者脾也.

열 병 부 지 소 통 이 롱 불 능 자 수 구 건 양 열 심 음 파 유 한 자 열 재 수 사 불 가 치
熱病不知所痛, 耳聾不能自收, 口乾, 陽熱甚, 陰頗有寒者, 熱在髓, 死不可治.

열 병 두 통 섭 유 목 체 맥 통 선 뉵 궐 열 병 야
熱病頭痛, 顳顬, 目瘳脈痛, 善衄, 厥熱病也,

취 지 이 제 삼 침 시 유 여 부 족 한 열 치
取之以第三鍼, 視有餘不足, 寒熱痔.

열 병 체 중 장 중 열 취 지 이 제 사 침 어 기 수 급 하 제 지 간 색 기 어 위 각 득 기 야
熱病體重, 腸中熱, 取之以第四鍼, 於其腧, 及下諸指間, 索氣於胃胳㉥, 得氣也.

열 병 협 제 급 통 흉 협 만 취 지 용 천 여 음 릉 천 취 이 제 사 침 침 익 리
熱病挾臍急痛, 胸脇滿, 取之湧泉與陰陵泉, 取㉦以第四鍼, 鍼嗌裏.

열 병 이 한 차 출 급 맥 순 가 한 자 취 지 어 제 태 연 대 도 태 백
熱病而汗且出, 及脈順可汗者, 取之魚際太淵大都太白,

사 지 즉 열 거 보 지 즉 한 출 한 출 태 심 취 내 과 상 횡 맥 이 지 지
寫之則熱去, 補之則汗出, 汗出太甚, 取內踝上橫脈以止之.

열 병 이 득 한 이 맥 상 조 성 차 음 맥 지 극 야 사 기 득 한 이 맥 정 자 생
熱病已得汗而脈尙躁盛, 此陰脈之極也, 死; 其得汗而脈靜者, 生.

㉠ 倚 : 校釋本에는 '煩'으로 고쳤다.
㉡ 乾脣口嗌 : 校釋本에는 '唇嗌乾'으로 고쳤다.
㉢ 皮 : 校釋本에는 '脈'으로 고쳤다.
㉣ 膚 : 校釋本에는 '腹'으로 되어 있다.
㉤ 起 : 校釋本에는 '安'으로 고쳤다.
㉥ 胳 : 校釋本에는 '絡'으로 고쳤다.
㉦ 取 : 校釋本에는 삭제하였다.

열병 맥상성조이부득한자 차양맥지극야 사 맥성조득한정자 생
熱病㉠脈尙盛躁而不得汗者, 此陽脈之極也, 死; 脈盛躁得汗靜者, 生.

열병불가자자유구
『熱病不可刺者有九.

일왈 한불출 대관발적얼자사
一曰, 汗不出, 大顴發赤噦者死;

이왈 설이복만심자사
二曰, 泄而腹滿甚者死;

삼왈 목불명 열불이자사
三曰, 目不明, 熱不已者死;

사왈 노인영아 열이복만자사
四曰, 老人嬰兒, 熱而腹滿者死;

오왈 한불출 구하혈자사
五曰, 汗不出, 嘔下血者死;

육왈 설본란 열불이자사
六曰, 舌本爛, 熱不已者死;

칠왈 해이뉵 한불출 출부지족자사
七曰, 欬而衄, 汗不出, 出不至足者死;

팔왈 수열자사
八曰, 髓熱者死;

구왈 열이경자사 요절 계종 치금계야
九曰, 熱而痓者死. 腰折, 瘛瘲, 齒噤齘也.』① (「寒·鍼灸法」)(「瘟疫熱病不治證」)

범차구자 불가자야
凡此九者, 不可刺也.

소위오십구자자 양수외내측각삼 범십이유 오지간각일 범팔유 족역여시
所謂五十九刺者, 兩手外內側各三, 凡十二痏; 五指間各一, 凡八痏, 足亦如是;

두입발일촌방삼분각삼 범육유 갱입발삼촌변오 범십유
頭入髮一寸傍三分各三, 凡六痏; 更入髮三寸邊五, 凡十痏;

이전후구하자각일 항중일 범육유
耳前後口下者各一, 項中一, 凡六痏;

전상일 신회일 발제일 염천일 풍지이 천주이
巔上一, 顖會一, 髮際一, 廉泉一, 風池二, 天柱二.

■ 鍼灸法 ○ 熱病不可刺者有九. 一曰, 汗不出, 大顴發赤, 噦者死. 二曰, 泄而腹滿甚者死. 三曰, 目不明, 熱不已者死. 四曰, 老人嬰兒, 熱而腹滿者死. 五曰, 汗不出, 嘔下血者死. 六曰, 舌本爛, 熱不已者死. 七曰, 欬而衄, 汗不出, 出不至足者死. 八曰, 髓熱者死. 九曰, 熱而痓者死. 痓者, 腰折, 瘈瘲, 齒噤齘也. 『靈樞』

① 침구법(鍼灸法) ○ 열병(熱病)에 침을 놓을 수 없는 증상이 9가지가 있다. 첫째, 땀이 나지 않고 관골 부위가 붉으며 딸꾹질을 하는 것으로서 이것은 죽을 증상이다. 둘째, 설사하고 배가 몹시 창만(脹滿)한 것으로서 이것은 죽을 증상이다. 셋째, 눈이 밝지 못하고 열이 내리지 않는 것으로서 이것은 죽을 증상이다. 넷째, 노인과 어린아이가 열이 나고 복부가 창만한 것으로서 이것은 죽을 증상이다. 다섯째, 땀이 나지 않고 토혈(吐血)·하혈(下血)하는 것으로서 이것은 죽을 증상이다. 여섯째, 설근(舌根)이 짓무르고 열이 멎지 않는 것으로서 이것은 죽을 증상이다. 일곱째, 기침하고 코피가 나며, 땀이 나지 않고 땀이 나더라도 발에까지 나지 않는 것으로서 이것은 죽을 증상이다. 여덟째, 열사(熱邪)가 이미 골수(骨髓)에 들어간 것으로서 이것은 죽을 증상이다. 아홉째, 열이 나면서 경병(痓病)이 발작하는 것으로서 이것은 죽을 증상이다. '경병(痓病)'이란 허리가 뒤로 젖혀지고 손발에 경련이 일며 이를 악

㉠ 熱病 : 四庫全書本, 章句索引本에는 '熱病者'로 되어 있다.

물고 이를 가는 것이다. 이런 9가지 증상이 나타나면 모두 침을 놓을 수 없다. 『영추』(「熱病 23」) (『寶鑑·雜病三·寒(下)·鍼灸法』) (신편p.1966 /신p.1144)

◘ 瘟疫熱病不治證 ○ 熱病不可刺者有九. ○ 一曰, 汗不出, 大顴發赤, 噦者, 死 ○ 二曰, 泄而腹滿甚者, 死. ○ 三曰, 目不明, 熱不已者, 死. ○ 四曰, 老人嬰兒, 熱而腹滿者, 死. ○ 五曰, 汗不出, 嘔下血者, 死. ○ 六曰, 舌本爛, 熱不已者, 死. ○ 七曰, 欬而衄, 汗不出, 出不至足者, 死. ○ 八曰, 髓熱者, 死. ○ 九曰, 熱而痓者, 死. 痓者, 腰折, 瘈瘲, 齒噤齘也. 『靈樞』

① 온역과 열병의 불치증[瘟疫熱病不治證] ○ 열병(熱病)일 때 침을 놓을 수 없는 사증(死證)에 9가지가 있다. ○ 첫째, 땀이 나오지 않고 관골 부위가 벌겋게 되면서 딸꾹질이 나는 것은 죽는다. ○ 둘째, 설사가 나면서 배가 몹시 그득한 것은 죽는다. ○ 셋째, 눈이 잘 보이지 않고 열이 내리지 않는 것은 죽는다. ○ 넷째, 노인이나 어린이가 열이 나면서 배가 그득한 것은 죽는다. ○ 다섯째, 땀은 나오지 않고 피를 토하고 아래로 피를 쏟는 것은 죽는다. ○ 여섯째, 혀뿌리가 헐고 열이 내리지 않는 것은 죽는다. ○ 일곱째, 기침을 하고 코피가 나오며, 땀이 나지 않거나 땀이 난다고 하더라도 발에까지 나오지 않는 것은 죽는다. ○ 여덟째, 열사(熱邪)가 골수까지 들어간 것은 죽는다. ○ 아홉째, 열이 나면서 경병(痓病)이 나타나는 것은 죽는다. 경병(痓病)이란 허리가 뒤로 젖혀지고 수족이 오그라들며 이를 악물고 이를 가는 것을 가리킨다. 『영추』(「熱病 23」) (『寶鑑·雜病七·瘟疫·瘟疫熱病不治證』) (신편p.2604 /신p.1459)

刺胸背腹病 (『類經二十二卷·鍼刺類』, p.872)

第三節

기 만 흉 중 천 식 취 족 태 음 대 지 지 단 거 조 갑 여 해 엽
氣滿胸中喘息, 取足太陰大指之端, 去爪甲如薤㉠葉,

한 즉 류 지 열 즉 질 지 기 하 내 지
寒則留之, 熱則疾之, 氣下乃止.

심 산 폭 통 취 족 태 음 궐 음 진 자 거 기 혈 락
心疝暴痛, 取足太陰厥陰, 盡刺去其血絡.

刺頭項七竅病 (『類經二十一卷·鍼刺類』, p.862)

후 비 설 권 구 중 건 번 심 심 통 비 내 렴 통 불 가 급 두
喉痹舌卷, 口中乾, 煩心, 心痛, 臂內廉痛, 不可及頭,

취 수 소 지 차 지 조 갑 하 거 단 여 구 엽
取手小指次指爪甲下, 去端如韭葉.

목 중 적 통 종 내 자 시 취 지 음 교
目中赤痛, 從內眥始, 取之陰蹻.

刺諸風 (『類經二十一卷·鍼刺類』, p.840)

풍 경 신 반 절 선 취 족 태 양 급 괵 중 급 혈 락 출 혈 중 유 한 취 삼 리
風痙身反折, 先取足太陽及膕中及血絡出血. 中有寒, 取三里.

㉠ 薤 : 校釋本에는 '韭'로 고쳤다.

刺諸病諸痛 (『類經二十二卷·鍼刺類』, p.891)

륭 취지음교급삼모상급혈락출혈
癃, 取之陰蹻及三毛上及血絡出血.

남자여고 여자여저 신체요척여해 불욕음식 선취용천견혈
男子如蠱, 女子如怚, 身體腰脊如解, 不欲飮食, 先取湧泉見血,

시부상성자 진견혈야
視跗上盛者, 盡見血也.

厥病 第二十四

刺頭痛 (『類經二十一卷·鍼刺類』, p.861)

第一章

厥頭痛, 面若腫起而煩心, 取之足陽明太陰.

厥頭痛, 頭脈痛, 心悲善泣, 視頭動脈反盛者, 刺盡去血, 後調足厥陰.

厥頭痛, 貞貞頭重而痛, 寫頭上五行, 行五, 先取手少陰, 後取足少陰.

厥頭痛, 意善忘, 按之不得, 取頭面左右動脈, 後取足太陰.

厥頭痛, 項先痛, 腰脊爲應, 先取天柱, 後取足太陽.

厥頭痛, 頭痛甚, 耳前後脈湧有熱, 寫出其血, 後取足少陽.

『眞頭痛, 頭痛甚, 腦盡痛, 手足寒至節, 死不治.』① (「頭痛不治難治證」)

頭痛不可取於腧者, 有所擊墮, 惡血在於內, 若肉傷, 痛未已, 可則㉠刺, 不可遠取也.

頭痛不可刺者, 大痹爲惡, 日作者, 可令少愈, 不可已.

頭半寒痛, 先取手少陽陽明, 後取足少陽陽明.

◘ 頭痛不治難治證 ○ 眞頭痛者, 頭痛甚, 腦盡痛, 手足寒至節, 死不治. 『靈樞』

① 두통의 불치증과 난치증[頭痛不治難治證] ○ 진두통(眞頭痛)은 머리가 몹시 아프고, 속골도 다 아픈데 손발의 찬 기운이 팔꿈치와 무릎 관절에까지 이른 것은 치료하지 못한다. 『영추』(「厥病 24」) (『寶鑑·外形一·頭·頭痛不治難治證』) (신편p.910 /신p.586)

刺心痛幷蟲瘕蛟蛕 (『類經二十一卷·鍼刺類』, p.869)

第二章

『厥心痛, 與背相控, 善瘛, 如從後觸其心, 傴僂者, 腎心痛也.』① (「腎心痛」)

㉠ 可則 : 四庫全書本에는 '則可'로 되어 있다.

선취경골곤륜 발침불이 취연곡
先取京骨崑崙, 發鍼不已, 取然谷.

궐심통 복창흉만 심우통심 위심통야 취지대도태백
厥心痛, 腹脹胸滿, 心尤痛甚, 胃心痛也, 取之大都太白.

궐심통 통여이추침자기심 심통심자 비심통야 취지연곡태계
厥心痛, 『痛如以錐鍼刺其心, 心痛甚者, 脾心痛也,』② (「脾心痛」) 取之然谷太谿.

궐심통 색창창여사상 종일부득태식 간심통야 취지행간태충
厥心痛, 色蒼蒼如死狀, 終日不得太息, 肝心痛也, 取之行間太衝.

궐심통 와약도거심통간 동작통익심 색불변 폐심통야 취지어제태연
厥心痛, 臥若徒居心痛間, 動作痛益甚, 色不變, 肺心痛也, 取之魚際太淵.

진심통 수족청지절 심통심 단발석사 석발단사
『眞心痛, 手足清至節, 心痛甚, 旦發夕死, 夕發旦死.』③ (「眞心痛」)

심통불가자자 중유성취 불가취어수
心痛不可刺者, 中有盛聚, 不可取於腧.

장중유충가급교회 개불가취이소침
腸中有蟲瘕及蛟蛕, 皆不可取以小鍼;

심장통 뇌작통 종취 왕래상하행 통유휴지 복열희갈연출자 시교회야
心腸㉠痛, 憹作痛㉡, 腫聚, 往來上下行, 痛有休止, 腹熱喜渴涎出者, 是蛟蛕也.

이수취안이견지지 무령득이 이대침자지 구지지 충부동 내출침야
以手聚按而堅持之, 無令得移, 以大鍼刺之, 久持之, 蟲不動, 乃出鍼也.

팽복뇌통 형중상자
恙腹憹痛, 形中上者.

◆ 腎心痛 ○ 心痛與背相控, 善瘛, 如從後觸其心, 傴僂者, 腎心痛也. 『靈樞』

① 신심통(腎心痛) ○ 심통(心痛)이 발생하여 등과 서로 땅기고 자주 경련이 이는데, 마치 등 뒤에서 가슴을 찌르는 것 같아 허리와 등이 구부러지도록 아픈 것은 신사(腎邪)가 심(心)을 침범한 신심통(腎心痛)이다. 『영추』(「厥病 24」) (『寶鑑·外形三·胸·腎心痛』) (신편p.1209 /신p.742)

◉ 『寶鑑』에서는 '腎心痛' 조문에 '五苓散 가감, 神保元, 烏沈湯, 蟠葱散, 神聖復氣湯'을 예시하였다.

◆ 脾心痛 ○ 如以錐鍼刺其心, 心痛甚者, 脾心痛也. 『靈樞』

② 비심통(脾心痛) ○ 송곳이나 침으로 가슴을 찌르는 것같이 심통(心痛)이 심한 것이 비심통이다. 『영추』(「厥病 24」) (『寶鑑·外形三·胸·脾心痛』) (신편p.1207 /신p.741)

◉ 『寶鑑』에서는 '脾心痛' 조문에 '訶子散, 手拈散, 復元通氣散'을 예시하였다.

◆ 眞心痛 ○ 眞心痛者, 手足靑[淸]至節, 心痛甚, 朝發夕死, 夕發朝死. 『靈樞』

③ 진심통(眞心痛) ○ 진심통이란 수족의 차가운 기가 팔꿈치와 무릎관절까지 이르고, 심통(心痛)이 심한 것으로서, 아침에 발작하면 저녁에 죽고, 저녁에 발작하면 아침에 죽는다. 『영추』(「厥病 24」) (『寶鑑·外形三·胸·眞心痛』) (신편p.1213 /신p.743)

刺頭項七竅病 (『類經二十一卷·鍼刺類』, p.862)

第三章

이롱무문 취이중 이명 취이전동맥
耳聾無聞, 取耳中; 耳鳴, 取耳前動脈.

㉠ 腸 : 校釋本에는 '腹'으로 고쳤다.
㉡ 憹作痛 : 校釋本에는 '懊憹發作'으로 고쳤다.

이통불가자자 이중유농 약유건정녕 이무문야
耳痛不可刺者, 耳中有膿, 若有乾耵聹, 耳無聞也.

이롱취수 소지차지조갑상여육교자 선취수 후취족
耳聾取手㉠小指次指爪甲上與肉交者, 先取手, 後取足;

이명취수 중지조갑상 좌취우 우취좌 선취수 후취족
耳鳴取手㉡中指爪甲上, 左取右, 右取左, 先取手, 後取足.

刺四支病 (『類經二十二卷·鍼刺類』, p.888)

족비불가거 측이취지 재추합중 이원리침 대침불가자
足髀不可擧, 側而取之, 在樞合中, 以員利鍼, 大鍼不可刺.

刺諸病諸痛 (『類經二十二卷·鍼刺類』, p.891)

병주하혈 취곡천
病注下血, 取曲泉.

風痺死證 (『類經十八卷·疾病類』, p.714)

풍비음락 병불가이자 족여리빙 시여입탁 중
風痺淫濼, 病不可已者, 足如履冰, 時如入涿㉢中,

고경음락 번심두통 시구시만 현이한출
股脛淫濼, 煩心頭痛, 時嘔時悗, 眩已汗出,

구즉목현 비이희공 단기 불출삼년사야
久則目眩, 悲以喜恐, 短氣㉣, 不出三年死也.

㉠ 手 : 校釋本에는 '手足'으로 '足'을 보충하였다.
㉡ 手 : 校釋本에는 '手足'으로 '足'을 보충하였다.
㉢ 涿 : 四庫全書本, 章句索引本, 校釋本에는 '湯'으로 되어 있다.
㉣ 短氣 : 四庫全書本, 章句索引本, 校釋本에는 '短氣不樂'으로 되어 있다.

病本 第二十五

標本逆從 治有先後 (『類經十卷·標本類』, p.389)

선병이후역자 치기본 선역이후병자 치기본
先病而後逆者, 治其本; 先逆而後病者, 治其本.

선한이후생병자 치기본 선병이후생한자 치기본
先寒而後生病者, 治其本; 先病而後生寒者, 治其本.

선열이후생병자 치기본
先熱而後生病者, 治其本.㉠

선설이후생타병자 치기본 필차조지 내치기타병
先泄而後生他病者, 治其本, 必且調之, 乃治其他病.

선병이후중만자 치기표
先病而後中滿者, 治其標.

선병후설자 치기본
先病後泄者, 治其本.

선중만이후번심자 치기본
先中滿而後煩心者, 治其本.

유객기 유동기 대소변불리 치기표 대소변리 치기본
有客氣, 有同氣, 大小便不利, 治其標; 大小便利, 治其本.

병발이유여 본이표지 선치기본 후치기표
病發而有餘, 本而標之, 先治其本, 後治其標;

병발이부족 표이본지 선치기표 후치기본
病發而不足, 標而本之, 先治其標, 後治其本.

근상찰 간심 이의조지 간자병행 심위 독행
謹詳察㉡間甚, 以意調之, 間者幷行, 甚爲㉢獨行.

선소대변불리이후생타병자 치기본야
先小大便不利而後生他病者, 治其本也.

➡ 『靈樞·病本』은 『素問·標本病傳論 65』 2장의 내용과 거의 일치한다.

㉠ 校釋本에는 이 다음에 '先病而後生熱者, 治其本.'을 보충하였다.
㉡ 謹詳察 : 校釋本에는 '詳'을 삭제하고, '謹察'로 하였다.
㉢ 爲 : 校釋本에는 '者'로 고쳤다.

雜病 第二十六

刺厥痹 Ⅰ (『類經二十二卷·鍼刺類』, p.884)

第一節

厥, 挾脊而痛者㉠至頂, 頭沈沈然, 目䀮䀮然, 腰脊强, 取足太陽膕中血絡.

厥, 胸滿面腫, 脣漯漯㉡, 暴言難, 甚則不能言, 取足陽明.

『厥氣走喉而不能言, 手足淸, 大便不利, 取足少陰.』① (「厥氣爲瘖」)

厥而腹響響然, 多寒氣, 腹中穀穀, 便溲難, 取足太陰.

◘ 厥氣爲瘖 ○ 厥氣走喉而不能言, 手足淸, 大便不利, 取足少陰. 『靈樞』

① 궐기로 벙어리가 된 것[厥氣爲瘖] ○ 궐기(厥氣)가 인후 쪽으로 몰리면 말을 잘하지 못하고 손발이 차며 대변이 잘 나오지 않는데, 이런 경우에는 족소음경맥(足少陰經脈)의 경혈을 취하여 쓴다. (『靈樞·雜病 26』) (『寶鑑·內景二·聲音·厥氣爲瘖』) (신편p.448 /신p.339)

刺頭項七竅病 Ⅰ (『類經二十一卷·鍼刺類』, p.862)

第二節

嗌乾, 口中熱如膠, 取足少陰.

刺四支病 (『類經二十二卷·鍼刺類』, p.888)

膝中痛, 取犢鼻, 以員利鍼, 發而間之, 鍼大如氂, 刺膝無疑.

刺頭項七竅病 Ⅱ (『類經二十一卷·鍼刺類』, p.862)

喉痺, 不能言, 取足陽明, 能言, 取手陽明.

㉠ 者 : 校釋本에는 '者'자를 삭제하였다.

㉡ 漯漯 : 四庫全書本, 章句索引本, 校釋本에는 '漯漯然'으로 되어 있다.

刺諸病諸痛 Ⅰ (『類經二十二卷·鍼刺類』, p.891)

학 불갈 간일이작 취족양명 갈이일작 취수양명
瘧, 不渴, 間日而作, 取足陽明, 渴而日作, 取手陽明.

刺頭項七竅病 Ⅲ (『類經二十一卷·鍼刺類』, p.862)

치통 불오청음 취족양명 오청음 취수양명
『齒痛, 不惡淸飮, 取足陽明, 惡淸飮, 取手陽明.』① (「牙齒·鍼灸法」)

농이불통자 취족소양 농이통자 취수양명
聾而不痛者, 取足少陽, 聾而痛者, 取手陽明.

뉵이부지 배혈류 취족태양 배혈 취수태양
衄而不止, 衃血流, 取足太陽; 衃血, 取手太陽,

불이 자완골하 불이 자괵중출혈
不已, 刺宛骨下, 不已, 刺膕中出血.

■ 鍼灸法 ○ 靈樞曰, 齒痛不惡淸飮, 取足陽明. 上齒痛亦如之. 齒痛惡淸飮, 取手陽明. 下齒痛亦如之.

① 침구법(鍼灸法) ○ 『영추(靈樞)』(「師傳 29」)에서는 "치아가 아플 때 찬 음료를 싫어하지 않으면 족양명경(足陽明經)의 혈(穴)을 취하여 침을 놓는다. 윗니가 아플 때도 이와 같다. 치아가 아플 때 찬 음료를 싫어하면 수양명경(手陽明經)의 혈(穴)을 취하여 침을 놓는다. 아랫니가 아플 때도 이와 같다"라고 하였다. (『寶鑑·外形二·牙齒·鍼灸法』) (신편p.1140 /신p.707)

刺腰痛 (『類經二十二卷·鍼刺類』, p.878)

요통 통상한 취족태양양명
腰痛, 痛上寒, 取足太陽陽明;

통상열 취족궐음 불가이면앙 취족소양
痛上熱, 取足厥陰, 不可以俛仰, 取足少陽.

刺胸背腹病 Ⅰ (『類經二十二卷·鍼刺類』, p.872)

중열이천 취족소음괵중혈락
中熱而喘, 取足少陰膕中血絡.

刺諸病諸痛 Ⅱ (『類經二十二卷·鍼刺類』, p.891)

희노이불욕식 언익소 자족태음 노이다언 자족소양
喜怒而不欲食, 言益小㉠, 刺足太陰; 怒而多言, 刺足少陽.

㉠ 小 : 校釋本에는 '少'로 고쳤다.

刺頭項七竅病 Ⅳ (『類經二十一卷·鍼刺類』, p.862)

함통 자수양명여함지성맥출혈
顑痛, 刺手陽明與顑之盛脈出血.

항통 불가면앙 자족태양 불가이고 자수태양야
項痛, 不可俛仰, 刺足太陽; 不可以顧, 刺手太陽也.

刺胸背腹病 Ⅱ (『類經二十二卷·鍼刺類』, p.872)

第三節

소복만대 상주위 지심 석석신시한열 소변불리 취족궐음
小腹滿大, 上走胃, 至心, 淅淅身時寒熱, 小便不利, 取足厥陰.

복만 대변불리 복대 역상주흉익 천식갈갈연 취족소음
腹滿, 大便不利, 腹大, 亦上走胸嗌, 喘息喝喝然, 取足少陰.

복만 식불화 복향향연 불능대변 취족태음
腹滿, 食不化, 腹嚮嚮然, 不能大便, 取足太陰.

刺心痛幷蟲瘕蛟蛕 (『類經二十一卷·鍼刺類』, p.869)

심통인요척 욕구 취족소음
心痛引腰脊, 欲嘔, 取足少陰.

심통 복창 색색연대변불리 취족태음
心痛, 腹脹, 嗇嗇然大便不利, 取足太陰.

第四節

심통 인배 부득식 자족소음 불이 취수소양
心痛, 引背, 不得息, 刺足少陰, 不已, 取手少陽.

심통인소복만 상하무상처 변수난 자족궐음
心痛引小腹滿, 上下無常處, 便溲難, 刺足厥陰.

심통 단단기부족이식 자수태음
心痛, 但短氣不足以息, 刺手太陰.

심통 당구절자지 안이 자안지 립이 불이 상하구지 득지립이
心痛, 當九節刺之, 按已㉠, 刺按之, 立已. 不已, 上下求之, 得之立已.

刺頭項七竅病 Ⅴ (『類經二十一卷·鍼刺類』, p.862)

第五節

함통 자족양명곡주동맥견혈 립이 불이 안인영어경 립이
顑痛, 刺足陽明曲周動脈見血, 立已, 不已, 按人迎於經, 立已.

㉠ 按已 : 校釋本에는 '不已'로 고쳤다.

刺胸背腹病 Ⅲ (『類經二十二卷·鍼刺類』, p.872)

기역상 자응중함자 여하흉동맥
氣逆上, 刺膺中陷者, 與下胸動脈.

복통 자제좌우동맥 이자안지 립이 불이 자기가 이자안지 립이
腹痛, 刺臍左右動脈, 已刺按之, 立已, 不已, 刺氣街, 已刺按之, 立已.

刺厥痹 Ⅱ (『類經二十二卷·鍼刺類』, p.884)

위궐위사말속만 내질해지 일이 불인자 십일이지 무휴 병이지
痿厥爲四末束悗, 乃疾解之, 日二, 不仁者, 十日而知, 無休, 病已止.

刺諸病諸痛 Ⅲ (『類經二十二卷·鍼刺類』, p.891)

세 이초자비 체 체이이
「歲㉠, 以草刺鼻, 嚏, 嚏而已;

무식이질영인지 립이
無息而疾迎引之, 立已;

대경지 역가이
大驚之, 亦可已.」① (「咳逆與噦爲一」)

◘ **咳逆與噦爲一** ○ 噦病, 成無已·許學士謂之吃逆, 是也. 或曰, 東垣·海藏以噦爲乾嘔, 陳無擇又以爲咳逆, 何也. 荅曰, 靈樞經云, 噦, 以草刺鼻, 令嚏, 嚏而已. 無息而疾迎引之, 立已. 大驚之, 亦可已. 詳此三法, 正是治吃逆之法. 今人用紙撚刺鼻便嚏, 嚏則吃逆立止. 或閉口鼻氣, 使之無息, 亦立已. 或作寃盜賊, 大驚駭之, 亦已. 此以噦爲咳逆, 爲得經旨也. 謂之噦者, 吃聲之重也. 謂之吃者, 噦聲之輕也. 皆因病聲之輕重而名之也. 『綱目』

① 해역과 얼은 같은 것이다[**咳逆與噦爲一**] ○ 얼병(噦病)이란 성무기(成無已)와 허학사(許學士)가 흘역(吃逆)이라 한 것이 그것이다. 혹자가 묻기를, "동원(東垣)과 해장(海藏)은 얼(噦)을 건구(乾嘔)라고 하였으며, 진무택(陳無擇)은 또한 해역(咳逆)이라고 하였는데, 어째서입니까?"라고 하였다. 이에 답하기를, "『영추(靈樞)』(「雜病 26」)에서 이르길, '얼(噦)일 때는 풀대로 코를 찔러 재채기가 나게 하는데, 재채기가 나면 멎는다. 또한 숨을 죽이고 빨리 뱃속의 기운을 끌어올려도 바로 멎는다. 몹시 놀라게 하여도 멎는다'라고 하였는데, 이 세 가지 방법을 자세히 살펴보니 바로 흘역(吃逆, 딸꾹질)을 다스리는 방법이다. 요즘 사람들은 종이심지로 코를 찔러서 재채기를 시키는데, 재채기가 나면 딸꾹질이 바로 멎는다. 혹은 코와 입을 막고 숨을 쉬지 않게 하여도 곧 멎는다. 혹은 거짓말로 도적이라고 하면서 몹시 놀라게 하여도 멎는다. 이로써 볼 때, 얼(噦)을 해역(咳逆)이라고 보아야 『영추(靈樞)』의 뜻과 맞는다. 얼(噦)이라는 것은 '흘(吃)'소리가 세게 나는 것이고, 흘(吃)이라는 것은 '얼(噦)'소리가 약하게 나는 것이다. 따라서 이것은 다 병으로 나는 소리의 경중에 따라 이름을 붙인 것이다"라고 하였다. 『강목』 (『寶鑑·雜病五·咳嗽·咳逆與噦爲一』) (신편p.2361 /신p.1338)

㉠ 歲 : 章句索引本, 校釋本에는 '噦'로 되어 있다.

周痺 第二十七

周痺衆痺之刺 (『類經十七卷·疾病類』, p.652)

第一章

황제문어기백왈 주비지재신야 상하이사 수맥 기상하 좌우상응 간불용공
黃帝問於岐伯曰, 周痺之在身也, 上下移徙, 隨脈, 其上下㉠左右相應, 間不容空,

원문차통 재혈맥지중사 장재분육지간호 하이치시
願聞此痛, 在血脈之中邪, 將在分肉之間乎? 何以致是?

기통지이야 간불급하침 기흑통지시 불급정치 이통이지의
其痛之移也, 間不及下鍼, 其慉痛之時, 不及定治, 而痛已止矣.

하도사연 원문기고
何道使然? 願聞其故.

第二章

기백답왈 차중비야 비주비야
岐伯答曰, 此衆痺也, 非周痺也.

황제왈 원문중비
黃帝曰, 願聞衆痺.

기백대왈 차각재기처 경발경지 경거경기 이우응좌 이좌응우
岐伯對曰, 此各在其處, 更發更止, 更居更起, 以右應左, 以左應右,

비능주야 경발경휴야
非能周也, 更發更休也.

황제왈 선 자지내하
黃帝曰, 善. 刺之奈何?

기백대왈 자차자 통수이지 필자기처 물령부기
岐伯對曰, 刺此者, 痛雖已止, 必刺其處, 勿令復起.

제왈 선 원문주비하여
帝曰, 善. 願聞周痺何如?

기백대왈 주비자 재어혈맥지중 수맥이상 수맥이하 불능좌우 각당기소
岐伯對曰, 周痺者, 在於血脈之中, 隨脈以上, 隨脈以下, 不能左右, 各當其所.

황제왈 자지내하
黃帝曰, 刺之奈何?

기백대왈 통종상하자 선자기하이과 지 후자기상이탈지
岐伯對曰, 痛從上下者, 先刺其下以過㉡之, 後刺其上以脫之;

통종하상자 선자기상이과 지 후자기하이탈지
痛從下上者, 先刺其上以過㉢之, 後刺其下以脫之.

㉠ 其 : 校釋本에는 '其'자를 삭제하였다.
㉡ 過 : 校釋本에는 '遏'로 고쳤다.
㉢ 過 : 校釋本에는 '遏'로 고쳤다.

第三章

황제왈 선 차통안생 하인이유명
黃帝曰, 善. 此痛安生? 何因而有名?

기백대왈 풍한습기 객어외분육지간 박절이위말 말득한즉취 취즉배분육이분열야
岐伯對曰, 風寒濕氣, 客於外分肉之間, 迫切而爲沫, 沫得寒則聚, 聚則排分肉而分裂也,

분열즉통 통즉신귀지 신귀지즉열 열즉통해 통해즉궐
分裂則痛, 痛則神歸之, 神歸之則熱, 熱則痛解, 痛解則厥,

궐즉타비발 발즉여시
厥則他痺發, 發則如是.

第四章

제왈 선 여이득기의의
帝曰, 善. 余已得其意矣.

차내부재장 이외미발어피 독거분육지간 진기불능주 고명왈주비
此內不在藏, 而外未發於皮, 獨居分肉之間, 眞氣不能周, 故命曰周痺.

고자비자 필선절순기하지육경 시기허실
故刺痺者, 必先切循其下之六經, 視其虛實,

급대락지혈결이불통 급허이맥함공자이조지 울이통지 기계견 전인이행지
及大絡之血結而不通, 及虛而脈陷空者而調之, 熨而通之, 其瘛堅, 轉引而行之.

황제왈 선 여이득기의의 역득기사야
黃帝曰, 善. 余已得其意矣, 亦得其事也.

구자 경손지 리십이경맥음양지병야
九者, 經巽之, 理十二經脈陰陽之病也.

口問 第二十八

口問十二邪之刺 (『類經十八卷·疾病類』, p.679)

第一章

黃帝閑居, 辟左右而問於岐伯曰, 余已聞九鍼之經, 論陰陽逆順, 六經已畢, 願得口問.
岐伯避席再拜曰, 善乎哉問也! 此先師之所口傳也.

黃帝曰, 願聞口傳.

岐伯答曰, 夫百病之始生也, 皆生於風雨寒暑, 陰陽喜怒, 飮食居處, 大驚卒恐,
則血氣分離, 陰陽破散㉠, 經絡厥㉡絶, 脈道不通,
陰陽相逆, 衛氣稽留, 經脈虛空, 血氣不次, 乃失其常. 論不在經者, 請道其方.

第二章

第一節

『黃帝曰, 人之欠者, 何氣使然?
岐伯答曰, 衛氣晝日行於陽, 夜半則行於陰, 陰者主夜, 夜者臥㉢.
陽者主上, 陰者主下, 故陰氣積於下, 陽氣未盡, 陽引而上, 陰引而下,
陰陽相引, 故數欠.
陽氣盡, 陰氣盛, 則目瞑; 陰氣盡而陽氣盛, 則寤矣.』① (「欠」)(「陽氣之出入爲寤寐」)
寫足少陰, 補足太陽.

◘ 欠 ○ 黃帝問曰, 人之欠者, 何氣使然. 岐伯對曰, 衛氣晝行于陽, 夜行于陰. 陰者主夜, 夜則臥. 陽者主上,

㉠ 散 : 校釋本에는 '敗'로 되어 있다.
㉡ 厥 : 校釋本에는 '決'로 고쳤다.
㉢ 臥 : 校釋本에는 '主臥'로 '主'를 보충하였다.

陰者主下, 故陰氣積于下, 陽氣未盡, 陽引而上, 陰引而下, 陰陽相引, 故數欠. 『靈樞』

① 하품[欠] ○ 황제(黃帝)가 "사람이 하품을 하는 것은 기운이 어떻게 되어 그런 것입니까?"하고 물었다. 이에 기백(岐伯)이 대답하기를, "위기(衛氣)는 낮에는 양분(陽分)으로 운행하고, 밤에는 음분(陰分)으로 운행합니다. 음은 밤을 주관하여 밤이 되면 누워 자게 됩니다. 양은 올라가 위를 주관하고, 음은 내려가 아래를 주관하므로 사람이 자려고 할 때에는 음기가 아래에 쌓이게 마련인데, 그때까지 양기가 음분으로 미쳐 다 들어가질 못하고 양이 여전히 상승작용을 하여 기를 끌어올리고, 음기는 또 끌어내리는 작용을 하게 된다면 음양이 서로 끌어당기므로 자주 하품을 하게 되는 것입니다"라고 하였다. (『靈樞·口問 28』) (『寶鑑·內景二·言語·欠』) (신편p.461 /신p.347)

■ **陽氣之出入爲寤寐** ○ 靈樞曰, 衛氣之行, 晝行於陽, 則目張而寤. 夜行於陰, 則目瞑而寐.

① 양기의 출입에 따라 깨어나거나 잔다[陽氣之出入爲寤寐] ○ 『영추(靈樞)』(「口問 28」)에서는 "위기(衛氣)의 운행은 낮에는 양분(陽分)에서 운행하기 때문에 눈을 뜨고 깨어 있는 것이고, 밤에는 음분(陰分)에서 운행하기 때문에 눈을 감고 자는 것이다"라고 하였다. (『寶鑑·內景二·夢·陽氣之出入爲寤寐』) (신편p.424 /신p.328)

第二節

황제왈 인지얼자 하기사연
『黃帝曰, 人之噦者, 何氣使然?

기백왈 곡입어위 위기상주어폐
岐伯曰, 穀入於胃, 胃氣上注於肺.

금유고한기여신곡기 구환입어위
今有故寒氣與新谷氣, 俱還入於胃,

신고상란 진사상공 기병상역 부출어위 고위얼
新故相亂, 眞邪相攻, 氣幷相逆, 復出於胃, 故爲噦.』① (「食塞咳逆」)

보수태음 사족소음
補手太陰, 寫足少陰.

◆ **食塞咳逆** ○ 帝曰, 人之噦者, 何氣使然. 岐伯曰, 穀入于胃, 胃氣上注于肺. 今有故寒氣與新穀氣, 俱還入于胃, 新故相亂, 眞邪相攻, 氣幷相逆, 復出于胃, 故爲噦. 『靈樞』

① 음식이 막혀서 생긴 해역[食塞咳逆] ○ 황제(黃帝)가 묻기를, "딸꾹질이 나는 것은 어떻게 기(氣)가 작동하여 그런 것입니까?"라고 하였다. 이에 기백(岐伯)이 대답하기를, "음식물이 위(胃)에 들어가면 정상적인 상황에서는 위(胃)가 소화시키고 비(脾)가 운화시키는 작용을 하여 위기(胃氣)가 폐(肺)에 주입됩니다. 그런데 지금 이미 위(胃)가 한기(寒氣)를 받은 데다가 새로운 음식이 들어가면 한사(寒邪)와 음식물이 함께 위 속에 머물러 새로 들어간 음식과 원래 있던 한기(寒氣)가 서로 뒤섞여 진기(眞氣)와 사기(邪氣)가 서로 다투고 사기(邪氣)와 위기(胃氣)가 서로 얽혀 동시에 치밀어 오르므로 딸꾹질이 나는 것입니다"라고 하였다. 『영추』(「口問 28」) (『寶鑑·雜病五·咳嗽·食塞咳逆』) (신편p.2363 /신p.1339)

第三節

황제왈 인지희자 하기사연
黃帝曰, 人之唏者, 何氣使然?

기 백 왈 차 음 기 성 이 양 기 허 음 기 질 이 양 기 서 음 기 성 이 양 기 절 고 위 희
岐伯曰, 此陰氣盛而陽氣虛, 陰氣疾而陽氣徐, 陰氣盛而陽氣絶, 故爲唏.

보 족 태 양 사 족 소 음
補足太陽, 寫足少陰.

第四節

황 제 왈 인 지 진 한 자 하 기 사 연
『黃帝曰, 人之振寒者, 何氣使然?

기 백 왈 한 기 객 어 피 부 음 기 성 양 기 허 고 위 진 한 한 율
岐伯曰, 寒氣客於皮膚, 陰氣盛, 陽氣虛, 故爲振寒寒慄.』① (「傷寒戰慄」)

보 제 양
補諸陽.

◆ **傷寒戰慄** ○ 黃帝曰, 人之振寒者, 何氣使然. 岐伯曰, 寒氣客于皮膚, 陰氣盛, 陽氣虛, 故爲振寒寒慄. 『靈樞』

① **상한전율(傷寒戰慄)** ○ 황제(黃帝)가 묻기를, "사람이 추워서 덜덜 떠는 것은 무슨 까닭입니까?"라고 하였다. 이에 기백(岐伯)이 대답하기를, "한사(寒邪)가 피부에 침범하면 음한(陰寒)한 기(氣)는 지나치게 성(盛)해지고 체표(體表)의 양기(陽氣)는 지나치게 허(虛)해지므로 추워서 덜덜 떠는 것입니다"라고 하였다. 『영추』(「口問 28」) (『寶鑑·雜病二·寒(上)·傷寒戰慄』) (신편p.1880 /신p.1106)

◉ 『寶鑑』에서는 '傷寒戰慄' 조문에 '理中湯, 四逆湯, 羌活冲和湯, 大柴胡湯'을 예시하였다.

第五節

황 제 왈 인 지 얼 자 하 기 사 연
『黃帝曰, 人之噫者, 何氣使然?

기 백 왈 한 기 객 어 위 궐 역 종 하 상 산 부 출 어 위 고 위 얼
岐伯曰, 寒氣客於胃, 厥逆從下上散, 復出於胃, 故爲噫.

보 족 태 음 양 명 일 왈 보 미 본 야
補足太陰陽明,』① (「噫氣」) 一曰補眉本也.㉠

◆ **噫氣** ○ 帝曰, 人之噫者, 何氣使然. 岐伯曰, 寒氣客于胃, 厥逆從下上散, 復出于胃, 故爲噫. 補足太陰·陽明. 『靈樞』

① **애기(噫氣)** ○ 황제(黃帝)가 묻기를, "트림이 나는 것은 무슨 까닭입니까?"라고 하였다. 이에 기백(岐伯)이 대답하기를, "한사(寒邪)가 위(胃)에 침입하면 궐역(厥逆)의 기(氣)가 아래에서부터 위로 올라와 흩어지면서 다시 위(胃)에서 나오기 때문에 트림이 나는 것입니다. 그러므로 치료할 때는 족태음비경(足太陰脾經)과 족양명위경(足陽明胃經)을 보해 주어야 합니다"라고 하였다. 『영추』(「口問 28」) (『寶鑑·雜病四·內傷·噫氣』) (신편p.2135 /신p.1224)

◉ 『寶鑑』에서는 '噫氣' 조문에 '如聖湯, 祛痰火丸, 二陳湯 가감, 六君子湯 가감, 星半湯, 順氣和中湯, 枳殼散, 破鬱丹, 匀氣丸, 小調中湯'을 예시하였다.

㉠ 一曰補眉本也 : 校釋本에는 이 6자를 삭제하였다.

第六節

『黃帝曰, 人之嚔者, 何氣使然?

岐伯曰, 陽氣和利, 滿於心, 出於鼻, 故爲嚔.』① (「嚔」)

補足太陽榮眉本, 一曰眉上也.㉠

◘ 嚔 ○ 黃帝曰, 人之嚔者, 何氣使然. 岐伯曰, 太陽之氣 一云陽氣. 和利, 而滿於心, 出於鼻, 故爲嚔. 『靈樞』

① 재채기[嚔] ○ 황제(黃帝)가 "사람이 재채기를 하는 것은 어느 기운이 그렇게 하는 것입니까?"하고 물었다. 이에 기백(岐伯)이 말하기를, "태양경의 기운 양기(陽氣)라고 한다. 이 고르게 잘 돌아 심에 가득 차서 코로 나오게 되므로 재채기가 나는 것입니다"라고 하였다. 『영추』(「口問28」) (『寶鑑·內景二·言語·嚔』) (신편p.462 /신p.347)

第七節

『黃帝曰, 人之嚲者, 何氣使然?

岐伯曰, 胃不實則諸脈虛, 諸脈虛則筋脈懈惰, 筋脈懈惰則行陰用力, 氣不能復,

故爲嚲.』① (「四肢不用」)

因其所在, 補分肉間.

◘ 四肢不用 ○ 帝曰, 人之嚲者, 何氣使然. 岐伯曰, 胃不實, 則諸脈虛, 諸脈虛, 則筋脈解墮, 筋脈解墮, 則行陰用力, 氣不能復, 故爲嚲. 嚲謂手足嚲曳也. 『靈樞』

① 사지를 못 쓰는 것[四肢不用] ○ 황제(黃帝)가 묻기를, "사람이 전신이 무기력하고 나른해지는 것은 무엇 때문입니까?"라고 하였다. 이에 기백(岐伯)이 대답하기를, "위기(胃氣)가 실(實)하지 못하면 각 경맥(經脈)에 충분한 영양(營養)을 공급해주지 못하므로 각 경맥이 다 허해집니다. 각 경맥이 다 허해지면 근맥(筋脈)이 늘어져서 무기력해집니다. 근맥이 늘어진 데다가 다시 애써 방사(房事)를 치룬다면 원기(元氣)가 회복될 수 없습니다. 이에 따라 전신이 나른해지는 증상이 발생하는 것입니다"라고 하였다. 나른하다는 것[嚲]은 수족이 나른해져서 쓰지 못한다는 것이다. 『영추』(「口問 28」) (『寶鑑·外形四·手·四肢不用』) (신편p.1409 /신p.837)

◉ 『寶鑑』에서는 '四肢不用' 조문에 '三化湯, 調胃承氣湯, 十全大補湯'을 예시하였다.

第八節

『黃帝曰, 人之哀而泣涕出者, 何氣使然?

㉠ 一曰眉上也 : 校釋本에는 이 5자를 삭제하였다.

기백왈 심자 오장육부지주야 목자 종맥지소취야 상액지도야
岐伯曰, 心者, 五藏六府之主也; 目者, 宗脈之所聚也, 上液之道也;

구비자 기지문호야
口鼻者, 氣之門戶也.

고비애수우즉심동 심동즉오장육부개요 요즉종맥감 종맥감즉액도개
故悲哀愁憂則心動, 心動則五藏六府皆搖, 搖則宗脈感, 宗脈感則液道開,

액도개 고읍체출언 액자 소이관정유공규자야
液道開, 故泣涕出焉. 液者, 所以灌精濡空竅者也.

고상액지도개즉읍 읍부지즉액갈 액갈즉정불관
故上液之道開則泣, 泣不止則液竭, 液竭則精不灌,

정불관즉목무소견의 고명왈탈정
精不灌則目無所見矣, 故命曰奪精.』① (「泣」)(「哭泣喪明」)

보천주경협 경
補天柱經挾㉠頸.

◆ 泣 ○ 黃帝曰, 人之哀而泣涕出者, 何氣使然. 岐伯曰, 心者五藏六府之主也. 目者宗脈之所聚也, 上液之道也. 口鼻者氣之門戶也. 故悲哀愁憂則心動, 心動則五藏六府皆搖, 搖則宗脈感, 宗脈感則液道開, 液道開則泣涕出焉. 液者所以灌精濡空竅者也, 故上液之道開則泣, 泣不止則液竭, 液竭則精不灌, 精不灌則目無所見矣, 命曰奪精. 『靈樞』

① 눈물[泣] ○ 황제(黃帝)가 "사람이 슬퍼할 적에 눈물과 콧물이 같이 나오는 것은 기운이 어떻게 되어 그런 것입니까?"하고 물었다. 이에 기백(岐伯)이 대답하기를, "심장은 오장육부의 주재자입니다. 눈은 종맥(宗脈)이 모이는 곳이며 상액(上液)의 통로입니다. 입과 코는 기(氣)가 드나드는 문호입니다. 따라서 슬퍼하거나 근심하게 되면 마음이 움직이고, 마음이 움직이면 오장육부가 다 불안해지며, 오장육부가 불안해지면 종맥이 다 움직이고, 종맥이 움직이면 눈·코·입 등 액이 통하는 길이 열리는데, 액이 통하는 길이 열리면 눈물과 콧물이 나오는 것입니다. 인체의 진액(津液)은 정기(精氣)를 관주(灌注)하여 공규(空竅)를 적셔주는 것입니다. 그런데 상액(上液)의 통로가 열리면 눈물이 그치지 않고, 눈물이 그치지 않으면 진액이 고갈되며, 진액이 고갈되면 정기가 위로 흘러 들어가지 못하고, 정기가 위로 흘러 들어가지 못하면 눈이 보이지 않습니다. 그래서 이것을 '탈정(奪精)'이라고 합니다"라고 하였다. 『영추』(「口問 28」) (『寶鑑·內景二·津液·泣』) (신편p.486 /신p.360)

◘ 哭泣喪明 ○ 黃帝問曰, 人之哀而涕泣者, 何氣使然. 岐伯對曰, 心者, 五藏六府之主也. 目者, 宗脈之所聚也, 上液之道也. 口鼻者, 氣之門戶也. 故悲哀愁憂則心動, 心動則五藏六府皆搖, 搖則宗脈感, 宗脈感則液道開, 液道開故涕泣出焉. 液者, 所以灌精濡空竅者也. 故上液之道開則泣不止, 泣不止則液竭, 液竭則精不灌, 精不灌則目無所見矣. 命曰奪精. 『靈樞』

① 지나치게 울어서 실명한 것[哭泣喪明] ○ 황제(黃帝)가 묻기를, "사람이 슬퍼하면 눈물과 콧물이 다 나오는데 이것은 어떻게 기운이 작용하여 그런 것입니까?"라고 하였다. 이에 기백(岐伯)이 대답하기를, "심(心)은 오장육부의 주재자입니다. 눈은 여러 경맥(經脈)이 모여드는 곳이고, 진액이 올라오는 길입니다. 입과 코는 기(氣)가 드나드는 문호(門戶)입니다. 사람의 슬픔과 근심 등의 감정의 변화는 우선 심신(心神)을 자극하고, 심신이 불안해지면 오장육부가 모두 요동을 쳐 종맥(宗脈)이 감응하게 되며 이로써 눈과 코의 액도(液道)가 열려서 눈물과 콧물이 나오게 되는 것입니다. 인체의 진액(津液)은 정미로운 물질을 받아 공규(空竅)를 축여 주는 작용을 하기 때문에 위에 있는 액도가 열리면 눈물을 흘리고, 울음이 그치지 않으면 정액(精液)이 고갈되어 정미로운 물질을 보내 공규를 적셔주지 못하기 때문에 눈은 보이지 않게 됩니다. 이것을 '탈정(奪精)'이라 합니다"라고 하였다. 『영추』(「口問 28」) (『寶鑑·外形一·眼·哭泣喪明』) (신편p.1006 /신p.639)

㉠ 挾 : 章句索引本, 校釋本에는 '俠'으로 되어 있다.

第九節

『黃帝曰, 人之太息者, 何氣使然?

岐伯曰, 憂思則心系急, 心系急則氣道約, 約則不利, 故太息以伸出之.』① (「太息」)

補手少陰心主足少陽留之也.

◘ 太息 ○ 黃帝問曰, 人之太息者, 何氣使然. 岐伯對曰, 人憂愁則心系急, 心系急則氣道約, 約則不利, 故太息以出之. 『靈樞』

① 한숨[太息] ○ 황제(黃帝)가 "사람이 한숨을 쉬는 것은 기운이 어떻게 되어 그런 것입니까?"하고 물었다. 이에 기백(岐伯)이 대답하기를, "사람이 근심하면 심계(心系)가 땅기고, 심계가 땅기면 기도가 움츠러들고, 기도가 움츠러들면 숨결이 순조롭지 못하기 때문에 한숨을 쉬어 풀어주는 것입니다"라고 하였다. 『영추』(「口問 28」) (『寶鑑·內景二·言語·太息』) (신편p.462 /신p.348)

第十節

『黃帝曰, 人之涎下者, 何氣使然?

岐伯曰, 飮食者, 皆入於胃, 胃中有熱則蟲動, 蟲動則胃緩, 胃緩則廉泉開, 故涎下.』⑨

(「涎」)(「蟲外候」)

補足少陰.

◆ 涎 ○ 黃帝曰, 人之涎下者, 何氣使然. 岐伯曰, 飮食者, 皆入於胃, 胃中有熱則蟲動, 蟲動則胃緩, 胃緩則廉泉開, 故涎下. 『靈樞』

① 군침[涎] ○ 황제(黃帝)가 "사람이 군침을 흘리는 것은 기운이 어떻게 되어 그런 것입니까?"하고 물었다. 이에 기백(岐伯)이 말하기를, "음식이 위 속으로 들어가서 위 속에 열이 발생하게 되면 충(蟲)이 동(動)하고, 충이 동하면 위기(胃氣)가 이완되며, 위기가 이완되면 염천(廉泉)이 열리는 까닭에 군침이 흘러내리는 것입니다"라고 하였다. 『영추』(「口問 28」) (『寶鑑·內景二·津液·涎』) (신편p.487 /신p.361)

◉ 『**寶鑑**』에서는 '涎' 조문에 '通天愈風湯, 淸心導痰丸, 二陳湯 가감'을 예시하였다.

◘ 蟲外候 ○ 胃中有熱則蟲動, 蟲動則胃緩, 胃緩則廉泉開, 故涎下. 『靈樞』

① 충증의 외적 증후[**蟲外候**] ○ 위(胃) 속에 열이 있으면 충이 동(動)하고, 충이 동하면 위기(胃氣)가 이완되고, 위기가 이완되면 염천(廉泉)이 열리기 때문에 침이 나온다. 『영추』(「口問 28」) (『寶鑑·內景三·蟲·蟲外候』) (신편p.683 /신p.469)

第十一節

『黃帝曰, 人之耳中鳴者, 何氣使然?

岐伯曰, 耳者, 宗脈之所聚也, 故胃中空則宗脈虛, 虛則下, 溜脈有所竭者, 故耳鳴.』①

(「耳鳴」)

補客主人手大指爪甲上與肉交者也.

◘ 耳鳴 ○ 黃帝曰, 人之耳中鳴者, 何氣使然. 岐伯曰, 耳者, 宗脈之所聚也. 故胃中空則宗脈虛, 宗脈虛則下流, 脈有所竭, 故耳鳴. 『靈樞』

① 이명(耳鳴) ○ 황제(黃帝)가 묻기를, "사람의 귀에서 소리가 나는 것은 어떻게 기운이 작용하여 그런 것입니까?"라고 하였다. 그러자 기백(岐伯)이 대답하기를, "귀는 여러 경맥[宗脈]이 모인 곳입니다. 그런데 위(胃) 속이 공허해져 수곡정기(水穀精氣)의 공급이 부족해지면 여러 경맥이 허해지고, 여러 경맥이 허해지면 청양(淸陽)의 기가 오르지 못하고 수곡(水穀)의 정미로운 것이 위로 공급되지 못하여 귀의 경맥으로 들어가야 할 기혈(氣血)이 고갈되게 되므로 귀에서 소리가 나는 것입니다"라고 하였다. 『영추』(「口問 28」) (『寶鑑·外形二·耳·耳鳴』) (신편p.1036 /신p.654)

◉ 『寶鑑』에서는 '耳鳴' 조문에 '芎芷散, 靑木香元, 芎歸飮, 通聖散 가감, 加減龍薈丸, 鍼砂酒, 通明利氣湯, 復聰湯, 補腎丸, 黃芪丸, 大補丸, 滋腎通氣湯, 六味地黃丸'을 예시하였다.

第十二節

『黃帝曰, 人之自齧舌者, 何氣使然?㉠

此厥逆走上, 脈氣輩㉡至也.

少陰氣至則齧舌, 少陽氣至則齧頰, 陽明氣至則齧脣矣.』① (「自囓舌頰」)

視主病者, 則補之.

◘ 自囓舌頰 ○ 靈樞曰, 帝問, 人之自囓舌者, 何氣使然. 岐伯曰, 此厥逆走上, 脈氣皆至也. 少陰氣至則囓舌, 少陽氣至則囓頰, 陽明氣至則囓脣.

① 혀와 볼을 깨무는 것[自囓舌頰] ○ 『영추(靈樞)』(「口問 28」)에서는 "황제(黃帝)가 물었다. '사람이 스스로 혀를 깨무는 것은 어떠한 원인이 그렇게 만드는 것입니까?' 이에 기백(岐伯)이 대답하였다. '이것은 궐역(厥逆)의 기(氣)가 상승하여 각 경맥(經脈)에 영향을 미쳐 경맥의 기가 각기 위로 거슬러 올라 그런 것입니다. 예컨대, 소음경맥(少陰經脈)의 기가 거슬러 오르면 혀를 깨물고, 소양경맥(少陽經脈)의 기가 거슬러 오르면 볼을 깨물고, 양명경맥(陽明經脈)의 기가 거슬러 오르면 입술을 깨물게 됩니다.'"라고 하였다. (『寶鑑·外形二·口舌·自囓舌頰』) (신편p.1103 /신p.686)

◉ 『寶鑑』에서는 '自囓舌頰' 조문에 '神聖復氣湯'을 예시하였다.

第三章

凡此十二邪者, 皆奇邪之走空竅者也.

㉠ 校釋本에는 이 다음에 '岐伯曰'을 보충하였다.

㉡ 輩 : 四庫全書本에는 '故'로 되어 있다.

고 사지소재 개위부족
故『邪之所在, 皆爲不足.

고상기부족 뇌위지불만 이위지고명
故上氣不足, 腦爲之不滿, 耳爲之苦鳴,①(「耳鳴」)

두위지고경 목위지현
頭爲之苦傾, 目爲之眩;②(「眩暈」)(「目不得開合」)

중기부족 수변위지변 장위지고명
中氣不足, 溲便爲之變, 腸爲之苦鳴;③(「小腸病證」)

하기부족 즉내위위궐심만
下氣不足, 則乃爲痿厥心悗.』④(「氣不足生病」)

보족외과하류지
補足外踝下留之.

◘ 耳鳴 ○ 上氣不足, 耳爲之苦鳴. 『靈樞』

① 이명(耳鳴) ○ 상부의 정기(正氣)가 부족하면 귀에서 소리가 난다. (『靈樞·口問 28』)(『寶鑑·外形二·耳·耳鳴』)(신편p.1036 /신p.654)

◉ 『寶鑑』에서는 '耳鳴' 조문에 '芎芷散, 靑木香元, 芎歸飮, 通聖散 가감, 加減龍薈丸, 鍼砂酒, 通明利氣湯, 復聰湯, 補腎丸, 黃芪丸, 大補丸, 滋腎通氣湯, 六味地黃丸'을 예시하였다.

◘ 眩暈 ○ 又曰, 上氣不足, 目爲之眩. 此言虛而眩暈. 『靈樞』

② 현훈(眩暈) ○ 또한 상초의 정기(正氣)가 부족해도 눈앞이 어지럽다. 이것은 허해서 생긴 어지럼증을 말한 것이다. (『靈樞·口問 28』)(『寶鑑·外形一·頭·眩暈』)(신편p.885 /신p.573)

◉ 『寶鑑』에서는 '眩暈' 조문에 '四君子湯 가감, 二陳湯과 四物湯의 합방에 가감한 것'을 예시하였다.

◘ 目不得開合 ○ 上氣不足, 目爲之瞑. 『靈樞』

② 눈을 깜박이지 못하는 것[目不得開合] ○ 상부의 정기(正氣)가 부족하면 눈이 감긴다. 『영추』(「口問 28」)(『寶鑑·外形一·眼·目不得開合』)(신편p.1002 /신p.637)

◉ 『寶鑑』에서는 '目不得開合' 조문에 '芎芷香蘇散'을 예시하였다.

◘ 小腸病證 ○ 中氣不足, 腸爲之苦鳴. 『靈樞』

③ 소장병의 증상[小腸病證] ○ 중부(中部)의 정기(正氣)가 부족하면 배에서 몹시 소리가 난다. (『靈樞·口問 28』)(『寶鑑·內景三·小腸腑·小腸病證』)(신편p.614 /신p.432)

◘ 氣不足生病 ○ 靈樞曰, 邪之所在, 皆爲不足. 故上氣不足, 腦爲之不滿, 耳爲之苦鳴, 頭爲之苦傾, 目爲之瞑. 中氣不足, 溲便爲之變, 腸爲之苦鳴. 下氣不足, 乃爲痿厥心悗.

④ 기가 부족하면 병이 생긴다[氣不足生病] ○ 『영추(靈樞)』(「口問 28」)에서는 "사기(邪氣)가 있는 곳은 모두 정기(正氣)가 부족하다. 만약 상부(上部)의 정기가 부족하다면 뇌수[腦]가 가득 차지 못하고늘 이명(耳鳴)이 있으며, 머리가 기울어지고 눈이 어두워진다. 중부(中部)의 정기가 부족하다면 대소변이 변하고 장이 몹시 끓는다. 하부(下部)의 정기가 부족하다면 위궐(痿厥)이 되어 가슴이 답답하게 된다"라고 하였다. (『寶鑑·內景一·氣·氣不足生病』)(신편p.305 /신p.262)

황제왈 치지내하
黃帝曰, 治之奈何?

기백왈 신주위흠 취족소음
歧伯曰, 腎主爲欠, 取足少陰;

폐주위얼 취수태음족소음
肺主爲噦, 取手太陰足少陰;

희자 음여 양절 고보족태양 사족소음
唏者, 陰與㉠陽絶, 故補足太陽, 寫足少陰;

진한자 보제양
振寒者, 補諸陽;

얼자 보족태음양명
噫者, 補足太陰陽明;

체자 보족태양미본
嚏者, 補足太陽眉本;

타 인기소재 보분육간
嚲, 因其所在, 補分肉間;

읍출 보천주경협경 협경자 두중분야
泣出, 補天柱經俠頸, 俠頸者, 頭中分也;

태식 보수소음심주 족소양류지
太息, 補手少陰心主, 足少陽留之;

연하 보족소음
涎下, 補足少陰;

이명 보객주인수대지조갑상여육교자
耳鳴, 補客主人手大指爪甲上與肉交者;

자설설 시주병자 즉보지
自齧舌, 視主病者, 則補之;

목현두경 보족외과하류지
目眩頭傾, 補足外踝下留之;

위궐심만 자족대지간상이촌류지 일왈족외과하류지
痿厥心悗, 刺足大指間上二寸留之, 一曰足外踝下留之.

㉠ 與 : 校釋本에는 '盛'으로 고쳤다.

師傳 第二十九

爲治之道 順而已矣 (『類經十二卷·論治類』, p.400)

第一章

第一節

황제왈 여문선사 유소심장 불저어방
黃帝曰, 余聞先師, 有所心藏, 弗著於方.

여원문이장지 즉이행지 상이치민 하이치신
余願聞而藏之, 則而行之, 上以治民, 下以治身,

사백성무병 상하화친 덕택하류 자손무우 전어후세 무유종시
使百姓無病, 上下和親, 德澤下流, 子孫無憂, 傳於後世, 無有終時,

가득문호
可得聞乎?

기백왈 원호재 문야
岐伯曰, 遠乎哉, 問也!

부치민여자치 치피여치차 치소여치대 치국여치가 미유역이능치지야
夫治民與自治, 治彼與治此, 治小與治大, 治國與治家, 未有逆而能治之也,

부유순이이의
夫惟順而已矣.

순자 비독음양맥론기지역순야 백성인민개욕순기지야
順者, 非獨陰陽脈論氣之逆順也, 百姓人民皆欲順其志也.

第二節

황제왈 순지내하
黃帝曰, 順之奈何?

기백왈 입국문속 입가문휘 상당문례 임병인문소편
岐伯曰, 入國問俗, 入家問諱, 上堂問禮, 『臨病人問所便.

황제왈 편병인내하
黃帝曰, 便病人奈何?

기백왈 부중열소단즉편한 한중지속즉편열
岐伯曰, 夫中熱消癉則便寒, 寒中之屬則便熱.

위중열즉소곡 령인현심선기 제이상피열
胃中熱則消穀, 令人懸心善饑, 臍以上皮熱;

장중열즉출황여미 제이하피한
腸中熱則出黃如糜, 臍以下皮寒.

위중한즉복창 장중한즉장명손설
胃中寒則腹脹, 腸中寒則腸鳴飧泄.① (「大腸病證」)(「辨便色」)

위중한장중열 즉창이차설 위중열장중한 즉질기 소복통창
胃中寒腸中熱, 則脹而且泄. 胃中熱腸中寒, 則疾饑, 小腹痛脹.』② (「便寒便熱」)

黃帝曰, 胃欲寒饑㉠, 腸欲熱飮, 兩者相逆, 便之奈何?
且夫王公大人, 血食之君, 驕恣從欲, 輕人而無能禁之, 禁之則逆其志,
順之則加其病, 便之奈何? 治之何先?

◘ **大腸病證** ○ 腸中寒則腸鳴飱泄, 腸中熱則出黃如糜.『靈樞』

① 대장병의 증상[**大腸病證**] ○ 장 속에 한기(寒氣)가 있으면 배에서 소리가 나고, 삭지 않은 설사를 하며, 장 속에 열기(熱氣)가 있으면 누런 죽 같은 것을 설사한다.『영추』(「師傳 29」) (『寶鑑·內景三·大腸腑·大腸病證』) (신편p.618 /신p.434)

■ **辨便色** ○ 腸中寒, 則腸鳴飱泄. 腸中熱, 則出黃如糜.『靈樞』

① 대변의 색깔을 변별한다[**辨便色**] ○ 장(腸) 속에 한기(寒氣)가 있으면 뱃속에서 소리가 나고 소화되지 않은 것을 설사한다. 장 속에 열기(熱氣)가 있으면 누런 죽 같은 대변을 본다.『영추』(「師傳 29」) (『寶鑑·內景四·大便·辨便色』) (신편p.777 /신p.516)

■ **便寒便熱** ○ 黃帝曰, 臨病人問所便, 奈何. 岐伯對曰, 夫中熱消癉則便寒, 寒中之屬則便熱. 胃中熱則消穀, 令人懸心善飢, 臍以上皮熱. 腸中熱, 則出黃如糜, 臍以下皮寒. 胃中寒, 則腹脹. 腸中寒則腸鳴飱泄. 胃中寒腸中熱, 脹而且泄. 胃中熱腸中寒, 則疾飢, 小腹痛脹.『靈樞』

② 찬 것을 좋아하거나 뜨거운 것을 좋아하는 것[**便寒便熱**] ○ 황제(黃帝)가 묻기를, "환자를 진찰할 때에는 무엇을 좋아하는지를 물어보는데, 어떻게 그것을 병정(病情)에 적응시킵니까?"라고 하였다. 이에 기백(岐伯)이 대답하기를, "뱃속의 열로 인하여 많이 먹고도 빨리 배가 고픈 소단(消癉)일 때는 찬 음식을 좋아하고, 뱃속이 찬 경우는 뜨거운 음식을 좋아합니다. 위(胃)에 열이 있으면 곡물을 빨리 소화시켜서 끼니를 거른 듯이 허기가 지고, 배꼽 위의 피부가 뜨겁습니다. 장(腸) 속에 열이 있으면 죽 같은 누런 물똥을 싸고 배꼽 아래의 피부가 찹니다. 위(胃)에 한사(寒邪)가 있으면 배가 불러 오릅니다. 장(腸) 속이 차면 장명(腸鳴)·손설(飱泄)의 증상이 나타납니다. 위(胃)에 한사(寒邪)가 있고, 장(腸)에 열사(熱邪)가 있으면 배가 불러 오르고 설사가 납니다. 위에 열사가 있고 장에 한사가 있으면 배가 빨리 고프고 아랫배가 아프면서 불러 오릅니다"라고 하였다.『영추』(「師傳 29」) (『寶鑑·雜病一·辨證·便寒便熱』) (신편p.1629 /신p.964)

第三節

岐伯曰, 人之情, 莫不惡死而樂生, 告之以其敗, 語之以其善, 導之以其所便,
開之以其所苦, 雖有無道之人, 惡有不聽者乎?

黃帝曰, 治之奈何?

岐伯曰, 春夏先治其標, 後治其本; 秋冬先治其本, 後治其標.

黃帝曰, 便其相逆者奈何?

岐伯曰, 『便此者, 食飮衣服, 亦欲適寒溫, 寒無悽㉡愴, 暑無出汗.

㉠ 饑 : 校釋本에는 '飮'으로 고쳤다.

㉡ 悽 : 四庫全書本, 章句索引本, 校釋本에는 '凄'로 되어 있다.

식음자 열무작작 한무창창 한온중적
食飮者, 熱無灼灼, 寒無滄滄, 寒溫中適.

고기장지 내불치사벽야
故氣將持, 乃不致邪僻也.』① (「大腸病治法」)(「內傷將理法」)

◘ **大腸病治法** ○ 黃帝問曰, 胃惡熱而喜淸冷, 大腸惡淸冷而喜熱. 兩者不和, 何以調之. 岐伯對曰, 調此者, 飮食衣服, 亦欲適寒溫. 寒無凄滄, 暑無出汗. 飮食熱無灼灼, 寒無滄滄. 寒溫中適, 故氣將持, 乃不致邪僻也.『靈樞』

① 대장병 치료법[大腸病治法] ○ 황제(黃帝)가 "위(胃)는 뜨거운 것을 싫어하고 서늘한 것을 좋아하며, 대장은 서늘한 것을 싫어하고 뜨거운 것을 좋아한다. 이 둘의 성질이 서로 조화롭지 못하게 되는데, 어떻게 조리(調理)해야 합니까?"라고 물었다. 이에 기백(岐伯)이 대답하기를, "이럴 경우에 조리를 잘해 주려면 음식과 의복을 한온(寒溫)이 적합하도록 해주어야 합니다. 날씨가 덥다고 오싹할 정도로 시원하게 하지 말고, 춥다고 땀이 나도록 덥게 해서는 아니 됩니다. 음식도 따뜻하게 먹되 너무 뜨겁게 먹지 말고, 시원하게 먹되 너무 차게 먹지 말아야 합니다. 한온이 적절하다면 정기(正氣)가 정상적으로 유지되어 사기(邪氣)가 체내로 침입하는 지경에 이르지 않을 것입니다"라고 하였다.『영추』(「師傳 29」) (『寶鑑·內景三·大腸腑·大腸病治法』) (신편p.618 /신p.435)

◉ 『寶鑑』에서는 '大腸病治法' 조문에 '瀉白湯, 實腸散'을 예시하였다.

◘ **內傷將理法** ○ 帝曰, 胃惡熱而喜淸冷, 大腸惡淸冷而喜熱. 兩者不和, 何以調之. 岐伯曰, 調此者, 飮食衣服, 亦欲適寒溫. 寒無凄滄, 暑無出汗. 飮食熱無灼灼, 寒無滄滄. 寒溫中適, 故氣將持, 乃不致邪僻也.『靈樞』

① 내상의 조리법[內傷將理法] ○ 황제(黃帝)가 묻기를, "위(胃)는 뜨거운 것을 싫어하고 서늘한 것을 좋아하며, 대장(大腸)은 서늘한 것을 싫어하고 뜨거운 것을 좋아한다고 하여 이 두 가지가 조화되지 못하는 것을 어떻게 조화시켜야 합니까?"라고 하였다. 이에 기백(岐伯)이 대답하기를, "그것을 조화시키려면 음식과 의복을 차고 더운 것에 알맞게 먹거나 입어야 합니다. 즉, 차게 하되 추울 정도로 입지 말고, 덥게 하되 땀날 정도로 입지 말며, 음식을 뜨겁게 하되 혀를 데일 정도로 하지 말고, 차게 하되 이가 시릴 정도로 하지 않는 것입니다. 이렇게 차고 더운 것이 적당하면 정기(正氣)가 정상적으로 유지되어 사기(邪氣)가 침범하지 못하는 것입니다"라고 하였다.『영추』(「師傳 29」) (『寶鑑·雜病四·內傷·內傷將理法』) (신편p.2139 /신p.1226)

身形候藏府 (『類經四卷·藏象類』, p.141)

第二章

第一節

황제왈 본장이신형지절군육 후오장육부지소대언
黃帝曰, 本藏以身形支節䐃肉, 候五藏六府之小大焉.

금부왕공대인 임조즉위지군이문언 수가문순지이후답호
今夫王公大人, 臨朝卽位之君而問焉, 誰可捫循之而後答乎?

기백왈 신형지절자 장부지개야 비면부지열야
岐伯曰, 身形支節者, 藏府之蓋也, 非面部之閱也.

황제왈 오장지기 열어면자 여이지지의 이지절지이열지내하
黃帝曰, 五藏之氣, 閱於面者, 余已知之矣, 以肢節知而閱之奈何?

기백왈 오장육부자 폐위지개 거견함인 후현기외
岐伯曰,『五藏六府者, 肺爲之蓋,』①(「肺臟大小」) 巨肩陷咽, 候見其外.

황제왈 선
黃帝曰, 善.

기백왈 오장육부 심위지주 결분위지도 괄골유여 이후갈우
岐伯曰,『五藏六府, 心爲之主, 缺盆爲之道, 骺骨有餘, 以候髑骬.』②(「心臟大小」)

황제왈 선
黃帝曰, 善.

기백왈 간자 주위장 사지후외 욕지견고 시목소대
岐伯曰,『肝者, 主爲將, 使之候外, 欲知堅固, 視目小大㉠.』③(「肝臟大小」)

황제왈 선
黃帝曰, 善.

기백왈 비자 주위위 사지영량 시순설호오 이지길흉
岐伯曰,『脾者, 主爲衛, 使之迎糧, 視脣舌好惡, 以知吉凶.』④(「脾臟大小」)

황제왈 선
黃帝曰, 善.

기백왈 신자 주위외 사지원청 시이호오 이지기성
岐伯曰,『腎者, 主爲外, 使之遠聽, 視耳好惡, 以知其性.』⑤(「腎臟大小」)

황제왈 선
黃帝曰, 善.

■ 肺臟大小 ○ 五藏六府, 肺爲之盖.『靈樞』

① 폐장의 대소[肺臟大小] ○ 오장육부에서 폐장은 덮개가 된다.(『靈樞·師傳 29』)(『寶鑑·內景三·肺臟·肺臟大小』)(신편p.582 /신p.413)

■ 心臟大小 ○ 五藏六府, 心爲之主, 缺盆爲之道, 骺骨有餘, 以候髑骬. 上音曷, 下音于. 卽心蔽骨也.『靈樞』

② 심장의 대소[心臟大小] ○ 오장육부에서 심장이 주재자가 되고, 결분(缺盆)은 기혈(氣血)이 오르내리는 길이 되는데, 괄골(骺骨)은 심기의 남은 기운이니, 갈우(髑骬) 앞글자의 음은 갈(曷)이고 뒷글자의 음은 우(于)이다. 곧 심장을 가린 뼈라는 것이다. 를 보고 심의 상태를 예측해 본다.(『靈樞·師傳 29』)(『寶鑑·內景三·心臟·心臟大小』)(신편p.564 /신p.401)

■ 肝臟大小 ○ 肝者主爲將使之候外, 欲知堅固, 視目大小.『靈樞』

③ 간의 대소[肝臟大小] ○ 간은 주로 장군의 역할을 하여 (능히 밖을 호위하니) 밖을 살피는 역할을 하므로 간이 견고한지를 알려면 눈의 크기를 본다.(『靈樞·師傳 29』)(『寶鑑·內景三·肝臟·肝臟大小』)(신편p.554 /신p.395)

■ 脾臟大小 ○ 脾者主爲衛使之迎糧, 視脣舌好惡, 以知吉凶.『靈樞』

④ 비장의 대소[脾臟大小] ○ 비장은 주로 전신을 호위하는 작용을 하기 위하여 음식물을 받아들이는 일을 주관하므로 입술과 혀의 상태가 좋은가 나쁜가를 보고 비장의 길흉을 알 수 있다.(『靈樞·師傳 29』)(『寶鑑·內景三·脾臟·脾臟大小』)(신편p.574 /신p.407)

■ 腎臟大小 ○ 腎者主爲外使之遠聽, 視耳好惡, 以知其性.『靈樞』

⑤ 신장의 대소[腎臟大小] ○ 신장은 외부에서 오는 먼데 소식을 듣는 것을 주로 하니, 귀의 모양이 좋고 나쁨을 보고 신장의 상태를 알 수 있다.(『靈樞·師傳 29』)(『寶鑑·內景三·腎臟·腎臟大小』)(신편p.591 /신p.418)

㉠ 小大 : 四庫全書本에는 '大小'로 되어 있다.

第二節

願聞六府之候.

岐伯曰, 六府者, 『胃爲之海, 廣骸㉠大頸張胸, 五穀乃容.』① (「胃外候」)

『鼻隧以長, 以候大腸.』② (「大腸外候」)

『脣厚, 人中長, 以候小腸.』③ (「小腸外候」)

『目下果大, 其膽乃橫.』④ (「膽外候」)

『鼻孔在外, 膀胱漏泄.』⑤ (「膀胱外候」)

『鼻柱中央起, 三焦乃約.』⑥ (「三焦外候」) 此所以候六府者也. 上下三等, 藏安且良矣.

➡ 本節은 六腑의 外候를 말하였다. 望診에 있어서 중요한 부분이다. 『靈樞·本藏 47』 4장을 참고하라.

■ 胃外候 ○ 胃爲之海, 廣骸大頸張胸, 五穀乃容. 『靈樞』

① 위의 외적 증후[胃外候] ○ 위(胃)는 음식물을 받아들이는 곳인데, 얼굴이 넓고 목이 굵으며 가슴이 벌어진 사람이 오곡(五穀)을 넉넉히 받아들인다. (『靈樞·師傳 29』) (『寶鑑·內景三·胃腑·胃外候』) (신편p.605 /신p.428)

■ 大腸外候 ○ 鼻隧以長, 以候大腸. 『靈樞』

② 대장의 외적 증후[大腸外候] ○ 콧대[鼻隧]의 길이로 대장의 상태를 알 수 있다. (『靈樞·師傳 29』) (『寶鑑·內景三·大腸腑·大腸外候』) (신편p.618 /신p.434)

■ 小腸外候 ○ 脣厚人中長, 以候小腸. 『靈樞』

③ 소장의 외적 증후[小腸外候] ○ 입술은 두껍고 인중은 길어야 하는데, 이를 보고 소장의 상태를 알 수 있다. (『靈樞·師傳 29』) (『寶鑑·內景三·小腸腑·小腸外候』) (신편p.614 /신p.432)

■ 膽外候 ○ 目下裹大, 其膽乃橫. 『靈樞』

④ 담의 외적 증후[膽外候] ○ 아랫눈두덩이가 두툼하면 담기(膽氣)가 막힌 것이다. (『靈樞·師傳 29』) (『寶鑑·內景三·膽腑·膽外候』) (신편p.601 /신p.424)

■ 膀胱外候 ○ 鼻孔在外, 膀胱漏泄. 『靈樞』

⑤ 방광의 외적 증후[膀胱外候] ○ 콧구멍이 밖으로 뒤집어져 있으면 방광이 견고하지 못하여 소변이 샌다. 『영추』(「師傳 29」) (『寶鑑·內景三·膀胱腑·膀胱外候』) (신편p.623 /신p.438)

■ 三焦外候 ○ 鼻柱中央起, 三焦乃約. 『靈樞』

⑥ 삼초의 외적 증후[三焦外候] ○ 콧마루의 가운데가 융기된 것(매부리코)은 삼초의 상태가 원활하지 않다는 뜻이다. 『영추』(「師傳 29」) (『寶鑑·內景三·三焦腑·三焦外候』) (신편p.631 /신p.442)

㉠ 骸 : 校釋本에는 '胲'로 고쳤다.

決氣 第三十

精氣津液血脈脫則爲病 (『類經四卷·藏象類』, p.130)

第一章

황 제 왈 여 문 인 유 정 기 진 액 혈 맥 여 의 이 위 일 기 이 금 내 변 위 육 명 여 부 지 기 소 이 연
黃帝曰, 余聞人有精氣津液血脈, 余意以爲一氣耳, 今乃辨爲六名, 余不知其所以然.

기 백 왈 양 신 상 박 합 이 성 형 상 선 신 생 시 위 정
岐伯曰, 『兩神相搏, 合而成形, 常先身生, 是謂精.』① (「精爲身本」)

하 위 기
何謂氣?

기 백 왈 상 초 개 발 선 오 곡 미 훈 부 충 신 택 모 약 무 로 지 개 시 위 기
岐伯曰, 『上焦開發, 宣五穀味, 熏膚充身澤毛, 若霧露之漑, 是謂氣.』② (「氣生於穀」)

하 위 진
何謂津?

기 백 왈 주 리 발 설 한 출 진 진 시 위 진
岐伯曰, 『腠理發泄, 汗出溱溱, 是謂津.』③ (「身中津液」)

하 위 액
何謂液?

기 백 왈 곡 입 기 만 뇨 택 주 어 골 골 속 굴 신 설 택 보 익 뇌 수 피 부 윤 택 시 위 액
岐伯曰, 穀入氣滿, 淖澤注於骨, 骨屬屈伸, 洩澤補益腦髓, 皮膚潤澤, 是謂液.

하 위 혈
何謂血?

기 백 왈 중 초 수 기 취 즙 변 화 이 적 시 위 혈
岐伯曰, 『中焦受氣, 取汁變化而赤, 是謂血.』④ (「陰血生於水穀」)

하 위 맥
何謂脈?

기 백 왈 옹 알 영 기 령 무 소 피 시 위 맥
岐伯曰, 壅遏營氣, 令無所避, 是謂脈.

➡ 『靈樞·決氣 30』에 "何謂液? 岐伯曰 穀入氣滿, 淖澤注于骨, 骨屬屈伸, 洩澤補益腦髓, 皮膚潤澤, 是謂液."이라 하였는데, 『靈樞·五癃津液別 36』에 "五穀之津液, 和合而爲膏者, 內滲入于骨空, 補益腦髓, 而下流于陰股."라고 하였으니, 서로 참고할 만하다.

■ 精爲身本 ○ 靈樞曰, 兩神相薄[搏], 合而成形, 常先身生, 是謂精.

① 정은 몸의 근본이다[精爲身本] ○ 『영추(靈樞)』(「決氣 30」)에서는 "음양(陰陽)의 신(神)이 합쳐져서 형체가 생기는데, 육체보다 먼저 생기는 것이 있으니, 이를 정(精)이라 한다"라고 하였다. (『寶鑑·內景一·精·精爲身本』) (신편p.245 /신p.230)

■ 氣生於穀 ○ 又曰, 上焦開發, 宣五穀味, 熏膚充身澤毛, 若霧露之漑, 是謂氣.

② 기는 음식물에서 생긴다[氣生於穀] ○ 또한 『영추(靈樞)』(「決氣 30」)에서는 "상초(上焦)는 오곡에서 화생(化生)한 정미(精微)로운 물질을 전신으로 발산시켜 피부를 따뜻하게 하고 형체를 충실히 하며 모발을 윤택하게 하는데, 이것은 마치 안개와 이슬이 초목을 축여주는 것과 같은 바, 이것을 '기(氣)'

라고 한다"라고 하였다. (『寶鑑·內景一·氣·氣生於穀』) (신편p.275 /신p.245)

■ 身中津液 ○ 靈樞曰, 腠理發泄, 汗出溱溱, 是謂津.

③ 몸속에 있는 진액[身中津液] ○ 『영추(靈樞)』(「決氣 30」)에서는 "주리(腠理)가 열려서 새면 땀이 줄줄 나는데, 이것을 진(津)이라고 한다"라고 하였다. (『寶鑑·內景二·津液·身中津液』) (신편p.466 /신p.350)

■ 陰血生於水穀 ○ 靈樞曰, 中焦受氣, 變化而赤, 是謂血.

④ 음혈은 음식물에서 생긴다[陰血生於水穀] ○ 『영추(靈樞)』(「決氣 30」)에서는 "중초(中焦)가 기(氣)를 받아 이를 변화시켜 붉게 만드니, 이를 혈(血)이라 한다"라고 하였다. (『寶鑑·內景二·血·陰血生於水穀』) (신편p.373 /신p.300)

第二章

黃帝曰, 六氣者, 有餘不足, 氣之多少, 腦髓之虛實, 血脈之淸濁, 何以知之?

岐伯曰, 『精脫者, 耳聾;』① (「精滑脫屬虛」)(「耳者腎之竅」)

『氣脫者, 目不明;』② (「眼昏」)

『津脫者, 腠理開, 汗大泄;』③ (「身中津液」)

液脫者, 骨屬屈伸不利, 色夭, 腦髓消, 脛痠, 耳數鳴;

『血脫者, 色白, 夭然不澤,㉠ 其脈空虛,』④ (「亡血脫血證」) 此其候也.

◘ 精滑脫屬虛 ○ 又曰, 精脫者, 耳聾.

① 정활·정탈은 허증에 속한다[精滑脫屬虛] ○ 또한 『영추(靈樞)』(「決氣 30」)에서는 "정탈(精脫)이 있는 사람은 귀가 먹는다"라고 하였다. (『寶鑑·內景一·精·精滑脫屬虛』) (신편p.258 /신p.238)

◉ 『寶鑑』에서는 '精滑脫屬虛' 조문에 '桂枝龍骨牡蠣湯, 加減珍珠粉丸, 珍珠粉丸, 金鎖正元丹, 秘眞丹, 淸心蓮子飮, 定志丸, 巴戟丸, 補眞玉露丸, 固精丸, 芡實丸, 鎖陽丹, 玉鎖丹, 秘元丹, 約精元, 九龍丹'을 예시하였다.

■ 耳者腎之竅 ○ 內經曰, 腎藏精. 靈樞曰, 精脫者, 耳聾. 夫腎爲足少陰之經, 乃藏精而氣通于耳. 耳者宗脈之所聚也. 若精氣調和則腎藏强盛, 耳聞五音. 若勞傷氣血, 兼受風邪, 損於腎藏而精脫者, 則耳聾無聞也. 『寶鑑』

① 귀는 신의 구멍이다[耳者腎之竅] ○ 『내경(內經)』(『靈樞·本神 08』)에서는 "신(腎)은 정(精)을 저장한다"라고 하였다. 『영추(靈樞)』(「決氣 30」)에서는 "정(精)이 허탈해지면 귀가 어두워진다"라고 하였다. 무릇 신(腎)은 족소음경(足少陰經)인데, 정(精)을 저장하고 그 기는 귀로 통한다. 귀는 여러 경맥[宗脈]이 모이는 곳이다. 만약 정기(精氣)가 조화롭다면 신기(腎氣)가 강성해져서 귀가 오음을 들을 수 있다. 그러나 만약 과로로 기혈(氣血)을 손상시키고 겸하여 풍사(風邪)까지 받아서 신(腎)을 손상시키고 정기가 허탈해지면 귀가 어두워져서 들을 수 없게 된다. 『보감』 (『寶鑑·外形二·耳·耳者腎之竅』) (신편p.1035 /신p.654)

◘ 眼昏 ○ 靈樞曰, 氣脫者, 目不明.

② 눈이 어두운 것[眼昏] ○ 『영추(靈樞)』(「決氣 30」)에서는 "기가 허하면 눈이 밝지 못하다"라고 하였다. (『寶鑑·外形一·眼·眼昏』) (신편p.997 /신p.635)

㉠ 校釋本에는 이 다음에 '脈脫者'를 보충하였다.

◉『寶鑑』에서는 '眼昏' 조문에 '人參膏, 駐景元, 加減駐景元, 滋陰地黃元, 加味磁朱丸, 四物五子元, 蔓菁子丸, 還睛丸, 石決明散, 春雪膏, 抑靑明目湯'을 예시하였다.

■ **身中津液** ○ 靈樞曰, 津脫者, 腠理開, 汗大泄.

③ 몸속에 있는 진액[**身中津液**] ○『영추(靈樞)』(「決氣 30」)에서는 "진이 허해지면 주리가 열려서 땀이 많이 흐른다"라고 하였다. (『寶鑑·內景二·津液·身中津液』) (신편p.466 /신p.350)

◘ **亡血脫血證** ○ 又曰, 血脫者, 色白, 夭然不澤, 其脈空虛.

④ 망혈증과 탈혈증[**亡血脫血證**] ○ 그리고『영추(靈樞)』(「決氣 30」)에서는 "혈을 빼앗긴 사람은 피부색이 창백하고 어두우며 윤기가 없고, (脫脈한 사람은) 맥이 공허하다"라고 하였다. (『寶鑑·內景二·血·亡血脫血證』) (신편p.382 /신p.305)

◉『寶鑑』에서는 '亡血脫血證' 조문에 '四物湯, 三才丸'을 예시하였다.

第三章

황제왈 육기자 귀천하여
黃帝曰, 六氣者, 貴賤何如?

기백왈 육기자 각유부주야 기귀천선악 가위상주 연오곡 여위위대해야
岐伯曰, 六氣者, 各有部主也, 其貴賤善惡, 可爲常主, 然五谷㉠與胃爲大海也.

㉠ 谷 : 四庫全書本, 章句索引本에는 '穀'으로 되어 있다.

腸胃 第三十一

腸胃小大之數 (『類經四卷·藏象類』, p.132)

第一節

黃帝問於伯高曰, 余願聞六府傳穀者, 腸胃之小大㉠長短, 受穀之多少奈何?

伯高曰, 請盡言之, 穀所從出入淺深遠近長短之度.

『脣至齒長九分, 口廣二寸半.

齒以後至會厭, 深三寸半, 大容五合.

舌重十兩, 長七寸, 廣二寸半.』① (「口舌寸數」)

『咽門重十兩, 廣一寸半, 至胃長一尺六寸.② (「咽喉度數」)

■ **口舌寸數** ○ 脣至齒長九分, 口廣二寸半. 齒以後至會厭深三寸半, 大容五合. 舌重十兩, 長七寸, 廣二寸半. 『靈樞』

① 입과 혀의 치수[口舌寸數] ○ 입술에서 어금니까지의 길이는 9푼이고, 입의 너비는 2치 5푼이다. 이에서 회염(會厭)까지의 깊이는 3치 5푼이고 용적은 5홉이다. 혀의 무게는 10냥이고 길이는 7치이며, 너비는 2치 5푼이다. 『영추』(「腸胃 31」) (『寶鑑·外形二·口舌·口舌寸數』) (신편p.1102 /신p.685)

■ **咽喉度數** ○ 靈樞曰, 咽門重十兩, 廣二寸半, 至胃長一尺六寸.

② 인후의 치수[咽喉度數] ○ 『영추(靈樞)』(「腸胃 31」)에서는 "식도의 무게는 10냥이고, 너비는 2치 5푼이며, 위(胃)까지의 길이는 1자 6치다"라고 하였다. (『寶鑑·外形二·咽喉·咽喉度數』) (신편p.1143 /신p.709)

◉ 『寶鑑』은 「腸胃 31」에서 "咽門重十兩, 廣一寸半, 至胃長一尺六寸"에서 '胃長一尺六寸'만을 땄기 때문에 咽喉에서 胃까지 길이가 1자 6치라는 내용이 胃의 길이가 그렇다는 것으로 오도되었다.

第二節

胃紆曲屈, 伸之, 長二尺六寸, 大一尺五寸, 徑五寸, 大容二㉡斗五升.』① (「胃形象」)

■ **胃形象** ○ 胃長一尺六寸, 胃紆曲屈, 伸之長二尺六寸, 大一尺五寸, 徑五寸, 受水穀三斗五升. 其中之穀常留二斗, 水一斗五升. 『靈樞』

㉠ 小大 : 四庫全書本에는 '大小'로 되어 있다.
㉡ 二 : 校釋本에는 '三'으로 되어 있다.

① 위의 형상[胃形象] ○ 위의 길이는 1자 6치인데, 늘어지고 구부러져 있으므로 똑바로 폈을 때는 길이가 2자 6치이고, 둘레는 1자 5치, 직경은 5치로서, 음식물을 3말 5되 받아들일 수 있다. 그 중에 알곡이 2말이고, 물이 1말 5되가 된다. 『영추』(「腸胃 31」, 「平人絶穀 32」) (『寶鑑·內景三·胃腑·胃形象』) (신편p.604 /신p.427)

第三節

소장후부척 좌환회주첩적 기주어회장자 외부우제상
『小腸後附脊, 左環迴周疊積, 其注於迴腸者, 外附于臍上,

회운환 십육곡 대이촌반 경팔분분지소반 장삼장삼 척
迴運環㉠十六曲, 大二寸半, 徑八分分之少半, 長三丈三㉡尺.

회장당제 좌 환회주엽적이하
迴腸當臍, 左㉢環迴周葉積而下,』① (「小腸部位」)

회운환반십육곡 대사촌 경일촌촌지소반 장이장일척
迴運環反十六曲, 大四寸, 徑一寸寸之少半, 長二丈一尺.

광장전 척 이수회장 좌환엽척 상하 벽대팔촌 경이촌촌지대반
廣腸傳㉣脊, 以受迴腸, 左環葉脊㉤上下, 辟大八寸, 徑二寸寸之大半,

장이척팔촌
長二尺八寸.

■ 小腸部位 ○ 小腸後附脊, 當臍左環, 迴周葉積而下. 『靈樞』

① 소장의 부위[小腸部位] ○ 소장은 뒤로 등뼈에 붙어 있고, 배꼽에서부터 왼쪽으로 첩첩이 돌아 아래로 내려간다. 『영추』(「腸胃 31」) (『寶鑑·內景三·小腸腑·小腸部位』) (신편p.613 /신p.432)

第四節

장위소입지소출 장육장사촌사분 회곡환반 삼십이곡야
腸胃所入至所出, 長六丈四寸四分, 迴曲環反, 三十二曲也.

㉠ 環 : 校釋本에는 '環反'으로 되어 있다.
㉡ 三 : 校釋本에는 '二'로 되어 있다.
㉢ 左 : 校釋本에는 '右'로 되어 있다.
㉣ 傳 : 校釋本에는 '傅'로 고쳤다.
㉤ 脊 : 校釋本에는 '積'으로 고쳤다.

平人絶穀 第三十二

平人絶穀 七日而死 (『類經四卷·藏象類』, p.133)

第一章

황제왈 원문인지불식 칠일이사 하야
黃帝曰, 願聞人之不食, 七日而死, 何也?

백고왈 신청언기고
伯高曰, 臣請言其故.

위대일척오촌 경오촌 장이척육촌 횡굴수수곡삼두오승
『胃大一尺五寸, 徑五寸, 長二尺六寸, 橫屈受水穀三斗五升,

기중지곡 상류이두 수일두오승이만
其中之穀, 常留二斗, 水一斗五升而滿,』① (「胃形象」)

상초설기 출기정미 표한활질 하초하개제장
上焦泄氣, 出其精微, 慓悍滑疾, 下焦下漑諸腸.

■ 胃形象 ○ 胃長一尺六寸, 胃紆曲屈, 伸之長二尺六寸, 大一尺五寸, 徑五寸, 受水穀三斗五升. 其中之穀常留二斗, 水一斗五升. 『靈樞』

① 위의 형상[胃形象] ○ 위의 길이는 1자 6치인데, 늘어지고 구부러져 있으므로 똑바로 폈을 때는 길이가 2자 6치이고, 둘레는 1자 5치, 직경은 5치로서, 음식물을 3말 5되 받아들일 수 있다. 그 중에 알곡이 2말이고, 물이 1말 5되가 된다. 『영추』(「腸胃 31」, 「平人絶穀 32」) (『寶鑑·內景三·胃腑·胃形象』) (신편p.604 /신p.427)

◉ 『寶鑑』은 「腸胃 31」에서 "咽門重十兩, 廣一寸半, 至胃長一尺六寸"에서 '胃長一尺六寸'만을 땄기 때문에 咽喉에서 胃까지 길이가 1자 6치라는 내용이 胃의 길이가 그렇다는 것으로 오도되었다.

第二章

소장대이촌반 경팔분분지소반 장삼장이척
『小腸大二寸半, 徑八分分之少半, 長三丈二尺,

수곡이두사승 수육승삼합합지대반
受穀二斗四升, 水六升三合合之大半.』① (「小腸形象」)

회장대사촌 경일촌촌지소반 장이장일척 수곡일두 수칠승반
廻腸大四寸, 徑一寸寸之少半, 長二丈一尺, 受穀一斗, 水七升半;

광장대팔촌 경이촌촌지대반 장이척팔촌 수곡구승삼합팔분합지일
『廣腸大八寸, 徑二寸寸之大半, 長二尺八寸, 受穀九升三合八分合之一.』②
(「肛門重數」)

■ 小腸形象 ○ 小腸長三丈二尺, 廣二寸半, 徑八分分之少半, 重二斤十四兩. 當臍左廻疊積十六曲. 盛穀二斗四升, 水六升三合合之太半. 『靈樞』

① 소장의 형상[小腸形象] ○ 소장의 길이는 3장(丈) 2척(尺)이고, 둘레는 2치 5푼이며, 직경은 8⅓푼

이고, 무게는 2근 14냥이다. 이것은 배꼽 있는 곳에서부터 왼쪽으로 첩첩이 16번 구부러져 있다. 그리고 그 속에는 곡물 2말 4되와 물 6되 하고도 $3\frac{2}{3}$홉이 담길 수 있다. 『영추』(「平人絶穀 32」) (『寶鑑·內景三·小腸腑·小腸形象』) (신편p.613 /신p.432)

■ **肛門重數** ○ 靈樞曰, 肛門重十二兩, 大八寸, 徑二寸太半, 長二尺八寸, 受穀九升三合八分合之一.

② 항문의 무게와 치수[**肛門重數**] ○ 『영추(靈樞)』(「平人絶穀 32」)에서는 "항문(肛門)은 무게가 12냥이고, 둘레는 8치, 직경은 $2\frac{2}{3}$치이며, 길이는 2자 8치이고, 곡물을 9되 $3\frac{1}{8}$홉을 받아들일 수 있다"라고 하였다. (『寶鑑·外形四·後陰·肛門重數』) (신편p.1526 /신p.898)

第三章

『腸胃之長, 凡五丈八尺四寸, 受水穀九斗二升一合合之大半,

此腸胃所受水穀之數也.』① (「腸胃之長水穀之數」)

平人則不然, 『胃滿則腸虛, 腸滿則胃虛, 更虛更滿,

故氣得上下, 五藏安定,』② (「胃爲水穀之海」) 血脈和利, 精神乃居,

故神者, 水穀之精氣也.

故『腸胃之中, 當㉠留穀二斗, 水一斗五升,

故平人日再後, 後二升半, 一日中五升, 七日五七三斗五升, 而留水穀盡矣.

故平人不食飮七日而死者, 水穀精氣津液皆盡故也.』③ (「人不食七日死」)

■ **腸胃之長水穀之數** ○ 靈樞曰, 腸胃之長, 凡五丈八尺四寸, 受水穀九斗二升一合合之太半, 此腸胃所受水穀之數也.

① 장위의 길이와 받아들일 수 있는 음식물의 양[**腸胃之長水穀之數**] ○ 『영추(靈樞)』(「平人絶穀 32」)에서는 "장위(腸胃)의 길이는 대체로 5장 8척 4촌이고, 음식물은 9말 2되 1홉 5작 남짓하게 받아들이는데, 이것이 장위가 받아들일 수 있는 음식물의 양(量)이다"라고 하였다. (『寶鑑·內景三·五臟六腑·腸胃之長水穀之數』) (신편p.546 /신p.389)

■ **胃爲水穀之海** ○ 胃滿則腸虛, 腸滿則胃虛. 更虛更實, 故氣得上下而無病矣. 『靈樞』

② 위는 음식물이 주입되는 곳이다[**胃爲水穀之海**] ○ 위가 가득 차면 장이 비고, 장이 가득 차면 위가 빈다. 이와 같이 가득 찼다가 비고, 비었다가 가득 차기 때문에 기가 오르내리게 되어 병이 생기지 않는다. 『영추』(「平人絶穀 32」) (『寶鑑·內景三·胃腑·胃爲水穀之海』) (신편p.604 /신p.427)

■ **人不食七日死** ○ 黃帝曰, 願聞人之不食, 七日而死何也. 伯高對曰, 腸胃之中, 常留穀二斗, 水一斗五升. 故平人日再後, 後二升半, 一日中五升, 七日則五七三斗五升, 而留水穀盡矣. 故平人不食飮七日而死者, 水穀精氣津液皆盡故也. 『靈樞』

③ 사람이 7일 동안 먹지 못하면 죽는다[**人不食七日死**] ○ 황제(黃帝)가 말하길, "사람이 7일 동안 먹지 못하면 죽는데, 왜 그러한지 듣고 싶습니다"라고 하였다. 이에 백고(伯高)가 대답하기를, "장위

㉠ 當 : 校釋本에는 '常'으로 고쳤다.

(腸胃) 속에는 항상 음식 2말과 물 1말 5되가 저장되어 있습니다. 그리고 보통 사람은 하루에 두 번 대변을 보는데, 한번에 2되 반씩 내보내어 하루에 5되를 내보내게 되고, 7일이면 3말 5되를 내보내게 되어 장위에 있던 물과 음식이 다 나오게 됩니다. 따라서 보통 사람이 7일 동안 먹지 못하면 죽는 것은 몸 안에 있던 음식물의 정기(精氣)와 진액(津液)이 그 사이에 다 없어지기 때문입니다"라고 하였다. 『영추』(「平人絶穀 32」) (『寶鑑·雜病一·辨證·人不食七日死』) (신편p.1641 /신p.971)

海論 第三十三

人之四海 (『類經九卷·經絡類』, p.371)

第一章

황제문어기백왈 여문자법어부자 부자지소언 불리어영위혈기
黃帝問於岐伯曰, 余聞刺法於夫子, 夫子之所言, 不離於營衛血氣.

부십이경맥자 내속어부장 외락어지절 부자내합지어사해호
夫十二經脈者, 內屬於府藏, 外絡於肢節, 夫子乃合之於四海乎?

기백답왈 인역유사해십이경수
岐伯答曰, 人亦有四海十二經水.

경수자 개주어해 해유동서남북 명왈사해
經水者, 皆注於海, 海有東西南北, 命曰四海.

황제왈 이인응지내하
黃帝曰, 以人應之奈何?

기백왈 인유수해 유혈해 유기해 유수곡지해 범차사자 이응사해야
岐伯曰, 人有髓海, 有血海, 有氣海, 有水穀之海, 凡此四者, 以應四海也.

황제왈 원호재 부자지합인천지사해야 원문응지내하
黃帝曰, 遠乎哉, 夫子之合人天地四海也. 願聞應之奈何?

기백답왈 필선명지음양표리형수소재 사해정의
岐伯答曰, 必先明知陰陽表裏滎輸所在, 四海定矣.

第二章

황제왈 정지내하
黃帝曰, 定之奈何?

기백왈 위자수곡지해 기수상재기가 하지삼리
岐伯曰, 『胃者水穀之海, 其輸上在氣街, 下至三里;

충맥자 위십이경지해 기수상재어대저 하출우거허지상하렴
衝脈者, 爲十二經之海, 其輸上在於大杼, 下出于巨虛之上下廉;

단중자 위기지해 기수상재어주골지상하 전재어인영
膻中者, 爲氣之海, 其輸上在於柱骨之上下, 前在於人迎;

뇌위수지해 기수상재우기개 하재풍부
腦爲髓之海, 其輸上在于其蓋, 下在風府.』① (「人身四海腧穴」)

황제왈 범차사해자 하리하해 하생하패
黃帝曰, 凡此四海者, 何利何害, 何生何敗?

기백왈 득순자생 득역자패 지조자리 부지조자해
岐伯曰, 得順者生, 得逆者敗, 知調者利, 不知調者害.

◘ 人身四海腧穴 ○ 胃爲水穀之海, 其腧上在氣街, 下在三里. ○ 衝脈爲十二經之海, 其腧上在于大杼, 下出于巨虛之上下廉. ○ 膻中爲氣之海, 其腧上在于柱骨之上, 下在于人迎. ○ 腦爲髓之海, 其腧上在于其盖, 下在風府. 盖卽百會穴也. 『靈樞』

① 몸에 있는 네 곳의 모여드는 곳과 그 수혈[人身四海腧穴] ○ 위(胃)는 음식이 모이는 곳인데, 그에 해당하는 수혈(腧穴)은 위로는 기가혈(氣街穴)에 있고, 아래로는 족삼리혈(足三里穴)에 있다. ○ 충맥(衝脈)은 12경맥(經脈)이 모이는 곳인데, 그에 해당하는 수혈(腧穴)은 위로는 대저혈(大杼穴)에 있고, 아래로는 거허상렴혈(巨虛上廉穴)과 거허하렴혈(巨虛下廉穴)에 있다. ○ 단중(膻中)은 기가 모이는 곳인데, 그에 해당하는 수혈(腧穴)은 위로는 주골(柱骨) 위에 있고, 아래로는 인영혈(人迎穴)에 있다. ○ 뇌(腦)는 골수가 모이는 곳인데, 그에 해당하는 수혈(腧穴)은 위로는 두개(頭盖)에 있고, 아래로는 풍부혈(風府穴)에 있다. 두개(頭盖)란 곧 백회혈(百會穴)을 이른다. 『영추』(「海論 33」) (『寶鑑·鍼灸篇·人身四海腧穴』) (신편p.3748 /신p.2113)

第三章

黃帝曰, 四海之逆順奈何?

岐伯曰, 『氣海有餘者㉠, 氣滿胸中悗, 息㉡面赤;

氣海不足, 則氣少不足以言.』① (「肺主氣」)(「少氣」)(「言微」)

血海有餘, 則常想其身大, 怫然不知其所病;

『血海不足, 亦常想其身小,』② (「亡血脫血證」) 狹然不知其所病.

水穀之海有餘, 則腹滿;

水穀之海不足, 則饑不受穀食.

『髓海有餘, 則輕勁多力, 自過其度;

髓海不足, 則腦轉耳鳴,③ (「耳鳴」) 脛痠眩冒,④ (「精爲身本」) 目無所見,』⑤ (「腦爲髓海」)

懈怠安臥.

黃帝曰, 余已聞逆順, 調之奈何?

岐伯曰, 審守其輸, 而調其虛實, 無犯其害, 順者得復, 逆者必敗.

黃帝曰, 善.

■ 肺主氣 ○ 靈樞曰, 膻中, 爲氣之海. 膻中者, 肺室也. 有餘則胸面俱赤, 不足則少氣力不多言.

① 폐는 기를 주관한다[肺主氣] ○ 『영추(靈樞)』(「海論 33」)에서는 "단중(膻中)은 기가 모이는 곳이다. 단중(膻中)은 폐(肺)의 방과 같다. 기가 지나치게 많으면 가슴과 얼굴이 다 벌겋고, 기가 부족하면 기력이 떨어지고 말을 많이 못한다"라고 하였다. (『寶鑑·內景一·氣·肺主氣』) (신편p.282 /신p.250)

㉠ 者 : 校釋本에는 '則'으로 고쳤다.

㉡ 息 : 校釋本에는 '急息'으로 '急'을 보충하였다.

◘ 少氣 ○ 又曰, 膻中爲氣之海, 不足則少氣, 不足以言.

① 소기(少氣) ○ 또한 『영추(靈樞)』(「海論 33」)에서는 "단중(膻中)은 기가 모이는 곳[氣海]인데, 단중이 약하면 기운이 떨어져서 말을 잘 못한다"라고 하였다. (『寶鑑·內景一·氣·少氣』) (신편p.293 /신p.256)

◉ 『寶鑑』에서는 '少氣' 조문에 '生脈散, 人參膏, 獨參湯, 黃芪湯, 四君子湯, 人參黃芪湯, 益氣丸, 補中益氣湯, 益胃升陽湯'을 예시하였다.

◘ 言微 ○ 靈樞曰, 膻中爲氣之海, 不足則少氣力, 不多言.

① 말소리가 미약한 것[言微] ○ 『영추(靈樞)』(「海論 33」)에서는 "단중(膻中)은 기가 모이는 곳인데, 이것이 약하면 기력이 부족해져서 말을 많이 하지 못하게 된다"라고 하였다. (『寶鑑·內景二·言語·言微』) (신편p.459 /신p.346)

◉ 『寶鑑』에서는 '言微' 조문에 '人參黃芪湯, 益氣丸'을 예시하였다.

◘ 亡血脫血證 ○ 又曰, 衝脈爲血之海, 血海不足, 則身少血色, 面無精光.

② 망혈증과 탈혈증[亡血脫血證] ○ 또한 『영추(靈樞)』(「海論 33」)에서는 "충맥(衝脈)을 혈해(血海)라고 하는데, 혈해가 부족하면 몸에 혈색이 적어지고 얼굴에 윤기가 없어진다"라고 하였다. (『寶鑑·內景二·血·亡血脫血證』) (신편p.382 /신p.305)

◉ 『寶鑑』에서는 '亡血脫血證' 조문에 '四物湯, 三才丸'을 예시하였다.

◘ 耳鳴 ○ 髓海不足, 則腦轉耳鳴. 『靈樞』

③ 이명(耳鳴) ○ 수해(髓海)가 부족하면 머리가 어지럽고 귀에서 소리가 난다. 『영추』(「海論 33」) (『寶鑑·外形二·耳·耳鳴』) (신편p.1036 /신p.654)

◉ 『寶鑑』에서는 '耳鳴' 조문에 '芎芷散, 靑木香元, 芎歸飮, 通聖散 가감, 加減龍薈丸, 鍼砂酒, 通明利氣湯, 復聰湯, 補腎丸, 黃芪丸, 大補丸, 滋腎通氣湯, 六味地黃丸'을 예시하였다.

■ 精爲身本 ○ 腦爲髓海, 髓海不足則腦轉耳鳴胻痠眩冒.

④ 정은 몸의 근본이다[精爲身本] ○ 뇌는 수해(髓海)가 되는데, 수해가 부족하면 머리가 빙빙 도는 것 같고 귀에서 소리가 나며, 다리가 시큰거리고 눈앞이 어질어질한 증상이 나타난다. (『寶鑑·內景一·精·精爲身本』) (신편p.245 /신p.230)

■ 腦爲髓海 ○ 腦爲髓之海. 髓海有餘則輕勁多力, 不足則腦轉耳鳴, 脛痠, 眩冒目無所見. 『靈樞』

⑤ 뇌는 골수의 바다이다[腦爲髓海] ○ 뇌는 골수의 바다[髓海]이다. 수해(髓海)가 넉넉하면 몸이 가볍고 튼튼하며 힘이 세다는 것을 느끼고, 수해가 부족하면 머리가 어지럽고 귀에서 소리가 나며, 정강이가 시큰거리며, 어질어질하고 눈앞이 잘 보이지 않는다. 『영추』(「海論 33」) (『寶鑑·外形一·頭·腦爲髓海』) (신편p.880 /신p.570)

五亂 第三十四

五亂之刺 (『類經二十卷·鍼刺類』, p.809)

第一章

황제왈, 경맥십이자, 별위오행, 분위사시, 하실이란? 하득이치?
黃帝曰, 經脈十二者, 別爲五行, 分爲四時, 何失而亂? 何得而治?

기백왈, 오행유서, 사시유분, 상순즉치, 상역즉란.
歧伯曰, 五行有序, 四時有分, 相順則治, 相逆則亂.

황제왈, 하위상순?
黃帝曰, 何謂相順?㉠

기백왈, 경맥십이 자, 이응십이월.
歧伯曰, 經脈十二㉡者, 以應十二月.

십이월자, 분위사시.
十二月者, 分爲四時.

사시자, 춘추동하, 기기각이, 영위상수, 음양이화, 청탁불상간,
四時者, 春秋冬夏, 其氣各異, 營衛相隨, 陰陽已和, 淸濁不相干,

여시즉순지이치.
如是則順之而治.

第二章

황제왈, 하위역 이란?
『黃帝曰, 何謂逆㉢而亂?

기백왈, 청기재음, 탁기재양, 영기순맥, 위기역행, 청탁상간, 란어흉중, 시위대만.
歧伯曰, 淸氣在陰, 濁氣在陽, 營氣順脈, 衛氣逆行, 淸濁相干, 亂於胸中, 是謂大悗.

고기란어심, 즉번심밀묵, 면수정복;
故氣亂於心, 則煩心密嘿, 俛首靜伏;

란어폐, 즉면앙천갈, 접수이호;
亂於肺, 則俛仰喘喝, 接手以呼;

란어장위, 즉위곽란;
亂於腸胃, 則爲霍亂;

란어비경, 즉위사궐;
亂於臂脛, 則爲四厥;

란어두, 즉위궐역, 두중현부.
亂於頭, 則爲厥逆, 頭重眩仆.』① (「氣逆」)

㉠ 何謂相順 : 校釋本에는 '何謂相順而治'로 '而治'를 보충하였다.
㉡ 十二 : 四庫全書本에는 '十有二'로 되어 있다.
㉢ 逆 : 校釋本에는 '相逆'으로 '相'을 보충하였다.

◘ 氣逆 ○ 靈樞曰, 黃帝曰, 何謂逆而亂. 岐伯對曰, 淸氣在陰, 濁氣在陽, 榮氣順脈, 衛氣逆行, 淸濁相干, 亂于胸中, 是爲太悗. 與悶同. 故氣亂于心, 則煩心密黙, 俛首靜伏. 亂于肺, 則俛仰喘喝, 按手以呼. 亂于腸胃, 則爲霍亂. 亂于臂脛, 則爲四厥. 亂于頭, 則爲厥逆頭重眩仆.

① 기역(氣逆) ○ 『영추(靈樞)』(「五亂 34」)에서는 "황제(黃帝)가 묻기를, '무엇을 역란(逆亂)이라 하는 것입니까?'라고 하였다. 이에 기백(岐伯)이 대답하기를, '청기(淸氣)는 양(陽)에 속하는데 도리어 음(陰)에 있고 탁기(濁氣)는 음(陰)에 속하는데 도리어 양(陽)에 있으며, 영기(榮氣)는 도리어 양분(陽分)에서 순행하고 위기(衛氣)는 도리어 음분(陰分)에서 역행하여 청기와 탁기가 서로 범하여 가슴속에서 혼란하게 되는 바, 이것을 태문(太悗) 悗은 悶과 같다. 이라 합니다. 그런데 기가 가슴에서 역란(逆亂)하면 가슴이 답답하고, 아무 말도 못하고 머리를 숙이고 있게 됩니다. 기가 폐(肺)에서 역란하면 몸을 굽혔다 젖혔다 하며 기침할 때 갈갈거리는 소리가 나고 손으로 폐를 누르고 숨을 내쉬게 됩니다. 장위(腸胃)에서 역란하면 곽란(霍亂)이 생깁니다. 팔다리에서 역란하면 팔다리에 궐증(厥證)이 생깁니다. 머리에서 역란하면 머리가 아프고 무거우며 어지러워 넘어지게 됩니다'고 했다" 라고 하였다. (『寶鑑·內景一·氣·氣逆』) (신편p.301 /신p.260)

◉ 『寶鑑』에서는 '氣逆' 조문에 '退熱淸氣湯, 導氣枳殼丸, 滋陰降火丸'을 예시하였다.

第三章

황제왈 오란자 자지유도호
黃帝曰, 五亂者, 刺之有道乎?

기백왈 유도이래 유도이거 심지기도 시위신보
岐伯曰, 有道以來, 有道以去, 審知其道, 是謂身寶.

황제왈 선 원문기도
黃帝曰, 善. 願聞其道.

기백왈 기재어심자 취지수소음심주지수
岐伯曰, 『氣在於心者, 取之手少陰心主之輸.

기재어폐자 취지수태음형 족소음수
氣在於肺者, 取之手太陰滎, 足少陰輸.

기재어장위자 취지족태음양명 불하자 취지삼리
氣在於腸胃者, 取之足太陰陽明. 不下者, 取之三里.

기재어두자 취지천주대저 부지 취족태양형수
氣在於頭者, 取之天柱大杼. 不知, 取足太陽滎輸.

기재어비족 취지선거혈맥 후취기양명소양지형수
氣在於臂足, 取之先去血脈, 後取其陽明少陽之滎輸.』① (「氣·鍼灸法」)

황제왈 보사내하
黃帝曰, 補寫柰何?

기백왈 서입서출 위지도기
岐伯曰, 徐入徐出, 謂之導氣.

보사무형 위지동정
補寫無形, 謂之同精.

시비유여부족야 란기지상역야
是非有餘不足也, 亂氣之相逆也.

황제왈 윤호재도 명호재론 청저지옥판 명왈치란야
黃帝曰, 允乎哉道, 明乎哉論, 請著之玉版, 命曰治亂也.

■ 鍼灸法 ○ 氣亂于心, 取神門·太[大]陵. 氣亂于肺, 取魚際·太谿. 氣亂于腸胃, 取太白·陷谷·足三里. 氣亂于頭, 取天柱·大杼·通谷·束骨. 氣亂于臂脛, 取二間·三間·內庭·陷谷·液門·中渚·俠谿·臨泣. 『靈樞』

① 침구법(鍼灸法) ○ 기가 심(心)에서 어지러울 때는 신문(神門)과 대릉혈(大陵穴)을 취하여 침을 놓는다. 기가 폐(肺)에서 어지러울 때는 어제(魚際)와 태계혈(太谿穴)을 취하여 침을 놓는다. 기가 장위(腸胃)에서 어지러울 때는 태백(太白)·함곡(陷谷)·족삼리혈(足三里穴)을 취하여 침을 놓는다. 기가 머리에서 어지러울 때는 천주(天柱)·대저(大杼)·통곡(通谷)·속골혈(束骨穴)을 취하여 침을 놓는다. 기가 팔과 다리에서 어지러울 때는 이간(二間)·삼간(三間)·내정(內庭)·함곡(陷谷)·액문(液門)·중저(中渚)·협계(俠谿)·임읍혈(臨泣穴)을 취하여 침을 놓는다. 『영추』(「五亂 34」) (『寶鑑·內景一·氣·鍼灸法』) (신편p.314 /신p.267)

脹論 第三十五

藏府諸脹 (『類經十六卷·疾病類』, p.622)

第一章

황제왈 맥지응어촌구 여하이창
黃帝曰, 脈之應於寸口, 如何而脹?

기백왈 기맥대견이색자 창야
岐伯曰,『其脈大堅以濇者, 脹也.』① (「脹滿·脈法」)

황제왈 하이지장부지창야
黃帝曰, 何以知藏府之脹也.

기백왈 음위장 양위부
岐伯曰, 陰爲藏, 陽爲府.

황제왈 부기지령인창야 재어혈맥지중야 장부지내호
黃帝曰, 夫氣之令人脹也, 在於血脈之中邪㉠, 藏府之內乎?

기백왈 삼자개존언 연비창지사야
岐伯曰, 三者皆存焉, 然非脹之舍也.

황제왈 원문창지사
黃帝曰, 願聞脹之舍.

기백왈 부창자 개재어장부지외 배장부이곽흉협 창피부 고명왈창
岐伯曰,『夫脹者, 皆在於藏府之外, 排藏府而郭胸脇, 脹皮膚, 故命曰脹.』② (「脹病有七」)

황제왈 장부지재흉협복리지내야 약갑궤지장금기야 각유차사 이명이동처
黃帝曰, 藏府之在胸脇腹裏之內也, 若匣匱之藏禁器也, 各有次舍, 異名而同處.

일역지중 기기각이 원문기고
一域之中, 其氣各異, 願聞其故.

황제왈 미해기의 재문
黃帝曰, 未解其意, 再問.㉡

기백왈 부 흉복 장부지곽야
岐伯曰, 夫『胸腹㉢, 藏府之郭也.

단중자 심주지궁성야
膻中者, 心主之宮城也.』③ (「胸膈部位」)

위자 태창야
胃者, 太倉也.

인후소장자 전송야
咽喉小腸者, 傳送也.

위지오규자 여리문호야
胃之五竅者, 閭里門戶也.

염천옥영자 진액지도야
廉泉玉英者, 津液之道也.

㉠ 邪 : 四庫全書本, 章句索引本, 校釋本에는 '耶'로 되어 있다.
㉡ 校釋本에는 '黃帝曰, 未解其意, 再問'을 삭제하였다.
㉢ 胸腹 : 校釋本에는 '胸腹者'로 '者'를 보충하였다.

고오장육부자 각유반계 기병각유형상
故五藏六府者, 各有畔界, 其病各有形狀.

영기순맥 위기역위맥창 위기병맥 순분위부창
『營氣循脈, 衛氣逆爲脈脹; 衛氣並脈, 循分爲膚脹.』④ (「脹滿之源」)

삼리이사 근자일하 원자삼하 무문허실 공재질사
三里而寫, 近者一下, 遠者三下, 無問虛實, 工在疾寫.

■ 脈法 ○ 其脈大堅以濇者, 脹也. 『靈樞』

① 맥법(脈法) ○ 맥(脈)이 대(大)·견(堅)·색(濇)한 것은 창만(脹滿)이다. 『영추』(「脹論 35」) (『寶鑑·雜病六·脹滿·脈法』) (신편p.2465 /신p.1387)

◆ 脹病有七 ○ 夫脹者, 皆在于藏府之外, 排藏府而郭胸脇, 脹皮膚, 故命名脹. 『靈樞』

② 창병에는 일곱 가지가 있다[脹病有七] ○ 무릇 창병(脹病)은 다 오장육부의 밖에 생겨서 안으로는 오장육부를 밀어내고 밖으로는 가슴과 옆구리를 꽉 채워 피부를 붓게 하기 때문에 창(脹)이라고 한다. 『영추』(「脹論 35」) (『寶鑑·雜病六·脹滿·脹病有七』) (신편p.2465 /신p.1387)

■ 胸膈部位 ○ 胸腹者, 藏府之郭也. 膻中者, 心主之宮城也. 『靈樞』

③ 흉격의 부위[胸膈部位] ○ 가슴과 배는 장부(臟腑)의 성곽이다. 단중(膻中)은 심장이 들어 있는 궁성(宮城)이다. 『영추』(「脹論 35」) (『寶鑑·外形三·胸·胸膈部位』) (신편p.1193 /신p.735)

■ 脹滿之源 ○ 榮氣循脈, 衛氣逆爲脈脹. 衛氣並脈循分爲膚脹. 『靈樞』

④ 창만의 원인[脹滿之源] ○ 영기(榮氣)는 본래 맥(脈) 속에서 순행하는데, 만약 위기(衛氣)가 맥 속으로 역행하게 되면 맥창(脈脹)이 되고, 위기가 맥을 따라 분육(分肉)으로 역행하게 되면 부창(膚脹)이 된다. 『영추』(「脹論 35」) (『寶鑑·雜病六·脹滿·脹滿之源』) (신편p.2463 /신p.1386)

第二章

황제왈 원문창형
黃帝曰, 願聞脹形.

기백왈 부심창자 번심단기 와불안
岐伯曰, 夫心脹者, 煩心短氣, 臥不安.

폐창자 허만이천해
肺脹者, 虛滿而喘欬.

간창자 협하만이통인소복
肝脹者, 脇下滿而痛引小腹.

비창자 선얼 사지번만 체중불능승의 와불안
脾脹者, 善噦, 四肢煩悗, 體重不能勝衣, 臥不安.

신창자 복만인배앙앙연 요비통
腎脹者, 腹滿引背央央然, 腰髀痛.

육부창 위창자 복만 위완통 비문초취 방어식 대변난
六府脹, 胃脹者, 腹滿, 胃脘痛, 鼻聞焦臭, 妨於食, 大便難.

대장창자 장명이통탁탁 동일중감어한 즉손설불화
大腸脹者, 腸鳴而痛濯濯, 冬日重感於寒, 則飧泄不化.

소장창자 소복진창 인요이통
小腸脹者, 少腹䐜脹, 引腰而痛.

방광창자 소 복만이기륭
膀胱脹者, 小㉠腹滿而氣癃.

삼초창자 기만어피부중 경경연이불견
三焦脹者, 氣滿於皮膚中, 輕輕然而不堅.

담창자 협하통창 구중고 선태식
膽脹者, 脇下痛脹, 口中苦, 善太息.

범차제창자 기도재일 명지역순 침수불실
凡此諸脹者, 其道在一, 明知逆順, 鍼數不失.

사허보실 신거기실 치사실정 진불가정 추지소패 위지천명
寫虛補實, 神去其室, 致邪失正, 眞不可定, 麤之所敗, 謂之天命.

보허사실 신귀기실 구색기공 위지양공
補虛寫實, 神歸其室, 久塞其空, 謂之良工.

第三章

황제왈 창자언생 하인이유
『黃帝曰, 脹者焉生, 何因而有?

기백왈 위기지재신야 상연병맥순분육 행유역순 음양상수 내득천화
岐伯曰, 衛氣之在身也, 常然並脈循分肉, 行有逆順, 陰陽相隨, 乃得天和,

오장경시 사시순 서 오곡내화
五藏更始, 四時循㉡序, 五穀乃化.

연후궐기재하 영위류지 한기역상 진사상공 양기상박 내합위창야
然後厥氣在下, 營衛留止, 寒氣逆上, 眞邪相攻, 兩氣相搏, 乃合爲脹也.』①

(「脹滿之源」)

황제왈 선 하이해혹
黃帝曰, 善. 何以解惑?

기백왈 합지어진 삼합이득
岐伯曰, 合之於眞, 三合而得.

제왈 선
帝曰, 善.

황제문어기백왈 창론언무문허실 공재질사 근자일하 원자삼하 금유기삼이불하자
黃帝問於岐伯曰, 脹論言無問虛實, 工在疾寫, 近者一下, 遠者三下, 今有其三而不下者,

기과언재
其過焉在?

기백대왈 차언함어육황 이중기혈자야
岐伯對曰, 此言陷於肉肓, 而中氣穴者也.

부중기혈 즉기내폐
不中氣穴, 則氣內閉;

침불함황 즉기불행
鍼不陷肓, 則氣不行;

상월중육 즉위기상란 음양상축
上越中肉, 則衛氣相亂, 陰陽相逐;

기어창야 당사불사 기고불하
其於脹也, 當寫不寫, 氣故不下.

㉠ 小 : 四庫全書本, 章句索引本, 校釋本에는 '少'로 되어 있다.
㉡ 循 : 四庫全書本에는 '有'로 되어 있다.

삼 이 불 하　필 경 기 도　기 하 내 지
三而不下, 必更其道, 氣下乃止.

불 하 부 시　가 이 만 전　오 유 태 자 호
不下復始, 可以萬全, 烏有殆者乎?

기 어 창 야　필 심 기 진　당 사 즉 사　당 보 즉 보　여 고 응 부　오 유 불 하 자 호
其於脹也, 必審其胗㉠, 當寫則寫, 當補則補, 如鼓應桴, 惡有不下者乎?

■ **脹滿之源** ○ 帝曰, 脹者焉生, 何因而有. 岐伯曰, 衛氣之在身也, 常然並脈循分肉, 行有逆順, 陰陽相隨, 乃得天和. 五藏更始, 四時有序, 五穀乃化. 然後厥氣在下, 榮衛留止, 寒氣逆上, 眞邪相攻, 兩氣相搏, 乃合爲脹也. 『靈樞』

① 창만의 원인[脹滿之源] ○ 황제(黃帝)가 묻기를, "창병(脹病)은 어떻게 해서 생기는 것이며, 그 원인은 무엇입니까?"라고 하였다. 이에 기백(岐伯)이 대답하기를, "위기(衛氣)는 인체에 있어서 늘 경맥(經脈)을 따라 분육(分肉) 사이를 운행하는데, 그것은 역행하기도 하고 순행하기도 하면서 맥(脈) 속에 있는 영기(榮氣)와 서로 따르며 음분(陰分, 夜間)과 양분(陽分, 晝間)을 운행하여 자연계의 음양(陰陽) 운행 규율과 서로 합치됩니다. 영위(榮衛)의 기(氣)가 오장(五臟)의 경맥을 운행함에 음양이 서로 갈마들고 끝이 나면 다시 시작되며, 하루의 사시(四時) 중에 있어 음양의 승강 순서에 따라 규칙적으로 활동을 진행하는데, 오곡(五穀)은 또한 정미로운 것으로 화생(化生)하여 영위(榮衛)의 기(氣)를 한층 충실하게 해줍니다. 그런데 만약 한기(寒氣)가 하초(下焦)에 있어서 영위(榮衛)의 사이에 머물면서 운행을 막히게 한다면 한기가 위로 거슬러 올라가게 되어 정사(正邪)가 서로 다툼에 따라 정기(正氣)와 사기(邪氣)가 서로 치게 되어 창병(脹病)이 형성되는 것입니다"라고 하였다. 『영추』(「脹論 35」)
(『寶鑑·雜病六·脹滿·脹滿之源』) (신편p.2463 /신p.1386)

㉠ 胗 : 四庫全書本에는 '脈'으로 되어 있다.

五癃津液別 第三十六

五癃津液別 (『類經十六卷·疾病類』, p.629)

第一章

황제문어기백왈 수곡입어구 수어장위 기액별위오
黃帝問於岐伯曰, 水穀入於口, 輸於腸胃, 其液別爲五.

천한의박즉위뇨여기 천열의후즉위한 비애기병즉위읍 중열위완즉위타
天寒衣薄則爲溺與氣, 天熱衣厚則爲汗, 悲哀氣幷則爲泣, 中熱胃緩則爲唾.

사기내역 즉기위지폐색이불행 불행즉위수창 여지기연야 불지기하유생
邪氣內逆, 則氣爲之閉塞而不行, 不行則爲水脹, 余知其然也, 不知其何由生,

원문기도
願聞其道.

第二章

기백왈 수곡개입어구 기미유오 각주기해 진액각주기도
岐伯曰, 水穀皆入於口, 其味有五, 各注其海, 津液各走其道.

고삼초출기 이온기육 충피부 위기진 기류이불행자위액
故三焦出氣, 以溫肌肉, 充皮膚, 爲其津; 其流而不行者爲液.

천서의후즉주리개 고한출 한류어분육지간 취말즉위통
天暑衣厚則腠理開, 故汗出; 寒留於分肉之間, 聚沫則爲痛.

천한즉주리폐 기습불행 수하류어방광 즉위뇨여기
天寒則腠理閉, 氣濕不行, 水下留於膀胱, 則爲溺與氣.

오장육부 심위지주 이위지청 목위지후 폐위지상 간위지장 비위지위
五藏六府, 心爲之主, 耳爲之聽, 目爲之候, 肺爲之相, 肝爲之將, 脾爲之衛,

신위지주외
腎爲之主外.

고오장육부지진액 진상삼어목 심비기병즉심계급 심계급즉폐거
故『五藏六府之津液, 盡上滲於目, 心悲氣幷則心系急, 心系急則肺擧,

폐거즉액상일
肺擧則液上溢.

부심계여폐 불능상거 사상사하 고해 이읍출의
夫心系與肺, 不能常擧, 乍上乍下, 故欬㉠而泣出矣.』① (「泣」)

중열즉위중소곡 소곡즉충상하작 장위충곽고위완 위완즉기역 고타출
中熱則胃中消穀, 消穀則蟲上下作, 腸胃充郭故胃緩, 胃緩則氣逆, 故唾出.

➡ 5가지 津液, 즉 津液·汗·溺·泣·唾를 구분하였다.

㉠ 欬 : 校釋本에는 '呿'로 고쳤다.

◆ 泣 ○ 又曰, 五藏六府之津液盡上滲于目, 心悲氣幷則心系急, 心系急則肺擧, 肺擧則液上溢. 夫心系與肺不能常擧, 乍上乍下, 故咳而泣出矣. 『靈樞』

① 눈물[泣] ○ 또한 오장육부의 진액(津液)은 모두 위로 올라가 눈으로 스며드는데, 심(心)에 슬픈 기운이 모이면 심장의 맥락[心系]이 긴장되고, 심장의 맥락이 긴장되면 폐엽(肺葉)이 위로 들리고, 폐엽이 위로 들리면 진액이 위로 넘친다. 그러나 심장의 맥락이 긴장되더라도 폐엽이 늘 위로 들릴 수는 없기 때문에 기(氣)의 운행이 올랐다 내렸다 하므로 수액(水液)이 기를 따라 위로 넘쳤을 적에 입이 벌어지고 눈물이 나는 것이다. 『영추』(「五癃津液別 36」) (『寶鑑·內景二·津液·泣』) (신편p.486 /신p.360)

第三章

『五穀之津液, 和合而爲膏者, 內滲入於骨空, 補益腦髓, 而下流於陰股.
陰陽不和, 則使液溢而下流於陰, 髓液皆減而下, 下過度則虛,
虛故腰背痛而脛痠.』① (「精爲身本」)

『陰陽氣道不通, 四海塞閉㉠, 三焦不寫, 津液不化,
水穀幷行腸胃之中, 別於廻腸, 留於下焦, 不得滲膀胱,
則下焦脹, 水溢則爲水脹.』② (「浮腫之因」) 此津液五別之順逆也.

➡ 『靈樞·決氣 30』에 "何謂液? 岐伯曰 穀入氣滿, 淖澤注于骨, 骨屬屈伸, 洩澤補益腦髓, 皮膚潤澤, 是謂液."이라 하였는데, 『靈樞·五癃津液別 36』에 "五穀之津液, 和合而爲膏者, 內滲入于骨空, 補益腦髓, 而下流于陰股."라고 하였으니, 서로 참고할 만하다. 여기서 유의할 것은 제형의 하나인 膏劑가 骨髓를 보할 수 있다는 점이다. 본문에서는 진액이 뭉쳐 膏의 형태가 되면 골수로 스민다고 하였는데, 이와 비슷한 제형을 갖추면 골수로 스며들게 할 수 있다는 결론을 도출할 수 있다.

■ 精爲身本 ○ 又曰, 五穀之津液, 和合而爲膏, 內滲入于骨空, 補益髓腦, 而下流于陰股. 陰陽不和, 則使液溢而下流于陰, 下過度則虛, 虛則腰背痛而脛痠.

① 정은 몸의 근본이다[精爲身本] ○ 또한 『영추(靈樞)』(「五癃津液 36」)에서는 "오곡(五穀)의 진액이 화합하여 지고(脂膏)가 되는데, 이것이 속으로 들어가서는 뼛속에 스며들고 위로 올라가서는 뇌수(腦髓)를 보익(補益)해주며, 아래로 내려가서는 음부에 흘러든다. 그런데 음양(陰陽)이 고르지 못하게 되면 진액이 넘쳐 나서 음규(陰竅)에서 흘러내리게 된다. 이것이 지나치면 허(虛)해지고, 허해지면 허리와 등이 아프며 다리가 시큰거린다"라고 하였다. (『寶鑑·內景一·精·精爲身本』) (신편p.245 /신p.230)

■ 浮腫之因 ○ 陰陽氣道不通, 四海閉塞, 三焦不瀉, 津液不化, 水穀幷行腸胃之中, 別于廻腸, 留于下焦, 不得滲膀胱, 則下焦脹, 水溢則爲水脹. 『靈樞』

② 부종의 원인[浮腫之因] ○ 만약 음양(陰陽)의 기도(氣道)가 막혀서 통하지 않으면 사해(四海)가 막히고 삼초(三焦)가 통하지 못하며 진액(津液)이 퍼지지 못하여 받아들이는 수곡(水穀, 음식물)이 다 장위(腸胃)에 몰리고 회장(廻腸, 大腸)을 따라 하초(下焦)에 머물게 되며, 또한 방광으로 삼설(滲泄)시키지 못하므로 하초가 창만(脹滿)해지고 수액(水液)이 기부(肌膚)로 넘쳐흘러 수창(水脹)이 되는 것이다. 『영추』(「五癃津液別 36」) (『寶鑑·雜病六·浮腫·浮腫之因』) (신편p.2434 /신p.1372)

㉠ 塞閉 : 四庫全書本, 章句索引本, 校釋本에는 '閉塞'으로 되어 있다.

五閱五使 第三十七

五官五閱 (『類經六卷·脈色類』, p.242)

第一章

황제문어기백왈 여문자유오관오열 이관오기
黃帝問於岐伯曰, 余聞刺有五官五閱, 以觀五氣.

오기자 오장지사야 오시지부야 원문기오사당안출
五氣者, 五藏之使也, 五時之副也. 願聞其五使當安出?

기백왈 오관자 오장지열야
岐伯曰, 五官者, 五藏之閱也.

황제왈 원문기소출 령가위상
黃帝曰, 願聞其所出, 令可爲常.

기백왈 맥출어기구 색현어명당 오색경출 이응오시 각여기상 경기입장 필당치리
岐伯曰, 脈出於氣口, 色見於明堂, 五色更出, 以應五時, 各如其常, 經氣入藏, 必當治裏.

제왈 선 오색독결어명당호
帝曰, 善. 五色獨決於明堂乎?

기백왈 오관이 변 궐정필장 내립명당
岐伯曰, 五官以㉠辨, 闕庭必張, 乃立明堂.

명당광대 번폐현외 방벽고기 인수거외 오색내치 평박광대 수중백세
明堂廣大, 蕃蔽見外, 方壁高基, 引垂居外, 五色乃治, 平博廣大, 壽中百歲.

견차자 자지필이 여시지인자 혈기유여 기육견치 고가고이침
見此者, 刺之必已. 如是之人者, 血氣有餘, 肌肉堅緻, 故可苦以鍼.

➡ 本篇은 『靈樞·五色 49』 1장 1절을 참고하라.

第二章

황제왈 원문오관
黃帝曰, 願聞五官.

기백왈 비자 폐지관야
岐伯曰, 『鼻者, 肺之官也;

목자 간지관야
目者, 肝之官也;

구순자 비지관야
口脣者, 脾之官也;

설자 심지관야
舌者, 心之官也;① (「舌長舌短」)

㉠ 以 : 校釋本에는 '已'로 되어 있다.

이자 신지관야
耳者，腎之官也.

황제왈 이관하후
黃帝曰，以官何候?

기백왈 이후오장
岐伯曰，以候五藏.

고폐병자 천식비장
故肺病者，喘息鼻張;

간병자 자청
肝病者，眥青;

비병자 순황
脾病者，脣黃;

심병자 설권단 관적
心病者，舌卷短，顴赤;①（「舌長舌短」）

신병자 관여안흑
腎病者，顴與顏黑.』②（「五臟有官」）

황제왈 오맥안출 오색안현 기상색태자 여하
黃帝曰，五脈安出，五色安見，其常色殆者，如何?

기백왈 오관불변 궐정부장 소기명당 번폐불현 우비기장 장하무기 수각거외
岐伯曰，五官不辨，闕庭不張，小其明堂，蕃蔽不見，又埤其墻，墻下無基，垂角去外，

여시자 수평상태 황가질재
如是者，雖平常殆，況加疾哉!

황제왈 오색지현어명당 이관오장지기 좌우고하 각유형호
黃帝曰，五色之見於明堂，以觀五藏之氣，左右高下，各有形乎?

기백왈 부장지재중야 각이차사좌우상하 각여기도야
岐伯曰，府藏之在中也，各以次舍左右上下，各如其度也.

◆ 舌長舌短 ○ 舌者，心之官. 心病者，舌卷而短.『靈樞』

① 혀가 늘어지거나 줄어드는 것[舌長舌短] ○ 혀는 심(心)의 외부기관이다. 심장에 병이 생기면 혀가 말려 들어가 짧아진다.『영추』(「五閱五使 37」)（『寶鑑·外形二·口舌·舌長舌短』）(신편p.1100 /신p.684)

■ 五臟有官 ○ 靈樞曰，鼻者，肺之官也，肺病則喘息鼻張. 目者，肝之官也，肝病者眥青. 口脣者，脾之官也，脾病者脣黃. 舌者，心之官也，心病者舌卷短，顴赤. 耳者，腎之官也，腎病者顴與顏黑，耳焦枯.

② 오장에 속한 기관이 있다[五臟有官] ○『영추(靈樞)』(「五閱五使 37」)에서는 "코는 폐(肺)에 속한 기관이므로 폐에 병이 생기면 숨이 가쁘고 콧구멍이 벌름거린다. 눈은 간(肝)에 속한 기관이므로 간에 병이 생기면 눈구석이 퍼렇게 된다. 입술은 비(脾)에 속한 기관이므로 비에 병이 생기면 입술이 누렇게 된다. 혀는 심(心)에 속한 기관이므로 심에 병이 생기면 혀가 말려들어 짧아지고, 양쪽 광대뼈 부위가 벌겋게 된다. 귀는 신(腎)에 속한 기관이므로 신에 병이 생기면 양쪽 광대뼈와 미간[顏]이 거멓게 되고 귀가 몹시 마른다"라고 하였다.（『寶鑑·內景三·五臟六腑·五臟有官』）(신편p.544 /신p.389)

逆順肥瘦 第三十八

肥瘦嬰壯 逆順之刺 (『類經二十卷·鍼刺類』, p.790)

第一章

황제문어기백왈 여문침도어부자 중다필실의
黃帝問於歧伯曰, 余聞鍼道於夫子, 衆多畢悉矣.

부자지도 응약실 이거미유견연자야
夫子之道, 應若失, 而據未有堅然者也.

부자지문학숙호 장심찰어물이심생지호
夫子之問學熟乎, 將審察於物而心生之乎?

기백왈 성인지위도자 상합어천 하합어지 중합어인사
歧伯曰, 聖人之爲道者, 上合於天, 下合於地, 中合於人事,

필유명법 이기도수 법식검압 내후가전언
必有明法, 以起度數, 法式檢押, 乃後可傳焉.

고장인불능석척촌이의단장 폐승묵이 기평수야 공인불능치규이위원
故匠人不能釋尺寸而意短長, 廢繩墨而㉠起平水也, 工人不能置規而爲員,

거구이위방
去矩而爲方.

지용차자 고자연지물 이용지교 역순지상야
知用此者, 固自然之物, 易用之教, 逆順之常也.

황제왈 원문자연내하
黃帝曰, 願聞自然奈何?

기백왈 임심결수 불용공력 이수가갈야 순굴결충 이경가통야
歧伯曰, 臨深決水, 不用功力, 而水可竭也; 循掘決衝, 而經可通也.

차언기지활삽 혈지청탁 행지역순야
此言氣之滑澀, 血之清濁, 行之逆順也.

第二章

황제왈 원문인지백흑비수소 장 각유수호
黃帝曰, 願聞人之白黑肥瘦小㉡長, 各有數乎?

기백왈 년질장대 혈기충영 부혁견고 인가이사 자차자 심이류지 차비인야
歧伯曰, 年質壯大, 血氣充盈, 膚革堅固, 因加以邪, 刺此者, 深而留之, 此肥人也.

광견액 항육박 후피이흑색 순임임연 기혈흑이탁 기기색이지
廣肩腋, 項肉薄, 厚皮而黑色, 脣臨臨然, 其血黑以濁, 其氣濇以遲.

기위인야 탐어취여 자차자 심이류지 다익기수야
其爲人也, 貪於取與, 刺此者, 深而留之, 多益其數也.

㉠ 而 : 校釋本에는 '以'로 되어 있다.
㉡ 小 : 校釋本에는 '少'로 고쳤다.

황제왈 자수인내하
黃帝曰, 刺瘦人奈何?

기백왈 수인자 피박색소 육렴렴연 박순경언
岐伯曰, 瘦人者, 皮薄色少, 肉廉廉然, 薄脣輕言,

기혈청기활 이탈어기 이손어혈 자차자 천이질지
其血清氣滑, 易脫於氣, 易損於血, 刺此者, 淺而疾之.

황제왈 자상인내하
黃帝曰, 刺常人奈何?

기백왈 시기백흑 각위조지 기단정돈후자 기혈기화조 자차자 무실상수야
岐伯曰, 視其白黑, 各爲調之, 其端正敦厚者, 其血氣和調, 刺此者, 無失常數也.

황제왈 자장사진골자 내하
黃帝曰, 刺壯士眞骨者, 奈何?

기백왈 자장사진골 견육완절감감연 차인중즉기색혈탁 자차자 심이류지 다익기수
岐伯曰, 刺壯士眞骨, 堅肉緩節監監然, 此人重則氣濇血濁, 刺此者, 深而留之, 多益其數.

경즉기활혈청 자차자 천이질지
勁則氣滑血清, 刺此者, 淺而疾之.

황제왈 자영아내하
黃帝曰, 刺嬰兒奈何?

기백왈 영아자 기육취 혈소기약 자차자 이호침 천자이질발침 일재가야
岐伯曰, 嬰兒者, 其肉脆, 血少氣弱, 刺此者, 以豪㉠鍼㉡, 淺刺而疾發鍼, 日再可也.

第三章

황제왈 임심결수 내하
黃帝曰, 臨深決水, 奈何?

기백왈 혈청기탁 질사지 즉기갈언
岐伯曰, 血清氣濁㉢, 疾寫之, 則氣竭焉.

황제왈 순굴결충 내하
黃帝曰, 循掘決衝, 奈何?

기백왈 혈탁기색 질사지 즉경가통야
岐伯曰, 血濁氣濇, 疾寫之, 則經可通也.

황제왈 맥행지역순 내하
黃帝曰, 脈行之逆順, 奈何?

기백왈 수지삼음 종장주수 수지삼양 종수주두
岐伯曰,『手之三陰, 從藏走手; 手之三陽, 從手走頭;

족지삼양 종두주족 족지삼음 종족주복
足之三陽, 從頭走足;①(「正頭痛」)(「面爲諸陽之會」) 足之三陰, 從足走腹.』②(「十二經行度部分」)

황제왈 소음지맥독하행 하야
黃帝曰, 少陰之脈獨下行, 何也?

기백왈 불연
岐伯曰, 不然.

부충맥자 오장육부지해야 오장육부개품언
夫衝脈者, 五藏六府之海也, 五藏六府皆稟焉.

㉠ 豪 : 校釋本에는 '毫'로 고쳤다.
㉡ 鍼 : 四庫全書本에는 '刺'로 되어 있다.
㉢ 濁 : 校釋本에는 '滑'로 고쳤다.

其上者，出於頏顙，慘㉠諸陽，灌諸精；

其下者，注少陰之大絡，出於氣街，循陰股內廉，入膕中，伏行骭骨內，

下至內踝之後屬而別.

其下者，並於少陰之經，滲三陰；

其前者，伏行出跗屬，下循跗，入大指間，滲諸絡而溫肌肉.

故別絡結則跗上不動，不動則厥，厥則寒矣.

黃帝曰，何以明之?

岐伯曰，五官㉡導之，切而驗之，其非必動，然後乃可明逆順之行也.

黃帝曰，窘乎哉，聖人之爲道也！明於日月，微於毫釐，其非夫子，孰能道之也.

➡ 任脈·督脈은 『素問·骨空論 60』·『靈樞·營氣 16』，衝脈은 『素問·骨空論 60』·『靈樞·五音五味 65』·『靈樞·逆順肥瘦 38』·『靈樞·動腧 62』，帶脈은 『素問·痿論 44』·『靈樞·經別 11』，蹻脈은 『靈樞·脈度 17』·『靈樞·寒熱病 21』을 참고하라.

◘ **正頭痛** ○ 凡手之三陽，從手走頭. 足之三陽，從頭走足. 是手與足六陽之脈，倶上于頭面也. 『靈樞』

① 정두통(正頭痛) ○ 수삼양경(手三陽經)은 손에서 시작하여 머리로 가고，족삼양경(足三陽經)은 머리에서 시작하여 발로 내려간다. 손과 발의 육양경맥(六陽經脈)은 모두 머리와 얼굴로 올라간다. 『영추』(「逆順肥瘦 38」) (『寶鑑·外形一·頭·正頭痛』) (신편p.894 /신p.577)

◉ 『寶鑑』에서는 '正頭痛' 조문에 '川芎茶調散，一字輕金散，如聖餠子，七生丸，養血祛風湯，四神散'을 예시하였다.

■ **面爲諸陽之會** ○ 靈樞曰，手之三陽，從手走至頭. ○ 靈樞曰，足之三陽，從頭走至足.

① 얼굴은 모든 양경맥이 모이는 곳이다[面爲諸陽之會] ○ 『영추(靈樞)』(「逆順肥瘦 38」)에서는 "수삼양경맥(手三陽經脈)은 손에서 시작하여 머리로 올라간다"라고 하였다. ○ 『영추(靈樞)』(「逆順肥瘦 38」)에서는 "족삼양경맥(足三陽經脈)은 머리에서 시작하여 발로 내려간다"라고 하였다. (『寶鑑·外形一·面·面爲諸陽之會』) (신편p.924 /신p.593)

◘ **十二經行度部分** ○ 手之三陰從藏走至手，手之三陽從手走至頭，足之三陽從頭走至足，足之三陰從足走至腹. 『靈樞』

② 12경맥의 순행과 분포되어 있는 부분[十二經行度部分] ○ 수삼음경(手三陰經)은 오장(五臟)에서 손으로 나가고，수삼양경(手三陽經)은 손에서 머리로 올라가며，족삼양경(足三陽經)은 머리에서 발로 내려가고，족삼음경(足三陰經)은 발에서 배로 간다. 『영추』(「逆順肥瘦 38」) (『寶鑑·鍼灸篇·十二經行度部分』) (신편p.3739 /신p.2107)

㉠ 慘 : 四庫全書本，章句索引本，校釋本에는 '滲'으로 되어 있다.
㉡ 五官 : 校釋本에는 '以言'으로 되어 있다.

血絡論 第三十九

血絡之刺 其應有異 (『類經二十卷·鍼刺類』, p.794)

第一章

황 제 왈 원 문 기 기 사 이 부 재 경 자
黃帝曰, 願聞其奇邪而不在經者.

기 백 왈 혈 락 시 야
岐伯曰, 血絡是也.

황 제 왈 자 혈 락 이 부 자 하 야
黃帝曰, 刺血絡而仆者, 何也?

혈 출 이 사 자 하 야
血出而射者, 何也?

혈 소 흑 이 탁 자 하 야
血少㉠黑而濁者, 何也?

혈 출 청 이 반 위 즙 자 하 야
血出淸而半爲汁者, 何也?

발 침 이 종 자 하 야
發鍼而腫者, 何也?

혈 출 약 다 약 소 이 면 색 창 창 자 하 야
血出若多若少而面色蒼蒼㉡者, 何也?

발 침 이 면 색 불 변 이 번 만 자 하 야
發鍼而面色不變而煩悗者, 何也?

다 출 혈 이 부 동 요 자 하 야 원 문 기 고
多出血而不動搖者, 何也? 願問㉢其故.

第二章

기 백 왈 맥 기 심 이 혈 허 자 자 지 즉 탈 기 탈 기 즉 부
岐伯曰, 脈氣甚㉣而血虛者, 刺之則脫氣, 脫氣則仆.

혈 기 구 성 이 음 기 다 자 기 혈 활 자 지 즉 사
血氣俱盛而陰氣多者, 其血滑, 刺之則射;

양 기 축 적 구 류 이 불 사 자 기 혈 흑 이 탁 고 불 능 사
陽氣畜積, 久留而不寫者, 其血黑以濁, 故不能射.

신 음 이 액 삼 어 락 이 미 합 화 어 혈 야 고 혈 출 이 즙 별 언
新飮而液滲於絡, 而未合和於血也, 故血出而汁別焉;

㉠ 少 : 校釋本에는 '出'로 고쳤다.
㉡ 蒼蒼 : 校釋本에는 '蒼蒼然'으로 '然'을 보충하였다.
㉢ 問 : 四庫全書本, 章句索引本, 校釋本에는 '聞'으로 되어 있다.
㉣ 甚 : 四庫全書本, 章句索引本, 校釋本에는 '盛'으로 되어 있다.

기불신음자 신중유수 구즉위종
其不新飮者, 身中有水, 久則爲腫.

음기적어양 기기인어락 고자지혈미출이기선행 고종
陰氣積於陽, 其氣因於絡, 故刺之血未出而氣先行, 故腫.

음양지기 기신상득이미화합 인이사지 즉음양구탈 표리상리 고탈색이창창연
陰陽之氣, 其新相得而未和合, 因而寫之, 則陰陽俱脫, 表裏相離, 故脫色而蒼蒼然.

자지혈출다 색불변이번만자 자락이허경 허경지속어음자 음탈 고번만
刺之血出多, 色不變而煩悗者, 刺絡而虛經, 虛經之屬於陰者, 陰脫, 故煩悗.

음양상득이합위비자 차위내일어경 외주어락
陰陽相得而合爲痺者, 此爲內溢於經, 外注於絡.

여시자 음양구유여 수다출혈이불능허야
如是者, 陰陽俱有餘, 雖多出血而弗能虛也.

第三章

황제왈 상지내하
黃帝曰, 相之奈何?

기백왈 혈맥자성 견횡이적 상하무상처 소자여침 대자여근 즉이사지만전야
岐伯曰, 血脈者盛㉠, 堅橫以赤, 上下無常處, 小者如鍼, 大者如筋㉡, 則而寫之萬全也.

고무실수의 실수이반 각여기도
故無失數矣, 失數而反, 各如其度.

황제왈 침입이육착자 하야
『黃帝曰, 鍼入而肉著者, 何也?

기백왈 열기인어침 즉침열 열즉육착어침 고견언
岐伯曰, 熱氣因於鍼, 則鍼熱, 熱則肉著於鍼, 故堅焉.』① (「鍼入着肉」)

◘ 鍼入着肉 ○ 帝曰, 鍼入而肉着者何也. 岐伯曰, 熱氣因于鍼則鍼熱, 熱則肉着于鍼, 故堅焉. 『靈樞』

① 침이 들어가 살에 붙는 것[鍼入着肉] ○ 황제(黃帝)가 묻기를, "침을 찌른 후 살이 침에 달라붙는 것은 무슨 까닭입니까?"라고 하였다. 이에 기백(岐伯)이 대답하기를, "열기가 침에 전이되면 침이 뜨거워지고, 침이 뜨거워지면 살이 침에 붙어서 단단해지기 때문입니다"라고 하였다. 『영추』(「血絡論 39」) (『寶鑑·鍼灸篇·鍼入着肉』) (신편p.3663 /신p.2063)

㉠ 者盛 : 校釋本에는 '盛者'로 고쳤다.

㉡ 筋 : 四庫全書本, 章句索引本, 校釋本에는 '節'로 되어 있다.

陰陽淸濁 第四十

血氣陰陽淸濁 (『類經四卷·藏象類』, p.119)

第一章

황제왈 여문십이경맥 이응십이경수자 기오색각이 청탁부동 인지혈기약일
黃帝曰, 余聞十二經脈, 以應十二經水者,㉠ 其五色各異, 淸濁不同, 人之血氣若一,

응지내하
應之奈何?

기백왈 인지혈기 구능약일 즉천하위일의 오유란자호
岐伯曰, 人之血氣, 苟能若一, 則天下爲一矣, 惡有亂者乎?

황제왈 여문 일인 비문천하지중
黃帝曰, 余聞㉡一人, 非問天下之衆.

기백왈 부일인자 역유란기 천하지중 역유란인 기합위 일이
岐伯曰, 夫一人者, 亦有亂氣, 天下之衆, 亦有亂人, 其合爲㉢一耳.

황제왈 원문인기지청탁
黃帝曰, 願聞人氣之淸濁.

기백왈 수곡자탁 수기자청
岐伯曰, 受穀者濁, 受氣者淸.

청자주음 탁자주양
淸者注陰, 濁者注陽.

탁이청자 상출어인 청이탁자 즉하행
濁而淸者, 上出於咽; 淸而濁者, 則下行.

청탁상간 명왈란기
淸濁相干, 命曰亂氣.

➡ 淸濁에 관해서 주석자의 생각은 이렇다. 穀이 들어가서 穀으로 표현되면 濁인 것이고, 穀이 흡수되어 氣로 표현되면 淸이라 표현된다. "濁而淸者, 上出于咽; 淸而濁者則, 下行."은 腐熟되지 않은 穀氣가 흡수되면 토하고 흡수되어야 할 것이 흡수되지 못하면 설사가 된다.

第二章

황제왈 부음청이양탁 탁자유청 청자유탁 청탁 별지내하
黃帝曰, 夫陰淸而陽濁, 濁者有淸, 淸者有濁, 淸濁㉣別之奈何?

기백왈 기지대별 청자상주어폐 탁자하주어위
岐伯曰, 氣之大別, 淸者上注於肺, 濁者下走於胃.

㉠ 十二經水者 : 校釋本에는 '十二經水. 十二經水者,'로 보충하여 고쳤다.
㉡ 聞 : 四庫全書本, 章句索引本, 校釋本에는 '問'으로 되어 있다.
㉢ 爲 : 四庫全書本에는 '而爲'로 되어 있다.
㉣ 淸濁 : 校釋本에는 삭제하였다.

위지청기 상출어구 폐지탁기 하주어경 내적어해
胃之淸氣，上出於口；肺之濁氣，下注於經，內積於海.

황제왈 제양개탁 하양탁심호
黃帝曰，諸陽皆濁，何陽濁甚乎?

기백왈 수태양독수양지탁 수태음독수음지청
岐伯曰，手太陽獨受陽之濁，手太陰獨受陰之淸.

기청자상주공규 기탁자하행제경
其淸者上走空竅，其濁者下行諸經.

제음 개청 족태음독수기탁
諸陰㉠皆淸，足太陰獨受其濁.

第三章

황제왈 치지내하
黃帝曰，治之奈何?

기백왈 청자기기활 탁자기기색 차기지상야
岐伯曰，淸者其氣滑，濁者其氣澁，此氣之常也.

고자음 자 심이류지 자양 자 천이질지 청탁상간자 이수조지야
故刺陰㉡者，深而留之. 刺陽㉢者，淺而疾之. 淸濁相干者，以數調之也.

㉠ 陰 : 四庫全書本에는 '經'으로 되어 있다.
㉡ 陰 : 校釋本에는 '陽'으로 고쳤다.
㉢ 陽 : 校釋本에는 '陰'으로 고쳤다.

陰陽繫日月 第四十一

手足陰陽繫日月 (『類經九卷·經絡類』, p.379)

第一章

황제왈 여문천위양 지위음 일위양 월위음 기합지우인 내하

黃帝曰, 余聞天爲陽, 地爲陰, 日爲陽, 月爲陰, 其合之于人, 奈何?

기백왈 요이상위천 요이하위지 고천위양 지위음

岐伯曰, 腰以上爲天, 腰以下爲地, 故天爲陽, 地爲陰.

고 족지십이경맥 이응십이월 월생어수 고재하자위음

故㉠足之十二經脈, 以應十二月, 月生於水, 故在下者爲陰.

수지십지 이응십일 일주 화 고재상자위양

手之十指, 以應十日, 日主㉡火, 故在上者爲陽.

第二章

황제왈 합지우맥 내하

黃帝曰, 合之于脈, 奈何?

기백왈 인자 정월지생양야 주좌족지소양

岐伯曰, 寅者, 正月之生陽也, 主左足之少陽;

미자 유월 주우족지소양

未者, 六月, 主右足之少陽;

묘자 이월 주좌족지태양

卯者, 二月, 主左足之太陽;

오자 오월 주우족지태양

午者, 五月, 主右足之太陽;

진자 삼월 주좌족지양명

辰者, 三月, 主左足之陽明;

사자 사월 주우족지양명 차양양합우전 고왈양명

巳者, 四月, 主右足之陽明, 此兩陽合于前, 故曰陽明.

신자 칠월지생음야 주우족지소음

申者, 七月之生陰也, 主右足之少陰;

축자 십이월 주좌족지소음

丑者, 十二月, 主左足之少陰;

유자 팔월 주우족지태음

酉者, 八月, 主右足之太陰;

자자 십일월 주좌족지태음

子者, 十一月, 主左足之太陰;

술자 구월 주우족지궐음

戌者, 九月, 主右足之厥陰;

㉠ 故 : 校釋本에는 '故'자를 삭제하였다.

㉡ 主 : 校釋本에는 '生于'로 고쳤다.

해자 십월 주좌족지궐음 차양음교진 고왈궐음
亥者, 十月, 主左足之厥陰, 此兩陰交盡, 故曰厥陰.

第三章

갑주좌수지소양 기주우수지소양
甲主左手之少陽, 己主右手之少陽,

을주좌수지태양 무주우수지태양
乙主左手之太陽, 戊主右手之太陽,

병주좌수지양명 정주우수지양명 차양화병합 고위양명
丙主左手之陽明, 丁主右手之陽明, 此兩火幷合, 故爲陽明.

경주우수지소음 계주좌수지소음
庚主右手之少陰, 癸主左手之少陰,

신주우수지태음 임주좌수지태음
辛主右手之太陰, 壬主左手之太陰.

第四章

고족지양자 음중지소양야
故足之陽者, 陰中之少陽也;

족지음자 음중지태음야
足之陰者, 陰中之太陰也;

수지양자 양중지태양야
手之陽者, 陽中之太陽也;

수지음자 양중지소음야
手之陰者, 陽中之少陰也.

요이상자위양 요이하자위음
腰以上者爲陽, 腰以下者爲陰.

기어오장야 심위양중지태양
其於五藏也, 心爲陽中之太陽,

폐위양중지소음
肺爲陽中之少陰,

간위음중지소양
肝爲陰中之少陽,

비위음중지지음
脾爲陰中之至陰,

신위음중지태음
腎爲陰中之太陰.

第五章

황제왈 이치내하
黃帝曰, 以治奈何?

기백왈 정월이월삼월 인기재좌 무자좌족지양
岐伯曰, 正月二月三月, 人氣在左, 無刺左足之陽;

사월오월육월 인기재우 무자우족지양
四月五月六月, 人氣在右, 無刺右足之陽;

칠월팔월구월 인기재우 무자우족지음
七月八月九月, 人氣在右, 無刺右足之陰;

시월십일월십이월 인기재좌 무자좌족지음
十月十一月十二月, 人氣在左, 無刺左足之陰.

황제왈 오행이동방갑을목왕춘 춘자 창색 주간 간자족궐음야
黃帝曰, 五行以東方甲乙木王春, 春者, 蒼色, 主肝, 肝者足厥陰也.

금내이갑위좌수지소양 불합우수 하야
今乃以甲爲左手之少陽, 不合于數, 何也?

기백왈 차천지지음양야 비사시오행지이차행야
歧伯曰, 此天地之陰陽也, 非四時五行之以次行也.

차부음양자 유명이무형 고수지가십 리지가백 산지가천 추지가만
且夫陰陽者, 有名而無形, 故數之可十, 離之可百, 散之可千, 推之可萬,

차지위야
此之謂也.

5장의 '人氣在'와 같은 표현은 『素問·診要經終論 16』 1장, 『靈樞·陰陽繫日月 41』 5장에 나온다.

病傳 第四十二

病傳死期 (『類經十八卷·疾病類』, p.715)

第一章

황제왈 여수구침우부자 이사람어제방
黃帝曰，余受九鍼于夫子，而私覽於諸方，

혹유도인행기교마구울자설음약지일자 가독수야 장진행지호
或有導引行氣喬摩灸熨刺焫飮藥之一者，可獨守耶，將盡行之乎?

기백왈 제방자 중인지방야 비일인지소진행야
岐伯曰，諸方者，衆人之方也，非一人之所盡行也.

황제왈 차내소위수일물실 만물필자야
黃帝曰，此乃所謂守一勿失，萬物畢者也.

금여이문음양지요 허실지리 경이지과 가치지속
今余已聞陰陽之要，虛實之理，傾移之過，可治之屬，

원문병지변화 음전절패이불가치자 가득문호
願聞病之變化，淫傳絶敗而不可治者，可得聞乎?

기백왈 요호재 문도
岐伯曰，要乎哉，問道!

소호기여일 성 군호기여야명 능피이복지 신여구성 필장복지 신자득지
昭乎其如日㉠醒，窘乎其如夜瞑，能被而服之，神與俱成，畢將服之，神自得之.

생신지리 가저우죽백 불가전우자손
生神之理，可著于竹帛，不可傳于子孫.

황제왈 하위일 성
黃帝曰，何謂日㉡醒?

기백왈 명어음양 여혹지해 여취지성
岐伯曰，明於陰陽，如惑之解，如醉之醒.

황제왈 하위야명
黃帝曰，何謂夜瞑?

기백왈 음호기무성 막호기무형 절모발리 정기횡경
岐伯曰，瘖乎其無聲，漠乎其無形，折毛發理，正氣橫傾，

음사반연 혈맥전류 대기입장 복통하음 가이치사 불가이치생
淫邪泮衍，血脈傳溜，大氣入藏，腹痛下淫，可以致死，不可以致生.

第二章

황제왈 대기입장 내하
黃帝曰，大氣入藏，奈何?

기백왈 병선발우심 일일이지폐 삼일이지간 오일이지비 삼일불이 사
岐伯曰，病先發于心，一日而之肺，三日而之肝，五日而之脾，三日不已，死.

㉠ 日 : 校釋本에는 '旦'으로 고쳤다.
㉡ 日 : 校釋本에는 '旦'으로 되어 있다.

동야반 하일중
冬夜半, 夏日中.

병선발우폐 삼일이지간 일일이지비 오일이지위 십일불이 사
病先發于肺, 三日而之肝, 一日而之脾, 五日而之胃, 十日不已, 死.

동일입 하일출
冬日入, 夏日出.

병선발우간 삼일이지비 오일이지위 삼일이지신 삼일불이 사
病先發于肝, 三日而之脾, 五日而之胃, 三日而之腎, 三日不已, 死.

동일입 하조식
冬日入, 夏蚤食.

병선발우비 일일이지위 이일이지신 삼일이지려방광 십일불이 사
病先發于脾, 一日而之胃, 二日而之腎, 三日而之膂膀胱, 十日不已, 死.

동인정 하안식
冬人定, 夏晏食.

병선발우위 오일이지신 삼일이지려방광 오일이상지심 이일불이 사
病先發于胃, 五日而之腎, 三日而之膂膀胱, 五日而上之心, 二日不已, 死.

동야반 하일질
冬夜半, 夏日昳.

병선발우신 삼일이지려방광 삼일이상지심 삼일이지소장 삼일불이 사
病先發于腎, 三日而之膂膀胱, 三日而上之心, 三日而之小腸, 三日不已, 死.

동대신 하조포
冬大晨, 夏早㉠晡.

병선발우방광 오일이지신 일일이지소장 일일이지심 이일불이 사
病先發于膀胱, 五日而之腎, 一日而之小腸, 一日而之心, 二日不已, 死.

동계명 하하포
冬鷄鳴, 夏下晡.

제병이차상전 여시자 개유사기 불가자야 간일장급이삼사장자 내가자
諸病以次相傳, 如是者, 皆有死期, 不可刺也, 間一藏及二三四藏者, 乃可刺㉡.

2장은『素問·標本病傳論 65』3장과 참고하라.

㉠ 早 : 校釋本에는 '晏'으로 고쳤다.
㉡ 刺 : 四庫全書本, 章句索引本, 校釋本에는 '刺也'로 되어 있다.

淫邪發夢 第四十三

夢寐 (『類經十八卷·疾病類』, p.699)

第一章

황제왈 원문음사반연 내하
『黃帝曰, 願聞淫邪泮衍, 奈何?

기백왈 정사종외습내 이미유정사 반음우장 부득정처
岐伯曰, 正邪從外襲內, 而未有定舍, 反淫于藏, 不得定處,

여영위구행 이여혼백비양 사인와부득안이희몽
與營衛俱行, 而與魂魄飛揚, 使人臥不得安而喜夢.』① (「淫邪發夢」)

기음우부 즉유여우외 부족우내 기음우장 즉유여우내 부족우외
氣淫于府, 則有餘于外, 不足于內; 氣淫于藏, 則有餘于內, 不足于外.

■ 淫邪發夢 ○ 黃帝問曰, 淫邪泮行[衍]奈何. 岐伯對曰, 正邪從外襲內, 而未有定舍, 反淫于藏, 不得定處, 與榮衛俱行, 與魂魄飛揚, 使人臥不安而喜夢. 『靈樞』

① 음사는 꿈을 꾸게 한다[淫邪發夢] ○ 황제(黃帝)가 "음사(淫邪)가 체내에 흩어져 넘쳤을 때 꿈을 꾸는 것은 어째서입니까"라고 물었다. 그러자 기백(岐伯)이 "정·사기(正邪氣)가 체외에서 체내로 침습함에 있어서 고정된 자리가 없이 내장을 침해하면서 자리를 잡지 못하고 영·위기(榮衛氣)와 함께 유행하고 혼백과 더불어 떠돌므로 사람이 잠을 자도 편안치 않고 늘 꿈을 꾸게 되는 것입니다"라고 대답하였다. 『영추』(「淫邪發夢 43」) (『寶鑑·內景二·夢·淫邪發夢』) (신편p.423 /신p.327)

第二章

황제왈 유여부족유형호
黃帝曰, 有餘不足有形乎?

기백왈 음기성 즉몽섭대수이공구 양기성 즉몽대화이번설 음양구성 즉몽상살
岐伯曰, 『陰氣盛, 則夢涉大水而恐懼; 陽氣盛, 則夢大火而燔焫; 陰陽俱盛, 則夢相殺.

상성즉몽비 하성즉몽타
上盛則夢飛, 下盛則夢墮.

심기즉몽취 심포즉몽여
甚饑則夢取, 甚飽則夢予.

간기성 즉몽노
肝氣盛, 則夢怒;

폐기성 즉몽공구 곡읍 비양
肺氣盛, 則夢恐懼, 哭泣, 飛揚;

심기성 즉몽선소 공외
心氣盛, 則夢善笑, 恐畏;

비기성 즉몽가악 신체중불거
脾氣盛, 則夢歌樂, 身體重不擧;

신기성 즉몽요척양해불촉 범차십이성자 지이사지 립이
腎氣盛, 則夢腰脊兩解不屬.』①(「淫邪發夢」) 凡此十二盛者, 至而寫之, 立已.

■ 淫邪發夢 ○ 是以陰氣盛則夢涉大水而恐懼, 陽氣盛則夢大火而燔灼, 陰陽俱盛則夢相殺. 上盛則夢飛, 下盛則夢墮. 甚飢則夢取, 甚飽則夢與. 肝氣盛則夢怒, 肺氣盛則夢哭泣, 心氣盛則夢善笑恐畏, 脾氣盛則夢歌樂, 身體重不擧, 腎氣盛則夢腰脊兩解不屬. 『靈樞』

① 음사는 꿈을 꾸게 한다[淫邪發夢] ○ 따라서 "음기(陰氣)가 성하면 큰 물을 건너며 두려워하는 꿈을 꾸고, 양기(陽氣)가 성하면 큰 불이 나서 타는 꿈을 꾸며, 음양이 다 성하면 서로 죽이는 꿈을 꿉니다. 상초(上焦)가 성하면 위로 날아오르는 꿈을 꾸고, 하초(下焦)가 성하면 떨어지는 꿈을 꿉니다. 몹시 굶주려 있으면 빼앗는 꿈을 꾸고, 몹시 배가 부르면 남에게 주는 꿈을 꿉니다. 간기(肝氣)가 성하면 성내는 꿈을 꾸고, 폐기(肺氣)가 성하면 두려워하고 우는 꿈을 꾸며, 심기(心氣)가 성하면 잘 웃고 (두려워하는) 꿈을 꾸고, 비기(脾氣)가 성하면 노래하고 즐기거나 몸이 무거워 움직이지 못하는 꿈을 꾸며, 신기(腎氣)가 성하면 허리뼈가 둘로 갈라져서 이어지지 않는 꿈을 꿉니다"라고 대답하였다. 『영추』(「淫邪發夢 43」) (『寶鑑·內景二·夢·淫邪發夢』) (신편p.423 /신p.327)

第三章

궐기객우심 즉몽견구산연화
『厥氣客于心, 則夢見邱山煙火;

객우폐 즉몽비양 견금철지기물
客于肺, 則夢飛揚, 見金鐵之奇物;

객우간 즉몽 산림수목
客于肝, 則夢㉠山林樹木;

객우비 즉몽견구릉대택 괴옥풍우
客于脾, 則夢見邱陵大澤, 壞屋風雨;

객우신 즉몽임연 몰거수중
客于腎, 則夢臨淵, 沒居水中;

객우방광 즉몽유행
客于膀胱, 則夢遊行;

객우위 즉몽음식
客于胃, 則夢飮食;

객우대장 즉몽전야
客于大腸, 則夢田野;

객우소장 즉몽취읍충구
客于小腸, 則夢聚邑衝衢;

객우담 즉몽투송자고
客于膽, 則夢鬪訟自刳;

객우음기 즉몽접내
客于陰器, 則夢接內;

객우항 즉몽참수
客于項, 則夢斬首;

객우경 즉몽행주이불능전 급거심지교원중
客于脛, 則夢行走而不能前, 及居深地窌苑中;

㉠ 夢 : 校釋本에는 '夢見'으로 되어 있다.

객우고굉 즉몽예절배기
客于股肱, 則夢禮節拜起;

객우포직 즉몽수변 범차십오부족자 지이보지립이야
客于胞脂, 則夢溲便.』①(「淫邪發夢」) 凡此十五不足者, 至而補之立已也.

➡ '厥氣客于心'은 心에 氣가 잘 도달치 않는 경우를 뜻한다.

■ 淫邪發夢 ○ 又曰, 厥氣客于心, 則夢見丘山烟火. 客于肺, 則夢飛揚, 見金鐵之奇物. 客于肝, 則夢山林樹木. 客于脾, 則夢見丘陵大澤, 壞屋風雨. 客于腎, 則夢臨淵, 沒居水中. 客于膀胱, 則夢遊行. 客于胃, 則夢飮食. 客于大腸, 則夢田野. 客于小腸, 則夢聚邑街衢. 客于膽, 則夢鬪訟自刳. 客于陰器, 則夢接內. 客于項, 則夢斬首. 客于脛, 則夢行走而不能前, 及居深地窌苑中. 客于股肱, 則夢禮節拜起. 客于胞脂, 則夢溲便.『靈樞』

① 음사는 꿈을 꾸게 한다[淫邪發夢] ○ 또 말하기를, "궐기(厥氣)가 심(心)에 침입하면 산이나 언덕에 불난 꿈을 꿉니다. 폐(肺)에 침입하면 꿈에 날아다니거나 쇠붙이로 된 기이한 물건을 봅니다. 간(肝)에 침입하면 꿈에 산이나 나무를 봅니다. 비(脾)에 침입하면 꿈에 구릉이나 큰 못, 집이 무너지는 것이나 비바람이 부는 것을 봅니다. 신(腎)에 침입하면 깊은 연못가에 임하여 물 속으로 떨어지는 꿈을 꿉니다. 방광(膀胱)에 침입하면 놀러 다니는 꿈을 꿉니다. 위(胃)에 침입하면 음식을 먹는 꿈을 꿉니다. 대장(大腸)에 침입하면 꿈에 논밭을 봅니다. 소장(小腸)에 침입하면 꿈에 시가지를 봅니다. 담(膽)에 침입하면 남과 다투고 자살하는 꿈을 꿉니다. 생식기에 침입하면 성교하는 꿈을 꿉니다. 목에 침입하면 참수 당하는 꿈을 꿉니다. 정강이에 침입하면 걷기는 하나 앞으로 나아가지 못하는 꿈이나 깊은 땅굴 속에 있는 꿈을 꿉니다. 넓적다리에 침입하면 예의를 차리고 절하는 꿈을 꿉니다. 방광과 직장에 침입하면 소·대변에 관한 꿈을 꿉니다"라고 하였다.『영추』(「淫邪發夢 43」) (『寶鑑·內景二·夢·淫邪發夢』) (신편p.423 /신p.327)

順氣一日分爲四時 第四十四

病氣一日分四時 (『類經十四卷·疾病類』, p.532)

第一章

黃帝曰, 夫百病之所始生者, 必起于燥濕寒暑風雨, 陰陽喜怒, 飮食居處.

氣合而有形, 得藏而有名, 余知其然也.

『夫百病者, 多以旦慧晝安, 夕加夜甚, 何也?

岐伯曰, 四時之氣使然.

黃帝曰, 願聞四時之氣.

岐伯曰, 春生, 夏長, 秋收, 冬藏, 是氣之常也, 人亦應之.

以一日分爲四時, 朝則爲春, 日中爲夏, 日入爲秋, 夜半爲冬.

朝則人氣始生, 病氣衰, 故旦慧;

日中人氣長, 長則勝邪, 故安;

夕則人氣始衰, 邪氣始生, 故加;

夜半人氣入藏, 邪氣獨居於身, 故甚也.』① (「百病朝慧夕加」)

黃帝曰, 其時有反者何也?

岐伯曰, 是不應四時之氣, 藏獨主其病者, 是必以藏氣之所不勝時者甚,

以其所勝時者起也.

黃帝曰, 治之柰何?

岐伯曰, 順天之時, 而病可與期. 順者爲工, 逆者爲粗.

■ 百病朝慧夕加 ○ 黃帝問曰, 百病, 朝慧, 晝安, 夕加, 夜甚, 何也. 岐伯對曰, 朝則人氣始生, 衛氣始行, 故朝慧. 日中人氣長, 長則勝邪, 故安. 夕則人氣始衰, 邪氣始生, 故加. 夜半人氣入藏, 邪氣獨居於身, 故甚也. 『靈樞』

① 모든 병은 아침에 좋아졌다가 저녁에 가중된다[百病朝慧夕加] ○ 황제(黃帝)가 묻기를, "모든 병

은 아침에 좀 좋아졌다가 한낮에는 안정되고, 저녁에는 점점 가중되다가 한밤중에는 아주 심해지는데, 무슨 까닭입니까?"라고 하였다. 이에 기백(岐伯)이 대답하기를, "아침에는 인체의 양기(陽氣)가 발생하여 위기(衛氣)가 돌기 시작하는 때이므로 호전되고, 한낮에는 인체의 양기가 성해져 정기(正氣)가 사기(邪氣)를 이기기 때문에 안정되며, 저녁에는 인체의 양기가 수렴되고 사기가 점차 성해지기 시작하는 때이므로 병이 가중되고, 한밤중에는 인체의 양기가 오장으로 들어가고 사기(邪氣)만 몸[身形]에 남아 있기 때문에 병세가 가장 심해지는 것입니다"라고 하였다. 『영추』(「順氣一日分爲四時 44」) (『寶鑑·雜病一·辨證·百病朝慧夕加』) (신편p.1628 /신p.963)

五變五輸 刺應五時 (『類經二十卷·鍼刺類』, p.778)

第二章

황제왈 선 여문자유오변 이주오수 원문기수
黃帝曰, 善. 余聞刺有五變, 以主五輸, 願聞其數.

기백왈 인유오장 오장유오변 오변유오수 고오오이십오수 이응오시
岐伯曰, 人有五藏, 五藏有五變, 五變有五輸, 故五五二十五輸, 以應五時.

황제왈 원문오변
黃帝曰, 願聞五變.

기백왈 간위모장 기색청 기시춘 기음각 기미산 기일갑을
岐伯曰, 肝爲牡藏, 其色青, 其時春, 其音角, 其味酸, 其日甲乙.㉠

심위모장 기색적 기시하 기일병정 기음치 기미고
心爲牡藏, 其色赤, 其時夏, 其日丙丁, 其音徵, 其味苦.

비위빈장 기색황 기시장하 기일무기 기음궁 기미감
脾爲牝藏, 其色黃, 其時長夏, 其日戊己, 其音宮, 其味甘.

폐위빈장 기색백 기음상 기시추 기일경신 기미신
肺爲牝藏, 其色白, 其音商, 其時秋, 其日庚辛, 其味辛.㉡

신위빈장 기색흑 기시동 기일임계 기음우 기미함 시위오변
腎爲牝藏, 其色黑, 其時冬, 其日壬癸, 其音羽, 其味鹹. 是爲五變.

第三章

황제왈 이주오수내하
黃帝曰, 以主五輸奈何?㉢

장주동 동자정
藏主冬, 冬刺井;

색주춘 춘자형
色主春, 春刺滎;

시주하 하자수
時主夏, 夏刺輸;

음주장하 장하자경
音主長夏, 長夏刺經;

미주추 추자합 시위오변 이주오수
味主秋, 秋刺合. 是謂五變, 以主五輸.

㉠ 其音角, 其味酸, 其日甲乙. : 校釋本에는 '其日甲乙, 其音角, 其味酸.'으로 어순을 바꾸었다.
㉡ 其音商, 其時秋, 其日庚辛, 其味辛. : 校釋本에는 '其時秋, 其日庚辛, 其音商, 其味辛.'으로 어순을 바꾸었다.
㉢ 校釋本에는 이 다음에 '岐伯曰'을 보충하였다.

황제왈 제원안합 이치육수

黃帝曰, 諸原安合, 以致六輸.

기백왈 원독불응오시 이경합지 이응기수 고육육삼십육수

歧伯曰, 原獨不應五時, 以經合之, 以應其數, 故六六三十六輸.

황제왈 하위장주동 시주하 음주장하 미주추 색주춘 원문기고

黃帝曰, 何謂藏主冬, 時主夏, 音主長夏, 味主秋, 色主春? 願聞其故.

기백왈 병재장자 취지정

歧伯曰, 病在藏者, 取之井;

병변우색자 취지형

病變于色者, 取之滎;

병시간시심자 취지수

病時間時甚者, 取之輸;

병변우음자 취지경

病變于音者, 取之經;

경만이혈자 병재위 급이음식부절득병자 취지어합

經滿而血者, 病在胃, 及以飮食不節得病者, 取之於合.

고명왈미주합 시위오변야

故命曰味主合, 是謂五變也.

外揣 第四十五

內外揣 (『類經十九卷·鍼刺類』, p.759)

第一章

황제왈 여문구침구편 여친수기조 파득기의
黃帝曰, 余聞九鍼九篇, 余親授其調, 頗得其意.

부구침자 시우일이종어구 연미득기요도야
夫九鍼者, 始于一而終於九, 然未得其要道也.

부구침자 소지즉무내 대지즉무외 심불가위하 고불가위개
夫九鍼者, 小之則無內, 大之則無外, 深不可爲下, 高不可爲蓋,

황홀무궁 유일무극
恍惚無窮, 流溢無極,

여지기합우천도인사사시지변야 연여원잡지호모 혼속위일 가호
余知其合于天道人事四時之變也, 然余願雜之毫毛, 渾束爲一, 可乎?

기백왈 명호재문야 비독침도언 부치국역연
岐伯曰, 明乎哉問也! 非獨鍼道焉, 夫治國亦然.

황제왈 여원문침도 비국사야
黃帝曰, 余願聞鍼道, 非國事也.

기백왈 부치국자 부유도언 비도하가소대심천잡합이위일호
岐伯曰, 夫治國者, 夫惟道焉, 非道何可小大深淺雜合而爲一乎?

第二章

황제왈 원졸문지
黃帝曰, 願卒聞之.

기백왈 일여월언 수여경언 고여향언
岐伯曰, 日與月焉, 水與鏡焉, 鼓與響焉.

부일월지명 불실기영 수경지찰 불실기형 고향지응 불후기성
夫日月之明, 不失其影; 水鏡之察, 不失其形; 鼓響之應, 不後其聲.

동요즉응화 진득기정
動搖則應和, 盡得其情.

황제왈 군호재 소소지명불가폐
黃帝曰, 窘乎哉! 昭昭之明不可蔽.

기불가폐 불실음양야
其不可蔽, 不失陰陽也.

합이찰지 절이험지 견이득지 약청수명경지불실기형야
合而察之, 切而驗之, 見而得之, 若淸水明鏡之不失其形也.

오음불창 오색불명 오장파탕 약시즉외내 상습 약고지응부
五音不彰, 五色不明, 五藏波蕩, 若是則外內㉠相襲, 若鼓之應桴,

㉠ 外內 : 四庫全書本, 章句索引本, 校釋本에는 '內外'로 되어 있다.

향지응성 영지사형
響之應聲, 影之似形.

고원자사외췌내 근자사내췌외 시위음양지극 천지지개 청장지영란지실
故遠者司外揣內, 近者司內揣外, 是謂陰陽之極, 天地之蓋, 請藏之靈蘭之室,

불감사설야
弗敢使泄也.

五變 第四十六

風邪五變 (『類經十七卷·疾病類』, p.672)

第一章

황제문어소유왈 여문백질지시기야 필생어풍우한서 순호모이입주리
黃帝問於少兪曰, 余聞百疾之始期也, 必生於風雨寒暑, 循毫毛而入腠理,

혹복환 혹류지 혹위풍종한출 혹위소단 혹위한열 혹위유비 혹위적취
或復還, 或留止, 或爲風腫汗出, 或爲消癉, 或爲寒熱, 或爲留痺, 或爲積聚,

기사음일 불가승수 원문기고
奇邪淫溢, 不可勝數, 願聞其故.

부동시득병 혹병차 혹병피 의자천지위인생풍호 하기이야
夫同時得病, 或病此, 或病彼, 意者天之爲人生風乎, 何其異也?

소유왈 부천지풍 자 비이사백성야 기행공평정직 범자득지 피자득무태
少兪曰, 夫天之風㉠者, 非以私百姓也, 其行公平正直, 犯者得之, 避者得無殆,

비구인이인자범지
非求人而人自犯之.

황제왈 일시우풍 동시득병 기병각이 원문기고
黃帝曰, 一時遇風, 同時得病, 其病各異, 願聞其故.

소유왈 선호재문 청논이비장인
少兪曰, 善乎哉問! 請論以比匠人.

장인마부근 려도삭착재목 목지음양 상유견취
匠人磨斧斤, 礪刀削斲材木, 木之陰陽, 尙有堅脆,

견자불입 취자피이 지기교절 이결근부언
堅者不入, 脆者皮弛, 至其交節, 而缺斤斧焉.

부일목지중 견취부동 견자즉강 취자이상 황기재목지부동
夫一木之中, 堅脆不同, 堅者則剛, 脆者易傷, 況其材木之不同,

피지후박 즙지다소 이각이야
皮之厚薄, 汁之多少, 而各異邪㉡.

부목지조화선생엽자 우춘상열풍 즉화락이엽위
夫木之蚤花先生葉者, 遇春霜烈風, 則花落而葉萎;

구폭대한 즉취목박피자 지조즙소이엽위
久曝大旱, 則脆木薄皮者, 枝條汁少而葉萎;

구음음우 즉박피다즙자 피궤이록
久陰淫雨, 則薄皮多汁者, 皮潰而漉;

졸풍폭기 즉강취지목 지절올상
卒風暴起, 則剛脆之木, 枝折杌傷;

추상질풍 즉강취지목 근요이엽락
秋霜疾風, 則剛脆之木, 根搖而葉落.

범차오자 각유소상 황어인호
凡此五者, 各有所傷, 況於人乎!

㉠ 風 : 四庫全書本, 章句索引本, 校釋本에는 '生風'으로 되어 있다.
㉡ 邪 : 四庫全書本, 章句索引本, 校釋本에는 '耶'로 되어 있다.

황제왈 이인응목 내하
黃帝曰, 以人應木, 奈何?

소유답왈 목지소상야 개상기지 지지강취이견 미성상야
少兪答曰, 木之所傷也, 皆傷其枝, 枝之剛脆而堅, 未成傷也.

인지유상병야 역인기골절피부주리지불견고자 사지소사야 고상위병야
人之有常病也, 亦因其骨節皮膚腠理之不堅固者, 邪之所舍也, 故常爲病也.

第二章

第一節

황제왈 인지선병풍궐록한자 하이후지
黃帝曰, 人之善病風厥漉汗者, 何以候之?

소유답왈 육불견 주리소 즉선병풍
少兪答曰, 肉不堅, 腠理疏, 則善病風.

황제왈 하이후육지불견야
黃帝曰, 何以候肉之不堅也?

소유답왈 괵 육불견 이무분리 리자조리 조리이피불치자 주리소 차언기혼연자
少兪答曰, 膕㉠肉不堅, 而無分理, 理者粗理, 粗理而皮不緻者,㉡ 腠理疏, 此言其渾然者.

➡ 本章에서 診斷에 지표를 세웠으니, 반드시 참고해야 한다. 肉은 膕肉을 만져보고, 骨은 顴骨로 大小를 따진다. 肉堅은 肉에 精이 충만함을 뜻한다.

第二節

황제왈 인지선병소단자 하이후지
黃帝曰, 人之善病消癉者, 何以候之?

소유답왈 오장개유약자 선병소단
少兪答曰, 五藏皆柔弱者, 善病消癉.

황제왈 하이지오장지유약야
黃帝曰, 何以知五藏之柔弱也?

소유답왈 부유약자 필유강강 강강다노 유자이상야
少兪答曰, 夫柔弱者, 必有剛强, 剛强多怒, 柔者易傷也.

황제왈 하이후유약지여강강
黃帝曰, 何以候柔弱之與剛强?

소유답왈 차인박피부 이목견고이심자 장충 직양 기심강 강즉다노
少兪答曰, 此人薄皮膚, 而目堅固以深者, 長衝㉢直揚, 其心剛, 剛則多怒,

노즉기상역 흉중축적 혈기역류 곤피충기
怒則氣上逆, 胸中畜積, 血氣逆留, 臗皮充肌,

혈맥불행 전이위열 열즉소기부 고위소단
血脈不行, 轉而爲熱, 熱則消肌膚, 故爲消癉.

차언기인폭강이기육약자야
此言其人暴剛而肌肉弱者也.

㉠ 膕 : 校釋本에는 '䐃'으로 고쳤다.
㉡ 而無分理, 理者粗理, 粗理而皮不緻者, : 校釋本에는 '而無分理者, 肉不堅, 膚粗而皮不緻者,'로 고쳤다.
㉢ 衝 : 校釋本에는 '衡'으로 고쳤다.

第三節

황제왈 인지선병한열자 하이후지
黃帝曰, 人之善病寒熱者, 何以候之?

소유답왈 소골약육자 선병한열
少兪答曰, 小骨弱肉者, 善病寒熱.

황제왈 하이후골지소대 육지견취 색지불일야
黃帝曰, 何以候骨之小大, 肉之堅脆, 色之不一也?

소유답왈 관골자 골지본야 관대즉골대 관소즉골소
少兪答曰, 『顴骨者, 骨之本也. 顴大則骨大, 顴小則骨小.』① (「顴爲骨本」)

피부박이기육무균 기비나나연 기지색태연 불여기천동색 오연독이
皮膚薄而其肉無䐃, 其臂懦懦然, 其地色殆然, 不與其天同色, 汚然獨異,

차기후야
此其候也.

연후 비박자 기수불만 고선병한열야
然後㉠臂薄者, 其髓不滿, 故善病寒熱也.

■ 顴爲骨本 ○ 靈樞曰, 顴骨者, 骨之本也. 顴大則骨大, 顴小則骨小.

① 관골은 뼈의 표준이 된다[顴爲骨本] ○ 『영추(靈樞)』(「五變 46」)에서는 "관골(顴骨, 광대뼈)은 뼈의 기본 표준이 된다. 관골이 크면 온몸의 뼈도 크고, 관골이 작으면 온몸의 뼈도 작다"라고 하였다. (『寶鑑·外形三·骨·顴爲骨本』) (신편p.1403 /신p.833)

第四節

황제왈 하이후인지선병비자
黃帝曰, 何以候人之善病痺者?

소유답왈 조리이육불견자 선병비
少兪答曰, 粗理而肉不堅者, 善病痺.

황제왈 비지고하유처호
黃帝曰, 痺之高下有處乎?

소유답왈 욕지기고하자 각시기부
少兪答曰, 欲知其高下者, 各視其部.

第五節

황제왈 인지선병장중적취자 하이후지
『黃帝曰, 人之善病腸中積聚者, 何以候之?

소유답왈 피부박이불택 육불견이뇨택
少兪答曰, 皮膚薄而不澤, 肉不堅而淖澤.

여차 장위악 악즉사기류지 적취내상
如此㉡腸胃惡, 惡則邪氣留止, 積聚乃傷㉢.

㉠ 然後 : 校釋本에는 '後'자를 삭제하였다.

㉡ 如此 : 四庫全書本, 章句索引本, 校釋本에는 '如此則'으로 되어 있다.

㉢ 傷 : 校釋本에는 '作'으로 고쳤다.

脾胃之間, 寒溫不次, 邪氣稍至, 稸積留止, 大聚乃起.』① (「積聚之因」)

■ **積聚之因** ○ 帝曰, 人之善病腸中積聚者, 何以候之. 少兪荅曰, 皮膚薄而不澤, 肉不堅而淖澤, 如此則腸胃惡, 惡則邪氣留止, 積聚乃成. 腸胃之間寒溫不次, 邪氣稍至, 蓄積留止, 大聚乃起.

① 적취의 원인[**積聚之因**] ○ 『영추(靈樞)』(「五變 46」)에서는 황제(黃帝)가 묻기를, "사람이 장(腸) 속에 적취(積聚)가 발생하는 병을 자주 앓는 것은 어떻게 관찰할 수 있습니까?"라고 하였다. 이에 소유(少兪)가 대답하기를, "그런 사람은 피부가 얇고 윤택하지 못하며 살이 무르고 탱탱하질 못한데, 이렇다면 장위(腸胃)의 기능이 나쁘고, 장위의 기능이 나쁘면 사기(邪氣)가 쉬 머무르게 되어 적취(積聚)가 형성되는 것입니다. 장위의 기능이 나쁜 데다가 먹는 음식의 한온(寒溫)이 부적절하다면 사기가 점점 몰리어 이것이 나날이 쌓이기 때문에 큰 적취(積聚)가 형성되는 것입니다"라고 하였다. (『寶鑑·雜病六·積聚·積聚之因』) (신편p.2385 /신p.1346)

第三章

黃帝曰, 余聞病形, 已知之矣. 願聞其時.

少兪答曰, 先立其年, 以知其時.

時高則起, 時下則殆, 雖不陷下, 當年有衝通, 其病必起,

是謂因形而生病, 五變之紀也.

本藏 第四十七

本篇은 臟腑의 大小·長短·厚薄·結直·緩急을 外形으로 진단하는 내용이 실려 있다. 診斷에 관련된 篇은 늘 읽어보아야 한다.

本藏二十五變 (『類經四卷·藏象類』, p.135)

第一章

황제문어기백왈 인지혈기정신자 소이봉생이주우성명자야
黃帝問於岐伯曰, 人之血氣精神者, 所以奉生而周于性命者也.

경맥자 소이행혈기이영음양 유근골 리관절자야
經脈者, 所以行血氣而營陰陽, 濡筋骨, 利關節者也.

위기자 소이온분육 충피부 비주리 사관합자야
『衛氣者, 所以溫分肉, 充皮膚, 肥腠理, 司關闔者也.』① (「氣爲衛衛於外」)(「自汗」)

지의자 소이어정신 수혼백 적한온 화희노자야
『志意者, 所以御精神, 收魂魄, 適寒溫, 和喜怒者也.

시고혈화즉경맥유행 영복음양 근골경강 관절청리의
是故血和則經脈流行, 營覆陰陽, 筋骨勁强, 關節淸利矣.

위기화즉분육해리 피부조유 주리치밀의
衛氣和則分肉解利, 皮膚調柔, 腠理緻密矣.

지의화즉정신전직 혼백불산 회노불기 오장불수사의
志意和則精神專直, 魂魄不散, 悔怒不起, 五藏不受邪矣.』② (「神統七情傷則爲病」)

한온화즉육부화곡 풍비부작 경맥통리 지절득안의 차인지상평야
寒溫和則六府化穀, 風痺不作, 經脈通利, 肢節得安矣, 此人之常平也.

오장자 소이장정신혈기혼백자야
『五藏者, 所以藏精神血氣魂魄者也.

육부자 소이화수곡이행진액자야
六府者, 所以化水穀而行津液者也.』③ (「臟腑異用」)

차인지소이구수우천야 무우지현불초 무이상의야
此人之所以具受于天也, 無愚智賢不肖, 無以相倚也.

연유기독진천수 이무사벽지병 백년불쇠 수범풍우졸한대서 유유 불능해야
然有其獨盡天壽, 而無邪僻之病, 百年不衰, 雖犯風雨卒寒大暑, 猶有㉠弗能害也.

유기불리병폐실내 무출척지공 연유불면어병 하야 원문기고
有其不離屛蔽室內, 無怵惕之恐, 然猶不免於病, 何也? 願聞其故.

기백왈 군호재 문야 오장자 소이참천지 부음양 이련사시 화오절자야
岐伯曰㉡, 窘乎哉, 問也! 五藏者, 所以參天地, 副陰陽, 而連四時, 化五節者也.

오장자 고 유소대 고하 견취단정편경자
五藏者, 故㉢有小大㉣高下, 堅脆端正偏傾者;

㉠ 有 : 校釋本에는 '有'자를 삭제하였다.
㉡ 曰 : 四庫全書本, 章句索引本, 校釋本에는 '對曰'로 되어 있다.
㉢ 故 : 四庫全書本, 章句索引本, 校釋本에는 '固'로 되어 있다.
㉣ 小大 : 四庫全書本에는 '大小'로 되어 있다.

육부역유소대 장단후박결직완급
六府亦有小大㉠長短厚薄結直緩急.

범차이십오자 각부동 혹선혹악 혹길혹흉 청언기방
凡此二十五者，各不同，或善或惡，或吉或凶，請言其方.

■ 氣爲衛衛於外 ○ 靈樞曰，衛氣者，所以溫分肉而充皮膚，肥腠理而司開闔．故衛氣溫，則形分足矣.

① 기는 위기로서 밖을 호위한다[氣爲衛衛於外] ○『영추(靈樞)』(「本藏 47」)에서는 "위기(衛氣)는 분육(分肉)을 따뜻하게 하고 피부를 충실하게 하며, 주리(腠理)를 살찌게 하고 피부와 주리의 개합(開闔)을 관리한다"라고 하였다. 그러므로 위기가 따뜻하면 형체가 충실해진다. (『寶鑑·內景一·氣·氣爲衛衛於外』) (신편p.276 /신p.245)

◆ 自汗 ○ 靈樞曰，衛氣者，所以肥腠理，司開闔者.

① 자한(自汗) ○『영추(靈樞)』(「本藏 47」)에서는 "위기(衛氣)의 작용은 주리(腠理)를 살찌게 하고, 그것의 개합(開闔)을 관리하는 것이다"라고 하였다. (『寶鑑·內景二·津液·自汗』) (신편p.469 /신p.351)

◉ 『寶鑑』에서는 '自汗' 조문에 '調衛湯, 玉屛風散, 二甘湯, 補中益氣湯, 桂枝湯, 黃芪建中湯, 黃芪湯, 黃芪六一湯, 參歸腰子, 牡蠣散, 小建中湯, 參芪湯, 雙和湯, 桂附湯, 朮苓湯, 鎭液丹, 參附湯, 芪附湯'을 예시하였다.

◆ 神統七情傷則爲病 ○ 靈樞曰，志意者，所以御精神，收魂魄，適寒溫，和喜怒者也．志意和則精神專直，魂魄不散，悔怒不起，五藏不受邪矣.

② 신은 칠정을 거느리는데, 이것이 상하면 병이 된다[神統七情傷則爲病] ○『영추(靈樞)』(「本藏 47」)에서는 "지(志)와 의(意)는 정신을 통제하고, 혼백(魂魄)을 수렴하며, 한열(寒熱)을 조절하고, 희로(喜怒)를 조절해 주는 것이다. 지(志)와 의(意)가 조절되면 정신이 온전하고 혼백이 흩어지지 않으며, 회한과 분노가 일어나지 않고 오장이 사기(邪氣)를 받지 않는다"라고 하였다. (『寶鑑·內景一·神·神統七情傷則爲病』) (신편p.322 /신p.273)

■ 臟腑異用 ○ 靈樞曰，五藏者，所以藏精神血氣魂魄者也．六府者，所以化水穀而行津液者也.

③ 장과 부의 다른 작용[臟腑異用] ○『영추(靈樞)』(「本藏 47」)에서는 "오장(五臟)은 정(精)·신(神)·혈(血)·기(氣)·혼(魂)·백(魄)을 저장하는 것이고, 육부(六腑)는 음식물을 소화(消化)시켜 진액(津液)을 운행시키는 작용을 한다"라고 하였다. (『寶鑑·內景三·五臟六腑·臟腑異用』) (신편p.543 /신p.388)

第二章

第一節

심소즉안 사불능상 이상이우 심대즉우불능상 이상우사
『心小則安，邪不能傷，易傷以憂；心大則憂不能傷，易傷于邪.

심고즉만우폐중 만이선망 난개이언 심하즉장외 이상우한 이공이언
心高則滿于肺中，悗而善忘，難開以言；心下則藏外，易傷于寒，易恐以言.

심견즉장안수고 심취즉선병소단열중
心堅則藏安守固；心脆則善病消癉熱中.

심단정즉화리난상 심편경즉조지불일 무수사야
心端正則和利難傷；心偏傾則操持不一，無守司也.』① (「心臟大小」)

■ 心臟大小 ○ 心小則易傷以憂，心大則憂不能傷．心高則滿於肺中，悗而善忘，悗與悶同．難開以言．心下則易傷於寒，易恐以言．心堅則藏安守固，心脆則善病消癉熱中．心端正則和利難傷，心偏傾則操持不一，無

㉠ 小大 : 四庫全書本에는 '大小'로 되어 있다.

守司也. 『靈樞』

① 심장의 대소[心臟大小] ○ 심장이 작으면 근심으로 상하기 쉽고, 심장이 크면 근심이 상하게 하지는 못한다. 심장이 너무 높이 위치해 있으면 폐를 압박하여 답답하면서[悗] 만(悗)은 민(悶)과 뜻이 같다. 잘 잊어버리고, 말로 그를 설득하기가 어렵다. 심장이 낮게 위치해 있으면 쉽게 한사(寒邪)에 손상되고, 말로 인해 쉽게 겁을 먹는다. 심장이 견실하면 신기(神氣)가 안정되고 정기(精氣)를 잘 간직하지만, 심장이 취약하면 소단(消癉)과 열중(熱中)이 잘 생긴다. 심장이 단정하게 놓여 있으면 심기(心氣)가 고르고 순조로워 상해를 잘 입지 않지만, 심장의 위치가 치우쳐져 있으면 심신이 안정되지 못하여 일을 한결같이 처리하지 못하고 신기(神氣)가 지켜지지 않는다. 『영추』(「本藏 47」) (『寶鑑·內景三·心臟·心臟大小』) (신편p.564 /신p.401)

第二節

폐소즉소음 불병천갈 폐대즉다음 선병흉비후비역기
『肺小則少飮, 不病喘喝; 肺大則多飮, 善病胸痹喉痹逆氣.

폐고즉상기 견식해 폐하즉거분박폐 선협하통
肺高則上氣, 肩息欬; 肺下則居賁迫肺, 善脇下痛.

폐견즉불병해상기 폐취즉고병소단이상
肺堅則不病欬上氣; 肺脆則苦病消癉易傷.

폐단정즉화리난상 폐편경즉흉편통야
肺端正則和利難傷; 肺偏傾則胸偏痛也.』① (「肺臟大小」)

■ **肺臟大小** ○ 肺小則少飮不病喘喝, 肺大則多飮善病胸痹, 喉痹, 逆氣. 肺高則上氣, 肩息咳, 肺下則氣賁迫肺, 善脇下痛. 肺堅則不病咳上氣, 肺脆則苦病消癉易傷. 肺端正則和利難傷, 肺偏傾則胸偏痛也. 『靈樞』

① 폐장의 대소[肺臟大小] ○ 폐가 작으면 음사(飮邪)가 머무는 경우가 적어서 숨이 차거나 헐떡거리지 않고, 폐가 크면 음사가 머무는 경우가 많아서 흉비(胸痹)·후비(喉痹) 및 기가 거슬러 오르는 병에 잘 걸린다. 폐의 위치가 높으면 기가 쉽게 거슬러 올라 어깨를 들먹이며 숨을 쉬고 기침을 하는 병이 발생하고, 폐의 위치가 낮으면 분문(賁門)에 접근되어 위(胃)가 위로 폐를 압박하므로 옆구리가 아픈 증상이 나타난다. 폐가 튼튼하면 기침을 하거나 기가 거슬러 오르는 병에 걸리지 않고, 폐가 약하면 소단병(消癉病)이 잘 발생한다. 폐가 단정하게 놓여 있으면 폐기가 고르고 순조로워 사기(邪氣)에 손상되지 않고, 폐가 기울어져 있으면 폐기(肺氣)가 펴지질 못하여 가슴속이 아프다. 『영추』(「本藏 47」) (『寶鑑·內景三·肺臟·肺臟大小』) (신편p.582 /신p.413)

第三節

간소즉장안 무협하지병 간대즉핍위박인 즉 고격중 차협하통
『肝小則藏安, 無脇下之病; 肝大則逼胃迫咽, 則㉠苦膈中, 且脇下痛.

간고즉상지분 절협만 위식분 간하즉핍위 협하공 협하공즉이수사
肝高則上支賁, 切脇悗, 爲息賁; 肝下則逼胃, 脇下空, 脇下空則易受邪.

간견즉장안난상 간취즉선병소단이상
肝堅則藏安難傷; 肝脆則善病消癉易傷.

간단정즉화리난상 간편경즉협하통야
肝端正則和利難傷; 肝偏傾則脇下痛也.』① (「肝臟大小」)

㉠ 則 : 四庫全書本, 章句索引本, 校釋本에는 '迫咽則'으로 되어 있다.

■ 肝臟大小 ○ 肝小則藏安, 無脇下之病. 肝大則逼胃迫咽, 苦膈中, 且脇下痛. 肝高則上支賁切脇悗, 爲息賁. 肝下則逼胃, 脇下空, 易受邪. 肝堅則藏安難傷. 肝脆則善病消癉易傷. 肝端正則和利難傷. 肝偏傾則脇下痛也. 『靈樞』

① 간의 대소[肝臟大小] ○ 간이 작으면 장기(臟氣)가 안정되어 옆구리 아래가 아픈 증상이 발생하지 않는다. 간이 크면 위(胃) 부위를 압박하고 위쪽으로는 식도를 눌러서 가슴이 답답하고 옆구리 부위가 아프다. 간의 위치가 높으면 위로 분문(噴門) 부위를 받치고 양 옆구리에 바짝 붙어서 옆구리 부위가 답답해지고 식분(息賁)을 일으킨다. 간의 위치가 낮으면 아래로 위(胃) 부위를 핍박하고 옆구리 아래는 공허해져서 쉽게 사기(邪氣)의 침입을 받는다. 간이 견실하면 장기(臟氣)가 안정되어 상해를 쉽게 입지 않는다. 간이 취약하면 소단(消癉)을 잘 앓고, 쉽게 외사(外邪)의 상해를 입는다. 간이 단정하게 놓여 있으면 간기(肝氣)가 조달(條達)되어 상해를 쉽게 입지 않는다. 간의 위치가 치우쳐 있으면 간기의 운행이 순조롭지 않아 옆구리 아래가 아프다. 『영추』(「本藏 47」) (『寶鑑·內景三·肝臟·肝臟大小』) (신편p.554 /신p.395)

第四節

『脾小則藏安, 難傷於邪也; 脾大則苦湊眇而痛, 不能疾行.
脾高則眇引季脇而痛; 脾下則下加于大腸, 下加于大腸, 則藏苦受邪.
脾堅則藏安難傷; 脾脆則善病消癉易傷.
脾端正則和利難傷; 脾偏傾則善滿善脹也.』① (「脾臟大小」)

■ 脾臟大小 ○ 脾小則藏安, 難傷于邪. 脾大則苦湊眇而痛, 不能疾行. 脾高則眇引季脇而痛, 脾下則下加于大腸, 藏苦受邪. 脾堅則藏安難傷, 脾脆則善病消癉. 脾端正則和利難傷, 脾偏傾則善滿善脹也. 『靈樞』

① 비장의 대소[脾臟大小] ○ 비장이 작으면 장기(臟氣)가 안정되어 사기(邪氣)에 쉽게 손상되지 않는다. 비장이 크면 허구리[眇]가 막혀서 아프기 때문에 빨리 걸을 수가 없다. 비장이 높게 위치해 있으면 허구리가 땅기고 계협(季脇) 부위가 아프며, 비장이 낮게 위치해 있으면 아래로 대장의 위에 놓여져서 장기(藏器)가 쉽게 사기를 받아 상한다. 비장이 견실하면 장기(臟氣)가 안정되어 외사(外邪)에 쉽게 상하지 않고, 비장이 취약하면 소단병(消癉病)을 잘 앓는다. 비장이 단정하게 놓여 있으면 장기가 조화로워 사기에 쉽게 상하지 않고, 비장이 기울어져 있으면 창만(脹滿)이 잘 발생한다. 『영추』(「本藏 47」) (『寶鑑·內景三·脾臟·脾臟大小』) (신편p.574 /신p.407)

第五節

『腎小則藏安難傷; 腎大則善病腰痛, 不可以俛仰, 易傷以邪.
腎高則苦背膂痛, 不可以俛仰; 腎下則腰尻痛, 不可以俛仰, 爲狐疝.
腎堅則不病腰背痛; 腎脆則苦㉠病消癉易傷.

㉠ 苦 : 校釋本에는 '善'으로 되어 있다.

신단정즉화리난상 신편경즉고요고통야
腎端正則和利難傷; 腎偏傾則苦腰尻痛也.』① (「腎臟大小」)

범차이십오변자 인지소고상병
凡此二十五變者, 人之所苦常病㉠.

■ 腎臟大小 ○ 腎小則藏安難傷, 腎大則善病腰痛, 易傷於邪. 腎高則苦背膂痛, 不可以俛仰. 腎下則腰尻痛, 或爲狐疝. 腎堅則不病腰背痛, 腎脆則善病消癉. 腎端正則和利難傷, 腎偏傾則苦腰尻痛也. 『靈樞』

① 신장의 대소[腎臟大小] ○ 신장이 작으면 장기(臟氣)가 안정되어 사기(邪氣)에 쉽게 손상되지 않고, 신장이 크면 요통이 잦고 사기(邪氣)에 손상되기가 쉽다. 신장이 높게 위치해 있으면 종종 등골이 아파서 구부렸다 폈다 하질 못하고, 신장이 낮게 위치해 있으면 허리와 엉덩이가 아프고 혹 호산(狐疝)이 발생한다. 신장이 견실하면 허리와 등이 아픈 병이 발생하지 않고, 신장이 약하면 소단병(消癉病)이 잘 발생한다. 신장이 단정하면 정기(精氣)가 충실하고 조화로워 사기에 손상되기 어렵고, 신장이 기울어져 있으면 정기가 부족하여 허리와 엉덩이 부위의 통증이 잘 발생한다. 『영추』(「本藏 47」) (『寶鑑·內景三·腎臟·腎臟大小』) (신편p.591 /신p.418)

第三章

第一節

황제왈 하이지기연야
黃帝曰, 何以知其然也?

기백왈 적색소리자 심소 조리자 심대
岐伯曰, 『赤色小理者, 心小; 粗理者, 心大.

무갈우자 심고 갈우소단거자 심하
無髑骬者, 心高; 髑骬小短擧者, 心下.

갈우장자 심하 견 갈우약소이박자 심취
髑骬長者, 心下㉡堅; 髑骬弱小以薄者, 心脆.

갈우직하불거자 심단정 갈우의일방자 심편경야
髑骬直下不擧者, 心端正; 髑骬倚一方者, 心偏傾也.』① (「心臟大小」)

■ 心臟大小 ○ 赤色小理者心小, 麄理者心大. 無髑骬者心高, 髑骬小短擧者心下. 髑骬長者心堅, 髑骬弱小以薄者心脆. 髑骬直下不擧者心端正, 髑骬倚一方者心偏傾也. 『靈樞』

① 심장의 대소[心臟大小] ○ 피부가 붉은 빛을 띠고 피부의 주름이 세밀한 사람은 심장이 작고, 피부의 주름이 성근 사람은 심장이 크다. 갈우(髑骬)가 만져지지 않는 사람은 심장이 높이 위치해 있고, 갈우가 작고 짧으면서 돌기된 사람은 심장이 낮게 위치해 있다. 갈우가 긴 사람은 심장이 견실하고, 갈우가 약하고 얇은 사람은 심장이 취약하다. 갈우가 아래로 똑바르고 돌기되어 있지 않는 사람은 심장이 단정하고, 갈우가 한쪽으로 치우쳐 있는 사람은 심장이 기울어져 있다. 『영추』(「本藏 47」) (『寶鑑·內景三·心臟·心臟大小』) (신편p.564 /신p.401)

第二節

백색소리자 폐소 조리자 폐대
『白色小理者, 肺小; 粗理者, 肺大.

㉠ 病 : 校釋本에는 '病也'로 '也'를 보충하였다.

㉡ 心下 : 四庫全書本, 章句索引本, 校釋本에는 '心'으로 되어 있다.

巨肩反膺陷喉者，肺高；合腋張脇者，肺下.

好肩背厚者，肺堅；肩背薄者，肺脆.

背膺厚者，肺端正；脇偏疎者，肺偏傾也.』① (「肺臟大小」)

■ 肺臟大小 ○ 白色小理者肺小，麄理者肺大. 巨肩反膺陷喉者肺高，合腋張脇者肺下. 好肩背厚者肺堅，肩背薄者肺脆. 背膺厚者肺端正，脇偏疎者肺偏傾也. 『靈樞』

① 폐장의 대소[肺臟大小] ○ 피부가 백색을 띠고 피부의 주름이 세밀한 사람은 폐가 작고, 피부의 주름이 성근 사람은 폐가 크다. 어깨가 높고 넓으며 가슴 부위가 돌출되고 인후가 함요(陷凹)된 사람은 폐가 높게 위치해 있고, 겨드랑이 사이가 좁고 갈비뼈가 벌어진 사람은 폐가 아래에 위치해 있다. 어깨 부위의 발육이 고르고 등이 두툼한 사람은 폐가 견실하고, 어깨와 등 부위가 수척한 사람은 폐가 약하다. 등과 가슴 부위가 두툼한 사람은 폐가 단정하고, 갈비뼈가 기울어지고 엉성한 사람은 폐가 기울어져 있다. 『영추』(「本藏 47」) (『寶鑑·內景三·肺臟·肺臟大小』) (신편p.582 /신p.413)

第三節

『青色小理者，肝小；粗理者，肝大.

廣胸反骹者，肝高；合脇兎骹者，肝下.

胸脇好者，肝堅；脇骨弱者，肝脆.

膺腹好相得者，肝端正；脇骨偏擧者，肝偏傾也.』① (「肝臟大小」)

■ 肝臟大小 ○ 青色小理者肝小，麄理者肝大. 廣胸反骹者肝高，合脇兎骹者肝下. 胸脇好者肝堅，脇骨弱者肝脆. 膺背[腹]好相得者肝端正，脇骨偏擧者肝偏傾也. 『靈樞』

① 간의 대소[肝臟大小] ○ 피부가 푸른빛을 띠고 피부의 주름이 세밀한 사람은 간이 작고, 피부의 주름이 성근 사람은 간이 크다. 흉부가 넓고 갈비뼈가 융기된 사람은 간의 위치가 높고, 옆구리 부위가 좁고 낮으며 안으로 들어간 사람은 간의 위치가 낮다. 가슴과 옆구리 부위의 발육이 고른 사람은 간이 견실하고, 갈비뼈가 연약한 사람은 간이 무르다. 흉복부의 발육이 좋고 고른 사람은 간이 단정하고, 갈비뼈가 한쪽으로 기울어지고 들린 사람은 간이 치우쳐 있다. (『靈樞·本藏 47』) (『寶鑑·內景三·肝臟·肝臟大小』) (신편p.554 /신p.395)

第四節

『黃色小理者，脾小；粗理者，脾大.

揭脣者，脾高；脣下縱者，脾下.

순 견 자 비 견 순 대 이 불 견 자 비 취
脣堅者, 脾堅; 脣大而不堅者, 脾脆.

순 상 하 호 자 비 단 정 순 편 거 자 비 편 경 야
脣上下好者, 脾端正; 脣偏擧者, 脾偏傾也.』① (「脾臟大小」)

■ 脾臟大小 ○ 黃色小理者脾小, 麤理者脾大. 揭脣者脾高, 脣下縱者脾下. 脣堅者脾堅, 脣大而不堅者脾脆. 脣上下好者脾端正, 脣偏擧者脾偏傾也. 『靈樞』

① 비장의 대소[脾臟大小] ○ 피부가 황색을 띠고 피부의 주름이 세밀한 사람은 비장이 작고, 피부의 주름이 성근 사람은 비장이 크다. 입술이 들린 사람은 비장이 높게 위치해 있고, 입술이 아래로 처진 사람은 비장이 낮게 위치해 있다. 입술이 야무진 사람은 비장이 튼튼하고, 입술이 크고 단단하지 못한 사람은 비장이 취약하다. 입술이 위아래가 단정한 사람은 비장이 단정하고, 입술이 한쪽으로 올라간 사람은 비장이 치우쳐 있다. 『영추』(「本藏 47」) (『寶鑑·內景三·脾臟·脾臟大小』) (신편p.574 /신p.407)

第五節

흑 색 소 리 자 신 소 조 리 자 신 대
『黑色小理者, 腎小; 粗理者, 腎大.

고 이 자 신 고 이 후 함 자 신 하
高耳㉠者, 腎高; 耳後陷者, 腎下.

이 견 자 신 견 이 박 불 견 자 신 취
耳堅者, 腎堅; 耳薄不堅者, 腎脆.

이 호 전 거 아 거 자 신 단 정 이 편 고 자 신 편 경 야
耳好前居牙車者, 腎端正; 耳偏高者, 腎偏傾也.』① (「腎臟大小」)

범 차 제 변 자 지 즉 안 감 즉 병 야
凡此諸變者, 持則安, 減則病也.

■ 腎臟大小 ○ 黑色小理者腎小, 麤理者腎大. 耳高者腎高, 耳後陷者腎下. 耳堅者腎堅, 耳薄不堅者腎脆. 耳好前居牙車者腎端正, 耳偏高者腎偏傾也. 『靈樞』

① 신장의 대소[腎臟大小] ○ 피부가 흑색을 띠고 피부의 주름이 세밀한 사람은 신장이 작고, 피부의 주름이 성근 사람은 신장이 크다. 귀의 위치가 높은 사람은 신장의 위치가 높고, 귀가 후방으로 처진 사람은 신장의 위치가 낮다. 귀가 두툼하고 견실한 사람은 신장이 견실하고, 귀가 얇고 견실하지 못한 사람은 신장이 약하다. 귀의 발육이 좋고 협거(頰車) 앞쪽에 붙어 있는 사람은 신장이 단정하고, 한쪽 귀가 높이 달려 있으면 신장이 기울어져 있다. 『영추』(「本藏 47」) (『寶鑑·內景三·腎臟·腎臟大小』) (신편p.591 /신p.418)

第六節

제 왈 선 연 비 여 지 소 문 야
帝曰, 善. 然非余之所問也.

원 문 인 지 유 불 가 병 자 지 진 천 수
願聞人之有不可病者, 至盡天壽,

수 유 심 우 대 공 출 척 지 지 유 불 능 감 야 심 한 대 열 불 능 상 야
雖有深憂大恐, 怵惕之志, 猶不能減㉡也, 甚寒大熱, 不能傷也;

㉠ 高耳 : 校釋本에는 '耳高'로 고쳤다.
㉡ 減 : 校釋本에는 '惑'으로 고쳤다.

기유불리병폐실내 우무출척지공 연불면어병자 하야 원문기고
其有不離屛蔽室內, 又無怵惕之恐, 然不免於病者, 何也? 願聞其故.

기백왈 오장육부 사지사야 청언기고
岐伯曰, 五藏六府, 邪之舍也, 請言其故.

오장개소자 소병 고초심 대수우
『五藏皆小者, 少病, 苦燋心, 大愁憂;

오장개대자 완우사 난사이우
五藏皆大者, 緩于事, 難使以憂.

오장개고자 호고거조
五藏皆高者, 好高擧措;

오장개하자 호출인하
五藏皆下者, 好出人下.

오장개견자 무병
五藏皆堅者, 無病;

오장개취자 불리우병
五藏皆脆者, 不離于病.

오장개단정자 화리득인심
五藏皆端正者, 和利得人心;

오장개편경자 사심이선도 불가이위인평 반복언어야
五藏皆偏傾者, 邪心而善盜, 不可以爲人平, 反覆言語也.』① (「五臟有小大」)

■ **五臟有小大** ○ 靈樞曰, 五藏皆小者, 苦焦心, 多愁憂. 五藏皆大者, 緩于事, 難使以憂. 五藏皆高者, 好高擧措. 五藏皆下者, 好出人下. 五藏皆堅者, 無病. 五藏皆脆者, 不離于病. 五藏皆端正者, 和利得人心. 五藏皆偏傾者, 邪心而善盜, 不可以爲人平, 反覆言語也.

① 오장은 작고 큰 것이 있다[五臟有小大] ○ 『영추(靈樞)』(「本藏 47」)에서는 "오장이 다 작은 사람은 몹시 초조해 하고 걱정과 근심이 많다. 오장이 다 큰 사람은 일을 함에 있어 느긋하여 근심하게 하기가 어렵다. 오장이 다 높게 자리잡은 사람은 큰소리를 잘 친다. 오장이 다 낮게 자리 잡은 사람은 기꺼이 남의 밑에서 일을 한다. 오장이 다 튼튼한 사람은 병이 없다. 오장이 다 약한 사람은 병석을 떠나지 못한다. 오장이 다 단정한 사람은 성정이 온화하여 인심을 얻는다. 오장이 다 비뚤어진 사람은 사악한 마음이 많고 도적질을 잘하며, 사람들과 화평하게 지내지를 못하고 말을 자주 뒤집는다"라고 하였다. (『寶鑑·內景三·五臟六腑·五臟有小大』) (신편p.545 /신p.389)

第四章

第一節

황제왈 원문육부지응
黃帝曰, 願聞六府之應.

기백답왈 폐합대장 대장자 피기응
岐伯答曰, 肺合大腸, 大腸者, 皮其應;

심합소장 소장자 맥기응
心合小腸, 小腸者, 脈其應;

간합담 담자 근기응
肝合膽, 膽者, 筋其應;

脾合胃, 胃者, 肉其應;

腎合三焦膀胱, 三焦膀胱者, 腠理毫毛其應.

➡『靈樞·師傳 29』 2장 2절에 六腑의 外候가 있으니 참고하라.

第二節

黃帝曰, 應之奈何?

岐伯曰, 『肺應皮. 皮厚者, 大腸厚; 皮薄者, 大腸薄.

皮緩腹裏大者, 大腸大㉠而長; 皮急者, 大腸急而短.

皮滑者, 大腸直; 皮肉不相離者, 大腸結.』① (「大腸外候」)

■ 大腸外候 ○ 肺主皮. 皮厚者, 大腸厚. 皮薄者, 大腸薄. 皮緩腹裹大者, 大腸大而長. 皮急者, 大腸急而短. 皮滑者, 大腸直. 皮肉不相離者, 大腸結. 『靈樞』

① 대장의 외적 증후[大腸外候] ○ 폐(肺)는 바깥으로는 피부를 주관하고 안으로는 대장과 통한다. 피부가 두터우면 대장벽(大腸壁)이 두터운 것이다. 피부가 얇으면 대장벽이 얇은 것이다. 피부가 늘어져 있고 배가 나왔으면 대장이 늘어지고 긴 것이다. 피부가 수축되어 있으면 대장이 수축되고 짧은 것이다. 피부가 매끄러우면 대장이 잘 통하는 것이다. 피부와 근육이 서로 달라붙어 있으면 대장이 뭉쳐 있기 때문이다. (『靈樞·本藏 47』) (『寶鑑·內景三·大腸腑·大腸外候』) (신편p.618 /신p.434)

第三節

『心應脈. 皮厚者, 脈厚, 脈厚者, 小腸厚; 皮薄者, 脈薄, 脈薄者, 小腸薄.

皮緩者, 脈緩, 脈緩者, 小腸大而長; 皮薄而脈冲小者, 小腸小而短.

諸陽經脈皆多紆屈者, 小腸結.』① (「小腸外候」)

■ 小腸外候 ○ 心應脈. 皮厚者脈厚, 脈厚者小腸厚. 皮薄者脈薄, 脈薄者小腸薄. 皮緩者脈緩, 脈緩者小腸大而長. 皮薄而脈衝小者, 小腸小而短. 諸陽經脈皆多紆屈者, 小腸結也. 『靈樞』

① 소장의 외적 증후[小腸外候] ○ 심장은 바깥으로는 혈맥(血脈)과 응하고 안으로는 소장(小腸)과 통한다. 피부가 두터우면 혈맥이 두텁고, 혈맥이 두터우면 소장(小腸) 또한 두터운 것이다. 피부가 얇으면 혈맥이 얇고, 혈맥이 얇으면 소장 또한 얇다. 피부가 늘어져 있으면 혈맥이 늘어져 있고, 혈맥이 늘어져 있으면 소장의 형상은 굵고 길다. 피부가 얇고 맥이 허(虛)하고 작으면 소장이 가늘고 짧다. 제양경맥(諸陽經脈)이 뚜렷하게 구부러져 있으면 소장의 기가 뭉쳐 있는 것이다. 『영추』(「本藏 47」) (『寶鑑·內景三·小腸腑·小腸外候』) (신편p.614 /신p.432)

㉠ 大 : 校釋本에는 '緩'으로 고쳤다.

第四節

『脾應肉. 肉䐃堅大者, 胃厚; 肉䐃麽者, 胃薄.
肉䐃小而麽者, 胃不堅; 肉䐃不稱身者, 胃下, 胃下者, 下管約不利.
肉䐃不堅者, 胃緩; 肉䐃無小裏㉠累者, 胃急.
肉䐃多少裏㉡累者, 胃結. 胃結者, 上管約不利也.』① (「胃外候」)

■ **胃外候** ○ 脾應肉. 肉䐃堅大者, 胃厚. 肉䐃麽者, 胃薄. 肉䐃小而麽者, 胃不堅. 肉䐃不稱身者, 胃下, 胃下者, 下脘約不利也. 肉䐃不堅者, 胃緩. 肉䐃無, 小裸累者, 胃急. 肉䐃多, 少裸累者, 胃結, 胃結者, 上脘約不利也. 『靈樞』

① 위의 외적 증후[**胃外候**] ○ 비장은 바깥으로는 근육과 응한다. 알통이 견실하고 크면 위벽(胃壁)이 두툼한 것이다. 알통이 보잘 것 없으면 위벽이 얇은 것이다. 알통이 작고 보잘 것 없으면 위가 튼튼하지 못한 것이다. 알통이 신체에 걸맞지 않으면 위가 아래로 처진 것인데, 위가 아래로 처지면 위의 하구(下口)가 좁아들게 되어 음식물이 잘 내려가지 않는다. 알통이 견실하지 못하면 위가 늘어진 것이다. 알통이 없으면서 작은 과립형상이 연이어 있으면 위(胃)가 땅기고 있다는 것을 가리키며, 알통이 많으면서 작은 과립이 연이어 있으면 위기(胃氣)가 맺힌 것인데, 위기가 맺히면 위의 상구(上口)가 좁아들게 되어 음식을 순조롭게 못 받아들인다. 『영추』(「本藏 47」) (『寶鑑·內景三·胃腑·胃外候』) (신편p.605 /신p.428)

第五節

『肝應爪. 爪厚色黃者, 膽厚; 爪薄色紅者, 膽薄.
爪堅色青者, 膽急; 爪濡色赤者, 膽緩.
爪直色白無約㉢者, 膽直; 爪惡色黑多紋者, 膽結也.』① (「膽外候」)

■ **膽外候** ○ 肝應爪. 爪厚色黃者, 膽厚. 爪薄色紅者, 膽薄. 爪堅色青者, 膽急. 爪濡色赤者, 膽緩. 爪直色白無約[紋]者, 膽直. 爪惡色黑多紋者, 膽結也. 『靈樞』

① 담의 외적 증후[**膽外候**] ○ 간은 바깥으로는 손발톱과 응하고 안으로는 담(膽)과 통한다. 손발톱이 두텁고 누런 색을 띠면 담이 두툼하다. 손발톱이 얇고 붉은 색을 띠면 담이 얇다. 손발톱이 굳고 푸른 색을 띠면 담이 수축되어 있다. 손발톱이 윤택하고 붉은 색을 띠면 담이 늘어져 있다. 손발톱이 곧고 흰색을 띠면서 주름이 없으면 담기가 고르다. 손발톱이 거칠고 검은 색을 띠면서 주름이 많으면 담기가 맺혀 있다. 『영추』(「本藏 47」) (『寶鑑·內景三·膽腑·膽外候』) (신편p.601 /신p.424)

㉠ 裏 : 校釋本에는 '裹'로 고쳤다.
㉡ 裏 : 校釋本에는 '裹'로 고쳤다.
㉢ 約 : 校釋本에는 '紋'으로 고쳤다.

第六節

신응골 밀리후피자 삼초방광후 조리박피자 삼초방광박
『腎應骨. 密理厚皮者, 三焦膀胱厚; 粗理薄皮者, 三焦膀胱薄.

소주리자 삼초방광완 피급이무호모자 삼초방광급
疏腠理者, 三焦膀胱緩; 皮急而無毫毛者, 三焦膀胱急.

호모미이조자 삼초방광직 희호모자 삼초방광결야
毫毛美而粗者, 三焦膀胱直; 稀毫毛者, 三焦膀胱結也.』① (「膀胱外候」)

■ **膀胱外候** ○ 腎應骨. 密理厚皮者, 三焦膀胱厚. 麤理薄皮者, 三焦膀胱薄. 疎腠理者, 三焦膀胱緩. 皮急而無毫毛者, 三焦膀胱急. 毫毛美而麤者, 三焦膀胱直. 稀毫毛者, 三焦膀胱結也. 『靈樞』

① 방광의 외적 증후[**膀胱外候**] ○ 신장은 바깥으로는 뼈와 응하고 안으로는 삼초·방광과 통한다. 피부의 주름이 치밀하고 두터우면 삼초·방광이 두터운 것이다. 주름이 성글고 피부가 얇으면 삼초·방광이 얇은 것이다. 살갗이 성글고 늘어져 있으면 삼초·방광의 기가 이완된 것이다. 피부가 팽팽하고 털이 없으면 삼초·방광의 기가 빠른 것이다. 털이 아름답고 굵으면 삼초·방광의 기가 잘 펴지는 것이다. 털이 듬성듬성하면 삼초·방광의 기가 맺힌 것이다. 『영추』(「本藏 47」) (『寶鑑·內景三·膀胱腑·膀胱外候』) (신편p.623 /신 p.438)

第七節

황제왈 후박미악개유형 원문기소병
黃帝曰, 厚薄美惡皆有形, 願聞其所病.

기백답왈 시기외응 이지기내장 즉지소병의
岐伯答曰, 視其外應, 以知其內藏, 則知所病矣.

禁服 第四十八

約方關格之刺 (『類經二十卷·鍼刺類』, p.815)

第一章

뇌공문어황제왈 세자득수업 통어구침육십편 단모근복지
雷公問於黃帝曰, 細子得受業, 通於九鍼六十篇, 旦暮勤服之,

근자편절 구자간구 연상풍송불치 미진해어의의
近者編絕, 久者簡垢, 然尚諷誦弗置, 未盡解於意矣.

외췌언혼속위일 미지소위야
外揣言渾束爲一, 未知所謂也.

부대즉무외 소즉무내 대소무극 고하무도 속지내하
夫大則無外, 小則無內, 大小無極, 高下無度, 束之奈何?

사지재력 혹유후박 지려편천 불능박대심오
士之才力, 或有厚薄, 智慮褊淺, 不能博大深奧,

자강우학약세자 세자공기산우후세 절우자손 감문약지내하
自強于學若細子, 細子恐其散于後世, 絕于子孫, 敢問約之奈何?

황제왈 선호재문야 차선사지소금 좌사전지야 할비삽혈지맹야
黃帝曰, 善乎哉問也! 此先師之所禁, 坐私傳之也, 割臂歃血之盟也,

자약욕득지 하불재호
子若欲得之, 何不齋乎?

뇌공재배이기왈 청문명우시야
雷公再拜而起曰, 請聞命于是也.

내재숙삼일이청왈 감문금일정양 세자원이수맹
乃齋宿三日而請曰, 敢問今日正陽, 細子願以受盟.

황제내여구입재실 할비삽혈
黃帝乃與俱入齋室, 割臂歃血.

황제친축왈 금일정양 삽혈전방 유감배차언자 반 수기앙
黃帝親祝曰, 今日正陽, 歃血傳方, 有敢背此言者, 反㉠受其殃.

뇌공재배왈 세자수지
雷公再拜曰, 細子受之.

황제내좌악기수 우수지서 왈 신지신지 오위자언지
黃帝乃左握其手, 右授之書, 曰, 愼之愼之, 吾爲子言之.

第二章

범자지리 경맥위시 영기소행 지기도량 내자 오장 외자 육부
凡刺之理, 經脈爲始, 營其所行, 知其度量, 內刺㉡五藏, 外刺㉢六府,

㉠ 反 : 校釋本에는 '必'로 고쳤다.
㉡ 刺 : 校釋本에는 '次'로 고쳤다.
㉢ 刺 : 校釋本에는 '別'로 고쳤다.

審察衛氣, 爲百病母, 調諸㉠虛實, 虛實乃止, 寫其血絡, 血盡不殆矣.

雷公曰, 此皆細子之所以通, 未知其所約也.

第三章

黃帝曰, 「夫約方者, 猶約囊也, 囊滿而弗約, 則輸泄, 方成弗約, 則神與弗俱.」①
(「約方猶約囊」)

雷公曰, 願爲下材者, 勿滿而約之.

黃帝曰, 未滿而知約之, 以爲工, 不可以爲天下師.

雷公曰, 願聞爲工.

◘ 約方猶約囊 ○ 靈樞曰, 約方猶約囊也. 囊滿不約則輸泄. 方成不約, 則神與氣不俱. 故仲景以桂枝湯治外感風邪, 則曰, 若一服汗出, 病瘥, 停後服, 不必盡劑. 大承氣湯下大實大滿, 則曰, 得更衣, 止後服, 不必盡劑. 其愼之如此, 此爲大戒. 盖得聖人約囊之旨也. 『寶鑑』

① 처방을 요약하여 주머니를 졸라매듯이 한다[約方猶約囊] ○ 『영추(靈樞)』(「禁服 48」)에서는 "여러 가지 처방을 요약하여 주머니를 졸라매듯이 해야 한다. 주머니가 가득 찼을 때 졸라매지 않으면 쏟아질 것이다. 마찬가지로 처방을 쓸 때 요약하여 쓰지 않으면 효과를 보지 못할 것이다"라고 하였다. 따라서 중경(仲景)은 계지탕(桂枝湯)으로 풍사(風邪)에 감촉된 것을 치료할 적에 "한 번 먹고 땀이 나서 병이 나으면 그만 먹어야지 굳이 약을 다 먹을 필요는 없다"라고 하였다. 그리고 대승기탕(大承氣湯)(➡方藥合編·下8)으로 대변이 굳고 배가 더부룩한 것을 치료할 적에는 "설사가 나면 그만 먹어야지 굳이 약을 다 먹을 필요는 없다"라고 하였다. 삼가고 조심하기를 이와 같이 하였으니, 또한 이것은 주머니를 졸라매듯 하라고 한 성인(聖人)의 뜻을 체득하였다 할 것이다. 『보감』(『寶鑑·雜病一·用藥·約方猶約囊』) (신편p.1678 /신p.994)

◉ 『寶鑑』에서는 '約方猶約囊' 조문에 '桂枝湯, 大承氣湯'을 예시하였다.

第四章

第一節

黃帝曰, 寸口主中, 人迎主外, 兩者相應, 俱往俱來, 若引繩大小齊等.
春夏人迎微大, 秋冬寸口微大, 如是者名曰平人.

◘ "寸口主中, 人迎主外"는 外感·內傷의 구분에 쓰인다.

㉠ 諸 : 四庫全書本, 章句索引本, 校釋本에는 '其'로 되어 있다.

第二節

인영대일배우촌구 병재족소양 일배이조 재수소양
人迎大一倍于寸口, 病在足少陽, 一倍而躁, 在手少陽.

인영이배 병재족태양 이배이조 병재수태양
人迎二倍, 病在足太陽, 二倍而躁, 病在手太陽.

인영삼배 병재족양명 삼배이조 병재수양명
人迎三倍, 病在足陽明, 三倍而躁, 病在手陽明.

성즉위열 허즉위한 긴즉위통비 대즉사심사간
盛則爲熱, 虛則爲寒, 緊則爲痛痺, 代則乍甚乍間.

성즉사지 허즉보지 긴통즉취지분육 대즉취 혈락구 음약
盛則寫之, 虛則補之, 緊痛則取之分肉, 代則取㉠血絡具㉡飮藥,

함하즉구지 불성불허 이경취지 명왈경자
陷下則灸之, 不盛不虛, 以經取之, 名曰經刺.

인영사배자 차대차삭 명왈일양 일양위외격 사불치
人迎四倍者, 且大且數, 名曰溢陽, 溢陽爲外格, 死不治.

필심안기본말 찰기한열 이험기장부지병
必審按其本末, 察其寒熱, 以驗其藏府之病.

第三節

촌구대우인영일배 병재족궐음 일배이조 재수심주
寸口大于人迎一倍, 病在足厥陰, 一倍而躁, 在手心主.

촌구이배 병재족소음 이배이조 재수소음
寸口二倍, 病在足少陰, 二倍而躁, 在手少陰.

촌구삼배 병재족태음 삼배이조 재수태음
寸口三倍, 病在足太陰, 三倍而躁, 在手太陰.

성즉창만 한중식불화 허즉열중 출미 소기 뇨색변 긴즉통비
盛則脹滿, 寒中食不化, 虛則熱中, 出糜, 少氣, 溺色變, 緊則痛痺,

대즉사통사지
代則乍痛乍止.

성즉사지 허즉보지 긴즉선자이후구지 대즉취혈락이후조지
盛則寫之, 虛則補之, 緊則先刺而後灸之, 代則取血絡而後調之,

함하즉도구지 함하자 맥혈결우중 중유착혈 혈한 고의구
陷下則徒灸之, 陷下者, 脈血結于中, 中有著血, 血寒, 故宜灸

지 불성불허 이경취지
之, 不盛不虛, 以經取之.

촌구사배자 명왈내관 내관자 차대차삭 사불치
寸口四倍者, 名曰內關, 內關者, 且大且數, 死不治.

필심찰기본말지한온 이험기장부지병
必審察其本末之寒溫, 以驗其藏府之病.

第五章

통기영수 내가전우대수
通其營輸, 乃可傳于大數.

㉠ 取 : 校釋本에는 '取之'로 '之'를 보충하였다.
㉡ 具 : 校釋本에는 '且'로 되어 있다.

대수왈 성즉도사지 허즉도보지 긴즉구자차음약 함하즉도구지
大數曰, 盛則徒寫之, 虛則徒補之, 緊則灸刺且飮藥, 陷下則徒灸之,

불성불허 이경취지
不盛不虛, 以經取之.

소위경치자 음약 역왈 구자
所謂經治者, 飮藥, 亦曰㉠灸刺.

맥급즉인 맥대이약 즉욕안정 용력무로야
脈急則引, 脈大以弱, 則欲安靜, 用力無勞也.

㉠ 曰 : 校釋本에는 '用'으로 고쳤다.

五色 第四十九

色藏部位 脈病易難 (『類經六卷·脈色類』, p.243)

第一章

第一節

『雷公問於黃帝曰, 五色獨決于明堂乎? 小子未知其所謂也.

黃帝曰, 明堂者鼻也, 闕者眉間也, 庭者顔也, 蕃者頰側也, 蔽者耳門也.

其間欲方大, 去之十步, 皆見于外, 如是者壽, 必中百歲.』① (「明堂察色」)

雷公曰, 五官之辨奈何?

黃帝曰, 明堂骨高以起, 平以直, 五藏次于中央, 六府挾其兩側,

首面上于闕庭, 王宮在于下極.

五藏安于胸中, 眞色以致, 病色不見, 明堂潤澤以淸, 五官惡得無辨乎?

雷公曰, 其不辨者, 可得聞乎?

黃帝曰, 五色之見也, 各出其色部.

部骨陷者, 必不免於病矣.

其色部乘襲者, 雖病甚, 不死矣.

雷公曰, 官五色奈何?

黃帝曰, 『靑黑爲痛, 黃赤爲熱, 白爲寒,』② (「明堂部位」) 是謂五官.

➡ 五官은 『靈樞·五閱五使 37』을 참고하라.

■ **明堂察色** ○ 雷公問曰, 五色獨決于明堂, 小子未知其所謂也. 黃帝曰, 明堂者, 鼻也. 闕者, 眉間也. 庭者, 顔也. 卽額也. 蕃者, 頰側也. 蔽者, 耳門也. 其間欲方大, 去之十步, 皆見于外, 如是者, 壽必中百歲. 『靈樞』

① 명당의 색을 관찰한다[**明堂察色**] ○ 뇌공(雷公)이 묻기를, "얼굴의 오색(五色)을 관찰할 적에 오직 명당(明堂)에서만 결정할 수 있는 것인지, 저는 그 이치를 자세히 알지 못하겠습니다"라고 하였다. 이에 황제(黃帝)가 대답하기를, "명당(明堂)이란 코를 가리키고, 궐(闕)이란 미간(眉間)을 가리키고, 정(庭)이란 얼굴 이마이다. 을 가리키고, 번(蕃, 藩)이란 양쪽 볼의 바깥 부위를 가리키고, 폐(蔽)란 귓

구멍 앞을 가리킨다. 이들 부위의 사이는 단정하고 넓으면서 우뚝하여 10보 밖에서도 밝고 분명하게 보여야 하는데, 그런 사람이라면 100세를 누릴 것이다"라고 하였다. 『영추』(「五色 49」) (『寶鑑·雜病一·審病·明堂察色』) (신편p.1609 /신p.950)

■ **明堂部位** ○ 五色獨決于明堂, 明堂者鼻也. 明堂之色, 靑黑爲痛, 黃赤爲熱, 白爲寒. 『靈樞』

② 명당의 부위[**明堂部位**] ○ 얼굴에 나타나는 오색(五色)은 명당(明堂)의 부위에서 단독으로 결정할 수 있는데, 명당은 코 부위를 가리킨다. 명당의 빛이 청흑색을 띠면 통증(痛證)이 있다는 것이고, 황적색을 띠면 열증(熱證)이 있다는 것이며, 백색을 띠면 한증(寒證)이 있다는 것이다. 『영추』(「五色 49」) (『寶鑑·外形一·面·明堂部位』) (신편p.923 /신p.592)

第二節

雷公曰, 病之益甚與其方衰, 如何?

黃帝曰, 外內皆在焉.

切其脈口, 滑小緊以沈者, 病益甚, 在中; 人迎氣大緊以浮者, 其病益甚, 在外.

其脈口浮滑者, 病日進㉠; 人迎沈而滑者, 病日損.

其脈口滑以沈者, 病日進, 在內; 其人迎脈滑盛以浮者, 其病日進, 在外.

脈之浮沈及人迎與寸口氣小大等者, 病難已.

病之在藏, 沈而大者, 易已, 小爲逆; 病㉡在府, 浮而大者, 其病易已.

人迎盛堅者, 傷於寒; 氣口甚㉢堅者, 傷於食.

第三節

雷公曰, 以色言病之間甚, 奈何?

黃帝曰, 其色麤以明, 沈夭者爲甚, 其色上行者, 病益甚, 其色下行, 如雲徹散者, 病方已.

五色各有藏部, 有外部, 有內部也.

色從外部走內部者, 其病從外走內; 其色從內走外者, 其病從內走外.

病生於內者, 先治其陰, 後治其陽, 反者益甚;

其病生於陽者, 先治其外, 後治其內, 反者益甚.

㉠ 進 : 校釋本에는 '損'으로 고쳤다.

㉡ 病 : 校釋本에는 '病之'로 '之'를 보충하였다.

㉢ 甚 : 四庫全書本, 章句索引本, 校釋本에는 '盛'으로 되어 있다.

기 맥 활 대 이 대 이 장 자 병 종 외 래 목 유 소 견 지 유 소 오 차 양 기 지 병 야 가 변 이 이
其脈滑大以代而長者, 病從外來, 目有所見, 志有所惡, 此陽氣之并也, 可變而已.

第四節

뇌 공 왈 소 자 문 풍 자 백 병 지 시 야 궐 역 자 한 습 지 기 야 별 지 내 하
雷公曰, 小子聞風者, 百病之始也, 厥逆者, 寒濕之起也, 別之奈何?

황 제 왈 상 후 궐 중 박 택 위 풍 충 탁 위 비 재 지 위 궐 차 기 상 야 각 이 기 색 언 기 병
黃帝曰, 常候闕中, 薄澤爲風, 冲濁爲痺, 在地爲厥, 此其常也, 各以其色言其病.

뇌 공 왈 인 불 병 졸 사 하 이 지 지
『雷公曰, 人不病卒死, 何以知之?

황 제 왈 대 기 입 우 장 부 자 불 병 이 졸 사 의
黃帝曰, 大氣入于藏府者, 不病而卒死矣.

뇌 공 왈 병 소 유 이 졸 사 자 하 이 지 지
雷公曰, 病小愈而卒死者, 何以知之?

황 제 왈 적 색 출 양 관 대 여 모 지 자 병 수 소 유 필 졸 사
黃帝曰, 赤色出兩顴, 大如母指者, 病雖小愈, 必卒死;

흑 색 출 어 정 대 여 모 지 필 불 병 이 졸 사
黑色出於庭, 大如母指, 必不病而卒死.』① (「卒死」)

뇌 공 재 배 왈 선 재 기 사 유 기 호
雷公再拜曰, 善哉! 其死有期乎?

황 제 왈 찰 색 이 언 기 시
黃帝曰, 察色以言其時.

◆ 卒死 ○ 雷公問曰, 人不病而卒死, 何以知之. 帝曰, 火氣入於藏府者, 不病而卒死矣. 雷公曰, 病少愈而卒死者, 何以知之. 帝曰, 赤色出兩顴, 大如拇指者, 病雖少愈, 必卒死. 黑色出於庭, 庭謂額也. 大如拇指, 必不病而卒死. 『靈樞』

① 갑자기 죽는 것[卒死] ○ 뇌공(雷公)이 묻기를, "어떤 사람은 뚜렷한 병상(病狀)도 없으면서 갑자기 사망하는데, 이것은 어떻게 알아낼 수 있습니까?"라고 하였다. 이에 황제(黃帝)가 답하기를, "그것은 그 사람의 정기(正氣)가 몹시 허(虛)한 데다가 갑자기 화기(火氣)가 장부(臟腑)로 침입하여 장기(臟氣)를 끊어지게 하므로 갑자기 죽는 것입니다"라고 하였다. 뇌공이 또 묻기를, "어떤 병은 표면적으로는 좀 낫는 듯하다가도 갑자기 사망하는데, 이것은 어떻게 알아낼 수 있습니까?"라고 하였다. 이에 황제가 답하기를, "붉은 빛이 양쪽 광대뼈 위에 엄지손가락만하게 나타나는 경우는 병이 잠시 호전되는 듯하나 반드시 갑자기 죽게 됩니다. 검은 빛이 천정(天庭) 이마를 가리킨다. 위에 엄지손가락만하게 나타나는 경우는 비록 병상(病狀)이 없다하더라도 반드시 갑자기 죽게 됩니다"라고 하였다. 『영추』(「五色 49」) (『寶鑑·雜病九·救急·卒死』) (신편p.2899 /신p.1611)

◉ 『寶鑑』에서는 '卒死' 조문에 '淸心元, 至寶丹, 蘇合香元, 至聖來復丹, 備急丸'을 예시하였다.

第二章

第一節

뇌 공 왈 선 호 원 졸 문 지
雷公曰, 善乎, 願卒聞之.

黃帝曰, 庭者, 首面也;

闕上者, 咽喉也; 闕中者, 肺也; 下極者, 心也;

直下者, 肝也; 肝左者, 膽也;

下者, 脾也; 方上者, 胃也;

中央者, 大腸也; 挾大腸者, 腎也; 當腎者, 臍也;

面王以上者, 小腸也; 面王以下者, 膀胱子處也;

顴者, 肩也; 顴後者, 臂也; 臂下者, 手也;

目內眥上者, 膺乳也;

挾繩而上者, 背也;

循牙車以下者, 股也; 中央者, 膝也; 膝以下者, 脛也; 當脛以下者, 足也;

巨分者, 股裏也; 巨屈者, 膝臏也. 此五藏六府肢節之部也.

- "顴者, 肩也; 顴後者, 臂也; 臂下者, 手也"는 『素問·刺熱 32』에 "頰下逆顴爲大瘕, 下牙車爲腹滿, 顴後爲脇痛, 頰上者鬲上也."를 참고하라. '顴後'를 한쪽은 脇痛이라 하고 한쪽은 팔을 가리킨다고 하여 차이가 난다. '顴'이 지금의 광대뼈를 지칭하면 '脇痛'이 맞다. 그에 따른다면 어깨는 응당 '眉'라야 한다. 『素問·刺熱 32』 인용 부분 바로 앞에서 '太陽之脈, 色榮顴骨'이라고 하였는데, 이 또한 '眉' 부위라야 한다. 『靈樞·陰陽二十五人 64』에서 '足太陽之上, 血氣盛則美眉'라고 하였기 때문이다. 즉, '顴'자가 '광대뼈'를 지칭한다고 확신하고 보면 둘 중의 하나는 반드시 어긋난다. 본래 글자가 誤記일 수 있다는 여지를 가지기 바란다. 왜냐하면 『內經』은 王冰에 의해 편집되고 수정된 版本이기 때문이다. 따라서, 해석에 있어서 유연한 자세를 가져야 한다. 『靈樞·五色 49』의 '顴'은 '眉'로 고치는 것이 합당하다.

- 얼굴로 온몸을 대응시켜야 望診의 의미가 있다. 대응이 안맞으면 임상에 쓰지 못한다. 머리 전체에 사람 몸을 모두 배속시켜야 망진의 의의가 있다는 점을 잊지 말아야 한다. 小腸·大腸 같은 것들은 단 한 점에서 드러나지 않고 여러 군데에서 발현되는 곳이 있음을 명심하라. "中央者, 大腸也; 挾大腸者, 腎也; 當腎者, 臍也."에서 '中央'을 頰으로 보는 주석이 종종 있는데, 배꼽이 2개가 되니 말이 안된다. 정중앙선으로 내려오면서 '下者, 脾也'라고 했고, 다음에 나오는 것이 '中央者, 大腸也'이다. 원래 대장은 상행·횡행·하행을 비롯하여 둥글게 지나간다. 그러나, 정중앙에서의 위치를 따진다면 횡행결장의 중앙이고, 그 높이에서 후면 양측에 신장이 붙어있다. 그러니, 콧등 제일 솟은 곳, 素髎가 '中央' 대장이다. 콧구멍 윗 가장자리를 따라 콧구멍 중앙 정도까지 오면 腎이 되고, 그 높이에서 콧구멍 사이 중앙이 배꼽이 된다. 그 아래부터는 小腸이다. 『靈樞·師傳 29』에 "鼻隧以長, 以候大腸, 脣厚, 人中長, 以候小腸."이라 한 바가 있다. "下者, 脾也; 方上者, 胃也."에서 胃는 콧망울 상단 법령이 시작하는 부위이고, 거기서 그대로 내려와 콧구멍에 연접하는 곳이 腎이다. 望診에서 대장을 전체적으로 보는 바가 있는데, 『靈樞·骨度 14』에 "天樞以下至橫骨, 長六寸半, 過則廻腸廣長, 不滿則狹短."라 하여 배꼽에서 하횡골까지 상대적 길이로 大腸의 長短을 판단하였음을 알 수 있다.

第二節

各有部分, 有部分, 用陰和陽, 用陽和陰, 當明部分, 萬擧萬當.

能別左右, 是謂大道, 男女異位, 故曰陰陽, 審察澤夭, 謂之良工.

『沈濁爲內, 浮澤爲外, 黃赤爲風, 靑黑爲痛, 白爲寒, 黃而膏潤爲膿,

赤甚者爲血, 痛甚爲攣, 寒甚爲皮不仁.

五色各見其部, 察其浮沈, 以知淺深;

察其澤夭, 以觀成敗;』① (「明堂察色」)

察其散摶, 以知遠近㉠;

視色上下, 以知病處;

積神於心, 以知往今.

故相氣不微, 不知是非; 屬意勿去, 乃知新故.

色明不麤, 沈夭爲甚; 不明不澤, 其病不甚.

其色散駒駒然, 未有聚; 其病散而氣痛, 聚未成也.

腎乘心, 心先病, 腎爲應, 色皆如是.

男子色在于面王, 爲小腹痛, 下爲卵痛.

其圜直爲莖痛, 高爲本, 下爲首, 狐疝㿉陰之屬也.

女子在于面王, 爲膀胱子處之病, 散爲痛, 摶爲聚.

方員左右, 各如其色形. 其隨而下至胝爲淫, 有潤如膏狀, 爲暴食不潔.

左爲左, 右爲右, 其色有邪, 聚散而不端, 面色所指者也.

色者, 靑黑赤白黃, 皆端滿有別鄕.

別鄕赤者, 其色亦大如楡莢, 在面王爲不日㉡.

其色上銳, 首空上向; 下銳下向, 在左右如法.

以五色命藏, 靑爲肝, 赤爲心, 白爲肺, 黃爲脾, 黑爲腎.

肝合筋, 心合脈, 肺合皮, 脾合肉, 腎合骨也.

㉠ 遠近 : 校釋本에는 '近遠'으로 고쳤다.

㉡ 日 : 校釋本에는 '月'로 고쳤다.

➡ "察其浮沈, 以知淺深; 察其澤夭, 以觀成敗; 察其散摶, 以知遠近; 視色上下, 以知病處; 積神於心, 以知往今."은 후세에 望診十法으로 알려져 있다.

➡ 1절의 "面王以上者, 小腸也; 面王以下者, 膀胱子處也"에 근거하여, '男子色在于面王, 爲小腹痛, 下爲卵痛'이고, '女子在于面王, 爲膀胱·子處之病'으로 구분한다.

■ **明堂察色** ○ 明堂之色, 沈濁爲內, 浮澤爲外. 黃赤爲風, 靑黑爲痛, 白爲寒, 黃而膏潤爲膿, 赤甚爲血. 痛甚爲攣, 寒甚爲皮不仁. 五色各見其部, 察其浮沈以知淺深, 察其澤夭以觀成敗. 『靈樞』

① 명당의 색을 관찰한다[**明堂察色**] ○ 얼굴[明堂]의 색이 가라앉고 탁하면 내부의 오장(五臟)에 병이 있다는 것이고, 뜨고 선명하면 외부의 육부(六腑)에 병이 있다는 것이다. 황적색을 띠면 풍증(風證)이 있다는 것이고, 청흑색을 띠면 통증(痛證)이 있다는 것이며, 백색을 띠면 한증(寒證)이 있다는 것이고, 황색을 띠면서 기름기가 도는 것은 고름이 생겼다는 것이며, 심한 적색을 띠면 혈(血)이 맺혀 있다는 것이다. 통증이 극심한 것은 근맥(筋脈)이 뭉쳤다는 것이고, 한사(寒邪)가 지나치게 심하면 피부가 마비된다. 오색(五色)은 각기 얼굴의 일정 부위에 나타나는데, 색깔의 부침(浮沈)에 따라 병의 천심(淺深)을 알 수 있고, 색깔의 윤택하고 어두움에 따라 길흉(吉凶)을 판단할 수 있다. 『영추』(「五色 49」) (『寶鑑·雜病一·審病·明堂察色』) (신편p.1609 /신p.950)

論勇 第五十

堅弱勇怯 受病忍痛不同 ○ 附酒悖 (『類經四卷·藏象類』, p.122)

第一章

黃帝問於少兪曰, 有人於此, 竝行竝立, 其年之長少等也, 衣之厚薄均也,
卒然遇烈風暴雨, 或病或不病, 或皆病, 或皆不病, 其故何也?

少兪曰, 帝問何急?

黃帝曰, 願盡聞之.

少兪曰, 春青㉠風, 夏陽風, 秋涼風, 冬寒風, 凡此四時之風者, 其所病各不同形.

黃帝曰, 四時之風, 病人如何?

少兪曰, 黃色薄皮弱肉者, 不勝春之虛風;
白色薄皮弱肉者, 不勝夏之虛風;
靑色薄皮弱肉㉡, 不勝秋之虛風;
赤色薄皮弱肉㉢, 不勝冬之虛風也.

黃帝曰, 黑色不病乎?

少兪曰, 黑色而皮厚肉堅, 固不傷于四時之風.
其皮薄而肉不堅, 色不一者, 長夏至而有虛風者, 病矣.
其皮厚而肌肉堅者, 長夏至而有虛風, 不病矣.
其皮厚而肌肉堅者, 必重感于寒, 外內皆然, 乃病.

黃帝曰, 善.

㉠ 青 : 校釋本에는 '溫'으로 고쳤다.
㉡ 弱肉 : 校釋本에는 '弱肉者'로 '者'를 보충하였다.
㉢ 弱肉 : 校釋本에는 '弱肉者'로 '者'를 보충하였다.

第二章

황제왈 부인지인통여불인통자 비용겁지분야
黃帝曰, 夫人之忍痛與不忍痛者, 非勇怯之分也.

부용사지불인통자 견난즉전 견통즉지
夫勇士之不忍痛者, 見難則前, 見痛則止;

부겁사지인통자 문난즉공 우통부동
夫怯士之忍痛者, 聞難則恐, 遇痛不動.

부용사지인통자 견난불공 우통부동
夫勇士之忍痛者, 見難不恐, 遇痛不動;

부겁사지불인통자 견난여통 목전면혜 공불능언 실기경
夫怯士之不忍痛者, 見難與痛, 目轉面盻, 恐不能言, 失氣驚㉠,

안색변화 사사사생
顔色變化, 乍死乍生.

여견기연야 부지기하유 원문기고
余見其然也, 不知其何由, 願聞其故.

소유왈 부인통여불인통자 피부지박후 기육지견취 완급지분야 비용겁지위야
少俞曰, 夫忍痛與不忍痛者, 皮膚之薄厚㉡, 肌肉之堅脆, 緩急之分也, 非勇怯之謂也.

황제왈 원문용겁지소유연
『黃帝曰, 願聞勇怯之所由然.

소유왈 용사자 목심이고 장형직양 삼초리횡 기심단직 기간대이견 기담만이방
少俞曰, 勇士者, 目深以固, 長衡直揚, 三焦理橫, 其心端直, 其肝大以堅, 其膽滿以傍,

노즉기성이흉장 간거이담횡 자열이목양 모기이면창 차용사지유연자야
怒則氣盛而胸張, 肝擧而膽橫, 眥裂而目揚, 毛起而面蒼, 此勇士之由然者也.

황제왈 원문겁사지소유연
黃帝曰, 願聞怯士之所由然.

소유왈 겁사자 목대이불감
少俞曰, 怯士者, 目大而不減,

음양상실 기초리종 갈우단이소 간계완 기담불만이종 장위정 협하공
陰陽相失, 其焦理縱, 䯏骬短而小, 肝系緩, 其膽不滿而縱, 腸胃挺, 脇下空,

수방대노 기불능만기흉 간폐수거 기쇠부하 고불능구노
雖方大怒, 氣不能滿其胸, 肝肺雖擧, 氣衰復下, 故不能久怒,

차겁사지소유연자야
此怯士之所由然者也.』① (「勇怯異形」)

■ **勇怯異形** ○ 黃帝曰, 願聞勇怯之所由然. 少俞曰, 勇士者, 目深以固, 長衝直揚, 三焦理橫, 其心端直, 其肝大以堅, 其膽滿以傍. 怒則氣盛而胸脹, 肝擧而膽橫, 眥裂而目揚, 毛起而面蒼. 此勇士之由然也. ○ 帝曰, 願聞怯士之所由然. 少俞曰, 怯士者, 目大而不深, 陰陽相失, 三焦理縱, 䯏骬短而小, 肝系緩, 其膽不滿而縱, 腸胃挺, 脇下空. 雖方大怒, 氣不能滿其胸. 肝肺雖擧, 氣衰復下, 故不能久怒. 此怯士之由然也. 『靈樞』

① 용감한 사람과 겁약한 사람은 형체가 다르다[勇怯異形] ○ 황제(黃帝)가 말하길, "용감한 사람과 겁약한 사람의 특징을 듣고 싶습니다"라고 하였다. 이에 소유(少俞)가 대답하기를, "용감한 사람은 눈빛이 깊고 쏘아보는 듯하며, 눈썹은 두껍고 곧게 뻗쳐 있으며, 피부의 결은 횡(橫)으로 나있고, 심장은 단정하고, 간은 단단하고 두터우며, 담(膽)에는 담즙이 가득 차서 변두리까지 미칩니다. 그리고 노했을 때에는 기가 충만해져 흉곽이 커지고, 간엽(肝葉)은 위로 들리고 담(膽)은 가로로 놓이며, 눈은

㉠ 驚 : 校釋本에는 '驚悸'로 '悸'를 보충하였다.
㉡ 薄厚 : 四庫全書本에는 '厚薄'으로 되어 있다.

더욱 커지고 눈빛은 쏘아보는 듯하며, 머리털은 곤두서고 안색은 서슬이 푸릅니다. 이런 것들이 용감한 사람의 특징을 보여주는 것들입니다"라고 하였다. ○ 황제(黃帝)가 말하길, "겁약한 사람의 특징을 듣고 싶습니다"라고 하였다. 이에 소유(少兪)가 대답하기를, "겁약한 사람은 눈은 비록 크다 하나 깊질 못하고, 음양(陰陽)이 조화를 이루지 못하고, 피부의 결은 종(縱)으로 나있고, 가슴뼈(흉골)의 형태는 짧고 작으며, 간계(肝系)가 느슨하며, 담즙 또한 충만치를 못해서 담낭이 늘어지고, 장위(腸胃)가 강건하질 못해서 만곡(彎曲)된 것이 적고 곧으며, 겨드랑이 아래가 텅 빈 것 같아 간기가 충만치를 못합니다. 비록 크게 노하는 경우가 있어도 노기가 가슴 속에 가득 차질 못하여 간(肝)과 폐(肺)의 기(氣)가 노기로 인해 들리기는 하나 지속되질 못하고 노기가 이내 소실됩니다. 이것이 겁약한 사람의 특징을 보여주는 것들입니다"라고 하였다. 『영추』(「論勇 50」) (『寶鑑·雜病一·辨證·勇怯異形』) (신편p.1630 /신p.964)

第三章

황 제 왈 겁 사 지 득 주 노 불 피 용 사 자 하 장 사 연
『黃帝曰, 怯士之得酒, 怒不避勇士者, 何藏使然?

소 유 왈 주 자 수 곡 지 정 숙 곡 지 액 야 기 기 표 한
少兪曰, 酒者, 水穀之精, 熟穀之液也, 其氣慓悍.

기 입 우 위 중 즉 위 창 기 상 역 만 어 흉 중 간 부 담 횡
其入于胃中, 則胃脹, 氣上逆, 滿於胸中, 肝浮膽橫,

당 시 지 시 고 비 우 용 사 기 쇠 즉 회
當是之時, 固比于勇士, 氣衰則悔.

여 용 사 동 류 부 지 피 지 명 왈 주 패 야
與勇士同類, 不知避㉠之, 名曰酒悖也.』① (「勇怯異形」)

■ 勇怯異形 ○ 帝曰, 怯士之得酒, 怒不異勇士者, 何藏使然. 少兪曰, 酒者, 水穀之精, 熟穀之液也, 其氣慓悍. 其入于胃中則胃脹, 氣上逆, 滿于胸中, 肝浮膽橫. 當是之時, 固比于勇士, 氣衰則悔. 與勇士同類, 不知避之, 名曰酒悖也. 『靈樞』

① 용감한 사람과 겁약한 사람은 형체가 다르다[勇怯異形] ○ 황제(黃帝)가 묻기를, "겁약한 사람이 술을 마셨을 때나 노하였을 때는 용감한 사람과 별 차이 없는데, 이것은 어느 장기의 작용이 그렇게 만드는 것입니까?"라고 하였다. 이에 소유(少兪)가 대답하기를, "술은 수곡(水穀)의 정화(精華)로서 곡류를 발효시킨 다음에 양조된 액체입니다. 따라서 그 기는 매우 날래고 급하여 술이 위(胃) 속에 들어간 다음에는 재빨리 위부(胃部)를 부풀어 오르게 하여 기가 위로 올라가게 함으로써 가슴 속을 충만하게 하여 간기(肝氣)를 충동케 하고 담기(膽氣)를 장하게 만듭니다. 따라서 술에 취했을 때는 그의 언행이 용감한 사람과 별 차이 없는 듯하나 술기운이 가시면 겁약한 태도가 이전과 같아져서 자신이 하지 말았어야 할 행동을 하였다고 후회하게 됩니다. 술에 취한 후의 언행이 용감한 사람처럼 거리낄 줄을 모르는 것을 주패(酒悖, 술주정)라고 합니다"라고 하였다. 『영추』(「論勇 50」) (『寶鑑·雜病一·辨證·勇怯異形』) (신편p.1630 /신p.964)

㉠ 避 : 校釋本에는 '爲'로 고쳤다.

背腧 第五十一

五藏背腧篇 (『類經七卷·經絡類』, p.308)

황제문어기백왈 원문오장지수 출어배자
黃帝問於岐伯曰, 願聞五藏之腧, 出於背者.

기백왈 흉중대수재저골지단
岐伯曰, 胸中大腧在杼骨之端,

폐수재삼초지간
肺腧在三焦之間㉠,

심수재오초지간
心腧在五焦之間㉡,

격수재칠초지간
膈腧在七焦之間㉢,

간수재구초지간
肝腧在九焦之間㉣,

비수재십일초지간
脾腧在十一焦之間㉤,

신수재십사초지간
腎腧在十四焦之間㉥,

개협척상거삼촌소 즉욕득이험지 안기처 응재중이통해 내기수야
皆挾脊相去三寸所, 則欲得而驗之, 按其處, 應在中而痛解, 乃其腧也.

구지즉가 자지즉불가
灸之則可, 刺之則不可.

기성즉사지 허즉보지
氣盛則寫之, 虛則補之.

이화보자 무취기화 수자멸야
『以火補者, 毋吹其火, 須自滅也;

이화사자 질취기화 전기애 수기화멸야
以火寫者, 疾吹其火, 傳其艾, 須其火滅也.』① (「灸補瀉法」)

◘ 灸補瀉法 ○ 以火補者, 毋吹其火, 須自滅也. 以火瀉者, 疾吹其火, 傳至艾, 須其火滅也. 『靈樞』

① 뜸의 보사법[灸補瀉法] ○ 불로 하는 보법(補法)은 그 불을 불지 않고 반드시 저절로 타들어가 천천히 꺼지게 하는 것이며, 불로 하는 사법(瀉法)은 불을 불어서 뜸쑥이 빨리 타들어가게 하여 꺼지게 하는 것이다. 『영추』(「背腧 51」) (『寶鑑·鍼灸篇·灸補瀉法』) (신편p.3661 /신p.2061)

㉠ 焦之間 : 校釋本에는 '椎之傍'으로 고쳤다.
㉡ 焦之間 : 校釋本에는 '椎之傍'으로 고쳤다.
㉢ 焦之間 : 校釋本에는 '椎之傍'으로 고쳤다.
㉣ 焦之間 : 校釋本에는 '椎之傍'으로 고쳤다.
㉤ 焦之間 : 校釋本에는 '椎之傍'으로 고쳤다.
㉥ 焦之間 : 校釋本에는 '椎之傍'으로 고쳤다.

衛氣 第五十二

諸經標本氣街 (『類經七卷·經絡類』, p.309)

第一章

황제왈, 오장자, 소이장정신혼백자야; 육부자, 소이수수곡이행화물자야.
黃帝曰, 五藏者, 所以藏精神魂魄者也; 六府者, 所以受水穀而行化物者也.

기기내간오장, 이외락지절.
其氣內干五藏, 而外絡肢節.

기부기지불순경자, 위위기; 기정기지행우경자, 위영기.
其浮氣之不循經者, 爲衛氣; 其精氣之行于經者, 爲營氣.

음양상수, 외내상관, 여환지무단, 정정순순호, 숙능궁지.
陰陽相隨, 外內相貫, 如環之無端, 亭亭淳淳乎, 孰能窮之.

연기분별음양, 개유표본허실소리지처.
然其分別陰陽, 皆有標本虛實所離之處.

능별음양십이경자, 지병지소생.
能別陰陽十二經者, 知病之所生.

후허실지소재자, 능득병지고하.
候㉠虛實之所在者, 能得病之高下.

지육부지기가자, 능지해결계소우문호.
知六府之氣街者, 能知解結契紹于門戶.

능지허석지견연자, 지보사지소재.
能知虛石㉡之堅軟者, 知補瀉之所在.

능지육경지표본자, 가이무혹우천하.
能知六經之㉢標本者, 可以無惑于天下.

第二章

기백왈, 박재, 성제지론! 신청진의실언지.
岐伯曰, 博哉, 聖帝之論! 臣請盡意悉言之.

족태양지본, 재근이상오촌중, 표재양락명문. 명문자, 목야.
『足太陽之本, 在跟以上五寸中, 標在兩絡命門. 命門者, 目也.

족소양지본, 재규음지간, 표재창롱지전. 창롱자, 이야.
足少陽之本, 在竅陰之間, 標在窓籠之前. 窓籠者, 耳也.

족소음지본, 재내과하상삼촌중, 표재배수여설하양맥야.
足少陰之本, 在內踝下上三寸中, 標在背腧與舌下兩脈也.

㉠ 候 : 校釋本에는 '知候'로 '知'를 보충하였다.
㉡ 石 : 校釋本에는 '實'로 고쳤다.
㉢ 六經之 : 四庫全書本, 章句索引本, 校釋本에는 '六經'으로 되어 있다.

족궐음지본 재행간상오촌소 표재배수야
足厥陰之本, 在行間上五寸所, 標在背腧也.

족양명지본 재여태 표재인영협협항상야
足陽明之本, 在厲兌, 標在人迎頰挾頏顙也.

족태음지본 재중봉전상사촌지중 표재배수여설본야
足太陰之本, 在中封前上四寸之中, 標在背腧與舌本也.

수태양지본 재외과지후 표재명문지상일촌야
手太陽之本, 在外踝之後, 標在命門之上一寸也.

수소양지본 재소지차지지간상이촌 표재이후상각하외자야
手少陽之本, 在小指次指之間上二寸, 標在耳後上角下外眥也.

수양명지본 재주골중 상지별양 표재안하합겸상야
手陽明之本, 在肘骨中, 上至別陽, 標在顔下合鉗上也.

수태음지본 재촌구지중 표재액내동야
手太陰之本, 在寸口之中, 標在腋內動也.

수소음지본 재예골지단 표재배수야
手少陰之本, 在銳骨之端, 標在背腧也.

수심주지본 재장후양근지간이촌중 표재액하하 삼촌야
手心主之本, 在掌後兩筋之間二寸中, 標在腋下下㉠三寸也.

범후차자 하허즉궐 하성즉열
凡候此者, 下虛則厥,①(「寒厥」) 下盛則熱,

상허즉현 상성즉열통
上虛則眩,②(「眩暈」) 上盛則熱痛.』③(「六經標本」)

고석 자절이지지 허자인이기지
故石㉡者絶而止之, 虛者引而起之.

➡ 本章은 『靈樞·根結 05』 2장을 참고하라. 本篇에서 命門, 즉 눈을 結이 아니라 標라고 지칭한 것이나, 標에 背腧를 많이 언급한 것 등, 내용을 보면 『靈樞·根結 05』의 後代에 각색한 것으로 의심이 든다.

◆ 寒厥 ○ 又曰, 下虛則厥.

① 한궐(寒厥) ○ 또한 『영추(靈樞)·위기(衛氣) 52』에서는 "하초(下焦)가 허하면 양기가 아래에서 허해지기 때문에 사지가 싸늘해진다"라고 하였다. (『寶鑑·外形四·足·寒厥』) (신편p.1425 /신p.845)

◉ 『寶鑑』에서는 '寒厥' 조문에 '滋腎丸, 旣濟解毒湯, 十全大補湯, 當歸四逆湯'을 예시하였다.

◆ 眩暈 ○ 上虛則眩. 『靈樞』

② 현훈(眩暈) ○ 상초(上焦)가 허하여 청양(淸陽)이 오르지 못하면 어지럽다. (『靈樞·衛氣 52』) (『寶鑑·外形一·頭·眩暈』) (신편p.885 /신p.573)

◉ 『寶鑑』에서는 '眩暈' 조문에 '四君子湯 가감, 二陳湯과 四物湯의 합방에 가감한 것'을 예시하였다.

◆ 六經標本 ○ 足太陽之本, 在跟以上五寸中, 標在兩絡命門. 命門者, 目也. ○ 足少陽之本, 在竅陰之間, 標在窓籠之前. 窓籠者, 耳也. ○ 足少陰之本, 在內踝下上三寸中, 標在背腧與舌下兩脈也. ○ 足厥陰之本, 在行間上五寸所, 標在背腧也. ○ 足陽明之本, 在厲兌, 標在人迎頰挾頏顙也. ○ 足太陰之本, 在中封前上四寸之中, 標在背腧與舌本也. ○ 手太陽之本, 在外踝之後, 標在命門之上一寸也. ○ 手少陽之本, 在小指次指之間上二寸, 標在耳後上角下外眥也. ○ 手陽明之本, 在肘骨中, 上至別陽, 標在顔下合鉗上也. ○ 手太陰之本, 在寸口之中, 標在腋下動也. ○ 手少陰之本, 在銳骨之端, 標在背腧也. ○ 手心主之本, 在掌後兩筋之間二寸中, 標在腋下三寸也. ○ 凡候此者, 下虛則厥, 下盛則熱. 上虛則眩, 上盛則熱痛. 『靈樞』

㉠ 下下 : 校釋本에는 '下'로 고쳤다.
㉡ 石 : 校釋本에는 '實'로 고쳤다.

③ 육경맥의 표와 본[**六經標本**] ○ 족태양경맥(足太陽經脈)의 본(本, 시작하는 곳)은 발꿈치에서 5치 위 즉 부양혈(跗陽穴)에 있으며, 표(標, 끝나는 곳)는 두 명문(命門)을 연계하는 데 즉 정명혈(睛明穴)에 있다. 명문(命門)은 눈이다. ○ 족소양경맥(足少陽經脈)의 본은 규음혈(竅陰穴)의 사이에 있고, 표는 창롱(窓籠)의 앞에 있다. 창롱(窓籠)은 귀다. ○ 족소음경맥(足少陰經脈)의 본은 안쪽 복사뼈에서 3치 위 즉 부류혈(復溜穴)에 있으며, 표는 배수혈(背腧穴)과 혀 밑의 두 혈맥에 있다. ○ 족궐음경맥(足厥陰經脈)의 본은 행간혈(行間穴)에서 5치 되는 곳 즉 중봉혈(中封穴)에 있으며, 표는 배수혈(背腧穴) 즉 간수혈(肝腧穴)에 있다. ○ 족양명경맥(足陽明經脈)의 본은 여태혈(厲兌穴)에 있으며, 표는 인영(人迎), 관골과 뺨 사이에 있다. ○ 족태음경맥(足太陰經脈)의 본은 중봉혈(中封穴) 앞에서 4치 위의 중앙 즉 삼음교혈(三陰交穴)에 있으며, 표는 배수혈(背腧穴)과 혀뿌리에 있다. ○ 수태양경맥(手太陽經脈)의 본은 바깥쪽 복사뼈 뒤 즉 양노혈(養老穴)에 있으며, 표는 명문혈(命門穴)에서 1치 위에 있다. ○ 수소양경맥(手少陽經脈)의 본은 새끼손가락과 약손가락 사이에서 2치 위 즉 중저혈(中渚穴)에 있으며, 표는 귀의 위쪽 뒤로부터 눈초리로 내려와 있다. ○ 수양명경맥(手陽明經脈)의 본은 팔꿈치 속 즉 곡지혈(曲池穴)에서 별양(別陽) 즉 비노혈(臂臑穴)에까지 올라가 있으며, 표는 이마 아래 귀 위에 있다. ○ 수태음경맥(手太陰經脈)의 본은 촌구(寸口)의 가운데 즉 태연혈(太淵穴)에 있으며, 표는 겨드랑이 아래 맥이 뛰는 곳에 있다. ○ 수소음경맥(手少陰經脈)의 본은 예골(銳骨) 끝 즉 신문혈(神門穴)에 있으며, 표는 배수혈(背腧穴)에 있다. ○ 수궐음경맥(手厥陰經脈)의 본은 손바닥 뒤 2치 위 두 힘줄 사이 곧 내관혈(內關穴)에 있으며, 표는 겨드랑이에서 3치 아래 즉 천지혈(天池穴)에 있다. ○ 그러므로 이것을 진단할 때 아래가 허(虛)하면 차고 아래가 실(實)하면 뜨거우며, 위가 허하면 어지럽고 위가 실하면 열이 나고 아프다. 『영추』(「衛氣 52」) (『寶鑑·鍼灸篇·六經標本』) (신편p.3748 /신p.2113)

第三章

청언기가 흉기유가 복기유가 두기유가 경기유가
請言氣街, 『胸氣有街, 腹氣有街, 頭氣有街, 脛氣有街.

고기재두자 지지우뇌
故氣在頭者, 止之于腦;

기재흉자 지지응여배수
氣在胸者, 止之膺與背腧;

기재복자 지지배수여충맥우제좌우지동맥자
氣在腹者, 止之背腧與衝脈于臍左右之動脈者;

기재경자 지지우기가 여승산과상이하
氣在脛者, 止之于氣街, 與承山踝上以下.

취차자 용호침 필선안이재구 응어수내자이여지
取此者, 用毫鍼, 必先按而在久, 應於手乃刺而予之.』① (「氣行有街」)

소치자 두통현부 복통중만폭창 급유신적
所治者, 頭痛眩仆, 腹痛中滿暴脹, 及有新積.

통가이자 이이야 적불통 난이야
痛可移者, 易已也; 積不痛, 難已也.

■ 氣街는 『靈樞·根結 05』의 주석에 말한 바, 여러 군데가 있더라도 그 중 하나가 關元 위치에 있음을 설명하였다. 그 내용과 여기에 나오는 **腹氣街**는 위치가 다른데, 이것으로 『靈樞·經脈 10』의 氣街를 해석하면 이가 맞지 않는다.

■ **氣行有街** ○ 胸氣有街, 腹氣有街, 頭氣有街, 脛氣有街. 故氣在頭者, 止之于腦. 氣在胸者, 止之于膺與背兪. 氣在腹者, 止之背兪, 與衝脈于臍左右之動脈者. 氣在脛者, 止之于氣街, 與承山踝上以下. 取此者用毫鍼, 得氣乃刺之. 『靈樞』

① 기가 돌아가는 길[氣行有街] ○ 가슴의 기(氣)도 흐르는 길이 있고 배의 기(氣)도 길이 있으며, 머리의 기(氣)도 길이 있고, 정강이의 기(氣)도 길이 있다. 그러므로 병기(病氣)가 머리에 있을 때는 뇌에 자침(刺鍼)하여 치료하고, 가슴에 있을 때는 젖가슴과 배수혈(背兪穴)에 자침하여 치료하고, 배에 있을 때는 배수혈과 충맥(衝脈)이 배꼽 양옆에서 뛰는 곳을 자침하여 치료하고, 정강이에 있을 때는 기가혈(氣街穴)과 승산혈(承山穴) 및 복사뼈 상하의 혈자리를 자침하여 치료한다. 대체로 이런 곳에 자침하여 치료할 때는 호침(毫鍼)을 사용하는데, 자침하기 전에 혈자리를 한참 눌러 기(氣)가 돌면 자침하여 보(補)하거나 사(瀉)해준다. 『영추』(「衛氣 52」) (『寶鑑·鍼灸篇·氣行有街』) (신편p.3739 /신p.2107)

論痛 第五十三

耐痛耐毒 强弱不同 (『類經四卷·藏象類』, p.126)

第一節

황제문어소유왈 근골지강약 기육지견취 피부지후박 주리지소밀 각부동
『黃帝問於少兪曰, 筋骨之强弱, 肌肉之堅脆, 皮膚之厚薄, 腠理之疏密, 各不同,

기우침석화설지통하여
其于鍼石火焫之痛何如?

장위지후박견취역부등 기어독약하여 원진문지
腸胃之厚薄堅脆亦不等, 其於毒藥何如? 願盡聞之.

소유왈 인지골강근약육완피부후자내통 기우침석지통 화설역연
少兪曰, 人之骨强筋弱肉緩皮膚厚者耐痛, 其于鍼石之痛, 火焫亦然.

황제왈 기내화설자 하이지지
黃帝曰, 其耐火焫者, 何以知之?

소유답왈 가이흑색이미골자 내화설
少兪答曰, 加以黑色而美骨者, 耐火焫.

황제왈 기불내침석지통자 하이지지
黃帝曰, 其不耐鍼石之痛者, 何以知之?

소유왈 견육박피자 불내침석지통 우화설역연
少兪曰, 堅肉薄皮者, 不耐鍼石之痛,』①(「不耐鍼灸」) 于火焫亦然.

◘ 不耐鍼灸 ○ 帝問曰, 鍼石火焫之痛, 何如. 少兪曰, 人之骨强筋弱肉緩皮膚厚者耐痛. 帝曰, 其耐火焫者, 何以知之. 少兪曰, 加以黑色而美骨者, 耐火焫. 帝曰, 其不耐鍼石之痛者, 何以知之. 少兪曰, 堅肉薄皮者, 不耐鍼石之痛也. 『靈樞』

① 침과 뜸을 견디지 못하는 사람[不耐鍼灸] ○ 황제(黃帝)가 묻기를, "체질에 따라 침을 놓거나 뜸을 뜰 때 나타나는 통증에 대한 반응은 어떠합니까?"라고 하였다. 이에 소유(少兪)가 대답하기를, "뼈가 강하고 힘줄과 살이 부드럽고 피부가 두터운 사람은 통증을 잘 견딥니다"라고 하였다. 황제가 묻기를, "뜸뜰 때 통증을 견디어 낼 수 있는 사람은 어떻게 알 수 있습니까?"라고 하였다. 이에 소유가 대답하기를, "살빛이 검고 골격이 큰 사람은 뜸을 뜰 때의 통증에 잘 견딥니다"라고 하였다. 황제가 묻기를, "침을 놓을 때 통증을 견디지 못하는 사람은 어떻게 알 수 있습니까?"라고 하였다. 이에 소유가 대답하기를, "살이 굳고 피부가 얇은 사람은 침을 놓을 때의 통증을 견디지 못합니다"라고 하였다. 『영추』(「論痛 53」) (『寶鑑·鍼灸篇·不耐鍼灸』) (신편p.3657 /신p.2059)

第二節

황제왈 인지병 혹동시이상 혹이이 혹난이 기고하여
黃帝曰, 人之病, 或同時而傷, 或易已, 或難已, 其故何如?

소 유 왈 동 시 이 상 기 신 다 열 자 이 이 다 한 자 난 이
少兪曰, 同時而傷, 其身多熱者易已, 多寒者難已.

第三節

황 제 왈 인 지 승 독 하 이 지 지
黃帝曰, 人之勝毒, 何以知之?

소 유 왈 위 후 색 흑 대 골 급 비 자 개 승 독 고 기 수 이 박 위 자 개 불 승 독 야
少兪曰, 胃厚色黑大骨及肥者, 皆勝毒; 故其瘦而薄胃者, 皆不勝毒也.

天年 第五十四

本篇은 『素問·上古天眞論 01』을 참고하라.

天年常度 (『類經三卷·藏象類』, p.105)

第一章

황제문어기백왈 원문인지시생 하기축위기 하립이위순 하실이사 하득이생

黃帝問於岐伯曰, 願聞人之始生, 何氣築爲基, 何立而爲楯, 何失而死, 何得而生?

기백왈 이모위기 이부위순 실신자사 득신자생야

岐伯曰, 以母爲基, 以父爲楯, 失神者死, 得神者生也.

황제왈 하자위신

黃帝曰, 何者爲神?

기백왈 혈기이화 영위이통 오장이성 신기사심 혼백필구 내성위인

岐伯曰, 血氣已和, 榮衛已通, 五藏已成, 神氣舍心, 魂魄畢具, 乃成爲人.

第二章

황제왈 인지수요각부동 혹요수 혹졸사 혹병구 원문기도

黃帝曰, 人之壽夭各不同, 或夭壽㉠, 或卒死, 或病久, 願聞其道.

기백왈 오장견고 혈맥화조 기육해리 피부치밀

岐伯曰, 五藏堅固, 血脈和調㉡, 肌肉解利, 皮膚緻密,

영위지행 불실기상 호흡미서 기이도행

營衛之行, 不失其常, 呼吸微徐, 氣以度行,

육부화곡 진액포양 각여기상 고능장구

六府化穀, 津液布揚, 各如其常, 故能長久.

황제왈 인지수백세이사 하이치지

黃帝曰, 人之壽百歲而死, 何以致之?

기백왈 사도수이장 기장고이방 통조영위 삼부삼리기 골고육만 백세내득종

岐伯曰, 使道隧以長, 基牆高以方, 通調營衛, 三部三里起, 骨高肉滿, 百歲乃得終.

第三章

황제왈 기기지성쇠 이지기사 가득문호

『黃帝曰, 其氣之盛衰, 以至其死, 可得聞乎?

기백왈 인생십세 오장시정 혈기이통 기기재하 고호주

岐伯曰, 人生十歲, 五藏始定, 血氣已通, 其氣在下, 故好走.

㉠ 夭壽 : 四庫全書本에는 '無病'으로 되어 있다.
㉡ 調 : 四庫全書本에는 '暢'으로 되어 있다.

이십세 혈기시성 기육방장 고호추
二十歲, 血氣始盛, 肌肉方長, 故好趨.

삼십세 오장대정 기육견고 혈맥성만 고호보
三十歲, 五藏大定, 肌肉堅固, 血脈盛滿, 故好步.

사십세 오장육부십이경맥 개대성이평정 주리시소 영화퇴락 발파반백
四十歲, 五藏六府十二經脈, 皆大盛以平定, 腠理始疏, 榮華頹落, 髮頗斑白,

평성불요 고호좌
平盛不搖, 故好坐.

오십세 간기시쇠 간엽시박 담즙시멸 목시불명
五十歲, 肝氣始衰, 肝葉始薄, 膽汁始滅, 目始不明.

육십세 심기시쇠 고우비 혈기해타 고호와
六十歲, 心氣始衰, 苦憂悲, 血氣懈惰, 故好臥.

칠십세 비기허 피부고
七十歲, 脾氣虛, 皮膚枯.

팔십세 폐기쇠 백리 고언선오
八十歲, 肺氣衰, 魄離, 故言善悞.

구십세 신기초 사장경맥공허
九十歲, 腎氣焦, 四藏經脈空虛.

백세 오장개허 신기개거 형해독거이종의
百歲, 五藏皆虛, 神氣皆去, 形骸獨居而終矣.』① (「人氣盛衰」)

■ 人氣盛衰 ○ 靈樞經曰, 黃帝問氣之盛衰. 岐伯對曰, 人生十歲, 五藏始定, 血氣始通, 眞氣在下, 故好走. 二十歲, 血氣始盛, 肌肉方長, 故好趨. 三十歲, 五藏大定, 肌肉堅固, 血脈盛滿, 故好步. 四十歲, 五藏六府十二經脈皆太盛以平定, 腠理始疎, 榮華頹落, 髮鬢斑白, 氣血平盛而不搖, 故好坐. 五十歲, 肝氣始衰, 肝葉始薄, 膽汁始減, 故目視不明. 六十歲, 心氣始衰, 善憂悲, 血氣解墮, 故好臥. 七十歲, 脾氣虛, 故皮膚枯. 八十歲, 肺氣衰, 魄離, 故言善誤. 九十歲, 腎氣焦, 四藏經脈空虛. 百歲, 五藏皆虛, 神氣乃去, 形骸獨居而終矣.

① 기의 성쇠[人氣盛衰] ○『영추(靈樞)』(「天年 54」)에서는 "황제(黃帝)가 인간의 기(氣)의 성쇠(盛衰)에 대해 물었다. 이에 기백(岐伯)이 대답하기를, '사람이 나서 10세가 되면 오장이 비로소 안정되어 혈기(血氣)가 통하기 시작하지만 진기(眞氣)가 아직 아래에 있으므로 달리기를 좋아합니다. 20세가 되면 혈기가 왕성해지고 근육이 고르게 자라기 때문에 뛰기를 좋아합니다. 30세가 되면 오장이 더욱 안정되고 근육이 견고해지며, 혈맥(血脈)이 왕성하고 충만하기 때문에 걷기를 좋아합니다. 40세가 되면 오장육부와 십이경맥이 모두 크게 왕성해졌다가 평온하게 안정되고, 주리(腠理, 살갗과 그 결)가 성글어지고 화색이 점점 나빠지며, 수염과 머리털이 차츰 하얗게 되고, 기혈이 평온하면서 성(盛)하고 요동치지 않기 때문에 앉아있기를 좋아합니다. 50세가 되면 간기(肝氣)가 점점 쇠약해지고, 간엽(肝葉)이 얇아지기 시작하며 담즙(膽汁) 또한 줄어들기 때문에 시력이 떨어져 밝게 보이지 않습니다. 60세가 되면 심기(心氣)가 쇠약해지기 시작하고, 근심과 슬픔이 많으며 혈기가 떨어지기 때문에 누워있기를 좋아합니다. 70세가 되면 비기(脾氣)가 허약해지기 때문에 피부가 마르고 거칠어집니다. 80세가 되면 폐기(肺氣)가 쇠약해져서 백(魄, 넋)을 잃기 쉬우므로 헛소리를 잘합니다. 90세가 되면 신기(腎氣)가 마르고 4장(四臟)의 경맥(經脈)도 덩달아 허해집니다. 100세가 되면 오장이 모두 허약하게 되고 이에 따라 신기(神氣)가 없어지며, 형체와 뼈만 홀로 남게 되므로 죽는 것입니다'"라고 하였다.
(『寶鑑·內景一·身形·人氣盛衰』) (신편p.199 /신p.202)

◉『寶鑑』에서는「身形門」'養性延年藥餌' 조문에 '瓊玉膏, 三精丸, 延年益壽不老丹, 五老還童丹, 延齡固本丹, 斑龍丸, 二黃元, 玄菟固本丸, 固本酒'를 예시하였다.

第四章

황제왈 기불능종수이사자 하여
黃帝曰, 其不能終壽而死者, 何如?

기백왈 기오장개불견 사도부장 공외이장 천식폭질
岐伯曰, 其五藏皆不堅, 使道不長, 空外以張, 喘息暴疾,

우비기장 박맥소혈 기육불석 삭중풍한
又卑基牆, 薄脈少血, 其肉不石, 數中風寒,

혈기허 맥불통 진사상공 란이상인 고중수이진야
血氣虛, 脈不通, 眞邪相攻, 亂而相引, 故中壽而盡也.

逆順 第五十五

刺有大約 須明逆順 (『類經二十二卷·鍼刺類』, p.899)

第一章

황제문어백고왈 여문기유역순 맥유성쇠 자유대약 가득문호
黃帝問於伯高曰, 余聞氣有逆順, 脈有盛衰, 刺有大約, 可得聞乎?

백고왈 기지역순자 소이응천지음양사시오행야
伯高曰, 氣之逆順者, 所以應天地陰陽四時五行也.

맥지성쇠자 소이후혈기지허실유여부족
脈之盛衰者, 所以候血氣之虛實有餘不足㉠.

자지대약자 필명지병지가자 여기미가자 여기이불가자야
刺之大約者, 必明知病之可刺, 與其未可刺, 與其已不可刺也.

第二章

황제왈 후지내하
黃帝曰, 候之奈何?

백고왈 병법왈 무영봉봉지기 무격당당지진
伯高曰, 兵法曰, 無迎逢逢之氣, 無擊堂堂之陣.

자법왈 무자흑흑지열 무자록록지한 무자혼혼지맥 무자병여맥상역자
刺法曰, 無刺熇熇之熱, 無刺漉漉之汗, 無刺渾渾之脈, 無刺病與脈相逆者.

황제왈 후기가자내하
黃帝曰, 候其可刺奈何?

백고왈 상공 자기미생자야
伯高曰, 上工, 刺其未生者也.

기차 자기미성자야
其次, 刺其未盛者也.

기차 자기이쇠자야
其次, 刺其已衰者也.

하공 자기방습자야 여기형지성자야 여기병지여맥상역자야
下工, 刺其方襲者也, 與其形之盛者也, 與其病之與脈相逆者也.

고왈 방기성야 물감훼상 자기이쇠 사필대창
故曰, 方其盛也, 勿敢毁傷, 刺其已衰, 事必大昌.

고왈 상공치미병 불치이병 차지위야
故曰, 上工治未病, 不治已病, 此之謂也.

㉠ 不足 : 校釋本에는 '不足也'로 '也'를 보충하였다.

五味 第五十六

五穀五味 其走其宜其禁 (『類經十一卷·氣味類』, p.393)

황제왈 원문곡기유오미 기입오장 분별내하
黃帝曰, 願聞穀氣有五味, 其入五藏, 分別奈何?

백고왈 위자 오장육부지해야 수곡개입우위 오장육부개품기우위
伯高曰, 『胃者, 五藏六府之海也, 水穀皆入于胃, 五藏六府皆稟氣于胃.

오미각주기소희 곡미산 선주간
五味各走其所喜, 穀味酸, 先走肝,

곡미고 선주심
穀味苦, 先走心,

곡미감 선주비
穀味甘, 先走脾,

곡미신 선주폐
穀味辛, 先走肺,

곡미함 선주신
穀味鹹, 先走腎.

곡기진액이행 영위대통 내화조박 이차전하
穀氣津液已行, 營衛大通, 乃化糟粕, 以次傳下.』① (「胃爲水穀之海」)

■ **胃爲水穀之海** ○ 胃者, 五藏六府之海也, 水穀皆入於胃, 藏府皆稟氣於胃. 五味各走其所喜. 酸先走肝, 苦先走心, 甘先走脾, 辛先走肺, 鹹先走腎. 穀氣津液已行, 榮衛大通, 乃化糟粕, 以次傳下. 『靈樞』

① 위는 음식물이 주입되는 곳이다[**胃爲水穀之海**] ○ 위(胃)는 오장육부를 영양(營養)해주는 곳으로서, 음식물은 모두 위로 먼저 주입되고, 오장육부는 모두 위가 만들어낸 정미로운 기(氣)에 의지하여 자양된다. 오미(五味)는 각기 귀속되기를 좋아하는 장부가 있다. 신맛은 먼저 간장에 귀속되고, 쓴맛은 먼저 심장에 귀속되고, 단맛은 먼저 비장에 귀속되고, 매운맛은 먼저 폐장에 귀속되고, 짠맛은 먼저 신장에 귀속된다. 곡기(穀氣)와 진액(津液)이 운행되고 영기(榮氣)와 위기(衛氣)가 잘 통해야 비로소 대변이 만들어져서 차례로 배출된다. 『영추』(「五味 56」) (『寶鑑·內景三·胃腑·胃爲水穀之海』) (신편p.604 /신p.427)

황제왈 영위지행 내하
『黃帝曰, 營衛之行, 奈何?

백고왈 곡시입우위 기정미자 선출우위지양초 이개오장 별출양행 영위지도
伯高曰, 穀始入于胃, 其精微者, 先出于胃之兩焦, 以漑五藏, 別出兩行, 營衛之道.

기대기지단 이불행자 적우흉중 명왈기해 출어폐 순후인 고호즉출 흡즉입
其大氣之摶㉠而不行者, 積于胸中, 命曰氣海, 出於肺, 循喉咽, 故呼則出, 吸則入.

천지지정기 기대수상출삼입일
天地之精氣, 其大數常出三入一.

고곡불입 반일즉기쇠 일일즉기소의
故穀不入, 半日則氣衰, 一日則氣少矣.』① (「水穀之精化陰陽行榮衛」)

㉠ 摶 : 四庫全書本에는 '搏'으로 되어 있다.

■ **水穀之精化陰陽行榮衛** ○ 帝曰, 榮衛之行柰何. 伯高曰, 穀始入于胃, 其精微者, 先出于胃之兩焦, 以漑五藏. 別出兩行, 榮衛之道. 其大氣之薄[摶]而不行者, 積于胸中, 命曰氣海. 出于肺, 循咽喉, 故呼則出, 吸則入. 天地之精氣, 其大數常出三入一. 故穀不入半日則氣衰, 一日則氣少矣. 『靈樞』

① 음식물의 정기가 음양으로 변화되어 영위기를 운행시킨다[**水穀之精化陰陽行榮衛**] ○ 황제(黃帝)가 묻기를, "영위기(榮衛氣)는 어떻게 운행(運行)되는 것입니까?"라고 하였다. 이에 백고(伯高)가 대답하기를, "수곡(水穀)이 위(胃)에 들어간 다음에 그 중의 정미(精微)로운 부분은 먼저 위(胃)에서 전화(轉化)되어 나와 중초(中焦)와 상초(上焦)에 다다른 연후에 오장(五臟)을 영양(營養)해 주는데, 오장을 영양하여 줄 때, 영기(榮氣)와 위기(衛氣)는 두 줄기의 서로 다른 경로를 거치게 됩니다. 영위기(榮衛氣)와 호흡(呼吸)하는 기(氣)가 합하여 이루어진 대기(大氣, 宗氣)는 가슴 속으로 모이기 때문에 흉부(胸部)를 '기해(氣海)'라고 합니다. 종기(宗氣)는 폐(肺)에서 인후(咽喉)를 따라 나오는데, 숨을 내쉬면 기(氣)가 따라 나오고 숨을 들이쉬면 기가 따라 들어가는 바, 자연계에서 흡입(吸入)된 공기(空氣)와 수곡(水穀)의 정미(精微)로운 기(氣)가 체내에서 대사(代謝)를 일으키는 상황을 볼 때, 대개 외계(外界)에서 흡수(吸收)된 영양(營養)은 종기(宗氣)·영기(營氣)와 조박(糟粕)한 것의 세 가지로 나뉩니다. 따라서 한나절 동안 음식을 먹지 않으면 기가 쇠하고, 하루 종일 음식을 먹지 않으면 기운이 떨어지는 것입니다"라고 하였다. 『영추』(「五味 56」) (『寶鑑·雜病四·內傷·水穀之精化陰陽行榮衛』) (신편p.2082 /신p.1196)

황제왈 곡지오미 가득문호
黃帝曰, 穀之五味, 可得聞乎?

백고왈 청진언지 오곡 갱미감 마산 대두함 맥고 황서신
伯高曰, 請盡言之. 五穀, 秔米甘, 麻酸, 大豆鹹, 麥苦, 黃黍辛.

오과 조감 리산 율함 행고 도신
五果, 棗甘, 李酸, 栗鹹, 杏苦, 桃辛.

오축 우감 견산 저함 양고 계신
五畜, 牛甘, 犬酸, 猪鹹, 羊苦, 雞辛.

오채 규감 구산 곽함 해고 총신
五菜, 葵甘, 韭酸, 藿鹹, 薤苦, 葱辛.

오색 황색의감 청색의산 흑색의함 적색의고 백색의신
五色, 黃色宜甘, 靑色宜酸, 黑色宜鹹, 赤色宜苦, 白色宜辛.

범차오자 각유소의
凡此五者, 各有所宜.

오의 소언오색 자 비병자 의식갱미반우육조규
五宜, 所言五色㉠者. 脾病者, 宜食秔米飯牛肉棗葵;

심병자 의식맥양육행해
心病者, 宜食麥羊肉杏薤;

신병자 의식대두황권저육율곽
腎病者, 宜食大豆黃卷猪肉栗藿;

간병자 의식마견육리구
肝病者, 宜食麻犬肉李韭;

폐병자 의식황서계육도총
肺病者, 宜食黃黍雞肉桃葱.

오금 간병금신 심병금함 비병금산 신병금감 폐병금고
五禁, 肝病禁辛, 心病禁鹹, 脾病禁酸, 腎病禁甘, 肺病禁苦.

간색청 의식감 갱미반우육조규개감
肝色靑, 宜食甘, 秔米飯牛肉棗葵皆甘.

㉠ 色 : 校釋本에는 '宜'로 고쳤다.

심 색 적 의 식 산 견 육 마 리 구 개 산
心色赤, 宜食酸, 犬肉麻李韭皆酸.

비 색 황 의 식 함 대 두 시 육 율 곽 개 함
脾色黃, 宜食鹹, 大豆豕肉栗藿皆鹹.

폐 색 백 의 식 고 맥 양 육 행 해 개 고
肺色白, 宜食苦, 麥羊肉杏薤皆苦.

신 색 흑 의 식 신 황 서 계 육 도 총 개 신
腎色黑, 宜食辛, 黃黍雞肉桃葱皆辛.

五味에 관련하여『素問·藏氣法時論 22』의 4장을 참고하라.

水脹 第五十七

水脹膚脹鼓脹 腸覃石瘕石水 (『類經十六卷·疾病類』, p.627)

第一節

황제문어기백왈 수여부창 고창 장담 석가 석수 하이별지
黃帝問於岐伯曰, 水與膚脹, 鼓脹, 腸覃, 石瘕, 石水, 何以別之?

기백답왈 수시기야 목과상미종 여신와기지상
岐伯答曰, 水始起也, 目窠上微腫, 如新臥起之狀,

기경맥동 시해 음고간한 족경종 복내대 기수이성의
其頸脈動, 時欬, 陰股間寒, 足脛瘇, 腹乃大, 其水已成矣.

이수안기복 수수이기 여과수지상 차기후야
以手按其腹, 隨手而起, 如裹水之狀, 此其候也.

第二節

황제왈 부창하이후지
黃帝曰, 膚脹何以候之?

기백왈 부창자 한기객우피부지간 공공연불견
岐伯曰, 膚脹者, 寒氣客于皮膚之間, 鼟鼟然不堅,

복대 신진종 피후 안기복 요이불기 복색불변 차기후야
腹大, 身盡腫, 皮厚, 按其腹, 窅而不起, 腹色不變, 此其候也.

第三節

고창하여
鼓脹何如?

기백왈 복창신개대 대여부창등야 색창황 복근기 차기후야
岐伯曰, 腹脹身皆大, 大與膚脹等也, 色蒼黃, 腹筋起, 此其候也.

第四節

장담하여
腸覃何如?

기백왈 한기객우장외 여위기상박 기부득영
岐伯曰, 寒氣客于腸外, 與衛氣相搏, 氣不得營㉠,

인유소계 벽이내착 악기내기 식육내생
因有所繫, 癖而內著, 惡氣乃起, 瘜肉乃生.

기시생야 대여계란 초이익대 지기성 여회자지상 구자리세
其始生也, 大如雞卵, 稍以益大, 至其成㉡如懷子之狀, 久者離歲,

안지즉견 추지즉이 월사이시하 차기후야
按之則堅, 推之則移, 月事以時下, 此其候也.

㉠ 營 : 四庫全書本, 章句索引本, 校釋本에는 '榮'으로 되어 있다.
㉡ 至其成 : 校釋本에는 '至其成也'로 '也'를 보충하였다.

第五節

석 가 하 여
石瘕何如?

기 백 왈 석 가 생 우 포 중 한 기 객 우 자 문 자 문 폐 색 기 부 득 통
岐伯曰, 石瘕生于胞中, 寒氣客于子門, 子門閉塞, 氣不得通,

악 혈 당 사 불 사 배 이 류 지 일 이 익 대 상 여 회 자 월 사 불 이 시 하 개 생 우 여 자
惡血當寫不寫, 衃以留止, 日以益大, 狀如懷子, 月事不以時下, 皆生于女子,

가 도 이 하
可導而下.

第六節

황 제 왈 부 창 고 창 가 자 야
黃帝曰, 膚脹鼓脹, 可刺邪?

기 백 왈 선 사 기 창 지 혈 락 후 조 기 경 자 거 기 혈 락 야
岐伯曰, 先寫其脹之血絡, 後調其經, 刺去其血絡也.

賊風 第五十八

賊風鬼神 (『類經十五卷·疾病類』, p.567)

第一章

황제왈 부자언적풍사기지상인야 령인병언
黃帝曰, 夫子言賊風邪氣之傷人也, 令人病焉,

금유기불리병폐 불출실혈지중 졸연병자 비불 리적풍사기 기고하야
今有其不離屛蔽, 不出室穴之中, 卒然病者, 非不㉠離賊風邪氣, 其故何也?

기백왈 차개상유소상우습기 장우혈맥지중 분육지간 구류이불거
歧伯曰, 此皆嘗有所傷于濕氣, 藏于血脈之中, 分肉之間, 久留而不去;

약유소타추 악혈재내이불거
若有所墮墜, 惡血在內而不去.

졸연희노부절 음식부적 한온불시 주리폐이불통
卒然喜怒不節, 飮食不適, 寒溫不時, 腠理閉而不通.

기개이우풍한 즉혈기응결 여고사상습 즉위한비
其開而遇風寒, 則血氣凝結, 與故邪相襲, 則爲寒痺.

기유열즉한출 한출즉수풍 수불우적풍사기 필유인가이발언
其有熱則汗出, 汗出則受風, 雖不遇賊風邪氣, 必有因加而發焉.

第二章

황제왈 금부자지소언자 개병인지소자지야
黃帝曰, 今夫子之所言者, 皆病人之所自知也.

기무소우사기 우무출척지소지 졸연이병자 기고하야 유유인귀신지사호
其毋所遇邪氣, 又毋怵惕之所志, 卒然而病者, 其故何也? 唯有因鬼神之事乎?

기백왈 차역유고 사류이미발 인이지유소오 급유소모 혈기내란 양기상박
歧伯曰, 此亦有故, 邪留而未發, 因而志有所惡, 及有所慕, 血氣內亂, 兩氣相搏.

기소종래자미 시지불견 청이불문 고사귀신
其所從來者微, 視之不見, 聽而不聞, 故似鬼神.

황제왈 기축이이자 기고하야
黃帝曰, 其祝而已者, 其故何也?

기백왈 선무자 인지백병지승 선지기병지소종생자 가축이이야
歧伯曰, 先巫者, 因知百病之勝, 先知其病之所從生者, 可祝而已也.

㉠ 不 : 校釋本에는 '必'로 고쳤다.

衛氣失常 第五十九

衛氣失常 皮肉氣血筋骨之刺 (『類經二十卷·鍼刺類』, p.806)

第一章

황제왈 위기지류어복중 축적불행 원온부득상소 사인지협위중만 천호역식자
黃帝曰, 衛氣之留於腹中, 稸積不行, 苑蘊不得常所, 使人肢脇胃中滿, 喘呼逆息者,

하이거지
何以去之?

백고왈 기기적우흉중자 상취지 적우복중자 하취지 상하개만자 방취지
伯高曰, 其氣積于胸中者, 上取之. 積于腹中者, 下取之. 上下皆滿者, 傍取之.

황제왈 취지내하
黃帝曰, 取之奈何?

백고대왈 적우상 사대 영천돌후중
伯高對曰, 積于上㉠, 寫大㉡迎天突喉中;

적우하자 사삼리여기가
積于下者, 寫三里與氣街;

상하개만자 상하취지 여계협지하일촌
上下皆滿者, 上下取之, 與季脇之下一寸;

중자 계족취지
「重者, 雞足取之,」① (「雞足鍼法」)

진시기맥대이현급 급절부지자 급복피급심자 불가자야
診視其脈大而弦急, 及絶不至者, 及腹皮急甚者, 不可刺也.

황제왈 선
黃帝曰, 善.

◘ 雞足鍼法 ○ 靈樞云, 病重者, 雞足取之. 其法, 正入一鍼, 左右斜入二鍼, 如鷄之足有三爪也. 『綱目』

① 계족침법(雞足鍼法) ○ 『영추(靈樞)』(「衛氣失常 59」)에서는 "병이 중하면 계족침(雞足鍼)을 놓는다"라고 하였다. 그 방법은 침을 곧바로 1대 찌르고 다음에 양 옆으로 각각 1대씩 비스듬히 자침하여 마치 닭의 발과 같이 발가락이 세 개 되게 놓는 것이다. 『강목』(『寶鑑·鍼灸篇·雞足鍼法』) (신편p.3762 /신p.2121)

第二章

황제문어백고왈 하이지피육기혈근골지병야
『黃帝問於伯高曰, 何以知皮肉氣血筋骨之病也?

백고왈 색기양미박택자 병재피
伯高曰, 色起兩眉薄澤者, 病在皮;

㉠ 上 : 校釋本에는 '上者'로 '者'를 보충하였다.

㉡ 大 : 校釋本에는 '人'으로 되어 있다.

脣色靑黃赤白黑者, 病在肌肉;

營氣濡㉠然者, 病在血氣;

目色靑黃赤白黑者, 病在筋;①(「筋病外證」)

耳焦枯受塵垢, 病在骨.②(「骨病外證」)』 ③(「察病玄機」)

黃帝曰, 病形何如, 取之奈何?

伯高曰, 夫百病變化, 不可勝數, 然皮有部, 肉有柱, 血氣有輸, 骨有屬.

黃帝曰, 願聞其故.

伯高曰, 皮之部, 輸于四末.

肉之柱, 在臂脛諸陽分肉之間, 與足少陰分間.

血氣之輸, 輸于諸絡, 氣血留居, 則盛而起.

筋部無陰無陽, 無左無右, 候病所在.

骨之屬者, 骨空之所以受益㉡而益腦髓者也.

黃帝曰, 取之奈何?

伯高曰, 夫病變化, 浮沈深淺, 不可勝窮, 各在其處.

病間者淺之, 甚者深之, 間者小之, 甚者衆之, 隨變而調氣, 故曰上工.

◘ 筋病外證 ○ 靈樞曰, 目色靑黃赤白黑者, 病在筋.

① 근육병의 외적 증후[筋病外證] ○『영추(靈樞)』(「衛氣失常 59」)에서는 "눈빛이 청·황·적·백·흑색을 띠는 것은 근육에 병이 있다는 것이다"라고 하였다. (『寶鑑·外形三·筋·筋病外證』) (신편p.1400 /신p.831)

◘ 骨病外證 ○ 靈樞曰, 耳焦枯, 受塵垢者, 病在骨.

② 골병의 외적 증후[骨病外證] ○『영추(靈樞)』(「衛氣失常 59」)에서는 "귀가 마르면서 때가 낀 것같이 되는 것은 병이 뼈에 있다는 것이다"라고 하였다. (『寶鑑·外形三·骨·骨病外證』) (신편p.1406 /신p.834)

■ 察病玄機 ○ 帝曰, 何以知皮肉氣血筋骨之病也. 岐伯[伯高]曰, 色起兩眉薄澤者, 病在皮. 脣靑黃赤白黑者, 病在肌肉. 榮衛濡然者, 病在血氣. 目色靑黃赤白黑者, 病在筋. 耳焦枯受塵垢者, 病在骨.『靈樞』

③ 병을 진찰하는 묘한 방법[察病玄機] ○ 황제(黃帝)가 묻기를, "어떻게 피부와 기육(肌肉), 기혈(氣血)·근골(筋骨)의 병변(病變)을 알아낼 수 있습니까?"라고 하였다. 이에 백고(伯高)가 대답하기를, "양 눈썹 사이에 광택(光澤)이 떨어지는 것은 병변이 피부에 있다는 것이고, 입술에 청(靑)·황(黃)·적(赤)·백(白)·흑색(黑色)의 빛깔이 나타나는 것은 병변이 기육(肌肉)에 있다는 것이고, 피부에 땀이 축축하게 맺히는 것은 병변이 혈기(血氣)에 있다는 것이고, 눈에 청·황·적·백·흑색의 빛깔이 나타

㉠ 霈 : 校釋本에는 '濡'로 되어 있다.
㉡ 益 : 校釋本에는 '液'으로 고쳤다.

나는 것은 병변이 근육에 있다는 것이고, 귓바퀴가 마르고 때가 낀 듯한 것은 병변이 뼛속에 있다는 것입니다"라고 하였다. 『영추』(「衛氣失常 59」) (『寶鑑·雜病一·審病·察病玄機』) (신편p.1612 /신p.952)

老壯少小 脂膏肉瘦之別 (『類經四卷·藏象類』, p.117)

第三章

황제문우백고왈 인지비수대소한온 유노장소소 별지내하
黃帝問于伯高曰, 人之肥瘦大小寒溫, 有老壯少小, 別之奈何?

백고대왈 인년오십이상위노 이㉠십이상위장 십팔이상위소 육세이상위소
伯高對曰, 人年五十已上爲老, 二㉠十已上爲壯, 十八已上爲少, 六歲已上爲小.

황제왈 하이탁지기비수
黃帝曰, 何以度知其肥瘦?

백고왈 인유비 유고유육
伯高曰, 人有肥㉡有膏有肉.

황제왈 별차내하
黃帝曰, 別此奈何?

백고왈 괵육견 피만자 비 괵육불견 피완자 고 피육불상리자 육
伯高曰, 膕肉堅, 皮滿者, 肥㉢; 膕肉不堅, 皮緩者, 膏; 皮肉不相離者, 肉.

황제왈 신지한온하여
黃帝曰, 身之寒溫何如?

백고왈 고자기육뇨 이조리자신한 세리자신열
伯高曰, 膏者其肉淖, 而粗理者身寒, 細理者身熱.

지자기육견 세리자열 조리자한
脂者其肉堅, 細理者熱, 粗理者寒.

황제왈 기비수대소내하
黃帝曰, 其肥瘦大小奈何?

백고왈 고자 다기이피종완 고능종복수유
伯高曰, 膏者, 多氣而皮縱緩, 故能縱腹垂腴.

육자 신체용대
肉者, 身體容大.

지자 기신수소
脂者, 其身收小.

황제왈 삼자지기혈다소하여
黃帝曰, 三者之氣血多少何如?

백고왈 고자다기 다기자열 열자내한
伯高曰, 膏者多氣, 多氣者熱, 熱者耐寒.

육자 다혈즉충형 충형즉평
肉者, 多血則充形, 充形則平.

지자 기혈청 기활소 고불능대 차별우중인자야
脂者, 其血淸, 氣滑少, 故不能大. 此別于衆人者也.

황제왈 중인내하
黃帝曰, 衆人奈何?

㉠ 二 : 校釋本에는 '三'으로 고쳤다.
㉡ 肥 : 校釋本에는 '脂'로 고쳤다.
㉢ 肥 : 校釋本에는 '脂'로 고쳤다.

伯高曰, 衆人皮肉脂膏不㉠相加也, 血與氣不能相多, 故其形不小不大, 各自稱其身, 命曰衆人.

黃帝曰, 善. 治之奈何?

伯高曰, 必先別其三形, 血之多少, 氣之淸濁, 而後調之, 治無失常經. 是故膏人, 縱腹垂腴. 肉人者, 上下容大. 脂人者, 雖脂不能大者.

➡ 本章에서는 脂人·膏人·肉人을 구분하되 다리의 오금의 皮肉을 살펴서 구분하고 있다.

㉠ 不 : 四庫全書本, 章句索引本, 校釋本에는 '不能'으로 되어 있다.

玉版 第六十

勿迎五里 能殺生人 I (『類經二十二卷·鍼刺類』, p.905)

第一章

황제왈 여이소침위세물야 부자내언상합지우천 하합지우지 중합지우인
黃帝曰, 余以小鍼爲細物也, 夫子乃言上合之于天, 下合之于地, 中合之于人,

여이위과침지의의 원문기고
余以爲過鍼之意矣, 願聞其故.

기백왈 하물대어천호 부대우침자 유오병자언 오병자 사지비야 비생지구
岐伯曰, 何物大於天乎? 夫大于鍼者, 惟五兵者焉. 五兵者, 死之備也, 非生之具.

차부인자 천지지진야 기불가불참호
且夫人者, 天地之鎭也, 其不可不參乎?

부치민자 역유침언 부침지여오병 기숙소호
夫治民者, 亦唯鍼焉. 夫鍼之與五兵, 其孰小乎?

癰疽五逆 (『類經十八卷·疾病類』, p.709)

第二章

황제왈 병지생시 유희노불측 음식부절 음기부족 양기유여 영기불행 내발위옹저
黃帝曰, 病之生時, 有喜怒不測, 飮食不節, 陰氣不足, 陽氣有餘, 營氣不行, 乃發爲癰疽.

음양불통 양열상박 내화위농 소침능취지호
陰陽不通, 兩熱相搏, 乃化爲膿, 小鍼能取之乎?

기백왈 성인불능사화자 위지사불가류야
岐伯曰, 聖人不能使化者, 爲之邪不可留也.

고양군상당 기치상망 백인진우중야자 차비일일지모야
故兩軍相當, 旗幟相望, 白刃陳于中野者, 此非一日之謀也;

능사기민 령행금지 사졸무백인지난자 비일일지교야 수유지득야
能使其民, 令行禁止, 士卒無白刃之難者, 非一日之敎也, 須臾之得也.

부지사신피옹저지병 농혈지취자 불역리도원호
夫至使身被癰疽之病, 膿血之聚者, 不亦離道遠乎!

부옹저지생 농혈지성야 부종천하 부종지출 적미지소생야
夫癰疽之生, 膿血之成也, 不從天下, 不從地出, 積微之所生也.

고성인자치어미유형야 우자조기이성야
故聖人自治於未有形也, 愚者遭其已成也.

황제왈 기이형 불여조 농이성 불여견 위지내하
黃帝曰, 其已形, 不予遭, 膿已成, 不予見, 爲之奈何?

岐伯曰, 膿已成, 十死一生.

故聖人弗使已成, 而明爲良方,

著之竹帛, 使能者踵而傳之後世, 無有終時者, 爲其不予遭也.

黃帝曰, 其已有膿血而後遭乎, 不導之以小鍼治乎?

岐伯曰, 以小治小者其功小, 以大治大者多害, 故其已成膿血者, 其唯砭石鈹鋒之所取也.

第三章

黃帝曰, 多害者其不可全乎?

岐伯曰, 其在逆順焉.

黃帝曰, 願聞逆順.

岐伯曰, 以爲傷者, 其『白眼青黑, 眼小, 是一逆也;

内藥而嘔者㉠, 是二逆也;

腹痛渴甚, 是三逆也;

肩項中不便, 是四逆也;

音嘶色脫, 是五逆也. 除此五者爲順矣.』① (「癰疽善惡證」)

◘ 癰疽善惡證 ○ 眼白睛[青], 黑眼小, 是一逆也. 納藥而嘔, 是二逆也. 腹痛渴甚, 是三逆也. 肩項中不便, 是四逆也. 聲嘶色脫, 是五逆也. 無此五者爲順. 『靈樞』

① 옹저의 선악증[癰疽善惡證] ○ 눈의 흰자위가 파래지면서 검은 눈동자가 작아지는 것이 첫째 역증(逆證)이고, 약을 먹으면 구토가 나는 것이 둘째 역증이며, 배가 아프면서 갈증이 심한 것이 셋째 역증이고, 어깨와 목을 움직일 수 없는 것이 넷째 역증이며, 목이 쉬면서 피부색이 탈색되는 것이 다섯째 역증이다. 이 다섯 가지가 없으면 순증(順證)이다. 『영추』(「玉版 60」) (『寶鑑·雜病七·癰疽(上)·癰疽善惡證』) (신편p.2636 /신p.1478)

五逆緩急 (『類經十八卷·疾病類』, p.713)

『黃帝曰, 諸病皆有逆順, 可得聞乎?

岐伯曰, 腹脹身熱脈大, 是一逆也;

㉠ 者 : 校釋本에는 '者'자를 삭제하였다.

복명이만 사지청 설 기맥대 시이역야
腹鳴而滿, 四肢清, 泄, 其脈大, 是二逆也;①(「泄痢吉凶證」) ②(「脹滿·可治不可治證」)

뉵이부지 맥대 시삼역야
衄而不止, 脈大, 是三逆也;③(「血·脈法」)

해차수혈탈형 기맥소경 시사역야
咳且溲血脫形, 其脈小勁, 是四逆也;④(「血病吉凶」)

해탈형 신열 맥소이질 시위오역야
欬脫形, 身熱, 脈小以疾, 是謂五逆也.

여시자 불과십오일이사의
如是者, 不過十五日而死矣.

기복대창 사말청 탈형 설심 시일역야
其腹大脹, 四末清, 脫形, 泄甚, 是一逆也;①(「泄痢吉凶證」)

복창변혈 기맥대 시절 시이역야
腹脹便血, 其脈大, 時絶, 是二逆也;②(「脹滿·可治不可治證」) ③(「血·脈法」)

해수혈 형내 탈 맥박 시삼역야
欬溲血, 形內㉠脫, 脈搏, 是三逆也;

구혈 흉만인배 맥소이질 시사역야
嘔血, 胸滿引背, 脈小而疾, 是四逆也;④(「血病吉凶」)

해구 복창차손설 기맥절 시오역야 여시자 불급일시이사의
欬嘔, 腹脹且飧泄, 其脈絶, 是五逆也. 如是者, 不及一時而死矣.』⑤(「病有五逆」)

공불찰차자이자지 시위역치
工不察此者而刺之, 是謂逆治.

◆ **泄痢吉凶證** ○ 腹鳴而滿, 四肢淸而泄, 其脈大, 是逆也, 不過十五日死. 『靈樞』 ○ 腹大而脹, 四末淸, 脫形, 泄甚, 是逆也, 不及一時死. 『靈樞』

① 설사나 이질의 길흉증[泄痢吉凶證] ○ 배에서 소리가 나고 그득하며, 사지가 싸늘하고 설사가 나며, 그 맥이 대(大)한 것은 역증(逆證)인데, 15일이 지나지 않아서 죽는다. 『영추』(「玉版 60」) ○ 배가 몹시 불러 오르고 수족이 싸늘하며, 살이 빠지고 설사가 심한 것은 역증인데, 하루가 되지 않아 죽는다. 『영추』(「玉版 60」) (『寶鑑·內景四·大便·泄痢吉凶證』) (신편p.843 /신p.549)

◆ **可治不可治證** ○ 腹脹, 身熱, 脈大, 是一逆也. ○ 腹鳴而滿, 四肢淸, 泄, 其脈大, 是二逆也. ○ 腹大脹, 四末淸, 脫形, 泄甚, 是三逆也. ○ 腹脹便血, 其脈大, 時絶, 是四逆也. 並不治. 『靈樞』

② 가치증과 불치증[可治不可治證] ○ 배가 불러 오르고 몸에 열이 나며 맥이 대(大)한 것이 첫째 역증(逆證)이다. ○ 배가 부글거리면서 그득하고 사지가 싸늘하며 설사가 나고 맥이 대(大)한 것이 둘째 역증이다. ○ 배가 몹시 불러 오르고 사지가 싸늘하며 몸이 여위고 설사가 심한 것이 셋째 역증이다. ○ 배가 불러 오르고 피똥이 나오며 맥이 대(大)하면서 때로 끊어지는 것이 넷째 역증이다. 이것들은 다 치료할 수 없다. 『영추』(「玉版 60」) (『寶鑑·雜病六·脹滿·可治不可治證』) (신편p.2480 /신p.1396)

■ **脈法** ○ 靈樞曰, 衄而不止, 脈大者逆. ○ 又曰, 腹脹便血, 脈大時絶者死.

③ 맥법(脈法) ○ 『영추(靈樞)』(「玉板 60」)에서는 "코피가 그치지 않는데 맥이 대(大)한 것은 역증(逆證)이다"라고 하였다. ○ 또한 "배가 창만하고 혈변이 나오면서 맥이 대(大)하고 수시로 끊어지면 죽는다"라고 하였다. (『寶鑑·內景二·血·脈法』) (신편p.374 /신p.301)

◆ **血病吉凶** ○ 又曰, 衄而不止, 脈大, 是爲逆. 又曰, 咳且溲血脫肉, 其脈小勁, 是爲逆. 又曰, 嘔血, 胸滿引背, 脈小而疾, 是爲逆. 又曰, 腹脹便血, 其脈大時絶, 是爲逆. 又曰, 咳溲血, 形肉脫, 脈搏, 是爲逆.

④ 혈병의 길흉[血病吉凶] ○ 또한 『영추(靈樞)』(「玉板 60」)에서는 "코피가 그치지 않는데 맥이 대(大)한 것은 역증이다." "해수(咳嗽)와 뇨혈(尿血)이 있고 살이 빠지는데 맥이 작으면서 힘이 있는 것은

㉠ 內 : 章句索引本, 校釋本에는 '肉'으로 되어 있다.

역증이다." "피를 토하고 흉부가 창만(脹滿)하여 등이 땅기며 맥이 소(小)하고 빠른 것은 역증이다." "복부가 창만하고 혈변을 보는데 맥이 대(大)하고 때때로 끊어지려는 것은 역증이다." "해수와 뇨혈이 있고 살이 빠지는데 맥이 박(搏)한 것은 역증이다"라고 하였다. (『寶鑑·內景二·血·血病吉凶』) (신편p.380 /신 p.304)

■ **病有五逆** ○ 帝曰, 諸病皆有逆順, 可得聞乎. 岐伯曰, 腹脹, 身熱, 脈大, 是一逆也. 腹鳴而滿, 四肢淸, 泄, 其脈大, 是二逆也. 衄而不止, 脈大, 是三逆也. 咳且溲血脫形, 其脈小勁, 是四逆也. 咳, 脫形, 身熱, 脈小以疾, 是謂五逆也. 如是者, 不過十五日而死矣. 『靈樞』 ○ 腹大脹, 四末淸, 脫形, 泄甚, 是一逆也. 腹脹便血, 其脈大, 時絶, 是二逆也. 咳溲血, 形肉脫, 脈搏, 是三逆也. 嘔血, 胸滿引背, 脈小而疾, 是四逆也. 咳嘔腹脹, 且飧泄, 其脈絶, 是五逆也. 如是者, 不及一時而死矣. 『靈樞』

⑤ 병에는 오역이 있다[病有五逆] ○ 황제(黃帝)가 말하길, "모든 병은 역증(逆證)과 순증(順證)이 있다는데, 들어볼 수 있겠습니까?"라고 하였다. 이에 기백(岐伯)이 대답하기를, "배가 불러 오르고 몸에 열이 나는데도 맥이 대(大)한 것이 첫째 역증이고, 배가 더부룩하고 뱃속이 울며 사지가 싸늘하고 설사가 나는데도 맥이 대(大)한 것이 둘째 역증이며, 코피가 멎지 않는데도 맥이 대(大)한 것이 셋째 역증이고, 기침이 나고 오줌에 피가 섞여 나오며 몸이 여위었는데도 맥이 소(小)하되 세게 뛰는 것이 넷째 역증이며, 기침이 나고 몸이 여위며 열이 나는데도 맥이 소(小)하면서 빠른 것이 다섯째 역증입니다. 이와 같은 경우는 보름을 못 넘기고 죽을 것입니다. 『영추』(「玉版 60」) ○ 또한 배가 팽팽하게 불러 오르고 손발 끝이 싸늘하며 몸이 여위고 설사가 심한 것이 첫째 역증이고, 배가 불러 오르고 대변에 피가 섞여 나오는데도 맥이 대(大)하면서 때때로 멎는 것이 둘째 역증이며, 기침이 나고 오줌에 피가 섞여 나오며 몸이 여위고 맥박이 고르지 않은 것이 셋째 역증이고, 피를 토하고 가슴이 그득하면서 등까지 당기고 맥이 소(小)하면서 빠른 것이 넷째 역증이며, 기침이 나고 구역질이 나며 배가 불러 오르고 소화되지 않는 것을 설사하며 맥이 끊어지는 것이 다섯째 역증입니다. 이와 같은 경우는 하루를 넘기지 못하고 죽을 것입니다"라고 하였다. 『영추』(「玉版 60」) (『寶鑑·雜病一·辨證·病有五逆』) (신편p.1641 /신 p.971)

勿迎五里 能殺生人 Ⅱ (『類經二十二卷·鍼刺類』, p.905)

第四章

황제왈 부자지언침심준 이배천지 상수천문 하도지기 내별오장 외차육부
黃帝曰, 夫子之言鍼甚駿, 以配天地, 上數天文, 下度地紀, 內別五藏, 外次六府,

경맥이십팔회 진유주기 능살생인 불능기사자 자능반지호
經脈二十八會, 盡有周紀, 能殺生人, 不能起死者, 子能反之乎?

기백왈 능살생인 불능기사자야
岐伯曰, 能殺生人, 不能起死者也.

황제왈 여문지 즉위불인 연원문기도 불행어인
黃帝曰, 余聞之, 則爲不仁, 然願聞其道, 弗行於人.

기백왈 시명도야 기필연야 기여도검지가이살인 여음주사인취야 수물진 유가지의
岐伯曰, 是明道也, 其必然也, 其如刀劒之可以殺人, 如飮酒使人醉也, 雖勿診, 猶可知矣.

황제왈 원졸문지
黃帝曰, 願卒聞之.

기백왈 인지소수기자 곡야 곡지소주자 위야
岐伯曰, 『人之所受氣者, 穀也. 穀之所注者, 胃也.

위자 수곡기혈지해야 해지소행운기자 천하야
胃者, 水穀氣血之海也. 海之所行雲氣者, 天下也.

胃之所出氣血者，經隧也. 經隧者，五藏六府之大絡也.』① (「胃爲水穀之海」)

迎而奪之而已矣.

黃帝曰，上下有數乎?

岐伯曰，『迎之五里，中道而止，五至而已，五往而藏之氣盡矣，故五五二十五而竭其輸矣.

此所謂奪其天氣者也.』② (「五里二穴」) 非能絶其命而傾其壽者也.

黃帝曰，願卒聞之.

岐伯曰，闚門而刺之者，死于家中，入門而刺之者，死于堂上.

黃帝曰，善乎方，明哉道!

請著之玉版，以爲重寶，傳之後世，以爲刺禁，令民勿敢犯也.

■ **胃爲水穀之海** ○ 人之所受氣者，穀也. 穀之所注者，胃也. 胃者，水穀氣血之海也. 海之所行雲氣者，天下也. 胃之所出氣血者，經隧也. 經隧者，五藏六府之大絡也. 『靈樞』

① 위는 음식물이 주입되는 곳이다[**胃爲水穀之海**] ○ 사람이 기(氣)를 얻는 곳은 음식물이다. 그 음식물이 주입되는 곳은 위(胃)이다. 위는 음식물을 받아들여 기혈(氣血)을 만드는 곳(바다)이다. 바다의 물은 구름[雲氣]으로 변화되어 천하를 종횡으로 누빈다. 위에서 만들어진 기혈은 경수(經隧)를 통해 전신을 운행한다. '경수(經隧)'라는 것은 바로 오장육부를 연계시켜주는 경맥(經脈)이다. (『靈樞·玉版 60』) (『寶鑑·內景三·胃腑·胃爲水穀之海』) (신편p.604 /신p.427)

⋅ **五里二穴** ○ 迎之五里，中道而止，五至而已，五往而藏之氣盡矣. 故五五二十五而竭其輸矣. 此所謂奪其天氣也. 『靈樞』

② 오리(**五里，2개 혈**) ○ 오리혈(五里穴)에 사침(瀉鍼)하면 오장(五臟)의 기가 도중에서 멎는다. 그것은 한 장(臟)의 기는 대개 5번 오므로 연속해서 5번 찔러 사하면 한 장의 기운이 다 없어지게 된다. 따라서 연속해서 25번을 사하면 오장의 수혈(腧穴) 기운이 다 없어진다. 이것은 이른바 "그 원기를 빼앗는다"는 것이다. 『영추』(「玉版 60」) (『寶鑑·鍼灸篇·五里二穴』) (신편p.3670 /신p.2066)

五禁 第六十一

五禁五奪五過五逆九宜 (『類經二十二卷·鍼刺類』, p.901)

第一節

황제문우기백왈, 여문자유오금, 하위오금
黃帝問于岐伯曰, 余聞刺有五禁, 何謂五禁?

기백왈, 금기불가자야
岐伯曰, 禁其不可刺也.

황제왈, 여문자유오탈
黃帝曰, 余聞刺有五奪.

기백왈, 무사기불가탈자야
岐伯曰, 無寫其不可奪者也.

황제왈, 여문자유오과
黃帝曰, 余聞刺有五過.

기백왈, 보사무과기도
岐伯曰, 補寫無過其度.

황제왈, 여문자유오역
黃帝曰, 余聞刺有五逆.

기백왈, 병여맥상역, 명왈오역
岐伯曰, 病與脈相逆, 命曰五逆.

황제왈, 여문자유구의
黃帝曰, 余聞刺有九宜.

기백왈, 명지구침지론, 시위구의
岐伯曰, 明知九鍼之論, 是謂九宜.

第二節

황제왈, 하위오금? 원문기불가자지시
黃帝曰, 何謂五禁? 願聞其不可刺之時.

기백왈, 갑을일자승, 무자두, 무발몽우이내
岐伯曰, 甲乙日自乘, 無刺頭, 無發矇于耳內.

병정일자승, 무진애우견후렴천
丙丁日自乘, 無振埃于肩喉廉泉.

무기일자승사계, 무자복거조사수
戊己日自乘四季, 無刺腹去爪寫水.

경신일자승, 무자관절우고슬
庚辛日自乘, 無刺關節于股膝.

임계일자승, 무자족경, 시위오금
壬癸日自乘, 無刺足脛, 是謂五禁.

第三節

『黃帝曰, 何謂五奪?

岐伯曰, 形肉已奪, 是一奪也;

大奪血之後, 是二奪也;

大汗出之後, 是三奪也;

大泄之後, 是四奪也;

新産及大血之後, 是五奪也. 此皆不可寫.』① (「五奪勿用鍼瀉」)

◘ 五奪勿用鍼瀉 ○ 帝曰, 何謂五奪. 岐伯曰, 形肉已脫, 是一奪也. 大失血之後, 是二奪也. 大汗出之後, 是三奪也. 大泄之後, 是四奪也. 新産下血之後, 五奪也. 皆不可鍼瀉. 『靈樞』

① 오탈증에는 침으로 사하지 말아야 한다[五奪勿用鍼瀉] ○ 황제(黃帝)가 묻기를, "무엇을 오탈(五奪)이라고 합니까?"라고 하였다. 이에 기백(岐伯)이 대답하기를, "몹시 여윈 것을 일탈(一奪)이라고 하고, 피를 많이 흘린 뒤를 이탈(二奪)이라고 하며, 땀을 많이 흘린 뒤를 삼탈(三奪)이라고 하고, 설사를 심하게 한 뒤를 사탈(四奪)이라고 하며, 해산하고 하혈한 뒤를 오탈(五奪)이라고 하는데, 이런 경우는 다 침으로 사할 수 없습니다"라고 하였다. 『영추』(「五禁 61」) (『寶鑑·鍼灸篇·五奪勿用鍼瀉』) (신편p.3661 /신p.2061)

第四節

『黃帝曰, 何謂五逆?

岐伯曰, 熱病脈靜, 汗已出, 脈盛躁, 是一逆也;① (「瘟疫·脈法」)

病泄脈洪大, 是二逆也;② (「大便·脈法」)

著痹不移, 䐃肉破, 身熱, 脈偏絶, 是三逆也;

淫而奪形, 身熱, 色夭然白, 及後下血衃, 血衃篤重, 是謂㉠四逆也;③ (「血病吉凶」)

寒熱奪形, 脈堅搏, 是謂㉡五逆也.④ (「痎瘧·難治不治證」)』 ⑤ (「病有五逆」)

■ 脈法 ○ 熱病脈靜, 汗已出, 脈盛, 一逆也, 死不治. 『靈樞』

① 맥법(脈法) ○ 열병일 때 맥이 고요하다가 땀을 낸 다음에 맥이 성(盛)해지는 것은 첫째 역증(逆證)으로서 죽지 치료하지 못한다. 『영추』(「五禁 61」) (『寶鑑·雜病七·瘟疫·脈法』) (신편p.2585 /신p.1449)

㉠ 謂 : 校釋本에는 '謂'자를 삭제하였다.

㉡ 謂 : 校釋本에는 '謂'자를 삭제하였다.

■ 脈法 ○ 病泄, 脈洪而大, 爲逆. 『靈樞』

② 맥법(脈法) ○ 설사하는 병에 걸렸을 때 맥이 홍(洪)하면서 대(大)한 것은 역증(逆證)이다. 『영추』(「五禁 61」) (『寶鑑·內景四·大便·脈法』) (신편p.778 /신p.516)

◘ 血病吉凶 ○ 靈樞曰, 淫而脫形, 身熱, 色夭然白, 及後下血衃, 血衃篤重, 是爲逆.

③ 혈병의 길흉[血病吉凶] ○ 『영추(靈樞)』(「五禁 61」)에서는 "사기(邪氣)가 과도하여 형기(形氣)의 제어를 받지 않고 신열이 나며, 얼굴빛이 어둡고 창백한 데다가 대변에 검붉은 핏덩이가 섞여 나오는 것은 역증(逆證)이다"라고 하였다. (『寶鑑·內景二·血·血病吉凶』) (신편p.380 /신p.304)

◘ 難治不治證 ○ 寒熱脫形而脈堅搏, 是爲逆, 死不治. 『靈樞』

④ 난치증과 불치증[難治不治證] ○ 오한과 신열로 몸이 여위었으나 맥(脈)은 도리어 견고하고 세차게 뛰는 것은 역증(逆證)으로서 치료하지 못한다. 『영추』(「玉版 60」) (『寶鑑·雜病七·痎瘧·難治不治證』) (신편p.2576 /신p.1445)

■ 病有五逆 ○ 黃帝曰, 何謂五逆. 岐伯曰, 熱病脈靜, 汗已出, 脈盛躁, 是一逆也. 病泄, 脈洪大, 是二逆也. 着痹不移, 䐃肉破, 身熱, 脈偏絶, 是三逆也. 淫而奪形, 身熱, 色夭白, 及後下血衃, 血衃篤重, 是謂四逆也. 寒熱奪形, 脈堅搏, 是謂五逆也. 『靈樞』

⑤ 병에는 오역이 있다[病有五逆] ○ 황제(黃帝)가 묻기를, "무엇을 오역(五逆)이라 합니까?"라고 하였다. 이에 기백(岐伯)이 대답하기를, "열병(熱病) 때 맥이 고르게 뛰다가 땀을 낸 뒤부터 맥이 크게 뛰면서 삭(數)한 것이 첫째 역증(逆證)이고, 설사를 하면서도 맥이 홍대(洪大)한 것이 둘째 역증이며, 착비(着痹)가 낫지 않아 팔과 다리의 근육 알통이 부서져 편편해지고 몸에 열(熱)이 나면서 반신(半身)의 맥이 끊어지는 것이 셋째 역증이고, 음욕(淫慾)이 과도하여 몸이 여위고 열이 나며 얼굴빛이 창백하고 뒤로 검붉은 핏덩어리가 쏟아져 나오는데, 핏덩어리가 많고 병정(病情)이 심한 것이 넷째 역증이며, 오한과 신열이 나며 몸이 여위었는데 맥이 견(堅)한 것이 다섯째 역증입니다"라고 하였다. 『영추』(「五禁 61」) (『寶鑑·雜病一·辨證·病有五逆』) (신편p.1641 /신p.971)

動腧 第六十二

三經獨動 (『類經八卷·經絡類』, p.314)

第一章

황제왈 경맥십이 이수태음족소음양명 독동불휴 하야
黃帝曰, 經脈十二, 而手太陰足少陰陽明, 獨動不休, 何也?

기백왈 시 명위맥야
岐伯曰, 是㉠明胃脈也.

第二章

위위오장육부지해 기청기상주우폐 폐기종태음이행지
胃爲五藏六府之海, 其淸氣上注于肺, 肺氣從太陰而行之,

기행야 이식왕래 고인일호 맥재동 일흡 맥역재동 호흡불이 고동이부지
其行也, 以息往來, 故人一呼, 脈再動, 一吸, 脈亦再動, 呼吸不已, 故動而不止.

황제왈 기지과우촌구야 상십언식 하팔언복 하도종환 부지기극
黃帝曰, 氣之過于寸口也, 上十焉息? 下八焉伏? 何道從還? 不知其極.

기백왈 기지이장야 졸연여궁노지발 여수지하안 상우어이반쇠 기여기쇠산이역상
岐伯曰, 氣之離藏也, 卒然如弓弩之發, 如水之下岸, 上于魚以反衰, 其餘氣衰散以逆上,

고기행미
故其行微.

第三章

황제왈 족지양명하인이동
黃帝曰, 足之陽明何因而動?

기백왈 위기상주우폐 기한기상충두자 순인 상주공규 순안계 입락뇌
岐伯曰, 胃氣上注于肺, 其悍氣上衝頭者, 循咽, 上走空竅, 循眼系, 入絡腦,

출함 하객주인 순아거 합양명 병하인영 차위기별주우양명자야
出顑, 下客主人, 循牙車, 合陽明, 幷下人迎, 此胃氣別走于陽明者也.

고음양상하 기동야약일
故陰陽上下, 其動也若一.

고양병이양맥소자위역 음병이음맥대자위역
故陽病而陽脈小者爲逆, 陰病而陰脈大者爲逆.

고음양구정구동 약인승 상경자병
故陰陽俱靜俱動㉡若引繩, 相傾者病.

㉠ 是 : 校釋本에는 '足陽'으로 고쳤다.
㉡ 俱靜俱動 : 四庫全書本에는 '俱動俱靜'으로 되어 있다.

第四章

황제왈 족소음하인이동
黃帝曰, 足少陰何因而動?

기백왈 충맥자 십이경지해야
岐伯曰, 衝脈者, 十二經之海也.

여소음지대락 기우신하
與少陰之大絡, 起于腎下,

출우기가 순음고내렴 사입괵중 순경골내렴 병소음지경
出于氣街, 循陰股內廉, 邪入膕中, 循脛骨內廉, 並少陰之經,

하입내과지후 입족하
下入內踝之後, 入足下;

기별자 사입과 출속부상 입대지지간 주제락 이온족경 차맥지상동자야
其別者, 邪入踝, 出屬跗上, 入大指之間, 注諸絡, 以溫足脛, 此脈之常動者也.

➡ 任脈·督脈은 『素問·骨空論 60』·『靈樞·營氣 16』, 衝脈은 『素問·骨空論 60』·『靈樞·五音五味 65』·『靈樞·逆順肥瘦 38』·『靈樞·動腧 62』, 帶脈은 『素問·痿論 44』·『靈樞·經別 11』, 蹻脈은 『靈樞·脈度 17』·『靈樞·寒熱病 21』을 참고하라.

第五章

황제왈 영위지행야 상하상관 여환지무단
黃帝曰, 營衛之行也, 上下相貫, 如環之無端.

금유기졸연우사기 급봉대한 수족해타
今有其卒然遇邪氣, 及逢大寒, 手足懈惰,

기맥음양지도 상수지회 행상실야 기하유환
其脈陰陽之道, 相輸之會, 行相失也, 氣何由還?

기백왈 부사말음양지회자 차기지대락야
岐伯曰, 夫四末陰陽之會者, 此氣之大絡也.

사가자 기지경로야
四街者, 氣之徑路也.

고락절즉경통 사말해즉기종합 상수여환
故絡絶則徑通, 四末解則氣從合, 相輸如環.

황제왈 선 차소위여환무단 막지기기 종이부시 차지위야
黃帝曰, 善. 此所謂如環無端, 莫知其紀, 終而復始, 此之謂也.

五味論 第六十三

五味之走 各有所病 (『類經十一卷·氣味類』, p.396)

第一章

황제문우소유왈 오미입우구야 각유소주 각유소병
黃帝問于少兪曰, 五味入于口也, 各有所走, 各有所病.

산주근 다식지 령인륭
『酸走筋, 多食之, 令人癃;

함주혈 다식지 령인갈
鹹走血, 多食之, 令人渴;

신주기 다식지 령인통심
辛走氣, 多食之, 令人洞心;

고주골 다식지 령인변구
苦走骨, 多食之, 令人變嘔;

감주육 다식지 령인만심
甘走肉, 多食之, 令人悗心.』① (「五味過傷爲病」)

여지기연야 부지기하유 원문기고
余知其然也, 不知其何由. 願聞其故.

◘ 五味過傷爲病 ○ 酸走筋, 多食之, 令人癃. 小便不通也. ○ 鹹走血, 多食之, 令人渴. ○ 辛走氣, 多食之, 令人洞心. 心液爲汗. 洞心謂汗出也. ○ 苦走骨, 多食之, 令人變嘔. ○ 甘走肉, 多食之, 令人悗心. 悗與悶同. 『靈樞』

① 오미가 지나치면 병이 된다[五味過傷爲病] ○ 신맛은 근(筋)으로 가는데, 과다하게 섭취하면 융(癃) 소변이 나오지 않는 것이다. 한 증상이 생긴다. ○ 짠맛은 혈(血)로 가는데, 과다하게 섭취하면 갈증이 난다. ○ 매운맛은 기(氣)로 가는데, 과다하게 섭취하면 통심(洞心)이 된다. 心의 津液은 땀이다. 洞心이란 땀이 난다는 말이다. ○ 쓴맛은 뼈로 가는데, 과다하게 섭취하면 구역질이 난다. ○ 단맛은 살로 가는데, 과다하게 섭취하면 가슴을 문(悗) 悗은 悶과 같은 뜻이다. 하게 만든다. 『영추』(「五味論 63」) (『寶鑑·雜病四·內傷·五味過傷爲病』) (신편p.2140 /신p.1227)

第二章

第一節

소유답왈 산입우위 기기삽이수 상지양초 불능출입야 불출즉유우위중
少兪答曰, 酸入于胃, 其氣澀以收, 上之兩焦, 弗能出入也, 不出卽留于胃中,

위중화온 즉하주방광 방광지포박이나
胃中和溫, 則下注膀胱, 膀胱之胞薄以懦㉠,

득산즉축권 약이불통 수도불행 고륭
得酸則縮綣, 約而不通, 水道不行, 故癃.

㉠ 懦 : 校釋本에는 '濡'로 고쳤다.

음자 적근지소종야 고산입이주근의
陰者, 積筋之所終也, 故酸入而走筋矣.

第二節

황제왈 함주혈 다식지 령인갈 하야
黃帝曰, 鹹走血, 多食之, 令人渴, 何也?

소유왈 함입우위 기기상주중초 주우맥 즉혈기주지
少兪曰, 鹹入于胃, 其氣上走中焦, 注于脈, 則血氣走之,

혈여함상득즉응 응즉위중즙주지 주지즉위중갈 갈즉인로초 고설본건이선갈
血與鹹相得則凝, 凝則胃中汁注之, 注之則胃中竭, 竭則咽路焦, 故舌本乾而善渴.

혈맥자 중초지도야 고함입이주혈의
血脈者, 中焦之道也, 故鹹入而走血矣.

第三節

황제왈 신주기 다식지 령인통심 하야
黃帝曰, 辛走氣, 多食之, 令人洞心, 何也?

소유왈 신입우위 기기주우상초 상초자 수기이영제양자야
少兪曰, 辛入于胃, 其氣走于上焦, 上焦者, 受氣而營諸陽者也,

강구지기훈지 영위지기불시수지 구류심하 고통심
薑韭之氣薰之, 營衛之氣不時受之, 久留心下, 故洞心.

신여기구행 고신입이여한구출
辛與氣俱行, 故辛入而與汗俱出.

第四節

황제왈 고주골 다식지 령인변구 하야
黃帝曰, 苦走骨, 多食之, 令人變嘔, 何也?

소유왈 고입우위 오곡지기 개불능승고 고입하완 삼초지도개폐이불통 고변구
少兪曰, 苦入于胃, 五穀之氣, 皆不能勝苦, 苦入下脘, 三焦之道皆閉而不通, 故變嘔.

치자 골지소종야 고고입이주골 고입이부출 지기주골야
齒者, 骨之所終也, 故苦入而走骨, 故入而復出, 知其走骨也.

第五節

황제왈 감주육 다식지 령인만심 하야
黃帝曰, 甘走肉, 多食之, 令人悗心, 何也?

소유왈 감입우위 기기약소 불능상지우상초 이여곡유우위중자 령인유윤자야
少兪曰, 甘入于胃, 其氣弱小, 不能上至于上焦, 而與穀留于胃中者, 令人柔潤者也,

위유즉완 완즉충동 충동즉령인만심
胃柔則緩, 緩則蟲動, 蟲動則令人悗心.

기기외통어육 고감주육
其氣外通於肉, 故甘走肉.

陰陽二十五人 第六十四

➡ 本篇은 五形之人을 판단하는 것이 중요하고, 나머지는 좌우 經脈의 편차를 보고 二十五人으로 구분한 것일 뿐이다. 相學의 五行人 구분과 통하는 바가 있다. 木人은 長面, 火人은 脫面, 土人은 圓面, 金人은 方面, 水人은 面不平이 그려하다.

陰陽二十五人 (『類經四卷·藏象類』, p.149)

第一章

第一節

黃帝曰, 余問陰陽之人, 何如?

伯高曰, 天地之間, 六合之內, 不離于五, 人亦應之.

故五五二十五人之政, 而陰陽之人不與焉.

其態又不合于衆者五, 余已知之矣.

願聞二十五人之形, 血氣之所生, 別而以候, 從外知內, 何如?

岐伯曰, 悉乎哉問也. 此先師之秘也, 雖伯高猶不能明之也.

黃帝避席遵循而却曰, 余聞之, 得其人弗敎, 是謂重失, 得而洩之, 天將厭之.

余願得而明之, 金匱㉠藏之, 不敢揚之.

岐伯曰, 先立五形金木水火土, 別其五色, 異其五形之人, 而二十五人具矣.

第二節

黃帝曰, 願卒聞之.

岐伯曰, 愼之愼之, 臣請言之.

木形之人, 比於上角, 似於蒼帝.

其爲人蒼色, 小頭, 長面, 大肩背, 直身, 小手足,

㉠ 匱 : 四庫全書本, 章句索引本에는 '櫃'로 되어 있고, 校釋本에는 '柜'로 되어 있다.

호유재 노심 소력 다우노어사
好有才, 勞心㉠, 少力, 多憂勞於事.

내춘하 불내추동 감이병생 족궐음타타연
能春夏, 不能秋冬, 感而病生, 足厥陰佗佗然.

대각지인 비어좌족소양 소양지상유유연
大角之人, 比於左足少陽, 少陽之上遺遺然.

좌각지인 비어우족소양 소양지하수수연
左角之人, 比於右足少陽, 少陽之下隨隨然. 一曰少角.

체각지인 비어우족소양 소양지상추추연
釱角之人, 比於右足少陽, 少陽之上推推然. 一曰右角.

판각지인 비어좌족소양 소양지하괄괄 연
判角之人, 比於左足少陽, 少陽之下括括㉡然.

第三節

화형지인 비어상치 사어적제
火形之人, 比於上徵, 似於赤帝.

기위인적색 광인 탈면소두 호견배비복 소수족 행안지 질심 행요
其爲人赤色, 廣䏰, 脫面小頭, 好肩背髀腹, 小手足, 行安地, 疾心, 行搖,

견배육만 유기경재 소신 다려 견사명 호안 급심 불수폭사
肩背肉滿, 有氣輕財, 少信, 多慮, 見事明, 好顔, 急心, 不壽暴死.

내춘하 불내추동 추동감이병생 수소음핵핵연
能春夏, 不能秋冬, 秋冬感而病生, 手少陰核核然.

질치지인 비어좌수태양 태양지상기기연
質徵之人, 比於左手太陽, 太陽之上肌肌然. 一曰質之人. 一曰大徵.

소치지인 비어우수태양 태양지하 도도연
少徵之人, 比於右手太陽, 太陽之下, 慆慆然.

우치지인 비어우수태양 태양지상 교교연
右徵之人, 比於右手太陽, 太陽之上, 鮫鮫然. 一曰熊熊然.

질판지인 비어좌수태양 태양지하 지지이이연
質判之人, 比於左手太陽, 太陽之下, 支支頤頤然. 一曰質徵.

第四節

토형지인 비어상궁 사어상고황제
土形之人, 比於上宮, 似於上古黃帝.

기위인황색 원면 대두 미견배 대복 미고경 소수족 다육 상하상칭
其爲人黃色, 圓面, 大頭, 美肩背, 大腹, 美股脛, 小手足, 多肉, 上下相稱,

행안지 거족부
行安地, 擧足浮,

안심 호이인 불희권세 선부인야
安心, 好利人, 不喜權勢, 善附人也.

내추동 불내춘하 춘하감이병생 족태음돈돈연
能秋冬, 不能春夏, 春夏感而病生, 足太陰敦敦然.

대궁지인 비어좌족양명 양명지상완완연
大宮之人, 比於左足陽明, 陽明之上婉婉然.

가궁지인 비어좌족양명 양명지하감감연
加宮之人, 比於左足陽明, 陽明之下坎坎然. 一曰衆之人.

㉠ 好有才, 勞心 : 校釋本에는 '有才, 好勞心'으로 고쳤다.
㉡ 括括 : 校釋本에는 '栝栝'로 되어 있다.

소궁지인 비어우족양명 양명지상추추연
少宮之人, 比於右足陽明, 陽明之上樞樞然.

좌궁지인 비어우족양명 양명지하올올연
左宮之人, 比於右足陽明, 陽明之下兀兀然. 一曰衆之人. 一曰陽明之上.

第五節

금형지인 비어상상 사어백제
金形之人, 比於上商, 似於白帝.

기위인 방면 백색 소두 소견배 소복 소수족 여골발종외 골경 신청렴
其爲人, 方面, 白色, 小頭, 小肩背, 小腹, 小手足, 如骨發踵外, 骨輕, 身淸廉,

급심 정한 선위리
急心, 靜悍, 善爲吏.

내추동 불내춘하 춘하감이병생 수태음돈돈연
能秋冬, 不能春夏, 春夏感而病生, 手太陰敦敦然.

체상지인 비어좌수양명 양명지상염염연
釱商之人, 比於左手陽明, 陽明之上廉廉然.

우상지인 비어좌수양명 양명지하탈탈연
右商之人, 比於左手陽明, 陽明之下脫脫然.

좌 상지인 비어우수양명 양명지상감감연
左㉠商之人, 比於右手陽明, 陽明之上監監然.

소상지인 비어우수양명 양명지하엄엄연
少商之人, 比於右手陽明, 陽明之下嚴嚴然.

第六節

수형지인 비어상우 사어흑제
水形之人, 比於上羽, 似於黑帝.

기위인 흑색 면불평 대두 염 이 소견 대복 동수족 발행요신
其爲人, 黑色, 面不平, 大頭, 廉㉡頤, 小肩, 大腹, 動手足, 發行搖身,

하고장 배연연연
下尻長, 背延延然,

불경외 선기태인 육사
不敬畏, 善欺紿人, 戮死.

내추동 불내춘하 춘하감이병생 족소음한한연
能秋冬, 不能春夏, 春夏感而病生, 足少陰汗汗然.

대우지인 비어우족태양 태양지상 협협연
大羽之人, 比於右足太陽, 太陽之上, 頰頰然.

소 우지인 비어좌족태양 태양지하 우우연
小㉢羽之人, 比於左足太陽, 太陽之下, 紆紆然.

중지위인 비어우족태양 태양지하결결 연
衆之爲人, 比於右足太陽, 太陽之下絜絜㉣然. 一曰加之人.

질지위인 비어좌족태양 태양지상 안안연
桎之爲人, 比於左足太陽, 太陽之上, 安安然.

시고오형지인이십오변자 중지소이상기자시야
是故五形之人二十五變者, 衆之所以相欺者是也.

㉠ 左 : 校釋本에는 '大'로 되어 있다.
㉡ 廉 : 校釋本에는 '廣'으로 고쳤다.
㉢ 小 : 校釋本에는 '少'로 되어 있다.
㉣ 絜絜 : 校釋本에는 '潔潔'로 되어 있는데, 絜은 潔과 같이 '깨끗할 결'로 쓰이는 글자이다.

第七節

黃帝曰, 得其形, 不得其色, 何如?

岐伯曰, 形勝色, 色勝形者, 至其勝時年加, 感則病行, 失則憂矣.

形色相得者, 富貴大樂.

黃帝曰, 其形色相勝之時, 年加可知乎?

岐伯曰, 凡年忌下上之人, 大忌常加七歲㉠,

十六歲, 二十五歲, 三十四歲, 四十三歲, 五十二歲, 六十一歲, 皆人之大忌,

不可不自安也, 感則病行, 失則憂矣.

當此之時, 無爲姦事, 是謂年忌.

第二章

第一節

黃帝曰, 夫子之言, 脈之上下, 血氣之候, 以知形氣奈何?

岐伯曰, 『足陽明之上, 血氣盛則髥美長;

血少氣多則髥短;

故氣少血多則髥少;

血氣皆少則無髥, 兩吻多畫.』① (「十二經毛髮多少」)

『足陽明之下, 血氣盛則下毛美長至胸;

血多氣少則下毛美短至臍, 行則善高擧足, 足指少肉, 足善寒;

血少氣多則肉而善瘃;

血氣皆少則無毛, 有則稀枯悴,』① (「十二經毛髮多少」) 善痿厥足痹.

本章은 經脈의 上下에 따른 血氣 多少의 양상을 보여주는데, 앞서 나온 二十五人 구분에 따라 부합시켜 이해해야 한다.

㉠ 凡年忌下上之人, 大忌常加七歲 : 校釋本에는 '凡人之大忌, 常加九歲, 七歲'로 고쳤다.

■ 十二經毛髮多少 ○ 足陽明之上, 血氣盛則髥美長. 血氣少則無髥, 兩吻多畫. ○ 足陽明之下, 血氣盛則下毛美長至胸. 血氣皆少則無毛, 雖有則稀枯瘁. 『靈樞』

① 12경맥과 모발의 다소[十二經毛髮多少] ○ 인체의 상부를 순행하는 족양명경맥(足陽明經脈)의 기혈(氣血)이 성(盛)하면 구레나룻이 윤기가 있으면서 길며, 기혈이 다 적으면 구레나룻이 없고 입가에 주름이 많다. ○ 인체의 하부를 순행하는 족양명경맥(足陽明經脈)의 기혈이 성하면 음모(陰毛)가 윤기가 있고 길며 가슴에까지 털이 돋는다. 기혈이 다 적으면 음모가 나지 않는데, 만약 난다고 하여도 듬성듬성하고 까슬까슬하다. 『영추』(「陰陽二十五人 64」) (『寶鑑·外形四·毛髮·十二經毛髮多少』) (신편p.1456 /신p.862)

第二節

족 소 양 지 상 기 혈 성 즉 통 염 미 장
『足少陽之上, 氣血盛則通髥美長;

혈 다 기 소 즉 통 염 미 단
血多氣少則通髥美短;

혈 소 기 다 즉 소 염
血少氣多則少髥;

혈 기 개 소 즉 무 수 / 감 어 한 습 즉 선 비 골 통 조 고 야
血氣皆少則無鬚,』①(「十二經毛髮多少」) 感於寒濕則善痹, 骨痛爪枯也.

족 소 양 지 하 혈 기 성 즉 경 모 미 장 외 과 비
『足少陽之下, 血氣盛則脛毛美長, 外踝肥;

혈 다 기 소 즉 경 모 미 단 외 과 피 견 이 후
血多氣少則脛毛美短, 外踝皮堅而厚;

혈 소 기 다 즉 행 모 소 외 과 피 박 이 연
血少氣多則胻毛少, 外踝皮薄而軟;

혈 기 개 소 즉 무 모 / 외 과 수 무 육
血氣皆少則無毛,』①(「十二經毛髮多少」) 外踝瘦無肉.

■ 十二經毛髮多少 ○ 足少陽之上血氣盛, 則通髥美長. 血氣皆少, 則無髥. ○ 足少陽之下血氣盛, 則脛毛美長. 血氣皆少, 則脛無毛. 『靈樞』

① 12경맥과 모발의 다소[十二經毛髮多少] ○ 인체의 상부를 순행하는 족소양경맥(足少陽經脈)의 기혈이 성하면 구레나룻이 윤기가 있고 길며, 기혈이 다 적으면 구레나룻이 나지 않는다. ○ 인체의 하부를 순행하는 족소양경맥(足少陽經脈)의 기혈이 성하면 다리에 난 털이 윤기가 있고 길며, 기혈이 다 적으면 다리에 털이 나지 않는다. 『영추』(「陰陽二十五人 64」) (『寶鑑·外形四·毛髮·十二經毛髮多少』) (신편p.1456 /신p.862)

第三節

족 태 양 지 상 혈 기 성 즉 미 미 미 유 호 모
『足太陽之上, 血氣盛則美眉, 眉有毫毛;

혈 다 기 소 즉 악 미 / 이 다 소 리
血多氣少則惡眉,』①(「十二經毛髮多少」) 而㉠多少㉡理;

혈 소 기 다 즉 면 다 육
血少氣多則面多肉;

㉠ 而 : 四庫全書本, 章句索引本, 校釋本에는 '面'으로 되어 있다.
㉡ 少 : 校釋本에는 '小'로 고쳤다.

혈기화즉미색
血氣和則美色.

족태양지하 혈기성즉근육만 종견
足太陽之下, 血氣盛則跟肉滿, 踵堅;

기소혈다즉수 근공
氣少血多則瘦, 跟空;

혈기개소즉희전근 종하통
血氣皆少則喜轉筋, 踵下痛.

■ 十二經毛髮多少 ○ 足太陽之上血氣盛, 則美眉, 眉有毫毛. 毛之長者曰毫. 血多氣少, 則惡眉. 『靈樞』

① 12경맥과 모발의 다소[十二經毛髮多少] ○ 인체의 상부를 순행하는 족태양경맥(足太陽經脈)의 기혈이 성하면 눈썹이 아름답고 호모(毫毛)가 있다. 털이 긴 것을 毫毛라 한다. 혈(血)이 성하고 기(氣)가 적으면 눈썹에 윤기가 없다. 『영추』(「陰陽二十五人 64」) (『寶鑑·外形四·毛髮·十二經毛髮多少』) (신편p.1456 /신p.862)

第四節

수양명지상 혈기성즉자미
『手陽明之上, 血氣盛則髭美;

혈소기다즉자악
血少氣多則髭惡;

혈기개소즉무자
血氣皆少則無髭.』① (「十二經毛髮多少」)

수양명지하 혈기성즉액하모미 수어육이온
『手陽明之下, 血氣盛則腋下毛美,』① (「十二經毛髮多少」) 手魚肉以溫;

기혈 개소즉수수이한
氣血㉠皆少則手瘦以寒.

■ 十二經毛髮多少 ○ 手陽明之上血氣盛, 則髭美. 血氣皆少, 則無髭. ○ 手陽明之下血氣盛, 則腋下毛美. 『靈樞』

① 12경맥과 모발의 다소[十二經毛髮多少] ○ 인체의 상부를 순행하는 수양명경맥(手陽明經脈)의 기혈이 성하면 콧수염이 윤기가 있고, 기혈이 다 적으면 콧수염이 나지 않는다. ○ 인체의 하부를 순행하는 수양명경맥(手陽明經脈)의 기혈이 성하면 겨드랑이의 털이 윤기가 있다. 『영추』(「陰陽二十五人 64」) (『寶鑑·外形四·毛髮·十二經毛髮多少』) (신편p.1456 /신p.862)

第五節

수소양지상 혈기성즉미미이장 이색미
『手少陽之上, 血氣盛則眉美以長,』① (「十二經毛髮多少」) 耳色美;

혈기개소즉이초악색
血氣皆少則耳焦惡色.

수소양지하 혈기성즉수권다육이온
手少陽之下, 血氣盛則手捲多肉以溫;

㉠ 氣血 : 四庫全書本에는 '血氣'로 되어 있다.

혈 기 개 소 즉 한 이 수
血氣皆少則寒以瘦;

기 소 혈 다 즉 수 이 다 맥
氣少血多則瘦以多脈.

■ 十二經毛髮多少 ○ 手少陽之上血氣盛, 則眉美以長. 『靈樞』

① 12경맥과 모발의 다소[十二經毛髮多少] ○ 인체의 상부를 순행하는 수소양경맥(手少陽經脈)의 기혈이 성하면 눈썹이 아름답고 길다. 『영추』(「陰陽二十五人 64」) (『寶鑑·外形四·毛髮·十二經毛髮多少』) (신편p.1456 /신p.862)

第六節

수 태 양 지 상 혈 기 성 즉 구 다 수 면 다 육 이 평
『手太陽之上, 血氣盛則口㉠多鬚,』①(「十二經毛髮多少」) 面多肉以平;

혈 기 개 소 즉 면 수 악 색
血氣皆少則面瘦惡色.

수 태 양 지 하 혈 기 성 즉 장 육 충 만
手太陽之下, 血氣盛則掌肉充滿;

혈 기 개 소 즉 장 수 이 한
血氣皆少則掌瘦以寒.

■ 十二經毛髮多少 ○ 手太陽之上血氣盛, 則頷多鬚. 『靈樞』

① 12경맥과 모발의 다소[十二經毛髮多少] ○ 인체의 상부를 순행하는 수태양경맥(手太陽經脈)의 기혈이 성하면 턱수염이 많다. 『영추』(「陰陽二十五人 64」) (『寶鑑·外形四·毛髮·十二經毛髮多少』) (신편p.1456 /신p.862)

第三章

第一節

황 제 왈 이 십 오 인 자 자 지 유 약 호
黃帝曰, 二十五人者, 刺之有約乎?

기 백 왈 미 미 자 족 태 양 지 맥 기 혈 다 악 미 자 혈 기 소
岐伯曰, 美眉者, 足太陽之脈, 氣血多; 惡眉者, 血氣少;

기 비 이 택 자 혈 기 유 여
『其肥而澤者, 血氣有餘;

비 이 불 택 자 기 유 여 혈 부 족
肥而不澤者, 氣有餘, 血不足;

수 이 무 택 자 기 혈 구 부 족
瘦而無澤者, 氣血俱不足.①(「肉主肥瘦」)

심 찰 기 형 기 유 여 부 족 이 조 지 가 이 지 역 순 의
審察其形氣有餘不足而調之, 可以知逆順矣.』②(「肥瘦辨病候」)

■ 肉主肥瘦 ○ 肥而澤者, 血氣有餘. 肥而不澤者, 氣有餘血不足. 瘦而無澤者, 血氣俱不足. 『靈樞』

㉠ 口 : 四庫全書本, 章句索引本에는 '有'로 되어 있고, 校釋本에는 '口'자를 삭제하였다.

① 살은 살찌고 여윈 것을 주관한다[**肉主肥瘦**] ○ 살찌고 피부가 윤택한 사람은 혈(血)과 기(氣)가 넘치는 것이다. 살은 찌고 피부가 윤택하지 못한 사람은 기는 넘치나 혈이 부족한 것이다. 그리고 여위고 피부가 윤택하지 못한 사람은 혈과 기가 모두 부족한 것이다.『영추』(「陰陽二十五人 64」) (『寶鑑·外形三·肉·肉主肥瘦』) (신편p.1368 /신p.811)

■ **肥瘦辨病候** ○ 靈樞曰, 肥而澤者, 血氣有餘. 肥而不澤者, 氣有餘血不足. 瘦而無澤者, 血氣俱不足. 審察其形氣有餘不足而調之, 可以知逆順矣.

② 살이 찌거나 여윈 데 따라 병증을 구분한다[**肥瘦辨病候**] ○『영추(靈樞)』(「陰陽二十五人 64」)에서는 "살이 찌고 윤기가 나는 사람은 기혈(氣血)이 넉넉하다는 것이고, 살은 쪘으나 윤기가 없는 사람은 기(氣)는 넉넉하지만 혈(血)이 부족하다는 것이다. 여위고 윤기가 없는 사람은 혈기가 다 부족하다는 것이다. 그러므로 형체와 기가 넉넉한가 부족한가를 살펴보고 조절해 보아야 병세의 역순(逆順)을 알아 합당하게 치료할 수 있다"라고 하였다. (『寶鑑·雜病一·辨證·肥瘦辨病候』) (신편p.1630 /신p.964)

第二節

황제왈 자기제음양 내하
黃帝曰, 刺其諸陰陽, 奈何?

기백왈 안기촌구인영 이조음양 절순기경락지응색
岐伯曰, 按其寸口人迎, 以調陰陽, 切循其經絡之凝濇,

결이불통자 차어신개위통비 심즉불행 고응색
結而不通者, 此於身皆爲痛痺, 甚則不行, 故凝濇.

응색자 치기이온지 혈화내지 기결락자 맥결혈불화 결지내행
凝濇者, 致氣以溫之, 血和乃止. 其結絡者, 脈結血不和, 決之乃行.

고왈 기유여어상자 도이하지
故曰, 氣有餘於上者, 導而下之;

기부족어상자 추이휴지
氣不足於上者, 推而休之;

기계류부지자 인이영지 필명어경수 내능지지
其稽留不至者, 因而迎之, 必明於經隧, 乃能持之.

한여열쟁자 도이행지 기완진혈불결자 측 이여지
寒與熱爭者, 導而行之; 其宛陳血不結者, 側㉠而予之.

필선명지이십오인 즉혈기지소재 좌우상하 자약필야
必先明知二十五人, 則血氣之所在, 左右上下, 刺約畢也.

㉠ 側 : 四庫全書本, 章句索引本, 校釋本에는 '則'으로 되어 있다.

五音五味 第六十五

五音五味分配藏府 (『類經四卷·藏象類』, p.163)

第一章

우 치 여 소 치, 조 우 수 태 양 상
右徵與少徵, 調右手太陽上.

좌 상 여 좌 치, 조 좌 수 양 명 상
左商與左徵, 調左手陽明上.

소 치 여 대 궁, 조 좌 수 양 명 상
少徵與大宮, 調左手陽明上.

우 각 여 대 각, 조 우 족 소 양 하
右角與大角, 調右足少陽下.

대 치 여 소 치, 조 좌 수 태 양 상
大徵與少徵, 調左手太陽上.

중 우 여 소 우, 조 우 족 태 양 하
衆羽與少羽, 調右足太陽下.

소 상 여 우 상, 조 우 수 태 양 하
少商與右商, 調右手太陽下.

질 우 여 중 우, 조 우 족 태 양 하
桎羽與衆羽, 調右足太陽下.

소 궁 여 대 궁, 조 우 족 양 명 하
少宮與大宮, 調右足陽明下.

판 각 여 소 각, 조 우 족 소 양 하
判角與少角, 調右足少陽下.

체 상 여 상 상, 조 우 족 양 명 하
釱商與上商, 調右足陽明下.

체 상 여 상 각, 조 좌 족 태 양 하
釱商與上角, 調左足太陽下.

상 치 여 우 치 동, 곡 맥, 축 양, 과 행, 수 소 음 장 심, 색 적, 미 고, 시 하
上徵與右徵同, 穀麥, 畜羊, 果杏, 手少陰藏心, 色赤, 味苦, 時夏;

상 우 여 대 우 동, 곡 대 두, 축 체, 과 율, 족 소 음 장 신, 색 흑, 미 함, 시 동
上羽與大羽同, 穀大豆, 畜彘, 果栗, 足少陰藏腎, 色黑, 味鹹, 時冬;

상 궁 여 대 궁 동, 곡 직, 축 우, 과 조, 족 태 음 장 비, 색 황, 미 감, 시 계 하
上宮與大宮同, 穀稷, 畜牛, 果棗, 足太陰藏脾, 色黃, 味甘, 時季夏;

상 상 여 우 상 동, 곡 서, 축 계, 과 도, 수 태 음 장 폐, 색 백, 미 신, 시 추
上商與右商同, 穀黍, 畜雞, 果桃, 手太陰藏肺, 色白, 味辛, 時秋;

상 각 여 대 각 동, 곡 마, 축 견, 과 리, 족 궐 음 장 간, 색 청, 미 산, 시 춘
上角與大角同, 穀麻, 畜犬, 果李, 足厥陰藏肝, 色青, 味酸, 時春.

대궁여상각동, 우족양명상
大宮與上角同, 右足陽明上.

좌각여대각동, 좌족양명상
左角與大角同, 左足陽明上.

소우여대우동, 우족태양하
少羽與大羽同, 右足太陽下.

좌상여우상동, 좌수양명상
左商與右商同, 左手陽明上.

가궁여대궁동, 좌족소양상
加宮與大宮同, 左足少陽上.

질판여대궁동, 좌수태양하
質判與大宮同, 左手太陽下.

판각여대각동, 좌족소양하
判角與大角同, 左足少陽下.

대우여대각동, 우족태양상
大羽與大角同, 右足太陽上.

대각여대궁동, 우족소양상
大角與大宮同, 右足少陽上.

우치, 소치, 질치, 상치, 판치
右徵, 少徵, 質徵, 上徵, 判徵.

우각, 체각, 상각, 대각, 판각
右角, 釱角, 上角, 大角, 判角.

우상, 소상, 체상, 상상, 좌상
右商, 少商, 釱商, 上商, 左商.

소궁, 상궁, 대궁, 가궁, 좌궁
少宮, 上宮, 大宮, 加宮, 左宮㉠.

중우, 질우, 상우, 대우, 소우
衆羽, 桎羽, 上羽, 大羽, 少羽.

婦人無鬚 氣血多少 (『類經三卷·藏象類』, p.114)

第二章

第一節

황제왈, 부인무수자, 무혈기호
『黃帝曰, 婦人無鬚者, 無血氣乎?

기백왈, 충맥임맥, 개기어포중, 상순배리, 위경락지해
岐伯曰, 衝脈任脈, 皆起於胞中, 上循背裏, 爲經絡之海.① (「胞爲血室」)

기부이외자, 순복우상행, 회어인후, 별이락순구
其浮而外者, 循腹右上行, 會於咽喉, 別而絡脣口.

혈기성즉충부열육, 혈독성즉담삼피부, 생호모
血氣盛則充膚熱肉, 血獨盛則澹滲皮膚, 生毫毛.

금부인지생, 유여어기, 부족어혈, 이기삭탈혈야
今婦人之生, 有餘於氣, 不足於血, 以其數脫血也.

㉠ 左宮 : 校釋本에는 '左角宮'으로 되어 있다.

衝任之脈, 不榮口脣, 故鬚不生焉.』② (「婦人無鬚」)

『黃帝曰, 士人有傷於陰, 陰氣絶而不起, 陰不用, 然其鬚不去, 其故何也?

宦者獨去何也? 願聞其故.

歧伯曰, 宦者去其宗筋, 傷其衝脈, 血寫不復, 皮膚內結, 脣口不營, 故鬚不生.

黃帝曰, 其有天宦者, 未嘗被傷, 不脫於血, 然其鬚不生, 其故何也.

歧伯曰, 此天之所不足也, 其任衝不盛, 宗筋不成, 有氣無血, 脣口不榮, 故鬚不生.』③

(「宦官無鬚」)

黃帝曰, 善乎哉, 聖人之通萬物也!

若日月之光影, 音聲鼓響, 聞其聲而知其形, 其非夫子, 孰能明萬物之精?

➡ 任脈·督脈은 『素問·骨空論 60』·『靈樞·營氣 16』, 衝脈은 『素問·骨空論 60』·『靈樞·五音五味 65』·『靈樞·逆順肥瘦 38』·『靈樞·動輸 62』, 帶脈은 『素問·痿論 44』·『靈樞·經別 11』, 蹻脈은 『靈樞·脈度 17』·『靈樞·寒熱病 21』을 참고하라.

➡ 陳自明의 『婦人大全良方·妊娠門·妊娠漏胎下血方論第五』에 "衝任之脈爲經絡之海, 起於胞內. 手太陽小腸脈也, 手少陰心脈也, 是二經爲表裏, 上爲乳汁, 下爲月水."라고 하였다. 이는 『素問·評熱病論 33』에 "月事不來者, 胞脈閉也. 胞脈者屬心而絡於胞中, 今氣上迫肺, 心氣不得下通故, 月事不來也."라고 한 바가 있기 때문에 心과 연관지어 설명할 수 있다.

■ **胞爲血室** ○ 衝脈任脈皆起於胞中, 上循腹裏, 爲經絡之海. 『靈樞』

① 포는 혈실이다[胞爲血室] ○ 충맥(衝脈)과 임맥(任脈)은 다 포(胞)의 가운데서 시작하여 위로 배속으로 순행하는데, 경락이 모이는 곳이다. 『영추』(「五音五味 65」) (『寶鑑·內景三·胞·胞爲血室』) (신편p.635 /신p.444)

■ **婦人無鬚** ○ 黃帝曰, 婦人無鬚者, 無血氣乎. 岐伯對曰, 衝脈任脈, 皆起於胞中, 上循腹[背]裏, 爲經絡之海. 其浮而外者, 循腹右上行, 會於咽喉, 別而絡脣口. 血氣盛則充膚熱肉, 血獨盛則澹滲皮膚, 生毫毛. 今婦人之生, 有餘於氣, 不足於血, 以其數脫血也. 衝任之脈, 不榮口脣, 故鬚不生焉. 『靈樞』

② 부인은 왜 수염이 없는가[婦人無鬚] ○ 황제(黃帝)가 묻기를, "부인이 수염이 없는 것은 기혈(氣血)이 없어서 그런 것입니까?"라고 하였다. 이에 기백(岐伯)이 대답하기를, "충맥(衝脈)과 임맥(任脈)은 다 자궁에서 시작되어 배 앞면 안쪽을 타고 위로 순행하는데, 경락(經絡)의 기혈이 모여드는 곳입니다. 그 중에서 체표(體表)에 떠서 순행하는 부분은 복부를 따라 위로 올라가 인후부에서 체내로 순행하는 임맥과 합쳐지고, 인후부에서 따로 갈라져 나온 한 가닥은 입과 입술 주위를 둘러쌉니다. 혈(血)과 기(氣)가 같이 충실하다면 피부가 윤택하고 기육(肌肉)이 따뜻해지지만 영혈(營血)만 충실하다면 피부로 스며들어 털이 납니다. 그런데 부인은 생리특성상 기(氣)는 유여하고 혈(血)은 부족한 바, 그것은 매달 경혈(經血)이 배출되기 때문입니다. 따라서 충·임 두 맥 중의 영혈(營血)이 입과 입술을 영양해주지 못하게 되어 수염이 나지 않는 것입니다"라고 하였다. 『영추』(「五音五味 65」) (『寶鑑·外形四·毛髮·婦人無鬚』) (신편p.1458 /신p.863)

■ **宦官無鬚** ○ 黃帝曰, 士人有傷於陰, 陰氣絶而不起, 陰不用, 然其鬚不去何也. 宦者獨去何也. 岐伯對曰, 宦者去其宗筋, 傷其衝脈, 血瀉不復, 皮膚內結, 脣口不榮, 故鬚不生焉. 帝曰, 其有天宦者, 未嘗被傷, 不脫於血, 然其鬚不生何也. 岐伯曰, 此天之所不足也, 其衝任不盛, 宗筋不成, 有氣無血, 脣口不榮, 故鬚不生也. 『靈樞』

③ 환관은 왜 수염이 없는가[宦官無鬚] ○ 황제(黃帝)가 묻기를, "남자가 성기[陰器]를 다쳐서 성기의 기가 끊어져 발기가 안되고 성기능을 상실하였으나 수염은 빠지지 않는 것은 어째서 그렇습니까? 그리고 환관이 수염이 없는 것은 어째서입니까?"라고 하였다. 이에 기백(岐伯)이 대답하기를, "환관은 음기(陰器)가 잘리면서 충맥(衝脈)을 손상시켜 충맥 속의 피가 흘러나간 후에 정상적인 경로로 돌아오질 못하여 피부가 마르고 입과 입술이 자양을 받지 못해 수염이 나지 않는 것입니다"라고 하였다. 그러자 황제(黃帝)가 묻기를, "선천적으로 성기가 불완전한 사람은 음기(陰器)를 다친 적도 없고, 피를 쏟은 일도 없으나 수염이 나지 않는 것은 어째서 그렇습니까?"라고 하였다. 이에 기백(岐伯)이 답하길, "이렇게 선천적으로 불완전하게 생긴 사람은 충(衝)·임맥(任脈)의 기혈(氣血)이 충분치를 못하여 음기(陰氣)의 발육이 온전치 못하고, 비록 기(氣)는 유여하나 혈(血)이 부족하므로 입과 입술을 영양해주지 못하기 때문에 수염이 나지 않는 것입니다"라고 하였다. 『영추』(「五音五味 65」) (『寶鑑·外形四·毛髮·宦官無鬚』) (신편p.1458 /신p.863)

第二節

是故聖人『視其顔色, 黃赤者多熱氣, 靑白者少熱氣, 黑色者多血少氣.』① (「明堂察色」)

『美眉者太陽多血, 通髥極鬚者少陽多血, 美鬚者陽明多血,』② (「十二經毛髮多少」)

此其時然也.

『夫人之常數, 太陽常多血少氣, 少陽常多氣少血, 陽明常多血多氣,

厥陰常多氣少血, 少陰常多血少氣, 太陰常多血少氣, 此天之常數也.』

③ (「十二經血氣多少」)

➡ 三陰三陽의 氣血 多少는『素問·血氣形志 24』·『靈樞·五音五味 65』·『靈樞·九鍼論 78』에 나온다.

■ **明堂察色** ○ 視其顔色, 黃赤者多熱氣, 靑白者少熱氣, 黑色者多血少氣. 『靈樞』

① 명당의 색을 관찰한다[明堂察色] ○ 안색을 살펴보았을 때, 황적색을 띠는 사람은 체내에 열기(熱氣)가 많다는 것이고, 청백색을 띠는 사람은 체내에 열기가 적다는 것이며, 흑색을 띠는 사람은 체내에 혈(血)이 많고 기(氣)가 적다는 것이다. 『영추』(「五音五味 65」) (『寶鑑·雜病一·審病·明堂察色』) (신편p.1609 /신p.950)

■ **十二經毛髮多少** ○ 靈樞曰, 美眉者, 太陽多血. 通髥極鬚者, 少陽多血. 美鬚者, 陽明多血.

② 12경맥과 모발의 다소[十二經毛髮多少] ○『영추(靈樞)』(「五音五味 65」)에서는 "눈썹이 아름다운 사람은 태양경(太陽經)에 혈(血)이 많다는 것이다. 구레나룻과 턱수염이 많은 사람은 소양경(少陽經)에 혈(血)이 많다는 것이다. 턱수염이 아름다운 사람은 양명경(陽明經)에 혈(血)이 많다는 것이다"라고 하였다. (『寶鑑·外形四·毛髮·十二經毛髮多少』) (신편p.1456 /신p.862)

◘ **十二經血氣多少** ○ 夫人之常數, 太陽常多血少氣, 少陽常多氣少血, 陽明常多血多氣, 厥陰常多血少氣, 少陰常多氣少血, 太陰常多氣少血. 此天之常數也. 『靈樞』

③ 12경맥의 혈과 기의 다소[十二經血氣多少] ○ 무릇 인체에는 일정한 규칙이 있는 바, 태양경(太陽經)에는 항상 혈(血)이 많고 기(氣)가 적으며, 소양경(少陽經)에는 항상 기(氣)가 많고 혈(血)이 적으며, 양명경(陽明經)에는 항상 혈도 많고 기도 많으며, 궐음경(厥陰經)에는 항상 혈이 많고 기가 적으며, 소음경(少陰經)에는 항상 기가 많고 혈이 적으며, 태음경(太陰經)에도 항상 기가 많고 혈이 적은데, 이것은 인체의 정상적인 규칙이다. 『영추』(「九鍼論 78」) (『寶鑑·鍼灸篇·十二經血氣多少』) (신편p.3738 /신p.2106)

百病始生 第六十六

百病始生 邪分三部 (『類經十三卷·疾病類』, p.455)

第一章

황제문우기백왈 부백병지시생야 개생어풍우한서 청습희노
黃帝問于岐伯曰, 『夫百病之始生也, 皆生於風雨寒暑, 淸濕喜怒.

희노부절즉상장 풍우즉상상 청습즉상하
喜怒不節則傷藏, 風雨則傷上, 淸濕則傷下.

삼부지기 소상이류 원문기회
三部之氣, 所傷異類, 願聞其會.

기백왈 삼부지기각부동 혹기어음 혹기어양 청언기방
岐伯曰, 三部之氣各不同, 或起於陰, 或起於陽, 請言其方.

희노부절 즉상장 장상즉병기어음야
喜怒不節, 則傷藏, 藏傷則病起於陰也;

청습습허 즉병기어하
淸濕襲虛, 則病起於下;① (「脚氣病因」)

풍우습허 즉병기어상
風雨襲虛, 則病起於上.② (「積聚之因」)』 ③ (「百病始生」)

시위삼부 지어기음일 불가승수
是謂三部. 至於其淫泆, 不可勝數.

황제왈 여고불능수 고문선사 원졸문기도
黃帝曰, 余固不能數, 故問先師, 願卒聞其道.

기백왈 풍우한열 부득허 사불능독상인
岐伯曰, 『風雨寒熱, 不得虛, 邪不能獨傷人.

졸연봉질풍폭우이불병자 개무허 고사불능독상인
卒然逢疾風暴雨而不病者, 蓋無虛, 故邪不能獨傷人.

차필인허사지풍 여기신형
此必因虛邪之風, 與其身形.

양허상득 내객기형 양실상봉 중인육견
兩虛相得, 乃客其形;』④ (「陰陽生病」) 兩實相逢, 衆人肉堅.

기중어허사야 인어천시 여기신형 참이허실 대병내성
其中於虛邪也, 因於天時, 與其身形, 參以虛實, 大病乃成.

기유정사 인처위명 상하중외 분위삼원
氣有定舍, 因處爲名, 上下中外, 分爲三員.

➡ '邪不能獨傷人'은 『素問·刺法論 72』의 '正氣存內, 邪不可干'과 같은 뜻이다.

◆ **脚氣病因** ○ 經曰, 淸濕襲虛, 則病起於下. 『綱目』

① 각기병의 원인[脚氣病因] ○ 『영추(靈樞)』(「百病始生 66」)에서는 "서늘하고 습한 사기(邪氣)는 허한 틈을 타고 인체의 하부에 잘 침습하기 때문에 병이 하부에 생긴다"라고 하였다. 『강목』 (『寶鑑·外形四·足·脚氣病因』) (신편p.1428 /신p.847)

■ **積聚之因** ○ 靈樞曰, 喜怒不節則傷藏, 藏傷則虛, 風雨襲虛則病起於上.

② 적취의 원인[**積聚之因**] ○ 『영추(靈樞)』(「百病始生 66」)에서는 "희로(喜怒)의 감정을 절제하지 않으면 오장(五臟)을 손상시키고, 오장이 손상되면 허(虛)해지는 바, 풍우(風雨)의 사기(邪氣)가 허한 틈을 타고 인체의 상부에 침습하면 병이 상부에서 일어난다"라고 하였다. (『寶鑑·雜病六·積聚·積聚之因』) (신편p.2385 /신p.1346)

■ **百病始生** ○ 靈樞曰, 夫百病之始生也, 皆生風雨寒暑, 淸濕喜怒. 喜怒不節則傷藏, 風雨則傷上, 淸濕則傷下. 藏傷則病起於陰, 淸濕襲虛則病起於下, 風雨襲虛則病起於上.

③ 백병이 발생하는 경위[**百病始生**] ○ 『영추(靈樞)』(「百病始生 66」)에서는 "무릇 어떤 질병이라도 처음에는 모두 풍우(風雨)·한서(寒暑) 등의 사기(邪氣)가 침입하거나 청(淸)·습(濕)의 기(氣)가 침입하거나 희노(喜怒) 등의 감정이 상한 것으로 생긴다. 기뻐하고 성내는 것이 조절되지 않으면 내장(內臟)을 손상시키고, 풍우(風雨)의 사기가 침입하면 인체의 상부를 손상시키며, 청습(淸濕)의 사기가 침입하면 인체의 하부를 손상시킨다. 내장이 손상되면 그 병은 음분(陰分, 內部)에서 일어나고, 청습(淸濕)의 사기가 허(虛)한 틈을 타고 인체의 하부를 침입하면 그 병은 하부에서 일어나며, 풍우(風雨)의 사기가 허한 틈을 타고 인체의 상부를 침입하면 그 병은 상부에서 일어난다"라고 하였다. (『寶鑑·雜病一·辨證·百病始生』) (신편p.1627 /신p.962)

■ **陰陽生病** ○ 風雨寒熱, 不得虛邪, 不能獨傷人. 此必因虛邪之風, 與其身形, 兩虛相得, 乃客其形. 『靈樞』

④ 음과 양에서 병이 생긴다[**陰陽生病**] ○ 풍우(風雨)와 한열(寒熱)은 인체의 정기(正氣)가 허약(虛弱)하지 않는 경우라면 그것만으로는 인체를 손상시키지 못한다. 따라서 질병이 발생하는 것은 반드시 외부로부터 사기(邪氣)가 침입하고 내부의 정기(正氣)가 허약한 상태로서 두 조건이 서로 결합되어야 하는 것이다. 『영추』(「百病始生 66」) (『寶鑑·雜病一·辨證·陰陽生病』) (신편p.1623 /신p.959)

第二章

시고 허사지중인야 시어피부
是故『虛邪之中人也, 始於皮膚,

피부완즉주리개 개즉사종모발입 입즉저심 심즉모발립 모발립즉석연
皮膚緩則腠理開, 開則邪從毛髮入, 入則抵深, 深則毛髮立, 毛髮立則淅然,

고피부통
故皮膚痛.

류이불거 즉전사어락맥 재락지시 통어기육 기통지시식 대경내대
留而不去, 則傳舍於絡脈, 在絡之時, 痛於肌肉, 其痛之時息㉠, 大經乃代.

류이불거 전사어경 재경지시 쇄석희경
留而不去, 傳舍於經, 在經之時, 洒淅喜驚.

류이불거 전사어수 재수지시 육경불통 사지즉지절통 요척내강
留而不去, 傳舍於輸, 在輸之時, 六經不通, 四肢則肢節痛, 腰脊乃强.

류이불거 전사어복충지맥 재복충지시 체중신통
留而不去, 傳舍於伏衝之脈, 在伏衝之時, 體重身痛.

류이불거 전사어장위 재장위지시 분향복창
留而不去, 傳舍於腸胃, 在腸胃之時, 賁響腹脹,

다한즉장명손설 식불화 다열즉당출미
多寒則腸鳴飧泄, 食不化, 多熱則溏出糜.』① (「陰陽生病」)

류이불거 전사어장위지외 모원지간
留而不去, 傳舍於腸胃之外, 募原之間.

㉠ 其痛之時息 : 校釋本에는 '其病時痛時息'으로 고쳤다.

류 착 어 맥 　계 류 이 불 거 　식 이 성 적
『留著於脈, 稽留而不去, 息而成積.』② (「積聚之因」)

혹 착 손 맥 　혹 착 락 맥 　혹 착 경 맥 　혹 착 수 맥 　혹 착 어 복 충 지 맥 　혹 착 어 려 근
或著孫脈, 或著絡脈, 或著經脈, 或著輸脈, 或著於伏衝之脈, 或著於膂筋.

혹 착 어 장 위 지 모 원 　상 련 어 완 근 　사 기 음 일 　불 가 승 론
或著於腸胃之募原, 上連於緩筋, 邪氣淫泆, 不可勝論.

➡ 邪氣의 순차적인 침입 경로는 『素問·陰陽應象大論 05』 4장 4절, 『素問·皮部論 56』, 『素問·繆刺論 63』, 『靈樞·百病始生 66』, 『靈樞·刺節眞邪 75』에 나온다.

■ 陰陽生病 ○ 虛邪之中人也, 始於皮膚, 皮膚緩則腠理開, 開則邪從毛髮入, 入則抵深, 深則毛髮立, 毛髮立則淅[淅]然, 故皮膚痛. 留而不去, 則傳舍於絡脈, 時痛肌肉. 留而不去, 傳舍於經, 洒淅[淅]善驚. 留而不去, 傳舍於輸, 六經不通, 四肢肢節痛, 腰脊乃强. 留而不去, 傳舍於伏衝之脈, 體重身痛. 留而不去, 傳舍於腸胃, 賁響腹脹, 多寒則腸鳴飧泄, 食不化, 多熱則溏出糜. 『靈樞』

① 음과 양에서 병이 생긴다[陰陽生病] ○ 외부의 사기가 인체를 손상시킬 때에는 먼저 피부로 침범하는데, 그것은 피부가 이완되어 주리(腠理)가 열린 상태가 되기 때문으로 주리가 열려 있다면 사기가 모발을 통해 침입하고, 침입한 후에는 점점 깊은 부위로 들어가 모발을 곤두서게 만들고, 모발이 곤두서면 추위를 느끼고 전신의 피부가 아프다. 그 사기가 계속 머물러 떠나지 않는다면 점차 낙맥(絡脈)으로 옮겨 들어가게 되는데, 그때는 기육(肌肉)이 아프다. 그 사기가 낙맥(絡脈)에 머물러 떠나지 않는다면 경맥(經脈)으로 옮겨 들어가게 되는데, 그때는 오싹오싹 오한(惡寒)을 느끼고 놀라는 현상이 나타난다. 그 사기가 경맥(經脈)에 머물러 떠나지 않는다면 수혈(輸穴)로 모이게 되는데, 그때는 육경(六經)의 기혈(氣血)이 통하지 않게 되어 사지의 관절이 아프고 허리와 등뼈가 뻣뻣해진다. 그 사기가 수혈(輸穴)에 머물러 떠나지 않는다면 점차 척주(脊柱) 속의 복충맥(伏衝脈)으로 옮겨 들어가게 되는데, 그때는 몸이 무겁고 아픈 증상이 나타난다. 그 사기가 복충맥(伏衝脈)에 머물러 떠나지 않는다면 장위(腸胃)로 옮겨 들어가게 되는데, 그때는 뱃속이 부글거리고 배가 불러 오른다. 한사(寒邪)가 성하다면 뱃속이 부글거리고 삭지 않은 음식물을 설사하며 소화가 되지 않고, 열사(熱邪)가 성하다면 죽 같은 물똥을 싼다. 『영추』(「百病始生 66」) (『寶鑑·雜病一·辨證·陰陽生病』) (신편p.1623 /신p.959)

■ 積聚之因 ○ 靈樞曰, 留着於脈, 稽留不去, 息而成積.

② 적취의 원인[積聚之因] ○ 『영추(靈樞)』(「百病始生 66」)에서는 "사기가 혈맥(血脈)에 머물러 떠나지 않으면 점차 자라 적(積)이 된다"라고 하였다. (『寶鑑·雜病六·積聚·積聚之因』) (신편p.2385 /신p.1346)

第三章

황 제 왈 　원 진 문 기 소 유 연
黃帝曰, 願盡聞其所由然.

기 백 왈 　기 착 손 락 지 맥 이 성 적 자 　기 적 왕 래 상 하 　비 수 손 락 지 거 야 　부 이 완 　불 능 구 적 이 지 지
岐伯曰, 其著孫絡之脈而成積者, 其積往來上下, 臂手孫絡之居也, 浮而緩, 不能句積而止之.

고 왕 래 이 행 장 위 지 간 　수 주 삼 주 관 　탁 탁 유 음
故往來移行腸胃之間, 水湊滲注灌, 濯濯有音,

유 한 즉 진 　만 뢰 인 　고 시 절 통
有寒則䐜㉠滿雷引, 故時切痛.

기 　착 어 양 명 지 경 　즉 협 제 이 거 　포 식 즉 익 대 　기 즉 익 소
其『著於陽明之經, 則挾臍而居, 飽食則益大, 饑則益小.

㉠ 䐜 : 校釋本에는 '䐜䐜'으로 되어 있다.

其著於緩筋也，似陽明之積，飽食則痛，饑則安.

其著於腸胃之募原也，痛而外連于緩筋，飽食則安，饑則痛.

其著於伏衝之脈者，揣之㉠應手而動，發手則熱氣下於兩股，如湯沃之狀.

其著于膂筋，在腸後右㉡，饑則積見，飽則積不見，按之不得.』① (「積聚之因」)

其著於輸之脈者，閉塞不通，津液不下，孔竅乾壅，

此邪氣之從外入內，從上下也.

■ **積聚之因** ○ 靈樞曰，着於陽明之經，則挾臍而居，飽食則益大，飢則益小. ○ 着於緩筋也，似陽明之積，飽食則痛，飢則安. ○ 着於腸胃之膜原，痛而外連於緩筋，飽食則安，飢則痛. ○ 着於膂筋在腸後者，飢則積見，飽則積不見，按之不得.

① 적취의 원인[積聚之因] ○『영추(靈樞)』(「百病始生 66」)에서는 "사기(邪氣)가 양명경맥(陽明經脈)에 머물러 형성된 적(積)은 그 증상이 배꼽의 양옆에 나타나는데, 배불리 먹었을 때는 적의 덩어리가 더욱 크게 나타나고, 배가 고플 때는 적의 덩어리가 작아진다. ○ 사기가 완근(緩筋)에 머물러 형성된 적(積)은 그 증상이 양명경맥에 생긴 적과 유사하여 배불리 먹었을 때는 통증이 있으나 배가 고플 때는 편안하다. ○ 사기가 장위(腸胃)의 막원(膜原)에 머물러 형성된 적은 통증이 올 때 밖으로 완근에까지 이어져 땅기고, 배불리 먹었을 때는 편안하나 배가 고플 때는 통증이 있다. ○ 사기가 여근(膂筋)에 머물러 형성된 적은 적의 덩어리가 장(腸)의 뒷쪽에 있는데, 배가 고플 때는 적의 덩어리가 나타나나 배불리 먹었을 때는 적의 덩어리가 나타나지 않고 만져보아도 만져지지 않는다"라고 하였다. (『寶鑑·雜病六·積聚·積聚之因』) (신편p.2385 /신p.1346)

第四章

黃帝曰，積之始生，至其已成，奈何?

歧伯曰，『積之始生，得寒乃生，厥乃成積也.

黃帝曰，其成積奈何?

歧伯曰，厥氣生足悗，悗生脛寒，脛寒則血脈凝濇，血脈凝濇則寒氣上入於腸胃，

入於腸胃則䐜脹，䐜脹則腸外之汁沫迫聚不得散，日以成積.

卒然多食飮，則腸㉢滿；起居不節，用力過度，則絡脈傷.

陽絡傷則血外溢，血外溢則衄血；陰絡傷則血內溢，血內溢則後血.①

(「內傷失血」)

㉠ 揣之 : 校釋本에는 '揣揣'로 고쳤다.
㉡ 右 : 校釋本에는 '者'로 되어 있다.
㉢ 腸 : 校釋本에는 '脈'으로 고쳤다.

장위지락상 즉혈일어장외
腸胃之絡傷，則血溢於腸外，

장외유한 즙말여혈상박 즉병합응취부득산이적성의
腸外有寒，汁沫與血相摶㉠，則幷合凝聚不得散而積成矣.』②

(「積聚之因」)

졸연외중어한 약내상어우노 즉기상역
卒然外中於寒，若內傷於憂怒，則氣上逆，

기상역즉육수불통 온기불행
氣上逆則六輸不通，溫氣不行，

응혈온리 이불산 진액색삽 착이불거 이적개성의
凝血蘊裏㉡而不散，津液澀滲，著而不去，而積皆成矣.

황제왈 기생어음자 내하
黃帝曰，『其生於陰者，奈何?

기백왈 우사상심
歧伯曰，憂思傷心;

중한상폐
重寒傷肺;

분노상간
忿怒傷肝;

취이입방 한출당풍상비
醉以入房，汗出當風傷脾;

용력과도 약입방한출욕 즉상신
用力過度，若入房汗出浴，則傷腎.』③ (「陰陽生病」)

차내외삼부지소생병자야
此內外三部之所生病者也.

◘ 內傷失血 ○ 靈樞曰, 卒然多食飮則脹滿. 起居不節, 用力過度, 則(陽)絡脈傷. 陽絡脈傷則血外溢, 血外溢則衄血. 陰絡脈傷則血內溢, 血內溢則後血.

① 내상으로 인해 피를 흘리는 경우[內傷失血] ○『영추(靈樞)』(「百病始生 66」)에서는 "갑자기 많은 음식을 먹으면 배가 불러 오르고 그득해진다. 생활이 무절제하고 힘을 지나치게 쓰면 낙맥(絡脈)이 손상된다. 양락(陽絡)이 손상되면 피가 밖으로 넘치고, 피가 밖으로 넘치면 코피가 나게 된다. 음락(陰絡)이 손상되면 피가 안으로 넘치고, 피가 안으로 넘치면 대변에 피가 섞여 나온다"라고 하였다. (『寶鑑·內景二·血·內傷失血』) (신편p.377 /신p.302)

■ 積聚之因 ○ 淸濕襲虛, 則病起於下. 積之始生, 得寒乃生, 厥乃成積. 厥氣生足悗, 足悗生脛寒, 脛寒則血脈凝澁, 血脈凝澁則寒氣上入於腸胃. 入於腸胃則䐜脹, 䐜脹則腸外之汁沫迫聚不得散, 日以成積. ○ 卒然多飮食則脹滿, 起居不節, 用力過度, 則陽絡脈傷, 陽絡傷則血外溢, 陰絡傷則血內溢, 血內溢則後血 謂後分下血也. 腸胃之絡傷則血溢於腸外, 腸外有寒, 汁沫與血相搏則幷合凝聚不得散, 而積成矣.

② 적취의 원인[積聚之因] ○ 청(淸, 凉)·습(濕)의 사기가 허(虛)한 틈을 타고 인체의 하부에 침습하면 병이 하부에서 일어난다. 적(積)이 처음 생길 때는 한사(寒邪)를 받아서 생기는 것이니, 한사가 상부로 거슬러 올라가 적이 형성되는 것이다. 한사가 아래에서 위로 거슬러 올라갈 때는 먼저 발이 시큰거리고 아프다가 이어서 발이 시큰거리고 아프던 것이 정강이를 싸늘하게 만들고, 정강이가 싸늘하면 혈맥(血脈)이 응체(凝滯)되게 하며, 혈맥이 응체되면 사기가 제거되지 못해 한기(寒氣)가 위로 올라가 장위(腸胃)를 침범하게 만든다. 이렇게 장위가 한사(寒邪)를 받으면 창만(脹滿)해지고, 장위가 창만해지면 장(腸) 밖의 진액(津液)을 압박하여 운행이 순조롭지 못하고 펴지질 못해 이렇게 시일이 오래 지나면 덩어리가 생기는 것이다. ○ 갑자기 음식을 많이 먹어 장위(腸胃)가 창만해진 데다가 기

㉠ 摶 : 四庫全書本, 章句索引本, 校釋本에는 '搏'으로 되어 있다.
㉡ 裏 : 章句索引本, 校釋本에는 '裹'로 되어 있다.

거동작을 삼가지 않거나 힘을 과도하게 쓴다면 장위의 낙맥(絡脈)이 손상되는데, 만약 양락(陽絡)이 손상되면 피가 장 밖으로 넘쳐흐르고, 음락(陰絡)이 손상되면 피가 장위 속으로 넘쳐드는 바, 피가 장위 속으로 넘쳐들면 후혈(後血) 後陰으로 피를 쏟는 것을 이른다. 이 나온다. 장위(腸胃)의 양락(陽絡)이 손상되어 피가 장 밖으로 넘쳐흐른 데다가 장 밖에 한기(寒氣)가 있다면 한기를 받은 진액(津液)과 밖으로 넘친 피가 서로 합쳐져 응취(凝聚)되어 흩어지질 않으므로 적(積)이 형성되는 것이다. (『寶鑑·雜病六·積聚·積聚之因』) (신편p.2385 /신p.1346)

■ **陰陽生病** ○ 其生於陰者, 憂思傷心. 重寒傷肺. 忿怒傷肝. 醉以入房, 汗出當風, 傷脾. 用力過度, 若入房汗出浴水, 則傷腎. 『靈樞』

③ 음과 양에서 병이 생긴다[**陰陽生病**] ○ 질병이 음(陰, 內臟)에서 생기는 경우, 근심과 생각이 지나치면 심기(心氣)를 손상시킨다. 겉으로 한사(寒邪)에 감촉되고 찬 음식을 먹는다면 폐기(肺氣)를 손상시킨다. 분노가 지나치면 간기(肝氣)를 손상시킨다. 술에 취한 상태로 방사(房事)를 치루고, 땀이 난 상태에서 바람을 맞으면 비기(脾氣)를 손상시킨다. 힘을 과도하게 쓰거나 방사를 치루어 땀이 난 상태로 목욕을 하면 신기(腎氣)를 손상시킨다. 『영추』(「百病始生 66」) (『寶鑑·雜病一·辨證·陰陽生病』) (신편 p.1623 /신p.959)

第五章

황제왈 선 치지내하
黃帝曰, 善. 治之奈何?

기백답왈 찰기소통 이지기응 유여부족 당보즉보 당사즉사 무역천시 시위지치
歧伯答曰, 察其所痛, 以知其應, 有餘不足, 當補則補, 當寫則寫, 毋逆天時, 是謂至治.

行鍼 第六十七

▶ 本篇은 鍼을 놓을 때 得氣가 제대로 되어야 함을 설명하였다.

行鍼血氣六不同 (『類經二十卷·鍼刺類』, p.796)

第一節

황제문어기백왈 여문구침어부자 이행지어백성 백성지혈기 각부동형
黃帝問於岐伯曰, 余聞九鍼於夫子, 而行之於百姓, 百姓之血氣, 各不同形,

혹신동이기선침행 혹기여침상봉 혹침이출기독행
或神動而氣先鍼行, 或氣與鍼相逢, 或鍼已出氣獨行,

혹수자내지 혹발침이기역 혹수자병익극
或數刺乃知, 或發鍼而氣逆, 或數刺病益劇.

범차육자 각부동형 원문기방
凡此六者, 各不同形, 願聞其方.

第二節

기백왈 중양지인 기신이동 기기이왕야
岐伯曰, 重陽之人, 其神易動, 其氣易往也.

황제왈 하위중양지인
黃帝曰, 何謂重陽之人?

기백왈 중양지인 혹혹고고 언어선질 거족선고
岐伯曰, 重陽之人, 熇熇高高㉠, 言語善疾, 擧足善高,

심폐지장기유여 양기활성이양 고신동이기선행
心肺之藏氣有餘, 陽氣滑盛而揚, 故神動而氣先行.

第三節

황제왈 중양지인이신불선행자 하야
黃帝曰, 重陽之人而神不先行者, 何也?

기백왈 차인파유음자야
岐伯曰, 此人頗有陰者也.

황제왈 하이지기파유음야
黃帝曰, 何以知其頗有陰也?

기백왈 다양자다희 다음자다노 삭노자이해
岐伯曰, 多陽者多喜, 多陰者多怒, 數怒者易解,

고왈파유음 기음양지이합난 고기신불능선행야
故曰頗有陰, 其陰陽之離合難, 故其神不能先行也.

㉠ 高高 : 校釋本에는 '蒿蒿'로 고쳤다.

第四節

황제왈 기기여침상봉 내하
黃帝曰, 其氣與鍼相逢, 奈何?

기백왈 음양화조이혈기뇨택활리 고침입이기출 질이상봉야
岐伯曰, 陰陽和調而血氣淖澤滑利, 故鍼入而氣出, 疾而相逢也.

第五節

황제왈 침이출이기독행자 하기사연
黃帝曰, 鍼已出而氣獨行者, 何氣使然?

기백왈 기음기다이양기소
岐伯曰, 其陰氣多而陽氣少.

음기침이양기부자 내장 고침이출 기내수기후 고독행야
陰氣沈而陽氣浮者㉠內藏, 故鍼已出, 氣乃隨其後, 故獨行也.

第六節

황제왈 수자내지 하기사연
黃帝曰, 數刺乃知, 何氣使然?

기백왈 차인지다음이소양 기기침이기왕난 고수자내지야
岐伯曰, 此人之多陰而少陽, 其氣沈而氣往難, 故數刺乃知也.

第七節

황제왈 침입이기역자 하기사연
黃帝曰, 鍼入而氣逆者, 何氣使然?

기백왈 기기역여기수자병익심자 비음양지기 부침지세야
岐伯曰, 其氣逆與其數刺病益甚者, 非陰陽之氣, 浮沈之勢也,

차개조지소패 공지소실 기형기무과언
此皆粗之所敗, 工之所失, 其形氣無過焉.

㉠ 浮者 : 校釋本에는 '浮, 沈者'로 '沈'을 보충하였다.

上膈 第六十八

上膈下膈 蟲癰之刺 (『類經二十二卷·鍼刺類』, p.876)

第一章

黃帝曰, 氣爲上膈者, 食飮入而還出, 余已知之矣;

蟲爲下膈, 下膈者, 食晬時乃出, 余未得其意, 願卒聞之.

岐伯曰, 喜怒不適, 食飮不節, 寒溫不時, 則寒汁流於腸中, 流於腸中則蟲寒, 蟲寒則積聚,

守於下管, 則腸胃充郭, 衛氣不營, 邪氣居之.

人食則蟲上食, 蟲上食則下管虛, 下管虛則邪氣勝之,

積聚已㉠留, 留則癰成, 癰成則下管約.

其癰在管內者, 卽而痛深; 其癰在外者, 則癰外而痛浮, 癰上皮熱.

第二章

黃帝曰, 刺之奈何?

岐伯曰, 微按其癰, 視氣所行, 先淺刺其傍, 稍內益深, 還而刺之, 無過三行.

察其沈浮㉡, 以爲深淺㉢.

已刺必熨, 令熱入中, 日使熱內, 邪氣益衰, 大癰乃潰.

伍以參禁, 以除其內; 恬憺無爲, 乃能行氣.

後以鹹苦, 化穀乃下矣.

㉠ 已 : 校釋本에는 '以'로 되어 있다.
㉡ 沈浮 : 校釋本에는 '浮沈'으로 고쳤다.
㉢ 深淺 : 校釋本에는 '淺深'으로 고쳤다.

憂恚無言 第六十九

卒然失音之刺 (『類經二十一卷·鍼刺類』, p.867)

第一章

『黃帝問於少師曰, 人之卒然憂恚, 而言無音者, 何道之塞, 何氣出㉠行, 使音不彰?

願聞其方.

少師答曰, 咽喉者, 水穀之道也.

喉嚨者, 氣之所以上下者也.

會厭者, 音聲之戶也.

口脣者, 音聲之扇也.

舌者, 音聲之機也.

懸雍垂者, 音聲之關也.① (「咽與喉各異」)

頏顙者, 分氣之所泄也.

橫骨者, 神氣所使, 主發舌者也.

故人之鼻洞涕出不收者, 頏顙不開, 分氣失也.

是故厭小而疾薄㉡, 則發氣疾, 其開闔利, 其出氣易;

其厭大而厚, 則開闔難, 其氣出遲, 故重言也.

人卒然無音者, 寒氣客于厭, 則厭不能發, 發不能下, 至其開闔不致, 故無音.』②

(「卒然無音」)

■ **咽與喉各異** ○ 靈樞曰, 咽喉者, 水穀之道也. 喉嚨者, 氣之所以上下者也. 會厭者, 音聲之戶也. 懸雍者, 音聲之關也.

① 인과 후는 각기 다르다[**咽與喉各異**] ○ 『영추(靈樞)』(「憂恚無言 69」)에서는 "인후(咽喉, 食道)는 음식물이 통하는 길이다. 후롱(喉嚨, 氣管)은 숨이 오르내리는 길이다. 회염(會厭, 喉頭蓋)은 소리가 나

㉠ 出 : 校釋本에는 '不'로 고쳤다.

㉡ 疾薄 : 校釋本에는 '疾'을 삭제하고 '薄'으로 고쳤다.

오는 문호이다. 현옹(懸雍, 목젖)은 소리가 나오는 관문이다"라고 하였다. (『寶鑑·外形二·咽喉·咽與喉各異』) (신편p.1142 /신p.708)

◘ **卒然無音** ○ 黃帝問曰, 人之卒然憂恚而無音者, 何道之塞, 何氣出行, 使音不彰, 願聞其方. 少師答曰, 咽喉者, 水穀之道也. 喉嚨者, 氣之所以上下者也. 會厭者, 聲音之戶也. 口脣者, 聲音之扇也. 舌者, 聲音之機也. 懸雍垂者, 聲音之關也. 頏顙者, 分氣之所泄也. 橫骨者, 神氣所使, 主發舌者也. 故人之鼻洞涕出不收者, 頏顙不開, 分氣失也. 是故厭小而薄, 則發氣疾, 其開闔利, 其出氣易. 其厭大而厚, 則開闔難, 其氣出遲, 故重言也. 人卒然無音者, 寒氣客于厭, 則厭不能發, 發不能下, 至其開闔不致, 故無音. 『靈樞』

② 갑자기 목소리가 나오지 않는 것[卒然無音] ○ 황제(黃帝)가 묻기를 "사람이 갑자기 근심하거나 성낸 다음 목소리가 나오지 않는 것은 어느 길이 막히고, 무슨 기가 생겼기 때문에 목소리가 맑지 못한 것인지 그 이치를 듣고자 합니다"라고 하였다. 이에 소사(少師)가 대답하기를, "식도[咽喉]는 음식물이 들어가는 길이고, 후두[喉嚨]는 기가 오르내리는 길입니다. 후두개[會厭]는 목소리를 내는 문과 같은 곳입니다. 입술은 목소리를 내는 문짝과 같은 곳입니다. 혀는 목소리를 내는 기틀과 같은 곳입니다. 목젖[懸雍垂]은 목소리를 내는 관문과 같은 곳입니다. 후비강[頏顙]은 기가 갈라져 빠져 나오는 곳입니다. 설골(舌骨, 橫骨)은 신기(神氣)의 지배를 받아 주로 혀를 놀리게 하는 곳입니다. 그러므로 콧물이 나오는 것이 멎지 않는 것은 후비강이 닫히지 않고, 기가 갈라지는 길이 직임을 잃었기 때문입니다. 따라서 후두개가 작고 엷으면 기를 내보내는 것이 빠르고, 열리고 닫히는 것이 순조롭기 때문에 목소리가 쉽게 나오는 것입니다. 그러나 후두개가 크고 두터우면 열리고 닫히는 것이 순조롭지 않고, 기를 내보내는 것이 더디기 때문에 말을 더듬게 되는 것입니다. 그리고 사람이 갑자기 목소리가 나오지 않는 것은 찬 기운이 후두개에 침입하여 후두개가 열리지 못하였거나 열렸다고 하여도 정상적이질 못하여 열고 닫히는 작용이 되질 않아 목소리가 나오지 않는 것입니다"라고 하였다. 『영추』(「憂恚無言 69」) (『寶鑑·內景二·聲音·卒然無音』) (신편p.443 /신p.337)

◉ 『寶鑑』에서는 '卒然無音' 조문에 '荊蘇湯, 人參荊芥散, 射干湯'을 예시하였다.

第二章

황제왈 자지내하
『黃帝曰, 刺之奈何?

기백왈 족지소음 상계어설 락어횡골 종어회염 양사기혈맥 탁기내벽
岐伯曰, 足之少陰, 上繫於舌, 絡於橫骨, 終於會厭. 兩寫其血脈, 濁氣乃辟.

회염지맥 상락임맥 취지천돌 기염내발야
會厭之脈, 上絡任脈, 取之天突,①(「聲音·鍼灸法」) 其厭乃發也.』②(「厥氣爲瘖」)

■ **鍼灸法** ○ 卒然無音, 取天突. 『靈樞』

① 침구법(鍼灸法) ○ 갑자기 목소리를 내지 못하는 경우에는 천돌혈(天突穴)을 취하여 침을 놓는다. 『영추』(「憂恚無言 69」) (『寶鑑·內景二·聲音·鍼灸法』) (신편p.454 /신p.343)

◘ **厥氣爲瘖** ○ 又曰, 人卒然無音, 刺之奈何. 岐伯曰, 足之少陰, 上繫於舌, 絡於橫骨, 終於會厭. 兩瀉其血脈, 濁氣乃辟. 會厭之脈, 上絡任脈, 取之天突, 穴名. 其厭乃發. 『靈樞』

② 궐기로 벙어리가 된 것[厥氣爲瘖] ○ 또 말하길, "사람이 갑자기 소리를 내지 못할 때는 침을 어떻게 놓아야 합니까?"하고 물어보니, 기백(岐伯)이 말하기를, "족소음신경(足少陰腎經)은 위로 설근(舌根)에 이어지고, 횡골(橫骨, 舌骨)에 연계되어 회염(會厭)에 와서 끝납니다. 치료시에는 족소음(足少陰)과 임맥(任脈)의 양 경에서 각기 그 혈맥을 사해주면 한사(寒邪)의 탁기(濁氣)가 곧 물러납니다. 회염맥(會厭脈)은 위로 임맥을 지나는데, 천돌(天突) 혈이름. 을 취하여 쓰면 회염이 곧 소리를 발합니다"라고 하였다. 『영추』(「憂恚無言 69」) (『寶鑑·內景二·聲音·厥氣爲瘖』) (신편p.448 /신p.339)

寒熱 第七十

瘰癧 (『類經十八卷·疾病類』, p.710)

『黃帝問于岐伯曰, 寒熱瘰癧在於頸腋者, 皆何氣使生?

岐伯曰, 此皆鼠瘻寒熱之毒氣也, 留於脈而不去者也.

黃帝曰, 去之奈何?

岐伯曰, 鼠瘻之本, 皆在於藏, 其末上出於頸腋之間,
其浮於脈中, 而未內著於肌肉, 而外爲膿血者, 易去也.

黃帝曰, 去之奈何?

岐伯曰, 請從其本引其末, 可使衰去而絶其寒熱.
審按其道以予之, 徐往徐來以去之, 其小如麥者, 一刺知, 三刺而已.

黃帝曰, 決其生死奈何?

岐伯曰, 反其目視之, 其中有赤脈, 上下貫瞳子,
見一脈, 一歲死; 見一脈半, 一歲半死;
見二脈, 二歲死; 見二脈半, 二歲半死;
見三脈, 三歲而死.
見赤脈不下貫瞳子, 可治也.』① (「瘰癧·難治可治證」)

■ **難治可治證** ○ 帝曰, 寒熱瘰癧, 生於頸腋者, 何氣使然. 岐伯曰, 此皆鼠瘻寒熱之毒氣, 留於脈而不去者也. 帝曰, 決死生奈何. 岐伯曰, 反其目視之, 其中有赤脈, 上下貫瞳子, 見一脈, 一歲死, 見一脈半, 一歲半死, 見二脈, 二歲死, 見二脈半, 二歲半死, 見三脈, 三歲而死. 見赤脈不下貫瞳子者, 可治也. 『靈樞』

① 난치증과 가치증[難治可治證] ○ 황제(黃帝)가 묻기를, "오한과 발열을 동반한 나력(瘰癧)이 늘 목이나 겨드랑이 아래에 발생하는 것은 무슨 까닭입니까?"라고 하였다. 이에 기백(岐伯)이 대답하기를, "이것은 다 서루(鼠瘻)를 앓는 중에 한(寒)·열(熱)의 사기(邪氣)가 부딪쳐서 발생하는 독기가 혈맥(血脈) 가운데 머물러 있으면서 제때에 치료되지 않은 때문입니다"라고 하였다. 황제가 묻기를, "이 병의 생사여부를 어떻게 알 수 있습니까?"라고 하였다. 이에 기백이 대답하기를, "환자의 눈꺼풀을 뒤집어 눈을 살펴보고 알 수 있으니, 만약 눈에 붉은 핏줄이 위에서 아래로 동자를 뚫고 지나갔다면 이는 위중한 것인 바, 하나의 핏줄이 보이면 1년 내에 죽을 것이고, 하나 반이 보이면 1년 반 내에 죽을

것이며, 두 개의 핏줄이 보이면 2년 내에 죽을 것이고, 두 개 반이 보이면 2년 반 내에 죽을 것이며, 세 개의 핏줄이 보이면 3년 내에 죽을 것입니다. 그러나 붉은 핏줄이 보이더라도 동자를 지나가지 않은 경우라면 치료할 수 있을 것입니다"라고 하였다. 『영추』(「寒熱 70」) (『寶鑑·雜病八·諸瘡·難治可治證』) (신편 p.2769 /신p.1543)

◉ 『寶鑑』에서는 '諸瘡·難治可治證' 조문에 '玉燭散'을 예시하였다.

邪客 第七十一

不臥多臥 (『類經十八卷·疾病類』, p.693)

第一章

황제문어백고왈 부사기지객인야 혹령인목불명불와출자 하기사연
『黃帝問於伯高曰, 夫邪氣之客人也, 或令人目不瞑不臥出者, 何氣使然?

백고왈 오곡입우위야 기조박진액종기 분위삼수
伯高曰, 五穀入于胃也, 其糟粕津液宗氣, 分爲三隧,

고종기적우흉중 출우후롱 이관심맥 이행호흡언
故宗氣積于胸中, 出于喉嚨, 以貫心脈, 而行呼吸焉.

영기자 비기진액 주지어맥 화이위혈 이영사말 내주오장육부 이응각수언
營氣者, 泌其津液, 注之於脈, 化以爲血, 以榮四末, 內注五藏六府, 以應刻數焉.

위기자 출기한기지표질 이선행어사말분육피부지간 이불휴자야
衛氣者, 出其悍氣之慓疾, 而先行於四末分肉皮膚之間, 而不休者也.

주일행어양 야행어음 상종족소음지분간 행어오장육부
晝日行於陽, 夜行於陰, 常從足少陰之分間, 行於五藏六府.

금궐기객어오장육부 즉위기독위기외 행어양 부득입어음
今厥氣客於五藏六府, 則衛氣獨衛其外, 行於陽, 不得入於陰.

행어양즉양기성 양기성즉양교함 부득입어음
行於陽則陽氣盛, 陽氣盛則陽蹻陷㉠, 不得入於陰,

음허 고목불명
陰虛, 故目不瞑.

황제왈 선 치지내하
黃帝曰, 善. 治之奈何?

백고왈 보기부족 사기유여 조기허실 이통기도 이거기사
伯高曰, 補其不足, 寫其有餘, 調其虛實, 以通其道, 而去其邪;

음이반하탕일제 음양이통 기와립지
飮以半夏湯一劑, 陰陽已通, 其臥立至.

황제왈 선 차소위결독옹색 경락대통 음양화득자야 원문기방
黃帝曰, 善. 此所謂決瀆壅塞, 經絡大通, 陰陽和得者也, 願聞其方.

백고왈 기탕방이유수천리이외자팔승 양지만편 취기청오승자지 취이위신화
伯高曰, 其湯方以流水千里以外者八升, 揚之萬遍, 取其淸五升煮之, 炊以葦薪火,

비치출미일승 치반하오합서취 령갈위일승반
沸置秫米一升, 治半夏五合徐炊, 令竭爲一升半,

거기재 음즙일소배 일삼초익 이지위도
去其滓, 飮汁一小杯, 日三稍益, 以知爲度.

고기병신발자 복배즉와 한출즉이의
故其病新發者, 覆杯則臥, 汗出則已矣.

구자 삼음이이야
久者, 三飮而已也.』① (「虛煩不睡」)

㉠ 陷 : 校釋本에는 '滿'으로 고쳤다.

◘ **虛煩不睡** ○ 靈樞曰, 黃帝問曰, 人之目不瞑不臥者, 何氣使然. 伯高對曰, 衛氣晝日行於陽, 夜行於陰, 常從足少陰之分間, 行於五藏六府. 今厥氣客於藏府, 則衛氣獨衛其外, 不得入於陰. 行於陽則陽氣盛, 陽氣盛則陽蹻陷. 不得入於陰, 陰氣虛, 故目不瞑. 飮以半夏湯一劑, 陰陽已通, 其臥立至. 其方, 以流水千里外者八升, 揚之萬遍, 取其淸五升煮之, 炊以葦薪火, 沸置秫米一升, 治半夏五合, 徐炊令竭爲一升半, 去其渣, 飮汁一小盃, 日三, 稍益以知爲度. 其病新發者, 覆盃則臥, 汗出則已矣. 久者, 三飮而已也.

① 허번으로 잠을 자지 못하는 것[虛煩不睡] ○ 『영추(靈樞)』(「邪客 71」)에서는 "황제(黃帝)가 '사람이 눈에 졸음이 오지 않고 잠을 자지 못하는 것은 무슨 기가 그렇게 만드는 것입니까?'하고 물었다. 그러자 백고(伯高)가 '위기(衛氣)는 주간에는 양분(陽分)에서 운행하고, 야간에는 음분(陰分)에서 운행하는데, 늘 족소음신경의 분간(分間)에서 시작하여 차례로 오장육부를 순행합니다. 만약 궐기(厥氣)가 오장육부에 침입하면 위기는 단독으로 체표를 보위해야 하기 때문에 양분을 운행하며 장부로 들어가지 못하게 됩니다. 이렇게 양분에서만 운행하게 되면 양기(陽氣)가 성해지고, 양기가 성해지면 양교맥(陽蹻脈)의 맥기(脈氣)가 충만해져 음분으로 들어갈 수 없고 음기가 허해지게 되므로 졸리지 않습니다. 이런 증상에는 반하탕(半夏湯) 한 제를 달여 마시게 되면 음양의 기가 통하여 눕자마자 잠이 듭니다. 그 처방은, 천리 밖에서 흘러온 물 8되를 떠서 1만여 번 두림질을 한 다음 웃물 5되를 받아 끓이는데, 갈대섶으로 불을 때어 크게 끓기를 기다려 찰기장쌀 1되와 법제한 반하 5홉을 넣고 서서히 불을 지펴 약이 1되 반으로 졸아들게 달인 연후에 찌꺼기를 버리고 작은 잔으로 1잔씩 매일 3번씩 마신다. 혹은 조금씩 양을 늘려가기도 하는데 효과가 있다는 것을 알 수 있을 때까지 한다. 병이 갓 생겼을 경우에는 이 약을 먹으면 곧 잠이 들고 땀이 난 후에는 좋아진다. 오래된 병도 세 제만 복용하면 좋아진다'고 대답하였다"라고 하였다. (『寶鑑·內景二·夢·虛煩不睡』) (신편p.426 /신p.329)

◉ 『寶鑑』에서는 '虛煩不睡' 조문에 '半夏湯, 溫膽湯 가감, 益元散 가감, 竹葉石膏湯, 酸棗仁湯, 六君子湯 가감, 寧志膏, 高枕無憂散, 眞珠母元, 定志元 가감'을 예시하였다.

人身應天地 (『類經三卷·藏象類』, p.111)

第二章

黃帝問於伯高曰, 願聞人之肢節, 以應天地柰何?

伯高答曰, 天圓地方, 人頭圓足方以應之.

天有日月, 人有兩目, 地有九州, 人有九竅.

天有風雨, 人有喜怒.

天有雷電, 人有音聲.

天有四時, 人有四肢.

天有五音, 人有五藏.

天有六律, 人有六府.

天有冬夏, 人有寒熱.

천 유 십 일 인 유 수 십 지
天有十日, 人有手十指.

진 유 십 이 인 유 족 십 지 경 수 이 응 지 여 자 부 족 이 절 이 포 인 형
辰有十二, 人有足十指, 莖垂以應之, 女子不足二節, 以抱人形.

천 유 음 양 인 유 부 처
天有陰陽, 人有夫妻.

세 유 삼 백 육 십 오 일 인 유 삼 백 육 십 절
歲有三百六十五日, 人有三百六十㉠節.

지 유 고 산 인 유 견 슬
地有高山, 人有肩膝.

지 유 심 곡 인 유 액 괵
地有深谷, 人有腋膕.

지 유 십 이 경 수 인 유 십 이 경 맥
地有十二經水, 人有十二經脈.

지 유 천 맥 인 유 위 기
地有泉脈, 人有衛氣.

지 유 초 명 인 유 호 모
地有草蓂, 人有毫毛.

천 유 주 야 인 유 와 기
天有晝夜, 人有臥起.

천 유 열 성 인 유 아 치
天有列星, 人有牙齒.

지 유 소 산 인 유 소 절
地有小山, 人有小節.

지 유 산 석 인 유 고 골
地有山石, 人有高骨.

지 유 림 목 인 유 모 근
地有林木, 人有募筋.

지 유 취 읍 인 유 군 육
地有聚邑, 人有䐃肉.

세 유 십 이 월 인 유 십 이 절
歲有十二月, 人有十二節.

지 유 사 시 불 생 초 인 유 무 자
地有四時不生草, 人有無子.

차 인 여 천 지 상 응 자 야
此人與天地相應者也.

持鍼縱舍屈折 少陰無俞 (『類經二十卷·鍼刺類』, p.797)

第三章

第一節

황 제 문 어 기 백 왈 여 원 문 지 침 지 수 납 침 지 리 종 사 지 의 한 피 개 주 리 내 하
黃帝問於岐伯曰, 余願聞持鍼之數, 內鍼之理, 縱舍之意, 扞皮開腠理, 奈何?

㉠ 三百六十 : 校釋本에는 '三百六十五'로 '五'를 보충하였다.

맥지굴절 출입지처 언지이출 언지이지 언지이서 언지이질 언지이입
脈之屈折，出入之處，焉至而出，焉至而止，焉至而徐，焉至而疾，焉至而入？

육부지수어신자 여원진문
六府之輸於身者，余願盡聞.

소 서별리지처 리이입음 별이입양 차하도이종행 원진문기방
少㉠序別離之處，離而入陰，別而入陽，此何道而從行？願盡聞其方.

기백왈 제지소문 침도필의
歧伯曰，帝之所問，鍼道畢矣.

황제왈 원졸문지
黃帝曰，願卒聞之.

기백왈 수태음지맥 출어대지지단 내굴 순백육제 지본절지후태연류이담
歧伯曰，手太陰之脈，出於大指之端，內屈，循白肉際，至本節之後太淵留以澹，

외굴 상어본절하
外屈，上於本節下，

내굴 여음제락회어어제 수맥병주
內屈，與陰諸絡會於魚際，數脈幷注，

기기활리 복행옹골지하 외굴출어촌구이행
其氣滑利，伏行壅骨之下，外屈出於寸口而行，

상지어주내렴 입어대근지하
上至於肘內廉，入於大筋之下，

내굴상행노음 입액하 내굴주폐 차순행역수지굴절야
內屈上行臑陰，入腋下，內屈走肺. 此順行逆數之屈折也.

심주지맥 출어중지지단 내굴 순중지내렴이상류어장중
心主之脈，出於中指之端，內屈，循中指內廉以上留於掌中，

복행양골지간 외굴 출양근지간 골육지제
伏行兩骨之間，外屈，出兩筋之間，骨肉之際，

기기활리 상이촌 외굴출행양근지간
其氣滑利，上二寸㉡，外屈出行兩筋之間，

상지주내렴 입어소근지하 류양골지회
上至肘內廉，入於小筋之下，留兩骨之會，

상입어흉중 내락어심맥
上入於胸中，內絡於心脈.

第二節

황제왈 수소음지맥 독무수 하야
『黃帝曰，手少陰之脈，獨無腧，何也？

기백왈 소음 심맥야 심자 오장육부지대주야 정신지소사야 기장견고 사불능용야
歧伯曰，少陰，心脈也. 心者，五藏六府之大主也，精神之所舍也，其藏堅固，邪弗能容也，

용지즉심상 심상즉신거 신거즉사의
容之則心傷，心傷則神去，神去則死矣.

고제사지재어심자 개재어심지포락 포락자 심주지맥야 고독무수언
故諸邪之在於心者，皆在於心之包絡. 包絡者，心主之脈也，故獨無腧焉.

황제왈 소음독무수자 불병호
黃帝曰，少陰獨無腧者，不病乎？

㉠ 少 : 校釋本에는 '其'로 고쳤다.

㉡ 上二寸 : 校釋本에는 '上行三寸'으로 고쳤다.

기 백 왈 기 외 경 병 이 장 불 병 고 독 취 기 경 어 장 후 예 골 지 단
岐伯曰, 其外經病而藏不病, 故獨取其經於掌後銳骨之端.』① (「手少陰無輸」)(「神門二穴」)

기 여 맥 출 입 굴 절 기 행 지 서 질 개 여 수 소 음 심 주 지 맥 행 야
其餘脈出入屈折, 其行之徐疾, 皆如手少陰心主之脈行也.

고 본 수 자 개 인 기 기 지 허 실 질 서 이 취 지 시 위 인 충 이 사 인 쇠 이 보
故本腧者, 皆因其氣之虛實疾徐以取之, 是謂因衝而寫, 因衰而補,

여 시 자 사 기 득 거 진 기 견 고 시 위 인 천 지 서
如是者, 邪氣得去, 眞氣堅固, 是謂因天之序.

◘ **手少陰無輸** ○ 黃帝曰, 手少陰之脈獨無輸, 何也. 岐伯曰, 少陰者, 心脈也. 心者, 五藏六府之大主也, 爲帝王精神之所舍, 其藏堅固, 邪不能容. 容之則傷心, 心傷則神去, 神去則死矣. 故諸邪在於心者, 皆在心之包絡. 包絡者, 心主之脈也. 故少陰無輸也. 帝曰, 少陰無輸, 心不病乎. 岐伯曰, 其外經病而藏不病. 故獨取其經於掌後銳骨之端. 卽神門穴也. 『靈樞』

① 수소음은 수혈이 없다[手少陰無輸] ○ 황제(黃帝)가 "수소음경맥(手少陰經脈)만이 유독 수혈(輸穴)이 없는 것은 어째서입니까?"라고 물었다. 이에 기백(岐伯)이 말하기를, "수소음경은 심맥(心脈)입니다. 그런데 심장은 오장육부의 주재자로서 임금과 같은 정신(精神)이 머무르는 곳인 바, 그 장기(臟器)가 견고하여 사기(邪氣)가 침범하는 것을 용납지 않습니다. 만약 사기가 침입한다면 심장을 상하게 하고, 심장이 상하면 신기(神氣)가 흩어져서 곧 죽습니다. 따라서 각종 사기가 심장에 침입했다는 것은 모두 심포락(心包絡) 부위에 있는 것을 말합니다. 심포락은 심장이 주재하는 맥으로서 능히 심장이 받을 사기를 대신합니다. 그러므로 소음에는 수혈이 없는 것입니다"라고 하였다. 황제(黃帝)가 "수소음경맥에는 수혈이 없으니, 그 경맥과 심장에는 병이 생기지 않는다는 것입니까?"라고 물었다. 이에 기백(岐伯)이 말하기를, "밖에 있는 수소음의 경혈에는 병이 생길 수 있지만 속에 있는 심장에는 병이 생기지 않습니다. 그래서 치료할 적에는 단지 그 경맥의 손바닥 뒤 뾰족한 뼈의 끝 곧, 신문혈(神門穴)이다. 만을 취하는 것입니다"라고 하였다. 『영추』(「邪客 71」) (『寶鑑·內景三·心臟·手少陰無輸』) (신편p.566 /신p.402)

• **神門二穴** ○ 內經言, 心藏堅固, 邪不能容, 故手少陰獨無輸. 其外經病而藏不病者, 獨取其經於掌後銳骨之端. 神門穴是也. 『綱目』

① 신문(神門, 2개 혈) ○ 『내경(內經)』(『靈樞·邪客 71』)에서는 "심장(心臟)은 견고하여 사기(邪氣)가 들어가지 못하므로 수소음경맥만은 수혈(腧穴)이 없다. 따라서 외부의 경맥은 사기를 받아 병들고 심장은 병들지 않았을 때, 이 경맥이 지나간 손바닥 뒤 예골 끝에서 경혈을 잡으라"라고 하였는데, 신문혈(神門穴)이 바로 그 경혈이다. 『강목』(『寶鑑·鍼灸篇·神門二穴』) (신편p.3685 /신p.2076)

第三節

황 제 왈 지 침 종 사 내 하
黃帝曰, 持鍼縱舍奈何?

기 백 왈 필 선 명 지 십 이 경 맥 지 본 말 피 부 지 한 열 맥 지 성 쇠 활 색
岐伯曰, 必先明知十二經脈之本末, 皮膚之寒熱, 脈之盛衰滑濇.

기 맥 활 이 성 자 병 일 진 허 이 세 자 구 이 지 대 이 색 자 위 통 비
其脈滑而盛者, 病日進; 虛而細者, 久以持; 大以濇者, 爲痛痹;

음 양 여 일 자 병 난 치
陰陽如一者, 病難治.

기 본 말 상 열 자 병 상 재 기 열 이 쇠 자 기 병 역 거 의
其本末尙熱者, 病尙在, 其熱已衰者, 其病亦去矣.

持其尺，察其肉之堅脆，小大滑濇，寒溫燥濕.

因視目之五色，以知五藏而決死生.

視其血脈，察其色，以知其寒熱痛痹.

黃帝曰，持鍼縱舍，余未得其意也.

岐伯曰，持鍼之道，欲端以正，安以靜，先知虛實，而行疾徐，

左手執骨，右手循之，無與肉果.

寫欲端以正，補必閉膚，輔鍼導氣，邪得淫泆，眞氣得居.

黃帝曰，扞皮開腠理奈何?

岐伯曰，因其分肉，左㉠別其膚，微內而徐端之，適神不散，邪氣得去.

八虛以候五藏 (『類經十四卷·疾病類』, p.511)

第四章

『黃帝問於岐伯曰，人有八虛，各何以候.

岐伯答曰，以候五藏.

黃帝曰，候之奈何?

岐伯曰，肺心有邪，其氣留於兩肘;① (「肩臂病因」)

肝有邪，其氣留于兩腋;② (「脇腋屬肝膽」)

脾有邪，其氣留于兩髀;

腎有邪，其氣留于兩膕.③ (「脚氣病證」)

凡此八虛者，皆機關之室，眞氣之所過，血絡之所遊，邪氣惡血，固不得住留.

住留則傷筋絡骨節，機關不得屈伸，故病㉡攣也.』④ (「八虛候五臟」)

『靈樞·五邪 20』의 내용을 참고하라. 『靈樞·論疾診尺 74』 1장에 "肘前獨熱者，膺前熱; 肘後獨熱者，肩背熱."이라 하였다.

㉠ 左 : 校釋本에는 '在'로 고쳤다.
㉡ 病 : 校釋本에는 '拘'로 되어 있다.

➡ 대표적인 瀉穴은 腎經의 陰谷이 있다.

◆ 肩臂病因 ○ 靈樞曰, 肺心有邪, 其氣流于兩肘.

① 어깨와 팔의 병의 원인[肩臂病因] ○『영추(靈樞)』(「邪客 71」)에서는 "폐(肺)와 심(心)에 사기(邪氣)가 있다면 그 사기는 폐와 심의 경맥(經脈)을 따라 양쪽 팔꿈치로 들어간다"라고 하였다. (『寶鑑·外形四·手·肩臂病因』) (신편p.1412 /신p.838)

◉『寶鑑』에서는 '肩臂病因' 조문에 '五積散, 烏藥順氣散, 蠲痺湯 가감, 薑黃散, 舒經湯, 活絡湯, 白芥子散, 五靈脂散, 應痛元'을 예시하였다.

■ 脇腋屬肝膽 ○ 肝有邪, 其氣流于兩脇.『靈樞』

② 옆구리와 겨드랑이는 간담에 속한다[脇腋屬肝膽] ○ 간에 사기(邪氣)가 있으면 그 사기는 양쪽 옆구리로 흘러들어 간다.『영추』(「邪客 71」) (『寶鑑·外形三·脇·脇腋屬肝膽』) (신편p.1324 /신p.791)

◉『靈樞·邪客 71』의 '腋'을『寶鑑』에서는 '脇'으로 고쳤다.

◆ 脚氣病證 ○ 靈樞曰, 脾有邪, 其氣流于兩股. 一作髀. 腎有邪, 其氣流于兩膕.

③ 각기병의 증상[脚氣病證] ○『영추(靈樞)』(「邪客 71」)에서는 "비(脾)에 사기(邪氣)가 있으면 그 사기는 양 허벅지 어떤 곳에는 넓적다리[髀]라고 하였다. 로 들어가고, 신(腎)에 사기가 있으면 그 사기는 양 무릎의 오금으로 들어간다"라고 하였다. (『寶鑑·外形四·足·脚氣病證』) (신편p.1429 /신p.847)

■ 八虛候五臟 ○ 黃帝問曰, 人有八虛, 各何以候. 岐伯對曰, 以候五藏也. 肺心有邪, 其氣流于兩肘. 肝有邪, 其氣流于兩脇. 一作腋. 脾有邪, 其氣流于兩髀. 一作股. 腎有邪, 其氣流于兩膕. 凡此八虛者, 皆機關之室, 眞氣之所過, 血絡之所遊. 邪氣惡血, 固不得留住, 留住則傷經絡骨節, 機關不得屈伸, 故病攣也.『靈樞』

④ 팔허는 오장의 병변을 보여준다[八虛候五臟] ○ 황제(黃帝)가 묻기를, "사람에게 팔허(八虛)가 있는데, 각각 어떤 질병을 진찰해볼 수 있습니까?"라고 하였다. 이에 기백(岐伯)이 대답하기를, "오장(五臟)의 병변을 진찰해볼 수 있습니다. 만약 폐(肺)와 심(心)에 사기(邪氣)가 있다면 사기는 폐와 심의 경맥(經脈)을 따라 양쪽 팔꿈치 부위에 몰리고, 간(肝)에 사기가 있다면 사기는 간의 경맥을 따라 양쪽 옆구리 겨드랑이라고 한 곳도 있다. 에 몰리고, 비(脾)에 사기가 있다면 사기는 비의 경맥을 따라 양쪽 허벅지 샅이라고 한 곳도 있다. 에 몰리고, 신(腎)에 사기가 있다면 사기는 신의 경맥을 따라 오금에 몰립니다. 이렇게 팔허(八虛, 左右 肘·腋·髀·膕 부위)는 모두 사지의 관절이 굴신하는 추뉴(樞紐, 중심점)로서 진기(眞氣)와 혈락(血絡)이 통행하고 모여드는 곳입니다. 따라서 이곳은 사기(邪氣)와 어혈(瘀血)이 머물러서는 안되는 곳인데, 만약 사기와 어혈이 머무른다면 경락과 관절을 손상시켜 관절의 굴신이 자유롭지 못하고 오그라드는 증상이 나타납니다"라고 하였다.『영추』(「邪客 71」) (『寶鑑·雜病一·辨證·八虛候五臟』) (신편p.1640 /신p.970)

通天 第七十二

▶ 本篇에서는 五態之人을 설명한다. 李濟馬의『東醫壽世保元』에 주요 내용으로 인용된다.

人有陰陽 治分五態 (『類經四卷·藏象類』, p.143)

第一章

황제문우소사왈 여상문인유음양 하위음인 하위양인
黃帝問于少師曰, 余嘗聞人有陰陽, 何謂陰人, 何謂陽人?

소사왈 천지지간 육합지내 불리어오
少師曰, 天地之間, 六合之內, 不離於五.

인역응지 비도일음일양이이야 이략언이 구불능편명야
人亦應之, 非徒一陰一陽而已也, 而略言耳, 口弗能徧明也.

황제왈 원략문기의 유현인성인 심능비이행지호
黃帝曰, 願略聞其意, 有賢人聖人, 心能備而行之乎?

소사왈 개유태음지인 소음지인 태양지인 소양지인 음양화평지인
少師曰, 蓋有太陰之人, 少陰之人, 太陽之人, 少陽之人, 陰陽和平之人.

범오인자 기태부동 기근골기혈각부등
凡五人者, 其態不同, 其筋骨氣血各不等.

第二章

황제왈 기부등자 가득문호
黃帝曰, 其不等者, 可得聞乎?

소사왈 태음지인 탐이불인 하제잠잠 호납이오출
少師曰, 太陰之人, 貪而不仁, 下齊湛湛, 好內而惡出,

심화 이불발 불무어시 동이후지 차태음지인야
心和㉠而不發, 不務於時, 動而後之, 此太陰之人也.

소음지인 소탐이적심 견인유망 상약유득 호상호해
少陰之人, 小貪而賊心, 見人有亡, 常若有得, 好傷好害,

견인유영 내반온노 심질이무은 차소음지인야
見人有榮, 乃反慍怒, 心疾而無恩, 此少陰之人也.

태양지인 거처우우 호언대사 무능이허설 지발어사야
太陽之人, 居處于于, 好言大事, 無能而虛說, 志發於四野,

거조불고시비 위사여상자용 사수패 이상무회 차태양지인야
擧措不顧是非, 爲事如常自用, 事雖敗, 而常無悔, 此太陽之人也.

소양지인 시체호자귀 유소소관 즉고자의
少陽之人, 諟諦好自貴, 有小小官, 則高自宜㉡,

호위외교 이불내부 차소양지인야
好爲外交, 而不內附, 此少陽之人也.

㉠ 和 : 校釋本에는 '抑'으로 고쳤다.
㉡ 宜 : 校釋本에는 '宣'으로 고쳤다.

음양화평지인 거처안정 무위구구 무위흔흔
陰陽和平之人, 居處安靜, 無爲懼懼, 無爲欣欣,

완연종물 혹여부쟁 여시변화 존즉겸겸 담이불치 시위지치
婉然從物, 或與不爭, 與時變化, 尊則謙謙, 譚而不治, 是謂至治.

第三章

고지선용침애자 시인오태내치지 성자사지 허자보지
古之善用鍼艾者, 視人五態乃治之, 盛者寫之, 虛者補之.

황제왈 치인지오태내하
黃帝曰, 治人之五態奈何?

소사왈 태음지인 다음이무양 기음혈탁 기위기색 음양불화 완근이후피
少師曰, 太陰之人, 多陰而無陽, 其陰血濁, 其衛氣濇, 陰陽不和, 緩筋而厚皮,

불지질사 불능이지
不之疾寫, 不能移之.

소음지인 다음 소양 소위이대장 육부부조 기양명맥소 이태양맥대
少陰之人, 多陰㉠少陽, 小胃而大腸, 六府不調, 其陽明脈小, 而太陽脈大,

필심 조지 기혈이탈 기기이패야
必審㉡調之, 其血易脫, 其氣易敗也.

태양지인 다양이소음 필근조지 무탈기음 이사기양
太陽之人, 多陽而少陰, 必謹調之, 無脫其陰, 而寫其陽.

양중탈자 이광 음양개탈자 폭사부지인야
陽重脫者, 易狂, 陰陽皆脫者, 暴死不知人也.

소양지인 다양소음 경소이락대 혈재중이기외 실음이허양
少陽之人, 多陽少陰, 經小而絡大, 血在中而氣外㉢, 實陰而虛陽,

독사기락맥 즉강기탈이질 중기부족 병불기야
獨寫其絡脈, 則强氣脫而疾, 中氣不足, 病不起也.

음양화평지인 기음양지기화 혈맥조
陰陽和平之人, 其陰陽之氣和, 血脈調,

근 진기음양 시기사정 안 용의
謹㉣診其陰陽, 視其邪正, 安㉤容儀,

심유여부족 성즉사지 허즉보지 불성불허 이경취지
審有餘不足, 盛則寫之, 虛則補之, 不盛不虛, 以經取之.

차소이조음양 별오태지인자야
此所以調陰陽, 別五態之人者也.

第四章

황제왈 부오태지인자 상여무고 졸연신회 미지기행야 하이별지
黃帝曰, 夫五態之人者, 相與無故, 卒然新會, 未知其行也, 何以別之?

소사답왈 중인지속 불여오태지인자 고오오이십오인 이오태지인불여언
少師答曰, 衆人之屬, 不如五態之人者, 故五五二十五人, 而五態之人不與焉.

오태지인 우불합어중자야
五態之人, 尤不合於衆者也.

㉠ 多陰 : 校釋本에는 '多陰而'로 '而'를 보충하였다.
㉡ 必審 : 校釋本에는 '必審而'로 '而'를 보충하였다.
㉢ 外 : 校釋本에는 '在外'로 '在'를 보충하였다.
㉣ 謹 : 校釋本에는 '宜謹'으로 '宜'를 보충하였다.
㉤ 安 : 校釋本에는 '安其'로 '其'를 보충하였다.

황제왈 별오태지인 내하

黃帝曰, 別五態之人, 奈何?

소사왈 태음지인 기상담담연흑색 념연하의 임임연장대 픽연미루 차태음지인야

少師曰, 太陰之人, 其狀黮黮然黑色, 念然下意, 臨臨然長大, 膕然未僂, 此太陰之人也.

소음지인 기상청연절연 고이음적 립이조험 행이사복 차소음지인야

少陰之人, 其狀清然竊然, 固以陰賊, 立而躁嶮, 行而似伏, 此少陰之人也.

태양지인 기상헌헌저저 반신절픽 차태양지인야

太陽之人, 其狀軒軒儲儲, 反身折膕, 此太陽之人也.

소양지인 기상립즉호앙 행즉호요 기양비양주 즉상출어배 차소양지인야

少陽之人, 其狀立則好仰, 行則好搖, 其兩臂兩肘, 則常出於背, 此少陽之人也.

음양화평지인 기상위위연 수수연 옹옹연 유유연 선선연 두두연

陰陽和平之人, 其狀委委然, 隨隨然, 顒顒然, 愉愉然, 暶暶然, 豆豆然,

중인개왈군자 차음양화평지인야

衆人皆曰君子, 此陰陽和平之人也.

官能 第七十三

九鍼推論 (『類經十九卷·鍼刺類』, p.753)

第一章

황제문우기백왈 여문구침어부자 중다의 불가승수 여추이론지 이위일기
黃帝問于岐伯曰, 余聞九鍼於夫子, 衆多矣, 不可勝數, 余推而論之, 以爲一紀.

여사송지 자청기리 비즉어여
余司誦之, 子聽其理, 非則語余,

청정기도 령가구전 후세무환 득기인내전 비기인물언
請正其道, 令可久傳, 後世無患, 得其人乃傳, 非其人勿言.

기백계수재배왈 청청성왕지도
岐伯稽首再拜曰, 請聽聖王之道.

황제왈 용침지리 필지형기지소재 좌우상하 음양표리 혈기다소
黃帝曰, 用鍼之理, 必知形氣之所在, 左右上下, 陰陽表裏, 血氣多少,

행지역순 출입지합 모벌유과
行之逆順, 出入之合, 謀伐有過.

지해결 지보허사실 상하기문 명통어사해
知解結, 知補虛寫實, 上下氣門, 明通於四海,

심기소재 한열림로이 수이처
審其所在, 寒熱淋露以㉠輸異處,

심어조기 명어경수 좌우지 락 진지기회
審於調氣, 明於經隧, 左右肢㉡絡, 盡知其會.

한여열쟁 능합이조지 허여실린 지결이통지 좌우부조 파 이행지
『寒與熱爭, 能合而調之; 虛與實鄰, 知決而通之; 左右不調, 把㉢而行之.』①

(「鍼要得術」)

명어역순 내지가치 음양불기 고지기시
明於逆順, 乃知可治; 陰陽不奇, 故知起時.

심어본말 찰기한열 득사소재 만자불태
審於本末, 察其寒熱, 得邪所在, 萬刺不殆.

지관구침 자도필의
知官九鍼, 刺道畢矣.

◘ **鍼要得術** ○ 寒與熱爭, 能合而調之. 虛與實隣, 知決而通之. 左右不調, 犯而行之. 『靈樞』

① 침을 놓는 데는 기술이 있어야 한다[鍼要得術] ○ 한(寒)과 열(熱)이 서로 부딪치는 경우에는 음양(陰陽)을 파악하여 치료하고, 허(虛)와 실(實)이 비슷한 경우에는 허실을 잘 파악하여 경맥을 소통시키며, 좌우의 기능이 고르지 못할 때는 돌아가게 한다. 『영추』(「官能 73」) (『寶鑑·鍼灸篇·鍼要得術』) (신편p.3663/신p.2062)

㉠ 以 : 校釋本에는 '榮'으로 고쳤다.
㉡ 肢 : 校釋本에는 '支'로 고쳤다.
㉢ 把 : 四庫全書本에는 '犯'으로 되어 있다.

第二章

明於五輸, 徐疾所在, 屈伸出入, 皆有條理.

言陰與陽, 合於五行, 五藏六府, 亦有所藏.

四時八風, 盡有陰陽, 各得其位, 合於明堂.

各處色部, 五藏六府, 察其所痛, 左右上下, 知其寒溫, 何經所在.

審皮膚之寒溫滑濇, 知其所苦; 膈有上下, 知其氣所在.

先得其道, 稀而疏之, 稍深以留, 故能徐入之.

大熱在上, 推而下之; 從下上者, 引而去之; 視前痛者, 常先取之.

大寒在外, 留而補之; 入於中者, 從合寫之.

鍼所不爲, 灸之所宜.

『上氣不足, 推而揚之; 下氣不足, 積而從之; 陰陽皆虛, 火自當之.』①

(「氣不足生病」) (「鍼要得術」)

厥而寒甚, 骨廉陷下, 寒過於膝, 下陵三里.

陰絡所過, 得之留止, 寒入於中, 推而行之.

經陷下者, 火則當之, 結絡堅下㉠, 火所治之㉡.

不知所苦, 兩蹻之下, 男陰女陽㉢, 良工所禁, 鍼論畢矣.

◘ 氣不足生病 ○ 又曰, 上氣不足, 推而揚之, 下氣不足, 積而從之. 陰陽皆虛, 火自當之.

① 기가 부족하면 병이 생긴다[氣不足生病] ○ 또한『영추(靈樞)』(「官能 73」)에서는 "상부에 기가 부족하면 추이양지(推而揚之)의 치법(治法)을 쓰고, 하부에 기가 부족하면 적이종지(積而從之)의 치법을 쓴다. 음양(陰陽)이 모두 허(虛)하면 뜸을 떠서 치료하는 것이 적당하다"라고 하였다. (『寶鑑·內景一·氣·氣不足生病』) (신편p.305 /신p.262)

◘ 鍼要得術 ○ 上氣不足, 推而揚之. 下氣不足, 積而從之. 陰陽皆虛, 火自當之. 『靈樞』

① 침을 놓는 데는 기술이 있어야 한다[鍼要得術] ○ 상기(上氣)가 부족할 때는 끌어 올리고, 하기(下氣)가 부족할 때는 침을 꽂아 기를 돌게 하는 방법으로 하부를 보하며, 음양이 다 허하면 뜸을 떠야 한다. 『영추』(「官能 73」) (『寶鑑·鍼灸篇·鍼要得術』) (신편p.3663 /신p.2062)

㉠ 下 : 校釋本에는 '緊'으로 되어 있다.
㉡ 火所治之 : 校釋本에는 '火之所治'로 고쳤다.
㉢ 男陰女陽 : 校釋本에는 '男陽女陰'으로 고쳤다.

第三章

용침지복 필유법칙 상시천광 하사팔정 이피기사 이관백성
用鍼之服, 必有法則, 上視天光, 下司八正, 以辟奇邪, 而觀百姓,

심어허실 무범기사
審於虛實, 無犯其邪.

시득천지로 우세지허 구이불승 반수기앙
是得天之露, 遇歲之虛, 救而不勝, 反受其殃.

고왈 필지천기 내언침의
故曰, 必知天忌, 乃言鍼意.

법어왕고 험어래금 관어요명 통어무궁
法於往古, 驗於來今, 觀於窈冥, 通於無窮,

추지소불견 양공지소귀 막지기형 약신방불
麤之所不見, 良工之所貴, 莫知其形, 若神髣髴.

사기지중인야 쇄석동형 정사지중인야 미선현어색
邪氣之中人也, 洒淅動形, 正邪之中人也, 微先見於色,

부지어기신 약유약무 약망약존 유형무형 막지기정
不知於其身, 若有若無, 若亡若存, 有形無形, 莫知其情.

시고상공지취기 내구기맹아 하공수기이성 인패기형
是故上工之取氣, 乃救其萌芽; 下工守其已成, 因敗其形.

시고공지용침야 지기지소재 이수기문호 명어조기 보사소재 서질지의
是故工之用鍼也, 知氣之所在, 而守其門戶, 明於調氣, 補寫所在, 徐疾之意,

소취지처
所取之處.

사필용원 절이전지 기기내행 질이서출 사기내출 신이영지 요 대기혈
寫必用員, 切而轉之, 其氣乃行, 疾而徐出, 邪氣乃出, 伸而迎之, 遙㉠大其穴,

기출내질
氣出乃疾.

보필용방 외인기피 령당기문 좌인기추 우추기부 미선이서추지
補必用方, 外引其皮, 令當其門, 左引其樞, 右推其膚, 微旋而徐推之,

필단이정 안이정 견심무해 욕미이류 기하이질출지
必端以正, 安以靜, 堅心無解, 欲微以留, 氣下而疾出之,

추기피 개기외문 진기내존
推其皮, 蓋其外門, 眞氣乃存.

용침지요 무망기신
用鍼之要, 無忘其神.

■ 圓方補瀉에 관한 내용은 『素問·八正神明論 26』·『靈樞·官能 73』에 나온다.

官能 (『類經十九卷·鍼刺類』, p.758)

第四章

뇌공문어황제왈 침론왈 득기인내전 비기인물언 하이지기가전
雷公問於黃帝曰, 鍼論曰, 得其人乃傳, 非其人勿言. 何以知其可傳?

㉠ 遙 : 章句索引本, 校釋本에는 '搖'로 되어 있다.

황제왈 각득기인 임지기능 고능명기사
黃帝曰, 各得其人, 任之其能, 故能明其事.

뇌공왈 원문관능내하
雷公曰, 願聞官能奈何?

황제왈 명목자 가사시색
黃帝曰, 明目者, 可使視色.

총이자 가사청음
聰耳者, 可使聽音.

첩질사어자 가사전론
捷疾辭語者, 可使傳論.

어서이안정 수교이심심체자 가사행침애 리혈기이조제역순
語徐而安靜, 手巧而心審諦者, 可使行鍼艾, 理血氣而調諸逆順,

찰음양이겸제방
察陰陽而兼諸方.

완절유근이심화조자 가사도인행기
緩節柔筋而心和調者, 可使導引行氣.

질독언어경인자 가사타옹주병
疾毒言語輕人者, 可使唾癰呪病.

조고수독 위사선상자 가사안적억비
爪苦手毒, 爲事善傷者, 可使按積抑痺.

각득기능 방내가행 기명내창
各得其能, 方乃可行, 其名乃彰.

불득기인 기공불성 기사무명
不得其人, 其功不成, 其師無名.

고왈 득기인내언 비기인물전 차지위야
故曰, 得其人乃言, 非其人勿傳, 此之謂也.

수독자 가사시안귀 치귀어기하 이안기상 오십일이사의
手毒者, 可使試按龜, 置龜於器下, 而按其上, 五十日而死矣;

수감자 부생여고야
手甘者, 復生如故也.

➡ 官能은 곧 의사도 소질에 따라 分科를 선택해야 한다는 내용이다.

論疾診尺 第七十四

診尺論疾 (『類經五卷·脈色類』, p.207)

第一章

『黃帝問于岐伯曰，余欲無視色持脈，獨調其尺，以言其病，從外知內，爲之奈何?

岐伯曰，審其尺之緩急小大滑濇，肉之堅脆，而病形定矣.

視人之目窠上微癰，如新臥起狀，其頸脈動，時欬，

按其手足上，窅而不起者，風水膚脹也.① (「浮腫微兆」)

尺膚滑，其淖澤者，風也;

尺肉弱者，解㑊; 安臥脫肉者，寒熱不治;

尺膚滑而澤脂者，風也;

尺膚濇者，風痺也;

尺膚麤如枯魚之鱗者，水泆飮也;② (「痰飮外證」)

尺膚熱甚，脈盛躁者，病溫也;③ (「瘟疫·脈法」) 其脈盛而滑者，病且出也.

尺膚寒，其脈小者，泄少氣㉠.

尺膚炬然先熱後寒者，寒熱也.

尺膚先寒，久大㉡之而熱者，亦寒熱也.

肘所獨熱者，腰以上熱; 手所獨熱者，腰以下熱.

肘前獨熱者，膺前熱; 肘後獨熱者，肩背熱.

臂中獨熱者，腰腹熱; 肘後麤㉢以下三四寸熱者，腸中有蟲.④ (「蟲外候」)

掌中熱者，腹中熱; 掌中寒者，腹中寒.

㉠ 少氣 : 校釋本에는 '少氣也'로 '也'를 보충하였다.
㉡ 大 : 校釋本에는 '持'로 고쳤다.
㉢ 麤 : 校釋本에는 '廉'으로 고쳤다.

어 상 백 육 유 청 혈 맥 자　위 중 유 한
魚上白肉有青血脈者，胃中有寒.⑤(「手掌以候胃」)』⑥(「察病玄機」)

척 거 연 열　인 영 대 자　당 탈 혈
尺炬然熱，人迎大者，當奪血.

척 견 대　맥 소 심　소 기　만 유 가　립 사
尺堅大，脈小甚,㉠ 少氣，悗有加，立死.

■ **浮腫微兆** ○ 視人之目窠上微壅，如蠶新臥起之狀，其頸脈動，時咳，按其手足上，窅而不起者，風水膚脹也. 鼻頭色微黑者，有水氣.『靈樞』

① 부종이 미미할 때의 징조[浮腫微兆] ○ 환자의 아래 눈꺼풀을 살펴보았을 때, 약간 부어 오른 것이 누에가 막 잠에서 깨어난 듯이 광택이 돌고, 경부 인영맥(人迎脈)의 박동이 뚜렷하며, 때때로 기침을 하고, 손으로 환자의 손발을 눌러보았을 때 그 자리가 꺼져 들어가 바로 올라오지 않는 것은 풍수(風水)로 생긴 부창(膚脹)의 증상이다. 코끝이 약간 검게 되는 것은 수기가 있기 때문이다.『영추』(「論疾診尺 74」)(『寶鑑·雜病六·浮腫·浮腫微兆』)(신편p.2435 /신p.1373)

◘ **痰飮外證** ○ 靈樞曰，尺膚麤如枯魚之鱗者，水溢飮也.

② 담음병의 외부 증상[痰飮外證] ○『영추(靈樞)』(「論疾診尺 74」)에서는 "척부(尺膚)가 거칠어져 마른 생선비늘 같은 것은 수일음(水溢飮)이다"라고 하였다.(『寶鑑·內景二·痰飮·痰飮外證』)(신편p.515 /신p.375)

◉『寶鑑』에서는 '痰飮外證' 조문에 '控涎丹'을 예시하였다.

■ **脈法** ○ 尺膚熱甚，脈盛躁者，病溫也.『靈樞』

③ 맥법(脈法) ○ 척부(尺膚)가 열이 심하고, 맥(脈)이 성(盛)하면서 조(躁)한 것은 온병(溫病)이다.『영추』(「論疾診尺 74」)(『寶鑑·雜病七·瘟疫·脈法』)(신편p.2585 /신p.1449)

◘ **蟲外候** ○ 肘後麤以下三四寸熱者，腸中有蟲.『靈樞』

④ 충증의 외적 증후[蟲外候] ○ 팔꿈치가 거칠고 아래로 3~4치 되는 곳에 열이 나는 것은 장(腸) 속에 충(蟲)이 있다는 것이다.(『靈樞·論疾診尺 74』)(『寶鑑·內景三·蟲·蟲外候』)(신편p.683 /신p.469)

◘ **手掌以候胃** ○ 靈樞曰，掌中熱者腹中熱，掌中寒者腹中寒. ○ 魚上白肉有青血脈者，胃中有寒.『靈樞』

⑤ 손바닥으로 위의 상태를 본다[手掌以候胃] ○『영추(靈樞)』(「論疾診尺 74」)에서는 "손바닥에서 열이 나는 것은 뱃속이 뜨겁다는 것이고, 손바닥이 싸늘한 것은 뱃속이 차다는 것이다"라고 하였다. ○ 어제(魚際) 위 흰 살 부분의 혈맥(血脈)이 푸른색을 띠는 것은 위(胃) 속에 찬 기운이 있다는 것이다.『영추』(「論疾診尺 74」)(『寶鑑·外形四·手·手掌以候胃』)(신편p.1409 /신p.836)

■ **察病玄機** ○ 帝曰，獨調其尺，以言其病，奈何. 岐伯曰，尺膚滑而澤脂者，風也. 尺膚濇者，風痹也. 尺膚麤如枯魚之鱗者，水溢飮也. 尺膚熱甚，脈盛躁者，病溫也. 尺膚寒，其脈小者，泄·少氣也. 肘後麤以下三四寸熱者，腸中有虫也. 掌中熱者，腹中熱. 掌中寒者，腹中寒. 魚上白肉有青血脈者，胃中有寒.『靈樞』

⑥ 병을 진찰하는 묘한 방법[察病玄機] ○ 황제(黃帝)가 묻기를, "오직 척부(尺膚)만을 진찰하여 그 병을 말하는데, 어떻게 그것을 알 수 있습니까?"라고 하였다. 이에 기백(岐伯)이 대답하기를, "척부(尺膚)가 매끄럽고 기름기가 도는 것처럼 윤기가 나는 것은 풍병(風病)이고, 척부가 껄끄러운 것은 풍비병(風痹病)이고, 척부가 마른 고기비늘처럼 거친 것은 일음(溢飮)이고, 척부에 작열감이 있고 맥(脈)이 성대(盛大)하면서 조동(躁動)한 것은 온병(溫病)이고, 척부가 냉(冷)하면서 맥이 약(弱)한 것은 설사를 하고 기(氣)가 허(虛)하다는 것입니다. 주후(肘後, 팔꿈치의 바깥 기슭)의 3~4촌 되는 부위에 열이 나는 것은 장(腸) 속에 충(蟲)이 있다는 것이고, 손바닥이 뜨거운 것은 뱃속에 열기(熱氣)가 있다는 것이고, 손바닥이 찬 것은 뱃속에 한기(寒氣)가 있다는 것이고, 어제혈(魚際穴) 앞 흰 살 부위의 혈맥(血脈)이 청색을 띠는 것은 위(胃) 속에 한기가 있다는 것입니다"라고 하였다.『영추』(「論疾診尺 74」)(『寶鑑·雜病一·審病·察病玄機』)(신편p.1612 /신p.952)

㉠ 尺堅大，脈小甚，: 校釋本에는 '尺緊，人迎脈小甚，則'으로 고쳤다.

色脈諸診 (『類經六卷·脈色類』, p.251)

第二章

第一節

『目赤色者, 病在心, 白在肺, 青在肝, 黃在脾, 黑在腎.
黃色不可名者, 病在胸中.』① (「明堂察色」)

『診目痛, 赤脈從上下者, 太陽病;
從下上者, 陽明病;
從外走內者, 少陽病.』② (「外障」)

診寒熱, 赤脈上下至瞳子, 見一脈, 一歲死; 見一脈半, 一歲半死,
見二脈, 二歲死; 見二脈半, 二歲半死;
見三脈, 三歲死.

診齲齒痛, 按其陽之來, 有過者獨熱, 在左左熱, 在右右熱, 在上上熱, 在下下熱.

■ 明堂察色 ○ 目赤色者, 病在心, 曰[白]在肺, 青在肝, 黃在脾, 黑在腎. 黃色不可名者, 病在胸中.『靈樞』

① 명당의 색을 관찰한다[明堂察色] ○ 두 눈이 적색을 띠는 것은 병이 심(心)에 있다는 것이고, 백색을 띠는 것은 병이 폐(肺)에 있다는 것이며, 청색을 띠는 것은 병이 간(肝)에 있다는 것이고, 황색을 띠는 것은 병이 비(脾)에 있다는 것이고, 흑색을 띠는 것은 병이 신(腎)에 있다는 것이다. 황색을 띠면서도 다른 색깔이 겹쳐 무어라 말하기 어려운 것은 병이 가슴 속에 있다는 것이다.『영추』(「論疾診尺 74」) (『寶鑑·雜病一·審病·明堂察色』) (신편p.1609 /신p.950)

◘ 外障 ○ 靈樞曰, 診目痛, 赤脈從上下者, 太陽病. 從下上者, 陽明病. 從外走內者, 少陽病.

② 외장(外障) ○『영추(靈樞)』(「論疾診尺 74」)에서는 "눈이 아픈 환자를 진찰할 적에 만약 눈에 붉은 핏줄이 위에서 아래로 내려온 것은 태양경(太陽經)에 속한 병이고, 아래에서 위로 올라간 것은 양명경(陽明經)에 속한 병이며, 외자(外眥)에서 안으로 들어간 것은 소양경(少陽經)에 속한 병이다"라고 하였다. (『寶鑑·外形一·眼·外障』) (신편p.964 /신p.616)

◉『寶鑑』에서는 '外障' 조문에 '臘茶飮, 夏枯草散, 選奇湯, 明目流氣飮, 錢氏瀉靑丸, 局方溫白元, 羊肝元, 神仙退雲丸'을 예시하였다.

第二節

診血脈者, 多赤多熱, 多靑多痛, 多黑爲久痺, 多赤多黑多靑皆見者, 寒熱.

『身痛面㉠色微黃, 齒垢黃, 爪甲上黃, 黃疸也;』① (「黃疸有五」)

安臥, 小便黃赤, 『脈小而澀者, 不嗜食.』② (「內傷脾胃則不思食不嗜食」)

◘ 黃疸有五 ○ 身痛而色微黃, 齒垢黃, 爪甲上黃, 皆黃疸也. 『靈樞』

① 황달에는 다섯 가지가 있다[黃疸有五] ○ 몸이 아프고 얼굴빛이 약간 누렇게 되며, 치아에 때가 끼면서 누렇게 되고, 손발톱이 누렇게 되는 것은 다 황달이다. 『영추』(「論疾診尺 74」) (『寶鑑·雜病六·黃疸·黃疸有五』) (신편p.2514 /신p.1414)

◘ 內傷脾胃則不思食不嗜食 ○ 脈小而寒[澁]者, 不嗜食. 『靈樞』

② 비위가 상하면 음식생각도 없고 입맛도 없다[內傷脾胃則不思食不嗜食] ○ 맥(脈)이 소(小)하고 삽(澁)한 경우는 음식을 먹고 싶지 않다. 『영추』(「論疾診尺 74」) (『寶鑑·雜病四·內傷·內傷脾胃則不思食不嗜食』) (신편p.2117 /신p.1215)

◉ 『寶鑑』에서는 '內傷脾胃則不思食不嗜食' 조문에 '二陳湯 가감, 平胃散, 養胃進食丸, 寬中進食丸, 生胃丹, 參苓白朮丸, 啓脾丸, 二麴元, 香砂六君子湯, 香砂養胃湯, 人參開胃湯, 安胃散, 穀神湯, 益胃升陽湯, 參苓白朮散'을 예시하였다.

第三節

人病, 其寸口之脈, 與人迎之脈小大等, 及其浮沈等者, 病難已也.

女子手少陰脈動甚者, 姙子.

嬰兒病, 其頭毛皆逆上者必死.

耳間靑脈起者, 掣痛.

大便赤辦㉡, 飧泄, 脈小者, 手足寒, 難已;

飧泄, 脈小, 手足溫, 泄, 易已.

第三章

四時之變, 寒暑之勝, 重陰必陽, 重陽必陰, 故陰主寒, 陽主熱,

故寒甚則熱, 熱甚則寒.

故曰, 寒生熱, 熱生寒, 此陰陽之變也.

故曰, 『冬傷於寒, 春生癉熱;

㉠ 面 : 四庫全書本, 章句索引本, 校釋本에는 '而'로 되어 있다.

㉡ 辦 : 四庫全書本에는 '辨'으로 되어 있고, 章句索引本, 校釋本에는 '瓣'으로 되어 있다.

春傷於風, 夏生飧㉠泄腸澼;

夏傷於暑, 秋生痎瘧;

秋傷於濕, 冬生咳嗽.』①(「四時生病」) **是謂四時之序也.**

■ **四時生病** ○ 靈樞曰, 冬傷於寒, 春生癉熱. 春傷於風, 夏生飧泄腸澼. 夏傷於暑, 秋生痎瘧. 秋傷於濕, 冬生咳嗽.

① 사시에 따라 발생하는 병[四時生病] ○ 『영추(靈樞)』(「論疾診尺 74」)에서는 "겨울에 한사(寒邪)에 손상되면 봄에 가서 온열병(溫熱病)에 잘 걸리고, 봄에 풍사(風邪)에 손상되면 여름에 가서 손설(飧泄)·이질(痢疾)이 생기고, 여름에 서사(暑邪)에 손상되면 가을에 가서 학질(瘧疾)이 잘 생기고, 가을에 습사(濕邪)에 손상되면 겨울에 가서 해수병(咳嗽病)이 생긴다"라고 하였다. (『寶鑑·雜病一·辨證·四時生病』) (신편p.1627 /신p.962)

㉠ 飧 : 校釋本에는 '後'로 되어 있다.

刺節眞邪 第七十五

刺有五節 (『類經二十一卷·鍼刺類』, p.831)

第一章

第一節

황제문우기백왈 여문자유오절 내하
黃帝問于岐伯曰, 余聞刺有五節, 奈何?

기백왈 고유오절 일왈진애 이왈발몽 삼왈거조 사왈철의 오왈해혹
岐伯曰, 固有五節, 一曰振埃, 二曰發矇, 三曰去爪, 四曰徹衣, 五曰解惑.

황제왈 부자언오절 여미지기의
黃帝曰, 夫子言五節, 余未知其意.

기백왈 진애자 자외 거양병야
岐伯曰, 振埃者, 刺外㉠, 去陽病也;

발몽자 자부수 거부병야
發矇者, 刺府輸, 去府病也;

거조자 자관절지 락야
去爪者, 刺關節肢㉡絡也;

철의자 진자제양지기수야
徹衣者, 盡刺諸陽之奇輸也;

해혹자 진지조음양 보사유여부족 상경이야
解惑者, 盡知調陰陽, 補寫有餘不足, 相傾移也.

第二節

황제왈 자절언진애 부자내언자외경 거양병 여부지기소위야 원졸문지
黃帝曰, 刺節言振埃, 夫子乃言刺外經, 去陽病, 余不知其所謂也, 願卒聞之.

기백왈 진애자 양기대역 상만어흉중 분진견식 대기역상 천갈좌복
岐伯曰, 振埃者, 陽氣大逆, 上滿於胸中, 憤瞋肩息, 大氣逆上, 喘喝坐伏,

병오애연 열부득식 청언진애 상질어진애
病惡埃煙, 䭇不得息, 請言振埃, 尚疾於振埃.

황제왈 선 취지하여
黃帝曰, 善. 取之何如?

기백왈 취지천용
岐伯曰, 取之天容.

황제왈 기해상기 궁굴흉통자 취지내하
黃帝曰, 其欬上氣, 窮詘胸痛者, 取之奈何?

기백왈 취지염천
岐伯曰, 取之廉泉.

황제왈 취지유수호
黃帝曰, 取之有數乎?

㉠ 外 : 章句索引本, 校釋本에는 '外經'으로 되어 있다.
㉡ 肢 : 校釋本에는 '之支'로 고쳤다.

기백왈 취천용자 무과일리 취염천자 혈변이지
岐伯曰, 取天容者, 無過一里, 取廉泉者, 血變而止.

제왈 선재
帝曰, 善哉.

第三節

황제왈 자절언발몽 여부득기의
黃帝曰, 刺節言發矇, 余不得其意.

부발몽자 이무소문 목무소견 부자내언자부수 거부병 하수사연
夫發矇者, 耳無所聞, 目無所見, 夫子乃言刺府輸, 去府病, 何輸使然?

원문기고
願聞其故.

기백왈 묘호재 문야
岐伯曰, 妙乎哉, 問也.

차자지대약 침지극야 신명지류야 구설서권 유불능급야
此刺之大約, 鍼之極也, 神明之類也, 口說書卷, 猶不能及也.

청언발몽이 상질어발몽야
請言發矇耳, 尙疾於發矇也.

황제왈 선 원졸문지
黃帝曰, 善. 願卒聞之.

기백왈 자차자 필어일중 자기청궁 중기모자 성문어이 차기수야
岐伯曰, 刺此者, 必於日中, 刺其聽宮, 中其眸子, 聲聞於耳, 此其輸也.

황제왈 선 하위성문어이
黃帝曰, 善. 何謂聲聞於耳?

기백왈 자사이수견안기양비규이질언 기성필응어침야
岐伯曰, 刺邪以手堅按其兩鼻竅而疾偃, 其聲必應於鍼也.

황제왈 선 차소위불견위지 이무목시 견이취지 신명상득자야
黃帝曰, 善. 此所謂弗見爲之, 而無目視, 見而取之, 神明相得者也.

第四節

황제왈 자절언거조 부자내언자관절지 락 원졸문지
黃帝曰, 刺節言去爪, 夫子乃言刺關節肢㉠絡, 願卒聞之.

기백왈 요척자 신지대관절야
岐伯曰, 『腰脊者, 身之大關節也;① (「腰圍度數」)

지경자 인지관이추상야
肢脛者, 人之管以趨翔也;② (「手領肩臑肘臂腕」)

경수자 신중지기 음정지후 진액지도야
莖垂者, 身中之機, 陰精之候, 津液之道也.③ (「陰縱陰縮」)

고음식부절 희노불시 진액내일 내하류 어고 혈도 불통
故飮食不節, 喜怒不時, 津液內溢, 乃下留㉡於睾, 血道㉢不通,

목 대불휴 면앙불편 추상불능 차병형연유수
目㉣大不休, 俛仰不便, 趨翔不能. 此病滎然有水,』④ (「浮腫微兆」)

㉠ 肢 : 校釋本에는 '支'로 고쳤다.
㉡ 留 : 四庫全書本에는 '流'로 되어 있다.
㉢ 血道 : 校釋本에는 '水道'로 고쳤다.
㉣ 目 : 章句索引本, 校釋本에는 '日'로 되어 있다.

不上不下, 鈹石所取, 形不可匿, 常不得蔽, 故命曰去爪.

帝曰, 善.

■ **腰圍度數** ○ 腰脊者, 身之大關節也. 『靈樞』

① 허리 둘레의 치수[**腰圍度數**] ○ 요척(腰脊, 腰椎骨)은 인체에서 가장 큰 관절이다. 『영추』(「刺節眞邪 75」) (『寶鑑·外形三·腰·腰圍度數』) (신편p.1302 /신p.782)

■ **手領肩臑肘臂腕** ○ 肢脛者, 人之管以趨上[翔]者也. 『靈樞』

② 팔에는 어깨·팔죽지·팔꿈치·팔뚝·손목이 포함된다[**手領肩臑肘臂腕**] ○ 다리와 종아리는 사람이 걷고 활동하는 데 있어 새가 날개가 있음으로써 날아다니는 것처럼 주된 기관이 된다. 『영추』(「刺節眞邪 75」) (『寶鑑·外形四·手·手領肩臑肘臂腕』) (신편p.1408 /신p.836)

◘ **陰縱陰縮** ○ 靈樞曰, 莖垂者, 身中之機, 陰精之候, 津液之道也.

③ 음종·음축(**陰縱陰縮**) ○ 『영추(靈樞)』(「刺節眞邪 75」)에서는 "음경(陰莖)은 생식기능을 가지고 있고, 성교시 정액을 배출하며, 오줌이 나오는 길이다"라고 하였다. (『寶鑑·外形四·前陰·陰縱陰縮』) (신편p.1496 /신p.884)

◉ 『**寶鑑**』에서는 '**陰縱陰縮**' 조문에 '**龍膽瀉肝湯, 小柴胡湯**'을 예시하였다.

■ **浮腫微兆** ○ 腰脊者, 身之大關節也. 肢脛者, 人之管以趨翔也. 莖垂者, 身中之機, 陰精之候, 津液之道也. 故飮食不節, 喜怒不時, 津液內溢, 乃下流於睾, 血[水]道不通, 日大不休, 俛仰不便, 趨翔不能, 此病滎然有水也. 『靈樞』

④ 부종이 미미할 때의 징조[**浮腫微兆**] ○ 요추는 인체 중에서 가장 큰 관절이고, 하지와 정강이는 사람이 걷게 하는 기능을 주관하는 부위이며, 음경과 고환은 생식기능을 갖추고 있는 바, 교합할 적에 정액이 이로부터 사출되고, 오줌 또한 이로부터 배설된다. 그런데 만약 음식을 조절하지 못하고 희로의 감정이 지나치다면 수액(水液)의 대사(代謝) 기능이 실조되어 넘쳐흐르게 되는 바, 이것이 음낭으로 흘러들면 이에 따라 수도(水道)가 막혀 통하지 않으므로 음낭이 날로 부어올라 몸을 구부리고 펴는 행동이 불편하고 걸어 다니는 것도 불가능하게 되는데, 이러한 것들은 속에 수액이 몰려서 그런 것이다. 『영추』(「刺節眞邪 75」) (『寶鑑·雜病六·浮腫·浮腫微兆』) (신편p.2435 /신p.1373)

第五節

黃帝曰, 刺節言徹衣, 夫子乃言盡刺諸陽之奇輸, 未有常處也, 願卒聞之.

岐伯曰, 是陽氣有餘, 而陰氣不足.

陰氣不足則內熱, 陽氣有餘則外熱, 內㉠熱相搏, 熱於懷炭,

外畏綿帛近, 不可近身, 又不可近席.

腠理閉塞, 則汗不出, 舌焦脣槁, 腊乾嗌燥, 飮食不讓美惡.

黃帝曰, 善. 取之奈何?

㉠ 內 : 校釋本에는 '兩'으로 고쳤다.

岐伯曰，或㉠之於其天府大杼三痏，又刺中膂，以去其熱；

補足手太陰，以去其汗，熱去汗稀，疾於徹衣.

黃帝曰，善.

第六節

黃帝曰，刺節言解惑，夫子乃言盡知調陰陽，補寫有餘不足，相傾移也，惑何以解之?

岐伯曰，大風在身，血脈偏虛，虛者不足，實者有餘，輕重不得，傾側宛伏，

不知東西，不知南北，乍上乍下，乍反乍覆，顚倒無常，甚於迷惑.

黃帝曰，善. 取之奈何?

岐伯曰，寫其有餘，補其不足，陰陽平復，用鍼若此，疾於解惑.

黃帝曰，善. 請藏之靈蘭之室，不敢妄出也.

五邪之刺 (『類經二十一卷·鍼刺類』, p.835)

第二章

第一節

黃帝曰，余聞刺有五邪，何謂五邪?

岐伯曰，病有持癰者，有容大者，有狹小者，有熱者，有寒者，是謂五邪.

黃帝曰，刺五邪奈何?

岐伯曰，凡刺五邪之方，不過五章，

痺熱消滅，腫聚散亡，寒痺益溫，小者益陽，大者必去，請道其方.

第二節

凡刺癰邪無迎隴，易俗移性不得膿，脆㉡道更行去其鄕，不安處所乃散亡.

諸陰陽過癰者㉢，取之其輸寫之.

㉠ 或 : 章句索引本, 校釋本에는 '取'로 되어 있다.
㉡ 脆 : 校釋本에는 '詭'로 고쳤다.
㉢ 癰者 : 校釋本에는 '癰所者'로 '所'를 보충하였다.

第三節

범자대사 일 이소 설탈기유여 내익허
凡刺大邪, 日㉠以小, 泄奪其有餘, 乃益虛.

표기통 침기사 기육친 시지무유 반기진 자제양분육간
剽其通, 鍼其邪, 肌肉親, 視之毋有, 反其眞, 刺諸陽分肉間.

第四節

범자소사 일 이대 보기부족 내무해
凡刺小邪, 日㉡以大, 補其不足, 乃無害.

시기소재 영지계 원근진지 기부득외 침이행지 내자비 자분육간
視其所在, 迎之界, 遠近盡至, 其不得外, 侵而行之, 乃自費, 刺分肉間.

第五節

범자열사 월이창 출유불귀 내무병 위개통 벽문호 사사득출 병내이
凡刺熱邪, 越而蒼㉢, 出遊不歸, 乃無病, 爲開通, 辟門戶, 使邪得出, 病乃已.

第六節

범자한사 일 이온 서왕서래 치기신 문호이폐
凡刺寒邪, 日㉣以溫, 徐往徐來㉤, 致其神, 門戶已閉,

기불분 허실득조 기기존야
氣不分, 虛實得調, 其氣存也.

第七節

황제왈 관침내하
黃帝曰, 官鍼奈何?

기백왈 자옹자 용피침
歧伯曰, 刺癰者, 用鈹鍼;

자대자 용봉침
刺大者, 用鋒鍼;

자소자 용원리침
刺小者, 用員利鍼;

자열자 용참침
刺熱者, 用鑱鍼;

자한자 용호침야
刺寒者, 用毫鍼也.

➡ 7절의 官鍼은『靈樞·官鍼 07』2장을 참고하라.

㉠ 日 : 校釋本에는 '曰'로 고쳤다.
㉡ 日 : 校釋本에는 '曰'로 고쳤다.
㉢ 蒼 : 校釋本에는 '滄'으로 고쳤다.
㉣ 日 : 校釋本에는 '曰'로 고쳤다.
㉤ 徐來 : 校釋本에는 '疾出'로 고쳤다.

解結推引 (『類經二十一卷·鍼刺類』, p.837)

第三章

청언해론 여천지상응 여사시상부 인참천지 고가위해
請言解論, 與天地相應, 與四時相副, 人參天地, 故可爲解.

하유점여 상생위포 차소이지형기지다소야
下有漸洳, 上生葦蒲, 此所以知形氣之多少也.

음양자 한서야
陰陽者, 寒暑也,

열즉자우이재상 근해소즙 인기재외 피부완 주리개 혈기감 한대설
熱則滋雨而在上, 根荄少汁, 人氣在外, 皮膚緩, 腠理開, 血氣減, 汗大泄,

피 뇨택
皮㉠淖澤.

한즉지동수빙 인기재중 피부치 주리폐 한불출 혈기강 육견색
寒則地凍水冰, 人氣在中, 皮膚緻, 腠理閉, 汗不出, 血氣強, 肉堅濇.

당시지시 선행수자 불능왕빙 선천지자 불능착동 선용침자 역불능취사궐
當是之時, 善行水者, 不能往冰; 善穿地者, 不能鑿凍; 善用鍼者, 亦不能取四厥;

혈맥응결 견단 불왕래자 역미가즉유
血脈凝結, 堅摶㉡不往來者, 亦未可卽柔.

고행수자 필대천온빙석동해 이 수가행 지가천야
故行水者, 必待天溫冰釋凍解, 而㉢水可行, 地可穿也.

인맥유시야 치궐자 필선울조화기경 장여액주여각항여척이조지
人脈猶是也, 治厥者, 必先熨調和其經, 掌與腋肘與脚項與脊以調之,

화기이통 혈맥내행
火氣已通, 血脈乃行.

연후시기병 맥뇨택자 자이평지
然後視其病, 脈淖澤者, 刺而平之;

견긴자 파이산지 기하내지 차소위이해결자야
堅緊者, 破而散之, 氣下乃止, 此所謂以解結者也.

용침지류 재어조기 기적어위 이통영위 각행기도
用鍼之類, 在於調氣, 氣積於胃, 以通營衛, 各行其道.

종기류어해 기하자주어기가 기상자주어식도
宗氣留於海, 其下者注於氣街, 其上者走於息道.

고궐재어족 종기불하 맥중지혈 응이류지 불지화조 불능취지
故厥在於足, 宗氣不下, 脈中之血, 凝而留止, 弗之火調, 弗能取之.

용침자 필선찰기경락지실허 절이순지 안이탄지
用鍼者, 必先察其經絡之實虛, 切而循之, 按而彈之,

시기응동자 내후취지이하지
視其應動者, 乃後取之而下之.

육경조자 위지부병 수병 위지자이야
六經調者, 謂之不病, 雖病, 謂之自已也.

일경상실하허이불통자 차필유횡락성가어대경 령지불통 시이사지
一經上實下虛而不通者, 此必有橫絡盛加於大經, 令之不通, 視而寫之,

㉠ 皮 : 校釋本에는 '肉'으로 고쳤다.
㉡ 摶 : 章句索引本, 校釋本에는 '搏'으로 되어 있다.
㉢ 而 : 校釋本에는 '而後'로 '後'를 보충하였다.

차 소 위 해 결 야
此所謂解結也.

상 한 하 열 선 자 기 항 태 양 구 류 지 이 자 즉 울 항 여 견 갑 령 열 하 합 내 지
上寒下熱, 先刺其項太陽, 久留之, 已刺則熨項與肩胛, 令熱下合乃止,

차 소 위 추 이 상 지 자 야
此所謂推而上之者也.

상 열 하 한 시 기 허 맥 이 함 지 어 경 락 자 취 지 기 하 내 지 차 소 위 인 이 하 지 자 야
上熱下寒, 視其虛脈而陷之於經絡者取之, 氣下乃止, 此所謂引而下之者也.

대 열 편 신 광 이 망 견 망 문 망 언 시 족 양 명 급 대 락 취 지 허 자 보 지 혈 이 실 자 사 지
大熱徧身, 狂而妄見妄聞妄言, 視足陽明及大絡取之, 虛者補之, 血而實者寫之,

인 기 언 와 거 기 두 전 이 양 수 사 지 협 안 경 동 맥 구 지 지
因其偃臥, 居其頭前, 以兩手四指挾按頸動脈, 久持之,

권 이 절 추 하 지 결 분 중 이 부 지 여 전 열 거 내 지 차 소 위 추 이 산 지 자 야
卷而切, 推下至缺盆中, 而復止如前, 熱去乃止, 此所謂推而散之者也.

邪變無窮 (『類經十三卷·疾病類』, p.462)

第四章

第一節

황 제 왈 유 일 맥 생 수 십 병 자 혹 통 혹 옹 혹 열 혹 한 혹 양 혹 비 혹 불 인 변 화 무 궁
黃帝曰, 有一脈生數十病者, 或痛, 或癰, 或熱, 或寒, 或痒, 或痹, 或不仁, 變化無窮,

기 고 하 야
其故何也?

기 백 왈 차 개 사 기 지 소 생 야
歧伯曰, 此皆邪氣之所生也.

황 제 왈 여 문 기 자 유 진 기 유 정 기 유 사 기 하 위 진 기
黃帝曰, 余聞氣者, 有眞氣, 有正氣, 有邪氣, 何謂眞氣?

기 백 왈 진 기 자 소 수 어 천 여 곡 기 병 이 충 신 야
歧伯曰, 『眞氣者, 所受於天, 與穀氣幷而充身也㉠.

정 기 자 정 풍 야 종 일 방 래 비 실 풍 우 비 허 풍 야
正氣者, 正風也, 從一方來, 非實風, 又㉡非虛風也.

사 기 자 허 풍 지 적 상 인 야 기 중 인 야 심 불 능 자 거
邪氣者, 虛風之賊傷人也, 其中人也深, 不能自去.

정 풍 자 기 중 인 야 천 합 이 자 거 기 기 래 유 약 불 능 승 진 기 고 자 거
正風者, 其中人也淺, 合而自去, 其氣來柔弱, 不能勝眞氣, 故自去.

第二節

허 사 지 중 인 야 쇄 석 동 형 기 호 모 이 발 주 리
虛邪之中人也, 洒淅動形, 起毫毛而發腠理.』① (「風病治法」)

㉠ 身也 : 校釋本에는 '身者也'로 '者'를 보충하였다.
㉡ 非實風, 又 : 校釋本에는 이것을 제거하였다.

其入深, 內搏㉠於骨, 則爲骨痺.

搏㉡於筋, 則爲筋攣.

搏㉢於脈中, 則爲血閉不通, 則爲癰.

搏㉣於肉, 與衛氣相搏, 陽勝者則爲熱, 陰勝者則爲寒,

寒則眞氣去, 去則虛, 虛則寒.

搏㉤於皮膚之間, 其氣外發, 腠理開, 毫毛搖, 氣往來行, 則爲痒;

『留而不去, 則痺. 衛氣不行, 則爲不仁.』② (「風痺之始」)(「麻木」)

虛邪偏容㉥於身半, 其入深, 內居營㉦衛, 營㉧衛稍衰, 則眞氣去, 邪氣獨留,

發爲偏枯.

其邪氣淺者, 脈偏痛.

◘ 風病治法 ○ 靈樞曰, 眞氣者, 所受於天, 與穀氣幷而充身者也. 邪氣者, 虛風之賊傷人也. 虛邪之中人, 洒淅動形, 起毫毛而發腠理.

① 풍병의 치료법[風病治法] ○ 『영추(靈樞)』(「刺節眞邪 75」)에서는 "진기(眞氣)라는 것은 하늘로부터 받은 기(氣)가 수곡(水穀)의 정기(精氣)와 결합하여 전신을 충실하게 하는 것이다. 사기(邪氣)라는 것은 허사적풍(虛邪賊風)으로서 인체에 침범하여 병을 일으키는 것이다. 허사(虛邪)가 인체에 침범하면 으슬으슬 춥고 솜털이 일어서면서 주리(腠理)가 열린다"라고 하였다. (『寶鑑·雜病二·風·風病治法』) (신편p.1773 /신p.1044)

◉ 『寶鑑』에서는 '風病治法' 조문에 '獨參湯 가감, 四物湯 가감, 小續命湯, 腎瀝湯, 黃芪元'을 예시하였다.

◘ 風痺之始 ○ 虛邪中人, 留而不去則爲痺, 衛氣不行則爲不仁. 『內經』

② 풍비증의 시초[風痺之始] ○ 허사(虛邪)가 인체에 침입하여 머물러 떠나지 않으면 비증(痺證)이 되고, 위기(衛氣)가 잘 돌지 못하게 되면 불인(不仁)한 증상이 나타난다. 『내경』(『靈樞·刺節眞邪 75』) (『寶鑑·雜病二·風·風痺之始』) (신편p.1777 /신p.1046)

◘ 麻木 ○ 靈樞曰, 衛氣不行則爲麻木.

② 마목(麻木) ○ 『영추(靈樞)』(「刺節眞邪 75」)에서는 "위기(衛氣)가 돌지 못하면 감각이 둔하거나 없게 [麻木] 된다"라고 하였다. (『寶鑑·外形三·皮·麻木』) (신편p.1354 /신p.804)

◉ 『寶鑑』에서는 '麻木' 조문에 '二陳湯 가감, 四物湯 가감, 香蘇散 가감, 四物湯과 二陳湯의 합방에 가감한 것, 補中益氣湯 가감, 人參益氣湯, 神效黃芪湯, 冲和補氣湯, 雙合湯, 開結舒經湯, 麻骨方'을 예시하였다.

㉠ 搏 : 四庫全書本, 校釋本에는 '摶'으로 되어 있다.
㉡ 搏 : 四庫全書本, 校釋本에는 '摶'으로 되어 있다.
㉢ 搏 : 四庫全書本, 校釋本에는 '摶'으로 되어 있다.
㉣ 搏 : 四庫全書本, 校釋本에는 '摶'으로 되어 있다.
㉤ 搏 : 四庫全書本, 校釋本에는 '摶'으로 되어 있다.
㉥ 偏容 : 章句索引本, 校釋本에는 '偏客'으로 되어 있다.
㉦ 營 : 四庫全書本, 章句索引本, 校釋本에는 '榮'으로 되어 있다.
㉧ 營 : 四庫全書本, 章句索引本, 校釋本에는 '榮'으로 되어 있다.

第三節

허사지입어신야심 한여열상박 구류이내착
虛邪之入於身也深, 寒與熱相搏, 久留而內著,

한승기열 즉골동육고
寒勝其熱, 則骨疼肉枯,

열승기한 즉란육부기위농 내상골 내상골위골식
熱勝其寒, 則爛肉腐肌爲膿, 內傷骨, 內傷骨爲骨蝕.

유소질전근 근굴부득신 사기거기간이불반 발어근류
有所疾前筋㉠, 筋屈不得伸, 邪氣居其間而不反, 發於筋溜㉡.

유소결 기귀지 위기류지 부득반
有所結, 氣歸之, 衛氣留之, 不得反㉢,

진액구류 합이위장류 구자수세내성 이수안지유
津液久留, 合而爲腸溜㉣, 久者數歲乃成, 以手按之柔.

이 유소결 기귀지 진액류지 사기중지
已㉤有所結, 氣歸之, 津液留之, 邪氣中之,

응결일이역심 련이취거 위석류 이수안지견
凝結日以易甚, 連以聚居, 爲昔瘤, 以手按之堅.

유소결 심중골 기인어골 골여기병 일이익대 즉위골저
有所結, 深中骨, 氣因於骨, 骨與氣幷, 日以益大, 則爲骨疽㉥.

유소결 중어육 종기귀지 사류이불거 유열즉화이위농 무열즉위육저
有所結, 中於肉, 宗氣歸之, 邪留而不去, 有熱則化而爲膿, 無熱則爲肉疽㉦.

범차수기자 기발무상처 이유상명야
凡此數氣者, 其發無常處, 而有常名也.

㉠ 有所疾前筋 : 校釋本에는 '有所結, 中于筋'으로 고쳤다.
㉡ 發於筋溜 : 校釋本에는 '發爲筋瘤'로 고쳤다.
㉢ 反 : 校釋本에는 '復反'으로 '復'을 보충하였다.
㉣ 溜 : 校釋本에는 '瘤'로 고쳤다.
㉤ 已 : 校釋本에는 '已'를 삭제하였다.
㉥ 疽 : 校釋本에는 '瘤'로 고쳤다.
㉦ 疽 : 校釋本에는 '瘤'로 고쳤다.

衛氣行 第七十六

衛氣運行之次 (『類經八卷·經絡類』, p.347)

第一章

황 제 문 어 기 백 왈 원 문 위 기 지 행 출 입 지 합 하 여
黃帝問於岐伯曰, 願聞衛氣之行, 出入之合, 何如?

백 고 왈 세 유 십 이 월 일 유 십 이 진 자 오 위 경 묘 유 위 위
伯高㉠曰, 歲有十二月, 日有十二辰, 子午爲經, 卯酉爲緯,

천 주 이 십 팔 수 이 일 면 칠 성 사 칠 이 십 팔 성 방 묘 위 위 허 장 위 경
天周二十八宿, 而一面七星, 四七二十八星, 房昴爲緯, 虛張爲經.

시 고 방 지 필 위 양 묘 지 심 위 음 양 주 주 음 주 야
是故房至畢爲陽, 昴至心爲陰, 陽主晝, 陰主夜.

고 위 기 지 행 일 일 일 야 오 십 주 어 신 주 일 행 어 양 이 십 오 주 야 행 어 음 이 십 오 주
故『衛氣之行, 一日一夜五十周於身, 晝日行於陽二十五周, 夜行於陰二十五周,

주 어 오 세
周於五歲㉡.

시 고 평 단 음 진 양 기 출 어 목 목 장 즉 기 상 행 어 두
是故平旦陰盡, 陽氣出於目, 目張則氣上行於頭,

순 항 하 족 태 양 순 배 하 지 소 지 지 단
循項下足太陽, 循背下至小指之端.

기 산 자 별 어 목 예 자 하 수 태 양 하 지 수 소 지 지 간 외 측
其散者, 別於目銳眥, 下手太陽, 下至手小指之間㉢外側.

기 산 자 별 어 목 예 자 하 족 소 양 주 소 지 차 지 지 간
其散者, 別於目銳眥, 下足少陽, 注小指次指之間,

이 상 순 수 소 양 지 분 측 하 지 소 지 지 간
以上循手少陽之分側㉣, 下至小指㉤之間.

별 자 이 상 지 이 전 합 어 함 맥 주 족 양 명 이 하 행 지 부 상 입 오 지 지 간
別者, 以上至耳前, 合於頷脈, 注足陽明. 以下行至跗上, 入五指之間.

기 산 자 종 이 하 하 수 양 명 입 대 지 지 간 입 장 중
其散者, 從耳下下手陽明, 入大指之間, 入掌中.

기 지 어 족 야 입 족 심 출 내 과 하 행 음 분 부 합 어 목 고 위 일 주
其至於足也, 入足心·出內踝下, 行陰分, 復合於目, 故爲一周.』① (「衛氣行度」)

第二章

시 고 일 행 일 사 인 기 행 일 주 여 십 분 신 지 팔
是故日行一舍, 人氣行㉥一周與十分身之八.

㉠ 伯高 : 校釋本에는 '岐伯'으로 되어 있다.
㉡ 歲 : 章句索引本, 校釋本에는 '藏'으로 되어 있다.
㉢ 間 : 校釋本에는 '端'으로 고쳤다.
㉣ 分側 : 校釋本에는 '側'을 제거하였다.
㉤ 小指 : 校釋本에는 '小指次指'로 '次指'를 보충하였다.
㉥ 人氣行 : 校釋本에는 '人氣行於身'으로 '於身'을 보충하였다.

일행이사 인기행삼주어신 여십분신지육
日行二舍，人氣行三周於身㉠與十分身之六.

일행삼사 인기행어신오주여십분신지사
日行三舍，人氣行於身五周與十分身之四.

일행사사 인기행어신칠주여십분신지이
日行四舍，人氣行於身七周與十分身之二.

일행오사 인기행어신구주
日行五舍，人氣行於身九周.

일행육사 인기행어신십주여십분신지팔
日行六舍，人氣行於身十周與十分身之八.

일행칠사 인기행어신십이주재신 여십분신지육
日行七舍，人氣行於身十二周在身㉡與十分身之六.

일행십사사 인기 이십오주어신유기분여십분신지이 양진어음 음수기의
日行十四舍，人氣『二十五周於身有奇分與十分身之二，陽盡於陰，陰受氣矣.

第三章

기시입어음 당 종족소음
其始入於陰，當㉢從足少陰，

주어신 신주어심 심주어폐 폐주어간 간주어비 비부주우신위주
注於腎，腎注於心，心注於肺，肺注於肝，肝注於脾，脾復注于腎爲周.

시고야행일사 인기행어음장일주여십분장지팔
是故夜行一舍，人氣行於陰藏一周與十分藏之八，

역여양행지이십오주 이부합어목
亦如陽行之二十五周，而復合於目.』①（「衛氣行度」）

음양일일일야 합유기분십분신지이 여십분장지이
陰陽一日一夜，合有奇分十分身之二，與十分藏之二.

시고인지소이와기지시유조안자 기분부진고야
是故人之所以臥起之時有早晏者，奇分不盡故也.

➡ 衛氣가 陰分으로 돌 때는 腎 - 心 - 肺 - 肝 - 脾의 순서로 도는데, 相剋 방향으로 돈다는 것을 알 수 있다.

■ **衛氣行度** ○ 靈樞曰, 衛氣之行, 一日一夜五十周於身. 晝日行於陽二十五周, 夜行於陰二十五周. 是故平旦陰盡, 陽氣出於目, 目張則氣上行於頭, 循項下足太陽, 循背下至小指之端. 其散者, 別於目銳眥下手太陰[陽], 下至手小指之間外側. 其散者, 別於目銳眥下足少陽, 注小指次指之間. 以上循手少陽之分, 側下至小指之間. 其別者, 以上至耳前, 注足陽明, 以下行至跗上, 入五[中]指之間. 其散者, 從耳下下手陽明, 入大指之間, 入掌中. 其至於足也, 入足心, 出內踝, 下行陰分, 復合於目, 故爲一周. 二十五周於身, 陽盡於陰, 陰受氣矣. 其始入於陰, 常從足少陰注於腎, 腎注於心, 心注於肺, 肺注於肝, 肝注於脾, 脾復注於腎. 亦如陽行之二十五周, 而復合於目矣.

① 위기가 운행하는 도수[衛氣行度] ○『영추(靈樞)』(「衛氣行 76」)에서는 "위기(衛氣)는 하루 낮과 밤에 전신을 50바퀴 순행한다. 주간에는 양분(陽分)에서 25바퀴를 돌고, 야간에는 음분(陰分)에서 25바퀴를 돈다. 따라서 날이 밝을 때는 음기(陰氣)가 다하고 양기(陽氣)가 눈에 다다라 눈을 뜨면서 위기는 머리로 올라가서 목을 타고 족태양경(足太陽經)으로 내려가 다시 등을 따라 아래로 내려가 새끼발가락 끝에 이른다. 또 한 가닥은 눈초리에서 갈라져 나와 아래로 수태양경(手太陽經)을 따라 내려가 새끼손가락 바깥쪽 끝에 이른다. 다른 한 가닥은 눈초리에서 갈라져 나와 족소양경(足少陽經)을 따라

㉠ 三周於身 : 校釋本에는 '於身三周'로 고쳤다.
㉡ 在身 : 校釋本에는 '在身'을 삭제하였다.
㉢ 當 : 校釋本에는 '常'으로 되어 있다.

내려가 새끼발가락과 넷째 발가락 사이로 주입된다. 또한 족소양경에서 수소양경(手少陽經)으로 들어간 줄기는 아래로 내려가 새끼손가락에 이른다. 그 중에서 갈라진 가닥은 위로 올라가 귀 앞에 이르러 족양명경(足陽明經)에 주입되어 아래로 내려가 발등 위에 이르고 둘째 발가락으로 들어간다. 그것의 다른 한 가닥은 또한 귀 아래에서 수양명경(手陽明經)을 타고 내려가 엄지손가락으로 들어갔다가 다시 손바닥으로 들어간다. 위기는 발에 이르러 발바닥 한가운데로 들어갔다가 안쪽 복사뼈로 나와 음분(陰分)으로 내려간 다음 다시 위로 올라가 눈구석에서 만나므로 한 바퀴를 운행하는 것이다. 이렇게 25번 몸을 돌아 위기가 주간의 양분(陽分)을 다 돈 다음에는 야간의 음분에 속하게 되어 음이 기를 받는다. 처음 음분에 주입되었을 때는 일반적으로 족소음경(足少陰經)에서 신장(腎臟)으로 주입되고, 신장에서 심장(心臟)으로 주입되고, 심장에서 폐장(肺臟)으로 주입되고, 폐장에서 간장(肝臟)으로 주입되고, 간장에서 비장(脾臟)으로 주입되고, 비장에서 다시 신장으로 주입된다. 역시 양기와 같이 25바퀴를 돌아 다시 눈에서 합친다"라고 하였다. (『寶鑑·內景一·氣·衛氣行度』) (신편p.277 /신p.246)

第四章

黃帝曰, 衛氣之在於身也, 上下往來不以期, 候氣而刺之, 奈何?

伯高曰, 分有多少, 日有長短, 春秋冬夏, 各有分理, 然後常以平旦爲紀, 以夜盡爲始.

是故一日一夜, 水下百刻, 二十五刻者, 半日之度也, 常如是毋已, 日入而止.

隨日之長短, 各以爲紀而刺之.

謹候其時, 病可與期; 失時反候者, 百病不治.

故曰, 刺實者, 刺其來也, 刺虛者, 刺其去也. 此言氣存亡之時, 以候虛實而刺之.

是故謹候氣之所在而刺之, 是謂逢時.

在㉠於三陽, 必候其氣在於陽而刺之; 病在於三陰, 必候其氣在陰分而刺之.

水下一刻, 人氣在太陽; 水下二刻, 人氣在少陽; 水下三刻, 人氣在陽明;

水下四刻, 人氣在陰分.

水下五刻, 人氣在太陽; 水下六刻, 人氣在少陽; 水下七刻, 人氣在陽明;

水下八刻, 人氣在陰分.

水下九刻, 人氣在太陽; 水下十刻, 人氣在少陽; 水下十一刻, 人氣在陽明;

水下十二刻, 人氣在陰分.

水下十三刻, 人氣在太陽; 水下十四刻, 人氣在少陽; 水下十五刻, 人氣在陽明;

水下十六刻, 人氣在陰分.

㉠ 在 : 校釋本에는 '病在'로 '病'을 보충하였다.

수하십칠각 인기재태양 수하십팔각 인기재소양 수하십구각 인기재양명
水下十七刻，人氣在太陽；水下十八刻，人氣在少陽；水下十九刻，人氣在陽明；

수하이십각 인기재음분
水下二十刻，人氣在陰分.

수하이십일각 인기재태양 수하이십이각 인기재소양
水下二十一刻，人氣在太陽；水下二十二刻，人氣在少陽；

수하이십삼각 인기재양명 수하이십사각 인기재음분
水下二十三刻，人氣在陽明；水下二十四刻，人氣在陰分.

수하이십오각 인기재태양 차반일지도야
水下二十五刻，人氣在太陽，此半日之度也.

종방지필일십사사 수하오십각 일행반도 회행일사 수하삼각여칠분각지사
從房至畢一十四舍，水下五十刻，日行半度，廻行一舍，水下三刻與七分刻之四.

대요왈 상이일지여 어수상야 인기재태양
大要曰㉠ 常以日之如㉡於宿上也，人氣在太陽.

시고일행일사 인기행삼양행 여음분 상여시무이
是故日行一舍，人氣行三陽行㉢與陰分，常如是無已.

천여지 동기 분분파파 종이부시 일일일야수하백각이진의
天與地㉣同紀，紛紛盼盼，終而復始，一日一夜水下百刻而盡矣.

➡ "日行一舍，人氣行三陽與陰分，常如是無已."가 요지이다.

㉠ 曰 : 校釋本에는 '曰'자를 삭제하였다.
㉡ 如 : 四庫全書本, 章句索引本, 校釋本에는 '加'로 되어 있다.
㉢ 行 : 校釋本에는 '行'자를 삭제하였다.
㉣ 天與地 : 校釋本에는 '與天地'로 고쳤다.

九宮八風 第七十七

九宮八風 (『類經二十七卷·運氣類』, p.1145)

第一章

合八風虛實邪正

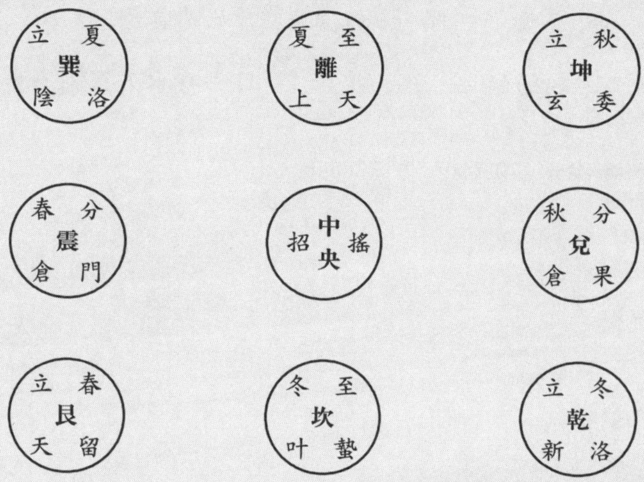

立夏 四	陰 洛 東南方	夏至 九	上 天 南 方	立秋 二	玄 委 西南方
春分 三	倉 門 東 方	招搖 五	中 央	秋分 七	倉 果 西 方
立春 八	天 留 東北方	冬至 一	叶 蟄 北 方	立冬 六	新 洛 西北方

➡ 그림은 後天八卦와 洛書에 해당한다.

『太一常以冬至之日，居叶蟄之宮四十六日，

明日居天留四十六日，明日居倉門四十六日，

明日居陰洛四十五日，明日居天宮㉠四十六日，

明日居玄委四十六日，明日居倉果四十六日，

明日居新洛四十五日，明日復居叶蟄之宮，曰冬至矣.

太一日游，以冬至之日，居叶蟄之宮，數所在，日從一處，至九日，復反於一.

常如是無已，終而復始.』① (「風從東南來·太乙」)

○ 太乙 神名 常以冬至之日, 居叶蟄之宮四十六日. 明日居天留宮四十六日. 明日居倉門宮四十六日. 明日居陰洛宮四十六日. 明日居上天宮四十六日. 明日居玄委宮四十六日. 明日居倉果宮四十六日. 明日居新洛宮四十五日. 明日復居叶蟄之宮. 數所在, 日從[徙]一處至九日, 復返於一, 常如是無已, 終而復始. 『靈樞』

① ○ 태을(太乙) 신의 이름이다. 은 항상 동짓날부터 협칩궁(叶蟄宮)에 46일간 머물고, 다음날부터는 천류궁(天留宮)으로 자리를 옮겨 46일 동안 머물고, 그 다음날부터는 창문궁(倉門宮)으로 자리를 옮겨 46일 동안 머물고, 다음날부터는 음락궁(陰洛宮)으로 자리를 옮겨 46일 동안 머물고, 다음날부터는 상천궁(上天宮)으로 자리를 옮겨 46일 동안 머물고, 다음날부터는 현위궁(玄委宮)으로 자리를 옮겨 46일 동안 머물고, 다음날부터는 창과궁(倉果宮)으로 자리를 옮겨 46일 동안 머물고, 다음날부터는 신락궁(新洛宮)으로 자리를 옮겨 45일 동안 머물고, 그 다음날부터 다시 협칩궁에 있게 된다. 태을이 소재한 곳으로부터 추산하여 매일 일정하게 이동하여 9일이 되면 다시 첫 번째의 위치[叶蟄宮]로 돌아오는데, 항상 이처럼 계속해서 끝나면 다시 시작된다. 『영추』(「九宮八風 77」) (『寶鑑·鍼灸篇·風從東南來』) (신편p.3765 /신p.2123)

第二章

太一移日，天必應之以風雨，以其日風雨則吉，歲美民安少病矣.

先之則多雨，後之則多汗.

太一在冬至之日有變，占在君；

太一在春分之日有變，占在相；

太一在中宮之日有變，占在吏；

太一在秋分之日有變，占在將；

太一在夏至之日有變，占在百姓.

㉠ 天宮 : 校釋本에는 '上天'으로 고쳤다.

所謂有變者，太一居五宮之日，病風折樹木，揚沙石.

各以其所主，占貴賤，因視風所來㉠而占之.

『風從其所居之鄕來爲實風，主生長養萬物；

從其衝後來爲虛風，傷人者也，主殺主害者.

謹候虛風而避之.』①（「太乙徙立於中宮朝八風占吉凶」）

故聖人日避虛邪之道，如避矢石然，邪弗能害，此之謂也.

◘ 太乙徙立於中宮朝八風占吉凶 ○ 風從太乙所居之方來者爲實風，主生長萬物. 其從衝後來者爲虛風，主殺害傷人. 故聖人謹候虛風而避之. 『靈樞』

① 태을이 중궁에 옮겨가는 날, 팔풍으로 길흉을 점치는 법[太乙徙立於中宮朝八風占吉凶] ○ 바람이 태을(太乙)이 위치한 방향에서 불어오는 것을 실풍(實風)이라 하는데, 이는 만물을 생장하게 한다. 바람이 태을이 위치한 반대쪽에서 불어오는 것을 허풍(虛風)이라 하는데, 이는 사람을 죽이거나 상하게 한다. 그러므로 성인은 허풍을 신중하게 관찰하여 이를 피하였다. 『영추』(「九宮八風 77」) (『寶鑑·鍼灸篇·太乙徙立於中宮朝八風占吉凶』) (신편p.3762 /신p.2121)

第三章

是故太一入徙立於中宮，乃朝八風，以占吉凶也.

『風從南方來，名曰大弱風，其傷人也，內舍於心，外在於脈，氣主熱㉡.』①（「風從南方來」）

『風從西南方來，名曰謀風，其傷人也，內舍於脾，外在於肌，其氣主爲弱.』②（「風從西南來」）

『風從西方來，名曰剛風，其傷人也，內舍於肺，外在於皮膚，其氣主爲燥.』③（「風從西方來」）

『風從西北方來，名曰折風，其傷人也，內舍於小腸，外在於手太陽脈，

脈絶則溢，脈閉則結不通，善暴死.』④（「風從西北來」）

『風從北方來，名曰大剛風，其傷人也，內舍於腎，外在於骨與肩背之膂筋，

其氣主爲寒也.』⑤（「風從北方來」）

『風從東北方來，名曰凶風，其傷人也，內舍於大腸，外在於兩脇腋骨下及肢節.』⑥（「風從東北來」）

㉠ 所來：四庫全書本，章句索引本，校釋本에는 '所從來'로 되어 있다.

㉡ 氣主熱：校釋本에는 '其氣主爲熱'로 고쳤다.

풍종동방래 명왈영아풍 기상인야 내사어간 외재어근뉴 기기주위신습
『風從東方來, 名曰嬰兒風, 其傷人也, 內舍於肝, 外在於筋紐, 其氣主爲身濕.』

⑦ (「風從東方來」)

풍종동남방래 명왈약풍 기상인야 내사어위 외재기육 기기주체중
『風從東南方來, 名曰弱風, 其傷人也, 內舍於胃, 外在肌肉, 其氣主體重.』⑧

(「風從東南來」)

차팔풍개종기허지향래 내능병인
此八風皆從其虛之鄕來, 乃能病人.

삼허상박 즉위폭병졸사
『三虛相搏㉠, 則爲暴病卒死.』⑨ (「卒死」)

양실일허 병즉위임로한열
兩實一虛, 病則爲淋露寒熱.

범기우습지지 즉위위
犯其雨濕之地, 則爲痿.

고성인피풍 여피시석언
故聖人避風, 如避矢石焉.

기유삼허이편중어사풍 즉위격골 편고의
其有三虛而偏中於邪風, 則爲擊骨㉡偏枯矣.

◆ 風從南方來 ○ 名曰大弱風. 其傷人也, 內舍於心, 外在於脈, 其氣主爲熱. 『靈樞』

① 남풍[風從南方來] ○ 이것을 대약풍(大弱風)이라 한다. 이 대약풍이 인체를 손상시킬 적에는 안으로는 심(心)에 침범하고, 밖으로는 혈맥(血脈)에 머무르는데, 그 사기(邪氣)는 주로 열성병(熱性病)을 야기한다. (『靈樞·九宮八風 77』) (『寶鑑·鍼灸篇·風從南方來』) (신편p.3763 /신p.2122)

◆ 風從西南來 ○ 名曰謀風. 其傷人也, 內舍於脾, 外在於肌, 其氣主爲弱. 『靈樞』

② 서남풍[風從西南來] ○ 이것을 모풍(謀風)이라 한다. 이 모풍이 인체를 손상시킬 적에는 안으로는 비(脾)에 침범하고, 밖으로는 기육(肌肉)에 머무르는데, 그 사기(邪氣)는 주로 쇠약병(衰弱病)을 야기한다. (『靈樞·九宮八風 77』) (『寶鑑·鍼灸篇·風從西南來』) (신편p.3763 /신p.2122)

◆ 風從西方來 ○ 名曰剛風. 其傷人也, 內舍於肺, 外在於皮膚, 其氣主爲燥. 『靈樞』

③ 서풍[風從西方來] ○ 이것을 강풍(剛風)이라고 한다. 이 강풍이 인체를 손상시킬 적에는 안으로는 폐(肺)에 침범하고, 밖으로는 피부에 머무르는데, 그 사기(邪氣)는 주로 조병(燥病)을 야기한다. (『靈樞·九宮八風 77』) (『寶鑑·鍼灸篇·風從西方來』) (신편p.3764 /신p.2122)

◆ 風從西北來 ○ 名曰折風. 其傷人也, 內舍於小腸, 外在於手太陽脈. 脈絶則溢, 脈閉則結不通, 善暴死. 『靈樞』

④ 서북풍[風從西北來] ○ 이것을 절풍(折風)이라고 한다. 이 절풍이 인체를 손상시킬 적에는 안으로는 소장(小腸)에 침범하고, 밖으로는 수태양경맥(手太陽經脈)에 머무르는데, 만약 맥기(脈氣)가 고갈되어 끊기면 사기(邪氣)가 넘치고, 그 맥기가 막혀 통하지 않으면 갑자기 죽는다. (『靈樞·九宮八風 77』) (『寶鑑·鍼灸篇·風從西北來』) (신편p.3764 /신p.2122)

◆ 風從北方來 ○ 名曰大剛風. 其傷人也, 內舍於腎, 外在於骨與肩背之膂筋, 其氣主爲寒. 『靈樞』

⑤ 북풍[風從北方來] ○ 이것을 대강풍(大剛風)이라고 한다. 이 대강풍이 인체를 손상시킬 적에는 안으로는 신(腎)에 침범하고, 밖으로는 뼈와 등과 등심의 힘줄에 머무르는데, 그 사기(邪氣)는 주로 한성병(寒性病)을 야기한다. (『靈樞·九宮八風 77』) (『寶鑑·鍼灸篇·風從北方來』) (신편p.3764 /신p.2122)

㉠ 搏 : 校釋本에는 '摶'으로 되어 있다.

㉡ 骨 : 四庫全書本, 章句索引本, 校釋本에는 '仆'로 되어 있다.

◆ 風從東北來 ○ 名曰凶風. 其傷人也, 內舍於大腸, 外在於兩脇腋骨下及肢節.『靈樞』

⑥ 동북풍[風從東北來] ○ 이것을 흉풍(凶風)이라 한다. 이 흉풍이 인체를 손상시킬 적에는 안으로는 대장(大腸)에 침범하고, 밖으로는 양쪽 겨드랑이 뼈 아래와 팔다리의 뼈마디에 들어간다. (『靈樞·九宮八風 77』) (『寶鑑·鍼灸篇·風從東北來』) (신편p.3764 /신p.2122)

◆ 風從東方來 ○ 名曰嬰兒風. 其傷人也, 內舍於肝, 外在於筋紐, 其氣主爲身溫.『靈樞』

⑦ 동풍[風從東方來] ○ 이것을 영아풍(嬰兒風)이라 한다. 이 영아풍이 인체를 손상시킬 적에는 안으로는 간(肝)에 침범하고, 밖으로는 근육이 결합하는 부위인 힘줄에 머무르는데, 그 사기(邪氣)는 주로 온병(溫病)을 야기한다. (『靈樞·九宮八風 77』) (『寶鑑·鍼灸篇·風從東方來』) (신편p.3764 /신p.2122)

◆ 風從東南來 ○ 名曰弱風. 其傷人也, 內舍於胃, 外在於肌肉, 其氣主體重.『靈樞』

⑧ 동남풍[風從東南來] ○ 이것을 약풍(弱風)이라 한다. 이 약풍이 인체를 손상시킬 적에는 안으로는 위(胃)에 침범하고, 밖으로는 기육(肌肉)에 머무르는데, 그 사기(邪氣)는 주로 몸이 무거운 병을 야기한다. (『靈樞·九宮八風 77』) (『寶鑑·鍼灸篇·風從東南來』) (신편p.3765 /신p.2122)

◆ 卒死 ○ 三虛相搏則爲暴病卒死.『靈樞』

⑨ 갑자기 죽는 것[卒死] ○ 삼허(三虛)가 서로 합치되는 때를 만나면 갑자기 발병하고 갑자기 죽게 된다. (『靈樞·九宮八風 77』) (『寶鑑·雜病九·救急·卒死』) (신편p.2899 /신p.1611)

◉ 『寶鑑』에서는 '卒死' 조문에 '淸心元, 至寶丹, 蘇合香元, 至聖來復丹, 備急丸'을 예시하였다.

九鍼論 第七十八

九鍼 (『類經十九卷·鍼刺類』, p.729)

第一章

황제왈 여문구침어부자 중다박대의

黃帝曰, 余聞九鍼於夫子, 衆多博大矣.

여유불능오 감문구침언생 하인이유명

余猶不能寤, 敢問九鍼焉生? 何因而有名?

기백왈 구침자 천지지대수야 시어일이종어구

岐伯曰, 九鍼者, 天地之大數也, 始於一而終於九.

고왈 일이법천 이이법지 삼이법인

故曰, 一以法天, 二以法地, 三以法人,

사이법시 오이법음 육이법율

四以法時㉠, 五以法音㉡, 六以法律㉢,

칠이법성 팔이법풍 구이법야

七以法星㉣, 八以法風㉤, 九以法野㉥.

황제왈 이침응구지수 내하

黃帝曰, 以鍼應九之數, 奈何?

기백왈 부성인지기천지지수야 일이구지 고이립구야

岐伯曰, 夫聖人之起天地之數也, 一而九之, 故以立九野,

구이구지 구구팔십일 이기황종수언 이침응수야

九而九之, 九九八十一, 以起黃鍾數焉, 以鍼應數也.

➡ 九鍼은 『素問·鍼解 54』·『靈樞·九鍼十二原 01』·『靈樞·官鍼 07』·『靈樞·九鍼論 78』을 참고하라.

第二章

일자천야 천자양야 오장지응천자폐

一者天也, 天者陽也, 五藏之應天者肺㉦,

폐자오장육부지개야 피자폐지합야 인지양야

肺者五藏六府之蓋也, 皮者肺之合也, 人之陽也.

고위지치침 필이 대기두이예기말 령무득심입이양기출

故爲之治鍼, 必以㉧大其頭而銳其末, 令無得深入而陽氣出.

㉠ 時 : 校釋本에는 '四時'로 '四'를 보충하였다.
㉡ 音 : 校釋本에는 '五音'으로 '五'를 보충하였다.
㉢ 律 : 校釋本에는 '六律'로 '六'을 보충하였다.
㉣ 星 : 校釋本에는 '七星'으로 '七'을 보충하였다.
㉤ 風 : 校釋本에는 '八風'으로 '八'을 보충하였다.
㉥ 野 : 校釋本에는 '九野'로 '九'를 보충하였다.
㉦ 肺 : 校釋本에는 '肺也'로 '也'를 보충하였다.
㉧ 以 : 校釋本에는 '以'자를 삭제하였다.

이 자 지 야　인 지 소 이 응 토 자 육 야
二者地也,㉠ 人之所以應土者肉也.

고 위 지 치 침　필 통 기 신 이 원 기 말　령 무 득　상 육 분　상 즉 기 득　갈
故爲之治鍼, 必筩其身而員其末, 令無得㉡傷肉分, 傷則氣得㉢竭.

삼 자 인 야　인 지 소 이 성 생 자 혈 맥 야
三者人也, 人之所以成生者血脈也.

고 위 지 치 침　필 대 기 신 이 원 기 말　령 가 이 안 맥 물 함　이 치 기 기
故爲之治鍼, 必大其身而員其末, 令可以按脈勿陷, 以致其氣,

령 사 기 독 출
令邪氣獨出.

사 자 시 야　시 자　사 시 팔 풍 지 객 어 경 락 지 중　위 류　병 자 야
四者時也, 時者, 四時八風之客於經絡之中, 爲瘤㉣病者也,

고 위 지 치 침　필 통 기 신 이 예　기 말　령 가 이 사 열 출 혈　이 고 병 갈
故爲之治鍼, 必筩其身而鋭㉤其末, 令可以寫熱出血, 而痼病竭.

오 자 음 야　음 자　동 하 지 분　분 어 자 오
五者音也, 音者, 冬夏之分, 分於子午,

음 여 양 별　한 여 열 쟁　양 기 상 박　합 위 옹 농 자 야
陰與陽別, 寒與熱爭, 兩氣相搏㉥, 合爲癰膿者也.

고 위 지 치 침　필 령 기 말 여 검 봉　가 이 취 대 농
故爲之治鍼, 必令其末如劍鋒, 可以取大膿.

육 자 율 야　율 자　조 음 양 사 시 이 합 십 이 경 맥　허 사 객 어 경 락 이 위 폭 비 자 야
六者律也, 律者, 調陰陽四時而合十二經脈, 虛邪客於經絡而爲暴痺者也.

고 위 지 치 침　필 령 첨 여 리　차 원 차 예　중 신 미 대　이 취 폭 기
故爲之治鍼, 必令尖如氂, 且員且鋭, 中身微大, 以取暴氣.

칠 자 성 야　성 자　인 지 칠 규　사 지 소 객 어 경　이 위 통 비　사 어 경 락　자 야
七者星也, 星者, 人之七竅, 邪之所客於經, 而爲痛痺, 舍於經絡㉦者也.

고 위 지 치 침　령 첨 여 문 맹 훼
故爲之治鍼, 令尖如蚊蝱喙,

정 이 서 왕　미 이 구 류　정 기 인 지　진 사 구 왕　출 침 이 양 자 야
靜以徐往, 微以久留, 正氣因之, 眞邪俱往, 出鍼而養者也.

팔 자 풍 야　풍 자 인 지 고 굉 팔 절 야
八者風也, 風者人之股肱八節也,

팔 정 지 허 풍　팔 풍 상 인　내 사 어 골 해 요 척 절 주 리 지 간　위 심 비 야
八正之虛風, 八風傷人, 內舍於骨解腰脊節腠理之間, 爲深痺也.

고 위 지 치 침　필 장　기 신　봉 기 말　가 이 취 심 사 원 비
故爲之治鍼, 必長㉧其身, 鋒其末, 可以取深邪遠痺.

구 자 야 야　야 자　인 지 절 해 피 부 지 간 야
九者野也, 野者, 人之節解皮膚之間也,

음 사 유 일 어 신　여 풍 수 지 상　이 유 불 능 과 어 기 관 대 절 자 야
淫邪流溢於身, 如風水之狀, 而溜不能過於機關大節者也.

㉠ 校釋本에는 이 다음에 '地者, 土也.'를 보충하였다.
㉡ 得 : 校釋本에는 '得'자를 삭제하였다.
㉢ 得 : 校釋本에는 '得'자를 삭제하였다.
㉣ 瘤 : 校釋本에는 '痼'로 고쳤다.
㉤ 鋭 : 校釋本에는 '鋒'으로 되어 있다.
㉥ 搏 : 校釋本에는 '摶'으로 고쳤다.
㉦ 而爲痛痺, 舍於經絡 : 校釋本에는 '而爲痛痺'로 고쳤다.
㉧ 長 : 校釋本에는 '薄'으로 고쳤다.

故爲之治鍼, 令小大㉠如挺㉡, 其鋒微員, 以取大氣之不能過於關節者也.

第三章

黃帝曰, 鍼之長短有數乎?

岐伯曰, 一曰鑱鍼者, 取法於巾鍼, 去末寸半㉢, 卒銳之, 長一寸六分, 主熱在頭身也.

二曰員鍼, 取法於絮鍼, 筩其身而卵其鋒, 長一寸六分, 主治分肉㉣間氣.

三曰鍉鍼, 取法於黍粟之銳, 長三寸半, 主按脈取氣, 令邪出.

四曰鋒鍼, 取法於絮鍼, 筩其身, 鋒其末, 長一寸六分, 主癰㉤熱出血.

五曰鈹鍼, 取法於劍鋒, 廣二分半, 長四寸, 主大癰膿, 兩熱爭者也.

六曰員利鍼, 取法於氂鍼, 微大其末, 反小其身, 令可深內也, 長一寸六分, 主取癰痹者也.

七曰毫鍼, 取法於毫毛, 長一寸六分, 主寒熱㉥痛痹在絡者也.

八曰長鍼, 取法於綦鍼, 長七寸, 主取深邪遠痹者也.

九曰大鍼, 取法於鋒鍼, 其鋒微員, 長四寸, 主取大氣不出關節者也. 鍼形畢矣. 此九鍼大小長短法㉦也.

身形應九野 ○ 天忌 (『類經九卷·經絡類』, p.383)

第四章

『黃帝曰, 願聞身形應九野, 奈何?

岐伯曰, 請言身形之應九野也,

㉠ 小大 : 章句索引本, 校釋本에는 '尖'으로 되어 있다.
㉡ 挺 : 校釋本에는 '梃'으로 고쳤다.
㉢ 寸半 : 校釋本에는 '半寸'으로 고쳤다.
㉣ 分肉 : 校釋本에는 '分'으로 되어 있다.
㉤ 癰 : 校釋本에는 '瀉'로 고쳤다.
㉥ 熱 : 校釋本에는 '熱'자를 삭제하였다.
㉦ 法 : 校釋本에는 '之法'으로 '之'를 보충하였다.

좌 족 응 입 춘 기 일 무 인 기 축
左足應立春，其日戊寅己丑;

좌 협 응 춘 분 기 일 을 묘
左脇應春分，其日乙卯;

좌 수 응 입 하 기 일 무 진 기 사
左手應立夏，其日戊辰己巳;

응 후 수 두 응 하 지 기 일 병 오
膺喉首頭應夏至，其日丙午;

우 수 응 입 추 기 일 무 신 기 미
右手應立秋，其日戊申己未;

우 협 응 추 분 기 일 신 유
右脇應秋分，其日辛酉;

우 족 응 입 동 기 일 무 술 기 해
右足應立冬，其日戊戌己亥;

요 고 하 규 응 동 지 기 일 임 자
腰尻下竅應冬至，其日壬子.

육 부 격 하 삼 장 응 중 주
六府㉠膈下三藏應中州，

기 대 금 대 금 태 을 소 재 지 일 급 제 무 기
其大禁，大禁太乙㉡所在之日，及諸戊己.

범 차 구 자 선 후 팔 정 소 재 지 처 소 주 좌 우 상 하
凡此九者，善候八正所在之處. 所主左右上下，

신 체 유 옹 종 자 욕 치 지 무 이 기 소 직 지 일 궤 치 지 시 위 천 기 일 야
身體有癰腫者，欲治之，無以其所直之日潰治之，是謂天忌日也.』①

(「身形應九野」)

◘ **身形應九野** ○ 帝曰, 身形應九野奈何. 岐伯曰, 請言身形之應九野也. 左足應立春, 其日戊寅己丑. 左脇應春分, 其日乙卯. 左肩應立夏, 其日戊辰己巳. 膺喉首頭應夏至, 其日丙午. 右手應立秋, 其日戊申己未. 右脇應秋分, 其日辛酉. 右足應立冬, 其日戊戌己亥. 腰尻下竅應冬至, 其日壬子. 六府膈下五藏應中州, 其大禁, 大禁太乙所在之日及諸戊己. 是謂天忌日也.『靈樞』

① 인체는 구야에 상응한다[**身形應九野**] ○ 황제(黃帝)가 묻기를, "인체는 구야(九野)에 어떻게 상응하는 것입니까?"라고 하였다. 이에 기백(岐伯)이 대답하기를, "인체가 구야에 상응하는 것에 대하여 말씀드리겠습니다. 왼쪽 발은 입춘(立春)에 상응하고, 그 날짜는 무인일(戊寅日)·기축일(己丑日)입니다. 왼쪽 옆구리는 춘분(春分)에 상응하고, 그 날짜는 을묘일(乙卯日)입니다. 왼쪽 어깨는 입하(立夏)에 상응하고, 그 날짜는 무진일(戊辰日)·기사일(己巳日)입니다. 가슴·목구멍·머리는 하지(夏至)에 상응하고, 그 날짜는 병오일(丙午日)입니다. 오른 손은 입추(立秋)에 상응하고, 그 날짜는 무신일(戊申日)·기미일(己未日)입니다. 오른쪽 옆구리는 추분(秋分)에 상응하고, 그 날짜는 신유일(辛酉日)입니다. 오른쪽 발은 입동(立冬)에 상응하고, 그 날짜는 무술일(戊戌日)·기해일(己亥日)입니다. 허리와 꽁무니와 아래의 구멍인 전음(前陰)과 후음(後陰)은 동지(冬至)에 상응하고, 그 날짜는 임자일(壬子日)입니다. 그리고 육부(六腑)와 횡격막 아래와 오장(五臟)은 중주(中州, 중앙)에 상응하는데, 그 날짜는 대금일(大禁日), 즉 침을 놓아서는 안되는 날에 속합니다. 대금일(大禁日)이라는 것은 태을신(太乙神)이 있는 날과 모든 무일(戊日)·기일(己日)인데, 이것을 천기일(天忌日)이라고 합니다"라고 하였다.『영추』(「九鍼論 78」) (『寶鑑·鍼灸篇·身形應九野』) (신편p.3766 /신p.2123)

㉠ 六府 : 校釋本에는 '六府及'으로 '及'을 보충하였다.

㉡ 乙 : 四庫全書本, 章句索引本, 校釋本에는 '一'로 되어 있다.

第五章

第一節

形樂志苦，病生於脈，治之以灸刺.

形苦志樂，病生於筋，治之以熨引.

形樂志樂，病生於肉，治之以鍼石.

形苦志苦，病生於咽喝，治之以甘藥.

形數驚恐，筋脈不通，病生於不仁，治之以按摩醪藥，是謂形㉠.

第二節

五藏氣，心主噫，肺主欬，肝主語，脾主呑，腎主欠.

六府氣，膽爲怒，胃爲氣逆噦㉡，大腸小腸爲泄，膀胱不約爲遺溺，下焦溢爲水.

五味㉢，酸入肝，辛入肺，苦入心，甘入脾，鹹入腎，淡入胃，是謂五味㉣.

五幷，精氣幷肝則憂，幷心則喜，幷肺則悲，幷腎則恐，幷脾則畏，
是謂五精之氣，幷於藏也.

五惡，肝惡風，心惡熱，肺惡寒，腎惡燥，脾惡濕，此五藏氣所惡也.

五液，心主汗，肝主泣，肺主涕，腎主唾，脾主涎，此五液所出也.

五勞，久視傷血，久臥傷氣，久坐傷肉，久立傷骨，久行傷筋，此五久勞所病也.

五走，酸走筋，辛走氣，苦走血，鹹走骨，甘走肉，是謂五走也.

五裁，病在筋，無食酸；
病在氣，無食辛；
病在骨，無食鹹；

㉠ 是謂形 : 校釋本에는 '是謂五形志也'로 보충하였다.
㉡ 噦 : 校釋本에는 '爲噦'로 '爲'를 보충하였다.
㉢ 五味 : 校釋本에는 '五味所入'으로 '所入'을 보충하였다.
㉣ 味 : 校釋本에는 '入'으로 고쳤다.

병재혈 무식고
病在血, 無食苦;

병재육 무식감 구기이욕식지 불가다의 필자재야 명왈오재
病在肉, 無食甘.『口嗜而欲食之, 不可多矣, 必自裁也, 命曰五裁.』①(「五味藥性」)

오발 음병발어골 양병발어혈 음병발어육 양병발어동 음병발어하
五發, 陰病發於骨, 陽病發於血, 陰病發於肉㉠, 陽病發於冬, 陰病發於夏.

오사 사입어양 즉위광 사입어음 즉위혈비
五邪, 邪入於陽, 則爲狂; 邪入於陰, 則爲血痺;

사입어양 전 즉위전질 사입어음 전 즉위음
邪入於陽, 轉㉡則爲癲疾; 「邪入於陰, 轉㉢則爲瘖.」②(「瘖瘂有二」)

양입지어음 병정 음출지어양 병희노
陽入之於陰, 病靜; 陰出之於陽, 病喜怒.

오장 심장신 폐장백 간장혼 비장의 신장정지야
五藏, 心藏神, 肺藏魄, 肝藏魂, 『脾藏意, 腎藏精志也.』③(「五藏藏七神」)

오주 심주맥 폐주피 간주근 비주기 신주골
五主, 心主脈, 肺主皮, 肝主筋, 脾主肌, 腎主骨.

◘ 五味藥性 ○ 五味者, 雖口嗜而欲食之, 必自裁制, 勿使過焉. 過則傷其正也.『內經』

① 오미의 약성[五味藥性] ○ 오미(五味)가 비록 입에 땅긴다고 하여도 먹을 때는 반드시 절제하여 지나치게 먹지 말아야 한다.(『靈樞·九鍼論 78』) 지나치게 먹으면 정기(正氣)를 손상시킨다.『내경』(『寶鑑·湯液一·湯液序例·五味藥性』)(신편p.3289 /신p.1817)

◘ 瘖瘂有二 ○ 瘖者, 邪入陰分也. 內經曰, 邪搏陰則爲瘖. 又曰, 邪入於陰, 搏則爲瘖. 然有二證, 一曰舌瘖, 乃中風舌不轉運之類是也. 二曰喉瘖, 乃勞嗽失音之類是也. 盖舌瘖, 但舌本不能轉運言語, 而喉咽音聲則如故也. 喉瘖, 但喉中聲嘶, 而舌本則能轉運言語也.『綱目』

② 목소리가 안나오는 데는 두 가지가 있다[瘖瘂有二] ○ 벙어리가 되는 것은 음분(陰分)에 사기가 침범했기 때문이다.『내경(內經)』(『素問·宣明五氣 23』)에서는 "병사(病邪)가 음분에 부딪치면 벙어리가 된다"라고 하였다. 또『내경(內經)』(『靈樞·九鍼論 78』)에서는 "병사가 음분에 침범하여 부딪치면 벙어리가 된다"라고 하였다. 그러나 이에는 두 가지 증이 있으니, 그 한 가지는 설음(舌瘖)인데, 곧 중풍(中風)으로 인해 혀가 잘 돌아가지 않는 것과 같은 경우가 이것이다. 다른 한 가지는 후음(喉瘖)인데, 곧 허로(虛勞)로 기침을 하다가 목이 쉰 것과 같은 경우가 이것이다. 대개 설음은 단지 혀가 잘 놀려지지 않아 말을 하지 못할 뿐 목구멍에서 나는 소리는 여전하다. 후음은 단지 목구멍의 소리가 쉬었을 뿐 혀는 제대로 돌아 말을 할 수 있다.『강목』(『寶鑑·內景二·聲音·瘖瘂有二』)(신편p.448 /신p.340)

■ 五藏藏七神 ○ 又曰, 脾藏意與智, 腎藏精與志. 是謂七神.

③ 오장은 칠신을 저장한다[五藏藏七神] ○ 또한『내경(內經)』(『靈樞·九鍼論 78』)에서는 "비(脾)는 의(意)와 지(智)를 저장하고, 신(腎)은 정(精)과 지(志)를 저장한다. 이것을 칠신(七神)이라고 한다"라고 하였다.(『寶鑑·內景一·神·五藏藏七神』)(신편p.320 /신p.271)

第三節

양명다혈다기 태양다혈소기 소양다기소혈
『陽明多血多氣, 太陽多血少氣, 少陽多氣少血,

㉠ 陰病發於肉 : 校釋本에는 '以味病發於氣'로 되어 있다.
㉡ 轉 : 校釋本에는 '搏'으로 고쳤다.
㉢ 轉 : 校釋本에는 '搏'으로 고쳤다.

太陰多血少氣, 厥陰多血少氣, 少陰多氣少血.

故曰, 刺陽明出血氣, 刺太陽出血惡氣, 刺少陽出氣惡血,

刺太陰出血惡氣, 刺厥陰出血惡氣, 刺少陰出氣惡血也.

足陽明太陰爲表裏, 少陽厥陰爲表裏, 太陽少陰爲表裏, 是謂足之陰陽也.

手陽明太陰爲表裏, 少陽心主爲表裏, 太陽少陰爲表裏, 是謂手之陰陽也.』①

(「十二經血氣多少」)

➡ 三陰三陽의 氣血 多少는 『素問·血氣形志 24』·『靈樞·五音五味 65』·『靈樞·九鍼論 78』에 나온다.

◆ **十二經血氣多少** ○ 夫人之常數, 太陽常多血少氣, 少陽常多氣少血, 陽明常多血多氣, 厥陰常多血少氣, 少陰常多氣少血, 太陰常多氣少血. 此天之常數也. ○ 故曰, 刺陽明出血氣, 刺太陽出血惡氣, 刺少陽出氣惡血, 刺太陰出氣惡血, 刺厥陰出血惡氣, 刺少陰出氣惡血也. 『靈樞』 ○ 足陽明太陰爲表裏, 足少陽厥陰爲表裏, 足太陽少陰爲表裏, 手陽明太陰爲表裏, 手少陽心主爲表裏, 手太陽少陰爲表裏也. 『靈樞』

① 12경맥의 혈과 기의 다소[十二經血氣多少] ○ 무릇 인체에는 일정한 규칙이 있는 바, 태양경(太陽經)에는 항상 혈(血)이 많고 기(氣)가 적으며, 소양경(少陽經)에는 항상 기(氣)가 많고 혈(血)이 적으며, 양명경(陽明經)에는 항상 혈도 많고 기도 많으며, 궐음경(厥陰經)에는 항상 혈이 많고 기가 적으며, 소음경(少陰經)에는 항상 기가 많고 혈이 적으며, 태음경(太陰經)에도 항상 기가 많고 혈이 적은데, 이것은 인체의 정상적인 규칙이다. ○ 그러므로 양명경(陽明經)에 침을 놓을 때는 혈과 기를 다 빼고, 태양경(太陽經)에 침을 놓을 때는 혈을 빼고 기는 나오지 못하게 하며, 소양경(少陽經)에 침을 놓을 때는 기는 빼고 혈은 나오지 못하게 하며, 태음경(太陰經)에 침을 놓을 때는 기는 빼고 혈은 나오지 못하게 하며, 궐음경(厥陰經)에 침을 놓을 때는 혈은 빼고 기는 나오지 못하게 하고, 소음경(少陰經)에 침을 놓을 때는 기는 빼고 혈은 나오지 못하게 해야 한다. 『영추』(「九鍼論 78」) ○ 족양명경(足陽明經)과 족태음경(足太陰經)이 서로 표리관계가 되고, 족소양경(足少陽經)과 족궐음경(足厥陰經)이 서로 표리관계가 되고, 족태양경(足太陽經)과 족소음경(足少陰經)이 표리관계가 된다. 수양명경(手陽明經)과 수태음경(手太陰經)이 표리관계가 되고, 수소양경(手少陽經)과 수궐음심포경(手厥陰心包經)이 표리관계가 되고, 수태양경(手太陽經)과 수소음경(手少陰經)이 표리관계가 된다. 『영추』(「九鍼論 78」) (『寶鑑·鍼灸篇·十二經血氣多少』) (신편p.3738 /신p.2106)

歲露論 第七十九

論瘧 (『類經十六卷·疾病類』, p.607)

第一章

황제문어기백왈 경언하일상서 추병학 학지발이시 기고하야
黃帝問於岐伯曰, 經言夏日傷暑, 秋病瘧, 瘧之發以時, 其故何也?

기백대왈 사객어풍부 병순려이하 위기일일일야 상대회어풍부 기명일일하일절
岐伯對曰, 邪客於風府, 病循膂而下, 衛氣一日一夜, 常大會於風府, 其明日日下一節,

고기일작안
故其日作晏.

차기선객어척배야
此其先客於脊背也.

고매지어풍부즉주리개 주리개즉사기입 사기입즉병작 차소이일작상안야
故每至於風府則腠理開, 腠理開則邪氣入, 邪氣入則病作, 此所以日作尙晏也.

위기지행풍부 일하일절 이십일일하지미저 이십이일입척내 주어복충지맥
衛氣之行風府, 日下一節, 二十一日下至尾底, 二十二日入脊內, 注於伏衝之脈,

기행구일 출어결분지중 기기상행 고기병초익지
其行九日, 出於缺盆之中, 其氣上行, 故其病稍益至㉠.

기내박어오장 횡련모원 기도원 기기심 기행지 불능일작
其內搏於五藏, 橫連募原, 其道遠, 其氣深, 其行遲, 不能日作,

고차일내축 적이작언
故次日乃畜㉡積而作焉.

황제왈 위기매지어풍부 주리내발 발즉사입언
黃帝曰, 衛氣每至於風府, 腠理乃發, 發則邪入焉.

기위기일하일절 즉불당풍부 내하
其衛氣日下一節, 則不當風府, 奈何?

기백왈 풍부무상 위기지소응 필개기주리 기지소사절 즉기부야
岐伯曰, 風府無常, 衛氣之所應, 必開其腠理, 氣之所舍節, 則其府也.

황제왈 선 부풍지여학야 상여동류 이풍상재 이학특이시휴 하야
黃帝曰, 善. 夫風之與瘧也, 相與同類, 而風常在, 而瘧特以時休, 何也?

기백왈 풍기류기처 학기수경락침이내박 고위기응내작야
岐伯曰, 風氣留其處, 瘧氣隨經絡沈以內搏, 故衛氣應乃作也.

제왈 선
帝曰, 善.

㉠ 至 : 校釋本에는 '早'로 고쳤다.

㉡ 畜 : 四庫全書本, 章句索引本, 校釋本에는 '稸'으로 되어 있다.

賊風邪氣 乘虛傷人 (『類經二十七卷·運氣類』, p.1150)

第二章

황제문어소사왈 여문사시팔풍지중인야 고유한서
『黃帝問於少師曰, 余聞四時八風之中人也, 故有寒暑,

한즉피부급이주리폐 서즉피부완이주리개
寒則皮膚急而腠理閉, 暑則皮膚緩而腠理開.

적풍사기 인득이입호 장필수팔정허사 내능상인호
賊風邪氣, 因得以入乎? 將必須八正虛邪, 乃能傷人乎?

소사답왈 불연 적풍사기지중인야 부득이시
少師答曰, 不然. 賊風邪氣之中人也, 不得以時.

연필인기개야 기입심 기내극병 기병인야 졸폭
然必因其開也, 其入深, 其內極病, 其病人也, 卒暴;

인기폐야 기입천이류 기병야 서이지
因其閉也, 其入淺以留, 其病也, 徐以遲.

황제왈 유한온화적 주리불개 연유졸병자 기고하야
黃帝曰, 有寒溫和適, 腠理不開, 然有卒病者, 其故何也?

소사답왈 제불지사입호 수평거 기주리개폐완급 기고상유시야
少師答曰, 帝弗知邪入乎? 雖平居, 其腠理開閉緩急, 其故常有時也.

황제왈 가득문호
黃帝曰, 可得聞乎?

소사왈 인여천지상참야 여일월상응야
少師曰, 人與天地相參也, 與日月相應也.

고월만즉해수서성 인혈기적 기육충 피부치 모발견 주리극 연구착
故月滿則海水西盛, 人血氣積, 肌肉充, 皮膚緻, 毛髮堅, 腠理郄, 煙垢著,

당시지시 수우적풍 기입천불심
當是之時, 雖遇賊風, 其入淺不深.

지기월곽공 즉해수동성 인기혈허 기위기거 형독거
至其月郭空, 則海水東盛, 人氣血虛, 其衛氣去, 形獨居,

기육감 피부종 주리개 모발잔 초리박 연구락
肌肉減, 皮膚縱, 腠理開, 毛髮殘, 膲理薄, 煙垢落,

당시지시 우적풍즉기입심 기병인야졸폭
當是之時, 遇賊風則其入深, 其病人也卒暴.』① (「賊風虛邪中人」)

황제왈 기유졸연폭사폭병자 하야
『黃帝曰, 其有卒然暴死暴病者, 何也?

소사답왈 삼허 자 기사폭질야 득삼실자 사불능상인야
少師答曰, 三虛㉠者, 其死暴疾也; 得三實者, 邪不能傷人也.

황제왈 원문삼허
黃帝曰, 願聞三虛.

소사왈 승년지쇠 봉월지공 실시지화 인위적풍소상 시위삼허
少師曰, 乘年之衰, 逢月之空, 失時之和, 因爲賊風所傷, 是謂三虛.

고론부지삼허 공반위추
故論不知三虛, 工反爲麤.

제왈 원문삼실
帝曰, 願聞三實.

㉠ 三虛 : 校釋本에는 '得三虛'로 '得'을 보충하였다.

소사왈 봉년지성 우월지만 득시지화 수유적풍사기 불능위지야 명왈삼실
少師曰, 逢年之盛, 遇月之滿, 得時之和, 雖有賊風邪氣, 不能危之也, 命曰三實.』②(「卒死」)
황제왈 선호재론 명호재도 청장지금궤 연차일부지론야
黃帝曰, 善乎哉論, 明乎哉道. 請藏之金匱, 然此一夫之論也.

■ 賊風虛邪中人 ○ 黃帝問曰, 余聞四時八風之中人也, 故有寒暑. 寒則皮膚急而腠理閉, 暑則皮膚緩而腠理開. 賊風邪氣因得以入乎. 將必須八正虛邪乃能傷人乎. 少師曰, 不然. 賊風邪氣之中人也, 不得以時, 然必因其開也, 其入深, 其內極, 其病人也卒暴. 因其閉也, 其入淺以留, 其病也徐以遲. 帝曰, 有寒溫和適, 腠理不開, 然有卒病者, 其故何也. 少師曰, 人與天地相參也, 與日月相應也. 故月滿則海水西盛, 人血旣[氣]積, 肌肉充, 皮膚緻, 毛髮堅, 腠理郄, 烟垢着. 當是之時, 雖遇賊風, 其入淺不深. 至其月郭空, 則海水東盛, 人氣血虛, 其衛氣去, 形獨居, 肌肉減, 皮膚縱, 腠理開, 毛髮殘, 膲理薄, 烟垢落. 當是之時, 遇賊風則其入深, 其病人也卒暴. 『靈樞』

① 허사적풍이 침범하는 것[賊風虛邪中人] ○ 황제(黃帝)가 묻기를, "내가 들으니 사시(四時)의 팔풍(八風)이 인체에 침범하는 것은 한서(寒暑)의 이상변화 때문이라 합니다. 날씨가 차면 피부가 치밀해지고 주리(腠理)가 닫히지만, 날씨가 더우면 피부가 늘어지고 주리가 열립니다. 적풍사기(賊風邪氣)는 이런 상황 하에서 기회를 틈타 들어오는 것입니까? 아니면 반드시 사시팔절(四時八節)의 이상적인 기후를 만나야 인체를 손상시키는 것입니까?"라고 하였다. 이에 소사(少師)가 대답하기를, "반드시 그런 것은 아닙니다. 적풍사기(賊風邪氣)가 인체에 침범하는 것은 시간적인 규율은 없고, 반드시 피부와 기육(肌肉)이 열렸을 때라야 비로소 허(虛)한 틈을 타고 깊이 들어가고 또한 매우 빠르게 내장으로 침입하며 발병 속도 역시 빠른 것입니다. 그러나 주리가 닫혔을 때라면 사기(邪氣)는 겨우 천표(淺表) 부위까지만 침입할 수 있고 발병도 비교적 완만합니다"라고 하였다. 황제(黃帝)가 묻기를, "어떤 때는 한온(寒溫)이 적당하고 주리(腠理)도 열리지 않았는데 갑자기 발병하는 것은 무슨 까닭입니까?"라고 하였다. 이에 소사(少師)가 대답하기를, "사람은 천지와 밀접한 관계가 있기 때문에 사람의 생리활동은 일월(日月)의 운행과 상응하는 것입니다. 따라서 달이 둥근 때는 해수(海水)가 서쪽에 차고, 인체의 기혈(氣血)은 왕성하고 기육(肌肉)은 충실하며, 피부는 치밀하고 모발은 질기며, 주리는 닫혀 있고 피지(皮脂)는 달라붙어 있습니다. 이때는 비록 적풍(賊風)의 침해를 받는다 하여도 천표에 머물고 깊이 들어가지 못합니다. 그러나 달이 이지러졌을 때는 해수가 동쪽에 차고, 인체의 기혈은 지나치게 허하여 위기(衛氣)는 체표(體表)를 고밀(固密)하게 하지 못하므로 몸은 따뜻하지 못하며, 기육은 줄어들고 피부는 이완되며, 주리는 열리고 모발은 바스러지며, 피부의 주름은 성글어지고 피지는 떨어져 나갑니다. 이때 적풍의 침해를 받는다면 사기는 체내 깊숙이 들어가고 발병도 급하게 됩니다"라고 하였다. 『영추』(「歲露論 79」)(『寶鑑·雜病二·風·賊風虛邪中人』) (신편p.1730 /신p.1019)

◆ 卒死 ○ 帝曰, 人有卒然暴死暴病者, 何也. 少師答曰, 三虛者, 其死暴疾也. 得三實者, 邪不能傷人也. 所謂三虛者, 乘年之衰, 逢月之空, 失時之和, 因爲賊風所傷, 是爲三虛. 逢年之盛, 遇月之滿, 得時之和, 雖有賊風邪氣, 不能危之, 是爲三實. 『靈樞』

② 갑자기 죽는 것[卒死] ○ 황제(黃帝)가 묻기를, "사람이 갑자기 죽거나 갑자기 병드는 것은 무슨 까닭입니까?"라고 하였다. 이에 소사(少師)가 대답하기를, "정기(正氣)가 부족한 데다가 삼허(三虛)의 영향을 받는 경우는 갑자기 죽거나 갑자기 병들게 됩니다. 그러나 삼실(三實)의 환경을 얻게 되는 경우는 사기(邪氣)가 사람을 해칠 수 없게 됩니다. 이른바 '삼허(三虛)'라는 것은 그 해의 기운이 약한 데다가 달이 뜨지 않고 또한 그때의 시령(時令)과 상반되는 기후를 띠는 때를 일러 삼허(三虛)라고 합니다. 이에 비해 그 해의 기운이 왕성한 데다가 달은 둥글고 또한 그때의 시령(時令)과 조화되는 기후를 띠는 때를 만나면 비록 적풍사기(賊風邪氣)라 하더라도 인체에 위해(危害)를 가하지 못하는데, 이때를 일러 삼실(三實)이라고 합니다"라고 하였다. (『靈樞·歲露論 79』) (『寶鑑·雜病九·救急·卒死』) (신편p.2899 /신p.1611)

◉ 『寶鑑』에서는 '卒死' 조문에 '淸心元, 至寶丹, 蘇合香元, 至聖來復丹, 備急丸'을 예시하였다.

第三章

황제왈 원문세지소이개동병자 하인이연
黃帝曰, 願聞歲之所以皆同病者, 何因而然?

소사왈 차팔정지후야
少師曰, 此八正之候也.

황제왈 후지내하
『黃帝曰, 候之奈何?

소사왈 후차자 상이동지지일 태일입어협칩지궁
少師曰, 候此者, 常以冬至之日, 太一立於叶蟄之宮,

기지야 천필응지이풍우자의
其至也, 天必應之以風雨者矣.』① (「太乙徙立於中宮朝八風占吉凶」)

풍우종남방래자 위허풍 적상인자야
風雨從南方來者, 爲虛風, 賊傷人者也.

기이야반지야 만민개와이불범야 고기세민소병
『其以夜半至也㉠, 萬民皆臥而弗犯也, 故其歲民少病.

기이주지자 만민해타이개중어허풍 고만민다병
其以晝至者, 萬民懈惰而皆中於虛風, 故萬民多病.』① (「太乙徙立於中宮朝八風占吉凶」)

허사입객어골이불발어외 지기입춘 양기대성 주리개
虛邪入客於骨而不發於外, 至其立春, 陽氣大盛㉡, 腠理開,

인입춘지일 풍종서방래 만민우개중어허풍 차양사상박 경기결대자의
因立春之日, 風從西方來, 萬民又皆中於虛風, 此兩邪相搏㉢, 經氣結代者矣.

고제봉기풍이우기우자 명왈우세로언
故諸逢其風而遇其雨者, 命曰遇歲露焉.

인세지화 이소적풍자 민소병이소사
因歲之和, 而少賊風者, 民少病而少死;

세다적풍사기 한온불화 즉민다병이사의
歲多賊風邪氣, 寒溫不和, 則民多病而死㉣矣.

황제왈 허사지풍 기소상귀천하여 후지내하
黃帝曰, 虛邪之風, 其所傷貴賤何如, 候之奈何?

소사답왈 정월삭일 태일거천류지궁 기일서북풍불우 인다사의
少師答曰, 正月朔日, 太一居天留之宮, 其日西北風不雨, 人多死矣.

정월삭일 평단북풍 춘 민다사
正月朔日, 平旦北風, 春, 民多死.

정월삭일 평단북풍행 민병다자 십유삼야
正月朔日, 平旦北風行, 民病多者, 十有三也.

정월삭일 일중북풍 하 민다사
正月朔日, 日中北風, 夏, 民多死.

정월삭일 석시북풍 추 민다사
正月朔日, 夕時北風, 秋, 民多死.

종일북풍 대병 사자십유육
終日北風, 大病, 死者十有六.

정월삭일 풍종남방래 명왈한향 종서방래 명왈백골 장국유앙 인다사망
正月朔日, 風從南方來, 命曰旱鄉, 從西方來, 命曰白骨, 將國有殃, 人多死亡.

㉠ 也 : 校釋本에는 '者'로 고쳤다.
㉡ 盛 : 四庫全書本, 章句索引本, 校釋本에는 '發'로 되어 있다.
㉢ 搏 : 校釋本에는 '搏'으로 되어 있다.
㉣ 死 : 校釋本에는 '多死'로 '多'를 보충하였다.

정월삭일 풍종동방래 발옥 양사석 국유대재야
正月朔日, 風從東方來, 發屋, 揚沙石, 國有大災也.

정월삭일 풍종동남방행 춘유사망
正月朔日, 風從東南方行, 春有死亡.

정월삭일 천리 온불풍 적천 민불병 천한이풍 적귀민다병
正月朔日, 天利㉠溫不風, 糴賤, 民不病; 天寒而風, 糴貴民多病.

차소위후세지풍 잔상인자야
此所謂候歲之風, 䘌傷人者也.

이월축불풍 민다심복병
二月丑不風, 民多心腹病;

삼월술불온 민다한열
三月戌不溫, 民多寒熱;

사월사불서 민다단병
四月巳不暑, 民多癉病;

십월신불한 민다폭사
十月申不寒, 民多暴死.

제소위풍자 개발옥 절수목 양사석 기호모 발주리자야
諸所謂風者, 皆發屋, 折樹木, 揚沙石, 起毫毛, 發腠理者也.

◘ 太乙徙立於中宮朝八風占吉凶 ○ 帝曰, 候八正奈何. 少師曰, 候此者, 常以冬至之日, 太乙立於叶蟄之宮, 其至也, 天必應之以風雨. 『靈樞』 ○ 其以夜半至者, 萬民皆臥而不犯也, 故其歲民少病. 其以晝至者, 萬民懈惰而皆中於虛風, 故多病. 『靈樞』

① 태을이 중궁에 옮겨가는 날, 팔풍으로 길흉을 점치는 법[太乙徙立於中宮朝八風占吉凶] ○ 황제(黃帝)가 묻기를, "팔정(八正, 八方)의 기후변화는 어떻게 관찰하는 것입니까?"라고 하였다. 이에 소사(少師)가 대답하기를, "그것을 관찰하는 방법은 항상 동지(冬至)를 시작으로 하는데, 이때는 태을(太乙, 北極星)이 협칩궁(叶蟄宮)에 이르러 이 날은 반드시 바람이 불고 비가 내립니다"라고 하였다. 『영추』(「歲露論 79」) ○ 바람이 밤중에 불 때는 사람들이 모두 수면을 취하기 때문에 바람이 인체에 침입하지 못하므로 이러한 해에는 발병이 적다. 그러나 바람이 낮에 불면 사람들이 피로하여 위기(衛氣)가 견고하지 못하므로 모두 허풍(虛風)에 손상되는 까닭에 발병이 잦다. 『영추』(「歲露論 79」) (『寶鑑·鍼灸篇·太乙徙立於中宮朝八風占吉凶』) (신편p.3762 /신p.2121)

㉠ 利 : 校釋本에는 '和'로 고쳤다.

大惑論 第八十

神亂則惑 (『類經十八卷·疾病類』, p.689)

第一章

黃帝問於岐伯曰, 余嘗上於淸冷之臺, 中階而顧, 匍匐而前, 則惑.

余私異之, 竊內怪之, 獨瞑獨視, 安心定氣, 久而不解.

獨搏㉠獨眩, 被㉡髮長跪, 俛而視之, 後久之不已也. 卒然自上㉢, 何氣使然?

岐伯對曰,『五藏六府之精氣, 皆上注於目而爲之精.

精之窠爲眼,

骨之精爲瞳子,

筋之精爲黑眼,

血之精爲絡,

其窠氣之精爲白眼,

肌肉之精爲約束,

裹擷筋骨血氣之精而與脈幷爲系,「上屬於腦, 後出於項中.

故邪中於項, 因逢其身之虛, 其入深, 則隨眼系以入於腦,

入於腦則腦轉, 腦轉則引目系急, 目系急則目眩以轉矣.①(「眩暈」)

邪其精, 其精所中, 不相比也, 則精散, 精散則視岐, 視岐見兩物.」②(「視一物爲兩」)

目者, 五藏六府之精也, 營衛魂魄之所常營也, 神氣之所生也.

故神勞則魂魄散, 志意亂.

是故瞳子黑眼法於陰, 白眼赤脈法於陽也, 故陰陽合傳㉣而精明也.

㉠ 搏 : 四庫全書本, 校釋本에는 '轉'으로 되어 있다.
㉡ 被 : 四庫全書本, 章句索引本, 校釋本에는 '披'로 되어 있다.
㉢ 上 : 校釋本에는 '止'로 고쳤다.
㉣ 傳 : 校釋本에는 '揣'로 고쳤다.

目者，心㉠使也，心者，神之舍也，故神㉡精亂而不轉㉢.
卒然見非常處㉣，精神魂魄，散不相得，故曰惑也.』③（「眼爲臟腑之精」）

黃帝曰，余疑其然. 余每之東苑，未曾不惑，去之則復，余唯獨爲東苑勞神乎？
何其異也？

岐伯曰，不然也. 心有所喜，神有所惡，卒然相惑㉤，則精氣亂，視誤，故惑，神移乃復.
是故間者爲迷，甚者爲惑.

◘ **眩暈** ○ 藏府筋骨血氣之精，與脈幷爲目系，上屬於腦，後出於項中. 故邪中於項，因逢其身之虛，其入深則隨眼系以入於腦. 入於腦則腦轉，腦轉則引目系急，目系急則目眩以轉矣. 此言風入而眩暈.『靈樞』

① **현훈(眩暈)** ○ 장부(臟腑)와 근골(筋骨)，혈(血)과 기(氣)의 정기(精氣)는 경맥과 어우러져서 목계(目系)가 되는데，목계는 위로 올라가 뇌에 연결되고，뒤로는 목덜미 가운데로 나온다. 그러므로 사기(邪氣)가 머리나 목으로 침범하여 몸이 허한 상태를 만나면 그것이 깊이 들어가서 안계(眼系)를 따라 뇌 속으로 들어간다. 이렇게 사기가 뇌로 들어가면 뇌전(腦轉)이 생기고，뇌전이 생기면 목계가 땅기고，목계가 땅기면 눈앞이 어지럽다. 이것은 풍사(風邪)가 침범하여 생긴 어지럼증을 말한다.『영추』(「大惑論 80」)（『寶鑑·外形一·頭·眩暈』）（신편p.885 /신p.573）

◉『寶鑑』에서는 '眩暈' 조문에 '四君子湯 가감，二陳湯과 四物湯의 합방에 가감한 것'을 예시하였다.

◘ **視一物爲兩** ○ 有人視一物爲兩，醫作肝氣盛，服瀉肝藥不驗. 予記靈樞云，目之系上屬於腦，後出於項中. 邪中其精，精散則視歧，故見兩物. 令服驅風入腦藥得愈. 宜驅風一字散 方見上 ·保肝散.『本事』

② **하나의 물건이 둘로 보이는 것[視一物爲兩]** ○ 어떤 사람이 하나의 물건이 둘로 보였는데，의원이 간기(肝氣)가 성한 것으로 보고 간을 사(瀉)하는 약을 복용케 했으나 효험이 없었다. 그리하여 나는 『영추(靈樞)』(「大惑論 80」)에 "목계(目系)는 위로는 뇌에 귀속되고 뒤로는 목덜미로 나온다. 사기(邪氣)가 눈의 정기(精氣)에 침입하여 정기가 흩어지면 보는 것이 갈라지므로 물체가 둘로 보인다"라고 한 것을 기억해내고 풍(風)을 몰아내고 뇌로 들어가는 약을 먹였더니 나았다. 즉，구풍일자산(驅風一字散)(처방은 위를 보라.)이나 보간산(保肝散)을 쓴다.『본사』（『寶鑑·外形一·眼·視一物爲兩』）（신편p.1004 /신p.638）

■ **眼爲臟腑之精** ○ 五藏六府之精氣，皆上注於目而爲之精. 精之窠爲眼，骨之精爲瞳子，筋之精爲黑眼，血之精爲絡，其窠氣之精爲白眼，肌肉之精爲約束. 裹擷筋骨血氣之精，而與脈系上屬於腦，後出於項中. 故邪中於項，因逢其身之虛，其入深，則隨眼系以入於腦. 入於腦則腦轉，腦轉則引目系急，目系急則目眩以轉矣. 卽因風眩暈也. 邪中其精，其精所中，不相比也則精散，精散則視歧，視歧見兩物也. 視一物爲兩也. 目者，五藏六府之精也，榮衛魂魄之所常營也，神氣之所生也. 故神勞則魂魄散，志意亂. 是故，瞳子·黑眼法於陰，白眼·赤脈法於陽也. 故陰陽合傳而爲精明也. 目者，心之使也. 心者，神之舍也. 故神精亂而不轉，卒然見非常之處. 精神魂魄，散不相得，故曰惑也.『靈樞』

③ **눈은 장부의 정기가 모인 곳이다[眼爲臟腑之精]** ○ 오장육부(五臟六腑)의 정기(精氣)는 모두 위로 올라가 눈에 주입됨에 따라 사물을 보는 기능이 생겨난다. 따라서 눈은 장부(臟腑)의 정기(精氣)가 모여 있는 곳이라 할 수 있는데，신(腎，骨)의 정기는 눈동자에 주입되고，간(肝，筋)의 정기는 검은자

㉠ 心：校釋本에는 '心之'로 '之'를 보충하였다.
㉡ 神：校釋本에는 '神分'으로 '分'을 보충하였다.
㉢ 轉：校釋本에는 '揣'로 고쳤다.
㉣ 處：校釋本에는 '之處'로 '之'를 보충하였다.
㉤ 惑：校釋本에는 '感'으로 고쳤다.

위에 주입되고, 심(心, 血)의 정기는 혈락(血絡)에 주입되고, 폐(肺, 氣)의 정기는 흰자위에 주입되고, 비(脾, 肌肉)의 정기는 안검(眼瞼, 눈꺼풀)에 주입되는 것이다. 오장의 정기는 눈의 맥락(脈絡)과 합병되어 목계(目系)를 형성하는데, 목계는 위로 올라가 뇌에 닿고 뒤로 나아가 목덜미에 이른다. 따라서 사기(邪氣)가 목덜미로 침범했을 때 인체의 정기(正氣)가 허(虛)하다면 사기가 깊이 침입하여 목계를 따라 뇌로 들어가는 것이다. 사기가 뇌로 들어가면 머리가 어지럽고 더 나아가 목계가 땅기며, 목계가 땅기면 안화(眼花)가 피어 어지럽고 사물이 빙빙 도는 듯이 보이는 증상이 나타난다. 곧 風으로 눈앞이 어질어질해지는 것이다. 만약 사기가 장부의 정기를 손상시켜 오장이 눈의 시각 기능을 유지할 수 없게 만든다면 눈의 정기는 흩어져서 '시기(視岐)'현상을 보인다. 이른바 '시기(視岐)'란 둘로 보이는 것이다. 곧 한 가지 사물을 둘로 착각하는 것이다. 눈은 오장육부의 정기(精氣)가 주입되는 곳이면서 또한 영위기(榮衛氣)와 혼백(魂魄)이 작용하는 곳이므로 오장의 변화된 신기(神氣)는 눈의 시각 기능을 이루는 것이다. 따라서 신기(神氣)를 너무 피로하게 하면 혼백이 흩어지고 마음이 어지럽게 된다. 눈동자와 검은자위는 간(肝)과 신(腎)에 배합되어 음(陰)에 속하고, 흰자위와 붉은 맥락은 폐(肺)와 심(心)에 배합되어 양(陽)에 속하는 바, 음양의 정기(精氣)는 서로 결합되어 눈으로 모여들어 시각 기능을 가지게 된다. 시각 기능은 심(心)의 지시를 받고, 심(心)은 신명(神明)이 저장된 곳이므로 신명이 혼란하여 정기(精氣)가 눈에 주입되지 않을 때에는 갑자기 이상한 사물이 보이고 정신과 혼백이 산란해져서 조화되지 않음으로써 어지러워지는 것이다. 『영추』(「大惑論 80」) (『寶鑑·外形一·眼·眼爲臟腑之精』) (신편 p.942 /신p.603)

第二章

善忘 (『類經十八卷·疾病類』, p.689)

第一節

『黃帝曰, 人之善忘者, 何氣使然?

岐伯曰, 上氣不足, 下氣有餘, 腸胃實而心肺虛, 虛則營衛留於下,

久之不以時上, 故善忘也.』① (「健忘」)

◘ 健忘 ○ 靈樞曰, 黃帝問, 人之善忘者, 何氣使然. 岐伯對曰, 上氣不足, 下氣有餘, 腸胃實而心肺虛, 虛則榮衛留於下, 久之不以時上, 故善忘也.

① 건망(健忘) ○ 『영추(靈樞)』(「大惑論 80」)에서는 "황제(黃帝)가 '어떤 사람이 건망증이 있다면 이것은 어떤 기(氣)가 그렇게 되도록 하는 것입니까?'라고 묻자, 기백(岐伯)이 '이것은 위에 있는 기(氣)가 부족하고 아래 있는 기가 지나쳐서 장위(腸胃)의 기가 충실해지고 심폐(心肺)의 기가 허약해진 것입니다. 심폐의 기가 허약하면 영위기(榮衛氣)가 장위에만 머물러 오랫동안 있다가 때맞추어 머리로 올라가지 않기 때문에 기혈(氣血)이 모두 허해져 건망증이 생기는 것입니다'라고 대답하였다"고 하였다. (『寶鑑·內景一·神·健忘』) (신편p.335 /신p.280)

◉ 『寶鑑』에서는 '健忘' 조문에 '引神歸舍丹, 定志丸, 開心散, 加減固本丸, 加味茯苓湯, 聰明湯, 歸脾湯, 加減補心湯, 天王補心丹, 降心丹, 壯元丸, 加味壽星元, 朱子讀書丸'을 예시하였다.

饑不嗜食 (『類經十八卷·疾病類』, p.689)

第二節

황제왈 인지선기이불기식자 하기사연

『黃帝曰, 人之善饑而不嗜食者, 何氣使然?

기백왈 정기병어비 열기류어위 위열즉소곡 곡소고선기

岐伯曰, 精氣幷於脾, 熱氣留於胃, 胃熱則消穀, 穀消故善饑;

위기역상 즉위완한 고불기식야

胃氣逆上, 則胃脘寒㉠, 故不嗜食也.』① (「內傷脾胃則不思食不嗜食」)

◘ 內傷脾胃則不思食不嗜食 ○ 帝曰, 人之善飢而不嗜食者, 何氣使然. 岐伯曰, 精氣幷於脾, 熱氣留於胃, 胃熱則消穀, 穀消故善飢. 胃氣上則胃脘寒[塞], 故不嗜食也. 『靈樞』

① 비위가 상하면 음식생각도 없고 입맛도 없다[內傷脾胃則不思食不嗜食] ○ 황제(黃帝)가 묻기를, "환자가 늘 배고파하면서도 음식을 먹고 싶은 생각이 없는 것은 무슨 까닭입니까?"라고 하였다. 이에 기백(岐伯)이 대답하기를, "수곡(水穀)의 정기(精氣)가 비(脾)에 정체되어 있고, 열기(熱氣)가 위(胃)에 몰려 있기 때문입니다. 즉, 위(胃)에 열(熱)이 있으면 수곡을 쉬 소화시키고, 이렇게 되면 쉬 배고픔을 느끼는 것입니다. 그리고 위열(胃熱)이 위기(胃氣)를 위로 거슬러 오르게 하여 위완부(胃脘部)를 막아 통하지 못하게 하므로 먹고 싶은 생각이 없는 것입니다"라고 하였다. 『영추』(「大惑論 80」) (『寶鑑·雜病四·內傷·內傷脾胃則不思食不嗜食』) (신편p.2117 /신p.1215)

◉ 『寶鑑』에서는 '內傷脾胃則不思食不嗜食' 조문에 '二陳湯 가감, 平胃散, 養胃進食丸, 寬中進食丸, 生胃丹, 參苓白朮丸, 啓脾丸, 二麴元, 香砂六君子湯, 香砂養胃湯, 人參開胃湯, 安胃散, 穀神湯, 益胃升陽湯, 參苓白朮散'을 예시하였다.

不臥多臥 (『類經十八卷·疾病類』, p.693)

第三節

황제왈 병이부득와자 하기사연

黃帝曰, 病而不得臥者, 何氣使然?

기백왈 위기부득입어음 상류어양

岐伯曰, 衛氣不得入於陰, 常留於陽,

류어양즉양기만 양기만즉양교성 부득입어음즉음기허 고목불 명의

留於陽則陽氣滿, 陽氣滿則陽蹻盛, 不得入於陰則陰氣虛, 故目不㉡瞑矣.

第四節

황제왈 병목이부득시자 하기사연

黃帝曰, 病目而不得視者, 何氣使然?

기백왈 위기류어음 부득행어양

岐伯曰, 衛氣留於陰, 不得行於陽,

류어음즉음기성 음기성즉음교만 부득입어양즉양기허 고목폐야

留於陰則陰氣盛, 陰氣盛則陰蹻滿, 不得入於陽則陽氣虛, 故目閉也.

㉠ 寒 : 校釋本에는 '塞'으로 고쳤다.

㉡ 不 : 校釋本에는 '不得'으로 '得'을 보충하였다.

第五節

황제왈 인지다와자 하기사연
『黃帝曰, 人之多臥者, 何氣使然?

기백왈 차인장위대이피부습 이분육불해언
岐伯曰, 此人腸胃大而皮膚濕㉠, 而分肉不解焉.

장위대즉위기류구 피부습즉분육불해 기행지
腸胃大則衛氣留久, 皮膚濕則分肉不解, 其行遲.

부위기자 주일상행어양 야행어음 고양기진즉와 음기진즉오
夫衛氣者, 晝日常行於陽, 夜行於陰, 故陽氣盡則臥, 陰氣盡則寤.

고장위대 즉위기행류구 피부습 분육불해 즉행지
故腸胃大, 則衛氣行留久, 皮膚濕㉡, 分肉不解, 則行遲;

류어음야구 기기불청 즉욕명 고다와의
留於陰也久, 其氣不淸㉢, 則欲瞑, 故多臥矣.』① (「身重嗜臥」)

기장위소 피부활이완 분육해리 위기지류어양야구 고소명언
其腸胃小, 皮膚滑以緩, 分肉解利, 衛氣之留於陽也久, 故少瞑㉣焉.

황제왈 기비상경야 졸연다와자 하기사연
黃帝曰, 其非常經也, 卒然多臥者, 何氣使然?

기백왈 사기류어상초 상초 폐이불통 이식약음탕 위기류구 어음이불행
岐伯曰, 邪氣留於上焦㉤, 上焦㉥閉而不通, 已食若飮湯, 衛氣留久㉦於陰而不行,

고졸연다와언
故卒然多臥焉.

◘ **身重嗜臥** ○ 黃帝曰, 人之多臥者, 何氣使然. 岐伯曰, 此人腸胃大皮膚濕, 而分肉不解焉. 腸胃大則衛氣留久, 皮膚濕則分肉不解, 其行遲. 夫衛氣者, 晝行於陽, 夜行於陰, 故陽氣盡則寐, 陰氣盡則寤. 故腸胃大則衛氣行留久, 皮膚濕, 分肉不解則行遲. 留於陰也久, 其氣不精[淸]則目瞑, 故多臥矣. 『靈樞』

① 몸이 무거우면 잠을 즐긴다[**身重嗜臥**] ○ 황제(黃帝)가 "사람이 누워자기를 좋아하는 것은 어떤 기가 그렇게 만드는 것입니까?"라고 물었다. 이에 기백(岐伯)이 말하길, "이런 사람은 장위(腸胃)가 비대하고 피부가 습하여 분육(分肉)이 풀리지 못합니다. 장위가 비대하면 위기(衛氣)가 머물러 있는 시간이 길고, 피부가 습하면 분육이 풀리지 못하여 위기의 운행이 더딥니다. 위기라는 것은 낮에는 양분(陽分)에서 운행하고, 밤에는 음분(陰分)에서 운행하므로 양분을 다 돌아 양기(陽氣)가 다하면 잠들고, 음분을 다 돌아 음기(陰氣)가 다하면 깨어나는 것입니다. 따라서 장위가 비대하면 위기의 운행이 더디고, 피부가 습하여 분육이 풀리지 못하면 역시 위기의 운행이 더뎌지게 마련입니다. 즉, 위기가 음분에 머물러 있는 시간이 길어지고 그 기가 맑지 못하면 눈이 감겨지므로 누워 자기를 좋아하는 것입니다"라고 하였다. 『영추』(「大惑論 80」) (『寶鑑·內景二·夢·身重嗜臥』) (신편p.434 /신p.332)

◉ 『**寶鑑**』에서는 '**身重嗜臥**' 조문에 '**平胃散**'을 예시하였다.

㉠ 濕 : 校釋本에는 '濇'으로 고쳤다.
㉡ 濕 : 校釋本에는 '濇'으로 고쳤다.
㉢ 淸 : 校釋本에는 '精'으로 고쳤다.
㉣ 瞑 : 校釋本에는 '臥'로 고쳤다.
㉤ 焦 : 四庫全書本, 章句索引本, 校釋本에는 '膲'로 되어 있다.
㉥ 焦 : 四庫全書本, 章句索引本, 校釋本에는 '膲'로 되어 있다.
㉦ 留久 : 校釋本에는 '久留'로 고쳤다.

第六節

황제왈 선 치차제사 내하
黃帝曰, 善. 治此諸邪, 奈何?

기백왈 선기장부 주기소과 후조기기 성자사지 허자보지
岐伯曰, 先其藏府, 誅其小過, 後調其氣, 盛者寫之, 虛者補之,

필선명지기형지지고락 정내취지
必先明知其形志之苦樂, 定乃取之.

癰疽 第八十一

➡ 本篇의 내용은 晉·劉涓子의 『劉涓子鬼遺方·卷一』에서 비슷한 방식으로 확충한 바가 있다.

癰疽 (『類經十八卷·疾病類』, p.703)

第一章

황제왈 여문장위수곡 상초출기 이온분육 이양골절 통주리
黃帝曰, 余聞腸胃受穀, 上焦出氣, 以溫分肉, 而養骨節, 通腠理.

중초출기여로 상주계곡 이삼손맥 진액화조 변화이적위혈
中焦出氣如露, 上注谿谷, 而滲孫脈, 津液和調, 變化而赤爲血,

혈화즉손맥선만일 내주어락맥 개영 내주어경맥
血和則孫脈先滿溢, 乃注於絡脈, 皆盈㉠, 乃注於經脈.

음양이장 인식내행 행유경기 주유도리 여천합동 부득휴지
陰陽已張, 因息乃行, 行有經紀, 周有道理, 與天合同, 不得休止.

절이조지 종허거실 사즉부족 질즉기감 류즉선후
切而調之, 從虛去實, 寫則不足, 疾則氣減, 留則先後.

종허 거허 보즉유여 혈기이조 형기 내지
從虛㉡去虛, 補則有餘, 血氣已調, 形氣㉢乃持.

여이지혈기지평여불평
余已知血氣之平與不平,

미지옹저지소종생 성패지시 사생지기유 원근 하이탁지
未知癰疽之所從生, 成敗之時, 死生之期有㉣遠近, 何以度之?

가득문호
可得聞乎?

기백왈 경맥류 행부지 여천동도 여지합기
岐伯曰, 經脈留㉤行不止, 與天同度, 與地合紀.

고천수실도 일월박식
故天宿失度, 日月薄蝕;

지경실기 수도류일 초의불성 오곡불식
地經失紀, 水道流溢, 草萓不成, 五穀不殖;

경로불통 민불왕래 항취읍거 즉별 리이처 혈기유연 청언기고
徑路不通, 民不往來, 巷聚邑居, 則別㉥離異處. 血氣猶然, 請言其故.

부혈맥영위 주류불휴 상응성수 하응경수
夫血脈營衛, 周流不休, 上應星宿, 下應經數,

㉠ 皆盈 : 校釋本에는 '絡脈皆盈'으로 '絡脈'을 보충하였다.
㉡ 虛 : 校釋本에는 '實'로 되어 있다.
㉢ 氣 : 校釋本에는 '神'으로 고쳤다.
㉣ 有 : 校釋本에는 '或有'로 '或'을 보충하였다.
㉤ 留 : 校釋本에는 '流'로 고쳤다.
㉥ 則別 : 校釋本에는 '別'로 '則'을 삭제하였다.

한사객어경락지중 즉혈읍 혈읍즉불통 불통즉위기귀지 부득부반 고옹종
寒邪客於經絡之中，則血泣，血泣則不通，不通則衛氣歸之，不得復反，故癰腫.

한기화위열 열승즉부육 육부즉위농 농불사즉란근 근란즉상골 골상즉수소
寒氣化爲熱，熱勝則腐肉，肉腐則爲膿，膿不寫則爛筋，筋爛則傷骨，骨傷則髓消，

부당골공 부득설사
不當骨空，不得泄寫，

혈고공허 즉근골기육불상영 경맥패루 훈어오장 장상고사의
血枯空虛，則筋骨肌肉不相榮，經脈敗漏，薰於五藏，藏傷故死矣.

第二章

황제왈 원진문옹저지형 여기왈 명
黃帝曰，願盡聞癰疽之形，與忌曰㉠名.

기백왈 옹발어익중 명왈맹저 맹저불치 화위농 농불사 색인 반일사
岐伯曰，『癰發於嗌中，名曰猛疽，猛疽不治，化爲膿，膿不寫，塞咽，半日死.①（「急喉痹」）

기화위농자 사 즉함 시고 냉식 삼일이이
其化爲膿者，寫㉡則合㉢豕膏，冷食㉣，三日而已.

발어경 명왈천 저
發於頸，名曰天㉤疽.

기옹대이적흑 불급치 즉열기하입연액 전상임맥 내훈간폐
其癰大以赤黑，不急治，則熱氣下入淵腋，前傷任脈，內薰肝肺，

훈간폐 십여일이사의
薰肝肺，十餘日而死矣.

양류 대발 소뇌류항 명왈뇌삭
陽留㉥大發，消腦留項，名曰腦爍，

기색불락 항통이여자이침 번심자 사불가치
其色不樂，項痛而如刺以鍼，煩心者，死不可治.

발어견급노 명왈자옹
發於肩及臑，名曰疵癰，

기상적흑 급치지 차령인한출지족 불해오장 옹발사오일
其狀赤黑，急治之，此令人汗出至足，不害五藏，癰發四五日，

령설지
逞焫之.

발어액하적견자 명왈미저 치지이폄석 욕세이장 소 폄지 도이시고
發於腋下赤堅者，名曰米疽，治之以砭石，欲細而長，蔬㉦砭之，塗已豕膏，

육일이 물과지
六日已，勿裹之.

기옹견이불궤자 위마도협영 급치지
其癰堅而不潰者，爲馬刀挾纓㉧，急治之.②（「肝癰」）

㉠ 曰：章句索引本, 校釋本에는 '日'로 되어 있다.
㉡ 寫：校釋本에는 '寫已'로 '已'를 보충하였다.
㉢ 合：校釋本에는 '含'으로 고쳤다.
㉣ 冷食：校釋本에는 '無冷食'으로 '無'를 보충하였다.
㉤ 天：章句索引本, 校釋本에는 '夭'로 되어 있다.
㉥ 留：校釋本에는 '氣'로 고쳤다.
㉦ 蔬：四庫全書本, 章句索引本, 校釋本에는 '疏'로 되어 있다.
㉧ 纓：校釋本에는 '癭'으로 되어 있다.

발어흉 명왈정저 기상여대두 삼사일기 불조치 하입복 불치 칠일사의
發於胸,「名曰井疽, 其狀如大豆, 三四日起, 不早治, 下入腹, 不治, 七日死矣.」

③ (「心癰」)

발어응 명왈감저 색청 기상여곡실과루 상고한열
發於膺, 名曰甘疽, 色青, 其狀如穀實瓜蔞㉠, 常苦寒熱,

급치지 거기한열 십세사 사후출농
急治之, 去其寒熱, 十歲死㉡, 死後出膿.

발어협 명왈패자
發於脇, 名曰敗疵.

패자자 여자지병야 구 지 기병대옹농
敗疵者, 女子之病也, 灸㉢之, 其病大癰膿,

치지 기중내유생육 대여적소두
治之, 其中乃有生肉, 大如赤小豆㉣,

좌능교 초근각일승 이수일두육승자지
剉蔆翹㉤草根各一升, 以水一斗六升煮之,

갈위취삼승 즉강음후의 좌어부상 령한출지족 이
竭爲取三升, 則强飮厚衣, 坐於釜上, 令汗出至足, 已.

발어고경 명왈고경저 기상불심변 이옹농박골 불급치 삼십일사의
發於股脛, 名曰股脛疽, 其狀不甚變, 而癰膿搏骨, 不急治, 三十日死矣.

발어고 명왈예저 기상적견대 급치지 불치 삼십일사의
發於尻, 名曰銳疽, 其狀赤堅大, 急治之, 不治, 三十日死矣.

발어고음 명왈적시 불급치 육십일사 재양고지내 불치 십일이당사
發於股陰, 名曰赤施, 不急治, 六十日死, 在兩股之內, 不治, 十日而當死.

발어슬 명왈자옹
發於膝, 名曰疵癰㉥.

기상대옹 색불변 한열 여견석
其狀大癰, 色不變, 寒熱, 如堅石㉦,

물석 석지자사 수기유 내석지자 생
勿石, 石之者死, 須其柔, 乃石之者, 生.

제옹저지발어절이상응자 불가치야
諸癰疽之發於節而相應者, 不可治也.

발어양자 백일사 발어음자 삼십일사
發於陽者, 百日死; 發於陰者, 三十日死.』④ (「癰疽死證」)

발어경 명왈토설 기상적지골 급치지 불치해인야
發於脛, 名曰兎齧, 其狀赤至骨, 急治之, 不治害人也.

발어내과 명왈주완 기상옹야 색불변 수석기수 이지기한열 불사
發於內踝, 名曰走緩, 其狀癰也, 色不變, 數石其輸, 而止其寒熱, 不死.

발어족상하 명왈사음 기상대옹 급 치지 백일사
『發於足上下, 名曰四淫, 其狀大癰, 急㉧治之, 百日死.

㉠ 瓜蔞 : 원본에는 '菰𤬪'로 되어 있으나 전산입력상의 문제로 인하여 '瓜蔞'로 바꾸어 표기하였다. 校釋本에 '菰𤬪'는 '栝樓'의 옛글자로 지금의 '瓜蔞'라고 하였다.

㉡ 十歲死 : 校釋本에는 이 앞에 '不治'를 보충하여 '不治, 十歲死.'로 고쳤다.

㉢ 灸 : 校釋本에는 '久'로 고쳤다.

㉣ 治之, 其中乃有生肉, 大如赤小豆, : 校釋本에는 '其中乃有生肉, 大如赤小豆. 治之,'로 '治之'의 위치를 옮겼다.

㉤ 蔆翹 : 校釋本에 '蔆'은 '菱角'으로 그 뿌리는 '淸熱發汗'한다 하였고, '翹'는 '連翹'로 그 뿌리는 '凉血解毒'한다 하였다.

㉥ 癰 : 校釋本에는 '疽'로 고쳤다.

㉦ 如堅石 : 校釋本에는 '而堅'으로 고쳤다.

㉧ 急 : 校釋本에는 '不急'으로 '不'을 보충하였다.

發於足傍, 名曰厲癰.

其狀不大, 初如小指發, 急治之, 去其黑者, 不消輒益, 不治, 百日死.

發於足指, 名脫癰.

其狀赤黑, 死不治, 不赤黑, 不死. 不衰㉠, 急斬之, 不則死矣.』⑤

(「疗疽」)(「脫疽疗」)

◆ **急喉痹** ○ 靈樞曰, 瘡發咽嗌, 名曰猛疽. 此疾治遲則咽塞, 咽塞則氣不通, 氣不通則半日死.

① 급후비(急喉痹) ○『영추(靈樞)』(「癰疽 81」)에서는 "종기가 인후(咽喉)에 생긴 것을 '맹저(猛疽)'라 한다"라고 하였다. 이 병은 치료가 늦으면 인후가 막히고, 인후가 막히면 숨이 통하지 못하게 되며, 숨이 통하지 못하면 한나절이 못되어 죽는다. (『寶鑑·外形二·咽喉·急喉痹』) (신편p.1147 /신p.711)

◉『寶鑑』에서는 '急喉痹' 조문에 '人參膏, 獨參湯, 一字散, 二仙散, 如聖勝金錠, 解毒雄黃元, 龍腦破毒散, 奪命散, 玉鑰匙, 金鎖匙, 巴豆烟'을 예시하였다.

◆ **肝癰** ○ 發於腋下赤堅者, 名曰米疽, 治之以砭石. 其堅而不潰者, 爲馬刀挾癭, 急治之. 『靈樞』

② 간옹(肝癰) ○ 겨드랑이 밑에 붉고 단단한 것이 생긴 것을 '미저(米疽)'라고 하는데, 돌침으로 치료해야 한다. 단단하면서 터지지 않는 것은 마도협영(馬刀挾癭)인데, 빨리 치료해야 한다. 『영추』(「癰疽 81」) (『寶鑑·雜病七·癰疽(上)·肝癰』) (신편p.2675 /신p.1499)

◉『寶鑑』에서는 '肝癰' 조문에 '柴胡淸肝湯, 小柴胡湯'을 예시하였다.

◆ **心癰** ○ 心癰者, 於胸乳間生蜂窠癰發. 靈樞經所謂, 一名井疽, 狀如豆大, 三四日起. 不早治, 則入於腹, 七日死. 急用疎導心火之藥, 宜用淸心丸·淸心散·內固淸心散·瀉心湯. 『入門』

③ 심옹(心癰) ○ 심옹이란 젖가슴 사이에 벌집 같은 옹이 생긴 것을 말한다. 『영추(靈樞)』(「癰疽 81」)에 이른바, "일명 '정저(井疽)'라고 하는 것인데, 콩알만한 것이 3~4일 내에 생긴다. 이것을 일찍 치료하지 않으면 배로 들어가므로 7일 만에 죽는다"라는 것이다. 그러므로 이때는 급히 심화(心火)를 내리는 약을 써야 하는 바, 청심환(淸心丸)·청심산(淸心散)·내고청심산(內固淸心散)·사심탕(瀉心湯)을 쓴다. 『입문』(「外科·胸腹部·心癰」) (『寶鑑·雜病七·癰疽(上)·心癰』) (신편p.2674 /신p.1498)

◉『寶鑑』에서는 '心癰' 조문에 '凉血飮, 加味十奇散, 淸心丸, 淸心散, 內固淸心散, 瀉心湯'을 예시하였다.

◆ **癰疽死證** ○ 癰發於嗌中, 名曰猛疽. 不治, 化爲膿, 膿不瀉, 塞咽, 半日死. ○ 發於頸, 名夭疽, 其癰大而赤黑, 不急治, 則熱氣下入淵腋, 前傷任脈, 內熏肝肺, 十餘日而死. ○ 陽氣大發, 消腦溜項, 名曰腦爍, 痛如鍼刺, 煩心者, 死不可治. ○ 發於胸, 名曰井疽, 狀如大豆, 三四日起, 不早治, 下入腹不治, 七日死. ○ 發於膺, 名曰甘疽, 色靑, 狀如穀實瓜蔞, 常苦寒熱, 不急治, 十歲死, 死後出膿. ○ 發於尻, 名曰銳疽, 其狀赤堅大, 急治之, 不治, 三十日死. ○ 發於足上下, 名曰四淫, 其狀大癰, 不急治之, 百日死. ○ 發於足傍, 名曰厲疽, 其狀不大, 初從小指發, 急治之, 去其黑者, 黑不消, 輒益不治, 百日死. ○ 發於足指, 名曰脫疽, 其狀赤黑者, 死不治. 不赤黑者, 不死. 治之不衰, 急斬之, 否則死. ○ 諸癰疽之發於節而相應者, 不可治也. 發於陽者, 百日死. 發於陰者, 三十日死. 陽謂諸節之背, 陰謂諸節之膕郄間. 應者, 內發透外也. 『靈樞』

④ 옹저의 죽을 증상[癰疽死證] ○ 옹(癰)이 목구멍에 생긴 것을 '맹저(猛疽)'라고 하는데, 치료가 되지 못하면 변하여 농(膿)이 되고, 이 농을 배설하지 못하면 목구멍을 막아 반나절이면 죽는다. ○ 목에 생긴 것을 '요저(夭疽)'라고 하는데, 그 옹은 크고 검붉어서 빨리 치료하지 않으면 열기가 아래로 내려가 담경(膽經)의 연액혈(淵腋穴)로 들어가고, 앞으로는 임맥(任脈)을 손상시키며, 안으로는 간(肝)과 폐(肺)를 훈증(熏蒸)시키기 때문에 10여 일 내에 죽는다. ○ 양분(陽分)에서 사기(邪氣)가

㉠ 不衰 : 校釋本에는 '治之不衰'로 '治之'를 보충하였다.

크게 발작하여 뇌수를 소실시키면서 목덜미에 머물러 있는 것을 '뇌삭(腦爍)'이라고 하는데, (목덜미의) 통증이 마치 침으로 찌르는 것 같으며 가슴이 답답한 것은 죽지 치료할 수 없다. ○ 가슴에 생긴 것을 '정저(井疽)'라고 하는데, 그 모양이 콩알만한 것이 3~4일 만에 솟아오르는데, 급히 치료하지 않으면 아래로 퍼져 복부로 침입하여 치료하지 못하니 7일 만에 죽는다. ○ 젖가슴에 생긴 것을 '감저(甘疽)'라고 하는데, 빛이 푸르면서 그 모양이 낟알이나 과루인 같고 늘 오한과 신열 때문에 고통스러워하는 바, 급히 치료하지 않으면 10년 만에 죽되, 죽은 다음에 고름이 나온다. ○ 꼬리뼈끝에 생긴 것을 '예저(銳疽)'라고 하는데, 그 생김새는 빨갛고 단단하며 크니, 급히 치료하지 않으면 30일 만에 죽는다. ○ 발등과 발바닥에 생긴 것을 '사음(四淫)'이라고 하는데, 그 모양은 옹이 크게 나타나는 바, 급히 치료하지 않으면 백일 만에 죽는다. ○ 발 옆에 생긴 것을 '여저(厲疽)'라고 하는데, 생김새가 크지 않아서 처음에는 새끼손가락 만하게 생기는 바, 이때 바로 치료하여 검게 된 것을 없애야 하지 검게 된 것을 없애지 않으면 곧 더욱 치료할 수 없어 백일 만에 죽는다. ○ 발가락에 생긴 것을 '탈저(脫疽)'라고 하는데, 그 모양이 검붉은 색을 띠면 치료하지 못하고 죽으며, 검붉은 색이 아니면 죽지 않는다. 그러나 치료하여도 낫지 않으면 급히 잘라버려야 하지 그렇지 않으면 죽는다. ○ 모든 옹저가 뼈마디에 생기면서 서로 응(應)하는 것은 치료할 수 없다. 양(陽)의 부위에 생기면 백일 만에 죽고, 음(陰)의 부위에 생기면 30일 만에 죽는다. '양의 부위'란 모든 뼈마디의 뒤쪽을 말하고, '음의 부위'란 모든 뼈마디의 오금을 말한다. '응(應)한다'는 것은 안쪽에 생긴 것이 바깥쪽에도 나타난다는 것을 말한다. 『영추』(「癰疽 81」) (『寶鑑·雜病七·癰疽(上)·癰疽死證』) (신편p.2635 /신p.1477)

◘ **疔疽** ○ 發於足上下, 名曰四淫, 其狀大癰, 不急治之, 百日死. ○ 發於足傍, 名曰厲疽, 其狀不大, 初從小指發, 急治之, 去其黑者, 不消, 輒益不治, 百日死. ○ 發於足指, 名曰脫疽, 其狀赤黑者, 死不治, 不赤黑者, 不死. 治之不衰, 急斬之, 否則死. 『靈樞』

⑤ **정저(疔疽)** ○ 두 발의 위아래에 생긴 것을 '사음(四淫)'이라고 하는데, 그 생김새는 큰 옹(癰)과 같은 바, 이것을 빨리 치료하지 않으면 백 일을 전후하여 죽는다. ○ 발의 옆에 생긴 것을 '여저(厲疽)'라고 하는데, 그 생김새는 크지 않다. 이것은 처음에는 새끼발가락에서 생기는데, 급히 치료하여 검은 것을 제거해야 한다. 치료시기를 놓쳐 제거하지 못하면 점차 더 심해져서 치료할 수 없게 되고 백 일을 전후하여 죽는다. ○ 발가락에 생기는 것을 '탈저(脫疽)'라고 하는데, 그 생김새가 검붉은 것은 치료할 수 없는 사증(死證)이고 검붉지 않은 것은 죽지 않는다. 그러나 치료하여도 낫지 않을 때는 빨리 잘라버려야 하지 그렇지 않으면 죽는다. 『영추』(「癰疽 81」) (『寶鑑·雜病八·癰疽(下)·疔疽』) (신편p.2696 /신p.1508)

◉ 『寶鑑』에서는 '疔疽' 조문에 '廻瘡錠子, 碧霞錠子, 廻瘡蟾酥錠子, 五香連翹湯, 千金漏蘆湯, 飛龍奪命丹, 雄黃丸, 化毒丸, 二活散, 賽命丹, 保生錠子, 紫金錠, 返魂丹, 一捻金, 神效奪命丹, 蟾酥丸, 獨蟾丸, 五聖湯, 還魂散, 千金消毒散'을 예시하였다.

◆ **脫疽疔** ○ 內經曰, 膏粱之變, 足生大疔. 盖因膏粱酒色, 蘊積惡毒, 或久患消渴之餘, 多有此瘡. 靈樞經所謂, 發於足傍名曰厲疽, 發於足指名曰脫疽, 其狀赤黑者, 死不治, 治不衰, 急斬之, 否則死. 正謂此也. 謂之脫疽, 以其指節潰爛脫去也. 『入門』

⑤ **탈저정(脫疽疔)** ○ 『내경(內經)』(『素問·生氣通天論 03』)에서 "평소 기름진 음식을 지나치게 먹었을 때는 정창(疔瘡) 같은 외증이 생길 수 있다"라고 하였듯이 이것은 대개 기름진 음식과 주색으로 말미암아 나쁜 독기가 몰리고 뭉쳤을 때나 소갈(消渴)을 오래 앓은 뒤에 흔히 이런 정창(疔瘡)이 생긴다. 『영추(靈樞)』(「癰疽 81」)에서 이른 바, "발의 옆에 난 것을 여저(厲疽)라고 하고, 발가락에 난 것을 탈저(脫疽)라고 하는데, 그 생김새가 검붉은 것은 치료하기 어렵다. 치료하여도 낫지 않으면 급히 잘라버려야 하지 그렇지 않으면 죽는다"라고 한 것이 바로 이것을 두고 한 말이다. '탈저(脫疽)'라는 것은 발가락 마디가 터져 문드러져 떨어져 나가기 때문에 붙은 이름이다. 『입문』(「外科·足膝部·脚背發」) (『寶鑑·雜病八·癰疽(下)·脫疽疔』) (신편p.2699 /신p.1510)

◉ 『寶鑑』에서는 '脫疽疔' 조문에 '仙方活命飮, 還魂散, 賽命丹'을 예시하였다.

第三章

황제왈 부자언옹저 하이별지
『黃帝曰, 夫子言癰疽, 何以別之?

기백왈 영위 계류어경맥지중 즉혈읍이불행 불행즉위기종지이불통 옹알이부득행
岐伯曰, 營衛㉠稽留於經脈之中, 則血泣而不行, 不行則衛氣從之而不通, 壅遏而不得行,

고열 대열부지 열승즉육부 육부즉위농
故熱. 大熱不止, 熱勝則肉腐, 肉腐則爲膿,

연불능함 골수 불위초고 오장불위상 고명왈옹
然不能陷㉡骨髓, 不爲燋枯, 五藏不爲傷, 故命曰癰.

황제왈 하위저
黃帝曰, 何謂疽?

기백왈 열기순성 하함기부 근수고 내연오장 혈기갈
岐伯曰, 熱氣淳盛, 下陷肌膚, 筋髓枯, 內連五藏, 血氣竭,

당기옹하 근골량육개무여 고명왈저
當其癰下, 筋骨良肉皆無餘, 故命曰疽.』① (「癰疽發病之原」)

저자 상지피대 이견 상 여우령지피
『疽者, 上之皮大㉢以堅, 上㉣如牛領之皮.

옹자 기피상박이택 차기후야
癰者, 其皮上薄以澤, 此其候也.』② (「癰疽輕重淺深之辨」)(「陰疽起發法」)

■ **癰疽發病之原** ○ 帝曰, 癰疽何以別之. 岐伯曰, 榮衛稽留於經脈之中, 則血澁而不行. 不行則衛氣從之而不通, 壅遏而不得行, 故熱. 大熱不止, 熱勝則肉腐, 肉腐則爲膿. 然不能陷肌膚, 骨髓不爲焦枯, 五藏不爲傷, 故命曰癰. ○ 熱氣淳盛, 下陷肌膚, 筋髓枯, 內連五藏, 血氣竭, 筋骨良肉皆無餘, 故命曰疽. 『靈樞』

① 옹저의 원인[**癰疽發病之原**] ○ 황제(黃帝)가 묻기를, "옹(癰)과 저(疽)를 어떻게 구분합니까?"라고 하였다. 이에 기백(岐伯)이 대답하기를, "영위(榮衛)가 경맥 속에 머물러 있으면 혈액도 저체(沮滯)되어 순행이 되지 못합니다. (榮血이) 순행되지 못하면 위기(衛氣) 또한 영혈을 좇게 되니 (결국은) 위기도 통행하지 못하고 막혀 열이 발생하게 됩니다. (이것이 계속 진행되면) 심한 열이 나고 (이 열로) 살이 썩으면서 고름이 생깁니다. 그러나 뼈 속 가까이 있는 살까지만 농이 되고, 뼈 속까지는 스며들지 못하여 골수(骨髓)는 마르지 않고, (동시에) 오장(五臟)도 아직은 손상되지 않은 것을 옹(癰)이라고 합니다. ○ 열이 왕성하여 기부(肌膚) 밑에까지 파고 들어가 근육과 골수를 마르게 하고, 안으로는 오장에까지 영향을 끼쳐 혈기를 고갈시켜 옹(癰)의 아래에 있는 힘줄과 뼈, 기육(肌肉)까지 온전한 상태로 남아있지 못한 것을 저(疽)라고 합니다"라고 하였다. 『영추』(「癰疽 81」) (『寶鑑·雜病七·癰疽(上)·癰疽發病之原』) (신편p.2625 /신p.1471)

■ **癰疽輕重淺深之辨** ○ 癰者, 其皮上薄以澤. 疽者, 上之皮夭以堅, 上如牛領之皮, 此其候也. 『靈樞』

② 옹저의 경중과 깊이를 감별하는 것[**癰疽輕重淺深之辨**] ○ 옹(癰)은 상처의 피부 표면이 얇으면서 윤기가 있는 것이며, 저(疽)는 상처의 피부 색깔이 칙칙하면서 단단한 것이 마치 소 목덜미의 가죽과 같은 것이다. 『영추』(「癰疽 81」) (『寶鑑·雜病七·癰疽(上)·癰疽輕重淺深之辨』) (신편p.2629 /신p.1473)

◘ **陰疽起發法** ○ 疽者, 上之皮夭以堅, 如牛領之皮. 『靈樞』

② 음저를 겉으로 나오게 하는 방법[**陰疽起發法**] ○ 저(疽)일 때는 피부에 윤기가 없어지고 단단해져서 소의 목덜미 가죽처럼 된다. 『영추』(「癰疽 81」) (『寶鑑·雜病七·癰疽(上)·陰疽起發法』) (신편p.2646 /신p.1484)

◉ 『寶鑑』에서는 '陰疽起發法' 조문에 '當歸酒, 內補散(十宣散), 加味不換金正氣散, 仙方活命飮, 秘方奪命散, 仙傳化毒湯, 雞血散, 狗寶丸, 賽命丹, 四虎散'을 예시하였다.

㉠ 衛 : 校釋本에는 '氣'로 고쳤다.
㉡ 陷 : 校釋本에는 '陷於'로 '於'를 보충하였다.
㉢ 大 : 四庫全書本, 章句索引本, 校釋本에는 '夭'로 되어 있다.
㉣ 上 : 校釋本에는 '狀'으로 고쳤다.

索 引

內經用語索引

東醫寶鑑題目索引

類經題目索引

ㄱ

ㄴ

ㄷ

ㅁ

ㅂ

ㅅ

ㅇ

ㅈ

陳柱杓
1974년 대구 출생
2000년 경희대학교 한의과대학 졸업
2002년 경희대 대학원 한의학과(의사학 전공) 한의학 석사학위 취득
현　재 경희대 한의과대학 대학원 박사과정수료, 한의사

- 주석서: 『신대역 동의보감』(법인문화사, 2007년)
  『금원사대가의학전서(상·하)』(법인문화사, 2007년)
- 편역서: 『상한론용어사전』(법인문화사, 2006년)
  『대역 만병회춘』(법인문화사, 2007년)
  『신대역 의학입문』(법인문화사, 2009년)

임상활용
황제내경독송본

초판 인쇄 / 2009년 8월 10일
초판 발행 / 2009년 8월 25일
편　주 / 진 주 표
펴낸이 / 김 근 중
펴낸곳 / 법인문화사
110-100 서울특별시 종로구 교남동 47
전　화 : 720-8004~6
팩시밀리 : 736-2325
등록번호 / 제2-459호(1988. 1. 22.)

ISBN 978-89-7896-142-4-93510

책값 45,000 원

http://www.bubinbooks.co.kr　E-mail:bubinbooks@bubinbooks.co.kr